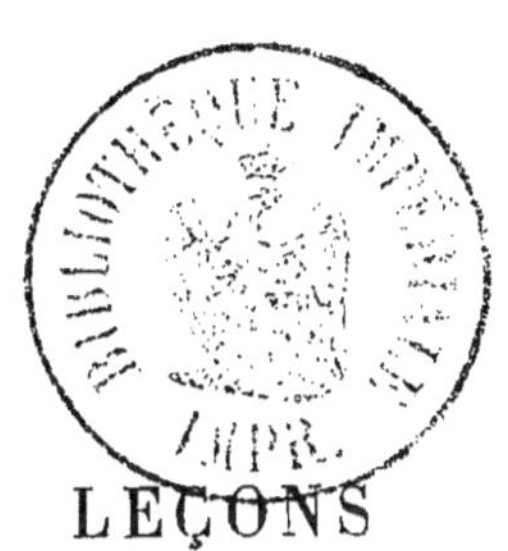

LEÇONS

MALADIES DES FEMMES

PARIS. — IMP. SIMON RAÇON ET COMP., RUE D'ERFURTH, 1.

LEÇONS

SUR LES

MALADIES DES FEMMES

PAR LE

Dʳ CH. WEST

MEMBRE DU COLLÉGE ROYAL DES MÉDECINS
EXAMINATEUR POUR LES ACCOUCHEMENTS A L'UNIVERSITÉ DE LONDRES
MÉDECIN DE L'HOPITAL DES ENFANTS MALADES
EX-MÉDECIN ACCOUCHEUR DES HOPITAUX SAINT-BARTHÉLEMY ET MIDDLESEX

TRADUITES DE L'ANGLAIS SUR LA TROISIÈME ÉDITION

ET

CONSIDÉRABLEMENT ANNOTÉES

PAR

CHARLES MAURIAC

MÉDECIN DE L'HÔPITAL DU MIDI

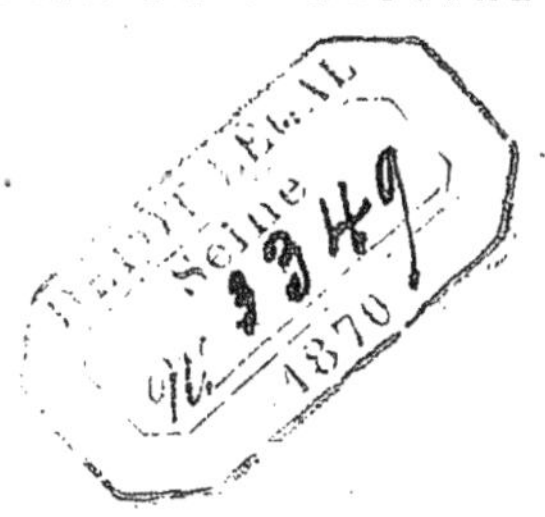

PARIS

F. SAVY, LIBRAIRE-ÉDITEUR

24, RUE HAUTEFEUILLE

1870

Tous droits réservés pour les notes du traducteur.

A

PETER MERE LATHAM, M. D.,

MÉDECIN EXTRAORDINAIRE DE LA REINE,

ET MÉDECIN HONORAIRE DE SAINT-BARTHOLOMEW'S HOSPITAL;

QUI LE PREMIER M'A MONTRÉ COMMENT ON ÉTUDIE,

ET COMMENT ON PRATIQUE LA MÉDECINE;

QUI M'A SOUVENT GUIDÉ PAR SES CONSEILS;

ET PLUS SOUVENT ENCORE PAR SON EXEMPLE;

ET QUI A APLANI PAR SON INALTÉRABLE BONTÉ

LES PREMIÈRES DIFFICULTÉS DE MA CARRIÈRE;

A MON VÉNÉRÉ MAITRE, MON GÉNÉREUX AMI,

AVEC LA PLUS ENTIÈRE GRATITUDE ET LA PLUS ENTIÈRE AFFECTION,

JE DÉDIE CE LIVRE.

CHARLES WEST.

PRÉFACE DU TRADUCTEUR

M. le docteur Charles West, médecin de l'hôpital Middlesex, puis de l'hôpital Saint-Barthélemy, à Londres, faisait
depuis dix ans des cours publics sur les accouchements et les
maladies des femmes, lorsqu'il fit paraître, en 1856, la première édition du livre dont je publie la traduction française.

C'est à grand'peine que la médecine anglaise avait fait justice, à cette époque, de l'absurde préjugé qui frappait d'une
sorte de flétrissure les médecins voués à la spécialité des accouchements et des maladies utérines. Le croirait-on ? En plein
dix-neuvième siècle, le Collége des Médecins de Londres déclarait, dans un document public, que l'art des accouchements
était indigne d'occuper l'attention d'un homme bien élevé.
Les Chirurgiens n'étaient pas moins hostiles à l'obstétrique. Se
présentait-on comme candidat aux places d'examinateur et
de membre du conseil : il fallait affirmer sur l'honneur, devant leur Collége royal, qu'on n'avait pas donné de soins,
depuis cinq ans, à une femme en couches.

Cette intolérance dont, heureusement, nous n'avons point
de pareil exemple en France, ne pouvait pas durer. Elle de-

vint plus ridicule encore qu'odieuse quand des hommes comme MM. Simpson, Henri Bennet, Charles West, Tyler Smith, eurent enrichi de travaux gynécologiques remarquables la littérature médicale de leur pays. Aussi était-il facile de prévoir que la réhabilitation d'une des branches les plus importantes de la pratique, accomplie peu à peu dans les esprits, passerait enfin dans le domaine des faits et recevrait une consécration officielle.

Eh bien, le préjugé était si profondément enraciné, qu'on fut tout étonné de voir le Collége des Médecins confier à un médecin accoucheur de Saint-Barthélemy le soin de professer les Leçons Crooniennes. M. Charles West fut l'heureux privilégié qu'on jugea digne d'un honneur refusé pendant longtemps à ceux des membres du Collége qui exerçaient comme accoucheurs.

1

A cette époque, la gynécologie, en Angleterre et même en France, était dominée par la doctrine que M. Henri Bennet avait faite sienne, en la propageant et en la défendant avec autant d'ardeur que de talent. Cette doctrine qui a rendu de grands services était une résurrection, plutôt qu'une découverte. A Paris, où il avait été interne des hôpitaux, M. H. Bennet s'était pénétré des idées broussaisiennes. Il fit de l'inflammation la base de la pathologie utérine. Autour d'elle gravitaient, d'après lui, toutes les autres altérations, sauf peut-être les polypes, les corps fibreux et le cancer. Mais ce processus inflammatoire ne se généralisait pas dans toutes les parties constituantes de l'appareil génital de la femme ; il n'attaquait pas, suivant les innombrables conditions pathogéniques qui font naître et évoluer les maladies utérines, tantôt le corps de l'utérus, tantôt le péritoine, tantôt les ovaires, les trompes, etc., etc. Non : il se concentrait toujours dans le col. Le museau de tanche, la muqueuse cervicale devinrent une sorte de foyer morbide d'où tout rayonnait et où tout aboutissait. Les ulcérations de l'orifice, les hypertrophies générales ou partielles du tissu utérin, les déviations, les déplacements, les flux, les désordres sympathiques des fonctions éloignées, les troubles constitutionnels de l'organisme, etc., eurent leur point de départ obligé dans l'inflammation du col de la matrice. Exclusivisme comme processus, exclusivisme comme localisation, tel était le double vice de la doctrine de M. Bennet. Elle offrait plus d'une analogie avec la fameuse théorie de l'engorgement dont Lisfranc, parmi nous, s'était fait l'éloquent interprète.

C'est cette doctrine et ses conséquences pratiques que M. West eut le mérite de battre en brèche dans ses Leçons Crooniennes de 1854. Il l'attaqua avec toute la force et toute l'autorité que lui donnaient ses nombreuses recherches sur ce point important de la pathologie utérine. Qu'on lise dans la leçon VII de ce livre, le résumé de son argumentation, et on verra toutes les qualités de logicien, de critique, d'observateur, et surtout de vrai médecin, que M. West mit au service des idées qu'il défendait. La doctrine fut ruinée dans ce qu'elle avait d'exagéré. Elle ne s'en est pas relevée. Mais, il faut bien le dire, la méthode des cautérisations du col, qui en découlait, a résisté plus longtemps que le côté purement spéculatif. La théorie s'est évanouie, et on n'en a pas moins continué à brûler indistinctement toutes les ulcérations du col de l'utérus, et souvent avec les caustiques les plus énergiques. Il n'est pas douteux que par cette méthode aveuglément appliquée, beaucoup de praticiens inexpérimentés créent des maladies de matrice chez des personnes qui n'en avaient pas, ou aggravent, entretiennent et perpétuent indéfiniment des lésions insignifiantes qui auraient guéri d'elles-mêmes.

II

A ce propos, je ne puis m'empêcher de faire remarquer combien le col de l'utérus a dû pâtir de la découverte du spéculum. Depuis que cet instrument l'a mis à la portée de la main du médecin et surtout du chirurgien, il est devenu l'objet des entreprises les plus audacieuses. On l'a attaqué avec le fer, avec le feu, avec les agents les plus corrosifs et les plus destructeurs de la chimie. Heureusement pour lui qu'il est insensible. Lisfranc faisait, bon an mal an, quinze amputations au moins du col de l'utérus. Il l'avoue lui-même. Sur la fin de sa carrière son zèle s'était ralenti ; il se contentait d'enlever deux ou trois cols chaque année.

A cette méthode succéda celle des cautérisations. Peu de cols échappaient à la potasse caustique ou au fer rougi à blanc. Le moins qu'on pût faire, c'était de les badigeonner avec une solution concentrée de nitrate d'argent.

Aujourd'hui on ne traite plus à outrance les lésions locales du col, comme on le faisait il n'y a pas longtemps. La thérapeutique des maladies utérines, modifiée par une conception pathogénique plus large, est devenue moins impatiente de guérir à tout prix la lésion locale, et plus désireuse de modifier les conditions morbides générales de l'organisme.

L'ouvrage de M. West, dans lequel circulent d'un bout à l'autre des idées médicales de l'ordre le plus élevé, tout en res-

tant très-pratiques, est peut-être, parmi les écrits gynécologiques
publiés dans ces dernières années, celui qui a le plus contribué
à nous faire entrer dans cette voie d'apaisement. Mon excellent
et regretté maître, Aran, n'appartenait certainement pas à l'é-
cole de l'expectation systématique. Tout en admirant ses émi-
nentes qualités de pathologiste, j'étais même tenté de lui repro-
cher quelquefois son parti pris de thérapeutique active et un
peu turbulente. Eh bien, Aran ne cessait de nous dire que les
maladies utérines ne devaient pas sortir du domaine de la médecine, et que, sous peine de faire courir aux malades les plus
grands dangers, il fallait réduire l'intervention chirurgicale
aux proportions les plus simples et les plus élémentaires.

La médecine française a pris, du reste, une large part à
cette révolution pacifique. Mon ami et collègue M. Bernutz,
dont le nom occupe une des premières places parmi les plus
savants gynécologistes, a obéi, comme Aran et M. West, à un
esprit médical plein de prudence et de sagesse, dans ses remarquables écrits sur les maladies de femmes, en conseillant
l'abstention de toute thérapeutique violente, dans un grand
nombre d'affections utérines.

III

Un autre mérite de M. West, c'est d'embrasser dans une
grande vue d'ensemble toute la pathologie utérine, et de n'a-
dopter exclusivement aucun de ces systèmes étroits qui n'ont
conquis leur vogue qu'au détriment des malades.

Une théorie fort dangereuse et pourtant très-goûtée, il y a
une quinzaine d'années, en Angleterre et en France, c'est celle

qui rapportait la plupart des phénomènes morbides du côté
de l'utérus et de ses annexes, aux déplacements et aux déviations de cet organe. La France, j'ai le regret de le dire,
accepta plus franchement que nos voisins d'outre-Manche les
conséquences thérapeutiques désastreuses de la doctrine des déplacements utérins. Nous aurions pu nous croire aux plus beaux
jours de l'iatro-mécanique. Il n'était question que de redresseurs, de leviers, de sondes, de pessaires, d'engins de toute
forme et de toute matière. On traitait l'utérus avec aussi peu
de souci et de ménagement que s'il eût été un corps inerte.
On semblait ne pas se douter qu'il est d'une chair bien vi-
vante, nourri du même sang, animé des mêmes nerfs que
les autres organes de l'économie, et tout aussi prompt qu'eux
aux révoltes inflammatoires.

M. West fut encore un des écrivains qui réagirent le plus
vigoureusement, au nom de la pathologie incomprise et dédaignée, contre des idées antimédicales et une thérapeutique
pleine d'incertitude et de danger. Les cinq leçons qu'il a consacrées à l'étude des déplacements et des déviations de l'utérus
sont peut-être les plus remarquables et les plus complètes de
son ouvrage.

IV

Je pourrais faire l'éloge de cet ouvrage en me plaçant à
beaucoup d'autres points de vue. Si j'insiste sur la question
thérapeutique, c'est que je l'y trouve traitée avec un esprit de
sagesse et de modération dont nous avons de trop rares exemples dans le domaine de la pathologie utérine.

D'ailleurs cette question n'est-elle pas à l'ordre du jour ? L'école gynécologique américaine, récemment importée parmi nous, semble nous pousser dans la voie des tentatives aventureuses. Elles pourrait prendre le mot *audace* pour devise. Mais l'audace ne réussit pas toujours ; elle ne justifie pas surtout certaines pratiques qui ne s'acclimateront pas, je l'espère, en France, malgré la faveur qu'y trouve parfois l'étrangeté. Je fais allusion à quelques méthodes thérapeutiques nouvelles, et, pour prendre un exemple, au traitement de la dysménorrhée et de la stérilité qu'emploie M. Marion Sims. D'après lui, toute dysménorrhée est mécanique, c'est-à-dire survient à la suite d'un processus morbide qui a eu pour résultat l'obstruction du conduit cervical.

Une pareille manière de voir conduit logiquement à un traitement chirurgical. Or, ne croyez pas que ce traitement soit peu de chose. Il ne s'agit de rien moins que d'inciser largement et dans toute son épaisseur le col de l'utérus, afin qu'il livre un libre passage au sang menstruel ou aux spermatozoïdes. Pour beaucoup de raisons, qu'il serait superflu de développer ici, je blâme cette opération ; je crois qu'elle est rarement indiquée, toujours incertaine et souvent dangereuse. Je l'ai choisie pour montrer où peuvent conduire des idées pathogéniques fausses ou exclusives. Eh bien, dans l'ouvrage de M. Marion Sims, où il y a du reste d'excellentes idées et dont la lecture est fort intéressante, j'ai vu avec regret un parti pris bien décidé de traiter presque toutes les maladies utérines par des procédés chirurgicaux. Je souhaite qu'une pareille école ne fasse pas beaucoup de prosélytes parmi nous. Qu'on lui prenne ce qu'elle a de bon, mais qu'on ne s'écarte pas des grandes traditions pathogéniques et thérapeutiques de la gynécologie française.

V

Les *Leçons* de M. West *sur les maladies des femmes* ont eu trois éditions en Angleterre et trois éditions en Amérique. Elles ont été traduites en allemand, en danois et en italien. On en prépare une traduction hollandaise.

Un pareil succès qui dure depuis quatorze ans et grandit au lieu de se ralentir, ne prouverait-il pas à lui seul que ce livre possède des qualités classiques qui le placent au-dessus des engouements éphémères et sur lesquelles le temps n'a point de prise?

Je puis donc le présenter avec une entière confiance au public médical français dont M. West regarde le suffrage comme la consécration la plus enviable du mérite de son ouvrage. Il tiendra dignement sa place parmi tous les travaux sur les maladies de l'utérus, qui ont placé si haut l'école gynécologique française.

VI

Je ne me suis pas borné au rôle de traducteur; j'ai voulu annoter avec le plus grand soin les *Leçons sur les maladies des femmes*. C'est une tâche à laquelle j'étais préparé de longue date par des recherches que je n'ai cessé de poursuivre depuis l'année 1858, époque à laquelle j'étais interne d'Aran, à l'hôpital Saint-Antoine.

Tous les points de la pathologie utérine, qui m'ont semblé obscurs ou controversés, ont été de ma part l'objet d'une étude attentive, et je leur ai consacré des notes détaillées dont quelques-unes sont des mémoires. J'ai mis à contribution les documents originaux publiés sur la gynécologie, non-seulement dans notre pays, mais à l'étranger, depuis la troisième édition de ce livre.

Il résulte de ce travail considérable que les *Leçons sur les maladies des femmes* forment un volume dans lequel l'élément qui m'est personnel figure au moins pour un tiers. Je parle de son étendue et non de sa valeur sur laquelle il ne m'appartient point de me prononcer. C'est au Lecteur d'en juger.

Je souhaite, pour mes notes, qu'il ne regrette pas d'avoir fatigué ses yeux à les lire.

CHARLES MAURIAC.

Paris, mai 1870.

LEÇON I

INTRODUCTION

Revue des sujets déjà étudiés dans les leçons sur les accouchements. — Raisons qui m'ont fait ajourner l'étude des maladies des femmes. — Nécessité pour leur étude d'une double connaissance. — Dangers et erreurs qui en résulteraient si on ne la possédait pas. — Exemples. — Symptômes de ces maladies provenant des troubles fonctionnels, des altérations de la sensibilité et des changements de structure.

Messieurs,

Quelques-uns d'entre vous se rappellent peut-être que je m'efforçai, au commencement de mes leçons sur les accouchements, de vous signaler les différentes raisons qui font jouer au système de la génération un rôle plus important chez la femme que chez l'homme. J'appelai votre attention sur cette activité constamment récurrente qu'il déploie dans le retour périodique de la menstruation, sur cette influence à longue portée qu'il manifeste dans les diverses phases de la grossesse et du travail, et sur l'impression que ressent tout l'organisme en mettant en jeu toutes ses parties pour assurer l'accomplissement régulier des fonctions utérines. Je vous fis remarquer comment la matrice croît à mesure que le fœtus grandit ; comment elle franchit les degrés successifs de l'organisation par l'augmentation du calibre de ses vaisseaux, par le dépôt, au sein de ses tuniques, de cette matière nerveuse, si délicate d'abord qu'elle est imperceptible ; de telle sorte qu'à la longue l'utérus devient ce que les anciens anatomistes n'hésitaient pas à appeler un *miracle de la nature*. Je vous décrivis par quels moyens sont surmontés les dangers et les difficultés de la parturition ; et je vous dis ensuite comment l'utérus, après avoir parcouru le cercle de cette grande fonction, tombe dans la décadence et la dégradation : ses vaisseaux se rapetissent, ses nerfs reviennent à leur volume primitif, tous les émonctoircs du corps participent à l'élimination de matériaux désormais inutiles, et, en même temps, la nature travaille à former un nouvel utérus apte à subir encore ces merveilleux changements et à remplir le même but important.

J'entrai dans tous ces détails, non point pour exciter chez vous un étonnement inutile, mais pour vous prouver d'une manière évidente que des processus si compliqués sont nécessairement sujets au désordre ; qu'il est de votre devoir et de votre intérêt de vous familiariser avec ces déviations pour apprendre à discerner ce qui est normal, corriger ce qui est contraire à la nature, et rendre un mal inévitable aussi peu dangereux que possible. Convaincus, je l'espère, de l'importance de cette étude, vous avez dû apprendre à fond la physiologie de la femme en ce qui concerne le processus de la reproduction, et vous rendre compte, en outre, des circonstances variées qui troublent cette haute fonction, des signes qui indiquent ces troubles et des moyens de les combattre.

Mais le système génital de la femme accomplit des fonctions indépendantes du rôle plus important qui lui est dévolu, lorsque, le germe étant fécondé, l'utérus est pour ainsi dire appelé à un nouveau mode d'existence ; et le trouble de ses fonctions exerce sur tout l'organisme une sérieuse influence. L'établissement du pouvoir sexuel à la puberté, son extinction à l'âge du retour, agissent profondément sur la constitution. Ces deux époques accroissent l'aptitude morbide, et la première est marquée par une augmentation dans le chiffre de la mortalité. Pendant la période de l'activité sexuelle, mille causes peuvent aussi en déranger les manifestations régulières et perturber secondairement le mécanisme si compliqué de l'organisme.

Les désordres des fonctions sexuelles et le mode suivant lequel ils agissent sur la santé générale ou sont influencés par elle, méritent donc toute votre attention ; mais alors même que vous serez familiarisés avec l'étude des maladies des femmes, vous n'aurez fait que le premier pas, car les organes qui servent d'instrument à ces fonctions spéciales peuvent aussi être malades eux-mêmes. Ces organes sont d'une structure compliquée ; ils sont formés de différents tissus, et enchaînés par des liens sympathiques si étroits, que la souffrance d'une partie entraîne la souffrance de toutes les autres, de telle sorte que ce n'est pas une tâche facile de dérouler l'écheveau embrouillé des symptômes et de découvrir où est et quel est le mal auquel se rattachent tant de manifestations morbides.

Je ne vous ai pas engagé plus tôt à étudier ces maladies à cause des nombreuses difficultés qu'elles présentent, et parce que vous aviez besoin des connaissances préalables que vous avez acquises en suivant mes leçons sur les accouchements; il fallait, en outre, que vous fussiez familiarisés avec la médecine pratique qu'une observation attentive dans les salles d'hôpital peut seule apprendre. Ces deux sortes de connaissances sont également nécessaires; faute de l'une ou de l'autre on commet des erreurs que les praticiens évitent trop rarement. Quelques-uns rapportent tout au désordre local, tandis que d'autres le perdent presque complétement de vue; il est difficile de dire laquelle de ces deux erreurs est la plus préjudiciable. Une femme dont la menstruation est douloureuse et peu abondante s'adresse à un de ces médecins qui ne voient que la lésion locale : que fait-il? il adopte aussitôt des moyens mécaniques pour la soulager. Il introduit des bougies pour dilater le canal, pour faire disparaître une contraction peut-être imaginaire du col de l'utérus, qui lui semble mettre obstacle au libre écoulement du fluide menstruel; il va même jusqu'à l'inciser, pour élargir son calibre. Après beaucoup de souffrances physiques et de tortures morales, la malade ne se trouve pas mieux qu'avant toutes ces manipulations. La cause de sa maladie gît plus profondément; un bon médecin l'aurait trouvée dans un dérangement de la santé générale, et aurait institué un traitement qui eût été probablement efficace. Laissez-moi vous donner un exemple de l'erreur contraire. Une malade demande des soins pour une menstruation profuse, avec caillots, qui cause peu ou point de douleurs. On adopte un traitement général; on condamne la malade à garder la position horizontale, dans une chambre fraîche et bien aérée; on lui administre des astringents internes; on lui applique des topiques réfrigérants; on ne laisse pas passer un seul désordre de la santé générale sans le combattre par des médications appropriées; néanmoins, l'amélioration ne se produit pas, car la perte depend de la présence d'un tout petit polype, qu'un examen attentif pouvait seul faire découvrir. — Dans le premier cas, on avait eu recours à un grossier traitement mécanique, pour une affection qui était subordonnée à l'état de la santé générale; et, dans le second, un traitement général n'a pu faire disparaître des symptômes qu'à l'aide d'une investigation scrupuleuse on aurait rattachés à une cause locale.

Mais je n'ai pas besoin de vous esquisser des cas imaginaires, pour vous inculquer les préceptes que je voudrais graver dans votre esprit : les faits de l'hôpital ou de la pratique privée me fournissent de nombreux exemples.

Une femme d'un âge moyen se plaignait d'un fréquent besoin d'uriner, accompagné de douleurs; elle était dyspeptique et mal en train. Son urine fut analysée : on y trouva de l'albumine, et l'état d'irritabilité de la vessie fut mis sur le compte d'une maladie des reins. Le traitement améliora la santé générale, mais point du tout la dysurie. A la longue, une observation plus attentive fit découvrir que l'albumine provenait du mélange d'un flux vaginal avec l'urine, ce qui arrive assez souvent chez les femmes qui ont de la leucorrhée. Pendant l'examen, qui avait été différé trop longtemps, on découvrit une petite tumeur vasculaire, juste en dedans de l'orifice de l'urèthre ; c'est à l'irritation qu'elle produisait qu'étaient dus les symptômes, comme le prouva leur disparition immédiate dès qu'on l'eut enlevée.

Une jeune dame, dont la santé n'avait jamais été bien robuste, commença, vers l'âge de vingt-deux ans, à avoir des menstrues irrégulières et peu abondantes, et à souffrir, en même temps, d'un prurit à la vulve. Pour combattre ces symptômes, on eut recours à diverses applications locales, et plus d'une fois on lui infligea le supplice d'un examen qui ne fit découvrir qu'un peu de rougeur anormale vers les grandes et les petites lèvres. A la fin, comme sa santé générale ne faisait qu'empirer, elle se confia aux soins d'un autre médecin qui s'assura que son urine contenait du sucre. Le prurit, comme la démangeaison de l'urèthre chez l'homme, était la conséquence et le symptôme d'un diabète, dont la pauvre fille finit par mourir.

Il y a quelques années, une femme fut reçue à l'hôpital dans un état de souffrance extrême. Son attitude exprimait l'anxiété; elle était étendue sur son lit, les genoux relevés, redoutant le plus léger mouvement; son abdomen ne pouvait endurer la plus petite pression. On avait cru à une péritonite ; on l'avait saignée, et, avant son admission, on lui avait administré du mercure jusqu'à provoquer une abondante salivation ; le tout sans aucune amélioration. Cependant sa peau transpirait, son pouls était doux et d'une fréquence normale. On apprit qu'après de vagues souffrances utérines pendant un mois, elle avait été prise tout à coup d'une violente douleur de matrice, accompagnée d'efforts d'expulsion aussi intenses que ceux du travail. Cette douleur s'était calmée, puis jetée sur la vessie en provoquant un fréquent besoin d'uriner. Elle avait aussi quitté cet organe; puis elle s'était manifestée dans l'épaule, et on l'avait énergiquement combattue, croyant qu'il s'agissait d'une inflammation de l'articulation scapulo-humérale. La douleur de l'épaule ayant cessé, les cruelles souffrances de l'abdomen étaient revenues. Un bain de siége produisit un soulagement immédiat, quoique la malade poussât des cris lorsqu'on la remua pour l'y placer. Une forte dose d'opium procura plusieurs heures d'un sommeil tranquille. Le jour suivant, il n'existait plus de douleur qu'au-dessus du pubis; elle s'évanouit bientôt sous l'action de topiques calmants. Le fer et un régime substantiel achevèrent la guérison de ce cas de péritonite hystérique[1].

[1] Il n'est pas inutile de dire quelques mots des manifestations hystériques abdominales; elles simulent quelquefois si complétement les inflammations graves du péritoine où des viscères qu'il recouvre, que l'erreur est difficile à éviter. — Les manifestations hystériques abdominales sont liées plus étroitement que celles des autres parties du corps à des désordres douloureux de la menstruation ou à des lésions douloureuses de l'utérus.

Leurs symptômes, peu nombreux, sont d'une constance et d'une uniformité qui contrastent avec la mobilité ordinaire des troubles nerveux, si bien qu'au premier abord on est tenté de les rapporter à la maladie fixe et matérielle d'un organe. A leur degré le plus simple ils consistent en coliques, tensions, et ballonnement du ventre, surtout pendant la digestion, borborygmes, éructations, dyspnée gastrique, palpitations, constipation habituelle et opiniâtre, etc. A un degré plus élevé, et qui peut devenir alarmant, on observe une tympanite excessive avec une hyperesthésie si exquise de la peau, que le simple toucher causé de vives douleurs, comme dans la métro-péritonite la plus aiguë; l'anxiété respiratoire devient extrême; le cœur précipite son action; le pouls, très-petit, donne de cent vingt à cent quarante pulsations par minute; les traits s'altèrent, le nez s'effile, les yeux s'excavent, la figure prend l'aspect hippocratique, les extrémités se refroidissent, etc.; en un mot, la malade offre à peu près tous les accidents d'une péritonite au dernier degré. On trouvera dans le remarquable ouvrage de M. Briquet sur l'hystérie, l'histoire d'une jeune fille qui était si violemment et si dangereusement atteinte de cette forme grave d'hystérie abdominale, que plusieurs praticiens ne lui donnaient que vingt-quatre heures à vivre; pronostic fatal qui ne s'est pas réalisé. — Deux autres symptômes sont à signaler : la rétention complète de l'urine tenant tout à la fois à la paralysie des parois de la vessie et au spasme du col; la constipation invincible avec constriction des sphincters de l'anus et insensibilité du rectum et du côlon.

Ce qui nous intéresse le plus dans cette hytsérie abdominale, c'est qu'elle coïncide souvent avec des troubles aménorrhéiques, des douleurs dans le haut des fesses et dans les annexes de l'utérus, des irrégularités habituelles dans le retour des périodes menstruelles, etc. C'est là ce qui rend dans beaucoup de cas le diagnostic très-difficile. J'aurai plus tard l'occasion de revenir sur cet important sujet. J'ajoute, en terminant, que ces troubles nerveux abdominaux peuvent persister pendant des mois et même des années, et qu'il serait facile de les prendre, surtout chez les jeunes filles d'une constitution lymphatique et prédisposées à la tuberculose par leurs antécédents, pour une péritonite chronique. La persistance de la constipation et le bon état relatif de la santé générale fourniront les principaux éléments de diagnostic. — Sur tout ce qui concerne l'hystérie, voyez l'ouvrage de M. Briquet. (*Traité clinique et pratique de l'hystérie.* Paris, 1859.)

(*Note du Trad.*)

Ces cas, auxquels il me serait facile d'en ajouter beaucoup d'autres, vous montrent quelles sont les erreurs qu'on peut commettre suivant qu'on accorde trop peu ou trop d'attention aux symptômes qui indiquent le désordre du système sexuel. Vos connaissances générales en médecine doivent vous tenir en garde contre la dernière de ces erreurs ; mon rôle spécial est de vous préserver de la première, ou plutôt, autant qu'il est en mon pouvoir, de vous empêcher de tomber dans les deux.

C'est dans ce but que je me propose aujourd'hui de vous exposer quelques remarques préliminaires sur *les signes et les symptômes des maladies des organes de la génération* chez la femme et sur les moyens de les découvrir.

Trois modes de manifestations, séparés ou réunis, s'observent dans ces affections, à savoir : *le trouble de la fonction, l'altération de la sensibilité, le changement de texture.*

Les ovaires sont les grands organes de l'activité sexuelle chez la femme ; pendant toute la durée de la vie sexuelle, ils ont pour usage de porter chez les individus sains l'ovule à maturité, puis de l'expulser à certaines périodes, lorsqu'il est devenu apte à subir un développement ultérieur, sous l'influence fécondante du sperme. — Comme conséquence de ce processus interne, et comme preuve de la congestion locale qui l'accompagne, nous observons une évacuation périodique de sang, qui constitue la menstruation. Le retour régulier de la menstruation, son accomplissement dans un temps donné, l'écoulement d'une certaine quantité de sang et un léger degré de malaise, sont autant de circonstances regardées par les femmes, et avec raison, comme des preuves évidentes du bon état de leurs fonctions sexuelles. Aussi, dans toute recherche dirigée en vue d'une maladie de l'appareil génital, le mode suivant lequel s'accomplit la fonction menstruelle doit-il attirer spécialement votre attention ; car sachez que la menstruation est le signe d'un processus plus important qui siége dans les parties profondes de l'organisme. La suppression de ce flux doit toujours vous suggérer plusieurs investigations, que vous devez poursuivre avec soin, jusqu'à ce qu'elles vous aient donné une réponse satisfaisante. Le système est-il si faible que, comme dans une plante mal venue, son pouvoir sexuel ne se peut développer ? Les ovaires eux-mêmes sont-ils malades ? Ou bien le processus interne s'accomplissant, existe-t-il quelque cause mécanique qui fait obstacle au flux et l'empêche d'arriver à l'extérieur ? Son apparition est-elle arrêtée par quelques désordres du système général ou de l'utérus, devenu incapable de remplir les fonctions de soupape de sûreté, qui lui permettent de soustraire aux vaisseaux du bassin le trop-plein de sang qui les obstrue? Peut-être aucune de ces suppositions n'est-elle juste, et faut-il expliquer la suppression des menstrues par une circonstance physiologique et non pathologique, et n'y voir que les symptômes d'une grossesse et non d'une maladie? Voilà quelles sont les questions que vous devez poser dans chaque cas de suppression menstruelle et auxquelles vous devez donner une réponse satisfaisante, dans l'intérêt de votre malade et pour sauvegarder votre réputation. — Supposez maintenant que votre malade souffre de ce qu'elle considère comme une menstruation excessive, parce que sa santé en est plus ou moins endommagée. D'où provient cette hémorrhagie? Est-elle due à un état général de pléthore que la nature s'efforce de faire disparaître par cette évacuation, dépassant, dans cette tentative, les bornes de sa propre sûreté? Ou bien les parois vasculaires sont-elles devenues si faibles que le fluide sanguin s'en échappe avec une dangereuse abondance? Peut-être l'hémorrhagie n'est-elle due ni à l'une ni à l'autre de ces causes, mais à quelque solution de continuité, à quelque ulcère de la matrice d'où s'écoule le sang; à quelque excroissance morbide ou à une redoutable lésion organique, dont les effets deviennent plus sérieux du moment qu'une congestion insolite se détermine vers l'utérus? Ces questions, et d'autres analogues, acquièrent une importance spéciale à certaines époques de la vie des femmes ; car, lorsque les facultés sexuelles sont sur leur déclin, leur aptitude morbide devient plus grande, et vous devez, plus qu'à aucune autre période, tenir compte des irrégularités du flux menstruel.

Mais il existe d'autres fonctions subsidiaires accomplies par le système de la génération; leur trouble occasionne quelquefois un simple malaise, tandis que d'autres fois, il est l'indice d'une maladie sérieuse. — Ces organes présentent une grande variété de surfaces sécrétantes qui fournissent divers matériaux répondant à des buts différents : une légère sécrétion humecte, comme dans tous les viscères, l'intérieur des tubes de Fallope, et, si l'on excepte l'époque voisine des périodes mensuelles de l'activité sexuelle, ce n'est qu'une simple perspiration qui lubrifie la cavité de la matrice elle-même. Les cryptes mucipares ou glandes, situées aux environs de son col, fournissent une sécrétion particulière qui existe en tout temps, mais devient plus abondante pendant la grossesse. Les follicules muqueux du vagin versent, sur la surface de ce conduit, une assez copieuse sécrétion, et les deux glandes qui siégent sur chaque côté de son orifice externe, analogues aux glandes de Cooper chez l'homme, donnent abondamment pendant l'acte de la copulation ; enfin, les nombreux cryptes mucipares et les follicules sébacés des grandes et des petites lèvres et des parties voisines du vestibule, fournissent une sécrétion destinée à lubrifier ces organes. De quelques-unes ou de toutes ces sources peuvent fluer, en quantité immodérée, et plus ou moins altérés dans leur nature, des produits de sécrétion. C'est une simple leucorrhée ou hypersécrétion d'un tissu qui ne présente point d'autre altération ; c'est un écoulement de pus produit par l'inflammation d'une muqueuse, ou provenant d'une ulcération de la matrice ; ou bien, au lieu d'un pus louable, c'est une sanie de mauvaise nature qui a sa source dans un cancer diffus de l'organe ou des parties adjacentes. Votre malade peut se présenter à vous dans un état complet d'ignorance au sujet des causes de sa maladie ; elle attend de vous une réponse pour lever ses doutes et soulager ses souffrances.

Les maladies des organes sexuels ne sont pas accompagnées d'une pure altération fonctionnelle ; il y a aussi des *désordres de la sensibilité*, non-seulement dans les parties malades, mais dans d'autres qui en sont plus ou moins éloignées. Il n'existe peut-être pas, dans les maladies des femmes, de source plus fertile en erreurs de diagnostic que la tendance à négliger les lésions de la sensibilité et les liens qui unissent leur cause aux affections sympathiques de quelques autres organes. Si une femme se plaint d'une sensation de pesanteur dans le bassin, de douleurs expulsives, ou de douleurs siégeant dans les reins, vers le sacrum, et s'irradiant dans les cuisses, notre attention se dirige naturellement sur l'état des organes sexuels ; et il est vraisemblable qu'avec un peu d'attention, nous ne méconnaîtrons pas le siége réel de la maladie. Dans quelques cas, nous pourrons découvrir autre chose que le siége réel de la maladie, en étudiant les caractères de la douleur, puisqu'ils varient selon qu'il s'agit d'une inflammation, d'un cancer ou d'un déplacement de la matrice. Ces analyses minutieuses sont pour nous d'une grande importance, car l'investigation physique qui pourrait nous éclairer présente de grandes difficultés provenant tout à la fois de la répugnance de la malade à s'y soumettre et de l'imperfection de nos moyens d'examen.

Il n'est pas rare de voir la maladie de ces organes se manifester par une douleur qui n'est pas rapportée au siége réel de la lésion, mais à quelque autre partie éloignée. Chez des femmes qui viennent vous consulter, peut-être soupçonnerez-vous au premier coup d'œil l'existence d'une maladie utérine ; mais, comme elles paraissent éprouver quelque déplaisir d'être questionnées sur les fonctions sexuelles, il est possible qu'avec la meilleure foi du monde elles n'avouent pas qu'elles souffrent du côté de l'utérus ou des régions immédiatement adjacentes. Elles vous diront qu'elles éprouvaient une douleur rectale exaspérée par la défécation ; elles vous parleront de symptômes qu'elles rapportent à des hémorrhoïdes, ou bien elles accuseront une sciatique, un lumbago. Défiez-vous toujours de ces douleurs ; songez aux nombreuses sympathies de l'utérus en gestation ; ayez toujours l'œil ouvert, et vous verrez probablement que tous ces symptômes anormaux proviennent directement d'une maladie de l'utérus.

Mais ce ne sont pas seulement ces manifestations étranges et tenaces d'une maladie locale qui doivent diriger votre attention sur l'utérus et ses fonctions. La femme, pendant la gestation, souffre presque invariablement de nausées et de vomissements ; son appétit devient capricieux, ses fonctions digestives s'accomplissent mal, il n'est pas rare qu'elle ait des maux de tête, des attaques de tic douloureux, bien qu'elle fût complétement exempte, à d'autres époques, de pareilles souffrances. Ce désordre fonctionnel d'organes éloignés, qui accompagne si fréquemment le processus physiologique dont l'utérus est le siége, peut aussi se produire lorsqu'une cause morbide irrite la matrice, et un grand nombre des formes les plus rebelles de la dyspepsie, un nombre plus considérable encore d'affections hystériques et nerveuses[1], sont produites et entretenues

[1] Les recherches les plus modernes, basées sur une observation rigoureuse, ont fait justice de l'antique doctrine étiologique de l'hystérie. Personne, aujourd'hui, ne voudrait se faire le défenseur des banalités saugrenues qui ont régné dans la science à ce sujet depuis et même avant Hippocrate. L'hystérie est une névrose de l'encéphale ; elle irradie ses manifestations dans tous les points du système nerveux ; mais elle n'a pas pour foyer, pour point de départ, pour siége exclusif et cause première, l'utérus et le système génital. — On l'observe chez les jeunes filles longtemps avant que les fonctions dévolues à ce système soient entrées en activité ; on l'observe aussi chez les femmes privées d'utérus ou dont les autres parties des organes sexuels sont plus ou moins congénitalement altérées par atrophie. Enfin, après la ménopause, quoique rarement, il est vrai, l'hystérie peut se produire sous l'influence de causes variées propres à ébranler plus ou moins profondément le système nerveux, sans porter une atteinte directe à l'activité sexuelle qui décline ou est éteinte. Toutes ces données, je le répète, résultent de statistiques embrassant un grand

par une maladie de matrice. Dans beaucoup de ces cas, une investigation minutieuse met en évidence le désordre des organes sexuels

nombre de faits recueillis d'après cette méthode précise qui exclut l'induction fantaisiste
et par à peu près dont abusaient les anciens. Les études gynécologiques modernes ont
grandement contribué à mettre au jour et à propager ces vérités. Il est assez rare, en
effet, d'observer des hystéries bien franches ne reconnaissant absolument d'autre cause
qu'une maladie matérielle du système sexuel. Je serais même tenté d'aller plus loin et
je dirais volontiers que plus les affections de l'utérus et de ses annexes sont graves, moins
les manifestations hystériques sont fréquentes et prononcées. — Que chez des femmes déjà
hystériques ou prédisposées à cette névrose par leur constitution, leur genre de vie, et
l'hérédité, une maladie utérine devienne le point de départ, la cause occasionnelle d'attaques ou autres phénomènes nerveux, rien de plus commun et de plus naturel. Ces sortes
de maladies sont là source de préoccupations incessantes pour les femmes, de contrariétés
sans nombre, d'appréhensions quotidiennes bien propres à jeter le système nerveux dans le
désarroi hypocondriaco-hystérique. Et puis n'agissent-elles pas profondément sur la constitution, sur le sang, sur les fonctions digestives ? N'est-ce pas surtout par l'intermédiaire de toute l'économie troublée dans ses actes nutritifs que les centres nerveux sont
atteints, mais atteints secondairement? Je reviendrai plus tard sur l'évolution de tous ces
phénomènes qui impriment un caractère général et constitutionnel à certaines maladies
utérines. — L'hystérie de cause primitivement et exclusivement utérine, si elle existe, est
très-rare. Mais ce qui est assez fréquent, c'est d'observer chez des femmes déjà hystériques, surtout à l'époque où le système sexuel entre en activité, des perturbations
fonctionnelles assez accusées pour dominer la scène morbide et reléguer les manifestations
nerveuses et les désordres constitutionnels sur le second plan. Nul doute qu'en pareil cas
on n'ait souvent pris l'effet pour la cause. Du reste, avouons-le, rien de plus difficile que
de discerner dans ce pêle-mêle de phénomènes désordonnés qui surgissent de toutes
parts, la cause première qui les tient sous sa dépendance. — La façon la plus large et la
plus clinique, selon moi, d'interpréter ces cas compliqués, c'est de rattacher les perturbations fonctionnelles du système sexuel à la névrose générale, et celle-ci à un état constitutionnel antérieur héréditaire ou acquis, dont une analyse patiente peut presque toujours déterminer plus ou moins nettement l'étiologie.

J'ai été heureux de trouver la confirmation des idées que je viens d'exposer dans la
remarquable monographie du professeur Scanzoni sur la métrite chronique. « Nous sommes
loin, dit-il, de nier l'influence des différentes maladies du système génital de la femme,
sur la production des symptômes hystériques ; mais, par contre, nous avons acquis la conviction que, dans de nombreux cas d'hystérie, on ne peut constater la moindre trace d'une
lésion des organes génitaux. Pour prouver ce que nous avançons, nous allons donner le
tableau suivant où nous avons réuni ce que nous a fourni l'examen des organes génitaux de 189 femmes atteintes d'hystérie.

Chez 36 femmes, on n'a constaté aucun désordre organique ou fonctionnel des organes
sexuels.
25 étaient affectées de catarrhe chronique du vagin et de la matrice ;
31 de métrite chronique ;
10 de cancer utérin ;
9 de tumeurs fibreuses de la matrice ;
6 de polypes ;
31 d'antéflexion ;
7 de rétroflexion ;
1 d'atrésie utérine ;
7 de prurit de la vulve ;
9 d'ovarite chronique (?)
5 de tumeurs ovariques ;
7 de menstruation profuse sans lésion organique caractérisée ;
5 d'aménorrhée.

comme l'indiquent les troubles de la menstruation, les flux leucorrhéiques, des sensations douloureuses, bien qu'aucun de ces symptômes n'ait été assez accusé pour attirer l'attention de la malade ; peut-être aussi les regardait-elle comme des accidents vulgaires, indignes d'être mentionnés en comparaison de ceux auxquels elle rapportait la cause de ses souffrances [1].

Ai-je besoin de vous mettre en garde contre une fausse interprétation de mes paroles, qui me ferait dire que, dans le traitement d'une femme dyspeptique, il faut avoir égard moins à l'état de l'estomac qu'à celui de la matrice ; ou que chez toute femme qui souffre d'une névralgie, on doit soupçonner l'existence d'une affection utérine ? Ce que *je veux dire* c'est que, dans le traitement des maladies qui surviennent chez la femme, vous ne devez jamais perdre de vue que, en dehors de ces causes de maladie qui sont communes aux deux sexes, il y en a d'autres qui ont chez elles un siége spécial. Aussi, lorsque les principes ordinaires de la pathologie ne pourront vous faire comprendre les souffrances d'une femme, lorsque les agents thérapeutiques seront impuissants pour les guérir, rappelez-vous que dans ces cas il existe des maladies spéciales, et que là vous trouverez le fil qui vous conduira à la cause des symptômes et vous fera découvrir les véritables indications.

Ainsi 19 pour 100, de ces femmes hystériques, n'ont présenté aucune maladie caractérisée des organes génitaux ; de plus nous devons prévenir que chez beaucoup d'autres on n'a constaté les symptômes qui ont permis de reconnaître la maladie organique, que longtemps après les accidents hystériques. » Scanzoni ajoute que sur 1724 observations de maladies de l'utérus, des ovaires, etc., constatées et traitées par lui, il a trouvé que 596, c'est-à-dire près de 25 pour 100 de ces malades, n'ont présenté aucun symptôme hystérique. (Voy. *de la Métrite chronique*, par le professeur Scanzoni, traduction de Sieffermann, p. 178-182 et *Kiwisch's Klinische Vorträge*, III Band, Seite 381.)

(*Note du Trad.*)

[1] Le deuxième volume de la *Clinique chirurgicale* de Lisfranc (in-8, Paris 1842, p. 182-256) renferme quelques remarques, avec des faits à l'appui, sur les erreurs de diagnostic dans les maladies utérines ; quoique ces remarques soient entachées des défauts propres à cet auteur, on se trouvera bien de les lire avec attention.

(*L'auteur.*)

LEÇON II

INTRODUCTION

Les symptômes des maladies des organes sexuels fournis par les changements de volume, de texture et de fonction ne peuvent être constatés que par un examen direct. — Remarques générales sur ce sujet. — Examen soit par le toucher, soit par les instruments. — Palpation de l'abdomen ; toucher vaginal et toucher rectal. — Exploration à l'aide d'instruments ; sonde utérine. — Description de cet instrument ; comment il faut l'introduire. — Examen avec le spéculum. — Variétés de cet instrument ; règles qui président à son introduction. — Sa valeur comme moyen d'exploration.

Je n'ai pas eu le temps, dans notre dernière conférence, de m'occuper de la *troisième et dernière classe des signes fournis par les maladies des organes de la génération*, c'est-à-dire *de ceux qui proviennent des altérations de volume, de texture et de position*. C'est sur eux que je viens aujourd'hui appeler votre attention.

Je pense qu'il est inutile de faire précéder ce que j'ai à vous dire de remarques sur l'importance de ces signes, et sur la nécessité de vous assurer de la présence ou de l'absence des modifications qui existent dans la grande majorité des cas où les symptômes indiquent quelque trouble des fonctions sexuelles chez nos malades.

L'examen qui conduit seul à la connaissance exacte de ces lésions doit être extrêmement pénible pour une femme ; car elle n'est pas alors, comme au moment du travail, réduite par l'intensité des souffrances à accepter toute pratique qui peut les soulager. Elle montre, au contraire, une susceptibilité plus grande à toute impression pénible ; et, quoiqu'elle se sente profondément accablée et humiliée par la perspective d'un examen dont elle comprend cependant la nécessité, elle jugera avec une sorte de perspicacité morbide chacun de vos actes, tels que délais inutiles, insouciance dans l'exploration de sa personne, manque apparent de délicatesse ou de respect. La plus grande circonspection ne vous préservera pas toujours d'un blâme immérité ; si vous n'y prenez garde, vous blesserez sans cesse les sentiments de votre malade, vous vous compromettrez, vous ne soutiendrez pas l'honneur de notre profession, et vous donnerez à penser qu'il existe un département de l'art de guérir incompatible avec le ton, les manières et les pensées d'un homme bien élevé. La pratique hospitalière vous familiarise avec les souffrances de femmes dont la susceptibilité n'est pas aussi chatouilleuse que celle d'une classe plus élevée ; elles n'osent pas se plaindre du manque d'égards qu'on a. pour elles ; de là vient, sous ce rapport, une espèce d'insouciance irréfléchie chez des hommes qui trembleraient à la seule idée de tourmenter inutilement une femme pendant une minute. Aussi ai-je le plus grand souci de bien graver dans votre esprit que cette délicatesse qui doit présider à toutes vos investigations dans les maladies des femmes, ne doit pas être une affaire de circonstance, mais une habitude qu'il faut acquérir pendant vos études et dans vos rapports avec les malades pauvres.

Nous reconnaissons les maladies des organes de la génération, soit par l'exploration manuelle, soit à l'aide de la vue ; et pour faire ces investigations avec plus de soin, nous avons fréquemment recours à différentes espèces d'instruments. Le mode d'examen le plus simple et celui qui inspire à nos malades le moins de crainte et de répulsion, c'est l'emploi du toucher seul, sans un appareil quelconque. Il est à peine nécessaire de vous rappeler que s'il est de notre devoir d'employer tous les moyens nécessaires pour arriver à la connaissance complète de l'état des malades, il n'est pas moins de notre devoir aussi de ne procéder à aucune exploration inutile ; et qu'il faut laisser les instruments de côté quand on peut s'en passer, renoncer à l'inspection visuelle si le toucher seul nous donne une certitude suffisante et une connaissance exacte de la maladie.

Le sens du toucher nous fournit des notions diagnostiques suivant que nous nous en servons pour explorer les organes à travers les parois abdominales, ou bien par l'intermédiaire du vagin et du rectum. L'*examen abdominal* n'est pas toujours de rigueur ; quand il semble indispensable, c'est par lui qu'il faut commencer. Pour le pratiquer, la malade se couchera sur le dos et relèvera les genoux afin de relâcher les muscles de l'abdomen. Il est rarement nécessaire d'appliquer la main à nu, l'interposition de la chemise de la malade ne nuira que peu ou pas du tout à votre exploration. Ayez soin que vos mains ne soient pas froides ; outre que votre malade en serait désagréablement affectée, il en résulterait une contraction des muscles abdominaux qui gênerait sérieusement votre exploration. Plaçant vos deux mains sur le ventre, vous exercez d'abord une douce pression, que vous augmentez graduellement à mesure que la malade s'y accoutume ; vous essayez même d'engager la conversation avec elle afin de détourner son attention et d'empêcher la douleur ou la crainte de faire contracter les muscles abdominaux ; vous vous rendez compte ainsi de la forme générale de l'abdomen ; et, en imprimant des mouvements de latéralité, vous pouvez découvrir une tumeur, s'il en existe. Admettons cette dernière hypothèse : vous devez vous assurer de la forme de cette tumeur, de son volume, de ses connexions, de sa mobilité, de sa sensibilité ou de la douleur que fait naître la palpation. Est-elle produite par l'accumulation des matières fécales dans le gros intestin, par l'hypertrophie de la rate ou du foie ; ou résulte-t-elle d'une plénitude générale de l'abdomen causée par des gaz, d'une surcharge graisseuse de l'épiploon ou du tissu cellulaire sous-cutané, plutôt que d'une maladie bien définie ? Si elle semble s'élever des profondeurs du bassin, il est très-probable qu'elle est formée, soit par l'utérus lui-même, soit par ses annexes. Dans le premier cas, elle sera située vers la partie moyenne de l'abdomen ; dans le second, elle occupera ou elle aura occupé, lors de sa première apparition, l'un ou l'autre côté du ventre. Vous remarquerez aussi si elle est solide ou fluctuante, unie ou irrégulière, et vous procéderez alors au toucher vaginal pour corriger ou confirmer les notions fournies par la palpation des parois abdominales.

Il est rarement nécessaire, pour l'*examen vaginal*, que la femme prenne une position autre que celle qui est d'usage en obstétrique. Sur le continent, les femmes sont généralement couchées sur le dos quand on les délivre, et toutes fois que l'utérus exige une exploration. Quelquefois, lorsqu'on désire apprécier le prolapsus ou déplacement en bas de l'utérus et estimer son augmentation de poids, ou bien lorsque la matrice est élevée et ne se laisse pas facilement atteindre, on procède à l'examen de la malade dans la position debout. Je ne pense pas cependant que les avantages allégués en faveur de cette attitude compensent ses inconvénients incontestables[1]. Donc, la malade étant couchée sur le côté gauche, l'indicateur de la main droite est introduit dans le vagin et on le fait avancer lentement afin de constater les degrés de douleur qu'il excite dans les parties que suit son trajet. Il faut noter l'état des organes extérieurs, puis celui du vagin : est-il chaud et gonflé, ou froid et relâché, sec ou baigné de sécrétions? Arrivés au col de l'utérus, vous observez s'il est sensible ou non, quelle est sa longueur, son volume, sa texture ; si l'orifice utérin est ouvert ou fermé, si ses lèvres sont petites et unies, ou inégales et irrégulières. Vous n'oublierez pas qu'après plusieurs accouchements, le col de l'utérus est tout à la fois plus court et plus large que chez les femmes qui n'ont jamais eu d'enfants (changements qui se produisent dans cette partie du col en saillie dans le vagin, désignée sous le nom de portion vaginale); et que l'orifice de l'utérus est assez entr'ouvert pour admettre, sans trop de difficultés, l'extrémité du doigt. Néanmoins, dans ce cas, la face interne de cet orifice est unie et le tissu du col doux et souple, tandis que lorsqu'il existe un état morbide, l'orifice est rugueux et inégal et la substance du col plus ou moins rigide. Quelquefois la surface de l'orifice utérin présente une surface d'un caractère spécial ; elle est comme veloutée et son tissu offre moins de consistance qu'à l'état normal. Vous retiendrez ces particularités ou la présence d'un corps étranger placé entre les lèvres de l'utérus, afin de comparer plus tard les résultats fournis par l'exploration visuelle avec ceux que vous a donnés le sens du

[1] J'ai beau chercher, je ne vois aucun inconvénient à toucher une femme lorsqu'elle est debout ; mais y en eût-il, ce que je conteste, il faudrait y recourir dans une multitude de circonstances qui rendent ce mode d'exploration, non-seulement très-utile, mais même presque indispensable. Chez les jeunes filles où le col de l'utérus est habituellement élevé, chez les femmes obèses, dans les cas où la matrice, distendue par le produit de la conception ou par le développement d'une tumeur fibreuse, ou attirée eu haut par une tumeur ovarique, a franchi la limite supérieure de l'excavation pelvienne, le toucher, dans la position debout, facilite singulièrement l'exploration du col. C'est en outre par lui qu'on perçoit le phénomène du ballottement chez la femme enceinte, qu'on peut apprécier approximativement le point de l'utérus enflammé, congestionné ou hypertrophié, etc., qu'on se procure des renseignements positifs sur l'élévation, l'abaissement, les déviations et les flexions de la matrice, tous ces déplacements s'exagérant dans la station verticale, etc. J'ajoute, en sa faveur, que la manière de le pratiquer est aussi simple que possible, puisqu'il suffit de faire adosser la femme à un meuble ou à un mur, les jambes modérément écartées et le corps incliné en avant, afin de relâcher les muscles abdominaux. Le médecin, à genoux ou assis sur un siége peu élevé, introduit l'index de l'une ou l'autre main, en procédant d'arrière en avant pour éviter l'attouchement du clitoris. Afin de donner à l'index toute sa longueur, il ne faut pas fléchir le médius et les autres doigts dans la paume de la main, car cette flexion fait perdre à peu près deux centimètres au doigt explorateur. (*Note du Trad.*)

toucher. En pratiquant cet examen, notez, en outre, la position de l'utérus, afin de savoir s'il a conservé sa direction normale, ou si son axe correspond à celui du vagin, s'il s'est infléchi sur lui-même ou a subi quelque autre déplacement. Examinez ensuite si l'utérus a augmenté de poids ; soupesez-le avec votre doigt, supputez de votre mieux son volume et son poids. Si en explorant les organes à travers les parois abdominales, vous avez découvert une tumeur, tâchez de savoir quelles sont ses connexions avec l'utérus ou d'autres tumeurs que vous pourrez trouver dans le bassin, et assurez-vous si par la pression on peut modifier simultanément leurs positions respectives. Dans ce but, faites coucher la malade sur le dos, et lorsque vous aurez une main au-dessus du pubis et le doigt de l'autre main dans le vagin, vous saisirez la matrice et vous pourrez apprécier ses rapports avec une tumeur quelconque, beaucoup plus exactement dans cette situation que dans le décubitus latéral. Quand tous les points ci-dessus mentionnés auront été constatés avec toute la douceur possible, le toucher vaginal sera terminé, et il ne vous restera plus à noter que l'aspect et les autres caractères de l'écoulement.

L'exploration par le rectum est aussi nécessaire que par le vagin, soit que la malade se plaigne d'une vive douleur dans l'intestin, soit que vous ayez découvert une tumeur derrière l'un des côtés de l'utérus, ou que vous ayez à cœur d'examiner les régions postérieures du bassin ou de l'utérus, aussi complétement que possible. Ce qu'il y a de spécial à dire au sujet du toucher rectal, c'est que l'interposition de la paroi intestinale entre le doigt et la matrice fait paraître cet organe beaucoup plus volumineux qu'il ne l'est en réalité, et comme, en outre, le doigt n'atteint pas le col aussi facilement par le rectum que par le vagin, on risque de le prendre pour une proéminence de la paroi postérieure de l'utérus, pour une tumeur de cette région, pour une rétroversion, une rétro-flexion de l'organe, lorsqu'en réalité il n'existe aucune condition morbide.

On a pris l'habitude, dans ces dernières années, de compléter fréquemment l'examen tactile au moyen d'un instrument qu'on nomme la *sonde utérine*. A différentes époques, les praticiens, dans quelques cas spéciaux, ont introduit un cathéter dans l'utérus pour mesurer sa cavité, et s'assurer qu'elle ne contenait aucun corps étranger, ou ils ont tenté de redresser la rétroversion d'une matrice à l'état de vacuité, au moyen d'un instrument placé dans sa cavité [1]. Cependant, si je ne me trompe, ce fut un Français, M. Lair, qui, il y a trente ou quarante ans, recommanda le premier de sonder l'intérieur de l'utérus, pour s'assurer si son orifice était libre de tout obstacle, et si sa cavité ne présentait rien d'anormal. Son livre contient le dessin des instruments qu'il employait dans ce but [2]. Il conseillait de recourber, en manière de cathéter, leur extrémité utérine, afin de rendre leur introduction plus facile, et de les faire passer à travers un cylindre métallique ou spéculum, destiné à mettre en vue l'orifice de la matrice. C'est un procédé qui, loin de faciliter l'introduction des instruments, a dû, dans beaucoup de cas, la rendre tout à fait impossible. Les défauts pratiques de la méthode de M. Lair l'empêchèrent d'être généralement adoptée, et ses préceptes furent en conséquence bientôt oubliés. C'est au docteur Simpson [3] (d'Édimbourg) qu'appartient le mérite, non-seulement d'avoir appelé de nouveau l'attention sur ce sujet, mais d'avoir inventé une sonde utérine, admirablement propre à l'exploration sûre et facile de la cavité de l'utérus. Son instrument est fait avec un métal flexible; sa forme et son calibre ressemblent parfaitement à une sonde d'homme : même courbure, même poignée aplatie et rugueuse sur un de ses côtés.

L'extrémité utérine de cet instrument se termine en un léger renflement qui l'empêche de blesser l'intérieur de la matrice ; des entailles, pratiquées à un pouce d'intervalle, servent à indiquer à quelle distance la sonde a pénétré, et donnent ainsi la mesure des dimensions de l'organe. Une petite proéminence, à 2 pouces et 1/2 de l'extrémité, indique *la longueur moyenne de la cavité* d'un utérus sain, tandis qu'une dépression profonde, placée à 4 pouces 1/2, indique une longueur que, sauf des circonstances spéciales, l'organe n'excède presque jamais [4].

---

[1] Feu le professeur Osiander de (Gœttingue) employa son *Dilatorium orificii uteri* qui est décrit dans la dissertation de Rosenmeyer, Göttingen, 1802, dans trois cas, pour redresser la rétroversion d'un utérus vide. Ces cas furent publiés dans le *Medicinisch chirurgische Zeitung* de 1808, d'après Schmidt, qui y renvoie dans son essai *Ueber die Zurückbeugung der Gebärmutter* (In-8°, Wien, 1820). (*Note de l'Auteur.*)

[2] *Nouvelle méthode du traitement des ulcères, etc. de l'utérus.* In-8°, Paris, 1828, 2e édit., p. 137. La première édition avait paru deux ans auparavant. (*Note de l'Auteur.*)

[3] Dans une série de publications dans *London and Edinburgh Monthly Journal*, 1843.

[4] Plusieurs modifications de la sonde utérine ont été suggérées par Valleix, Kiwisch, Huguier, et plus récemment par le docteur Kugelmann, de Hanovre (*Verhandl. d. Gesellschaft f. Geburtshülfe*, nov. 1861 ; *Zeitschr. f. Geburtsk.*, v. 9, p. 129). Celle de ce dernier est très-ingénieusement construite, avec un curseur qui glisse sur la sonde elle-même

La manière de se servir de cet instrument est très-simple : deux doigts de la main gauche sont introduits derrière le col de l'utérus, la malade étant couchée sur le dos ou sur le côté gauche, et la sonde est glissée le long des doigts, jusqu'à ce que sa pointe touche l'orifice de l'utérus ; si alors on porte son manche du côté du périnée, et qu'on presse tout doucement en avant, on pénétrera dans la cavité utérine. Je n'ai pas besoin de dire qu'on ne doit jamais s'en servir lorsqu'il reste le plus petit soupçon d'une grossesse, et, qu'en aucun cas, il ne faut user de violence pour l'introduire. Dans la plupart des cas, cette opération cause une douleur qui n'est pas en général très-grande et n'a presque toujours qu'une courte durée. Je n'ai pas devers moi d'exemple que son usage ait entraîné des conséquences dangereuses, bien que la maladresse et la témérité puissent être nuisibles avec cet instrument, comme du reste avec tous les autres.

Les notions que cet instrument nous permet d'acquérir sont souvent d'une valeur considérable, et d'une nature telle que nous ne pourrions les obtenir autrement, ou que nous n'arriverions qu'à une connaissance bien imparfaite après des examens répétés. Si chez une malade qui éprouve de fréquentes hémorrhagies, nous constatons que la cavité utérine est très-agrandie, nous en tirons immédiatement la conclusion que la matrice contient quelque corps étranger, tel qu'un polype ou une tumeur fibreuse, dont la présence provoque et entretient la perte de sang. Quand nous ne savons si une tumeur provient de la matrice, de ses annexes ou de quelque autre partie du bassin, la sonde nous permet d'évaluer le poids de l'organe, et fortifie la conclusion que nous en pouvons tirer, en isolant complétement la matrice de cette tumeur et en nous donnant la certitude positive de leur indépendance réciproque. Enfin, si l'utérus est infléchi sur lui-même, soit en avant soit en arrière, le diagnostic de cet état, qui autrefois était entouré de grandes difficultés, se fait aujourd'hui très-facilement ; il suffit d'introduire la sonde en tournant sa concavité vers la tumeur qui existe dans le vagin, et de remarquer si, en imprimant un mouvement de rotation à l'instrument, on fait ou non disparaître cette tumeur. Je ne veux pas entrer aujourd'hui dans de plus longs détails sur ce sujet ; j'aurai l'occasion de

et indique, du côté de la poignée, de combien la sonde est entrée dans l'utérus, de telle sorte que les entailles et la proéminence qui gênent l'introduction de la sonde de Simpson n'existent plus. Mais ces différences, dans l'emploi de l'instrument primitif, sont très-légères, et sa simplicité la rend si commode, que je préfère encore la sonde de Simpson à toutes les autres variétés de cet instrument. (*Note de l'Auteur.*)

vous indiquer plus tard les nombreuses circonstances dans lesquelles
la sonde est d'un grand secours pour le diagnostic ; sans doute,
elle n'est pas applicable à tous les cas, elle n'éclaircit pas tous nos
doutes ; mais je ne me rappelle aucun exemple d'erreur de diagnostic
provenant des données qu'elle nous fournit [1].

L'idée d'un moyen qui permît d'explorer, avec la vue, l'état de
l'utérus, n'était pas étrangère aux anciens ; il est vrai que la plupart
de ces instruments, dont on trouve le dessin dans les vieux traités
d'accouchement, sous le titre de *Speculum matricis*, servaient à
dilater l'orifice de la matrice pendant le travail, bien plus qu'à se
rendre compte de ses conditions morbides [2]. Il semble cependant
qu'un instrument de cette nature, sans être jamais devenu d'un usage
général, a servi quelquefois à diagnostiquer les maladies de l'utérus
et du vagin. Mais ce n'est qu'en 1821 que son usage s'est introduit
dans la pratique moderne, comme moyen habituel et facile d'exploration dans les maladies de l'utérus ; et c'est Récamier qui le premier s'en est servi dans ce but. Cet instrument n'était d'abord qu'un
cylindre conique, arrondi à son extrémité utérine, et coupé en biseau du côté opposé ; il fut muni d'un manche par Dupuytren ; bientôt après on lui adapta un embout, pour faciliter son introduction.
Divers matériaux entraient dans sa fabrication ; sous ce rapport,
le perfectionnement le plus considérable est dû à M. Fergusson, de
King's-College. Au lieu d'employer des métaux qui se ternissent
aisément et ne possèdent qu'un médiocre pouvoir réflecteur, ou du

---

[1] L'usage de la sonde peut causer, quoi qu'en aient dit ses partisans, des accidents
redoutables et qui déjouent toutes les prévisions. Quand on songe à la facilité avec
laquelle l'inflammation se développe dans l'utérus et se propage à ses annexes et au
péritoine pelvien, on est conduit à ne conseiller l'introduction d'un corps étranger dans
sa cavité, que lorsqu'il y a absolue nécessité. Or il faut avouer que l'emploi de la sonde
n'est indispensable, pour le diagnostic, que dans un petit nombre de cas. Les gynécologistes expérimentés qui ont l'habitude du toucher, peuvent, en le combinant avec la
palpation, acquérir presque toutes les notions qui leur sont nécessaires, pour déterminer
exactement la nature de la maladie utérine et pour instituer le traitement médical. S'il
s'agit de pratiquer une opération, comme une précision plus grande et aussi mathéma-
tique que possible est de rigueur en pareil cas, l'emploi de la sonde utérine peut devenir
extrêmement utile. Mais nous ne saurions trop recommander, surtout à ceux qui débutent, de s'abstenir de ce mode d'exploration. C'est dire que nous nous mettons du côté des
pathologistes qui, sans être les ennemis irréconciliables de la sonde utérine, sont d'avis
qu'elle a produit plus de mal que de bien. Parmi les hommes qui se sont mis à la tête
de cette sage réaction, nous sommes heureux de compter Scanzoni. (Voy. son opinion sur
l'utilité et la valeur de cet instrument, *Beiträge zur Geburtskunde*, Bd. I, S. 160, et
de la *Métrite chronique*, pages 150,154.) (*Note du Trad.*)

[2] Voyez les remarquables citations qui ont trait à l'histoire du spéculum dans Bal-
birnie, *Organic diseases of the Womb.*, pp. 44-45 In-8°. London, 1836. (*Note de l'Auteur.*)

verre, qui, bien que très-utile, puisqu'il ne se laisse pas attaquer par les caustiques appliqués sur le vagin ou l'utérus, se brise facilement et ne réfléchit que peu, à cause de sa transparence, M. Fergusson a imaginé un spéculum en verre recouvert de tain sur sa surface externe ; il en résulte que sa surface interne est convertie en un miroir facile à nettoyer, et que les caustiques ne peuvent endommager. On recouvre la surface externe de plusieurs couches de cotonnade enduite de gomme élastique ; puis, lorsqu'elles sont suffisamment épaisses, on y applique un vernis, et l'on a ainsi un instrument dont l'usage est devenu général. Son extrémité se termine en entonnoir, afin d'admettre la plus grande quantité de lumière possible, point très-important dans notre pays ; car dans le décubitus latéral que la pratique impose à nos malades, la lumière arrive moins facilement sur les parties malades que lorsqu'elles sont couchées sur le dos, comme c'est l'usage sur le continent. La coupe oblique de l'extrémité utérine de l'instrument lui donne les mêmes avantages qu'une augmentation de toute sa longueur [1]. Il ne faudrait pas cependant que cette obliquité atteignît un angle de 45 degrés, comme le veulent quelques praticiens, parce qu'alors on aurait l'inconvénient de voir tomber au-devant du col de l'utérus un repli du vagin. Ces remarques vous paraîtront peut-être inutiles, mais vous ne devez pas oublier que le vagin est très-extensible, et que lorsqu'on y introduit un spéculum, il s'allonge autant qu'il s'élargit, de telle sorte que sa longueur ordinaire ne doit pas servir de mesure à la longueur du spéculum. Je crois que la brièveté du spéculum, plus que toute autre cause, empêche souvent d'atteindre avec facilité l'orifice utérin, et je partage l'opinion de feu le professeur Lisfranc (de Paris) qui voulait que cet instrument eût 7 pouces de longueur [2].

Quoique le spéculum cylindrique convienne à beaucoup de cas, il a cependant ses désavantages. Comme l'entrée du vagin est sa partie la plus étroite, il arrive quelquefois qu'un spéculum capable de passer, sans causer aux malades une grande douleur, n'est pas assez large pour permettre à la vue d'embrasser toute l'étendue du col de l'utérus ; et, alors même que toute sa surface est mise à découvert, le cylindre, en pressant les lèvres de l'orifice l'une contre l'autre,

---

[1] Cette utile modification du spéculum a, je crois, été suggérée pour la première fois par le docteur Warden, *London and Edinburgh Monthly Journal*, déc. 1844.

[2] *Clinique chirurgicale*, etc., t. II, p. 272. (*Note de l'Auteur.*)

empêche d'explorer sa cavité, et rend ainsi l'examen incomplet et peu satisfaisant. Pour obvier à ces inconvénients, on a construit des spéculums d'après le principe des vieux instruments, composés de deux, trois ou quatre valves, disposées de façon qu'en tournant une vis ou en fermant la poignée, leurs extrémités utérines se séparent et mettent en vue l'orifice utérin, sans agrandissement de leur extrémité opposée. — Les plus répandus de ces instruments sont : le spéculum bivalve de M. Ricord, le spéculum à trois ou quatre valves fabriqué par M. Charrière (de Paris) et le spéculum bivalve inventé par M. Coxeter, fabricant d'instruments de *University College.* L'instrument de M. Ricord, et à un moindre degré celui de M. Charrière, présentent l'inconvénient de laisser passer entre leurs valves des replis du vagin, qui dérobent à la vue le col de l'utérus. Celui de M. Coxeter n'est pas tout à fait passible des mêmes objections, car, chacune de ses valves étant un demi-cylindre, il n'existe pas entre elles un aussi grand espace lorsqu'elles sont ouvertes. Avec deux ou trois calibres différents des spéculums de Fergusson et du spéculum bivalve de Coxeter — ce dernier étant argenté pour obtenir une surface d'un plus grand pouvoir réflecteur —, vous aurez tous les instruments nécessaires à l'exploration visuelle de l'utérus [1].

Sur le continent, c'est la position dorsale qu'on fait habituellement prendre aux malades pour les examiner au spéculum; les fesses reposent sur le bord du lit ou de la table, les deux cuisses sont infléchies sur le tronc et les pieds s'appuient sur deux chaises, entre lesquelles se tient le médecin. Il n'est pas douteux que, dans cette position, le col de l'utérus tombe plus facilement dans l'orifice du spéculum, et que la lumière y pénètre mieux que dans toute autre attitude ; mais son indécence apparente est une objection si sérieuse que, à l'exception de quelques circonstances spéciales, il est préférable d'introduire le spéculum, la malade étant couchée sur le côté. Dans cette position, à moins que l'orifice utérin ne soit très-fortement porté en arrière, du côté du sacrum, on peut, en général, très-

---

[1] L'habitude de se servir de tel ou tel instrument lui donne une supériorité relative que n'effacent pas les perfectionnements les plus ingénieux. Aussi me paraît-il inutile de faire une description détaillée de tous les spéculums inventés depuis cinquante ans. Qu'il me suffise de mentionner le spéculum bivalve large de M. Cusco, et le spéculum quadrivalve à développement de M. Ségalas ; le dilatateur vaginal de Reybard et les gouttières spéculums pour l'opération de la fistule vésico-vaginale, par le procédé américain.

(Note du Trad.)

bien voir, pourvu que le corps soit directement en travers du lit, avec les hanches sur son bord et les cuisses très-infléchies sur le tronc : c'est la même attitude que celle que nous faisons prendre lorsqu'il s'agit d'appliquer le forceps. Si la malade n'est pas couchée, il faut la faire placer de la même façon, que ce soit sur un lit ou sur un sofa, et disposer ses vêtements de manière à la découvrir aussi peu que possible. — Après avoir préalablement chauffé l'instrument et l'avoir enduit d'un corps gras, on l'introduit de la main droite, tandis qu'avec la gauche on écarte les nymphes et les grandes lèvres. Il faut faire attention que le bout du spéculum s'applique exactement sur l'entrée du vagin ; faute de cette précaution, un petit repli de la fourchette pourrait être poussé devant l'instrument et causer à la malade une douleur inutile. Le grand obstacle à l'introduction du spéculum se trouve à l'orifice du vagin ; on doit le surmonter très-doucement et sans jamais employer la violence. Le spéculum passe ensuite avec facilité, et, lorsqu'il est entré à une certaine distance, on retire l'embout, et quelquefois on tombe du premier coup sur le col de l'utérus. N'oubliez pas, cependant, que les replis du vagin, laissant entre eux une petite ouverture, peuvent proéminer dans l'ouverture du spéculum et faire croire qu'on a sous les yeux le col de l'utérus ; quelques mouvements imprimés à l'instrument modifieront les contours de cet orifice factice, et les replis du vagin affecteront alors une autre disposition. — Si, après avoir introduit le spéculum à une distance assez considérable, vous ne rencontrez pas le col de l'utérus, il est très-probable que vous l'avez dépassé et que l'extrémité de l'instrument s'est égarée dans celui des culs-de-sac du vagin situé en arrière du col [1]. Retirez alors doucement et graduellement le spéculum, et vous découvrirez l'orifice ; sinon, portez-le légèrement dans les deux sens latéraux, car il est vraisemblable que l'utérus n'est pas sur la ligne médiane, et c'est ce qui fait que vous avez de la peine à découvrir son col. Une fois que l'orifice de l'utérus sera engagé dans l'ouverture du spéculum, il

---

[1] Dans certains cas il est fort difficile de découvrir avec le spéculum, le col de l'utérus ; on est obligé d'y renoncer, ou on n'y parvient qu'en faisant exécuter à l'extrémité utérine de l'instrument, des mouvements de circumduction qui causent aux malades de vives douleurs. Aussi est-il prudent de pratiquer préalablement le toucher vaginal, non-seulement pour acquérir des notions très-importantes que lui seul peut donner sur un grand nombre de conditions pathologiques de l'utérus et de ses annexes, mais aussi pour fixer la position précise du col et permettre de diriger sur lui sans hésitation l'ouverture du spéculum. (*Note du Trad.*)

suffira d'une légère manœuvre pour écarter les replis du vagin qui gêneraient la vue. Lorsque le col est très-volumineux, vous ne pourrez examiner la lèvre antérieure et la lèvre postérieure que l'une après l'autre ; c'est alors que vous trouverez que le spéculum bivalve est bien plus avantageux que le spéculum cylindrique [1].

Je pourrais vous donner bien d'autres détails très-utiles sur l'emploi du spéculum ; mais l'observation et votre pratique personnelle vous en apprendront plus que toutes les descriptions. Dois-je vous dire que, dans quelques cas, chez les femmes non mariées, par exemple, il n'y a que la plus urgente nécessité qui puisse justifier l'emploi du spéculum ; que, dans d'autres, comme dans presque tous les cancers de la matrice, il vous fournira des notions qui ajouteront peu à celles que vous avez déjà ; que, d'autres fois, il faut sinon s'interdire, du moins ajourner son usage, comme dans les cas d'une excessive sensibilité des parties, d'une inflammation, d'une ulcération du vagin ou de la vulve. Ces restrictions parlent trop clairement au bon sens pour qu'on ne s'y conforme pas ; mais, tout en les admettant, quelques-uns d'entre vous iront peut-être plus loin et me demanderont si, en somme, les avantages que procure l'emploi du spéculum compensent les inconvénients qui résultent de son abus ; si les notions qu'il nous fournit, les moyens thérapeutiques qu'il nous permet de mettre en œuvre contre-balancent toutes les souffrances physiques et morales qu'il inflige si souvent aux malades? — Si j'avais de puissantes raisons pour répondre par la négative à ces demandes, je ne vous aurais certainement pas fait perdre votre temps à vous décrire cet instrument et ses usages. Les restrictions que mon expérience me conduit à vous indiquer seront mieux appréciées lorsque je vous parlerai de chacune des maladies où l'on a cru bon de recourir à son emploi ; que mes vues soient bonnes ou mau-

---

[1] On a inventé de petits spéculums destinés à explorer la cavité du col, et même celle du corps de l'utérus. Ils sont peu utiles et rarement employés. « Il m'a toujours suffi, dit M. Courty, dans son excellent ouvrage, pour vaincre la résistance de l'orifice vaginal à la dilatabilité, et pour constater quelques altérations de la muqueuse cervicale, telles que granulations, fongosités ou polypes, de me servir simplement, comme spéculum ou comme dilatateur, de longues pinces à pansement ordinaire, à extrémité effilée, droite ou courbe, ou de pinces à pansement utérin de M. Savage. » (*Traité pratique des maladies de l'utérus et de ses annexes*, par Courty, p. 149. Paris, Asselin, édit.) Voici la liste des principaux spéculums utérins : spéculum utérin de Désormeaux, spéculum intra-utérin de Jobert de Lamballe, petit spéculum ou dilatateur utérin de Mathieu ; dilatateur utérin à deux branches de M. Lemenant Deschenais, dilatateur utérin à trois branches de Buch, modifié par M. Huguier et dilatateur utérin à vis, en ivoire, d'Aussandon.

(Note du Trad.)

vaises, je ne craindrai pas de les exprimer. — Mais répondre à cette grave question : « Quelle est votre opinion sur le spéculum? » me paraît une tâche très-difficile, et je ne veux pas courir le risque de voir ma pensée mal interprétée.

Toutefois, je ferai de mon mieux pour vous satisfaire. Ceux qui introduisirent les premiers le spéculum dans la pratique s'en servaient à deux fins : comme moyen nouveau de diagnostic, et puis pour utiliser divers modes de traitement local qui, sans lui, eussent été impraticables. Je crois qu'on a grandement surfait les avantages de ces médications topiques qui ne peuvent se passer du spéculum, bien que, dans quelques cas, dans ceux même qui avaient résisté à tout autre mode de traitement, elles aient rendu parfois les services les plus signalés.

Quand on apprécie la valeur du spéculum comme moyen de diagnostic, on s'aperçoit que nos progrès dans la connaissance des maladies de l'utérus, dont il a été la cause indirecte par l'impulsion qu'il a imprimée à leur étude, sont quelquefois confondus avec les notions positives que nous devons exclusivement à l'emploi de cet instrument. Les premiers, sans aucun doute, ont été très-grands, et nous devons avouer, en toute sincérité, que nous en sommes surtout redevables aux médecins qui, ne se contentant point de nos moyens primitifs d'investigation dans les maladies utérines, se sont efforcés d'agrandir le champ de nos connaissances avec l'aide du spéculum. — Les secondes ont été certainement moins considérables ; néanmoins le spéculum nous permet, dans beaucoup de cas, de dire quelle est la nature d'une lésion que nous n'aurions pu déterminer qu'après de longues et laborieuses recherches ; il nous permet de découvrir de petits polypes, que le doigt seul n'aurait pu trouver ; de remonter à la source d'un flux leucorrhéique abondant, de décider s'il provient de la cavité utérine ou des parois vaginales, et, d'après la rougeur, la congestion ou l'érosion de l'orifice utérin, il nous permet encore de déduire l'état de tout l'organe et d'instituer le traitement, non pas sur de pures présomptions, mais sur la base solide de l'observation positive. — Quoique je prise hautement les services que le spéculum nous rend dans beaucoup de cas, je crois que nous devons nous efforcer de restreindre son emploi dans les plus étroites limites ; mais ce n'est pas en décriant l'instrument, encore moins en attribuant des intentions déshonnètes à ceux qui s'en servent, que nous y arriverons ; c'est plutôt par une appréciation loyale et exacte de la valeur des notions qu'il nous fournit; c'est en apprenant à discerner, parmi les lésions qu'il nous fait découvrir, celles dont il faut tenir compte et celles qui ne sont d'aucune importance[1].

[1] L'abus du spéculum fut suivi, dans les premiers temps et même depuis, de conséquences sérieuses, au point de vue du traitement des maladies utérines. Je ne doute pas, en effet, que la facilité avec laquelle on mettait à découvert, avec cet instrument, le col de l'utérus, n'ait porté beaucoup de praticiens à exagérer l'importance pathologique des érosions et des ulcérations dont il est si souvent le siége. On prit pour la maladie principale ces lésions qui ne sont la plupart du temps que secondaires et accessoires. Et comment dès lors, résister à la tentation de les traiter à outrance, par tous les caustiques imaginables! Le nombre des femmes qui ont été victimes de cette pratique peu rationnelle est incalculable. (*Note du Trad.*)

LEÇON III

DE LA MENSTRUATION ET DE SES TROUBLES

Importance des troubles de la menstruation ; leurs trois variétés ; — rapports entre une puberté tardive et les troubles menstruels. — *Aménorrhée*, provenant de causes locales : absence congénitale ou vice de conformation des organes sexuels ; rétention des règles se rattachant à des obstacles matériels qui s'opposent à leur écoulement. — Aménorrhée provenant de causes constitutionnelles : développement tardif, maladies antérieures. — Symptômes ; — chlorose comme cause d'aménorrhée. — Conséquence de l'aménorrhée. — Traitement. Règles qui doivent le diriger. Tenir compte de la santé générale et des fonctions utérines. — Hémorrhagies supplémentaires; leur importance. —Conduite à tenir à leur égard. — Importance de l'habitude dans les désordres de la menstruation.

J'ai appelé votre attention, dans la première leçon, sur l'importance des fonctions menstruelles et sur la fréquence de leurs troubles. Je vous ai dit que presque toutes les souffrances un peu sérieuses du système génital, du moins pendant la période d'activité du pouvoir sexuel, se trahissaient par quelque désordre de la menstruation. Je vais plus loin et j'ajoute qu'un tel désordre est souvent le premier et, quelquefois, pendant une période considérable, le seul symptôme d'une maladie grave de l'utérus. Mais vous savez aussi que les troubles de la menstruation ne dépendent pas toujours d'une lésion locale ; que ce dérangement fonctionnel n'implique pas nécessairement une altération de structure, et qu'il y a des femmes dont les règles sont peu abondantes, douloureuses, ou excessives, bien que leurs organes génitaux présentent le même aspect que chez les personnes chez lesquelles cette fonction s'est toujours accomplie normalement.

Les désordres de la menstruation sont si nombreux, si importants et proviennent de causes si variées, que nous ne saurions mieux faire que de commencer dès maintenant leur étude. Plus tard nous nous occuperons des maladies du système sexuel dans lesquelles le trouble de la menstruation, bien que survenant comme symptôme, n'est pas le seul, ni celui qui doit occuper le premier rang, quand il s'agit du traitement.

Depuis longtemps on a l'habitude de diviser les différents troubles de la menstruation en trois grandes classes. Ou bien les menstrues ne se montrent pas à cette période de la vie où il est naturel de les voir arriver; ou bien elles se suppriment chez les personnes qui sont déjà réglées; ou bien leur flux s'accompagne d'une douleur extrême, prend des proportions excessives ou revient à des intervalles trop rapprochés. Je me propose d'examiner tour à tour ces trois variétés de désordre menstruel, qui ont chacune reçu les noms de *Aménorrhée*, *Dysménorrhée* et *Ménorrhagie*.

La nature, dans sa sagesse, ne nous a fait don qu'en dernier lieu du pouvoir de perpétuer l'espèce; elle ne nous l'a accordé qu'au moment où tout le système, dans toutes ses autres parties, a presque atteint son entier degré de perfectionnement. De ce nouveau pouvoir, chez la femme, la menstruation est tout à la fois le signe et la conséquence; car elle indique que les ovaires sont devenus capables de mûrir le germe, qui n'a plus besoin que d'être imprégné, pour devenir un nouvel être. Dans notre climat (voy. note 1 du traducteur à la fin de cette leçon), la première apparition des menstrues a lieu entre la quinzième et la seizième année[1]. Mais les changements qu'entraîne la puberté chez les jeunes filles, comme ceux de la dentition chez les enfants, ne s'accomplissent pas tous en même temps; il leur faut pour se produire une période de plusieurs mois. Plus que toute autre, cette époque est féconde en maladies, et nos tables de mortalité montrent qu'elle est beaucoup plus fatale chez les femmes que chez les hommes[2]. L'anxiété avec laquelle les parents attendent cette époque est donc très-naturelle, et ce n'est pas sans de bonnes raisons que cette anxiété s'accroît de plus en plus et en proportion du retard qu'éprouve l'apparition des pre-

---

[1] Le docteur Whitehead de Manchester donne 15 ans, 6 mois trois quarts, comme la moyenne déduite de 4,000 cas sur lesquels il a recherché spécialement ce point (voy. p. 47, de son traité sur *l'avortement et la stérilité*, *on Abortion and Sterility*, in-8°, London, 1847). (*Note de l'Auteur.*)

[2] Ainsi MM. Quetelet et Smits, dans leur ouvrage *sur la Reproduction et la mortalité de l'Homme*, 820, *Bruxelles*, 1852, montrent que, tandis que dans l'enfance la mortalité des deux sexes est égale, et même celle des enfants mâles supérieure, la mortalité des femmes, entre 14 et 18 ans, est de 1,28, pour 1 chez les hommes; dans les quatre années suivantes, elle tombe à la proportion de 1,05, pour les femmes, 1 étant celle des hommes. (*Note de l'Auteur.*)

28   PUBERTÉ TARDIVE.

mières règles; car, du moment que la fonction menstruelle s'est une fois établie convenablement, beaucoup des dangers de la puberté n'existent déjà plus.

Le docteur Whitehead (de Manchester), à qui la science est redevable de recherches intéressantes sur ce sujet, affirme que les accidents plus ou moins sérieux qui accompagnent l'établissement de la menstruation ont beaucoup plus de chance de survenir quand elle est tardive que quand elle est prématurée ; et que, lorsque les règles ne se montrent qu'à dix-neuf ans et au-dessus, dans le tiers ou la moitié des cas, leur apparition se complique d'accidents, soit locaux, soit constitutionnels. Mon expérience personnelle confirme cette proposition[1].

[1] Les tableaux de M. Whitehead, lib. cit., p. 48, donnent les résultats suivants :

PREMIÈRE APPARITION DES RÈGLES.	NOMBRE TOTAL DES CAS.	NOMBRE DES CAS DÉFAVORABLES.	PROPORTION POUR 100 DES CAS DÉFAVORABLES.
De 10 à 14 ans.	1,144	224	19,63
Entre 15 et 16 ans. . . .	1,728	324	18,75
Entre 17 et 18 ans. . . .	892	247	27,69
De 19 ans et au-dessus. .	239	97	40,58
Total.	4,000	852	22,30 en moyenne.

Dans 566 cas où j'ai constaté la date des premières menstrues, une vive douleur, un écoulement considérable, l'irrégularité dans le retour des époques, le désordre de la santé générale, se montrèrent avec une fréquence qu'indiquera le tableau suivant. Les conclusions auxquelles il conduit sont les mêmes que celles qui résultent des recherches plus étendues de M. Whitehead.

PREMIÈRE APPARITION DES RÈGLES.	NOMBRE TOTAL DES CAS.	NOMBRE DES CAS DÉFAVORABLES.	PROPORTION POUR 100 DES CAS DÉFAVORABLES.
Au-dessous de 15 ans. . .	228	41	17,9
Entre 15 et 17 ans. . . .	220	33	15,
Entre 17 et 19 ans. . . .	92	22	23,9
De 19 ans et au-dessus. .	26	11	46,1
Total.	566	107	25,7 en moyenne.

(Note de l'Auteur.)

Le fait seul qu'une jeune fille a passé, sans être réglée, l'âge auquel s'établit habituellement la fonction menstruelle, n'est pas une raison suffisante pour l'intervention médicale. L'époque de la puberté varie dans de larges limites : une femme peut être menstruée à dix ans, une autre à vingt ans, sans que la santé, dans l'un ou l'autre cas, en soit nécessairement endommagée. Habituellement, l'absence de la menstruation, chez de jeunes femmes, bien portantes du reste, est accompagnée de l'absence de quelques-uns des autres signes de la puberté ; c'est le signe d'un retard général dans le développement sexuel ; on peut les comparer à ces arbres qui, sans cause apparente, se chargent de fleurs et de fruits plus tardivement que d'autres. Cependant, les choses ne se passent pas toujours ainsi, puisqu'on rencontre parfois des personnes chez lesquelles la grossesse a précédé la menstruation, exemples qui montrent que le pouvoir sexuel peut arriver à son complet développement sans se manifester par ses signes ordinaires. En présence de pareils faits, les médecins d'autrefois étaient bien plus embarrassés que nous, qui savons que le flux sanguin n'est pas l'acte essentiel de la menstruation, et que sans lui la maturation et l'expulsion de l'ovule peuvent s'accomplir. Je puis vous citer un de ces cas, que j'ai observé dans ma propre pratique : Une femme âgée de vingt ans, n'ayant jamais été menstruée, se maria et devint immédiatement enceinte. Les règles n'apparurent qu'après la naissance de son premier enfant. Depuis, la menstruation a été régulière, et elle a eu une nombreuse famille. Toutefois, ce fait est rare et on aurait grande raison d'appréhender qu'une femme qui n'était pas réglée avant son mariage restera pour toujours stérile[1]. Il est, en outre, possible que la non-apparition des règles dépende d'un vice de conformation congénital, capable même d'empêcher le rapprochement sexuel, tel que l'absence du vagin ou son développement imparfait. Si donc il vous arrive d'être questionnés sur l'aptitude au mariage d'une jeune fille qui n'a pas encore été menstruée, je vous conseille de différer votre réponse ; et, si l'on vous presse instamment, de n'émettre une opinion qu'après vous être assurés qu'il n'existe aucun vice sérieux dans la structure

---

[1] Dans les remarquables *Leçons cliniques sur les maladies de l'utérus* de mon regretté maître Aran, on trouve, p. 282, la relation d'un fait très-curieux et qui mérite d'être mentionné. Il a été observé par l'auteur lui-même. Il s'agit d'une femme, mère de neuf enfants, qui n'avait jamais été réglée, excepté lorsqu'elle était enceinte. A l'inverse de toutes les autres femmes, elle concluait à l'existence d'une grossesse dès qu'elle voyait le sang se montrer de nouveau vers les parties génitales. (*Note du Trad.*)

des organes. Le chagrin que causera une pareille investigation n'est rien, comparé à la désolation qui frapperait toutes les parties intéressées, si une femme, ayant un vice de conformation grave des organes sexuels, contractait mariage[1].

Aménorrhée résultant d'un vice de conformation des organes sexuels. — Elle peut résulter soit de causes qui empêchent l'accomplissement de la fonction menstruelle, soit de causes qui s'opposent simplement à l'évacuation du flux cataménial. Les cas de la première espèce sont heureusement très-rares ; car, comme ils dépendent d'un vice de conformation de l'utérus ou des ovaires, il est totalement impossible d'y remédier ; ceux de la seconde espèce, au contraire, sont en général susceptibles de guérison. Dans les premiers, les caractères sexuels de la femme n'atteignent qu'un développement imparfait et elle n'a jamais éprouvé, à aucune époque périodique, ces symptômes qui sont le prélude habituel de l'apparition des règles ; dans les seconds, au contraire, les femmes sont sujettes à ce retour périodique de douleurs dans le dos et les reins, à toutes ces souffrances particulières qui accompagnent si souvent le flux menstruel ; et, dans leur aspect extérieur, elles présentent tous les caractères de la femme parfaitement constituée (*of perfect womanhood*). Il n'est pas facile d'apprécier toutes ces différences ; on a vu des cas dans lesquels le caractère sexuel n'était qu'incomplètement accusé ; et, cependant, on trouvait, à l'autopsie, des ovaires à peu près normaux ; mais l'utérus était absent ou simplement rudimentaire.

On cite quelques cas d'absence des ovaires coïncidant avec une conformation naturelle, du reste, des organes sexuels. De tels cas sont excessivement rares, et il est probable que plusieurs fois ces organes existaient, mais à un degré de développement tout à fait inférieur. Le fait de l'absence d'un seul ovaire est beaucoup moins rare. Ce vice de conformation coïncide, en général, avec l'absence des autres annexes de l'utérus du même côté et aussi, quelquefois, avec l'absence du rein correspondant. C'est une circonstance qui ne vous surprendra pas, si vous vous souvenez du mode suivant lequel se développe l'appareil génito-urinaire et des relations intimes qui

---

[1] Un cas important qui peut servir d'exemple en pareille matière est rapporté par le docteur Meigs, p. 119, de sa traduction de Colombat, *On Diseases of females*, in-8°, Philadelphia, 1845. (*Note de l'Auteur.*)

existent entre ces deux appareils, aux premières phases de la vie fœtale.

La persistance des deux ovaires pendant toute la durée ou une partie de l'existence, avec les caractères qu'ils offrent dans l'enfance ou l'adolescence, c'est-à-dire des traces à peine visibles de vésicules de Graaf au sein de leur tissu, constitue un phénomène beaucoup plus fréquent que l'absence de l'un ou de l'autre de ces organes. Cet arrêt de développement des ovaires coïncide souvent, mais non pas toujours, avec un arrêt de développement de l'utérus et des autres organes sexuels. Je n'ai pas besoin de vous dire que les femmes chez lesquelles un pareil fait existe sont stériles.

J'ai devant moi deux cas où l'on avait quelque raison de supposer l'existence d'un pareil arrêt de développement des ovaires. La première malade était une femme âgée de quarante-trois ans; elle n'avait jamais été menstruée et n'avait pas eu de grossesse. Les organes génitaux étaient bien conformés, et, quoique l'utérus fût petit, l'appétit sexuel existait. Dans le second cas, il s'agissait d'une jeune fille de vingt ans, qui s'était confiée pendant quelque temps aux soins du docteur Roupell, pour ces souffrances vagues, ces troubles de la santé générale qui se montrent lorsque les époques menstruelles sont en retard. Elle présentait tous les signes de la puberté ; mais son vagin était très-petit et son utérus n'était pas plus gros que celui d'une jeune enfant. Je ne sais pas ce qu'il est advenu de cette fille. Peut-être l'évolution de ses organes sexuels, longtemps arrêtée, a-t-elle à la longue suivi son cours régulier, entraînant à sa suite l'accomplissement des fonctions qui en est la conséquence.

Les conditions[1] dont je viens de vous parler nous intéressent plus comme physiologistes que comme praticiens ; nous pouvons soupçonner leur existence, mais nous sommes impuissants à les guérir. Moins obscurs, mais tout aussi irrémédiables, sont les cas dans lesquels l'utérus est absent, ou ceux, plus communs, dans lesquels il ne consiste qu'en deux petits corps de la grosseur d'une fève ou même plus petits, et analogues par leur structure au tissu de l'utérus, dont ils ne sont, pour ainsi dire, que le rudiment. Cette ab-

---

[1] On trouvera des cas nombreux d'absence des ovaires ou de leur imparfait développement dans le *Traité des maladies des Ovaires* de Chéreau (Paris, 1844, p. 75-91); et dans Meissner (*Frauenkrankheiten*, v. 2, p. 28). Le docteur Thudicum de Londres a publié dans le *Monatsschrift Geburtskunde*, avril 1855, p. 272, une analyse détaillée de 21 cas puisés à différentes sources et dans lesquels l'utérus était absent ou simplement rudimentaire. (*Note de l'Auteur.*)

sence de l'utérus peut coexister avec un état parfaitement normal des organes externes ; mais le vagin, qui est alors beaucoup plus court que d'habitude, se termine en cul-de-sac. Le seul exemple de ce vice de conformation dont j'aie été témoin, existait chez une jeune femme ayant un peu plus de vingt ans, et qui était mariée depuis quelques mois ; elle avait réclamé les soins de feu le docteur Hugh Ley, parce qu'un obstacle empêchait les rapports sexuels d'être complets. Elle avait l'apparence d'une femme bien développée ; les organes externes de la génération étaient très-normalement conformés ; mais son vagin ne dépassait pas en longueur un pouce et demi et se terminait en un cul-de-sac, au-dessus duquel on ne sentait point d'utérus ; le toucher rectal ne faisait découvrir aucun vestige de cet organe[1].

Outre les cas dans lesquels la non-apparition des menstrues se rapporte à des causes que l'art ne peut détruire, il y en a d'autres dans lesquels les ovaires ne font pas défaut et accomplissent normalement leurs fonctions, dans lesquels l'utérus existe ainsi que l'hémorrhagie périodique qui provient de sa surface interne. Mais il arrive que le sang épanché ne peut pas s'échapper, soit à cause de l'occlusion congénitale de l'orifice utérin, soit à cause de l'absence ou de l'atrésie du vagin.

La non-apparition des règles se rapportant à l'une ou l'autre de ces causes est sans aucun doute très-rare, et je ne connais, personnellement, qu'un seul exemple d'imperforation de la membrane hymen. En analysant les cas connus, on voit qu'ils se ressemblent tous, et qu'ils sont tous caractérisés par ce fait, qu'à l'époque ordinaire de la puberté, se montrent tous ses signes, moins l'apparition des règles. Malgré leur absence, les symptômes prémonitoires qui les annoncent se manifestent avec une intensité plus grande même que dans les conditions normales. Ils disparaissent, puis se reproduisent au bout d'un temps qui mesure à peu près l'intervalle menstruel, et ainsi de suite pendant plusieurs mois, jusqu'à ce que l'abdomen s'élargisse et augmente graduellement de volume, avec l'exacerbation périodique des souffrances de la malade.

L'histoire de la malade, l'absence persistante de la menstruation

---

[1] Ceux qui désirent étudier les vices de conformation de l'utérus, sous tous leurs aspects, trouveront d'amples documents dans le consciencieux ouvrage de Kussmaul, *Von dem Mangel, den Verkümmerung, etc., der Gebärmutter*, in-8°, Würzburg, 1859.

(*Note de l'Auteur.*)

après l'époque où elle survient d'habitude, et cela malgré l'existence des symptômes constitutionnels qui l'accompagnent généralement ; toutes ces circonstances, se joignant à l'augmentation progressive de l'abdomen, conduisent enfin à reconnaître la cause des phénomènes et à adopter les moyens chirurgicaux propres à guérir cet état de choses. Mais il y a plusieurs conditions qui empêchent l'agrandissement de l'abdomen de devenir apparent de bonne heure et d'atteindre, même après un laps de temps assez long, un volume aussi considérable qu'on pourrait le supposer *a priori*. Quel que soit l'obstacle mécanique qui les empêche de s'écouler au dehors, les règles sont presque toujours, dans ce cas, beaucoup moins abondantes qu'à l'état normal ; c'est un fait sur lequel je reviendrai lorsque je vous parlerai de quelques-unes des formes de la dysménorrhée. Disons, dès maintenant, qu'on ne peut pas supposer que du sang versé dans la cavité utérine s'y collecte, sans être influencé par ce processus vital qui agit dans toutes les autres régions de l'organisme. Il arrive, au contraire, que les absorbants travaillent avec beaucoup d'activité à enlever le sang épanché; l'examen microscopique montre que ce liquide subit les mêmes changements que dans tous les lieux où il est sorti de ses vaisseaux, et qu'il y disparaît, en outre, par un processus analogue[1]. Mais il semble aussi que, dans quelques cas, le sang passe à travers l'extrémité frangée des tubes de Fallope dans la cavité abdominale, où il est résorbé sans donner lieu à aucun symptôme dangereux, bien que, quelquefois, cet événement soit suivi d'une péritonite mortelle[2]. (Voy. la note 2 du traducteur à la fin de cette leçon.)

Relativement à ces cas, il n'est pas hors de propos de placer ici une remarque qui a trait au pronostic de l'opération qu'on pratique pour leur guérison. Elle est en général suivie d'un résultat favorable ; n'oubliez pas cependant qu'une terminaison fatale peut en être la conséquence ; qu'une inflammation mortelle survient parfois à la suite d'une opération aussi simple que la division d'une

---

[1] Voyez le compte rendu intéressant, par le docteur H. Müller, de l'examen du sang retenu dans deux cas d'atrésie congénitale du vagin, dans Henle et Pfeuffer's *Zeitschrift*, vol. V, 1846, p. 140. (*Note de l'Auteur.*)

[2] Une série de mémoires, par M. Bernutz, dans les *Archives de médecine* de juin, août, décembre 1848 et novembre 1849, traitent ce sujet et peuvent être consultés avec avantage. Ces mémoires ont été reproduits, sous une forme plus étendue et avec beaucoup d'observations, dans le premier volume de l'ouvrage sur les *Maladies des femmes*, in-8°, Paris, 1860, publié par M. Bernutz, en collaboration avec M. Goupil. (*Note de l'Auteur.*)

membrane hymen imperforée ; et que cette inflammation, dans quelques cas, venait du sang qui s'épanchait dans la cavité abdominale à travers les trompes de Fallope, bien que l'ouverture pratiquée dans le vagin fût assez grande pour permettre au liquide sanguin de sortir par ses voies ordinaires[1].

L'inflammation des organes sexuels chez les femmes déjà réglées, et qui même ont eu des enfants, est quelquefois suivie d'aménorrhée. Cette aménorrhée résulte soit de la persistance, dans l'ovaire, d'une lésion qui s'oppose à l'accomplissement de ses fonctions, soit de l'agglutination des lèvres de l'orifice de l'utérus ou des parois de son col, soit d'une plaie, d'une eschare du vagin et de l'oblitération qui en est la conséquence. Dans ces cas, comme dans ceux de vice de conformation congénitale, le flux menstruel peut se réunir dans la cavité de la matrice et requérir pour être évacué des procédés chirurgicaux. Mais quelquefois il semble que l'obstruction des passages à travers lesquels s'écoulent les règles entraîne leur suppression complète. J'ai vu des menstrues cesser définitivement après un travail laborieux, suivi de l'oblitération de l'orifice utérin et de l'adhésion des parois vaginales ; et, cependant, il n'y avait aucune raison de supposer que le corps de la matrice ou les ovaires fussent devenus le siége d'un grave désordre inflammatoire.

Quoique je vienne de faire quelques remarques sur la non-apparition ou la suppression des menstrues, se rattachant à des causes qui réclament l'intervention chirurgicale, je désire appeler plus spécialement votre attention sur les cas d'*aménorrhée dont les causes requièrent l'intervention du médecin.*

Mais, avant d'entrer dans des détails sur ce sujet, je veux, une fois encore, vous rappeler que l'ajournement des règles à une époque plus reculée que celle où elles ont l'habitude d'apparaître, n'implique ni la nécessité d'une intervention active, ni même un pronostic inquiétant. De même que tous les autres processus du développement organique, celui du système génital admet, relativement à sa durée, des différences considérables, sans franchir fatalement pour cela les limites de la santé. Un enfant peut bien faire sa première dent à sept mois, tandis qu'un autre ne la fera qu'à un an. De même, une jeune fille peut être menstruée à quatorze ou quinze

---

[1] Les choses se sont ainsi passées dans un cas rapporté par M. Marchand de Massé, dans les *Archives de médecine*, juillet, 1851, dans plusieurs autres réunis par M. Bernutz (*loc. cit.*), et dans un que j'ai observé à Bartholomew's Hospital. (*Note de l'Auteur.*)

ans et une autre ne l'être qu'à dix-sept, sans qu'il existe aucune raison plausible pour expliquer la précocité de cette fonction dans un cas et son retard dans l'autre. Les mères sont souvent pleines d'anxiété au sujet de leurs filles, si elles ne sont pas menstruées quelque temps après l'époque moyenne de l'apparition des règles ; ou bien, quand cette époque approche, elles attribuent à son influence les troubles les plus variés d'une mauvaise santé, et, pour les faire disparaître, elles vous presseront de recourir à l'emploi des médicaments emménagogues.

En outre, l'occurrence d'une maladie sérieuse, n'importe sa nature, quelques mois ou même quelques années avant l'époque de la puberté, pourra ajourner pour longtemps ses manifestations et en particulier l'apparition des menstrues. Il n'y a pas longtemps, je voyais une jeune femme, âgée de vingt ans, qui n'a jamais été et peut-être ne sera jamais menstruée. Sa santé avait toujours été bonne, jusqu'à ce qu'elle fût atteinte, à l'âge de quinze ans, d'une violente scarlatine. Son rétablissement fut très-lent ; il en résulta une sorte d'arrêt dans le développement de son corps et aussi de son intelligence, et sa faible constitution fut au-dessous de la tâche qu'exigeait le pouvoir reproducteur pour arriver à sa perfection. Chez les idiots, où le développement incomplet de l'esprit se combine en général avec un développement incomplet du corps, la puberté est presque toujours très-tardive. Il résulte aussi d'un consciencieux rapport sur le crétinisme au gouvernement sarde en 1848, que, dans les degrés extrêmes de cet état morbide, le pouvoir reproducteur ne se développe jamais ; que, dans les degrés moins graves, la menstruation s'établit tardivement et se continue peu abondante et irrégulière pendant la vie sexuelle, et que, même dans les cas les plus légers, l'époque moyenne des premières règles n'est pas antérieure à la dix-huitième année[1].

Une autre considération qu'il ne faut pas perdre de vue, c'est que, même dans les cas où il n'existe aucune maladie physique, aucune cause locale rendant impossible l'accomplissement régulier des fonctions sexuelles, il est rare que ces fonctions arrivent à leur entier développement, à partir du moment précis où elles ont donné les premiers signes de leur activité. Il arrive souvent qu'après la pre-

---

[1] Rapport de la Commission créée par S. M. le roi de Sardaigne, pour étudier le crétinisme, in-4°, Turin, 1848, p. 25. (*Note de l'Auteur.*)

mière époque menstruelle, un intervalle de un, deux ou trois mois s'écoule avant que les règles reviennent. Peut-être ces signes prémonitoires de la menstruation sont-ils suivis d'un flux, non pas de sang, mais de mucus, constituant ce que les anciens écrivains appelaient *menstruæ albæ*. Nous savons que des flux de cette nature ne sont pas nécessairement morbides, bien qu'on les ait considérés autrefois comme tels[1]. Si la congestion utérine qui accompagne l'effort menstruel est modérée, la quantité de sang versée à la surface de l'organe sera médiocre et les corpuscules du mucus et de l'épithélium compléteront l'écoulement. En pareil cas, la menstruation s'effectue aussi efficacement que chez la femme dont les organes sexuels fournissent une hémorrhagie très-abondante. Il est rare qu'au bout de quelques mois la fonction ne se conforme pas strictement, et en tous points, aux lois qui la gouvernent chez des femmes bien portantes et pleinement développées.

Après avoir tenu compte des cas qui se rattachent uniquement à un développement tardif, de ceux dans lesquels les fonctions sexuelles ne s'établissent que par degrés, avant d'arriver à leur perfection, et de ceux aussi chez lesquels l'activité du pouvoir reproducteur est presque indéfiniment ajournée par des maladies antérieures, il nous reste encore à considérer un certain nombre de faits où le non-accomplissement du processus menstruel, à l'époque où sont ordinairement activées les modifications qu'entraîne la puberté, constitue le symptôme prédominant de l'affection morbide et paraît être la principale cause de tous les phénomènes si variés qui l'accompagnent.

Il existe *deux* classes opposées de symptômes qui s'adjoignent alors, l'une ou l'autre, à la non-apparition des menstrues, symptômes qui diffèrent grandement par leurs caractères généraux, mais beaucoup moins sans doute par leurs causes essentielles. Dans un cas, les conditions morbides revêtent les apparences de la pléthore, et, dans l'autre, celles de l'anémie; mais le premier état a de la tendance à

---

[1] L'hypérémie utérine symptomatique de l'ovulation, peut, comme les hypérémies des autres muqueuses, se terminer par un flux formé de globules muqueux d'épithélium. Ce phénomène, qui constitue une véritable crise pour l'hypérémie, se produit en général chez les jeunes filles chlorotiques. Aussi est-il rationnel de supposer qu'une proportion plus ou moins considérable des leucocytes, si abondants alors dans le liquide sanguin, vient augmenter le nombre des éléments figurés, autres que les globules rouges, dont se composent les memstrues blanches. (*Note du Trad.*)

passer au second, et cette métamorphose s'opère quelquefois avec une grande rapidité[1].

Une jeune fille, d'une bonne santé antérieure, approche de l'époque de la puberté ; quelques-uns des changements caractéristiques de cet état surviennent ; les formes prennent les contours de la *muliérité* (Womanhood), et, sauf l'existence des règles, rien ne manque pour annoncer que la modification organique est arrivée à son terme. Et cependant les menstrues ne se montrent pas spontanément, et la jeune fille commence à souffrir de fréquents maux de tête, de rougeurs congestives de la face, de maux de reins, de douleurs hypogastriques ; en même temps, la constipation, l'enduit saburral de la langue, la plénitude du pouls et tous les symptômes d'un trouble général prennent un accroissement marqué, à des intervalles périodiques de un mois environ. A la longue, la menstruation s'effectue, mais les règles sont peu abondantes et très-douloureuses ; et, pendant plusieurs mois consécutifs, elles cessent de revenir ; ou peut-être qu'au retour périodique de l'époque menstruelle, le flux sanguin, au lieu de s'effectuer dans la matrice, comme c'est l'habitude, va s'établir dans l'estomac ou plus rarement dans l'intestin. Au commencement, la santé générale n'était sans doute pas sérieusement troublée, ou du moins ses désordres se bornaient à quelques souffrances spéciales, survenant à certaines époques ; mais, peu à peu, la malade devient continuellement souffrante ; son appétit disparaît ; la fonction digestive s'affaiblit ; les forces musculaires deviennent insuffisantes pour les exercices ordinaires ; le pouls est faible et fréquent, et la face prend cette teinte d'une pâleur jaunâtre si bien exprimée par le mot *chlorose*, sous lequel on

---

[1] Il ne faut pas oublier que des jeunes filles et même des femmes, présentant tous les caractères extérieurs de la pléthore, c'est-à-dire une carnation richement colorée, une activité très-grande de la circulation capillaire, les apparences d'un tempérament sanguin et d'une constitution vigoureuse, n'en sont pas moins anémiques. Qu'on se garde bien de confondre un pareil état avec la dyscrasie pléthorique vraie, et qu'on ne se laisse pas abuser par la vivacité du mouvement vasculaire qui se produit sous l'influence des causes souvent les plus légères, soit à la périphérie du corps, soit dans la profondeur du bassin. Il existe chez ces sujets, une sorte d'éréthisme ou susceptibilité morbide du système nerveux vasomoteur. C'est cet éréthisme qui jette une perturbation plus ou moins profonde dans les principales fonctions, et secondairement dans la nutrition. Il en résulte que le sang s'altère de plus en plus. Mais il est à remarquer que son appauvrissement n'atteint presque jamais ce degré qu'on observe dans les cachexies chlorotiques ou leucocythémiques. Serait-ce que les glandes où se fabrique le sang fonctionnent encore avec régularité ?

Je vois, dans cette forme singulière de pseudo-pléthore, une espèce de névrose des nerfs vasculaires, plutôt qu'une maladie vraiment plasmatique et constitutionnelle.

(Note du Trad.)

désigne cet état général. Le stéthoscope fait découvrir un bruit particulier sur le passage du sang à travers les cavités cardiaques et le long des troncs artériels et veineux, bruit qui est l'indice certain d'un changement dans la composition de ce liquide, le plus souvent d'une diminution dans sa quantité.

Dans d'autres exemples, il n'a existé à aucune époque des signes de pléthore ; mais la santé, qui n'avait jamais été très-robuste, décline de plus en plus, à mesure que la puberté approche. La faiblesse du pouls, le refroidissement de la peau, l'aspect exsangue, l'absence ou la dépravation de l'appétit, tous ces phénomènes surviennent graduellement, en même temps que les signes extérieurs de la puberté ne se montrent qu'avec lenteur et imparfaitement. La frêle enfant ne devient jamais complétement femme ; mais elle s'étiole et s'affaisse, dans cette période de transition qu'elle n'a pas assez de force pour traverser.

Dans ces deux sortes de cas, il y a, sans aucun doute, un certain degré d'obscurité ; pas beaucoup plus cependant que quand on cherche à expliquer comment, dans l'enfance, l'état de la santé générale influence la dentition, ou, comment le processus de la dentition réagit sur la santé générale. L'enfant qui est faible a une dentition douloureuse, irrégulière et tardive ; et il ne paraît pas y avoir de différence essentielle entre les cas où la santé décline avant l'apparition des dents, et ceux où les accidents ne surviennent qu'après qu'une ou deux dents ont percé les gencives. Dans ces deux faits, nous nous élevons au-dessus du phénomène local pour expliquer les symptômes, et les mêmes considérations s'appliquent à la jeune fille pubère et à l'enfant à l'époque de la dentition.

Il semble, cependant, que chez la jeune fille, à la période de la puberté, il existe un autre élément dont il faut tenir compte : je veux parler de la composition du sang. De tous les différents processus dont, à diverses époques, notre organisme est le théâtre, il n'en est aucun qui fasse un appel aussi considérable aux fluides en circulation, que celui qui s'accomplit dans les organes reproducteurs. Pendant la grossesse, même chez les femmes bien portantes, certaines modifications du sang (diminution de ses globules rouges, augmentation de sa partie liquide) surviennent d'une manière constante ; et ces changements, dans quelques cas, sont assez considérables pour donner lieu à des désordres de la santé générale, qui ont la

plus étroite ressemblance avec ceux qui caractérisent la chlorose[1].
L'augmentation de volume de la matrice, le développement du fœtus
s'effectuent, car ces phénomènes sont soumis à des lois qu'il n'est
pas facile d'éluder; mais ils ne s'effectuent qu'aux dépens de la
constitution de la femme qu'ils laissent souvent incapable d'allaiter
son enfant, et qu'ils placent dans l'imminence probable d'une foule
d'affections inflammatoires dont la cause éloignée doit être cherchée, comme pour la phlegmasia dolens par exemple, dans quelque
état morbide du sang.

Il faut plus de force pour donner naissance à une nouvelle fonction, perfectionner un pouvoir qui n'a pas encore été exercé, que
pour fournir à la continuation de son activité. Une enfant faible,
phthisique au moment de la puberté, ne devient pas menstruée, et
peu à peu tous les signes de la chlorose se montrent spontanément
chez elle; tandis que, en dépit d'une maladie tuberculeuse avancée,
la femme faite continue quelquefois à être menstruée avec régularité, et même à faire des enfants. Ce sont là cependant, il faut l'a-
vouer, des cas exceptionnels. La tendance de presque toutes les maladies qui proviennent d'une altération du sang ou qui, dans leur
cours, amènent des modifications graves de ce liquide, troublent,
diminuent et, à la longue, interrompent l'accomplissement des fonctions reproductrices. Dans un seul cas[2], parmi tous ceux de phthisie
chez la femme qui forment les matériaux du grand ouvrage de
M. Louis sur cette maladie, la menstruation s'est continuée jusqu'au moment de la mort; et il suffit de considérer, même superficiellement, ce qui se passe dans les affections cancéreuses de
l'utérus, pour se convaincre que le flux menstruel, bien qu'il puisse
quelquefois s'effectuer dans la matrice malade, cesse et ne manifeste
plus l'activité périodique des organes reproducteurs, du moment
que la cachexie cancéreuse a envahi tout l'organisme.

Il existe une autre particularité, concernant les fonctions
sexuelles de la femme, qui ne doit pas être passée sous silence, car

---

[1] Le mérite d'avoir découvert la chlorose dans la grossesse se partage entre M. Cazeaux
(de Paris) et feu le professeur Kiwisch (de Prague). La plus grande part de cette découverte
paraît revenir à ce dernier. Les meilleures considérations sur ce sujet se trouvent dans
Cazeaux, *Traité des accouchements*, Paris, 1850, p. 291-301 ; Kiwish, *Die Geburtskunde*,
Erlangen, 1851, vol. 1, p. 227 et vol. 2, p. 53; et Scanzoni, *Lehrbuch des Geburtshülfe*, Vienna, 1849, vol. 1, p. 192. (*Note de l'Auteur.*)

[2] Louis, *Recherches sur la phthisie*, deuxième édition, in-8°, Paris, 1849, p. 354.
(*Note de l'Auteur.*)

elle nous explique pourquoi leur développement tardif et incomplet, ou leurs troubles subséquents s'associent à des symptômes avec lesquels, sans cela, nous ne leur trouverions pas la moindre analogie. L'organisme de la femme est soumis à une loi qui la condamne, pendant trente années, sauf les interruptions causées par la grossesse et ses conséquences, à subir une spoliation périodique. Cette spoliation périodique attirait seule, autrefois, l'attention des observateurs. Ils avaient bâti, à ce sujet, diverses hypothèses; elles différaient à beaucoup d'égards ; mais elles s'accordaient en ceci que, dans toutes, la fonction menstruelle était considérée comme un agent de dépuration, aidant les poumons eux-mêmes à éliminer de l'organisme le carbone en excès[1]. Quoique, avec les lumières de

[1] Le fait d'une dépuration organique s'effectuant par l'intermédiaire des règles est resté à l'état d'hypothèse, jusqu'au moment où MM. Andral et Gavarret ont entrepris leurs belles *Recherches sur la quantité d'acide carbonique exhalé par le poumon dans l'espèce humaine.* Il résulte de ces recherches, que, pendant la seconde enfance, l'exhalation de l'acide carbonique par le poumon augmente, suivant les mêmes lois, chez la femme que chez l'homme. Mais cette exhalation s'arrête tout à coup, à l'âge de la puberté et au moment précis où les règles s'établissent. Elle reste stationnaire, et à peu près ce qu'elle était dans l'enfance, tant que les époques menstruelles se conservent dans leur état d'intégrité. A l'âge de la ménopause quand les règles se suppriment, lexhalation de l'acide carbonique par le poumon augmente tout à coup d'une manière très-notable ; puis elle décroît, comme chez l'homme, à mesure que la femme avance vers l'extrême sénilité. Pendant toute la durée de la grossesse, le chiffre de l'acide carbonique exhalé devient à peu près égal à celui qu'on constate chez les femmes parvenues à l'époque du retour.

Ainsi, chez la femme adulte et normalement menstruée, malgré son plus grand développement organique, la quantité d'acide carbonique exhalé par le poumon a été trouvée en moyenne de 6^{gr},4 de carbone par heure, absolument comme chez les enfants du même sexe. Cette moyenne qui était de 7^{gr},4, avant quinze ans, s'est élevée, chez lhomme, à 11^{gr},3, entre quinze et quarante ans. Il en résulte que, dans la période de l'âge adulte, l'homme exhale par le poumon à peu près deux fois plus d'acide carbonique que la femme.

Ces recherches sont trop importantes pour que je n'en donne pas les autres conclusions, bien qu'elles ne se rapportent pas directement au sujet qui nous occupe. — Chez l'homme, la quantité d'acide carbonique exhalé va sans cesse croissant jusqu'à trente ans, et cet accroissement continu devient subitement très-grand à l'époque de la puberté. A partir de trente ans, l'exhalation d'acide carbonique commence à décroître, et par degré d'autant plus marqués, que l'homme s'approche davantage de l'extrême vieillesse. A la dernière limite de la vie, l'exhalation d'acide carbonique par le poumon peut devenir ce qu'elle était vers l'âge de dix ans. Chez un vieillard de cent deux ans, bien conservé, pouvant se promener dans sa chambre, et faire sa barbe, l'acide carbonique exhalé en une heure s'est trouvé représenté seulement par 5^{gr},9 de carbone. — Dans les deux sexes, et à tous les âges, la quantité d'acide carbonique exhalé par le poumon est d'autant plus grande que la constitution est plus forte et le système musculaire plus développé. A la suite d'un affaiblissement tout pathologique de la constitution, l'exhalation de l'acide carbonique par le poumon est aussi diminuée.

Voy. *Recherches sur la quantité d'acide carbonique exhalé par les poumons dans l'espèce humaine,* par MM. Andral et Gavarret, *Annales de chimie et de physique,* 3e série, t. VIII. (*Note du Trad.*)

la physiologie moderne, nous soyons capables de voir plus loin que nos prédécesseurs; quoique le flux sanguin, dont les organes sexuels sont le siége, ne soit pour nous que le signe extérieur d'un processus interne beaucoup plus important, toujours est-il qu'il n'est pas indifférent, pour la santé de la femme, que cette excrétion de 4 ou 6 onces de sang s'effectue ou ne s'effectue pas chaque mois; et il est évident que l'arrêt ou la non-apparition d'un pareil phénomène ne peut pas ne pas s'accompagner de phénomènes constitutionnels. Ne voyons-nous pas, en effet, qu'à l'époque où ce flux se supprime naturellement avec les années, sa cessation est invariablement suivie de symptômes d'un certain ordre, qui prouvent que l'équilibre de la circulation a été si profondément troublé, qu'il faut souvent plusieurs mois pour lui faire reprendre ses conditions normales? C'est alors que le foie se surmène pour dépurer le sang [1]; aussi ses maladies sont-elles plus communes à cet âge qu'à toute autre période de la vie. Sans doute, il se produit assez souvent des hémorrhagies qui rendent la tâche de cet organe moins pénible; mais elles excèdent parfois les limites compatibles avec une bonne santé et deviennent elles-mêmes une cause de souffrances et une source de dangers.

Les accidents auxquels la menstruation prédispose, quand elle cesse, peuvent aussi précéder son établissement. Si les règles n'apparaissent que plus ou moins longtemps après l'époque habituelle, tout l'organisme souffre de la même façon qu'à la ménopause : la même double fonction incombe au foie; la même prédisposition à ses troubles se manifeste, avec la même tendance aux congestions des différents viscères, et souvent la même explosion d'hémorrhagies

---

[1] Les accidents hépatiques qui se manifestent chez les femmes, surtout à l'âge de retour, mais quelquefois aussi pendant la période menstruelle, consistent, la plupart du temps, en attaques de coliques siégeant dans la région du foie et irradiant de là vers la poitrine, la mamelle et l'épaule droites. Elles s'accompagnent parfois de vomissements de bile et de diarrhée bilieuse. Les autres symptômes consistent en une sensibilité de l'épigastre et de l'hypochondre droit et en une augmentation du volume du foie et de la vésicule biliaire, qu'Aran a pu constater à l'aide de la palpation et de percussion. Deux ou trois jours après le paroxysme, survient quelquefois une teinte subictérique des sclérotiques. Ces attaques se reproduisent surtout aux époques menstruelles qu'elles précèdent de quelques jours. M. Henri Bennet est le premier qui ait étudié cette véritable lithiase biliaire qui paraît s'associer à la lithiase urinaire, car les urines charrient aussi des urates en plus ou moins grande quantité.

Voyez : Henri Bennet, *Traité pratique de l'inflammation de l'utérus et de ses annexes*, traduction d'Aran, Paris, 1850, p. 107.

Aran, *Leçons cliniques sur les maladies de l'utérus et de ses annexes*, p. 141.

Villemin, *de l'Emploi des eaux de Vichy, dans les affections chroniques de l'utérus*, Paris, 1857. (*Note du Trad.*)

supplémentaires qui peuvent modérer temporairement le mouvement congestif, mais trop souvent, aux dépens des forces générales de la constitution. Tous ceux qui sont familiarisés avec les symptômes qui accompagnent si fréquemment la dégénérescence granuleuse du rein, savent très-bien avec quelle facilité la pléthore locale survient, dans ces conditions morbides d'appauvrissement du flux sanguin, et il leur arrivera sans doute de voir qu'il est quelquefois nécessaire de prescrire des sangsues, des purgatifs, un exercice actif, dans des cas d'aménorrhée qu'on traite habituellement par des remèdes toniques, des préparations ferrugineuses et du vin.

La manière d'appliquer ces principes aux cas où la menstruation ne s'est pas encore établie varie, suivant les circonstances ; mais, toujours est-il que nous devons nous efforcer de susciter cette fonction par l'intermédiaire de la santé générale, bien plutôt que par l'administration de ces remèdes qui agissent ou sont supposés agir sur les organes de la génération. Comme l'apparition tardive de la puberté, de même que celle des dents, ne fournit point, lorsqu'il n'existe aucun désordre constitutionnel, l'indication d'un traitement médical, la première question qui se présente d'elle-même dans ces cas, c'est de savoir si les symptômes qui accompagnent l'aménorrhée sont ceux d'une simple débilité, ou ceux de cette espèce de pléthore qui s'associe avec un état d'appauvrissement du sang.

La décision sur ce dernier point, et l'adoption d'un traitement général convenable doivent nous occuper en premier lieu ; mais il est cependant une autre circonstance que nous ne devons pas perdre entièrement de vue. Quand la puberté est très-tardive, la fonction menstruelle ne s'exécute qu'avec douleur, irrégularité et d'une façon très-imparfaite ; il arrive même quelquefois, ainsi que je l'ai déjà dit, que le sang qui n'est plus versé à la surface de l'utérus. se fraye une issue à travers d'autres canaux[1]. Un pareil flux supplé-

---

[1] M. Puech adressa en 1865 à l'Académie des sciences un mémoire relatif à l'*influence de la déviation des règles sur l'ovulation*. Voici quelles sont les conclusions de ce travail :

1° On dit qu'il y a déviation des règles, hémorrhagie supplémentaire, lorsqu'il se fait à des époques périodiques un écoulement de sang par des parties autres que les voies génitales. — 2° Toutes les parties du corps peuvent donner naissance à des hémorrhagies ; néanmoins elles ont des siéges de prédilection parmi lesquels il faut signaler l'estomac (32 fois), les mamelles (25 fois), les poumons (24 fois), la muqueuse nasale (18 fois). — 3° Toutes les observations bien précises accusent comme antécédents soit des phénomènes hystériques, soit une sensibilité nerveuse exagérée. — 4° Les règles font le plus souvent

mentaire de la menstruation se perpétue parfois pendant des mois consécutifs, n'endommageant pas seulement la santé de la malade, mais, par le fait de la mystérieuse influence de l'habitude, mettant un obstacle sérieux à l'accomplissement de la fonction menstruelle. Pourquoi et comment en est-il ainsi? Je ne prétends pas vous l'expliquer. Le défaut d'innervation des organes sexuels a été considéré par quelques-uns comme la cause de ces hémorrhagies supplémentaires ; d'autres ont parlé d'une densité spéciale de l'utérus qui empêcherait le libre écoulement du liquide sanguin, ou bien d'un certain épaississement du sang lui-même, qui ne lui permettrait pas de sortir par les pores qui lui donnent habituellement passage. Des vues de cette espèce ne sont, il faut bien le dire, que de pures hypothèses ; elles n'ajoutent rien à nos connaissances et ne les présentent pas même sous une forme plus compréhensible. Tout ce que nous pouvons dire, c'est qu'il y a certaines époques plus ou moins fixes, dans leur retour périodique, durant lesquelles un désordre spécial du système nerveux et vasculaire, et différentes douleurs locales provenant plus ou moins distinctement de la matrice et de ses annexes, annoncent une sorte d'effort menstruel imparfait ; et qu'à ce moment, une médication locale s'adressant à l'utérus réussit quelquefois à provoquer l'apparition des règles, bien que, à un autre moment, cette même médication eût été tout à fait inutile et même dangereuse.

La question du traitement sera donc résolue quand on saura ce qu'il faut faire pour améliorer la santé générale et ce qu'il faut faire, dans certains cas spéciaux, pour exciter directement les fonctions de l'utérus. Il va de soi, comme un corollaire nécessaire, que quand il n'existe aucun signe trahissant un effort menstruel, il n'est point nécessaire de recourir à une médication locale. Dans les cas où l'état morbide se caractérise surtout par une débilité générale, les toniques, dans le sens du mot le plus étendu, sont indiqués ;

défaut (183 fois) ; mais (15 fois) au même moment que l'hémorrhagie supplémentaire, on a noté un léger suintement de sang. —5° Les organes génitaux sont le plus souvent sains ; on les a trouvés cependant altérés. Dans onze cas, il existait une atrésie soit congénitale soit accidentelle. — 6° Hors ces derniers cas, l'absence des règles n'implique pas la stérilité : à moins de désordres graves dans l'économie, l'ovulation continue à s'effectuer, et la rupture de la vésicule de Graaf coïncide avec l'époque de la déviation. —7° La grossesse est donc possible et a été observée ; elle suspend la déviation, sauf à la voir reparaître soit après les couches, soit à la cessation de l'allaitement. — 8° Quoique compatible avec la santé et pouvant durer de la puberté jusqu'à l'âge critique, la déviation est un acte pathologique ; c'est même un état grave puisqu'il a causé plusieurs fois la mort. (Académie des sciences, séance du 10 avril 1863.) (*Note du Trad.*)

et par toniques, je n'entends pas seulement les médicaments ainsi qualifiés, ou les préparations ferrugineuses, bien qu'ils trouvent presque toujours leur opportunité dans de pareils cas , mais aussi, l'influence fortifiante d'un air pur et toutes les pratiques salutaires, telles que l'exercice physique exempt de fatigue. Un grand danger, dans ce cas, contre lequel il faut se mettre en garde, c'est la possibilité de la phthisie. Les résidences d'hiver de Torquay et de Ventnor sont alors d'une grande utilité, non-seulement pour préserver les poumons délicats de la froide température qui existe dans plusieurs localités de l'intérieur, mais aussi parce que la chaleur du climat et l'atmosphère maritime exercent la plus heureuse influence sur le développement du système de la génération. La constipation qui, dans ces cas, est un symptôme très-pénible, ne doit pas être combattue par des purgatifs drastiques, mais par des apéritifs plus doux, parmi lesquels l'extrait aqueux d'aloès possède une réputation méritée. Quelquefois les préparations ferrugineuses augmentent la paresse de l'intestin, mais il n'est pas en général difficile d'y remédier en combinant le fer avec quelque sel apéritif [1].

Quelquefois l'estomac est d'une susceptibilité telle, qu'il ne peut supporter les préparations ferrugineuses les plus douces. En pareille circonstance, les eaux minérales chalybées produiront souvent d'excellents résultats, bien plus salutaires qu'on ne pourrait s'y attendre, si on ne tenait compte que de la proportion de fer qu'elles contiennent. Les eaux de Spa et de Pyrmont conviennent spéciale-

N° 1.

℞ Ferri sulfatis. . . . . gr. ix	℞ Sulfate de fer.	0 gr. 45 c.
Magnesiæ sulfatis. . . . . ℥ iij	Sulfate de magnésie. .	12 — 00
Acid. sulf. dil. . . . . . . ℥ss	Acide sulfurique dilué.	2 — 00
Sirupi aurantii.. . . . . . . ℥iv	Sirop d'orange. . . .	16 — 00
Aquæ carui. . . . . ℥vi	Eau de carvi.	180 — 00
M. ℥j, bis quotidie	M. Prendre 30 grammes de cette potion deux fois par jour.	

Ce système de posologie n'ayant plus cours aujourd'hui en France, on pourrait formuler de la manière suivante :

Eau de carvi.	120 gr.
Sulfate de fer.	0 — 50 c.
Sulfate de magnésie.	10 —
Acide sulfurique dilué.	2 —
Sirop d'écorce d'orange.	30 —

Prendre une cuillerée à bouche de cette potion matin et soir. (*Note du Trad.*)

ment aux cas de cette espèce ; les premières sont plus douces et mieux supportées par les malades dont les fonctions digestives sont affaiblies. Ces deux sortes d'eaux minérales sont très-bien préparées à Brighton. Mais les malades dont je m'occupe retirent autant de bénéfice du changement de milieu, des exercices hygiéniques, de ce désœuvrement affairé, propre aux stations thermales, que de la vertu curative à laquelle la source doit sa réputation.

Le même mode de traitement est approprié aux cas dans lesquels un état de pléthore semble prédominer ; avec cette différence, qu'il est inutile d'administrer du fer, tandis qu'il faut employer plus activement la médication purgative. Un régime substantiel mais non stimulant, des douches, l'exercice à cheval, sont des remèdes plus efficaces que tous ceux qu'on prépare dans l'officine des pharmacies. La paresse du foie, qui constitue une des plus grandes difficultés que nous ayons à combattre dans ces cas, ne doit pas nous conduire à faire un usage trop fréquent des mercuriaux, spécialement des purgatifs mercuriaux. Toutefois, dans ces cas exceptionnels où les autres remèdes n'arrivent pas à provoquer une sécrétion suffisante de bile, l'usage méthodique d'une petite dose de bichlorure de mercure, continué pendant plusieurs semaines en même temps que le traitement tonique, peut rendre de grands services.

Pendant qu'on s'adresse à la santé générale, par l'ensemble de moyens que je viens de décrire, si quelque tentative de menstruation s'effectue, il faut immédiatement modifier la médication employée, car il se présente d'autres indications à remplir.

La malade gardera le repos et, s'il y a des douleurs violentes ou un trouble notable de la circulation, elle se couchera. Un bain de siége matin et soir, rendu légèrement stimulant, si les souffrances ne sont pas vives, par l'addition d'un peu de moutarde, aura quelquefois pour effet de provoquer le flux menstruel. C'est alors que les stimulants diurétiques, tel que l'éther nitrique, la térébenthine, l'esprit de genièvre, ou l'emménagogue domestique, le gin, deviennent quelquefois utiles, en augmentant la congestion des viscères du bassin et font disparaître les souffrances des malades, par un appel hémorrhagique sur la surface de l'utérus. Toutefois, on ne saurait être trop prudent dans l'administration de ces remèdes ; les moyens violents, tels que l'administration des cantharides ou de l'huile de sabine à doses élevées, ou bien les stimulants locaux d'une grande énergie, tels que les injections vaginales de liqueur ammoniacale mêlée avec du lait, ou l'introduction du nitrate d'argent dans la cavité utérine, au moyen du porte-caustique de Lallemand, tous ces moyens me paraissent mériter la réprobation, parce qu'ils sont tout à la fois incertains et dangereux. L'électricité appliquée à l'aide d'un appareil électro-magnétique ordinaire, un disque étant placé sur le pubis et l'autre sur le sacrum, a rendu dans quelques cas des services, quoique ses résultats, ici comme partout ailleurs, semblent varier beaucoup sans qu'on sache pourquoi. On avait supposé que l'ergot de seigle était un bon emménagogue, aussi s'en servait-on vulgairement pour provoquer la menstruation, bien avant de l'introduire dans la pratique obstétricale. Cependant, bien qu'il ait été expérimenté sous forme de poudre, de teinture, d'infusion, d'essence, et quoique les expériences aient été faites aussi avec son principe essentiel, l'ergotine, son pouvoir spécial sur l'activité musculaire de la matrice ne paraît s'étendre à aucune autre fonction des organes sexuels.

Dans quelques cas, la douleur éprouvée par les malades dans la région de l'utérus, au retour de chaque période menstruelle, est excessivement violente. Tandis qu'alors les bains de siége stimulants seraient intempestifs, une application de sangsues sur la région hypogastrique, non-seulement soulage la douleur, mais est souvent suivie de l'apparition du flux menstruel. L'explication qu'on a l'habitude de donner d'un pareil fait, et qui se fonde sur cette circonstance que la congestion excessive d'un organe sécréteur y suspend parfois toute activité, n'est plus admissible aujourd'hui que nous savons que le flux menstruel est une simple hémorrhagie et non pas une sécrétion. Le fait n'en existe pas moins et la pratique qu'il a suggérée est digne d'être rappelée.

Je vous ai déjà parlé des hémorrhagies qui se déterminent sur divers organes dans le cours de l'aménorrhée, et j'ai cherché à vous expliquer la cause de ces phénomènes morbides. Les auteurs[1] sont remplis d'exemples de règles supplémentaires, comme on les appelle quelquefois très-improprement. Ils nous montrent que l'hémorrhagie peut se produire, non-seulement sur une surface muqueuse, comme l'estomac, le canal intestinal, les voies aériennes, mais aussi sur des plaies accidentelles et des ulcérations, sur le mamelon, sur l'œil, en un mot sur une partie quelconque du

---

[1] On en trouvera de nombreux exemples dans Brierre de Boismont. *de la Menstruation,* etc. in-8, Paris, 1842, chap. vi, p 374; et dans Meissner, *Frauenkrankheiten,* in-8. Leipzig, 1845, vol. 2, p. 860. (*Note de l'Auteur.*)

corps. Quoiqu'il n'entre pas dans mon programme de vous arrêter longuement sur ces merveilles médicales [1], je désire cependant vous signaler quelques particularités qui s'y rattachent. Et d'abord, si, au moment de la puberté, les règles n'apparaissent pas, ou se suppriment, il est vraisemblable qu'il se produira quelque rupture hémorrhagique qui ne répondra même à aucune activité réelle des organes sexuels, et ne suivra aucune périodicité distincte dans ses retours. Il faut vous rappeler ensuite que de pareils flux, quoique ne constituant pas une menstruation véritable, peuvent néanmoins se déterminer sur l'utérus, de telle sorte que l'aménorrhée et un semblant de ménorrhagie alternent l'un avec l'autre. Ces hémorrhagies peuvent devenir extrêmement abondantes : dans ma propre pratique j'en ai observé un cas qui, s'étant produit après une longue suppression des menstrues, devint fatal, bien que l'utérus, autant qu'on pouvait l'affirmer, d'après l'examen qui eut lieu pendant la vie, fût dans des conditions parfaitement normales. Au surplus, l'occurrence d'une pareille hémorrhagie ne doit en rien modifier les indications que nous poursuivons dans notre traitement, ni les moyens que nous employons pour les remplir. Si elle devient dangereuse, il faut

[1] Comme spécimen très-curieux de déviation menstruelle, je citerai les deux faits suivants :
Hémorrhagie de la chambre antérieure de l'œil, supplémentaire du flux menstruel, par M. le docteur Guépin. Mademoiselle X., âgée de 18 ans, d'une bonne constitution, sujette aux battements de cœur, est réglée depuis trois ans. — A chaque époque menstruelle, l'écoulement sanguin a été suivi d'épistaxis supplémentaires. Les menstrues ont été régulières tous les trente ou trente-deux jours. La quantité de sang perdu à chaque fois varie énormément.— Une fois l'épistaxis a manqué, et il s'est produit, sans douleur, un épanchement sanguin dans l'un des yeux. Cet épanchement est à cheval sur le bord libre de l'iris et remplit toute la partie inférieure de la chambre antérieure. La pupille est ouverte et libre. — Pas d'inflammation secondaire. Guérison au bout de 10 jours. (*Journal de médecine de Bordeaux,* d'avril à septembre 1861.)
Dans le second cas, il s'agit d'une femme de soixante ans, non mariée, et présentant un certain degré de monomanie religieuse. Depuis trente ans et plus, on avait observé les phénomènes suivants : la menstruation s'était suspendue, et, aux époques cataméniales, il se faisait dans quelque parties du corps une hémorrhagie prédite par la malade à jour et à moment précis. Le docteur Giachi fut témoin d'une de ces hémorrhagies, par la région frontale, prédite par la malade. Il se fit par le milieu du front un écoulement à jet filiforme, non interrompu, de 6 onces de sang rose pâle, légèrement coagulable. Une autre fois, c'est par la région sternale que se fit l'hémorrhagie. Du reste pas de trouble local. Il ne restait qu'une toute petite ecchymose semblable à une piqûre de puce. (Voyez les commentaires historiques et critiques sur ce fait, par M. Camillo Franceschi dans l'*Ippocratico,* 3e série, t. II, année 1862.)
Puisque nous en sommes aux cas extraordinaires, qu'on nous permette de citer un cas de *menstruation chez l'homme !* par le docteur O'King.— Un étudiant, pendant trois ans, fut atteint d'une affection singulière : tous les mois environ, les glandes sébacées de la couronne du gland étaient le siége d'une transsudation d'un liquide ayant l'aspect du sang. La quantité de liquide excrété était de 1 à 2 onces, à chaque période hémorrhagique qui durait de 3 à 6 jours. (*The medical Record,* avril 1867.) (*Note du Trad.*)

l'arrêter à l'aide d'une médication appropriée ; mais tous nos efforts doivent tendre à améliorer la santé générale et à provoquer la véritable fonction menstruelle. L'habitude, « cette mémoire du corps[1], » suivant la belle expression de John Hunter, qui joue un rôle si considérable dans les fonctions de l'économie animale, n'en influence aucune avec autant de puissance que celles du système sexuel de la femme. Cette hémorrhagie succédanée de la menstruation, qui n'était peut-être au début qu'un pur effet du hasard, après s'être reproduite seulement deux ou trois fois, devient très-difficile à guérir. Au bout d'un certain temps, bien que la santé générale soit parfaitement bonne et que les ovaires, autant que nous pouvons nous en assurer, s'acquittent exactement de leurs fonctions, une longue habitude empêche cependant l'excitation circulatoire de se calmer par l'intermédiaire de l'utérus ; et, au lieu que ce soit dans la matrice, c'est dans les poumons, dans l'estomac ou tout autre partie du corps que se produit l'écoulement sanguin.

Les renseignements qui résultent d'un pareil fait ne se restreignent pas à la détermination du pronostic, dans les cas d'hémorrhagie supplémentaire de la menstruation. Il est de toute évidence que sa durée nous donne une mesure exacte de la facilité ou de la difficulté de la guérison ; mais le principe sur lequel il repose doit nous servir de règle dans la conduite à tenir en présence de tous les dérangements qui troublent la fonction menstruelle. Il ne suffit pas, en effet, de se tenir sur ses gardes seulement jusqu'à l'époque où les règles se montrent pour la première fois ; leur retour périodique, même chez les jeunes filles les mieux portantes, doit être surveillé avec le plus grand soin ; et, toutes ces précautions convenables, une fois prises, doivent être renouvelées jusqu'à ce qu'une longue habitude assure la régularité de la menstruation et diminue les risques de ses troubles ultérieurs. Ai-je besoin de dire que la vérité de ce précepte décuple de force quand il s'agit d'une menstruation tardive, difficile et douloureuse, car alors il faut rompre un enchaînement morbide et faire contracter une bonne et nouvelle habitude organique ; et si on n'y parvient pas dans les premières années de la puberté, il est peu probable qu'on y puisse jamais arriver.

---

[1] *OEuvres complètes,* édition de Palmer, vol. I, p. 274.

NOTES DU TRADUCTEUR

Note 1. — Influence des climats et de la race sur la menstruation.

L'influence que les climats et la race exercent sur l'établissement de la fonction menstruelle a été l'objet de nombreux travaux. J'en résumerai quelques-uns ; je me contenterai de signaler les autres. Ce sont des faits de pure curiosité physiologique et pleins d'intérêt à ce point de vue ; mais leur connaissance ne peut être d'une bien grande utilité pour le pathologiste et le praticien. Peu importe, en effet, au médecin que l'apparition des premières menstrues ait lieu à 12 ans ou à 19 ans, si elle ne survient que comme une des conséquences naturelles de l'évolution organique, et si elle ne jette aucun trouble dans l'état local ou constitutionnel de la santé. C'est dans l'étude des conditions hygiéniques, des diathèses, des troubles fonctionnels, des désordres organiques locaux et de mille autres circonstances physiques ou morales, spéciales à tel ou tel sujet, quelle que soit sa race et sous quelque climat qu'il vive, qu'un vrai pathologiste puisera les notions positives qui lui permettront de dire si telle menstruation est normale ou anormale, tardive ou prématurée, etc., etc. Par là, il arrivera à connaître le phénomène, non-seulement dans sa forme, mais encore dans sa nature intime, ses connexions étiologiques et sa portée pathologique ; par là aussi, il se rapprochera le plus près possible de la source vraie des indications thérapeutiques. Dix volumes de statistique lui en apprendraient moins, sur ce sujet, que l'étude approfondie des conditions vitales qui imposent à un organisme déterminé tel mode d'existence régulier ou irrégulier. Cela dit, voyons ce que les recherches statistiques nous apprennent relativement à l'action que la race et les climats exercent sur l'établissement de la fonction menstruelle.

Recherches comparatives sur la menstruation dans les diverses contrées, sous le rapport ethnologique, par M. Lagneau fils. Ces recherches ont pour base un tableau statistique de 15,948 femmes, dont voici le résumé, en allant du nord au sud :

Age moyen de la première menstruation.

4234 germaines du Nord.	16 ans,	9 mois,	16 jours.
3759 anglaises.	14	11	2
5661 françaises.	15	1	21
1140 asiatiques du Sud.	12	11	17

Une particularité doit frapper dans ce résultat, c'est que, malgré le climat, l'époque de la puberté est plus précoce chez les anglaises que chez les françaises.

Influence des climats, de la race et du milieu sur la menstruation, par M. Joulin : 1° Dans les climats tempérés (entre le 35ᵉ et le 54ᵉ degré de latitude nord), les règles apparaissent vers la quinzième année. Dans la zone torride (entre le 35ᵉ degré et l'équateur), elles se montrent entre la douzième et la treizième année ; enfin dans la zone froide (entre le 54ᵉ degré et le pôle), le chiffre le plus élevé (sur une statistique de 4,713 femmes), correspond à la quinzième année ; mais le chiffre de la seizième année est presque égal au précédent. — 2° Relativement à la race, en prenant les types purs des races aryenne, mongole et nègre, les documents ne permettent pas de juger la question. Pour les nègres, d'après une statistique de 89 faits (Roberton), l'âge moyen est de 14 ans et 10 mois. — 3° Rien de bien précis relativement au milieu.

Voyez la deuxième séance du Congrès médical international (17 août 1867).

Recherches comparatives de la menstruation dans diverses contrées, par M. Gustave Lagneau (note lue au Congrès médical). Voyez *Gazette hebd.*, année 1867, p. 613-14.

Pays.	Latitude.	Température.	Âge moyen.		
Norwége.					
Danemark	50° à 60°	5° à 8°	16 ans,	9 mois	16 jours.
Allemagne du Nord. .					
France.	42° à 51°	9° à 15°	15 ans,	1 mois	21 jours.
Corfou.	59°	16°	14 ans,		
Asie méridionale. .	8° à 30°	24° à 28°	12 ans,	11 mois,	17 jours.

« Les femmes esquimaux du Labrador, les juives de Pologne, les Portugaises de Madère et les négresses des îles de l'Amérique tropicale sont loin, dit M. G. Lagneau, de présenter des âges moyens en rapport avec les climats si divers de ces contrées. Malheureusement, la plupart des statistiques relatives à ces pays sont trop peu nombreuses pour qu'on puisse leur accorder une entière valeur. On ne peut donc encore se croire complétement autorisé à attribuer à la diversité ethnique, d'une part, la puberté plus précoce chez les femmes esquimaux du Labrador que chez les femmes scandinaves de Norwége et de Danemark, chez les juives de Pologne que chez les filles slaves ; et, d'une autre part, la puberté plus tardive chez les femmes tamoules du Dekkan que chez les femmes indiennes du Bengale, chez les négresses des Antilles que chez les femmes d'Angleterre. Toutefois, pour éviter les erreurs pouvant tenir à des statistiques trop peu nombreuses, si, en France, on compare les âges moyens de 3,322 femmes observées à Paris sous 48° 30' 13" de latitude, par une température moyenne annuelle de 10°,5, et de 1,249 jeunes filles observées à Strasbourg, par 48° 54' 57" et sous une température moyenne de 9° 8, conséquemment sous une latitude et une température sensiblement les mêmes, nous voyons que les premières arrivent à la puberté à 14 ans 11 mois 23 jours, tandis que les secondes, la plupart de race germanique, n'y arrivent qu'à 15 ans 8 mois 28 jours, plus de 9 mois plus tard.

Pays.	Latitude.	Température.		Âge moyen.		
Paris..	42° 50' 14"	10°,5	14 ans,	11 mois,	23 jours.	
Strasbourg. . . .	48° 34' 57"	9°,8	15	8	28	

La puberté tardive de la race germanique avait déjà été remarquée des anciens ; aussi Tacite disait-il : *Sera juvenum venus, eoque inexhausta pubertas, nec virgines festinantur...* (*De moribus Germanorum*, XX.)

Les différences que l'on remarque dans l'âge moyen de la puberté féminine, dans les divers pays, sembleraient donc parfois dépendre plutôt des races humaines qui les habitent que des conditions climatologiques. Suivant M. Paul Dubois, chez les jeunes filles soustraites à l'action de leur climat naturel, la puberté apparaîtrait à l'âge auquel elle se serait manifestée dans leur propre pays ; il en serait de même pour leur descendance, au moins pendant les premières générations. Les âges communs, qui suivent approximativement les variations des âges moyens, correspondent en général à la quatorzième et à la quinzième année ; aussi M. Tilt a-t-il cru devoir placer entre ces années son *menstrual equator*.

Les conditions ethnologiques ont-elles quelque influence sur la quantité de sang perdu à chaque époque cataméniale ? Les documents propres à résoudre cette question sont insuffisants. Suivant MM. Bellebon et Guérault, souvent chez les femmes esquimaux du Groënland, l'hémorrhagie fonctionnelle disparaîtrait complétement pendant l'hiver, ou se réduirait à un écoulement tout à fait insignifiant. D'ailleurs cette suppression du flux cataménial, de trois et de cinq mois, n'empêcherait nullement la fécondation. Pendant l'été, au contraire, ces femmes seraient sujettes à un flux menstruel très-abondant. Il est toutefois bon de remarquer que la différence des températures hyémale, estivale n'est peut-être pas la principale cause de ces variations dans le flux cataménial. Sous ce climat rigoureux, ces deux saisons sont, pour les malheureux habitants, des époques alternatives de disette et d'abondance. Durant l'été, la surabondance de nourriture animale détermine chez les hommes un état de pléthore qui amène de fréquentes épistaxis, chez les femmes l'abondance du flux menstruel supplée à ces épistaxis. Suivant MM. Pajot et Leroy, les Européennes, dans les pays tropicaux, seraient sujettes aux hémorrhagies utérines, et, par suite, aux fausses couches. Cette prédisposition métrorrhagique rendrait-elle compte de la difficulté qu'ont les Anglais et les Hollandais à se perpétuer au delà de quelques générations dans les Indes orientales? Cependant M. Dyster remarque qu'à Madère la menstruation est peu abondante et dure peu de jours. M. Ramon de la Sagra insiste sur la fécondité peu commune des femmes européennes établies à Cuba, fécondité qui est, d'ailleurs, en rapport avec l'accroissement notable de la population blanche de cette riche colonie espagnole. D'après le recensement de 1841, cette portion de la population se serait accrue de 34,5 pour 100 en 14 ans, soit de 2,5 par année. D'après cela ne peut-on pas se demander, avec M. Bertillon, si la race germanique ne serait pas moins apte que la race ibérienne à s'acclimater dans les pays chauds. »

Pays.		Latitude.	Température.	Nombre de femmes.	Age moyen. Ans.	Mois.	Jours.
Labrador..		50° à 63°	— 5°,1	16	15	11	12
Norwége.		59° à 59° à 55′	+ 5°,4	257	14	4	13
Danemark.		55°41′	+ 7°,6	3840	16	10	5
Prusse.		51°32′	+ 8°,3	157	16	1	4
Russie, Varsovie		52°14′	+ 9°,2	100	15	5	28
Russie méridionale.		39° à 55°	+ 5° à 12°	700	16	6	12
Angleterre.	Manchester..	53°38′	+ 10°	540	14	10	9
	Londres	51°30′	+ 10°,4	3219	14	11	6
France..	Strasbourg..	48°34′57″	+ 9°,8	1249	15	8	28
	Paris.	48°50′13″	+ 10°,5	3322	14	11	23
	Lyon.	45°45′45″	+ 11°,8	432	15	5	18
	Sables-d'Olonne.	46°29′48″	+ 12°,25	590	14	8	14
	Marseille.	43°17′52″	+ 14	68	14	5	
	Toulon.	43°7′28″	+ 14°,4				
Corfou.		39°38′	+ 16	55	14		
Madère.		32°57′	+ 20°.3	228	15	4	27
Asie méridionale,		8° à 50′	+ 24° à 28°	600	12	11	25
Bengale		22°34′45″	+ 24°	259	12	6	1
Dekkan.		12° à 19°	+ 25° à 28°	301	13	3	8
Jamaïque et Barbade.		13° à 21°45′	+ 25° à 27°	77	15	7	12

Tel est le résumé du travail de M. Lagneau, basé sur les mémoires originaux dont voici l'énumération :

Tilt, *Monthly journal of medical science*, 1850, t. XI, p. 289 et suiv.

Lundberg, au Labrador, statistique rapportée par J. Roberton, *Edinburgh medical and surgical journal*, t, XLIII, p. 57-65, 1845.

Frugel, en Norwége, *A governmant report on Norway*, rapporté par Tilt.

Faye, en Norwége, Statistique rapportée par Raciborski (de la menstruation).

Rawn et Leog. en Danemark, *Bibliotek for Læger*, janvier 1850, *list of 3428, by Rawn, to wich added 44 cases tokene by professor Loeg*, rapporté par Tilt.

Osiander, en Hanovre, *Diss. in med. de fluxo menstruo*, 1808, in-4°, Gœttingue.

Lebrun, en Pologne, voyez Raciborski.

Roberton, en Angleterre, *Edinburgh medical and surgical, journal*, t. XXXVIII, p. 227, 1832; t. LVIII, p. 112, 1842; t. LXII, p. 1, 1844; t. LXIII, p. 57; t. LXIV, p. 156, 257 et 423, 1845; t. LXVI, p. 56 et 285, 1846.

Guy, en Angleterre, *The medical Times*, t. XII, p. 363. 9 Aug. 1845.

Lee et Murphy, en Angleterre, *The Dublin journal of medical science*, 1 nov. 1844, n° LXXVII, 1845, p. 177.

Marc d'Espine, en France, *Archiv. gén. méd.* 2e série t. IX, p. 5 et 303, 1835.

Brierre de Boismont, Menière, ibid., *Mém. acad. roy. méd.*, t. IX, p. 104 et suiv., 1841.

Raciborski, ibid., *De la puberté et de l'âge critique chez la femme et de la ponte périodique chez la femme et les mammifères*, Paris 1844.

Dubois, ibid., *Traité complet de l'art des accouchements*, p. 324, 1849.

De Soyre, ibid., *De la primiparité à terme, Gaz. hop.*, 22 septembre 1863.

Soltz et Lévy, ibid., voyez *Topographie et histoire médicale de Strasbourg et du département du Bas-Rhin*, par V. Stœber et G. Tourdes, Paris-Strasb., 1864, p. 267-68.

Pétrequin, ibid., *Recherches sur la menstruation*, thèse n° 311, Paris, 1835.

Bouchacourt, ibid., *Dictionnaire de méd.* en 30 vol., Menstruation, par Desormeaux et Dubois, p. 443-44.

Marcel Petiteau, ibid., *Bulletin de la Société médicale de Poitiers*, 2e série, p. 547, n° 26 ; janvier 1857 (*Gaz. hebd. de méd. et de chir.*, 7 août 1857, 567).

Girard et Raynaud, ibid., Statistiques rapportées par Marc d'Epine, *loc. cit.*

Dyster, à Madère ; Goodeve, Dwarikanauth das Bossu, Leith et Crisp dans l'Inde ; Elliot et Bowen, à la Jamaïque et aux Barbades, Statistiques diverses, rapportées par Roberton.

Bellebon et Guérault, *Voyage dans les mers du Nord*, par Charles Edmond (voyage du prince Napoléon), partie physiologique et médicale, Paris, 1857.

Leroy, *De l'alimentation et du genre de vie au point de vue de leur influence sur la stérilité*, thèse n° 170, Paris, 1855, p. 28.

Broca et divers, *Bulletin de la société d'anthropologie*, t. VI, p. 121 et ailleurs.

Ramon de la Sagra, *Sur la fécondité des mariages dans l'île de Cuba* (*Archives générales de méd.*, 1864, p. 627).

Bertillon, *Dict. encyclopédique des sciences méd.*, t. I, p. 288, Acclimatement.

(*Note du Trad.*)

Note 2. — De la rétention du flux menstruel.

Le travail de M. Bernutz sur la rétention du flux menstruel, qui ne comprend pas moins de 343 pages, est une monographie aussi complète que possible. Nous ne saurions trop en recommander la lecture. Mais, comme tout le monde n'a pas le temps de l'entreprendre et de l'achever, nous allons donner un résumé succinct des questions qui sont traitées dans cet ouvrage et des nombreuses et intéressantes observations qu'il contient.

I

Les accidents qui résultent du trouble de l'excrétion menstruelle forment trois degrés ; le premier degré est constitué par la réplétion des cavités sécrétantes ; le deuxième, par la distension et la réaction de l'utérus et des trompes ; le troisième par la solution de continuité des moyens d'union existant entre la trompe et l'ovaire et le passage dans l'abdomen, du sang qui distendait les organes génitaux. A ce dernier degré, il se produit presque fatalement une péritonite plus ou moins étendue.

Observ. de M. Bernutz : Manifestation des premiers accidents, le jour où les règles, jusqu'alors régulières, ne paraissent pas. Exacerbation des accidents revenant à chacune des quatre périodes menstruelles suivantes. Péritonite mortelle. — Altérations récentes et anciennes du péritoine. Tumeur formée par l'utérus, les trompes dilatées adhérentes aux ovaires, la fin de l'intestin grêle, l'S iliaque, réunis entre eux par des adhérences. Sang liquide et caillots dans l'utérus et les trompes. Caillot sanguin très-considérable dans la cavité pelvienne. — *Observ.* de Ruysch : Migration, par la trompe de Fallope du sang des règles qui se rend de l'utérus dans le bassin. — *Observ.* de M. Méla : Autopsie d'une fille morte au septième jour d'une scarlatine pendant la durée des règles. Caillot sanguin contenu dans l'utérus et se prolongeant dans chacune des trompes jusqu'à 2 ou 3 cent.

du pavillon. — *Observ.* de M. Laboulbène : Autopsie d'une fille morte d'une variole maligne qui avait donné lieu à une perte, pendant le cours de laquelle elle a succombé. Caillot sanguin contenu dans l'utérus, se continuant avec celui qui distend chacune des deux trompes.

II

Les rétentions menstruelles peuvent se diviser en huit espèces de rétentions menstruelles causées :

1° Par une imperforation du canal vulvo-utérin, congénitale ou acquise avant la puberté ;
2° Par des cicatrices postérieures à la puberté ;
3° Par un rétrécissement congénital ou acquis ;
4° Par une augmentation pathologique du col utérin ;
5° Par l'interposition dans le col d'une production accidentelle ;
6° Par des flexions du col ;
7° Par la contraction spasmodique de cet organe ;
8° Par une oblitération congénitale ou acquise des trompes.

Première espèce. Rétentions menstruelles produites par une imperforation du canal vulvo-utérin, congénitale ou acquise avant la puberté.

Elle comprend un grand nombre de variétés qui peuvent se diviser en quatre groupes :

Dans le premier groupe, la rétention menstruelle est le résultat d'un défaut de séparation des parties génitales externes. — *Observ.* de Ruysch : Rétention des règles produite par une membrane qui fermait complétement la vulve ; incision de cette membrane. Guérison. — *Observ.* de Delpech : Défaut de séparation des grandes lèvres; imperforation du col utérin. Opération. Guérison.

Dans le deuxième groupe, la rétention menstruelle est le résultat d'une imperforation de l'hymen. — *Observ.* de de Haen : Imperforation congénitale produite par la membrane hymen qui se confondait, d'une part avec les grandes lèvres et d'autre part avec la fosse naviculaire. A 19 ans, début des accidents. A 20 ans, incision de l'hymen. Le quatrième jour, accidents graves. Guérison. — *Observ.* de MM. Marchand et Massé : Imperforation congénitale complète de l'hymen. Début des accidents de 13 à 14 ans. A 22 ans, incision de l'hymen. Péritonite au cinquième jour. Mort. Épanchement intra-péritonéal provenant des trompes de Fallope. — *Observ.* de M. Paget : Imperforation congénitale de l'hymen. Début des accidents de rétention menstruelle de 16 à 17 ans. A 18 ans, incision de l'hymen. Péritonite mortelle le cinquième jour, par suite d'un épanchement sanguin intra-péritonéal provenant de la rupture d'un kyste sanguin tubo-ovarien.

Dans le troisième groupe, la rétention menstruelle est le résultat d'un vice de conformation du vagin : 1° *Absence congénitale du vagin*. — *Observ.* de Amussat : Absence congénitale du vagin. A 13 ans, premiers accidents de rétention menstruelle; à 15 ans, opération par décollement de l'urèthre d'avec le rectum; guérison définitive. — *Observ.* de de Haen : Absence congénitale du vagin. A 16 ans, début des accidents ; à 24 ans, opération par l'instrument tranchant qui ouvre la vessie. Mort le troisième jour par suite de la rupture des trompes. Épanchement dans l'abdomen du sang qui distendait l'utérus et les trompes. — 2° *Coarctations fibreuses du vagin occupant une étendue plus ou moins considérable*. — *Observ.* de M. Debrou : Coarctation fibreuse de tout le vagin et imperforation du col utérin. Début des accidents à 17 ans ; à 19 ans, distension de la trompe droite. Première opération : rétablissement du canal vagino-utérin. Deuxième opération ; grossesse, accouchement à terme, éclampsie, application du forceps, enfant mort-né, métro-péritonite mortelle. — *Observ.* de B. Brodie : Oblitération congénitale du vagin ; ponction ; péritonite mortelle; épanchement sanguin intra-péritonéal, provenant du passage des règles dans l'abdomen. — *Observ.* de Locatelli : Imperforation congénitale du vagin à sa partie moyenne par un diaphragme de 2 lignes d'épaisseur. Début des accidents à 20 ans ; à 26 ans, incision ; pressions sur l'abdomen. Quelques heures après l'opération, péritonite ; mort au bout de deux jours. Épanchement sanguin intra-abdominal provenant de la rupture de la trompe gauche. — *Observ*. de Munck : Oblitération congénitale du vagin par une cicatrice cartilagineuse. Début des accidents à 17 ans. Pas d'opération. A 18 ans, péritonite mortelle ; épanchement menstruel dans le péritoine, provenant d'une fissure de la trompe droite. — 3° *Imperforation de l'une des moitiés du vagin bifide*. — *Observ*. de M. Decès : Début des accidents à 15 ans, au moment où la menstruation s'établit. Manifestation d'une tumeur dans la fosse iliaque gauche qui, pendant 8 mois, augmente périodiquement. Ponction exploratrice ; péritonite mortelle. Épanchement du sang altéré dans le ventre, résultant de la rupture d'un kyste tubaire gauche. Bifidité de l'utérus et de la partie supérieure du vagin, dont la moitié gauche était imperforée.

Dans le quatrième groupe, la rétention menstruelle est le résultat de l'absence ou de l'imperforation du col utérin. — *Observ*. de M. Wuillaum : Coarctation fibreuse des trois quarts inférieurs du vagin ; imperforation du col utérin ; opération ; guérison. — *Observ*. de M. Hervez de Chégoin : Absence du col utérin ; début des accidents de 15 à 16 ans ; opération à 52 ans. Guérison. — *Observ*. de Delpech : Absence d'une partie du col imperforé. Début des accidents à 16 ans. Ponction, à 22 ans. Guérison.

Réflexions. Dans les cas qui constituent cette première espèce, il y a deux circonstances frappantes à noter. La première, c'est la santé relativement assez bonne des femmes, après l'établissement de la sécrétion menstruelle, quoique les produits de cette sécrétion ne puissent pas s'écouler au dehors ; et la bénignité des accidents qu'elles éprouvaient, comparée à l'intensité de ceux qui se manifestent lorsque la rétention a lieu après l'établissement et la sortie au dehors du flux cataménial. Cette différence tiendrait-elle à une contractilité moindre de l'utérus congénitalement imperforé ? — La deuxième circonstance à noter, c'est la gravité d'opérations, en apparence aussi simples que l'incision de la membrane hymen, par exemple ; et l'identité, quel que soit le cas et l'opération, de l'accident mortel, qui consiste toujours en un épanchement dans le péritoine du sang contenu dans les trompes distendues. Ce résultat tient-il à ce que l'opération met en jeu, d'une manière exagérée, la contractilité de l'utérus ? — Quelle que soit l'explication, le fait ne doit jamais être perdu de vue, quand on se décide à intervenir chirurgicalement.

Deuxième espèce. Rétentions menstruelles résultant d'une oblitération survenue postérieurement à la puberté.

Observ. de J.-P. Franck : Adhérence du col à la paroi gauche du vagin ; rétention menstruelle ; opération suivie d'un succès temporaire. Deuxième opération. — *Observ*. Occlusion du col de l'utérus (orifice vaginal), par suite de cautérisations ; accidents de rétention menstruelle ; guérison par l'hystérotomie vaginale. — *Observ*. de M. Pauly : Amputation du col utérin. Cicatrisation rapide. Quarante jours après l'opération, menstruation régulière. Trois ans après l'opération, dysménorrhée. L'année suivante, rétention menstruelle. Péritonite ; consomption. Autopsie ; oblitération de l'utérus par une cicatrice inodulaire. — *Observ*. de Dance : Oblitération du col utérin à la suite d'un accouchement laborieux. Début des accidents de rétention menstruelle quatre mois après l'accouchement. Ponction. Guérison. — *Observ*. de M. Féréol : Menstruation régulière jusqu'au début d'une fièvre typhoïde, pendant laquelle se produit une gangrène du siége et des organes génitaux. Pendant les trois premiers mois suivants, suspension de la menstruation sans qu'aucun accident se manifeste. A cette époque, et à une date qui correspond à une période menstruelle, apparition subite de douleurs expulsives que la malade compare aux douleurs qu'elle ressentait dans le travail de ses parturitions. Tumeur hypogastrique dont la base est accessible dans le vagin rendu imperméable par une cicatrice. Retour des douleurs le mois suivant. Ponction de la tumeur vaginale qui donne lieu à l'évacuation de 600 grammes de sang poisseux. Diminution de la tumeur ; le lendemain de l'opération, frissons, fièvre, symptômes de péritonite. Mort le cinquième jour après l'opération. Péritonite et double pleurésie purulentes. Pas de pus dans l'utérus ni les annexes. — *Observ*. de Goupil : Gangrène du vagin. Rétention menstruelle. Ponction. Guérison.

Troisième espèce. Rétentions menstruelles déterminées par une atrésie congénitale ou acquise.

Observ. de Boyer : Atrésie congénitale du vagin. A l'âge de 13 ans, début des accidents de rétention menstruelle. A 22 ans, aggravation très-marquée des accidents. Évacuation sanguine incomplète, constituée par un écoulement vulvaire, mais qui survint, lorsque déjà existait une diarrhée colliquative. Mort quatre jours après la cessation de l'écoulement sanguin. Dilatation de l'utérus et des trompes ; perforation qui fait communiquer les trompes avec la partie du vagin située derrière un rétrécissement fibreux au-devant duquel existait une sorte de cloaque recevant le vagin rétréci et l'urèthre. — *Observ.* de Littré : Depuis l'établissement de la menstruation, douleurs dysménorrhéiques violentes. Stérilité. Mort accidentelle. Oblitération incomplète du col utérin par la membrane muqueuse du vagin. Pertuis d'un quart de ligne de diamètre. — *Observ.* de Oldham : Dysménorrhée violente. Stérilité. Rétrécissement de l'orifice du col utérin réduit à la dimension du trou d'une clef de montre. Hystérotomie. Guérison. — *Observ.* de Oldham : Menstruation excessivement pénible chez une femme dont l'orifice du col était remarquablement contracté. Division du col. Soulagement.

RÉFLEXIONS. Des recherches que M. Bernutz a faites à Lourcine pour déterminer au-dessous de quel diamètre de l'orifice du col survient la dysménorrhée, il résulte qu'il faut, tant que l'étroitesse de l'orifice cervico-vaginal n'est pas portée à un point extrême, qu'un épiphénomène morbide se surajoute à l'atrésie, pour troubler profondément l'évacuation menstruelle. De là, réserve extrême avec laquelle on doit admettre la dysménorrhée mécanique décrite en Angleterre et l'opération proposée pour y obvier.

QUATRIÈME ESPÈCE. Rétentions menstruelles symptomatiques d'une augmentation de volume du col utérin.

Observ. de M. Bernutz : Dysménorrhée remontant à la première menstruation. Trois fausses couches. A 34 ans, suppression des règles, qui, pendant le premier mois, ne donne lieu qu'à des accidents légers. A la deuxième époque menstruelle absente, apparition de symptômes graves dus probablement à une péritonite. A la quatrième, expulsion de caillots anciens, hémorrhagie abondante suivie d'une amélioration pendant laquelle persiste un écoulement sanguin peu considérable. A la cinquième, augmentation temporaire de l'écoulement. A la sixième, troisième hémorrhagie suivie bientôt d'un mieux sensible et de la cessation du suintement sanguin. A la septième, menstruation pénible. A la huitième, menstruation régulière qui fait disparaître le plus grand nombre des accidents persistant depuis si longtemps. Hypertrophie du col utérin. Récidive ultérieure des accidents. — *Observ.* de M. Bernutz : Sous l'influence d'un mauvais régime, leucorrhée abondante. Fatigues excessives. Absence de la menstruation ; douleurs dysménorrhéiques violentes, suivies d'un suintement sanguin ; expulsion de caillots sanguins anciens. Guérison. Hypertrophie du col induré. — *Observ.* de M. Bernutz : Deux ans après l'établissement de la menstruation, suppression des règles par suite de l'immersion dans l'eau froide. Récidive trois fois répétée des mêmes accidents et terminée chaque fois par la production de l'écoulement sanguin. Quatrième récidive. Col volumineux. Au mois suivant, menstruation régulière. Guérison. — *Observ.* de M. Bernutz : Cancer du col utérin dont l'orifice est en même temps légèrement tourné à droite. Rétention sanguine : augmentation de volume de l'utérus ; douleurs expulsives très-violentes pendant cinq jours, suivies de l'expulsion d'un caillot gros comme un œuf de pigeon et de sang liquide. Diminution de volume de l'utérus ; cessation des douleurs. Le mois suivant, retour des mêmes accidents jugés de même par le retour de l'écoulement sanguin qui semble être l'écoulement menstruel exagéré, à cause de la correspondance exacte des époques.

RÉFLEXIONS. Il résulte de ces faits, que l'augmentation du col utérin, quelle qu'en soit la nature, est la cause d'une dysménorrhée qui peut entraîner toute la série des accidents qui se présentent dans les imperforations, et en particulier l'épanchement du sang menstruel dans la cavité péritonéale. Il y a donc autre chose dans ces phénomènes que la recrudescence inflammatoire du col, amenée par le molimen menstruel. Il y a rétention et il peut y avoir consécutivement hématocèle.

CINQUIÈME ESPÈCE. Rétentions menstruelles produites par l'interposition d'une production accidentelle dans le col utérin.

Première variété, dans laquelle les accidents résultent de l'interposition d'un polype. — *Observ.* de M. Bernutz : Écoulement leucorrhéique de longue durée. Pendant un an, douleurs dysménorrhéiques revenant à chaque mois plus marquées. Accès dysménorrhéiques jugés par l'apparition du flux menstruel. Au mois suivant, nouvel accès dysménorrhéique plus intense. A la suite des règles, apparition, entre les lèvres du col, d'un polype fibreux. Extirpation. Le troisième jour après l'opération, péritonite pelvienne, suivie d'une induration du cul-de-sac vaginal postérieur, simulant un prétendu phlegmon chronique rétro-utérin.

Deuxième variété. Dysménorrhée pseudo-membraneuse. — *Observ.* de Boivin et Dugès : Tumeur creuse, polypiforme, paraissant due à la dysménorrhée. Extirpation par la ligature. — *Observ.* de Chaussier : Excès vénériens. Suppression des règles. Au troisième mois, accidents dysménorrhéiques. Extraction facile d'une tumeur sanguine revêtue d'une sorte de caduque. Guérison. — *Observ.* de Dufour : Retard menstruel de 15 jours, au bout desquels coliques utérines violentes qui déterminent l'expulsion de caillots et d'une caduque utérine complète.

Réflexions. Les travaux de M. Oldham ont établi bien positivement que la pseudo-membrane dysménorrhéique est uniquement composée des éléments histologiques de la muqueuse utérine, et doit être attribuée à la perturbation de la muc physiologique, dont les organes génitaux deviennent le siége à chaque période cataméniale. — *Observ.* de Oldham : Fausses couches ou prétendues fausses couches multipliées. Catarrhe utérin. Augmentation de volume et rétroversion de l'utérus. Menstruation douloureuse et abondante accompagnée de l'expulsion de membranes dysménorrhéales. Emissions sanguines. Traitement mercuriel. Guérison.

Sixième espèce. Rétentions menstruelles produites par les déviations utérines. Dans les dysménorrhées se rattachant à cette espèce, la déviation semble ne jouer qu'un rôle accessoire.

Septième espèce. Rétentions menstruelles produites par la contraction spasmodique du col utérin.

Observ. de Bernutz : Suppression du flux menstruel déterminée trois fois par de violents accès de colère. Retour à la santé. Violent emportement qui détermine une quatrième fois une suppression brusque du flux menstruel. Apparition presque instantanée des accidents qui vont augmentant pendant une dizaine de jours. Suspension momentanée des contractions utérines par des injections laudanisées. Retour et énergie plus grande de ces contractions, sous l'influence du seigle ergoté. Expulsion du sang demi-putréfié, dont la quantité augmente en même temps que ses caractères sont modifiés. Amélioration rapide. — *Observ.* de Bernutz : Suppression brusque des règles, déterminée par une ablution froide, suivie bientôt d'accidents. Aggravation des symptômes à l'époque menstruelle suivante. Développement de tumeurs hypogastriques. Péritonite ; rétablissement du flux menstruel, amendement des accidents. Diminution des tumeurs à mesure que l'écoulement se produit au dehors. Guérison rapide. Induration du ligament large, gauche. — *Observ.* de M. Duparque : Interruption brusque de l'écoulement menstruel, à la suite de la frayeur causée à la malade par une chute et de l'impression de l'eau froide. Développement immédiat des accidents qui augmentent pendant quelques jours. Retour et aggravation des accidents à chacune des trois époques menstruelles suivantes où l'écoulement menstruel ne se produit pas au dehors. A la quatrième époque, à la suite d'un traitement antiphlogistique, expulsion d'un sang liquide et noir par des ténesmes utérins très-violents. Guérison.

Réflexions. Le spasme utérin est de sa nature passager ; il en est de même des accidents qu'il occasionne. Aussi semble-t-il nécessaire, pour que la rétention menstruelle proprement dite, c'est-à-dire la réplétion et la dilatation des cavités génitales par le sang des règles, survienne, qu'il s'y soit produit soit sous l'influence d'une cause occasionnelle, soit par la répétition du trouble fonctionnel, un changement de vitalité du col ou de la muqueuse cervico-utérine, plus durable que celui provenant du spasme de la matrice.

Huitième espèce. Rétentions menstruelles tubaires, déterminées par une oblitération congénitale ou acquise des ostium utérinum.

Dans ces faits, les symptômes utérins manquent complétement. — *Observ.* de M. Besnier : Aménorrhée complète jusqu'à 24 ans. A cette époque, douleurs lombaires et abdominales de quelques jours de durée. Depuis cette époque, manifestation chaque mois de douleurs dysménorrhéiques qui durent deux ou trois jours. Depuis deux ans, manifestation d'une tumeur occupant la partie inférieure de l'abdomen. Pendant la convalescence d'une fièvre typhoïde, cette tumeur devient douloureuse et détermine une réaction fébrile. Entrée de la malade à l'hôpital où l'on constate l'existence d'une tumeur, simulant une hématocèle rétro-utérine. Apparition d'un flux sanguin par la vulve, qui peut être considéré comme la première menstruation. Ponction de la tumeur hypogastrique. Mort. Imperforation de deux trompes. Tumeur sanguine considérable, formée à gauche par la trompe énormément distendue ; formée à droite par la trompe et le péritoine pelvien. Phlébites. — *Observ.* de M. Fauvel : Bonne santé habituelle. A 28 ans, métrorrhagies continuelles, augmentant d'intensité à chaque époque menstruelle. A la suite d'une émotion morale, douleurs vives dans le ventre, lipothymies, météorisme. Mort au milieu des phénomènes généraux des hémorrhagies, sans aucun écoulement sanguin extérieur. A l'autopsie, épanchement de sang dans l'abdomen ; rupture d'un kyste formé par la trompe gauche dont l'orifice utérin est fermé par un corps fibreux, — *Observ.* de Ménière : Accouchement à 22 ans. Métro-péritonite pelvienne. Cessation des règles. Quatorze ans après, mort à la suite de pneumonie. Tumeur formée par les deux trompes contenant du sang altéré. Oblitération des deux trompes.

Réflexions. — Les faits précédents sont caractérisés par la réplétion sanguine des trompes oblitérées congénitalement ou accidentellement. Il en résulte que les trompes prennent une part notable à la sécrétion menstruelle et qu'elles peuvent se transformer en kystes sanguins et ultérieurement en kystes tubo-ovariens. Enfin, leur oblitération peut donner lieu à une hématocèle et à une péritonite consécutive.

III

SYMPTOMATOLOGIE DE LA RÉTENTION MENSTRUELLE.

Symptômes de la première période menstruelle : Absence de l'écoulement sanguin ; pesanteur dans le bassin ; douleurs expulsives intermittentes qui, de la région lombaire, se portent vers le pubis ou le fondement et ressemblent aux douleurs de l'accouchement. *Symptômes aux époques menstruelles suivantes :* Exacerbation des douleurs expulsives ; ténesme après la défécation et surtout après la miction ; engourdissement dans la partie supérieure des cuisses. Augmentation de volume de l'utérus et distension des trompes par le produit cataménial, se manifestant presque du jour au lendemain. Le col de l'utérus est abaissé ; le corps porté en avant fait saillie au-dessus du pubis. Une ou deux tumeurs plus ou moins considérables proéminent dans les fosses iliaques parallèlement au ligament de Fallope, et sont senties dans le cul-de-sac vaginal, à droite et à gauche du col utérin. Elles sont tendues, élastiques, peu mobiles d'avant en arrière et présentent une fluctuation obscure qui se communique de la fosse iliaque au cul-de-sac vaginal. Immobilité, déviation ou torsion de l'utérus, enclavé dans une position anormale par ces tumeurs.

Les péritonites qui s'observent fréquemment dans cette première période, ne proviennent pas de l'épanchement du sang dans la cavité du petit bassin, mais résultent du retentissement sur le péritoine de l'état pathologique des organes distendus par la sécrétion cataméniale.

Groupe des phénomènes nerveux ; groupe des accidents fébriles se rattachant à la rétention menstruelle, suivie d'effets expulsifs et d'inflammation péritonéale.

Après quelques jours de durée, diminution des symptômes.

Exacerbation nouvelle à la période menstruelle suivante : amendement qui se produit, si, à cette période survient l'écoulement du liquide retenu.

Caractères de la métrorrhagie : Expulsion complète ou incomplète, intermittente ou continue du retentum menstruel. Cette dernière constitue *l'aménorrhée distillante* de J. P. Franck. Ce qu'il y a de plus remarquable dans ces écoulements sanguins, c'est qu'ils ne donnent lieu consécutivement à aucun trouble sensible dans la santé des malades, parce qu'ils proviennent d'un sang depuis longtemps séparé du torrent circulatoire. Ils diffèrent par là des métrorrhagies symptomatiques, soit d'une diathèse, soit d'une affection des organes génitaux où il y a soustraction d'une partie du sang nécessaire à l'entretien de la vie.

Si la solution spontanée de la rétention par métrorrhagie ne se produit pas, on voit survenir l'épanchement du sang dans la cavité abdominale.

Le début de cette péritonite consécutive à cet épanchement est brusque, et a lieu dans une des recrudescences périodiques des accidents. Symptômes de cette péritonite au début. Sa bénignité comparative. Elle simule quelquefois une attaque de choléra ; sa tendance à la localisation dans la cavité pelvienne.

Tumeur hématique rétro-utérine à laquelle elle donne lieu. Ses caractères physiques ont été tracés pour la première fois par M. H. Bourdon. — *Observ.* de M. Bourdon : Kyste sanguin de l'excavation pelvienne. Nécessité du double toucher pour constater la fluctuation. Incision de la tumeur au travers des parois du vagin. Guérison. — *Observ.* de M. Bourdon : Tumeur sanguine développée entre le vagin et le rectum. Incision par le vagin. Guérison. — *Observ.* de M. Denonvilliers. Rétention menstruelle, péritonite hémorrhagique. Ouverture spontanée. Large débridement de l'ouverture spontanée. Mort. Antopsie.

La tumeur hématique peut être formée dans l'abdomen : 1º par trois lobes : un médian petit et deux latéraux plus volumineux ; 2º par un seul lobe latéral situé à gauche ou à droite ; 3º par un gros lobe médian et symétrique. Cette dernière forme est, pour ainsi dire, propre à la variété métrorrhagique de l'hématocèle, ne résultant pas d'un défaut d'excrétion. Déformation du vagin. Position du col utérin. Déformation du rectum.

Consistance de cette tumeur. Difficulté de distinguer cette consistance toute particulière de celle que donne un kyste purulent. Succession des modifications de la tumeur hématique, qui se révèlent par des sensations différentes au toucher vaginal. Augmentation subite que présente la tumeur hématique, lorsqu'à l'époque menstruelle suivante, l'excrétion n'a pas lieu.

Observ. de M. Fenerly : Suppression brusque des règles. Premiers accidents. Deux ans après, accidents semblables. Nouveau trouble de la menstruation, nouveaux accidents. Hématocèle. Six mois après, avant la résolution du premier épanchement, nouvelle irruption de sang dans l'abdomen. Evacuation spontanée de sang par le vagin et par le rectum. Guérison.

L'évacuation spontanée de la collection hématique par le rectum et par le vagin peut être suivie de la guérison. Mais celle-ci est parfois retardée par une rectite dysentériforme qui se manifeste surtout lorsque le kyste sanguin a été le siége d'un travail inflammatoire assez intense pour que ces accidents aient une grande ressemblance avec ceux qui caractérisent les phlegmons de la fosse iliaque.

L'inflammation des kystes sanguins peut entraîner la mort par suite d'une consomption purulente. L'inflammation des ces kystes sanguins semble pouvoir déterminer des phlegmons de la fosse iliaque.

IV

DIAGNOSTIC DES RÉTENTIONS MENSTRUELLES.

Diagnostic différentiel de la rétention menstruelle et d'une pelvi-péritonite se rattachant à l'établissement difficile de la fonction menstruelle. Les meilleurs éléments du diagnostic de la rétention menstruelle, consistent dans la régularité du retour mensuellement périodique, de douleurs expulsives, chez une jeune fille qui offre tous les attributs de la puberté confirmée.

Diagnostic différentiel des premières périodes de la rétention menstruelle et d'une grossesse commençante. Il est souvent très-difficile : on se fondera pour l'établir surtout sur le retour, la durée et l'intensité des accidents dysménorrhéiques.

Diagnostic différentiel de la rétention menstruelle et de l'état morbide de la trompe ou de l'ovaire, qui succède à une suppression de la sécrétion menstruelle, sans retentissement marqué sur le péritoine. Ce diagnostic est extrêmement difficile et peu utile au point de vue du traitement.

Diagnostic différentiel de la métrorrhagie qui se produit dans les dernières périodes de la rétention et des pertes symptomatiques d'un avortement.

Diagnostic différentiel de l'hématocèle et du cancer utérin. Difficulté de ce diagnostic.

Diagnostic différentiel de l'hématocèle et des tumeurs fibreuses. Difficulté de ce diognostic.

Diagnostic différentiel de l'hématocèle et des kystes de l'ovaire.

Difficulté de distinguer les hématocèles et les grossesses extra–utérines et parfois de les distinguer d'autres maladies, parce que la péritonite peut prendre le masque du choléra ou semble être le résultat d'une perforation intestinale.

Diagnostic différentiel de l'hématocèle et des kystes hydatiques de l'excavation pelvienne.

Je ne donne, à propos du diagnostic, que le programme des nombreuses questions à résoudre, en présence de faits qui se rencontrent, sinon journellement, du moins assez fréquement dans la pratique. Il importe que ceux qui débutent réfléchissent de bonne heure à toutes ces questions ; et qu'ils s'attachent à y répondre eux-mêmes, en s'aidant de leurs lectures et des leçons de leurs maîtres.

V

TRAITEMENT.

Dans les deux premières espèces de rétentions menstruelles, la première chose à faire c'est de supprimer l'obstacle à l'écoulement sanguin. Mais cette opération, alors même qu'elle est très-simple, peut être funeste par ses conséquences. Aussi importe-t-il au plus haut degré de la faire au moment du plus grand état d'inertie des organes sexuels, c'est-à-dire huit à dix jours après l'époque menstruelle.

Il importe aussi de ne faire qu'une très-petite ponction avec un trocart muni d'une baudruche.

Dans le cas d'absence du vagin, le procédé par décollement d'Amussat est celui qu'il faut préférer. La ponction par le rectum doit être rejetée.

On ne doit pas employer l'hystéromètre dans les atrésies.

Dans le cas de congestion avec engorgement du col : application de sangsues sur le col ; puis emménagogues tels que armoise, absinthe, rue, sabine, safran. L'ergot de seigle provoque de trop vives douleurs. Antispasmodiques.

Opérations dans le cas de productions organiques du col.

Traitement des catarrhes de l'utérus et des dysménorrhées nerveuses.

Quand l'interruption brusque des règles a déterminé un péritonite, il faut immédiatement avoir recours à des sangsues.

Traitement des vomissements incoercibles par l'opium, à haute dose, la belladone ou la strychnine. Vésicatoires épispastiques.

On ne doit avoir recours à la ponction du kyste hématique que lorsqu'il est devenu le siége d'un état inflammatoire grave qui compromet l'existence. A toute autre période elle doit être rejetée à cause des dangers qu'elle présente. On doit y renoncer, surtout dans les cas d'hématocèle symptomatique d'oblitération congénitale ou acquise de l'ostium uterinum, dans lesquels on ne peut faire que de la médecine de symptômes. (Voy. *Clinique médicale sur les maladies des Femmes*, par Gustave Bernutz et Ernest Goupil. Paris 1860. Tome 1, p. 1-345.) (*Note du Trad.*)

LEÇON IV

DE LA MENSTRUATION ET DE SES TROUBLES

Continuation de *l'aménorrhée*. — Suppression des règles. — Leur cessation prématurée.
Irrégularités qui précèdent la fin de cette fonction. Causes variées qui suspendent les
règles. — Traitement. — *Ménorrhagie*. Ses deux principales causes : elle est, 1° constitutionnelle, 2° locale. — Exemples de ces deux cas. — Traitement de ces deux sortes de cas. — Précautions générales. — Cas qui demandent des moyens antiphlogistiques. — Cas qui demandent des toniques et des astringents. — Remèdes locaux. —
Conditions qui exigent le tamponnement et les injections intra-utérines.

Dans la dernière leçon, nous avons entrepris l'étude de ces cas
dans lesquels l'écoulement menstruel ne s'est jamais montré. Une
autre classe non moins importante nous reste à examiner; elle comprend les cas dans lesquels la menstruation a été interrompue ou
supprimée.

Il serait hors de propos ici de passer en revue toutes les circonstances variables qui peuvent produire la suppression des règles ou
amener leur cessation complète, car un grand nombre de désordres
constitutionnels et de maladies locales conduisent à ce résultat.
J'ai déjà fait allusion à la remarquable influence que la phthisie, aux
phases avancées de son évolution, exerce sur les règles qu'elle finit
par supprimer. Beaucoup d'autres maladies cachectiques agissent
de la même manière sur la fonction menstruelle. Les inflammations
graves de l'utérus et de l'ovaire, diverses formes de dégénérescence
des ovaires, les tumeurs de la matrice peuvent suspendre pendant
plusieurs mois la menstruation et même l'arrêter définitivement
plusieurs années, avant que le pouvoir sexuel, par le cours naturel
des choses, soit arrivé au terme de son activité.

Mais, outre ces cas, où une cause bien définie produit l'arrêt ou la
cessation du flux menstruel, on en rencontre quelquefois d'autres

dans lesquels ces résultats paraissent provenir d'une sénilité prématurée. Ces faits ne sont pas sans analogie avec ceux qui se rattachent à un établissement tardif de la puberté. Ainsi, tandis que la durée moyenne de la fonction menstruelle est de trente années environ, et que l'époque de sa cessation, dans la majorité des cas, a lieu vers quarante-cinq ans ou un peu après, nous la voyons quelquefois ne se continuer que pendant dix ans, cesser avant l'âge de trente ans, et cela, sans qu'aucune circonstance particulière puisse nous donner la raison d'une déviation aussi grande de la règle ordinaire[1].

A tout prendre, l'époque de la cessation du flux menstruel est, je le soupçonne, d'une importance assez médiocre. De même qu'on voit quelques personnes de notre sexe conserver leur vigueur sexuelle jusqu'à un âge très-avancé, tandis que, chez d'autres, elle s'affaiblit rapidement ou devient languissante ; de même, il y a des femmes qui gardent longtemps ou perdent de bonne heure le pouvoir reproducteur, sans que leur santé soit meilleure dans un cas que dans l'autre[2].

Toutefois, il existe des faits dans lesquels la cessation permanente du flux menstruel s'accompagne du même état de santé et des mêmes conditions de débilité générale que la non-apparition des menstrues dont je vous ai déjà parlé ; il en résulte alors aussi cet ensemble de symptômes qui constituent la chlorose. Dans ces circonstances, le même traitement général, les mêmes remèdes chalybés qui conviennent à la jeune fille, trouvent leur application chez la femme âgée et ont généralement pour effet d'améliorer la santé et de ramener les règles. Quelquefois, il est vrai, bien que la santé s'amende sous l'action de moyens appropriés, les fonctions sexuelles ne se rétablissent jamais. Quoique ce résultat soit exceptionnel, il importe que vous en soyez avertis.

[1] Des tableaux faits avec soin, montrant la durée de la menstruation et l'âge à laquelle elle cesse, se trouvent dans Brierre de Boismont, *op. cit.*, p. 209-211 ; dans Whitehead's *Treatise on Sterility and Abortion*, in-8. London, 1847, p. 150 ; et dans l'ouvrage du docteur Tilt sur les maladies des femmes, in-8, 2ᵉ édit., etc. London 1853, p. 44-46. Mes propres observations s'accordent avec celles de ces observateurs, en montrant les grandes différences qui existent sous ce rapport entre plusieurs femmes placées en apparence dans les mêmes conditions de santé. Dans les cas qui me sont propres, l'âge auquel eut lieu la cessation des règles fut dans un cas 36 ans, 31 dans un autre et 58 pour la limite la plus reculée. Sa durée ne fut que de 8 ans chez une personne, et chez une autre elle se prolongea 38 ans. C'est la durée la plus longue que j'aie constatée. (*Note de l'Auteur.*)

[2] D'après M. Pétrequin la cessation des règles arrive de 40 à 50 ans pour la moitié des femmes ; de 40 à 45 pour un quart ; de 35 à 40 pour un huitième, de 50 à 55 pour un huitième. Il est des femmes qui cessent d'être menstruées à 21 ans ; d'autres dépassent 60 ans. M. Courty cite l'exemple d'une femme encore menstruée après 65 ans. Voici

Lorsque, sans être définitivement supprimée, la fonction menstruelle est suspendue pour quelque temps, il se manifeste plusieurs troubles constitutionnels. Au commencement de l'activité sexuelle et à l'approche de son terme, la menstruation est souvent irrégulière : dans un cas, parce que les organes n'ont pas atteint leur développement complet, et dans l'autre, parce qu'ils ont perdu graduellement leur puissance. Cette irrégularité de la menstruation, comme prélude de la suppression définitive, est un fait si commun que les femmes ont une expression vulgaire « le temps des écarts » (*dodging time*) pour désigner cette période. Je vous ai dit comment, dans le premier cas, vous devez surveiller la fonction et vous efforcer de rétablir par degrés son accomplissement régulier. Dans le second, vous devez concentrer votre attention sur la santé générale, sans chercher à surexciter l'activité d'organes qui ne donnent plus que quelques signes d'un pouvoir qui s'évanouit.

le tableau donné par ce dernier auteur. Il comprend les faits qu'il a observés et ceux qui lui ont été communiqués par M. Puech.

Ag de la ménopause chez 176 femmes de Montpellier.

Age.	Nombre de femmes.
28	1
29	1
32	1
33	2
34	5
35	3
36	2
37	3
38	6
39	4
40	10
41	4
42	11
43	6
44	12
45	25
46	7
47	11
48	9
49	10
50	20
51	6
52	11
53	3
54	1
55	1
60	1
Total.	176

L'irrégularité de la menstruation dans les cas ci-dessus mentionnés est un phénomène presque physiologique. Sa suppression se rattache à un grand nombre de causes, à la grossesse par exemple, chez une personne qui ne la soupçonne pas et vous demande votre avis. J'insiste sur cette cause pour vous rappeler que, dans tous les cas de suppression sans motif des règles, comme dans tous les cas de tumeur abdominale chez la femme, il faut songer à la possibilité d'une grossesse. Je ne veux pas dire par là que vous devez mettre en doute les affirmations de toutes les femmes, ou soupçonner leur chasteté; mais comme il est très-difficile de connaître l'histoire intime d'un grand nombre de vos malades, il ne faut pas que chez vous les sentiments respectueux de l'homme bien élevé vous fassent perdre de vue ce qu'il vous importe le plus de connaître comme médecin.

Indépendamment de la grossesse, les rapports sexuels suffisent à eux seuls assez souvent pour arrêter les règles pendant quelque temps, si bien que, chez des femmes récemment mariées, on croit durant deux ou trois mois à l'existence d'une grossesse, jusqu'à ce que le retour malencontreux des menstrues vienne dissiper cet espoir. Les excès vénériens produisent quelquefois un effet tout opposé et font naître des ménorrhagies. Il n'en est pas moins vrai que,

Age de la ménopause chez 206 femmes.

Age.	Nombre de femmes.
35	8
36	1
37	4
38	4
39	4
40	5
41	11
42	10
43	8
44	13
45	68
46	18
47	19
48	20
49	17
50	24
51	8
52	7
53	6
54	4
Total.	206

(Note du Trad.)

dans la grande majorité des cas, ils suppriment les règles, rendent leur retour irrégulier ou diminuent leur quantité[1].

Une impression brusque, soit qu'elle agisse localement sur les organes génitaux, comme l'application du froid à la vulve, soit qu'elle arrive par l'intermédiaire du système général, comme quand une personne qui a ses règles souffre du froid aux pieds, de l'exposition au froid et à l'humidité, est capable d'arrêter souvent le flux menstruel. En pareil cas, la suppression brusque de l'écoulement s'accompagne d'une douleur extrêmement vive dans la matrice et de tous les symptômes de la congestion et même quelquefois de l'inflammation utérine. L'esprit aussi réagit sur le corps; à chaque instant, nous en avons des exemples se rapportant à des fonctions qu'on serait en droit de croire le plus indépendantes de cette influence; ainsi un chagrin subit, la crainte, la colère, peuvent arrêter tout à coup l'écoulement menstruel[2].

Quelques variées que soient les causes de la suppression des règles, le traitement repose presque toujours sur des principes très-simples et qui embrassent la grande majorité des cas. Deux points doivent attirer spécialement l'attention : premièrement, il faut provoquer la fonction menstruelle; deuxièmement, faire en sorte que son rétablissement coïncide avec l'époque habituelle du retour des règles. Si un bain de siége chaud, un bain de vapeur dans le lit, un médicament cordial ou diaphorétique ne réussissent pas à ramener les menstrues, lorsqu'elles ont été tout à coup supprimées par le froid ou par toute autre cause, il faut attendre patiemment la période menstruelle suivante, à moins qu'il ne survienne des symptômes pressants qui annoncent une grande congestion ou inflammation de l'utérus et qui requièrent une ample déplétion sanguine locale, ou même la saignée et autres mesures actives, pour s'opposer à leur progrès.

[1] Voyez sur ce sujet les remarques de Parent-Duchâtelet, *De la prostitution dans la ville de Paris*, vol. I. p. 228.

[2] *Aménorrhée par causes psychiques*. Sous ce titre, M. le docteur Raciborski a publié, dans les *Archives de médecine* (année 1865, tome I, p. 529), un mémoire où il établit, en se fondant sur trois faits observés par lui, que de fortes préoccupations morales et une concentration incessante de l'esprit sur l'apparition ou la non-apparition des règles, peuvent produire l'aménorrhée. Les phénomènes psychiques, causes de cette espèce d'aménorrhée, se rapportent en général à la crainte ou au désir excessifs d'être enceinte. L'auteur fait remarquer avec raison que cette action réflexe de la pensée sur le fait matériel de l'ovulation est tout à fait analogue à l'impuissance qu'inflige à des hommes, même vigoureux, la crainte imaginaire de cette défaillance si bien décrite par Montaigne. (*Note du Trad.*)

Au retour de la période menstruelle subséquente, il faut pourvoir à l'accomplissement de la menstruation, en employant tous les moyens que je vous indiquais dans ma dernière leçon au sujet de l'aménorrhée. On ne saurait exagérer l'importance d'une pareille pratique, puisque beaucoup de cas de dysménorrhée habituelle se rattachent, sans aucun doute, à un état d'irritation chronique ou d'inflammation des ovaires, qui remonte probablement à quelque suppression accidentelle des règles. Si on néglige ces soins, le mal s'aggrave de plus en plus, à mesure que se succèdent les périodes menstruelles.

Je n'ai point le dessein de traiter trop minutieusement, et en pure perte pour vous, un sujet déjà connu. Aussi, dans ces considérations sur les troubles variés de la fonction menstruelle, il me suffira, sans entrer dans les détails qu'ils comportent, de mettre en relief les grands principes qui doivent diriger votre pratique dans le traitement de ces états morbides.

Ceci dit, laissons les cas où les règles ont été peu abondantes, supprimées, ou n'ont jamais paru, et passons à l'étude de ces désordres de la menstruation dont les caractères sont exactement opposés et qu'on désigne sous le nom de *ménorrhagie* ou menstruation excessive.

L'excès de la menstruation peut se manifester par l'abondance de l'écoulement, par sa longue durée et par la fréquence de ses retours. Vous verrez plus tard qu'il n'est point du tout indifférent de connaître sous quels modes s'accuse en premier lieu une menstruation surabondante, car, de ces variétés importantes, on peut parfois déduire simultanément la cause du mal et les moyens d'y remédier. Mais il faut se rappeler qu'il est rare qu'une menstruation excessive se prolonge sous une seule forme. Si la ménorrhagie n'est pas rapidement arrêtée, la malade verra ses règles devenir plus abondantes, plus longues et plus fréquentes.

On a multiplié sans besoin, et de plusieurs manières, les divisions et subdivisions de la ménorrhagie. La seule classification qui me semble réellement pratique est celle qui admet deux formes dépendant :

1° D'une cause qui réside dans la constitution générale ;

2° De quelque affection du système sexuel.

On ne doit jamais perdre de vue cette distinction dans la pratique, quoiqu'on rencontre rarement des exemples d'une ligne de démarcation aussi précise que celle que nous essayons d'introduire dans nos nosologies.

Il est peut-être bon de vous faire observer, avant d'en dire plus long sur la ménorrhagie, que toute hémorrhagie excessive provenant d'un utérus à l'état de vacuité, pendant la période de l'activité sexuelle, ne constitue pas nécessairement une ménorrhagie. Les femmes ont une grande tendance à considérer comme telle toutes les pertes de sang qui surviennent durant cette période, et les praticiens eux-mêmes commettent souvent une semblable méprise. La ménorrhagie est un excès de l'écoulement menstruel, une hémorrhagie surabondante dont la cause première provient de cette congestion des organes sexuels qui accompagne l'expulsion hors de l'ovaire d'un ovule arrivé à maturité. Je vous mentionnais hier ces raptus hémorrhagiques qui s'établissent sur la matrice, lorsque les règles ont été longtemps supprimées; ils peuvent soulager l'économie ou bien, par leur excès, mettre en danger la santé des malades, sans avoir plus de rapport avec la fonction dont la menstruation est le signe, que les hémorrhagies de l'intestin ou les flux hémorrhoïdaux. Par la même raison une malade peut périr d'une perte de sang causée par un cancer, une polype, une tumeur fibreuse de la matrice, sans que cette hémorrhagie constitue une ménorrhagie réelle.

Toutefois, dans ces cas, la distinction que je signale, n'est pas toujours facile à établir; car les débuts d'une maladie interne peuvent trahir leur existence par une congestion excessive du système sexuel accompagnée d'une perte de sang considérable à l'époque menstruelle ; mais il arrive, à une période plus avancée de la maladie, que la perte se manifeste en tout temps et sans l'intervention spéciale de l'excitation ovarique. Je n'ai pas besoin de dire que cette distinction, bien qu'elle ne soit pas toujours possible, n'en est pas moins d'une grande utilité.

Revenons à notre sujet[1]. Nous avons établi que la *ménorrhagie*

---

[1] La menstruation prématurée, *menstruatio præcox*, a été regardée par quelques écrivains comme une forme de la ménorrhagie. Je ne m'en suis point occupé, parce que la puberté précoce, dans l'un ou l'autre sexe, concerne les physiologistes plutôt que les médecins. Deux remarques trouvent ici leur place naturelle. Premièrement, ces cas dans lesquels le système sexuel n'a été poussé à une activité prématurée que par diverses violences physiques ou morales, ne sont pas des exemples exactement vrais de puberté précoce ; en second lieu, il en est de même dans tous ces cas où le flux sanguin des organes sexuels s'est montré deux fois ou plus souvent chez des enfants, ou des petites filles très-jeunes. Les cas vrais de puberté précoce, ceux dans lesquels tous le corps a subi de très-bonne

dépendait quelquefois de *causes qui agissaient par l'intermédiaire du système général*. Comme exemple, je puis vous citer le cas d'une veuve de quarante ans à peu près, que je soignais, il y a quelques années ; cette dame passait tous les ans deux ou trois mois consécutifs dans notre contrée, et habitait le reste de l'année dans une partie très-humide de l'Irlande. Tant qu'elle restait ici, la menstruation paraissait aux époques régulières et en quantité normale ; mais, durant deux ou trois années, son retour en Irlande fut suivi de flux sanguins excessivement abondants à chaque période menstruelle, et d'une durée au moins deux fois aussi longue que d'habitude. Quelques jours passés en Angleterre suffisaient pour faire disparaître ces symptômes. Comment agissait dans ce cas le changement de climat, c'est ce qu'il ne nous est pas possible de dire, bien qu'il ne soit pas très-rare de rencontrer des exemples analogues d'une modification des fonctions utérines produite par certaines localités.

On trouve des cas dans lesquels ces altérations du sang, qu'une chimie élémentaire peut facilement faire découvrir, paraissent être la cause excitante de la ménorrhagie. Ainsi, dans les cas de dégénérescence granuleuse des reins, la ménorrhagie est loin d'être un fait rare. Le sang altéré, appauvri, paraît alors s'échapper avec plus de facilité des vaisseaux de l'utérus, lorsqu'ils se congestionnent au retour de la période menstruelle. J'ai devers moi trois ou quatre cas de maladie supposée de l'utérus dans lesquels l'examen le plus attentif ne put faire découvrir aucune lésion locale capable d'expliquer la menstruation surabondante ; mais on constata que les urines contenaient une forte proportion d'albumine. Ces faits doivent vous faire comprendre combien il est opportun d'examiner les urines, même quand aucun symptôme ne peut faire supposer l'existence d'une maladie rénale. Rappelez-vous donc que le tube à expérience

heure dans l'enfance, les changements variés qui ne surviennent habituellement que beaucoup plus tard, et annoncent que la femme se forme, sont beaucoup moins communs que ne le feraient supposer les nombreux exemples de pareils faits dans les livres de médecine. On trouvera une critique très-judicieuse de plusieurs de ces cas précoces dans Nægele *Abhandlungen* etc. *aus dem Gebiete der Krankheiten des weiblichen Geschlechtes,* in-8, *Mainz,* 1812, p. 312-528. De nombreux exemples, dont plusieurs d'une authenticité douteuse, existent dans *Meissner Frauenkrankheiten,* vol. II, in-8. Leipzig, 1845, p. 725-739, et dans Busch : *Das Geschlechtsleben des Weibes,* v. IV, in-8, Leipzig, 1843 p. 459-465. Enfin on trouvera un cas très-intéressant, avec de bonnes remarques sur quelques histoires antérieures de menstruation prématurée, dans un petit traité de 47 pages du docteur Reuter, *Ueber die præcocität der Menstruation,* in-8, Wiesbaden, 1846.

(Note de l'Auteur).

vous servira quelquefois à tirer au net un cas obscur de maladie présumée de l'utérus. Vous ne devez pas être des spécialistes ; et, quoique le hasard vous conduise peut-être à vous occuper plus particulièrement de certaines classes de maladies, restez avant tout médecins. Plus vous apprécierez sainement l'influence que les désordres d'une partie exercent sur les fonctions d'une autre, plus vous serez en état, dans votre pratique, de diriger convenablement et avec succès le traitement des affections locales.

Les cas de ménorrhagie, qu'on rencontre si fréquemment au déclin de l'activité sexuelle, sont tous à peu près de même nature : on y voit une disposition générale à la pléthore des vaisseaux de l'abdomen, un foie paresseux, des intestins constipés et une menstruation irrégulière dans ses retours, qui devance ses périodes normales et devient souvent d'une excessive abondance. De pareilles hémorrhagies ne sont pas nécessairement menstruelles ; cependant elles se produisent en général de préférence au moment ou très-près de l'époque de la congestion périodique de l'utérus; il en résulte que le flux de sang morbide se détermine plus volontiers sur la matrice que sur tout autre organe.

La tendance à l'hémorrhagie se manifeste fréquemment dans certaines conditions de débilité, et c'est avec raison qu'on considère les modifications du sang et son appauvrissement comme une cause de faiblesse générale et d'accident local. Chez les femmes dont les forces et le sang ont été épuisés par une lactation prolongée, la réapparition des règles survient souvent avec une abondance anormale et telle parfois, qu'il en résulte une véritable ménorrhagie ; ou bien la longue durée de l'écoulement devient aussi préjudiciable à la malade que son excès. C'est là un autre exemple de ménorrhagie constitutionnelle.

Ces cas se rencontrent si fréquemment et leur interprétation cause une si grande perplexité au médecin, qu'il est important de les signaler d'une façon spéciale. Une femme a atteint la période à laquelle il est ordinaire que la menstruation cesse. Elle s'aperçoit que ses règles, sans qu'elle sache à quoi l'attribuer, deviennent plus profuses que d'habitude ; elles sont plus copieuses, plus longues, plus fréquentes qu'auparavant, et, bien qu'il n'existe ni douleur, ni leucorrhée muqueuse ou purulente, un écoulement séro-sanguinolent s'établit d'une manière continue dans l'intervalle des époques, ou se reproduit sous l'influence de la plus petite fatigue.

L'absence de tout autre trouble local conduit souvent la malade à différer le traitement pendant plusieurs mois ; elle espère que ces troubles disparaîtront avec la cessation spontanée des règles; mais, à la longue, la faiblesse qui croît de jour en jour, la dyspnée au moindre exercice, le gonflement des malléoles, les mauvaises digestions l'obligent à demander secours contre des accidents qu'elle a de la peine encore à rattacher à cet écoulement non interrompu de sang. De pareilles malades, après de longs délais, se présentent enfin à la consultation de l'hôpital ou dans le cabinet du médecin, avec un aspect fatigué, un teint pâle et jaunâtre qui font soupçonner au premier abord l'existence d'une maladie de mauvaise nature. Cette crainte est accrue par ce fait que la perte a quelquefois une odeur fétide, circonstance qui n'est pas rare dans les cas d'hémorrhagie prolongée, si le sang n'est pas expulsé du vagin par de fréquentes injections. Et puis, toutes les fois qu'une ménorrhagie sans cause appréciable survient à une époque avancée de la vie, il est naturel de songer à l'existence probable d'un cancer ou à la présence de ces petites tumeurs fibreuses ou polypes qui sont une cause si fréquente d'hémorrhagie. Néanmoins, dans ces cas spéciaux, il n'existe point de maladie de l'utérus, quoique l'écoulement continu dont cet organe est le siége puisse déterminer un accroissement de ses dimensions. Mais souvent aussi la matrice n'est pas plus grosse qu'à l'état normal ; elle n'est pas indurée ; elle paraît saine à tous égards et on ne sait comment concilier des désordres fonctionnels aussi graves avec une absence aussi complète de toute lésion locale.

Dans les cas dont je m'occupe, le système sexuel n'est pas sans doute la cause première du mal ; mais cependant les troubles sérieux de ses fonctions ne peuvent point survenir, ni surtout se répéter avec cette fréquence, sans être accompagnés de quelques signes de souffrance utérine. Une sensation de pesanteur dans le bassin, des efforts d'expulsion, des douleurs sympathiques dans le dos, nous disent clairement que l'utérus est plus lourd qu'à l'état normal, et que ses vaisseaux, par le fait d'une congestion habituelle, sont surchargés de sang. Le flux muqueux qui persiste dans l'intervalle des époques est aussi l'effet de cette même condition morbide qui s'accroît à chaque retour périodique de l'excitation ovarique et se traduit, en définitive, par une perte plus ou moins abondante. Cet effort menstruel qui se reproduit tous les vingt-huit jours, ne laisse pas à l'utérus hypérémié le temps de revenir à son état normal dans l'intervalle de chaque époque. A peine le sang a-t-il cessé de couler qu'il est encore déterminé vers la matrice par une nouvelle excitation de l'ovaire. Il en résulte que le tissu de l'organe devient lâche, que ses vaisseaux dilatés de plus en plus par la répétition des mouvements congestifs sont de plus en plus aptes à laisser échapper le sang, jusqu'à ce que, à la longue, la continuité de la perte s'étant établie, la menstruation ne s'accuse plus que par une hémorrhagie plus abondante que celle qui persiste dans l'intervalle des époques. L'influence de l'habitude, dont je vous parlais à propos de l'aménorrhée, n'est pas moins active dans les cas de ménorrhagie, et c'est elle qui tend à la perpétuer et à la rendre plus difficile à guérir, longtemps après que les causes qui l'avaient originairement produite ont cessé d'agir.

Quelques préceptes applicables à la pratique peuvent se déduire de ce que nous avons déjà dit :

1° Importance de déterminer si la cause de la ménorrhagie se rattache à un état morbide de toute l'économie ou des organes sexuels.

2° Nécessité de se souvenir que la maladie, même lorsqu'elle dépend d'une cause constitutionnelle, s'accompagne de certains troubles locaux qui peuvent persister plus ou moins longtemps, malgré la disparition de la cause première des accidents.

3° Et, comme corollaire des deux propositions précédentes, importance, dans les cas de ménorrhagie prolongée, d'un examen attentif, pour s'assurer de la présence et de l'absence d'une maladie locale, et cela le plus tôt possible, parce que les premières phases des maladies organiques de l'utérus, non-seulement s'accompagnent fréquemment de ménorrhagie, mais ne présentent quelquefois aucun autre symptôme.

Il existe une *seconde* classe de cas dans lesquels la *ménorrhagie est le résultat d'une cause qui agit directement sur le système sexuel.* Nous rencontrons quelquefois des exemples de phénomènes qu'on doit attribuer avec toute vraisemblance à une susceptibilité du système sexuel : ainsi, une excitation subite, bien que n'ayant aucun rapport avec les fonctions sexuelles, sera suivie parfois d'une hémorrhagie qui ne durera peut-être que quelques heures ou un jour, mais qui quelquefois aussi se continuera plus longtemps et se convertira en une ménorrhagie régulière. Chez les malades sujettes à cet accident, la menstruation est presque toujours très-abondante. Un semblable résultat est produit par des causes qui agissent directement sur le système sexuel. Le stimulant insolite provenant des rapports sexuels exagérés peut provoquer des règles en excès, comme il conduit parfois à leur suppression. La menstruation dans ces cas continue généralement à prendre une périodicité régulière dans ses retours ; mais elle dure chaque fois plus longtemps que d'habitude. L'abstention de rapports sexuels pendant toute la durée d'une révolution menstruelle, leur usage modéré plus tard, sont presque toujours suivis du retour de la menstruation à son état physiologique. Plus difficiles à guérir sont les cas dans lesquels, soit pour une cause, soit pour une autre, le mariage est stérile ; et en particulier ceux dans lesquels la disparité des années ou une faiblesse constitutionnelle du mari ne permettent pas que l'acte s'accomplisse parfaitement. En pareil cas, une espèce d'irritation chronique de l'ovaire et de congestion chronique de la matrice s'établissent et conduisent graduellement à un degré plus ou moins prononcé d'hypertrophie du tissu utérin et à une hémorrhagie profuse de sa membrane interne. Il n'est pas rare aussi de voir, chez les prostituées, des ménorrhagies provenant d'une surexcitation constante de leurs organes sexuels ; leur guérison est presque impossible, si on ne les fait renoncer complétement à leurs habitudes.

Les causes locales qui peuvent donner naissance à la ménorrhagie sont multiples. Tout ce qui produit une excitation insolite de l'ovaire, une congestion anormale de l'utérus peut devenir l'occasion d'un pareil accident. Il en est de même des circonstances qui rendent la matrice plus volumineuse, sa texture plus lâche, ses vaisseaux plus larges. L'exercice prématuré après la délivrance est souvent suivi d'hémorrhagie. Quand on n'arrête pas promptement cette hémorrhagie par des moyens convenables et qu'on ne prend pas toutes les précautions pour prévenir son retour, elle revêt bientôt le type menstruel et devient d'une abondance excessive ; car les changements qui se produisent dans l'organe par le fait de son involution sont encore incomplets, et le contingent sanguin des vaisseaux de l'utérus est beaucoup plus considérable qu'il ne le serait si la menstruation n'était revenue qu'au bout du laps de temps qui s'écoule ordinairement après la délivrance. C'est à une semblable cause, c'est-à-dire l'absence de précautions convenables, qu'il faut attribuer la ménorrhagie qui se manifeste à la première apparition des règles après une fausse couche. Aussi, pour vous le dire en passant, ne manquez jamais d'inculquer dans l'esprit de vos malades la nécessité impérieuse de ces précautions qui leur paraissent exagérées. Cet état congestif de la matrice persiste quelquefois lontemps après la délivrance ou l'avortement qui l'ont produit. Chez les personnes d'une faible constitution, il existe, même indépendamment de toute cause appréciable, et à un degré si considérable, qu'avec la sonde utérine on peut constater que, dans certains cas, la longueur de la cavité utérine va jusqu'à augmenter d'un demi-pouce, dans l'intervalle d'une seule semaine. Cet état de relâchement du tissu de la matrice accompagne fréquemment les granulations, les érosions, les ulcérations de l'orifice utérin, lésions locales qui, bien que peu importantes, entretiennent cependant un état de congestion habituelle dans la matrice, et placent toujours cet organe dans l'imminence de la ménorrhagie.

On peut encore énumérer d'autres causes d'une menstruation excessive, telles que les coups ou même les violences infligées à l'utérus pendant la période menstruelle. Les déplacements de cet organe, la rétroflexion et l'antéflexion sont souvent compliqués de ménorrhagie, et les diverses maladies organiques, polypes, tumeurs fibreuses ou cancer, qui produisent parfois des hémorrhagies excessives, peuvent manifester leur existence, au début, par une surabondance de l'écoulement sanguin à chaque retour de l'époque menstruelle. L'inflammation de l'utérus, spécialement, je crois, celle de sa membrane interne, a pour effet, dans beaucoup de cas, de provoquer la ménorrhagie, non pas une fois mais plusieurs, et de la rendre habituelle. On a avancé que souvent les ménorrhagies opiniâtres dépendaient d'un état morbide de la muqueuse utérine devenue le siége de toutes petites granulations polypiformes[1], qu'il était indispensable d'enlever par le grattage pour guérir les malades. Il est hors de doute que la fréquence de ces granulations a été grandement exagérée ; leur existence n'est pas mentionnée par Pichard dans ses tableaux qui comprennent l'examen de

---

[1] Cet état a été décrit pour la première fois par Récamier dans le *Journal de chirurgie*, 1843. M. Nonat, qui a embrassé les opinions de Récamier et adopté sa pratique, donne une esquisse historique à ce sujet (page 193 de son *Traité des maladies de l'utérus*, in-8, Paris, 1860.)(*Note de l'Auteur.*)

800 utérus[1]; Rokitansky n'y fait pas allusion et je n'en ai rencontré aucun cas dans les 70 utérus que j'ai examinés attentivement depuis quelques années, à St-Bartholomew's Hospital. On ne peut pas douter cependant de leur existence et de l'identité de leur structure avec celle de la membrane muqueuse utérine elle-même[2]. Mais comme on les a rencontrées dans l'utérus des femmes qui n'avaient jamais souffert d'aucune hémorrhagie, il ne paraît pas démontré d'une manière évidente qu'elles soient en connexion étroite avec la ménorrhagie, ni que la ménorrhagie, quand elle les accompagne, puisse se distinguer par aucun caractère particulier. Cette assertion, qu'il est possible de s'assurer de leur présence en explorant avec la curette la cavité utérine, est agréablement tournée en ridicule par M. Aran[3] qui critique en même temps les manœuvres dangereuses qu'on a essayé de justifier par la prétendue existence de cette lésion, et que je me contenterai de mettre en regard d'une condition pathologique qui est en elle-même d'une médiocre importance.

Diverses affections des ovaires s'accompagnent de ménorrhagie; les déplacements de ces organes, leur inflammation, plus rarement leurs dégérescences peuvent se manifester par des règles fréquentes et profuses. Comme, plus tard, nous aurons à nous occuper en particulier de ces dernières causes de ménorrhagie, ainsi que des différentes affections de l'utérus qui lui donnent également lieu, nous n'en parlerons pas aujourd'hui plus longuement[4].

[1] Ces tableaux sont annexés à son livre, *Des abus de la cautérisation dans les maladies de la matrice*, Paris, in-8, 1846. (*Note de l'Auteur.*)

[2] Voir la description de leur structure microscopique par M. Robin, dans les *Archives de médecine*, 1847, vol XVII, p. 44. (*Note de l'Auteur.*)

[3] *Leçons sur les maladies de l'utérus*, in-8, Paris, 1858, p. 475. « Comment, dit-il, ils prétendent reconnaître avec la curette, c'est-à-dire au bout d'une tige longue d'un pied, l'existence de ces fongosités qui mesurent 5 ou 4 millimètres en tous sens, et qui font à peine une saillie de 1 millimètre ou 2, à la surface de la membrane muqueuse, de ces fongosités extrêmement molles et qui se continuent d'ailleurs sans ligne de démarcation précise avec la membrane muqueuse saine! » (*Note de l'Auteur.*)

[4] M. le docteur Duval a publié dans la *Gazette des hôpitaux*, année 1866, p. 239 et 304, un mémoire sur les *Métrorrhagies chez les femmes chargées d'embonpoint*. Il serait assez commun, d'après lui, de rencontrer des femmes mariées ou non mariées dont les fonctions utérines se troublent à mesure que l'embonpoint survient. Leurs règles cessent quelquefois complétement de paraître; puis, il succède à ces perturbations des pertes utérines continues, et cela sans maladie appréciable de l'organe utérin. — Ces femmes très-grasses sont en général d'un tempérament lymphatique, d'une constitution faible, d'un sang très-aqueux et très-pauvre en globules rouges. Les indications semblent donc être les mêmes que chez les femmes atteintes de chloro-anémie. Cependant les toniques, les ferrugineux, les astringents ne viennent qu'en seconde ligne. Il

Avant d'entrer dans des considérations relatives au traitement de la ménorrhagie, il est presque superflu de faire remarquer qu'il est loin d'être uniforme, mais qu'il diffère suivant les cas presque autant que les causes variées qui produisent la perte de sang.

Cependant, quel que soit le fait qui se présente, nous avons à remplir deux indications dont, tantôt l'une, tantôt l'autre est la plus urgente, à savoir : arrêter l'hémorrhagie présente, et éloigner la cause qui l'a produite. Les principes qui dirigent nos efforts dans l'accomplissement de cette seconde tâche sont trop clairs pour qu'il soit nécessaire d'y insister longuement. Chez ces malades, par exemple, dont la ménorrhagie n'est que le signe et la conséquence d'une débilité générale, les remèdes toniques, les préparations ferrugineuses qui fortifient la santé et enrichissent la composition du sang, auront par eux-mêmes une toute-puissante action pour arrêter l'excès du sang qui s'écoule à chaque période menstruelle. Il arrive aussi chez quelques malades que la menstruation est excessive, relativement à leurs forces et non point d'une manière absolue, comme l'indique la quantité de sang qui ne dépasse pas celle que les femmes perdent en général à chaque époque. Cette circonstance se présente assez fréquemment chez les femmes dont les règles reviennent pendant la lactation : il suffit alors de sevrer l'enfant et d'administrer quelques toniques simples pour guérir les malades. Moins dociles au traitement se montrent ces cas dans lesquels l'altération du sang dépend de quelque cause profonde, d'une dégénérescence granuleuse des reins, par exemple ; et pourtant, en pareil cas, il est de toute évidence que nous ne devons nous inquiéter d'autre chose que de la pure suppression de l'hémorrhagie présente.

La perte du sang qui est en connexion avec un état de pléthore générale des vaisseaux de l'abdomen indiquant une tendance hémorrhoïdale, avec la paresse du foie et la constipation si communes au déclin de l'activité sexuelle, réclame moins les remèdes dont l'effet immédiat est la suppression de l'écoulement sanguin, que les moyens

---

faut d'abord soumettre rigoureusement ces malades à un régime propre à diminuer l'obésité, c'est-à-dire leur faire manger beaucoup de viande, très-peu de légumes et surtout les condamner à boire le moins possible ; on les purge aussi de temps en temps avec de la scammonée. — Sous l'influence de ce traitement, l'embonpoint diminue rapidement, et, à mesure qu'il diminue, les fonctions menstruelles se rétablissent. M. Dancel attribue ces métrorrhagies à la pléthore séreuse inséparable de la polysarcie dans l'espèce humaine comme chez les animaux. (*Note du Trad.*)

qui peuvent arriver à ce but par une voie indirecte. Dans ces cas, un régime bien réglé et dont on aura soin de bannir tout stimulant, la liberté du ventre soigneusement entretenue avec de petites doses de sels apéritifs, tels que le sulfate de magnésie, le nitrate de potasse et de soude ou des eaux minérales apéritives comme celle de Pullna, manqueront rarement de produire d'heureux résultats, si on persévère dans cette pratique pendant plusieurs semaines. Ici, aussi bien que chez les femmes plus jeunes dont les règles, par le fait d'un état pléthorique et d'une indolence de l'intestin, deviennent de mois en mois plus abondantes, un purgatif énergique pris le jour qui précède l'arrivée présumée des menstrues, est souvent d'une efficacité remarquable pour réprimer l'excès de l'écoulement sanguin.

Mais il y a beaucoup de faits dans lesquels les organes sexuels eux-mêmes sont la cause immédiate de la ménorrhagie ; ou bien les changements qu'ils subissent contribuent dans une grande mesure à la perpétuer et à l'aggraver. Dans toutes les formes les plus importantes des maladies de l'utérus et des ovaires, la ménorrhagie n'est qu'un de ces nombreux symptômes qui peuvent, chacun à leur tour, réclamer notre vigilance ou nécessiter notre intervention. Le recours empirique aux moyens propres à arrêter l'hémorrhagie pourrait alors être déplacé ou inutile. Et, de même qu'il faut dans quelques cas tenir compte surtout de l'état particulier de la constitution, de même il en est d'autres où nos investigations doivent déterminer d'une manière précise les caractères de la lésion locale.

Sans entrer aujourd'hui dans des détails qui nous prendraient beaucoup de temps et seraient nécessairement incomplets, je veux m'efforcer de vous donner quelques règles générales applicables aux cas de ménorrhagie en général, et vous indiquer la direction à suivre, quand l'abondance du flux sanguin, sa persistance, ou la santé des malades exigent que des mesures décisives soient prises pour arrêter l'hémorrhagie.

Au milieu de cette grande variété de circonstances, il y a certaines précautions auxquelles l'aptitude constatée de certaines femmes à la ménorrhagie doit vous conduire à penser, au retour de chaque période menstruelle. En premier lieu, il faut citer la position horizontale qui sera strictement gardée depuis le début de l'écoulement sanguin et pendant toute sa durée, jusqu'à ce qu'il ait entièrement cessé. Si on a soin, en outre, à l'approche de l'époque menstruelle, d'exonérer les intestins pour prévenir la congestion des viscères du bassin, on sera surpris de voir combien de cas de ménorrhagie opiniâtre sont améliorés en peu de temps et avec quelle facilité l'hémorrhagie est ramenée à ses limites normales, bien que des remèdes de toute sorte eussent été depuis longtemps employés sans succès. Mais, pour réussir, il est nécessaire que ces précautions soient répétées à deux ou trois époques successives, et qu'ensuite le retour de chaque menstruation soit surveillé avec plus de soin que ne le font habituellement la plupart des femmes.

Ces mesures préventives sont également applicables à toutes les formes de ménorrhagie. Mais, à d'autres égards, la conduite à tenir diffère complétement suivant que l'hémorrhagie revêt un caractère actif ou passif. Dans ce dernier cas, nous employons les astringents à l'intérieur et sur place avec quelque chance de succès. Dans le premier, ces remèdes sont contre-indiqués et nous avons recours aux antiphlogistiques, en prenant pour mesure de leur énergie l'acuïté des symptômes.

Il existe une variété de menstruation excessive qui se rattache à un violent état de congestion utérine et même à une véritable inflammation de cet organe, et dans laquelle la perte de sang est accompagnée d'un mouvement général de réaction fébrile, d'une sensation très-pénible de pesanteur, de douleurs expulsives, d'une grande sensibilité abdominale et utérine, et de douleurs d'un caractère intermittent comme celles qui s'observent dans l'imminence d'une fausse couche et pendant les premières phases du travail. Ces symptômes auxquels quelques écrivains du continent ont donné le nom de *metritis hemorrhagica*, requièrent, pour leur soulagement aussi bien que pour la suppression de l'hémorrhagie, une saignée au bras ou l'application de sangsues sur la partie inférieure de l'abdomen, deux moyens qui seront bien plus efficaces, si on y a recours juste au commencement de la période menstruelle ou un et deux jours avant le début du flux sanguin. Il y a en outre des cas où les symptômes étant moins aigus, toute tentative pour arrêter le sang serait contre-indiquée. Tels sont tous ces exemples de ménorrhagie associée à un état de pléthore générale. La turgescence de la face, la plénitude du pouls, la douleur de tête, sont des phénomènes qui se produisent au commencement de la période menstruelle, s'atténuent graduellement à mesure que le sang s'écoule, de telle sorte que l'hémorrhagie paraîtrait presque salutaire, si elle n'avait de la tendance à devenir excessive et habituelle, et à persister long-temps après la cause qui l'a déterminée. En pareil cas, il faut user d'un traitement antiphlogistique modifié. On pourra donner, avec la presque certitude d'arrêter la perte, de petites doses de sulfate de magnésie avec de l'acide sulfurique dilué, de la teinture de jus-quiame, s'il existe de la douleur utérine, ou du nitrate de potasse avec de la teinture de digitale [1].

Les cas qui se présentent avec ces caractères d'acuïté, et qui re-quièrent des mesures antiphlogistiques dans leur traitement sont décidément exceptionnels. La ménorrhagie est plus communément unie à un état de débilité, et l'indication évidente, la plupart du temps, c'est d'arrêter l'écoulement aussi promptement et par des moyens aussi directs que possible. Aussi convient-il, dans tous les cas de ménorrhagie passive, surtout quand l'affection a été d'une longue durée, d'employer des remèdes astringents [2] tels que l'alun,

---

[1]

<table>
<tr><td colspan="2"></td><td colspan="2" align="center">N° 2.</td></tr>
<tr><td>℞ Magnesiæ sulfatis.</td><td>ʒv</td><td>℞ Sulfate de magnésie.</td><td>16 gr.</td></tr>
<tr><td>Acid. sulph. diluti.</td><td>ʒj</td><td>Acide sulf. dilué.</td><td>4</td></tr>
<tr><td>Tinct. hyosciami.</td><td>ʒij</td><td>Teinture de jusquiame</td><td>8</td></tr>
<tr><td>Aquæ cinnamomi.</td><td>ʒjss</td><td>Eau de cannelle.</td><td>45</td></tr>
<tr><td>Aquæ puræ.</td><td>ʒjiv</td><td>Eau pure.</td><td>120</td></tr>
<tr><td>M. ft. mist., cujus sumat chochl. ij ampla 4tâ quâque horâ.</td><td></td><td>M. En prendre 2 grandes cuillerées toutes les quatre heures.</td><td></td></tr>
</table>

N° 3.

<table>
<tr><td>℞ Potassæ nitratis.</td><td>ʒj</td><td>℞ Nitrate de potasse.</td><td>4 gr.</td></tr>
<tr><td>Tinct. digitalis.</td><td>♏ xl</td><td>Teinture de digitale.</td><td>40 gouttes</td></tr>
<tr><td>Sirupi limonum.</td><td>ʒiv</td><td>Sirop de limon.</td><td>16 gr.</td></tr>
<tr><td>Aquæ puræ.</td><td>ʒvss</td><td>Eau pure.</td><td>165 gr.</td></tr>
<tr><td>M. ft. mist., cujus sumat cochl. ij ampla 4tâ quâque horâ.</td><td></td><td>M. En prendre deux grandes cuillerées toutes les 4 heures. (Note du Trad.)</td><td></td></tr>
</table>

[2]

N° 4.

<table>
<tr><td>℞ Aluminis.</td><td>ʒjs</td><td>℞ Alun.</td><td>6 gr.</td></tr>
<tr><td>Solve in</td><td></td><td>Faites dissoudre dans</td><td></td></tr>
<tr><td>Aquæ puræ.</td><td>ʒv</td><td>Eau pure.</td><td>150</td></tr>
<tr><td>Adde :</td><td></td><td>Ajoutez :</td><td></td></tr>
<tr><td>Tinct. cinnamomi co. }
Sirupi papav. alb. } āā</td><td>ʒ iv</td><td>Teinture de cannelle }
composée }
Sirop de pavot blanc } āā</td><td>16</td></tr>
<tr><td>M. ft. mist., cujus sumat cochl. ij magna, tertiâ vel quartâ quâque horâ.</td><td></td><td>M. En prendre deux grandes cuillerées toutes les 3 ou 4 heures.</td><td></td></tr>
</table>

l'acide gallique, le plomb ou le matico, à partir du moment où l'écoulement commence, et de ne pas attendre pour les administrer que l'hémorrhagie soit devenue considérable. Des quatre médicaments que je viens de mentionner, l'acide gallique et le matico sont ceux en qui j'ai le plus de confiance. Je crois beaucoup moins à l'efficacité de l'acétate de plomb. Toutefois, je ne connais aucun indice spécial qui nous permette de juger d'avance que tel remède est plus apte que tel autre à obtenir l'amélioration voulue. J'ai coutume

Voici quelle est, d'après la Pharmacopée de Londres, la formule de la teinture de cannelle composée :

Cannelle contuse.	54 gr.
Cardamome écrasé.	15
Poivre long en poudre } āā	6
Gingembre coupé }	
Esprit faible.	500

(Note du Trad.)

N. 5.

℞ Acidi gallici.	gt xlviij	℞ Acide gallique.	48 gouttes
Sirupi simplicis.	ℨiv	Sirop simple.	16 gr.
Aquæ cimamomi.	ℨijss	Eau de cannelle.	75
Aquæ puræ.	ℨiij	Eau pure.	90

M. ft. mist., sumat cochl. ij. magnâ 4tâ quâque horâ. — M. Deux grandes cuillerées toutes les quatre heures.

N. 6.

℞ Plumbi acetatis.	ℨss	℞ Acétate de plomb.	2 gr.
Aceti distillati.	ℨij	Vinaigre distillé.	60
Tinct. opii.	♏ xx	Teinture d'opium.	20 gouttes
Sirupi papav. albi.	ℨiv	Sirop de pavot blanc.	16 gr.
Aquæ puræ, ad.	ℨvj	Eau pure.	180

M. ft. mist. sumat cochl. ij magnâ 4tâ quâque horâ. — M. Deux grandes cuillerées toutes les quatre heures.

N. 7.

℞ Fol. piperis angustifoliæ.	ℨss	℞ Matico.	15 gr.
(Matico.)			
Aquæ ferventis.	ℨvj	Eau bouillante.	190

Macera per horas ij et cola. — Faites macérer pendant deux heures et passez.

℞ Liquor colati.	ℨvss	℞ Colature.	165 gr.
Tinct. card. co.	ℨviv	Teinture de cannelle composée.	16

M. ft. mist. sumat cyathum vinosum 4tâ quâque horâ. — M. En prendre un verre à bordeaux toutes les quatre heures.

Notre système de posologie est beaucoup plus simple et plus rationnel que l'ancien, qui a été adopté par l'auteur et qui est tout à fait tombé en désuétude dans notre pays. Tout praticien qui a un peu l'habitude de formuler trouvera facilement des formules moins difficiles à retenir. *(Note du Trad.)*

de les employer successivement, afin que si l'un manque son effet, l'autre le produise.

L'ergot de seigle est employé par plusieurs praticiens dans les cas de ménorrhagie, non pas simplement à cause de son action sur l'utérus, mais aussi parce qu'on lui attribue une propriété styptique. J'avais pensé jusqu'ici qu'il n'a d'autre action pour arrêter l'hémorrhagie que celle qu'il exerce comme excitant de la contraction musculaire de la matrice. J'hésite maintenant à exprimer cette opinion avec autant de confiance qu'auparavant, car je l'ai vu dans plusieurs cas arrêter le sang sans produire aucune contraction sensible de l'utérus. Si l'on était toujours sûr d'avoir ce médicament à l'état frais, je crois qu'une infusion de ʒij (8 grammes) d'ergot dans ʒvi (180 grammes) d'eau bouillante, constituerait la préparation la plus active ; la plupart de ses extraits et de ses teintures dont on fait un usage si général me paraissant presque complétement inertes. Je n'ai pas expérimenté le principe essentiel de l'ergot (ergotine), mais je ne crois pas qu'il ait justifié les grandes espérances qu'avaient fondées sur lui les médecins français qui, les premiers, l'introduisirent dans la pratique. Tout récemment, je me suis occupé d'une nouvelle préparation d'ergot faite par M. Squire d'Oxford-Street ; je l'ai employée à la dose de mxx (20 gouttes) à ʒss (2 grammes) toutes les quatre ou six heures, et j'en ai obtenu de très-bons résultats. Dans la ménorrhagie de l'âge critique, dont je vous parlais il n'y a pas longtemps, cette préparation m'a paru jouir d'une efficacité spéciale, surtout combinée avec la teinture de sesquichlorure de fer[1]. Cette combinaison rend aussi de grands services dans les cas de menstruation excessive chez les femmes débilitées.

Il y a quelques années, les moyens thérapeutiques dirigés contre l'hémorrhagie utérine se sont enrichis d'un nouvel agent : c'est la digitale employée à hautes doses. La découverte de ses remarquables propriétés hémostatiques, indépendantes de l'influence in-

---

[1]

℞ Extracti Ergotæ liquidi . . . . . ʒij
  Glycerine purificati . . . . ʒiv
  Tinct. Ferri Sesquichloridi . . . ʒj
  Sirupi Zinziberis . . . . ʒiv
  Aquæ puræ ad . . . . ʒvi

M. ft. Mist., sumat cochl. ij amplà 6tà vel 4tâ quâque horâ.

N. 8.

℞ Extrait d'ergot liquide .　8 grammes.
  Glycérine purifiée . . .　16
  Teinture de sesquichlorure de fer . . . .　4
  Sirop de gingembre . .　16
  Eau pure . . . .　180

M. En prendre deux grandes cuillerées toutes les 6 ou 4 heures. (*Note du Trad.*)

directe qu'elle peut exercer par l'intermédiaire de la circulation générale, a été faite presque par hasard. Le docteur Robert Lee de St-George's Hospital et le docteur Dickinson, alors son aide en obstétrique, poursuivirent avec ardeur les premières expériences exécutées à ce sujet dans les salles de l'établissement et ils arrivèrent à cette conclusion que la digitale arrête la ménorrhagie en vertu d'une action directe sur le tissu musculaire de la matrice. A l'appui de cette opinion, le docteur Dickinson[1] rapporte que, durant la cessation de l'hémorrhagie, qui ne correspondait d'un façon constante avec aucun changement dans la fréquence et la force de la circulation, une douleur violente se faisait invariablement sentir dans la matrice après l'administration d'un forte dose d'infusion, et était rapidement suivie de l'expulsion d'un caillot de sang. Les mêmes effets se reproduisaient ordinairement après chaque dose. J'ai donné la digitale dans un nombre considérable de cas, sans jamais obtenir de pareils résultats. Cependant je pressais toujours mes malades de questions pour savoir si une sensation quelconque avait suivi l'ingestion du médicament; et lors même que son action avait été le plus marquée, je n'ai pas noté qu'une douleur ait coïncidé avec la cessation de l'hémorrhagie. Son action n'est nullement en rapport avec l'influence qu'elle exerce sur la circulation. La diminution dans la fréquence du pouls était toujours remarquable, et cependant les cas dans lesquels le médicament agissait avec le plus de puissance sur l'activité du cœur, n'étaient pas toujours ceux ou l'hémorrhagie était arrêtée avec le plus de rapidité. Quand il devenait parfois nécessaire de supprimer complétement le remède, l'écoulement sanguin continuait sans diminution.

Les cas dans lesquels, entre mes mains, la digitale a été le plus efficace, sont ceux d'une simple ménorrhagie, souvent de longue durée, mais sans changement appréciable dans la matrice, ou seulement avec un léger degré d'hypertrophie. Plusieurs fois cette hypertrophie était évidemment due à une imparfaite involution de l'utérus après la délivrance ou une fausse couche, causes très-fréquentes et point de départ ordinaire d'un pareil accident. J'avais l'habitude de donner alors ʒiv (16 grammes) d'infusion de digitale toutes les quatre heures. La malade restait couchée et l'on avait soin d'interrompre le médicament s'il produisait des lipothymies

---

[1] *Medico-chirurgical Transactions,* vol. XXXIX, p. 1.

ou des étourdissements. Quand il devait être efficace, son action se manifestait dans les vingt-quatre heures qui suivaient son ingestion. Si, au bout de vingt-huit heures, il n'avait rien produit, j'interrompais toujours son administration, et jamais je n'en ai fait usage plus de trois ou quatre jours.

L'existence d'un degré considérable d'épuisement, avec nécessité d'administrer du vin ou de l'eau-de-vie, ne contre-indique pas l'essai de la digitale ; mais, dans ces cas de grande faiblesse, je ne commence en général que par ℥ij (8 grammes) au lieu de ℥iv (16 grammes) d'infusion pour les premières doses. Le remède ne m'a semblé que peu ou pas du tout utile dans les cas d'hémorrhagie causée par une tumeur ou toute autre maladie organique de la matrice, et je ne saurais indiquer aucun moyen de prédire avec quelque certitude s'il sera efficace dans les autres circonstances. En dépit de tous ces inconvénients, la digitale n'en est pas moins un médicament d'une valeur réelle dans les cas de ménorrhagie. Je n'ai jamais vu d'accidents sérieux résulter de son emploi et très-souvent il a été d'une grande et incontestable efficacité [1].

Dans la grande majorité des cas, l'observance des précautions et

---

[1] Le mémoire de M. le docteur W. Howship Dickinson a été traduit en français et publié dans les *Archives générales de médecine* (1867, t. 1, p. 23). Les observations rapportées par l'auteur, celles entre autres où la délivrance a été déterminée par l'emploi de la digitale et plusieurs cas où les douleurs du travail ont été ranimées et fortement activées par ce même médicament, semblent démontrer que son action s'exerce directement sur les fibres musculaires de l'utérus, et que c'est en produisant leur contraction qu'il arrête l'hémorrhagie. — Cette action hémostatique de la digitale serait donc tout à fait analogue à celle du seigle ergoté. Trousseau a répété les expériences de Dickinson, à l'Hôtel-Dieu, et il a constaté que dans un certain nombre de cas, la digitale en infusion, donnée à la dose de 15 grammes par doses fractionnées, a amené rapidement la cessation de métrorrhagies qui duraient déjà depuis plusieurs semaines. Dans un cas où la métrorrhagie existait depuis un mois, la digitale exerça une action des plus notables sur la circulation, et le pouls descendit de soixante-dix à quarante-huit pulsations.

Dans le *Bulletin de thérapeutique* de 1866, on trouve deux observations recueillies à l'hôpital Necker, dans le service de M. Lasègue, et qui montrent les bons effets que l'on peut obtenir de la digitale dans les hémorrhagies utérines. Dans le premier cas, il s'agit d'une femme qui, à la suite d'ulcérations du col, que l'on croyait cicatrisées après des cautérisations, fut prise d'une métrorrhagie abondante. On donna le second jour 60 centigrammes de feuilles de digitale en infusion. Le médicament qui fut supporté sans inconvénients, ayant été continué pendant deux jours, la perte abondante de sang cessa complétement. Dans la seconde observation, il s'agissait aussi d'une jeune femme ayant déjà depuis longtemps des pertes abondantes et répétées. On attendit quatre ou cinq jours avant de donner la même dose, par jour, de feuilles de digitale ; l'hémorrhagie s'arrêta au bout de deux jours. Cette seconde observation n'est pas aussi concluante que la première, à cause du retard qu'on a mis à administrer le médicament. Trousseau fait observer avec raison qu'il n'est ni prudent, ni nécessaire de pousser les doses de digitale aussi loin que le font les médecins anglais. Il me semble que l'expérimentation clinique n'a pas enl'emploi des médicaments internes que je vous ai recommandés suffisent à maintenir la perte de sang dans des limites modérées, et il ne reste plus qu'à prévenir par un traitement judicieux, dans l'intervalle des époques, le retour de l'hémorrhagie à la période menstruelle suivante. Mais, de temps en temps, nous rencontrons des cas où ces mesures deviennent à peu près inutiles. La perte de sang a été du premier coup si considérable ou s'est reproduite si souvent, que l'avantage qu'on retire de ces moyens pour sauvegarder la santé des malades ou même préserver leur vie, est tout à fait imperceptible. Rappelez-vous que les femmes, quoiqu'il en soit rarement ainsi, peuvent mourir d'une perte de sang à la période menstruelle, sans qu'il y ait aucune lésion du tissu utérin. J'ai observé deux faits semblables. Je vous ai déjà parlé du premier; le second est encore plus significatif, puisque la malade jouissait antérieurement d'une excellente santé, et que l'examen après la mort permit de constater que, non-seulement son utérus, mais encore tous les autres organes du corps, étaient exempts de toute espèce de maladie. C'était une jeune femme qui avait été condamnée à la transportation pour quelque délit commis en Écosse; on l'avait envoyée, par mer et par un mauvais temps, d'Édimbourg à Londres. La menstruation se montra pendant le voyage. L'épuisement fut attribué en grande partie et non sans raison au mal de mer. A terre, elle se trouva mieux; et, quoique la menstruation continuât à être profuse, elle ne se plaignit pas aux employés de la prison. Enfin, s'étant un jour évanouie, on la fit entrer dans l'infirmerie de l'établissement. Pendant les trois ou quatre jours qu'elle y resta, il ne survint point de perte très-abondante; mais il persistait toujours, en dépit des astringents et des applications froides, un léger écoulement qui finit par l'épuiser jusqu'à la mort. On trouva un petit caillot dans l'intérieur de l'utérus; en aucun point il n'y avait trace de lésion morbide.

La simple possibilité d'une pareille terminaison est un motif suffisant pour vous faire surveiller avec la vigilance la plus anxieuse chaque cas de menstruation profuse, et vous mettre en mesure de combattre par des moyens appropriés les symptômes à mesure

---

core dit son dernier mot sur cette sorte de spécificité d'action sur l'utérus attribuée à la digitale. Ce médicament est loin d'avoir détrôné l'ergot de seigle.

Voyez la thèse de M. Wieland *Sur l'évolution de l'utérus pendant la grossesse*, Paris, 1858, p. 38-43. (*Note du Trad.*)

qu'ils s'aggravent et deviennent plus pressants. Un des premiers et des plus simples moyens d'arrêter une hémorrhagie dans quelque partie du corps que ce soit, c'est l'application du froid. Lorsque les règles ont continué pendant deux ou trois jours, si elles ne montrent aucune disposition à diminuer, on épongera toutes les heures les reins et la vulve avec de l'eau froide ; la malade, en outre, devra garder nuit et jour un lavement de quatre onces environ d'eau froide. Si, malgré ces moyens qui réussissent généralement, la perte du sang continuait, on appliquerait des compresses humides sur la vulve, et on ferait des injections astringentes dans le vagin. Je n'en connais aucune qui remplisse mieux ce but que l'infusion de matico[1].

Si ces moyens eux-mêmes échouaient, il ne resterait plus que deux ressources, le tamponnement du vagin et l'injection de la cavité de l'utérus. L'opportunité de recourir à l'une ou l'autre de ces

---

[1] Le *matico* est un médicament peu connu en France. En Angleterre on l'emploie dans tous les écoulements chroniques, et surtout dans ceux connus sous le nom de goutte militaire. Trousseau trouve qu'il est destiné à prendre un rang important dans notre matière médicale. Le matico est une plante de la famille des pipéracées, originaire du Pérou et importée depuis peu en Europe. Les feuilles seules sont employées. M. Dorvault, qui a rapporté le matico d'Angleterre, a fait connaître divers modes d'administration de cette plante, sous forme d'infusé, d'opiat, de pilules, de sirop, etc.

1° Infusé de matico.

Matico.	20 grammes.
Eau bouillante.	1,000 grammes.

En prendre 3 ou 4 tasses à café par jour.

   Id.

Matico.	de 40 à 60 grammes.
Eau bouillante.	1 litre.

Faites bouillir très-légèrement. — Pour lotions et injections.

2° Opiat de matico.

Poudre de matico	Q. V.
Sirop simple.	Q. S.

3° Extrait de matico : dose de 1 gramme à 1 gramme 50 pris, par jour, sous forme pilulaire.

4° Sirop : de 60 à 120 grammes par jour dans une tisane appropriée.

5° Eau distillée de matico.

Matico incisé.	100 grammes.
Eau	1000 grammes.

Retirez 500 parties d'hydrolat.

Les propriétés balsamiques et astringentes du matico ont une action toute spéciale dans les hémorrhagies, les écoulements rebelles, les hémoptysies, etc. Comme il n'est nullement vénéneux, on peut le donner à toutes doses. (*Note du Trad.*)

mesures doit se fonder sur un examen attentif de l'état général de la malade, aussi bien que sur l'abondance de l'hémorrhagie. Ce n'est pas en général quand le sang coule avec profusion qu'il est nécessaire d'y avoir recours, mais plus tard, lorsqu'il existe une profonde dépression des forces vitales, et que toute perte, si faible qu'elle soit, peut être extrêmement dangereuse.

Je n'ai rien à vous dire de spécial relativement au tamponnement du vagin, si ce n'est que le spéculum vous sera très-utile, en vous permettant d'introduire une quantité considérable de charpie, de laine ou de toute autre substance, bien plus vite et avec moins d'irritation des parois vaginales, que par tout autre procédé. Un bien meilleur mode de tamponnement du vagin, que l'hémorrhagie provienne d'un utérus en vacuité, ou soit consécutive au travail, c'est celui qu'on obtient au moyen d'un appareil très-simple, introduit pour la première fois dans la pratique par deux médecins allemands, MM. Braun et Chiari[1], et qu'on trouve maintenant chez presque tous les fabricants d'instruments. Il consiste en une bouteille en caoutchouc, à laquelle est fixé un tube de métal muni d'un robinet d'arrêt et d'un anneau auquel on peut attacher des bandes pour maintenir l'appareil en place, après son introduction dans le vagin. — On l'introduit vide, puis on le distend autant qu'on veut avec de l'eau froide, de manière à former un tampon parfait ; pour le retirer, il n'y a qu'à tourner ce robinet et à laisser échapper l'eau. J'y ai fait deux modifications qui augmenteront, je pense, son utilité ; la première consiste dans l'adaptation de son tube à celui d'une seringue ordinaire de Reid, qui permet de le remplir plus complétement ; la seconde, dans la substitution d'un caoutchouc simple et vulcanisé, à la bouteille en caoutchouc grossier des inventeurs.

L'injection de la cavité utérine est un moyen très-puissant d'arrêter l'hémorrhagie ; mais ce procédé est fort dangereux et il a donné lieu, dans beaucoup de cas, aux accidents inflammatoires les plus graves. Aussi faudrait-il, selon moi, restreindre son usage à ces cas, extrêmement rares du reste, dans lesquels l'hémorrhagie, quoique arrêtée par le tamponnement, revient dès qu'on l'enlève, et résiste à l'action de tous les remèdes donnés intérieurement.

Tel était le cas d'une femme âgée de cinquante et un ans, qui fut admise dans mon service à Middlessex Hospital, le 21 septembre 1848.

---

[1] *Klinik der Geburtshülfe*, in-8, Erlangen, 1852, 1ste Lieferung, p. 125.

Il y avait un an, sa santé était encore très-bonne ; mais, depuis, la menstruation était devenue irrégulière et très-fréquente. En avril, elle avait eu une attaque d'hémorrhagie pour laquelle on l'avait avantageusement traitée à University-College Hospital ; mais, après sa sortie de cet établissement, le flux sanguin avait reparu et s'était reproduit très-fréquemment.

A son entrée, elle avait l'aspect d'une profonde anémie ; son pouls était petit et sa voix presque éteinte. Elle se plaignait d'une douleur continue dans les lombes et la région iliaque droite, qui augmentait après chaque perte. L'exploration vaginale ne fit rien découvrir, sinon que l'utérus était un peu plus volumineux et plus court qu'à l'état normal. Toute la classe des remèdes astringents et des injections astringentes fut mise à contribution avec des résultats variables, jusqu'au 16 novembre ; l'écoulement cessait un jour ou deux, puis reparaissait. Ce jour-là, cependant, la perte fut si considérable qu'il devint nécessaire de pratiquer le tamponnement. Ce moyen fut efficace : mais, à onze heures du matin, le 17 novembre, le tampon ayant été enlevé, au bout de six heures l'hémorrhagie se reproduisit et affaiblit beaucoup la malade. On le réintroduisit, on le laissa pendant douze heures et on le retira de nouveau. L'hémorrhagie ne revint pas. L'infusion de matico, que la malade commençait à prendre vers ce temps-là, parut agir très-efficacement ; pendant les derniers jours de novembre et les premiers de décembre, l'amélioration continua ; mais la malade vit alors revenir les hémorrhagies, soit sous forme d'un écoulement pâle et sanguinolent, soit sous forme de pertes soudaines et profuses. Chacune de ces pertes était annoncée par des douleurs dans l'une ou l'autre fosse iliaque, le plus souvent dans la droite. Les remèdes semblaient avoir perdu toute action. Le 18 décembre, quoique l'hémorrhagie ne fût pas alors très-copieuse, la malade était réduite à un état extrême d'épuisement. Son pouls était à peine perceptible ; sa voix n'était plus qu'un murmure, et son estomac ne pouvait rien supporter. L'orifice utérin était assez large pour admettre l'extrémité du doigt jusqu'à la première articulation ; mais son tissu paraissait entièrement sain, et au spéculum son aspect était tout à fait celui de l'état normal. Environ trois drachmes (12 gr.) d'une mixture d'un scrupule (1^{gr},20) d'acide gallique et d'une once (30 gr.) d'eau furent injectés dans la cavité utérine sans produire une douleur considérable. On donna en même temps de l'eau-de-vie pour relever les forces et, aussitôt que l'estomac put la tolérer, on administra toutes les heures l'infusion d'ergot de seigle. Il n'est pas nécessaire d'entrer dans les détails du traitement suivi à partir de ce moment. La convalescence, comme on pouvait le prévoir, fut très-longue. Mais, après l'injection utérine, l'hémorrhagie cessa complétement et fut remplacée par un écoulement puriforme à peine teint de sang. Elle ne revint que le 26 janvier, mais elle ne fut ni abondante ni longue. A des intervalles d'un peu moins d'un mois, l'hémorrhagie reparaissait et on se hâtait de la modérer par un traitement approprié. Le 10 avril, la malade quitta l'hôpital en bon état, mais encore un peu faible. Sa vie, selon toutes les apparences, fut sauvée, dans le plus imminent péril, par l'injection utérine.

Je n'ai aucune expérience au sujet des injections de térébenthine faites dans la cavité utérine, lorsque l'hémorrhagie est irrésistible. Je craindrais de recourir à un pareil agent qui a été suivi, dans un cas[1], d'une violente inflammation de la matrice. L'infusion de matico, une solution d'acide gallique ou une mixture composée d'une partie de teinture muriatée de fer et de neuf parties d'eau, me semblent constituer des remèdes beaucoup moins dangereux.

Les symptômes très-douloureux qui se sont montrés assez souvent après les injections utérines, proviennent sans aucun doute, dans beaucoup de cas, de l'irritation de la membrane muqueuse elle-même et non pas toujours du passage du liquide dans la cavité péritonéale. Il est incontestable pourtant que cet accident est quelquefois arrivé. Mais des observations et des expériences récentes semblent démontrer qu'on a de grandes chances contre une pareille éventualité. Les précautions suggérées par M. Guyon[2], qui a fait de récentes investigations sur ce sujet, ne doivent jamais être omises. Elles consistent à introduire le tube de la seringue dont on se sert quelques lignes seulement, dans l'intérieur de la cavité du col, quand on veut limiter à cette partie de l'utérus l'action du liquide injecté. Quand on a l'intention de faire pénétrer le fluide dans la cavité de la matrice elle-même, le tube de la seringue doit être très-étroit, pour laisser passer facilement et sans retard, sur ses côtés, l'excès du liquide injecté[3]. La quantité de ce liquide doit être extrèmement

[1] Voyez ce cas rapporté par Ashwell, dans *Treatise on diseases of Women*, in-8. 1845. p. 155.

[2] *Étude sur les cavités de l'utérus à l'état de vacuité*, dans le *Journal de physiologie*, vol. 2, 1859. p. 113. (*Note de l'Auteur.*)

[3] Je me mets au nombre de ceux qui considèrent les injections intra-utérines, quelle

faible et ne pas dépasser 40 minimes (40 gouttes) chez les personnes qui n'ont pas eu de grossesse, et s'élever à un peu plus d'un drachme (6 gr.) chez celles qui ont eu des enfants.

Enfin, je vais vous dire un mot sur le raclage de la membrane muqueuse de l'utérus avec une gouge, comme moyen d'arrêter la ménorrhagie. Ce procédé, qui tombait en France en désuétude, a trouvé récemment ici de chauds défenseurs [1]. Je dois avouer que je ne m'en suis jamais servi, et mes conclusions à son égard sont tirées de l'éloge qu'en font ses partisans et des arguments que lui opposent ses adversaires. C'est pourquoi je reproduis comme parfaitement concluantes pour mon esprit, les observations sur ce sujet de M. Aran [2], médecin dont la mort prématurée n'a pas seulement été une perte pour ses amis et pour son pays, mais a vivement affligé tous ceux qui cultivent la médecine et qui regrettent en lui un des plus actifs, des plus perspicaces et des plus honnêtes de leurs confrères. « Je suis surpris, dit-il, dans un passage que je résume, que les partisans de cette opération n'aient pas fait quelques expériences sur le cadavre. Ils auraient pu constater que la curette n'agit pas également sur tous les points de la cavité utérine ; tandis qu'elle atteint facilement les parois postérieures et latérales de l'organe, elle peut à peine ou même pas du tout arriver sur la face antérieure et au voisinage des trompes qui sont cependant les points où les végétations se rencontrent le plus souvent. Ils auraient vu qu'on peut retirer par le raclage, de toutes les cavités utérines, de ces petits corps, du volume d'un grain de millet ou d'un pois, qui ne résultent ni plus ni moins que du froncement de l'épithélium de la muqueuse décollée par l'instrument. Qu'on ne me fasse cependant pas aller au delà de ma pensée ; je ne dis pas d'une manière absolue que

que soit la nature du liquide employé, comme très-dangereuses. Il ne faut donc y avoir recours qu'à la dernière extrémité. Afin d'empêcher la pression du liquide injecté d'être trop forte sur les parois de la matrice, et pour prévenir le reflux par les trompes jusque dans la cavité péritonéale, M. le docteur Avrard a inventé une sonde à double courant, pour laquelle il a, comme c'est tout naturel, une véritable tendresse de père. Cet instrument constitue sans aucun doute un progrès ; mais il est loin d'avoir la portée que lui attribue son inventeur. « J'ai ramené, dit M. Avrard, la pathologie utérine, dont j'ai profondément modifié la nosologie, à une simplicité qui en rend la thérapeutique facile pour tous les médecins... Le traitement par les injections intra-utérines est simple et facile et peut être employé par les médecins les plus étrangers à la pratique chirurgicale... » (*Lettre sur les injections intra-utérines employées par la méthode du double courant*, par M. Avrard. Paris, 1867.) C'est là un optimisme tellement exagéré et si exclusif qu'il me paraît inutile d'en faire la critique. (*Note du Trad.*)

[1] Dr Routh, in *Obstetrical Transactions*, vol. II, p. 117.

[2] Op. cit. vol. 1, p. 472-481.

dans certains cas la curette n'ait pas ramené de véritables végétations; mais ce que je maintiens, c'est que c'est là un hasard heureux, rien de plus, et qu'on ne peut pas élever au rang d'une opération régulière, une espèce de tir à la cible *les yeux fermés*. »

M. Aran nous donne ensuite l'explication des succès qui ont suivi ce mode de traitement. Il est probable qu'il agit de la même manière que la cautérisation de l'intérieur de l'utérus, en excitant dans cet organe de vigoureuses contractions; il est possible aussi qu'une modification favorable résulte du travail inflammatoire dont la muqueuse utérine devient alors le siége. Aran termine en citant trois cas suivis de mort qui, à sa connaissance, ont été la conséquence de ces opérations pratiquées par un des plus habiles partisans de de la méthode. Il pense que d'autres praticiens pourraient également citer des faits semblables; et enfin, dit-il, j'ai encore présents à la mémoire ces faits nombreux de perforation de la cavité utérine, dont quelques-uns suivis de mort, que Récamier communiquait à l'Académie de médecine, il y a quelques années, au milieu d'une impression générale de douleur et de surprise [1].

Il est presque superflu d'ajouter les deux remarques suivantes qui prouvent que ma manière de voir concorde entièrement avec celle de M. Aran : premièrement, dans les quelques cas publiés, où l'on avait eu recours au raclage de l'utérus, un traitement efficace avait été déjà suivi auparavant; en second lieu, ces hémorrhagies peuvent toujours être arrêtées par d'autres moyens beaucoup moins dangereux.

---

[1] Nous aurons occasion de revenir plus tard sur les granulations ou fongosités utérines :

Le lecteur qui voudrait étudier dès maintenant cette question pourrait consulter :

Récamier, *Mémoire sur les productions fibreuses et les fongosités intra-utérines. Union médicale*, juin 1850.

Robert, *Bulletin de thérapeutique*, 1846; thèse de concours, 1848.

Nélaton, *Leçons cliniques*, 1854.

Trousseau, *Leçons cliniques*, année 1858.

Babut, Justeau, thèses, 1850. Robinet, thèse, 1853. Ferrier, thèse, 1854. Delaye, thèse, 1856. Jules Rouyer, thèse, 1858.

Robin, *Archives générales de médecine*, 1848, 2ᵉ série, t. XVII.

Nonat, *Traité des maladies de l'utérus et de ses annexes*. Paris, 1860, p. 196-206.

(*Note du Trad.*)

NOTE DU TRADUCTEUR

Sur la médication emménagogue et les emménagogues.

Les médicaments dit emménagogues ont singulièrement perdu de la confiance qu'ils iuspiraient autrefois. La constatation répétée de leurs insuccès dans un grand nombre de circonstances variées, et surtout la découverte de la ponte spontanée et la nouvelle théorie de la menstruation qui en est sortie, sont les deux causes principales auxquelles il faut attribuer leur discrédit mérité. Un agent thérapeutique pour satisfaire aux conditions qu'on est en droit d'exiger d'un emménagogue, quand on se place au point de vue de la physiologie pathologique, devrait exercer une spécificité d'action sur le phénomène de la ponte spontanée ou de l'ovulation. Il faudrait, qu'introduit dans l'organisme, il allât directement exciter les fonctions languissantes de l'ovaire, stimuler sa vitalité, hâter la sécrétion des ovules et provoquer la déhiscence des vésicules de Graaf. Si son action se borne à congestionner la muqueuse utérine, il pourra produire une hémorrhagie, mais il ne rétablira pas la menstruation ; car la vraie menstruation implique tout à la fois la ponte de l'ovule et l'hypérémie hémorrhagique de la matrice. Or, parmi les agents thérapeutiques dits emménagogues, aucun ne paraît jouir du privilége de mettre l'ovaire en activité fonctionnelle. Tout au plus quelques-uns ont-ils la propriété de stimuler légèrement l'appareil génital, soit par l'intermédiaire de ses nerfs vaso-moteurs, soit, ce qui arrive le plus ordinairement, en déterminant la contraction des fibres musculaires. Ces fibres n'existent pas seulement dans l'utérus et les trompes ; elles composent pour ainsi dire à elles seules, comme l'a démontré M. Sappey ce qu'on appelait jusqu'à présent la tunique fibreuse de l'ovaire; et c'est dans leurs intervalles, que se trouvent placés les follicules de Graaf. Dans les aménorrhées qui ne se rattachent pas à une altération matérielle, à un vice organique, mais qui dépendent d'une faiblesse fonctionnelle générale ou locale, la torpeur des organes sexuels peut tenir, soit à ce que l'ovaire n'amène pas un ovule à maturité, soit à ce que l'ovule étant arrivé à maturité n'est pas expulsé de sa vésicule de Graaf et projeté dans les oviductes. Je ne pense pas qu'il soit encore établi expérimentalement, c'est-à-dire d'une manière positive, que l'introduction de certains agents dans l'organisme est capable de donner à la sécrétion et à l'évolution de l'œuf les forces qui leur manquent. Ce n'est qu'en guérissant préalablement l'organisme de sa débilité constitutionnelle qu'on restituera secondairement à l'ovaire l'activité dont il a besoin. — Mais dans les cas assez nombreux où cette activité a été assez grande pour mener jusqu'à bonne fin la ponte de l'ovule, s'il ne faut plus qu'une légère excitation de l'appareil vasculaire et des muscles utéro-ovariques, les agents emménagogues trouveront leur opportunité. Ils seront donc indiqués dans les aménorrhées par *torpeur* des organes sexuels, ainsi que les appelait Kiwisch, ou les aménorrhées par *asthénie d'Aran*. La médication emménagogue s'applique aussi très-rationnellement aux cas dans lesquels l'aménorrhée s'accompagne d'une détermination congestive vers les différents organes. Elle remplit du moins une des indications qui consiste à rappeler sur l'utérus et ses annexes une hypérémie déviée.

Trousseau et Pidoux ont dit avec raison : « Tous les excitants généraux peuvent être emménagogues, puisque le système utérin n'échappe pas à la stimulation que ces agents produisent dans tous les appareils organiques... Il s'agit seulement ici, comme pour tous les excitants spéciaux, de remèdes consacrés à un but et qui ne rencontrent pas leurs indications ailleurs. »

L'*armoise*, l'*absinthe*, la *fleur de sureau*, les *feuilles de cassis*, les *roses trémières noires*, le *safran*, jouissent d'une assez grande réputation comme emménagogues. Dans le Nord on fait boire 1000 grammes de bière dans lesquels on fait macérer à froid, pendant vingt-quatre heures, 30 grammes de rognures de raifort.

Le *safran* en poudre se donne depuis 1 gramme jusqu'à 2 grammes. L'infusion se fait avec 6 ou 8 grammes de safran pour 1000 grammes d'eau.

Bréa, Sablairolles et plus récemment Récamier et Trousseau ont conseillé comme emménagogue, la *teinture d'iode* à la dose de 17 à 72 gouttes par jour.

On administre la poudre de la *rue odorante* à la dose de 1 ou 2 grammes. Son infusion se fait avec 4 grammes de feuilles pour 1000 grammes d'eau. On met 1 ou 2 grammes de l'extrait de rue et 5 à 10 gouttes de son huile essentielle dans les potions emménagogues. D'après M. Hélie, la rue enflamme la muqueuse gastro-duodénale et irrite un peu celle de l'intestin grèle. L'influence que la rue exerce sur l'utérus paraît consister à la fois en une congestion sanguine active, et une stimulation de ses fibres musculaires. Cette action est toujours secondaire, puisqu'il faut du temps et la répétition des doses pour qu'elle s'exerce. La puissance abortive de la rue paraît être en raison inverse de l'inflammation qu'elle cause dans la muqueuse gastro-intestinale. (Voyez Th. Hélie, *De l'action pernicieuse de la rue et de son influence sur la grossesse. Annales d'hygiène publique*, 1858 t. XX, p. 180.)

La *sabine*, en poudre, s'administre à la dose de 50 centigrammes jusqu'à 1 et même 2 grammes. L'infusion se fait avec la même quantité pour 1000 grammes d'eau. Extrait : même dose. Huile volatile : 10 à 20 gouttes dans un véhicule. Les propriétés emménagogues de la sabine sont plus marquées que celles de la rue : congestions irritatives, violentes ménorrhagies, avortement. Tels sont ses effets quand on la donne à hautes doses. — (Voyez Tardieu, *Étude médico-légale sur l'avortement*, deuxième édition, 1868.)

L'*ergot de seigle* jouit aussi de propriétés emménagogues ; mais elles sont loin d'être aussi évidentes que son action sur l'utérus pendant l'accouchement. D'après M. Raciborski, l'effet emménagogue de l'ergot ne se produit d'habitude promptement que lorsque tout est prêt pour la déhiscence, au moment de l'administration du médicament. Dans le cas contraire, il faut toujours en continuer l'usage pendant longtemps. (Voyez sur ce sujet le mémoire de Lalesque, *Journal hebd.; t.* XII, p. 245.)

Depuis quelques années on vante l'*apiol* comme emménagogue. M. Marotte en a fait un usage fréquent contre l'aménorrhée et la dysménorrhée, et il conclut de ses expériences que ce traitement peut être appliqué avec avantage, ainsi que M. Joret l'avait annoncé en 1860, dans certaines conditions déterminées, qui sont un état de simplicité de ces deux affections. La dose employée par M. Marotte a été de 2 capsules d'apiol par jour. (Voyez son mémoire : *Bulletin de thérapeutique*, octobre 1865 ; voyez aussi Joret : *De l'aménorrhée et de la dysménorrhée etc., Bulletin de thérapeutique*, 1860, t. LIX, p. 97.)

L'*apiol*, est le nom que M. Joret et Homolle ont donné au principe immédiat du *persil*, qu'ils ont eu le mérite de découvrir. C'est un liquide jaunâtre et oléagineux, soluble dans l'alcool, l'éther et le chloroforme. A la dose de 50 centigrammes à 1 gramme, l'apiol détermine une surexcitation cérébrale légère, un peu analogue à celle du café. A la dose de 2 à 4 grammes, on observe des étourdissements, des vertiges, une céphalalgie frontale gravative et la titubation ; en un mot, une ivresse analogue à l'ivresse quinique. — Il est tonique et antipériodique; comme emménagogue, on le donne pendant 8 ou 10 jours, à dose de 20 ou 30 centigrammes par jour. A cause de sa saveur désagréable, on l'enferme dans des capsules gélatineuses qui contiennent chacune 25 centigrammes de cette substance; on en donne 2 par jour.

Schœnlein a vanté l'*aloès* comme emménagogue, à cause de son action bien connue sur la muqueuse rectale. Il donne 10 grammes d'aloès dans un lavement avec 32 grammes de mucilage. Scanzoni dit s'être servi avec le plus grand succès de ces lavements dans les cas rebelles. Aran préfère de beaucoup les injections vaginales avec un mélange de lait et d'ammoniaque, recommandées par Lavagna et Ashwell. — Commencez par 10 à 12 gouttes d'ammoniaque liquide dans 30 ou 45 grammes de lait tiède, et augmentez tous les jours de 5 gouttes, jusqu'à ce que l'action irritante devienne insupportable. Aran a pu aller jusqu'à 66 gouttes.

On a essayé, à l'intérieur, la *noix vomique* et la *strychnine* comme emménagogues, et en paraît en avoir retiré quelques bons effets. (Voyez James Bardsley, *London Medical Journal*, vol. 1, p. 93; vol. 2, p. 230. — Fleetwood Churchill; *Traité pratique des maladies des femmes*, traduit de l'anglais par MM. Alexandre Wieland et Jules Dubrisay, Paris, 1866, p. 242. — Szerlecki, *Dictionnaire abrégé de thérap.*, t. I, p. 11.)

M. Raciborski conseille des bains de siége froids, de 2 ou 3 minutes de durée, suivis d'un exercice musculaire propre à produire une rapide réaction.

L'électricité a été souvent employée avec succès dans les aménorrhées idiopathiques rebelles. Golding Bird prétend avoir obtenu par ce moyen 20 guérisons sur 24 cas d'aménorrhée. Il n'employait pourtant que l'électricité statique et se bornait à tirer des étincelles le long de la colonne vertébrale. M. Duchenne (de Boulogne) a conseillé dans ces dernières années d'introduire dans le vagin un excitateur double, dont les deux branches s'écartent et embrassent le col de l'utérus. M. Francis Demouy a fait confectionner des conducteurs de différentes formes et grosseurs, qu'on peut introduire au besoin dans la cavité utérine et appliquer même chez les jeunes personnes. On emploie presque toujours l'électro-magnétisme. Simpson avait eu l'idée de construire une sorte de pessaire galvanique composé de deux métaux, dans le but de dégager constamment de l'électricité, et surmonté d'une tige de 0,06 à 0,07 centimètres de long, en cuivre et en zinc, qui s'engageait dans le conduit utérin. — Je n'ai pas besoin de dire que ce procédé, en admettant même qu'il ait une action emménagogue puissante sur l'utérus, doit être rejeté, à cause des dangers bien autrement graves que ceux de l'aménorrhée, que peut faire naître la présence d'un corps étranger établi à demeure dans la matrice. — La prudence conseille aussi de ne pas recourir au cathétérisme utérin comme moyen de provoquer mécaniquement la menstruation. (*Note du Trad.*)

LEÇON V

DE LA MENSTRUATION ET DE SES TROUBLES

Dysménorrhée. — Ses trois variétés : névralgique, congestive, mécanique. Symptômes de
la forme névralgique; de la forme congestive, quelquefois accompagnée de l'expulsion
d'une membrane. — Relations entre la forme congestive et la diathèse rhumatismale
ou goutteuse. — Dysménorrhée mécanique par contraction du col de l'utérus; sa rareté.
— Traitement de la forme névralgique. — Des divers sédatifs; comparaison de leurs
résultats. — Traitement de la forme congestive ; déplétion sanguine; mode d'application des sangsues. Traitement de la variété rhumatismale. — De la forme mécanique :
précautions à prendre relativement à son traitement.

Vous allez m'accuser, je le crains, de formuler une vérité banale,
si je vous rappelle que presque toutes les fonctions de l'économie,
lorsqu'elles s'exécutent mal, sont accompagnées d'un degré plus ou
moins considérable de douleurs. Un estomac faible est douloureusement affecté par la présence d'aliments qu'il est devenu incapable
de digérer; l'œil, dont la vision est imparfaite, souffre quand il lui
faut déchiffrer avec effort les caractères même les plus lisibles, et le
convalescent a mal à la tête, lorsqu'il essaye pour la première fois de
reprendre ses occupations d'esprit habituelles.

Il en est de même de la fonction menstruelle. Lorsque, par excès
ou par défaut, elle vient à dévier de son accomplissement régulier,
elle s'accompagne presque toujours de souffrances qui excèdent
beaucoup le malaise qu'éprouvent les femmes, même en très-bonne
santé. L'aménorrhée et la ménorrhagie sont presque toujours douloureuses ; et, dans les maladies des organes sexuels les plus variées,
une douleur insolite plus ou moins prononcée fait rarement défaut
à chaque période menstruelle. Mais, outre ces cas, dans lequels la
douleur n'est qu'un des accidents nombreux qui font venir à nous les
malades, et probablement un des moins graves dans leur opinion,
il y en a où les souffrances causées par la memstruation deviennent

si violentes ou si fatigantes par leur continuité, qu'elles constituent un affection distincte et réclament une place dans nos nosologies, sous le nom de *Dysménorrhée*. — On a coutume de distinguer trois formes de cette dysménorrhée ou menstruation douloureuse. — Cette division de la dysménorrhée en névralgique, congestive et mécanique, termes qui portent avec eux leur explication, me paraît reposer sur des raisons solides, et mérite d'être adoptée dans la généralité des cas.

Il y a des cas où la douleur seule, sans aucun autre symptôme, est le seul phénomène important qui fasse différer la menstruation de ce qu'elle est à l'état normal. Cette dysménorrhée névralgique, dans sa forme la plus simple, se montre surtout chez les jeunes femmes dont le système sexuel a été tardif dans son développement, et qui n'ont commencé à être réglées qu'un an ou deux après l'époque moyenne. La douleur, dans ces cas, précède la menstruation d'un jour ou deux ; elle atteint son summum d'intensité dans le cours des trente-six premières heures du flux cataménial et devient quelquefois si atroce que la malade, comme à l'agonie, se roule et se tord sur le plancher ; puis elle se calme par degrés, mais ne cesse entièrement que quand la période menstruelle est tout à fait passée. Quoique plus sévère dans l'utérus et dans la région pelvienne, cette douleur ne se limite pas à ces points ; elle se propage en général dans les reins, dans le dos, dans les deux aines ou mieux les deux régions ovariques et s'irradie en bas vers les cuisses. Elle s'aggrave par moments et devient paroxystique comme les coliques ou les douleurs du travail. En même temps, toute la surface abdominale est si sensible qu'elle peut à peine supporter le plus léger attouchement. Outre ces douleurs, dont le centre d'irradiation réside plus ou moins nettement dans les organes sexuels, il y a très-souvent d'autres souffrances dans d'autres parties du corps. Un mal de tête violent s'observe très-fréquemment, limité à l'un ou l'autre côté, ou bien avec les caractères si connus du clou hystérique. D'autres fois l'estomac est malade et la patiente est en proie aux angoisses de la nausée ou du vomissement. Il n'est pas rare de voir survenir des phénomènes hystériques plus ou moins accentués, et je connais une malade chez laquelle une attaque de manie hystérique fut plus d'une fois le signe avant-coureur de la période menstruelle. Cette dysménorrhée nerveuse est loin de se rattacher d'une manière invariable au tempérament hystérique. Des malades qui souffrent cruellement pendant leur règles ne présentent quelquefois aucun phénomène hystérique; elles sont au contraire remarquables par leur empire sur elles-mêmes et par l'harmonie de leurs facultés intellectuelles.

Le désordre nerveux semble se propager dans quelques cas à tout le système; d'autres fois il reste confiné dans les nerfs des organes sexuels; sa durée est alors plus courte à chaque accès. Mais les souffrances ne sont pas moins vives que dans les cas d'irradiation sympathique plus étendue. Lors même que la douleur s'est calmée après la cessation de la période menstruelle, il suffit parfois d'une excitation quelconque du système sexuel pour la raviver. Chez les femmes mariées qui sont affectées de cette forme de dysménorrhée, les rapprochements sexuels sont presque toujours excessivement douloureux; la grossesse s'accompagne d'un degré insolite de malaise local, et les douleurs de l'accouchement s'élèvent à une angoisse intolérable.

Je vous ai dit que la dysménorrhée névralgique, sous sa forme la plus simple, se manifeste de préférence chez les jeunes femmes dont le système sexuel ne s'est développé que tard et incomplétement. Mais ce n'est pas toujours le cas, et on la voit survenir aussi après des années d'une menstruation normale et peu douloureuse jusqu'alors. J'ai vu la menstruation devenir douloureuse pendant la convalescence de maladies graves qui n'avaient aucun rapport avec les fonctions sexuelles, et rester ainsi jusqu'au moment où la malade avait entièrement recouvré la santé. D'autres fois, la suppression brusque des règles produite par le froid ou toute autre cause occasionnelle est suivie d'une dysménorrhée opiniâtre, bien qu'aucune maladie utérine n'ait été la conséquence de cet accident. L'inflammation de l'utérus, après la délivrance ou une fausse couche, peut produire cette forme de dysménorrhée qui persiste longtemps après que l'inflammation ou ses suites ont complétement disparu.

Il existe une autre forme de dysménorrhée qu'on nomme congestive, à cause des circonstances particulières qui l'accompagnent[1].

---

[1] A la forme congestive de la dysménorrhée on peut rattacher la dysménorrhée que Simpson appelle *ovarienne*, parce que l'excès de congestion qui cause la douleur se porte sur l'ovaire plutôt que sur l'utérus. — Cette variété peut tenir à une autre cause signalée par Scanzoni : « Si l'on a égard, dit cet auteur, à une observation bien constatée, à savoir, que la rupture des vésicules de Graaf situées dans les couches profondes du

Contrairement à la variété purement névralgique, elle est moins commune au début que dans les dernières périodes de l'activité sexuelle. Une sensation de pesanteur vers le bassin, une tendance aux hémorrhoïdes se montrent en général dans l'intervalle des périodes menstruelles, et ces symptômes s'aggravent considérablement quelques jours avant l'apparition du flux cataménial. Pendant les trente-quatre ou trente-six premières heures de chaque menstruation, l'écoulement sanguin est médiocre et la douleur très-violente ; mais, vers son déclin, ou même plus tôt, l'hémorrhagie devient parfois abondante, et, à mesure que le sang flue, la douleur se calme et cesse tout à fait. La matrice congestionnée reste douloureuse jusqu'au moment où la nature lui retire du sang. C'est comme le mal de tête dans la congestion du cerveau, qui ne se calme qu'après que les ventouses ou les sangsues ont fait justice de la surcharge sanguine des vaisseaux encéphaliques. Il arrive parfois que le flux menstruel ne devient pas copieux. Il en résulte que le soulagement que donne la nature n'étant que partiel, la matrice continue à souffrir et à éprouver des élancements pendant toute la période menstruelle et qu'elle reste ensuite sensible et douloureuse. Quand les choses ne se passent pas ainsi, la fin des règles laisse généralement les malades dans un état relatif de bien-être ; pendant huit ou dix jours elles sont exemptes de souffrances vives ; mais alors les symptômes réapparaissent graduellement et atteignent leur apogée au début de la menstruation suivante.

Dans quelques cas de cette forme de dysménorrhée, la quantité de sang qui s'écoule à chaque période menstruelle est non-seulement insuffisante pour dégorger la matrice congestionnée, mais elle est même trop faible absolument parlant. Le flux, après avoir continué quelques heures, cesse, pour revenir ensuite ; bien que copieux, il contient de petits caillots. La lenteur de l'écoulement favorise 'sans doute la coagulation du sang dans l'intérieur de la matrice ; c'est un

tissu des ovaires, exige ordinairement une hyperémie plus considérable de ces organes ; qu'elle se fait attendre plus longtemps que celle des vésicules placées plus superficiellement et qu'elle entraîne par conséquent, pendant un temps plus long, la congestion menstruelle, on ne nous accusera pas d'imprudence si nous émettons l'opinion que la dysménorrhée peut aussi avoir quelquefois pour cause la maturation habituelle d'ovules situés profondément et l'hyperémie prolongée et anormale qu'exige la rupture des vésicules qui les contiennent. » (*Maladies de l'utérus*, p. 292.)

La douleur, dans la dysménorrhée ovarique, occupe plus spécialement l'une où l'autre des régions inguinales. (*Note du Trad.*)

phénomène qui ne peut pas se produire dans le cours d'une menstruation normale, à cause de l'écoulement rapide du sang dans le vagin, où la fibrine est dissoute et perd la propriété de se coaguler, au contact de la sécrétion acide de ce canal[1].

Dans d'autres cas, on trouve mêlés au sang des règles, des fragments, des lambeaux, des lames distinctes de membranes, ou même des petits sacs membraneux moulés exactement, comme l'a démontré un examen attentif, sur la forme de la cavité utérine. Ce phénomène peut ne se manifester qu'une seule fois; mais, le plus souvent, il se reproduit pendant plusieurs périodes menstruelles consécutives. Le rejet de ces membranes s'accompagne généralement d'une aggravation considérable des souffrances de la malade; elles reviennent parfois sous forme paroxystique comme dans la fausse couche. Lorsqu'il s'y joignait, ce qui a lieu fréquemment, mais pas toujours, une hémorrhagie profuse, on a pu quelquefois soupçonner à tort la chasteté des femmes qui avaient la mauvaise fortune de présenter cette combinaison de symptômes.

Dans l'ignorance où l'on était naguère touchant la structure véritable de la muqueuse utérine, on regardait ces membranes dysménorrhéiques comme le produit d'une inflammation ou de quelque processus analogue. Nous savons aujourd'hui que, pendant la menstruation, l'épithélium de la cavité utérine est éliminé en plus ou moins grande quantité, et l'examen de ces membranes a démontré que leur formation et leur expulsion ne sont pas autre chose que l'exagération du processus qui, à un plus ou moins haut degré, se manifeste à chaque période menstruelle[2]. La membrane est unie sur une de ses surfaces, rugueuse, presque villeuse sur l'autre; elle présente les vestiges de nombreuses glandes utérines dilatées. Ces caractères établissent son analogie avec la caduque qui, sous l'influence du stimulus physiologique de la conception, se développe d'une

---

[1] M. Courty a dit avec raison que « la sortie répétée des caillots petits, informes ou moulés exactement sur la cavité utérine n'est pas seulement un signe d'étroitesse du col et la meilleure caractéristique d'un obstacle à la sortie du sang ; elle est plus souvent le signe d'une augmentation de capacité ou de dilatabilité de la cavité utérine, lorsqu'elle a coexisté avec la ménorrhagie chez les femmes ayant eu des enfants et dont la capacité utérine est augmentée, non-seulement dans le corps, mais dans le col. » (Courty, *Mal. de l'utérus*, p. 405.) (*Note du Trad.*)

[2] L'opinion qui assigne les mêmes caractères aux membranes dysménorrhéiques et à la caduque est presque universellement adoptée ici et sur le continent. Dans notre pays, les premiers qui aient affirmé cette identité sont, je crois, le docteur Oldham, *Med. Gaz.*, april 16, 1846, et le docteur Simpson, in *Edinb. Monthly journal*, septembre, 1846.
(*Note de l'Auteur.*)

façon plus complète, parce qu'un rôle important lui est alors dévolu[1].

J'ai à peine besoin de vous dire qu'il n'est pas indifférent au point de vue pratique que vous ayez une opinion exacte ou erronée sur la structure de ces membranes. Si on les regarde comme formées de lymphe plastique, analogues par conséquent à celles du croup, on sera tenté de recourir à des mesures antiphlogistiques que l'expérience ne justifie point. Sans faire appel à l'observation clinique, on peut, avec le raisonnement, prouver la fausseté de cette opinion. Il est impossible, en effet, de comprendre qu'une membrane muqueuse enflammée au point de devenir le siége de dépôts plastiques, puisse revenir en quelques jours à des conditions parfaitement physiologiques, et passer ainsi périodiquement par les mêmes phases d'inflammation violente suivie des mêmes produits, et cela, sans aucune perturbation fonctionnelle sérieuse, sans aucun changement permanent de structure[2].

[1] Toutes les membranes expulsées pendant une menstruation douloureuse ne proviennent pas de l'utérus. Le docteur A. Farre, dans un mémoire publié dans *les Archives de médecine* de Beale, n° 11, 1858, a démontré que parfois la muqueuse du vagin s'exfolie de manière à former des membranes complétement moulées sur ce canal. Leur expulsion, dans les cas cités, fut toujours accompagnée de vives souffrances qui siégeaient, comme on pouvait s'y attendre, dans le vagin plutôt que dans l'utérus. (*Note de l'Auteur.*)

[2]   **Note sur les dysménorrhées membraneuses.**

La singulière variété de dysménorrhée dont il s'agit ici a été décrite en 1840, sous le nom de *Dysménorrhée pseudo-membraneuse*, par Oldham. Simpson, qui l'étudiait à peu près à la même époque, la désignait par la dénomination d'*Exfoliation pathologique de la muqueuse utérine*. Aujourd'hui on l'appelle généralement *Dysménorrhée membraneuse*.

Pour éviter une confusion qui a été trop souvent faite et qui existe encore dans beaucoup d'esprits, il faut nettement distinguer la dysménorrhée membraneuse des affections qui s'en rapprochent. Or, deux affections offrent avec elle la plus grande analogie : la première est une variété de dysménorrhée congestive et hémorrhagique, caractérisée par l'expulsion de caillots fibrineux de forme membraneuse; la seconde est l'avortement, dans les premières phases de la grossesse. L'examen microscopique du produit expulsé permet, comme nous le verrons tout à l'heure, d'établir un diagnostic anatomique exact entre la membrane dysménorrhéique proprement dite et le caillot fibrineux membraniforme. Il est plus difficile, mais il est encore possible, en se fondant sur plusieurs circonstances, et en particulier sur la présence de l'œuf ou sur les vestiges de son insertion, de dire s'il s'agit d'une caduque ou d'une membrane dysménorrhéique.

L'existence de la dysménorrhée membraneuse ne peut plus être contestée. Sans parler des résultats fournis par l'examen microscopique, n'a-t-on pas vu ce phénomène se produire chez les vierges? Ne l'a-t-on pas observé mensuellement chez des femmes mariées qui, comme celles citées par MM. Puech et Courty, n'avaient aucun rapport sexuel et ne pouvaient pas par conséquent être enceintes?

I. *Caractères anatomiques de la membrane dysménorrhéique*. La membrane expulsée à chaque menstruation a la forme triangulaire de la cavité du corps de l'utérus; quelquefois elle est divisée en deux lambeaux égaux ou inégaux, également triangulaires; d'autres fois, elle ne sort que par fragments. Elle circonscrit une cavité qui, dans son état le plus parfait, présente trois ouvertures : une inférieure correspondant à l'orifice interne

A cette cause de dysménorrhée congestive se rattachent les cas de menstruation douloureuse dépendant de causes constitutionnelles, particulièrement de la diathèse goutteuse et rhumatismale. Je n'ai

du col, et deux supérieures et latérales qui correspondent aux ostia uterina. Elle est d'un rouge assez vif. Sa face externe est villeuse et parfois parsemée d'ecchymoses ou de petits caillots sanguins; sa face interne, percée de petits trous qui ne sont autre chose que des orifices glandulaires, est lisse et douce au toucher. Quelquefois les villosités sont en dedans, quand le sac se renverse pendant son expulsion de l'utérus. Ces villosités peuvent acquérir une longueur considérable comme dans le cas décrit par le professeur Hennig (de Leipzig), sous le nom de *Dysménorrhée villeuse*. Quant à sa structure microscopique, l'étude en a été faite par un grand nombre d'observateurs; ils sont aujourd'hui tous d'accord pour admettre que la membrane dysménorrhéique consiste en une véritable caduque qui se détache en masse ou par lambeaux, des tissus sous-jacents. MM. Kölliker et Scanzoni, qui ont eu l'occasion d'examiner beaucoup de ces membranes leur ont toujours trouvé une texture tout à fait analogue à celle de la muqueuse utérine d'une femme morte pendant la menstruation. Dans le tissu de la muqueuse ramollie et d'une épaisseur de 2 à 6 millimètres se trouvent des glandes utriculaires de 3 à 5 millimètres de longueur, et de près de 5 millimètres d'épaisseur, logées dans la couche cellulaire et accompagnées dans toute leur longueur de petits vaisseaux en partie vides et en partie gorgés de sang. Voici la description que M. Tyler Smith donne de ces flocons membraneux : « Sous l'eau, leur surface était lisse d'un côté, floconneuse et irrégulière de l'autre; une section verticale les montrait formés d'une couche fibroïde, dans laquelle était plongée une immense quantité de débris de cellules et de noyaux. Sur la surface libre ou lisse s'élevaient de nombreuses villosités, tandis que, sur la surface floconneuse, on apercevait de nombreuses glandes tubaires. Ces glandes avaient une membrane qui leur servait de base, étaient entourées par une couche extérieure mince composée de noyaux et de tissus fibroïdes et revêtues à leur intérieur par l'épithélium. Les tubes des glandes étaient pleins d'épithélium cylindrique, de noyaux et de matière granuleuse. » (*The Lancet*, 16 juin 1855, t. I, p. 608.)

La muqueuse utérine, la membrane dysménorrhéique et la caduque ont donc fondamentalement la même structure. La caduque ne diffère de la muqueuse utérine que par un développement moindre des vaisseaux capillaires et par son épithélium qui est prismatique.

C'est la présence de l'œuf ou les traces de son insertion sur la poche qui peuvent faire distinguer une caduque récente, d'une membrane dysménorrhéique.

Quant aux caillots fibrineux membraniformes expulsés de l'utérus dans certaines dysménorrhées, ils reproduisent aussi d'une manière très-exacte le moule de la cavité utérine, et, si on ne s'en tenait qu'à leur aspect extérieur, on pourrait les confondre avec la caduque dysménorrhéique. Voici quel est le résultat de leur examen microscopique, d'après M. Robin : « Chaque caillot se compose : 1° d'une trame de fibrine encore nettement fibrillaire ou passant par places à l'état amorphe finement granuleux ; 2° cette trame retient dans son épaisseur des globules rouges et blancs ; 3° elle retient aussi des cellules épithéliales prismatiques de l'utérus plus ou moins régulières, mais presque toujours en quantité plus considérable qu'on ne serait porté à le supposer... On pourrait, par suite de l'accumulation de ces divers éléments et de leur enchevêtrement, être porté à croire qu'on a sous les yeux quelque tissu particulier, au lieu d'un caillot qui a englobé des éléments qu'on ne trouve pas ordinairement dans les caillots des autres parties du corps, mais l'action de l'acide acétique et l'absence complète de vaisseaux capillaires ou autres dans ce produit, le fera toujours distinguer facilement... » Ch. Robin. *Comptes rendus de la Société de biologie*, août 1857.)

II. *Physiologie pathologique.* Laissant de côté cette variété de dysménorrhée qui se rattache à la conception et n'est autre chose qu'un avortement survenu dans les premières semaines de la grossesse, nous avons à nous demander quelle est la nature du travail pathologique qui donne lieu à la *dysménorrhée membraneuse* proprement dite et à la

point la prétention de vous expliquer pourquoi ces causes constitutionnelles, produisant ces souffrances chez la femme, n'excitent pas
habituellement des désordres analogues chez l'homme. De pareils

dysménorrhée fibrineuse. Il suffit de lire attentivement les observations qui ont été
publiées sur ce sujet, pour se convaincre, comme l'a très-bien établi M. Bernutz, que ces
deux formes de dysménorrhée ne proviennent pas directement d'un trouble fonctionnel,
d'une simple influence ovarienne (*ovarian influence* d'Oldham), pathologiquement
déviée. Presque toutes les femmes dysménorrhéiques présentent en effet, dans l'intervalle
des époques menstruelles, des symptômes plus ou moins accusés d'une affection utérine,
se traduisant d'ordinaire par les signes du catarrhe et de la congestion simple ou inflammatoire. Il est donc rationnel d'admettre que, derrière la dysménorrhée qui est paroxystique, il y a une lésion matérielle fixe, revêtant un caractère tout spécial, sous
l'action de l'hypérémie physiologique de la menstruation. Mais comment se fait-il que de
la combinaison de ces deux éléments, l'un normal, l'hypérémie menstruelle, l'autre morbide, la congestion catarrhale ou phlegmasique, il résulte, soit l'expulsion de la muqueuse utérine, soit la formation de caillots membraneux ou d'une fausse membrane?
Je ne tenterai certainement pas de donner une explication qui ne pourrait être que
toute hypothétique. Il y a là une spécialité de cause et d'effet, générale ou locale, qu'il
doit suffire, pour le moment, de constater, sans chercher à aller au delà. — Nous avons
encore une autre question à nous poser : Quand la membrane dysménorrhéique n'est pas
constituée par la muqueuse utérine devenue caduque, quand elle est fibrineuse, provient
elle du sang des règles, se coagulant d'une certaine façon sur les parois de la cavité
utérine, ou est-elle formée par un produit d'exsudation analogue aux fausses membranes
du croup? J'avoue que cette question me paraît beaucoup moins facile à résoudre qu'à
M. West. La structure microscopique ne nous éclaire point sur le mode de formation de
cette membrane : de la fibrine, sous forme fibrillaire ou granulée, et en voie de régression ; au milieu d'elle ou à sa surface, des cellules épithéliales, des globules rouges, des
leucocytes, n'est-ce pas là ce qui constitue la fausse membrane exsudative des muqueuses? N'est-ce pas aussi ce que M. Robin a trouvé dans les pseudo-membranes utérines qu'il
a analysées? Évidemment, comme nous le disions plus haut, la muqueuse de la matrice
est malade ; elle est congestionnée ou enflammée. Eh bien, pourquoi, sous l'influence de
cette congestion ou de cette inflammation ne sécréterait-elle pas une fausse membrane?
Ce fait ne me paraît pas plus improbable que la formation d'un caillot étalant en nappe sa
partie fibrineuse sur toute l'étendue des parois de la cavité utérine. Une muqueuse peut
devenir le siége d'une exsudation plastique sans être profondément désorganisée pour
cela ; et ce n'est pas une hérésie d'admettre que la muqueuse utérine, l'hypérémie
physiologique passée, revient assez vite aux conditions qu'elle avait avant les règles,
malgré qu'elle ait sécrété une fausse membrane à l'époque menstruelle. Ces conditions
du reste, nous ne saurions trop le répéter, sont presque toujours morbides, dans l'intervalle des règles, chez les femmes dysménorrhéiques.

III. *Conclusion.* Ainsi, selon moi, il y a, dans toute dysménorrhée membraneuse, un
élément permanent, c'est la congestion, à divers degrés, de la muqueuse utérine, dans laquelle le catarrhe, l'inflammation ou les troubles nerveux prennent une part respective
plus ou moins large ; et un élément intermittent, c'est la congestion physiologique menstruelle. Sous l'influence de circonstances étiologiques encore inexpliquées, ces deux
congestions, en se combinant au moment des règles, produisent chez certaines femmes :
1° la chute de la muqueuse utérine, devenue ainsi caduque en dehors de la fécondation :
dysménorrhée membraneuse proprement dite ; 2° une exsudation plastique : *dysménorrhée pseudo-membraneuse*; 3° une coagulation de la partie fibrineuse du sang des
règles, *dysménorrhée fibrineuse*. (*Note du Trad.*)

Voyez sur ce sujet :

Morgagni, *De sedibus et causis morborum*, lettre 48, § 12.
Everard Home, *Philosophical Transactions*, 1817, part. 3, p. 232.

cas ne sont rares dans aucune classe de la société. Leur marche est toujours chronique et leur guérison très-difficile[1]. Un refroidissement subit éprouvé par la malade peut être considéré quelquefois comme la cause occasionnelle de sa maladie. Mais, assez souvent, le mal vient par degrés et sans cause provoquante bien définie. La menstruation commence à se montrer plus douloureuse que d'habitude, en même temps moins abondante; un état insolite de malaise général accompagne chaque période; le pouls, à ce moment, est très-fréquent, la peau chaude et moite, et l'urine chargée d'urates. Dans l'intervalle des règles, il existe une leucorrhée profuse; la douleur, quoique beaucoup moins vive, est encore assez forte, et s'exaspère sous l'influence de causes insignifiantes, ou même spontanément. Tantôt la douleur est plus violente dans le dos, tantôt dans l'une ou l'autre région iliaque, s'irradiant dans les cuisses, le long du nerf crural ou en arrière le long du nerf sciatique, comme la névralgie de ce nom. A ces troubles habituels s'en ajoutent quelquefois d'autres : ainsi la patiente peut être obligée de garder le lit pendant deux ou trois jours, à cause d'une petite attaque de fièvre accompagnée de douleurs erratiques dans les membres, mais rarement d'inflammation et de gonflement des jointures.

Il n'est pas douteux qu'en pareilles circonstances, la douleur a pour siége le tissu musculaire de l'utérus. Elle persiste quelquefois au delà du terme de la menstruation; mais la cessation de cette hypérémie périodique de la matrice, qui se reproduit aussi longtemps que le système sexuel conserve son activité, diminue beaucoup les

Colomb, *OEuvres médico-chirurgicales*. Lyon, 1798.

Edouard Rigby et Heward Duncan, traduction par madame Boivin, 1818.

Adolphe Richard, *De la muqueuse de l'utérus*, thèses de Paris, 1848.

Raciborski, *De l'exfoliation physiologique et pathologique de la membrane interne de l'utérus*, 1857, *Moniteur des Hôpitaux*.

Dubois de Neuchâtel, *Gazette médicale de Paris*, 1847, n° 37.

Tyler Smith, *The Lancet*, juin 1855, t. 1, p. 608.

Courty, *Traité pratique des maladies de l'utérus*, p. 410.

Tilt, *Archiv. of Medic.* 1861, t. III, p. 96.; et *On uterine and ovarian inflammation* (*exfoliation internal metritis*), p. 267. London, 1803.

Hegar, *Monatsschrift für Geburtsk.*, 1863, t. XXII.

Bernutz, *œuv. cit.* p. 128.

Ch. Robin, *Gaz. médic.*, Paris 1857, p. 761.

Hennig, *Monatsschrift für Geburtsk.*, 1864, t. XXIV, p. 150.

Scanzoni, *Maladies de l'utérus, etc.*, p. 290. (*Note du Trad.*)

[1] Les observations du docteur Todd, sur ce sujet, dans la section IX, de *Ses remarques pratiques sur la goutte, le rhumatisme et la fièvre*, etc., in-8, London, 1843 ; celles du docteur Rigby, dans son livre sur la *Dysménorrhée*, publié en 1844, ont appelé spécialement l'attention sur ce sujet. (*Note de l'Auteur.*)

souffrances des malades. Au plus haut degré d'intensité de ces accidents, la matrice, sans présenter aucune lésion appréciable, devient si sensible que le plus petit mouvement cause des douleurs intolérables. Plusieurs exemples d'une affection que feu le docteur Gooch[1] décrivait avec cette habileté descriptive où il était passé maître, et pour laquelle il avait proposé la dénomination d'*utérus irritabile*, doivent se ranger dans cette catégorie. — Je vous présenterai bientôt quelques remarques sur le traitement de cette maladie. Aujourd'hui je me contenterai de vous dire qu'on la guérit par des moyens dirigés contre la cause constitutionnelle, bien mieux que par toute espèce de médication locale.

Telles sont les deux principales formes de dysménorrhée, l'une névralgique, l'autre congestive. Assez souvent on trouve des faits caractérisés par une combinaison de ces deux variétés. Ils est probable que, dans tous ces cas, la contraction temporaire de l'orifice interne de l'utérus participe à la production des symptômes beaucoup plus qu'on ne le croit communément ; qu'il n'y a pas seulement absence d'effusion sanguine, mais que le fluide menstruel, après être sorti des vaisseaux, est retenu par un état de turgescence et de spasme de l'orifice interne de l'utérus, circonstance qui entretient et aggrave les souffrances de la malade[2]. — Mais il existe des cas dans lesquels l'influence d'une obstruction mécanique est à la fois plus manifeste et plus durable. Ce sont ceux dans lesquels la menstruation douloureuse s'associe à une maladie organique de l'utérus, comme une tumeur fibreuse, un déplacement, antéflexion ou rétroflexion, ou dans lesquels le canal du col ou son orifice interne sont contractés d'une façon permanente. Cet état de choses ne peut être mis hors de doute que par l'exploration vaginale, qu'on ne devra jamais négliger, si la dysménorrhée se prolonge pendant des mois, en dépit d'un traitement approprié.

Dans ces dernières années, l'attention s'est portée sur cette forme de dysménorrhée appelée *dysménorrhée mécanique*, dans laquelle les souffrances résultent d'une contraction du col empêchant le

---

[1] *On the more important diseases of Women*, in-8°, 2d ed., London, 1831, p. 332.

[2] La part que la rétention des règles causée par une contraction temporaire de l'orifice cervical prend dans la production de la douleur dysménorrhéique, a été établie par le docteur Graily Hewitt, dans son récent ouvrage sur les *Maladies des femmes*, in-8, Londres, 1863 (*voy.* p. 118-125). Les arguments de M. Hewitt sont corroborés par les remarques de M. Guyon, dont nous avons déjà parlé, *op. cit.*, p. 204-208.

(Note de l'Auteur.)

fluide menstruel de s'écouler au dehors. Cette forme de dysménorrhée mécanique est caractérisée, non-seulement par de la douleur,
mais aussi par la lenteur et la pauvreté du flux sanguin qui s'échappe
souvent sous forme de petits caillots imparfaitement coagulés. Feu
le docteur Mackintosh (d'Édimbourg)[1], indiqua, je crois, le premier
cette source de dysménorrhée ; en 1825 et en 1826, il eut l'idée de
la traiter à l'aide de la bougie, c'est-à-dire par une dilatation mécanique de l'orifice utérin. L'obstacle peut exister soit à l'orifice externe de l'utérus, soit à une partie limitée du col, spécialement
l'orifice interne où le col et le corps de la matrice entrent en communication, soit dans toute l'étendue du canal cervical. Quelquefois cet
obstacle résulte de l'inflammation ou d'une ulcération probable de ce
canal. C'était le cas chez une femme à laquelle je donnais des soins ;
sur un de ses points, le canal cervical était tellement rétréci qu'il
était impossible d'y faire passer la plus fine bougie en boyau de
chat. La malade faisait remonter ses souffrances à un accouchement
qui avait eu lieu douze mois auparavant. D'autres fois la dysménorrhée est habituelle et le rétrécissement du col congénital ; ou bien,
le développement de l'utérus est défectueux ; c'est là, je crois, la
cause la plus fréquente de l'affection.

Une opinion qui a gagné du terrain dans ces dernières années,
c'est que la dysménorrhée mécanique est très-commune et que les
moyens mécaniques doivent conséquemment être employés avec
succès. Aussi a-t-on négligé, je le crains, dans beaucoup de cas,
l'usage de ces remèdes internes qui sont si efficaces dans le traitement de la dysménorrhée. Une circonstance qui a beaucoup contribué, selon moi, à fortifier cette manière de voir, c'est ce fait
qu'en introduisant une sonde utérine, il est très-fréqnent de rencontrer à l'orifice interne un obstacle qui s'oppose à la pénétration de
l'instrument dans la cavité de la matrice. Mais cet obstacle est tout
à fait normal ; on peut s'en assurer sur le cadavre. Après avoir enlevé l'utérus du petit bassin, on verra qu'une bougie qui parcourt
facilement le canal se heurte à son extrémité contre une résistance
qu'elle ne peut quelquefois surmonter qu'avec un effort considérable, ou même pas du tout ; tandis qu'une bougie d'un moindre calibre peut traverser l'orifice interne sans difficulté. En ouvrant

---

[1] Dans son ouvrage, *Practice of Physic*, 4th. ed. in-8, London, 1836, vol. II,
p. 431-36. (*Note de l'Auteur.*)

l'utérus on se convaincra, en outre, que sa structure est parfaitement normale. La constriction qui, dans ce cas, est si prononcée après la mort, était sans aucun doute bien plus grande pendant la vie, et pourtant, en dépit de cette circonstance, on ne découvre dans l'histoire de ces personnes aucune trace de menstruation difficile ou douloureuse[1]. Et, en vérité, il n'y a rien là qui doive nous surprendre, car l'écoulement sanguin de la menstruation n'est pas un courant continu semblable à celui de l'urine sortant de la vessie ; c'est une filtration qui s'opère dans l'intérieur de la matrice, de telle façon que ce n'est que goutte à goutte que le sang s'échappe par l'orifice de l'utérus. Si l'ouverture est trop petite pour qu'il en soit ainsi, la menstruation, sans nul doute, deviendra très-douloureuse. C'est exactement ce qui a lieu dans les rétrécissements de l'urèthre ; la vessie, les uretères et les reins deviennent le siége d'une irritation qui trouble l'accomplissement régulier de leurs fonctions. De même, dans un état analogue du col utérin, se manifeste une pareille perturbation fonctionnelle de la matrice ; le flux menstruel devient rare et revêt un caractère morbide par le fait de l'obstacle qui s'oppose à sa libre sortie. — La constriction normale de l'orifice utérin est probablement augmentée par le désordre fonctionnel et devient ainsi la cause secondaire d'un accroissement de souffrance pour les malades. Mais il ne s'ensuit pas qu'il faille recourir à un traitement mécanique chaque fois qu'il existe des phénomènes d'obstruction, pas plus qu'il ne convient, dans chaque cas de croup ou de laryngite, de dédaigner tout moyen thérapeutique pour s'en remettre exclusivement à l'opération de la trachéotomie.

Je me trouve ainsi conduit à vous parler du traitement de la dysménorrhée. Il doit varier suivant les formes de la maladie. Dans la dysménorrhée des jeunes filles, quand la menstruation n'est pas encore complétement établie, nos efforts doivent tendre surtout à régulariser aussi vite que possible cette fonction et, à mesure que nous obtiendrons ce résultat, il y a lieu d'espérer que la douleur diminuera graduellement d'intensité. Cependant, si les souffrances devenaient trop vives et requéraient l'emploi de remèdes propres à les calmer, il faudrait recourir à ceux qui conviennent à la dysmé-

---

[1] Ce fait de la constriction normale du canal utérin vers son orifice interne a été mis en évidence par le docteur Henry Bennet, dans son ouvrage sur l'*Inflammation de l'utérus*. Voy. p. 3 de la 4e édition. (*Note de l'Auteur.*)

norrhée nerveuse. Un des moyens qui rendent le plus de services, c'est le bain de siége chaud. On en fera usage à la première menace de douleur et même vingt-quatre ou trente-six heures avant l'époque présumée de l'écoulement menstruel. Pour en obtenir tout le bénéfice possible, la malade y restera une demi-heure ou trois quarts d'heure, la température de l'eau étant maintenue pendant tout ce temps à 96° ou 98° F. Il sera souvent avantageux d'augmenter l'effet stimulant du bain par addition d'un peu de farine de moutarde.

Si la douleur se reproduit avec violence, on renouvellera ce bain deux ou trois fois dans les vingt-quatre heures. Après chaque bain, la malade se mettra au lit et y restera jusqu'à ce que l'apparition des règles vienne diminuer notablement les souffrances. Elle fera sagement aussi de garder la chambre, d'éviter toute fatigue et tout changement de température.

Si la douleur était par trop sévère, quelques sédatifs ou narcotiques seraient nécessaires, et il est probable qu'ils agiraient avec plus d'efficacité si on les faisait prendre immédiatement après la sortie du bain.

L'opium, dans quelques-unes de ses nombreuses préparations, est sans aucun doute le médicament le plus énergique ; mais plusieurs raisons doivent y faire renoncer, à moins que des sédatifs plus anodins aient été inutilement administrés. Dans beaucoup de cas, en effet, l'opium trouble sérieusement les fonctions digestives et inflige aux malades d'atroces maux de tête, après que son action calmante s'est dissipée. Mais une objection encore plus sérieuse à son usage, c'est le danger que de jeunes femmes s'habituent à ce médicament et s'en servent comme d'un remède vulgaire pour calmer leurs douleurs à chaque retour des règles. Dans beaucoup de dysménorrhées purement nerveuses, l'éther seul suffit pour éteindre la douleur ou du moins pour la calmer considérablement ; et, quand il en est ainsi, son influence transitoire, et cette circonstance qu'il ne trouble en rien les fonctions digestives, le rendent de beaucoup préférable à tous les narcotiques. Une potion contenant un demi-drachme (2 gr.) d'esprit composé d'éther, et 15 minimes (15 gouttes) d'éther chlorique, remplit très-bien l'indication, et, lorsque la malade, comme cela arrive quelquefois, a une insurmontable répugnance pour l'éther, l'eau de luce, ou teinture d'ammoniaque composée de la pharmacopée, lui constitue un excellent succédané[1]. Une seule dose de ces remèdes suffira presque toujours; s'il n'en était pas ainsi on les administrerait plus fréquemment, à de courts intervalles. Il y a quelques années, le sumbul[2], médicament indien, a été introduit dans la pratique, comme propre à guérir les douleurs névralgiques et autres. Il semble posséder dans une certaine mesure, mais à un moins haut degré, ces propriétés tout à la fois stimulantes et anodines qui caractérisent l'éther. Il est toujours avantageux, dans les maladies des femmes, d'avoir sous la main tous les moyens propres à parer aux moindres souffrances, sans compter les grands remèdes qu'il faut réserver pour les cas les plus sérieux.

Si aucun des moyens simples que je viens de vous indiquer ne suffisait, vous pourriez recourir à la jusquiame avec les plus grandes chances de voir votre malade tolérer ce médicament dont les propriétés narcotiques sont très-prononcées. La dose moyenne est de 40 minimes (40 gouttes) de teinture ou 5 grains (25 centigr.) d'extrait; son action calmante semble accrue, spécialement dans les douleurs utérines, par sa combinaison avec le camphre dont 5 grains seront associés à chaque dose de jusquiame. Un autre remède très-utile pour arrêter la douleur névralgique et qui n'a point les inconvénients de l'opium, c'est le chanvre indien, *cannabis indica*. Son usage toutefois présente deux inconvénients. Le premier, c'est l'absence de toute préparation officinale; il en résulte que sa force varie suivant qu'on le prend chez tel ou tel droguiste. Le second, c'est la susceptibilité des

---

[1]   (N° 9.)

℞ Tinct. Ammoniæ compositæ. . . ℳ vj	℞ Teint. ammoniacale composée. 6 goutt.
Tinct. Aurantii. . . . . ℨj	Teinture d'orange. . . . . . 4 »
Sirupi simplicis. . . . . ℨj	Sirop simple. . . . . 4 »
Inf. Aurantii co. . . . . ℨiv	Infusion d'orange composée. 16 »
Mist. Camphoræ. . . . . . . ℥vj	Mixture camphrée. . . . . 24 »
M. ft. haustus.	M. à prendre par gorgées.

(Note du Trad.)

[2] Le *sumbul* est une plante ombellifère de la Perse, d'espèce inconnue. On en extrait une résine qui se présente sous l'aspect d'une masse blanchâtre, transparente, analogue à l'ambre, d'un goût acide, d'une odeur aromatique et qu'on peut ramollir entre les doigts. On la donne à la dose de 3 à 15 centigr., trois ou quatre fois par jour, en pilules, avec addition d'opium, suivant les circonstances. Ses préparations sont les suivantes : 1° Teinture de résine de sumbul : résine 1 partie, alcool concentré 5 parties ; de 10 à 20 gouttes. 2° Sirop de résine de sumbul : résine 0,40 centigr. pour 30 gr. de sirop. Une petite cuillerée, une à quatre fois par jour. Pastilles de résine de sumbul, etc. Cette résine s'emploie comme tonique dans les affections chroniques des voies pulmonaires et des voies génito-urinaires, surtout chez les personnes lymphatiques. (*Note du Trad.*)

malades à son influence, qui est bien plus variable que celle de l'opium. Aussi est-il nécessaire de le prendre toujours à la même source et de commencer par les doses les plus faibles, jusqu'à ce que vous vous soyez assuré de son effet sur votre malade. L'inhalation du chloroforme et de l'éther, dont l'effet est transitoire, n'en calme pas moins d'une façon permanente la douleur utérine. Mais ce mode d'administration est trop dangereux pour qu'on le confie à la malade ou à ses amis. Les applications locales de chloroforme sur la région pelvienne ou hypogastrique sont exemptes de danger et souvent très-utiles. Si aucun de ces moyens ne procure de soulagement, l'opium devient notre dernière ressource. La poudre de Dower, la morphine, les gouttes noires doivent toujours être préférées à la simple teinture, parce qu'elles occasionnent en général moins de malaise et de mal de tête, et qu'elles resserrent moins l'intestin. Quelquefois les médicaments administrés par la bouche sont inefficaces, ou bien la douleur étant d'une grande violence, il faut chercher un remède plus rapide dans son action. Dans ce cas, un suppositoire opiacé ou un lavement laudanisé, pris en petite quantité, calmeront souvent très-rapidement[1].

Je ne pense pas qu'il soit hors de propos d'insister longuement sur la gravité de la dysménorrhée chez les jeunes femmes. Ne vous contentez pas de donner quelques conseils vagues ou d'écrire une prescription, si les douleurs réclament impérieusement des remèdes. Le danger, en pareil cas, c'est le retour habituel des attaques, qui prépare à vos malades une vie misérable. N'allez pas croire, comme le vulgaire, que les souffrances de la jeune fille disparaîtront lorsque

---

[1] Parmi les médicaments qui sont d'une application fréquente dans le traitement des maladies des femmes, il ne faut pas oublier la *ciguë*. « Cet agent thérapeutique, dit M. Bernutz (*op. cit.* t. I, p. 326), m'a semblé l'opium des organes génitaux (organes sexuels, seins), et agir dans toutes les affections de ces organes d'une semblable façon, comme un narcotique spécial qui favorise la résolution, lorsqu'elle est possible, en diminuant les fluxions qui résultent des douleurs. »

La grande ciguë (fam. des Ombellifères) se donne sous forme de poudre de racine fraîche, depuis 0,20 centigr, jusqu'à 8 gr. par jour. En décoction, la racine et les semences s'administrent à la dose de 0,50 centigr. à 8 gr. pour 500 gr. d'eau. La dose de l'extrait alcoolique est de 0,05 c, à 0,20, 0,50, 1 gr. et même plus par jour. Alcoolature : 1 gr. dans une potion, Emplâtre de ciguë de Planche. Cataplasmes faits avec trois quarts de farine de ciguë et un quart de farine de graine de lin. La base alcaline de la ciguë est la *cicutine* ou *conicine*, liquide huileux, jaunâtre, qui se trouve surtout en grande proportion dans les semences de ciguë, etc., etc.

MM. Devay et Guillermond ont fait avec les séminules ou fruits mûrs de la ciguë, des pilules que M. Bernutz recommande. Les pilules n° 1 contiennent chacune 1 cent. de fruit de ciguë = mill. 0,025 de conicine : de 2 jusqu'à 15 et 20 par jour, en augmentant

la femme, chez elle, aura atteint la plénitude de son développement. Toutes les précautions que je vous ai indiquées sont de la dernière importance : le séjour dans la chambre, le repos absolu, le décubitus dorsal, dans la première phase de la période menstruelle, sont indispensables à chaque retour de la menstruation, aussi longtemps que durera la tendance à la dysménorrhée, et ont, je crois, une part bien plus grande dans la guérison définitive, que l'usage des remèdes administrés à chaque occasion pour calmer la douleur. En outre, vos soins ne doivent pas cesser avec l'attaque : surveillez avec vigilance l'intervalle des périodes menstruelles, pour corriger ce que la santé générale présente de défectueux et pour fortifier la constitution de la malade qui est presque toujours débilitée. Permettez-moi d'ajouter une autre recommandation : c'est une croyance populaire que les malaises, les douleurs doivent s'évanouir du moment que les plus hautes fonctions du système sexuel entrent en jeu ; il est hors de doute, en effet, que dans quelques cas, le mariage, la grossesse, l'accouchement ont été suivis de cet heureux résultat. Il y a cependant, je le crains, plus de chances pour qu'il en soit autrement ; la jeune fille qui est dysménorrhéique souffrira plus après qu'avant le mariage, qui, eu égard aux rapports sexuels, deviendra pour elle la condition la plus pénible, à cause de l'extrême sensibilité de l'utérus ; la conception sera plus difficile chez elle que chez une autre femme, et, si elle a lieu, la grossesse et l'accouchement seront beaucoup plus douloureux que dans les circonstances ordinaires. Que de raisons puissantes, vous le voyez, pour traiter la dysménorrhée plus sérieusement qu'il ne semble utile de le faire à première vue ! Votre

graduellement. Les pilules n° 2 contiennent chacune 5 cent. de fruit de ciguë = mill. 0,125 de conicine. A dose deux ou trois fois moins considérable que les précédentes.

M. Raciborski dit s'être très-bien trouvé, dans le traitement de la dysménorrhée, du bromure de potassium, administré à la dose de 0,50 cent., ou 1 gr. par jour et même au delà. Il propose la mixture suivante :

> Décoction de feuille de noyer. . . 90 gr.
> Eau de mélisse.. . . . . 30 gr.
> Bromure de potassium. . . . . 2 gr.
> Sirop d'écorce d'oranges amères. 15 gr.

à prendre par cuillerée, toutes les heures ou toutes les demi-heures.

Aran et Debout ont conseillé dans les dysménorrhées les pilules suivantes :

> Lupulin.. . . . . 0,20 centigr.
> Extrait du chanvre indien. . . 1 centigr.
> (pour 1 pilule)

A prendre 2 pilules le matin et 3 le soir. (*Note du Trad.*)

jugement, votre perspicacité vous indiqueront la voie qu'il faut suivre pour porter votre conviction dans l'esprit de la malade et de ses amis, et il est vraisemblable qu'on se montrera docile à vos conseils, si vous en faites sentir clairement les avantages.

Dans la forme congestive de la dysménorrhée, les calmants ne sont pas d'une aussi grande utilité pour soulager les souffrances que dans la forme névralgique de cette affection. L'utérus et tous les viscères du bassin sont engorgés d'un excès de sang qu'il faut soustraire pour améliorer l'état des malades. Des ventouses sur le sacrum, des applications de sangsues sur l'hypogastre, à l'anus ou sur l'utérus lui-même, sont les moyens qu'on emploie pour atteindre ce but. En général il n'est ni nécessaire ni désirable de retirer une aussi grande quantité de sang que celle qu'implique l'application de ventouses. L'efficacité des sangsues à l'hypogastre ou à la région iliaque semble limitée à ces cas, où la douleur siégeant sur les côtés du bassin indique que les ovaires en sont la source. Mais dans d'autres cas, il est infiniment préférable de les poser à l'anus. — Ces modes de déplétion sanguine sont opportuns en tout temps, même avant la menstruation et pendant les règles. Cependant on ne pourait mettre de sangsues sur l'utérus lui-même, dans les trois ou quatre jours qui précèdent la menstruation, sans courir grand risque de troubler la régularité de ses retours.

Après la déplétion sanguine, un bain de siége chaud procurera quelque soulagement. La malade gardera le lit, et on lui fera prendre un diaphorétique, tel que la liqueur d'acétate d'ammoniaque combinée avec de petites doses de jusquiame ou d'opium. L'efficacité de ce dernier remède deviendra bien plus grande si on l'associe à une dose nauséeuse de tartre émétique. Dans les cas dont je m'occupe, les narcotiques directs, sous quelque forme ou combinaison qu'on les administre, sont mal tolérés ; ils excitent une grande perturbation générale et ne soulagent que peu ou pas du tout la douleur. L'ipécacuanha, à la dose d'un grain ou d'un demi-grain toutes les heures, jusqu'à production d'un effet nauséeux bien accusé, rend quelquefois de grands services, en calmant la douleur et en diminuant le flux sanguin qui devient quelquefois très-abondant vers le second ou le troisième jour de la menstruation.

Le traitement des malades pendant les périodes menstruelles ne comprend qu'une faible partie des soins que vous devez leur donner. Quoique généralement calmés par l'écoulement des règles, les symptômes viennent par degrés, avant le retour de l'époque suivante ; aussi est-ce dans l'intervalle des périodes menstruelles qu'on se trouve très-bien d'une déplétion sanguine pratiquée sur l'utérus. On y arrive par un procédé très-simple, qu'il est bon cependant de vous décrire.

Lorsqu'on met des sangsues directement sur la matrice, on obtient en général un écoulement de sang beaucoup plus considérable que par leur application sur un point quelconque des parties externes. Aussi suffit-il de n'en appliquer chaque fois que quatre ou six au plus. Des tubes en métal, perforés à l'une de leurs extrémités et pouvant être bouchés par un tampon à l'extrémité opposée, et quelques autres appareils dans ce genre, qu'on trouve chez tous les fabricants d'instruments, sont très-utiles aux aides et aux garde-malades à qui on confie le soin d'appliquer des sangsues sur la matrice. Je préfère cependant employer un spéculum, et je me sers du spéculum réflecteur de Fergusson, qui permet de s'assurer exactement du point sur lequel on applique les sangsues, et de boucher avec un bourdonnet de coton l'orifice de l'utérus, s'il est trop ouvert. On empêche ainsi les sangsues de mordre dans l'intérieur du canal, accident qui cause toujours une douleur extrêmement vive dont l'opération est communément exempte. La malade étant couchée sur le côté gauche, on introduit le spéculum ; on y place les sangsues et on les pousse sur le col de l'utérus avec un tampon de charpie ou de coton qu'on peut retirer au bout de cinq ou dix minutes, les sangsues ayant généralement mordu au bout de ce temps-là. Il peut se faire qu'un de ces animaux, sortant du spéculum, s'insinue entre l'instrument et les parois vaginales et se fixe sur les parties externes de la génération, où elle cause une vive douleur. Avec un peu d'attention vous vous mettrez en garde contre un pareil inconvénient. Je ne vous ferais pas perdre votre temps à des détails qui vous sembleront peut-être un peu vulgaires, s'il vous était possible, à la campagne, de vous adresser à cette classe de femmes qui se font à Londres de bons revenus en appliquant, sous la surveillance d'un médecin, des sangsues sur le col de l'utérus. Après la chute des sangsues on donne un bain de siége, à moins que l'écoulement sanguin n'ait été très-abondant. Ce bain met à l'aise la malade et il peut aider à la déplétion de la même manière que les cataplasmes après une application externe de sangsues. Le soir est le moment le plus opportun pour mettre des sangsues sur l'utérus, parce que le repos et le sommeil de la nuit calment la malade qui a été fatiguée et ennuyée par l'opération.

Je dois ajouter qu'on a conseillé, comme un moyen plus simple et moins fatiguant de déplétion utérine, de scarifier les lèvres du col à travers le spéculum, au moyen d'une lancette pointue fixée sur un long manche. Ces scarifications ne sont point douloureuses. Lorsque la muqueuse qui recouvre les lèvres de l'utérus est le siége d'une vascularité anormale et présente un aspect granuleux avec érosions superficielles, je les ai vues produire d'excellents résultats ; c'est ainsi du reste qu'agissent les scarifications de la muqueuse palpébrale, dans les formes strumeuses ou autres de l'ophthalmie. Mais, par cette méthode, on ne peut soustraire qu'une faible quantité de sang ; aussi, lorsque la congestion des vaisseaux de la substance utérine est très-considérable, et que nous voulons y remédier par une déplétion sanguine, c'est aux sangsues qu'il faut donner la préférence.

Les émissions sanguines locales, la liberté du tube intestinal, un régime substantiel sans être stimulant, toutes ces petites précautions qu'on range vaguement parmi les soins que réclame la santé générale, voilà les moyens thérapeutiques que vous ne devez point perdre de vue dans l'intervalle de chaque période menstruelle. Et si j'ajoute que, dans le cas où les douleurs lombaires ne seraient pas soulagées par un emplâtre, elles céderont à l'huile de croton employée en faible quantité et de manière à ne pas produire une éruption pustuleuse gênante, et que de petits vésicatoires sur l'une ou l'autre région iliaque feront disparaître la souffrance qui correspond à la situation des ovaires, je vous aurai, je crois, tracé d'une manière complète la conduite à tenir dans les cas spéciaux qui se rattachent à cette forme de dysménorrhée.

Je vous ai parlé de quelques cas très-douloureux et très-rebelles de dysménorrhée, coïncidant avec diverses manifestations de la diathèse rhumatismale ou goutteuse. Le colchique est alors d'une grande utilité ; pendant le paroxysme, 20 ou 30 minimes (20 ou 30 gouttes) de teinture combinés avec de petites doses de laudanum et de vin antimonié procureront souvent une amélioration plus notable que tous les autres remèdes, principalement quand les narcotiques à haute dose auront échoué. Le traitement à suivre dans l'intervalle des époques menstruelles est d'une importance toute particulière chez ces sortes de malades. Mais les symptômes sont tellement variables qu'il est impossible de faire un plan applicable à tous les cas. Tant que les intestins sont resserrés, la langue sale et les urines chargées de sels, le colchique peut-être administré deux ou trois fois par jour, combiné avec le sulfate ou le carbonate de magnésie, avec de petites doses de pilules bleues ou de poudre grise et de l'extrait de pavot ou de jusquiame vers le soir. Quand la constipation a cédé, on peut encore continuer le soir de donner l'extrait acétique de colchique et administrer pendant la journée quelques toniques doux, tel que l'acide nitro-muriatique avec extrait de taraxacum ou la liqueur de quinquina et le taraxacum ; car avec cette disposition à la pléthore locale et à l'hypérémie coïncide presque toujours un affaiblissement des forces de tout le système. Si, pendant qu'on persévère dans ce traitement tonique, la douleur augmente, ou l'irritabilité de la vessie, avec accroissement des dépôts lithiasiques de l'urine, on reviendra à l'usage du colchique et on en rapprochera les doses. La persistance des accidents, une leucorrhée profuse, un excès insolite d'urates indiquent qu'il faut recourir à l'iodure de potassium, qui rend souvent de grands services, quand le colchique a trompé notre attente. On se trouve bien, dans le cas de dysurie, de faire boire de l'eau de Vichy au lieu d'eau ordinaire. Le tonique qui convient en pareil cas est le citrate de fer, dont la dose ne doit pas dépasser 5 grains deux fois par jour ; il convient d'autant mieux que l'eau de Vichy, édulcorée avec un peu de sirop d'écorces d'oranges, constitue pour ce sel un très-agréable véhicule. Quand l'état morbide dont je m'occupe a persisté pendant des années, il devient à peu près incurable. Les eaux de Carlsbad et de Wiesbaden soulagent quelquefois les souffrances des malades et peuvent même peut-être les guérir, mais d'une façon lente, incertaine et en laissant une grande disposition aux récidives. Il en résulte que les malades riches perdent courage en face d'un traitement qui n'en finit pas, qui doit être repris chaque année et qui impose, pour prix d'un succès médiocre, des privations, des précautions qui rompent toutes les habitudes sociales. Quant aux malades pauvres, incapables de se donner le luxe de l'oisiveté, elles sont encore plus malheureuses et traînent une vie douloureuse que la maladie ne menace point sérieusement et n'abrége que peu, mais qu'elle rend néanmoins intolérable.

Quant à la dernière forme de dysménorrhée, c'est-à-dire celle qui se rattache à une contraction permanente de l'orifice et du col de l'utérus et oppose un obstacle mécanique à l'écoulement du flux menstruel, je vous ai déjà exprimé ma conviction au sujet de sa rareté, et je suis loin d'être le seul à partager cette opinion[1]. Dans quelques exemples où l'on avait supposé que telle était la cause de la menstruation douloureuse, une observation attentive a montré que le col était petit et son canal étroit, mais seulement parce que l'ensemble des organes sexuels n'avait pas atteint son entier développement. Ai-je besoin de dire que ce ne sont pas là des cas de dysménorrhée mécanique et que les tentatives de dilatation du col ne seront suivies d'aucun succès. Et il ne faut pas croire, comme je vous l'ai déjà dit, que les symptômes d'obstruction qui accompagnent souvent les dysménorrhées congestive et névralgique soient une preuve décisive de la contraction permanente du col de l'utérus. Je partage l'avis de M. Aran, qui regarde comme la meilleure preuve de cette dernière lésion l'expulsion douloureuse de petits caillots remplaçant à toutes les périodes menstruelles le flux des règles à l'état normal.

A en juger par la multiplicité des instruments qui depuis quelques années ont été imaginés dans le but de dilater le col de l'utérus, on serait conduit à une autre conclusion que celle que je crois être la vraie, et on supposerait que le rétrécissement cervical de l'utérus est extrêmement fréquent. Indépendamment des bougies ordinaires qu'employait Mackintosh, des bougies de métal flexible, qu'on a jugées plus utiles dans quelques cas, on s'est servi de tiges métalliques terminées par un renflement bulbeux et on les a laissés à demeure dans le canal du col pendant une ou deux heures consécutives. — On les a récemment modifiées en faisant entrer dans leur composition deux métaux de nature différente, afin de produire une action galvanique sur l'intérieur de l'utérus. Ces ingénieuses inventions sont dues au professeur Simpson (d'Édimbourg). Mais je crains qu'il en soit de ce dernier instrument, comme de ces anneaux galvaniques qu'on vendait il y a quelque temps dans les rues, pour guérir les névralgies ; je crains que son action galvanique soit trop faible pour exercer une influence réelle. Et puis, indépendamment des difficultés qu'on éprouve à introduire ces tiges, surtout si le vagin est étroit, leur séjour prolongé dans l'intérieur de l'utérus, leur contact avec ses parois m'ont toujours semblé la cause immédiate de nombreuses souffrances.

Outre la dilatation graduelle de l'orifice et du col de l'utérus au

---

[1] Voyez sur ce point les remarques de M. Aran, *op. cit.*, p. 324. (*Note de l'Auteur.*)

moyen de bougies, on a construit des instruments analogues au *speculum matricis* des anciens, pour l'agrandir de force et le maintenir ouvert; d'autres, pour l'inciser au moyen du bistouri caché. — Je suis parfaitement incapable de vous dire sur quels principes on se fonde pour recommander ces instruments, car, si le col de l'utérus est assez large pour les recevoir, je ne vois pas que son étroitesse puisse opposer un obstacle mécanique à l'écoulement des menstrues. Mais ce que je comprends mieux, c'est que l'utérus puisse souffrir cruellement de la violence qu'on lui fait. J'ai vu des abcès du bassin qui n'avaient pas d'autre origine que ces manipulations.

Ces procédés opératoires sont, je le sais, beaucoup moins fréquemment employés aujourd'hui, parce que les accidents qu'ils peuvent causer sont devenus bien plus manifestes depuis quelques années. Je ne puis cependant m'empêcher de saisir l'opportunité qui se présente ici de vous prémunir contre les erreurs plausibles qui conduisent à cette pratique; ce sont des erreurs dans lesquelles vous pourriez tomber d'autant plus aisément qu'elles sont de nature à devenir monnaie courante parmi nos malades. Les personnes étrangères à notre profession ne peuvent comprendre les raisons qui nous portent à adopter un traitement médical plutôt qu'un autre; mais elles saisissent très-bien cette pathologie grossière qui leur dit que si la menstruation est douloureuse, c'est que l'orifice de la matrice est trop étroit pour le passage du sang, et, dans l'espoir d'une prompte guérison, elles se soumettent sans hésiter à tous les traitements mécaniques qu'on voudra employer. Elles compareront sans doute le médecin qui agit sans nécessité, avec le médecin moins complaisant qui ne défère qu'aux indications nécessaires à remplir, et je n'ai pas besoin de vous dire que la comparaison sera toute défavorable au dernier[1].

[1] Nous partageons complétement les idées de M. West sur le traitement chirurgical de la dysménorrhée et nous sommes heureux de le voir s'élever contre les abus qu'on en a fait, avec toute l'autorité que lui donnent son talent et son expérience. Sans doute, il y a des cas où l'intervention chirurgicale est nécessaire (*voy.* l'observation publiée par M. Tillaux, *Bulletin de thérapeutique*, 1866, n° 7); mais prétendre, comme M. Sims, que le traitement de la plupart des maladies utérines ne saurait être que chirurgical, c'est nier du même coup l'efficacité d'une thérapeutique sagement instituée et le pouvoir qu'a la nature de guérir spontanément et avec le temps beaucoup d'affections de la matrice. D'après M. Sims, l'incision du col qu'il préconise encore plus que le professeur Simpson et M. Spencer Wells, produirait des effets salutaires et surprenants contre la dysménorrhée, qui pour lui est toujours mécanique ou organique et jamais constitutionnelle. Voici la statistique qu'il fournit à l'appui de cette dernière assertion : Sur 250 femmes mariées stériles, 100 avaient une menstruation douloureuse et 29 étaient

Si, après avoir pris toutes les précautions imaginables pour éviter une méprise, vous en arrivez néanmoins à conclure que la menstruation douloureuse est en partie, sinon entièrement, due à l'étroitesse du canal, je pense que vous trouverez l'établissement à demeure d'une bougie en métal flexible, le mode le meilleur et le plus convenable pour dilater le passage. Celles dont je me sers ont le volume des sondes qu'emploient les chirurgiens pour explorer la vessie ; mais j'ai fait pratiquer une échancrure à deux pouces et demi de l'extrémité, afin de pouvoir dire de quelle longueur est entré l'instrument. Il suffit de laisser la bougie à demeure pendant cinq ou dix minutes, mais il faut l'introduire tous les jours et ne discontinuer son emploi que lorsque le canal reçoit librement une bougie n° 9. Si, après de fréquentes tentatives, la bougie ne pouvait pénétrer qu'à une courte distance, une éponge préparée, celle dont le professeur Simpson a fait usage le premier, serait introduite dans le col, et on la prendrait de plus en plus grosse, jusqu'à ce que, au bout d'une couple de jours, le col fût largement dilaté dans toute son étendue, ou jusqu'à ce qu'on fût sur une constriction décidément infranchissable. Dans le seul cas où j'ai découvert une semblable

---

dysménorrhéiques. Des premières , 59 avaient une antéflexion , dont 17 avec des tumeurs fibreuses dans la paroi antérieure; 25 avaient une rétroversion, dont 7 avec des tumeurs fibreuses dans la paroi postérieure ; 7 présentaient une position normale, dont une avec une tumeur fibreuse au fond de l'utérus. De plus, le col était normal seulement chez 6, contracté chez 90, fléchi chez 61, congestionné chez 7, avec polypes chez 2. (*The Lancet*, 8 juillet 1866.)

M. Bennet combat les opinions trop absolues de M. Sims. L'incision du col lui paraît inutile et dangereuse. La dysménorrhée, en effet, peut exister sans obstacle mécanique au cours du sang ; pour la faire cesser, il suffit souvent de guérir les ulcérations et les engorgements du col. Au surplus, l'obstacle est souvent purement spasmodique, et la dilatation avec les sondes, les bougies, les mèches, peut le faire disparaître. L'incision peut donner lieu à des hémorrhagies graves. (Kidd, *Soc. obst. de Dublin*, 1866, 13 mai.) Selon M. Gream, la division du sphincter amène soit un relâchement consécutif préjudiciable à la gestation, soit un rétrécissement cicatriciel. Enfin l'inflammation locale qui en résulte peut s'étendre au péritoine. Ceux qui préfèrent l'incision à la dilatation, ne s'accordent pas tous sur le lieu où elle doit être faite dans l'intérieur du col, et sur la profondeur à lui donner. D'après M. Barnes, lorsque le col est de forme conique, ce qui, dit-il, est une cause d'hématocèle péri et rétro-utérine et de péritonite et amène la stérilité, l'incision de l'orifice externe est spécialement indiquée. MM. Greenhalgh et Routh s'accordent à dire que, dans la grande majorité des cas, au contraire, le rétrécissement siége à l'orifice interne. Presque tous, et entre autres le docteur Williams, condamnent la division complète des lèvres telle que la pratique M. Sims, et se contentent d'une hystérotomie superficielle, suivie de la dilatation. Les instruments les plus usités pour pratiquer l'hystérotomie sont le métrotome de M. Simpson, le double bistouri caché de M. Greenhalgh, l'hystérotome du docteur Savage, l'hystérotome double de M. Mathieu.

Le pratique de l'hystérotomie n'a pas fait autant de prosélytes en Allemagne qu'en Angleterre. Le docteur Gusserow cependant ne voit que rétrécissement interne ou externe dans la dysménorrhée. (*Berliner Klin. Woch.*, 1866.) (*Note du Trad.*)

lésion, les souffrances de la malade dataient d'un accouchement laborieux ; le resserrement au voisinage de l'orifice interne de l'utérus ne permettait pas l'introduction de la plus petite bougie en boyau de chat. Je me servis de l'instrument de Stafford pour les rétrécissements uréthraux infranchissables ; cette opération terminée, l'introduction, d'abord d'éponges préparées, puis d'une bougie métallique, fut suivie des résultats les plus satisfaisants.

Je n'ai pas vu d'autres cas où l'usage d'un instrument tranchant, pour élargir un col rétréci, m'ait paru nécessaire ou opportun.

NOTES DU TRADUCTEUR

Note 1. — Sur les rapports de la menstruation avec différentes maladies aiguës ou chroniques.

Ce sujet a fixé de tous temps l'attention des observateurs ; mais ce n'est que depuis une trentaine d'années qu'on l'a étudié avec tout le soin qu'il mérite. Parmi les médecins qui s'en sont occupés, il faut citer MM. Raciborski, Hérard et Gubler. Je ne saurais mieux faire que de donner les principales conclusions de leurs travaux.

M. Raciborski termine son chapitre *sur les rapports de la menstruation avec les états morbides qui précèdent depuis plus ou moins longtemps l'époque de la première éruption des règles*, par le résumé suivant :

« 1° L'hémorrhagie périodique des femmes n'exerce par elle-même, au moment de s'établir, aucune influence avantageuse sur les affections de l'enfance. Si, quelquefois, on observe à cette époque une amélioration dans la santé ou même la guérison pour ainsi dire spontanée de certains états morbides, cela ne tient pas du tout au flux menstruel, mais aux modifications favorables qui se sont accomplies dans l'organisme, sous l'empire de conditions hygiéniques favorables.

« 2° Beaucoup d'affections s'aggravent au contraire sous l'influence de la menstruation. De ce nombre sont quelquefois la chlorose et presque toujours les névroses. Dans le premier cas, l'aggravation n'a lieu qu'autant que les premiers flux menstruels sont très-abondants et augmentent l'appauvrissement des globules. Les névroses, au contraire, semblent devenir plus communes et leurs accès plus fréquents, sous l'influence des réactions de l'élément nerveux de l'orgasme ovarien de l'ovulation sur le système cérébro-spinal.

« 3° Les déviations scoliosiques de l'épine dorsale s'aggravent généralement à l'époque de la puberté et hâtent la première éruption des règles. L'un et l'autre de ces faits semblent être le résultat des réactions réciproques entre l'innervation des ovaires et celle de la moelle épinière.

« 4° La chlorose et les scrofules frappent d'abord l'ovulation et retardent la première éruption des règles. » (*Traité de la menstruation*, p. 389.)

— *De l'influence des maladies aiguës fébriles sur les règles.* Cet excellent mémoire de M. Hérard se termine par les propositions suivantes :

« 1° Toutes les maladies aiguës fébriles exercent sur les règles une influence à peu près égale.

« 2° Cette influence varie suivant que les maladies se développent pendant l'époque menstruelle, ou dans l'intervalle de deux époques.

« 3°. L'invasion a-t-elle eu lieu pendant les règles : l'écoulement sanguin est ordinairement supprimé. Cette suppression peut être complète ou incomplète. Dans ce dernier cas, l'écoulement reparaît au bout de quelques heures, de plusieurs jours, presque constamment diminué. Les malades sont portées à accuser la suppression d'être la cause du développement des accidents fébriles; c'est le contraire qui existe. Dans les quelques cas où une maladie aiguë fébrile, bien caractérisée, se déclare après la suppression des règles, il faut y voir une conséquence du refroidissement subit, qui a déterminé la suppression elle-même.

« 4° Quand une affection aiguë fébrile se développe dans l'intervalle de deux époques menstruelles, si l'époque prochaine n'est pas éloignée du début de la maladie, autrement dit, si la fièvre persiste encore à ce moment, les règles ne sont pas supprimées. Bien plus, le mouvement fébrile paraît favoriser leur manifestation en déterminant vers l'utérus et les ovaires une congestion hémorrhagique plus ou moins prononcée.

« 5° L'époque qui tombe pendant la période décroissante non fébrile de la maladie, ou pendant la convalescence, manque le plus ordinairement; ou bien, si elle a lieu, l'écoulement est notablement diminué. Cette différence dans le résultat semble dépendre de la durée de l'affection et du traitement mis en usage. L'aménorrhée secondaire, quelquefois persistante, ne s'observe guère en général plus de 1 à 3 mois.

« 6° L'éruption menstruelle ne prédispose en aucune façon anx maladies.

« 7° Les règles n'exercent aucune influence appréciable sur l'issue des affections aiguës fébriles.

« 8° La marche et la terminaison en sont les mêmes, que les menstrues soient supprimées ou qu'elles apparaissent, qu'elles soient diminuées ou augmentées, qu'elles avancent ou qu'elles retardent, qu'elles se montrent au début ou à la fin des maladies, etc.

« 9° Dans le traitement des affections aiguës fébriles, le médecin doit se préoccuper avant tout de la maladie.

« 10° Il est extrêmement rare que la menstruation fournisse des indications thérapeutiques spéciales.

« 11° Si les règles sont sur le point de paraître, si même elles ont paru, il faut agir absolument comme si les règles ne devaient pas venir ou n'étaient pas venues.

« 12° Les émissions sanguines ne s'opposent en général, ni à l'apparition, ni à l'écoulement des menstrues.

« 13° La brusque suppression des règles par le développement d'une maladie aiguë fébrile, l'aménorrhée consécutive à cette maladie n'exigent pas en général un traitement particulier. » (*Actes de la Soc. méd. des hôpitaux de Paris*, 2° fascicule, p. 211.)

— Voyez aussi le mémoire du Dr Perroud, *Influence des pyrexies sur les principaux phénomènes de la menstruation*, Gaz. méd. de Lyon, de janvier au 16 juillet 1862; et Gaz. méd. de Paris, 1863; p. 144.

— Dans son remarquable mémoire sur les *Épistaxis utérines simulant les règles, au début des pyrexies et des phlegmasies*, M. Adolphe Gubler a formulé les conclusions suivantes :

« 1° La fonction menstruelle est essentiellement constituée par l'ovulation et la ponte. L'hémorrhagie n'en est qu'un phénomène accessoire, destiné à mettre fin à l'orgasme mensuel de l'appareil génital, et à limiter la fécondité humaine.

« 2° De même que la ponte périodique peut s'effectuer sans exhalation sanguine, de même les fluxions hémorrhagiques peuvent avoir lieu dans l'utérus sans ovulation préalable.

« 3° Beaucoup de métrorrhagies utérines, prises pour des menstruations anticipées au début et dans le cours des maladies aiguës, ne sont autre chose que de simples flux sanguins comparables aux épistaxis initiales des fièvres.

« 4° Cette manière de voir était rendue vraisemblable par des inductions tirées des circonstances suivantes : *a.* la brièveté excessive de l'intervalle séparant les prétendues règles intempestives de la dernière époque cataméniale régulière, brièveté qui ne permet pas de croire à la maturation précoce d'un ovule; *b.* l'apparition d'écoulements sanguins chez des femmes non menstruées, soit en vertu de leur idiosyncrasie, soit parce qu'elles parcourent l'une des périodes du cycle fonctionnel, la grossesse ou la lactation ; *c.* l'absence de symptômes précurseurs ou concomitants d'une menstruation proprement dite; *d.* le retour précis de la menstruation, durant la maladie ou dans la convalescence, à une date correspondant à la dernière époque menstruelle proprement dite.

« 5° La proposition formulée ci-dessus est rigoureusement démontrée par l'examen nécroscopique, qui permet de constater tantôt des ovaires exempts de toute trace de fertilité, tantôt une hémorrhagie récente dans une vésicule déjà ancienne et dégénérée, tantôt enfin un corps jaune avancé dans son évolution et caractéristique d'une ponte de beaucoup antérieure à la dernière exhalation sanguine.

« 6° La connaissance des épistaxis utérines conduit à rectifier sur quelques points les opinions admises à différentes époques relativement à l'influence réciproque des règles et des maladies aiguës. Si les médecins des siècles précédents exagéraient l'influence contraire des fièvres et des affections fébriles sur l'éruption cataméniale, ce serait également s'éloigner de la vérité que de voir dans ces états morbides une cause presque constante d'anticipation de l'époque menstruelle. L'erreur vient de ce qu'on a confondu alors les épistaxis utérines avec de véritables menstruations.

« 7° Trois cas peuvent se présenter : Les maladies aiguës respectent la fonction menstruelle, elles la suppriment ou elles l'accélèrent. Mais, suivant toute apparence, l'anticipation ne peut guère dépasser une semaine.

« 8° Les maladies aiguës peuvent, au contraire, déterminer des épistaxis utérines huit jours à peine après la dernière époque, aussi bien que quelques jours seulement avant la future menstruation et dans tout l'intervalle indifféremment.

« 9° La période des pyrexies la plus féconde en épistaxis utérines et celle de l'invasion. D'ailleurs ces exhalations sanguines peuvent se montrer dans diverses phases des affections pyrétiques. Leur facilité de production et leur abondance sont en rapport avec l'intensité de la maladie, avec la prédominance des déterminations vers les organes hypogastriques et avec la tendance vers l'état dissous du sang et le ramollissement des tissus, d'où résulte la diathèse hémorrhagique.

« 10° Ainsi les épistaxis utérines se rencontrent plus fréquemment au début des phlegmasies thoraciques et abdominales, des fièvres typhoïdes, des érysipèles ou des éruptions fébriles, et surtout dans la période initiale des fièvres exanthématiques acquises, rougeole, scarlatine et variole.

« 11° Le diagnostic différentiel de l'épistaxis utérine avec une menstruation véritable se tire de l'ensemble des circonstances énumérées dans nos quatrième et cinquième conclusions. — Le pronostic est généralement sans intérêt, puisque la métrorrhagie symptomatique, rarement inquiétante, n'empêche pas le retour des règles de s'effectuer quelquefois même avant la cessation des phénomènes morbides. L'art n'aurait à intervenir que si l'hémorrhagie utérine devenait assez abondante pour constituer une complication.

« 12° Cette histoire des épistaxis utérines a pour corollaire la révision des statistiques relatives aux intervalles des époques menstruelles, et celle des croyances médicales touchant l'efficacité actuelle des moyens préconisés contre l'aménorrhée. » (*Gazette médicale*, année 1863, p. 321.)

—Nous aurons souvent l'occasion de nous occuper de l'influence qu'exercent sur la menstruation les maladies aiguës et chroniques de l'utérus et de ses annexes. Ajournons donc l'étude de cette intéressante question. — Nous avons vu quels sont les rapports des affections aiguës fébriles avec la menstruation. Quels sont maintenant les rapports de la menstruation avec les maladies chroniques ? On peut établir comme une règle générale que plus une maladie chronique retentit sur l'ensemble de la constitution, et plus aussi elle compromet le travail de l'ovulation et l'hyperémie menstruelle qui en est la conséquence. Aussi, lorsque la maladie chronique aboutit à la cachexie, ce qui est le cas ordinaire, l'organisme n'ayant plus assez de vitalité c'est-à-dire plus assez de force nerveuse et de sang pour suffire au travail qu'exige la ponte spontanée de l'œuf, cette fonction languit et disparaît peu à peu. Les règles qui donnent la mesure de l'activité de ce travail physiologique deviennent irrégulières, plus pâles, moins abondantes, et finissent peu à peu par se supprimer complétement, sans qu'il en résulte pour les organes sexuels ou l'ensemble

de la constitution des accidents nouveaux ou une aggravation de ceux qui existaient déjà.
— Quelquefois, il est vrai, au lieu de cette aménorrhée cachectique, on observe des métrorrhagies; mais ces pertes de sang n'ont rien à voir avec le phénomène de l'ovulation.
Ce sont de véritables hémorrhagies symptomatiques d'une lésion organique locale ou
d'un état plus ou moins scorbutique du liquide sanguin.

Parmi les affections chroniques, il en est une, la phthisie pulmonaire, dont les rapports
avec la fonction menstruelle ont été l'objet de travaux spéciaux. Aucune en effet, ne
trouble plus prématurément la fonction menstruelle que cette maladie. Pour s'en convaincre, on n'aura qu'à lire le tableau suivant que j'emprunte à l'excellent ouvrage de
M. Raciborski.

PREMIÈRE CATÉGORIE

Tubercules disséminés sans excavations.

Ancienneté apparente de la maladie.	Ancienneté de l'aménorrhée.
7 mois.	2 mois.
3 ans.	2 mois.
8 mois.	3 mois.
1 an.	4 mois.
11 mois.	3 mois.

DEUXIÈME CATÉGORIE

Tubercules avec excavations.

15 mois.	10 mois.
11 mois.	10 mois.
3 mois.	2 mois.
2 ans.	18 mois.
18 mois.	16 mois.
10 mois.	5 mois.
6 mois.	4 mois.
9 mois.	2 mois.
1 an.	1 an.
5 mois.	5 mois.
5 mois.	4 mois.
2 mois.	2 mois.
6 mois.	4 mois.
2 ans	5 mois.
1 an.	1 an.
16 mois.	7 mois.
5 mois.	3 mois.
19 mois.	10 mois.
1 an.	2 mois.
5 mois.	3 mois.
4 mois.	4 mois.
2 ans.	5 mois.
7 mois.	5 mois.
2 mois.	1 mois.
3 mois.	5 mois.
1 an.	5 mois.
5 mois.	4 mois.

En prenant les faits de la première catégorie, on voit que, règle générale, la suppression des menstrues arrive vers le onzième mois de la maladie. L'examen des faits de la
deuxième catégorie, donne comme moyenne cinq à six mois d'aménorrhée pour un peu

plus de neuf mois, ce qui veut dire que la suppression des règles arrive généralement alors vers le quatrième mois de la maladie.

La phthisie n'est presque jamais l'effet, mais presque toujours la cause de l'aménorrhée. Il ne serait pas impossible cependant que la suppression subite des règles, en entraînant une congestion pulmonaire, ne hâtât l'apparition des tubercules chez les femmes qui sont prédisposées à cette maladie.

D'après M. Louis (*Recherches sur la phthisie*), la suppression des règles coïncide dans la plupart des cas avec le début de la fièvre hectique, c'est-à-dire qu'elle se produit au moment où la maladie principale trouble profondément l'ensemble des fonctions organiques.

Selon M. Raciborski, les ovaires sont toujours plus ou moins atrophiés chez les phthisiques ; les organes génitaux sont anémiés et les cellules ovariennes présentent des altérations semblables à celles qui caractérisent l'époque de l'âge critique.

Mais ce ne sont pas seulement les troubles de la menstruation, ce sont toutes les maladies utérines qui présentent les rapports les plus étroits avec la phthisie pulmonaire. Aran, qui avait étudié le premier cette question avec tout le soin qu'il apportait à ses recherches, admettait une sorte de balancement entre la maladie des poumons et celle de l'utérus, et considérait celle-ci comme une dérivation heureuse à la première. Aussi, conseillait-il de respecter en pareil cas la maladie utérine, ou du moins, de n'intervenir qu'avec une extrême réserve. — Dans un mémoire intitulé : *De la connexion entre la phthisie et les maladies utérines, et de la nécessité de traiter ces dernières dans les cas ainsi compliqués* (*Bulletin général de thérapeutique*, d'avril 1865, à janvier 1866), le docteur Henri Bennet a formulé des propositions contraires à celles d'Aran. Il croit que l'intervention médicale, suivie d'une heureuse modification dans l'état de l'appareil utérin, ne peut qu'améliorer l'état général des malades et exercer ainsi une salutaire influence sur la marche de l'affection pulmonaire. — La maladie utérine a-t-elle précédé la phthisie ou lui est-elle consécutive? Telle doit être la première question à résoudre. Dans la première hypothèse, il est utile de traiter la maladie utérine ; dans la seconde, on peut hésiter ; mais nous croyons qu'en général, malgré l'opinion d'Aran, on peut instituer un traitement, sinon très-actif, du moins capable de modifier heureusement des accidents qui font souffrir ou débilitent les malades.

Les affections chroniques et purement catarrhales du poumon occasionnent rarement des suppressions permanentes des règles.

Il en est de même des maladies organiques du cœur ; la menstruation y est ordinairement aussi régulière que dans l'état de santé, sauf peut-être pendant les périodes ultimes de la cachexie cardiaque. D'un autre côté, l'influence des époques menstruelles sur les affections du cœur se réduit à fort peu de chose.

Les affections du système nerveux sont généralement influencées d'une manière fâcheuse par le retour de chaque époque menstruelle. — Honoré a observé à l'hôpital Saint-Louis une fille qui, tous les mois, à l'époque des règles, était prise d'une espèce d'aliénation mentale. Maisonneuve, Tissot, M. Marotte ont cité des cas d'épilepsie que M. Raciborski propose d'appeler *épilepsie ovarique*, parce qu'elle paraît avoir pris naissance sous la seule influence de l'excitation périodique qui accompagne la déhiscence spontanée. — Les règles sont souvent une cause occasionnelle d'attaques hystériques, etc., etc. Consultez sur ce vaste sujet :

De la menstruation et de ses anomalies dans leurs rapports avec le développement et la marche de l'aliénation mentale, par M. le docteur Schlayer, professeur de psychiatrie, à Vienne. (*Annales médico-psychologiques*, tome VI, p. 272; avril 1860.)

Tissot, *Des nerfs et de leurs maladies*, éd. de l'*Encyclopédie des sciences médicales*, § 27.

J.-G.-F. Maisonneuve, *Recherches et observations sur l'épilepsie*. Paris, 1803.

Marotte, *Revue médico-chirurgicale*, 1851.

Esquirol, *Traité des maladies mentales*, 1838, t, I, p. 136.

Baillarger, *Gazette des hôpitaux*, 1855, n° 39.

Morel, *Traité des maladies mentales*, p. 190 et 452.

Beau. *Recherches statistiques pour servir à l'histoire de l'épilepsie et de l'hystérie.* (*Archives générales de médecine*, juillet 1856.)

Pinel. *Traité médico-philosophique sur l'aliénation mentale.*

Briquet, Landouzy, Louyer-Villermay, Dubois (d'Amiens) : Ouvrages sur l'hystérie.

Attaques d'asthme au moment des règles (*Bulletin de thérapeutique*, 1re série, p. 180, 1808). (*Note du Trad.*)

Note 2. — Sur la névralgie utérine.

HYSTÉRALGIE, MÉTRALGIE, UTÉRUS IRRITABLE (GOOCH), ÉTAT NERVEUX DE LA MATRICE (LISFRANC), RHUMATISME DE L'UTÉRUS DES AUTEURS ALLEMANDS.

Nous avons vu que, chez certaines femmes, il survenait aux époques menstruelles des accidents dysménorrhéiques dont un trouble de l'innervation utérine paraissait être la principale cause. On a désigné cette affection sous le nom de *dysménorrhée nerveuse.* Dans l'intervalle des règles, l'utérus peut aussi devenir le centre ou l'aboutissant de phénomènes présentant à un plus ou moins haut degré le caractère des douleurs névralgiques. C'est ce qu'on appelle la *névralgie utérine, l'hystéralgie, l'utérus irritable,* etc.

Quelques auteurs n'admettent la névralgie utérine qu'autant qu'il y a absence absolue de toute lésion matérielle dans l'utérus ou ses annexes. C'est pousser la riguenr de la définition un peu loin. Du moment que la douleur n'est subordonnée, ni dans son siége, ni dans sa forme, ni dans son intensité et sa marche, à des lésions utérines qui se rencontrent fréquemment avec elle, telles que congestions légères, inflammations, ulcérations peu étendues, etc., on peut la considérer comme névralgique; on l'appellera, si l'on veut, symptomatique, pour la distinguer de celle qui est essentielle ou idiopathique.

I. La douleur qui caractérise la névralgie utérine occupe le col et le corps, principalement du côté gauche. Elle consiste en élancements, cuissons, sentiment d'ardeur, de formication, de pesanteur, etc. Elles arrive quelquefois à un degré intolérable, surtout dans les cas ou le moindre mouvement réveille les paroxysmes. Ce qu'elle présente de plus remarquable, ce sont ses irradiations et une série de phénomènes qu'elle tient sous sa dépendance, et qui peuvent quelquefois, si on ne remonte pas à leur véritable cause, donner le change sur la nature de la maladie.

Nous avons dit plus haut que l'utérus était centre et aboutissant d'irradiations douloureuses. Dans les deux cas, c'est le long des branches du plexus lombo-sacré que chemine la douleur névralgique, soit qu'elle parte de l'utérus pour se propager dans les nerfs des lombes et de l'abdomen, soit qu'elle suive le trajet inverse. — Ce qui distingue ces douleurs névralgiques des douleurs se rattachant directement à une maladie inflammatoire ou organique de l'utérus et de ses annexes, c'est : 1° leur retour sous forme de paroxysmes; 2° la présence de centres douloureux qu'une pression exercée sur le trajet des nerfs fait facilement découvrir. Ce dernier caractère a beaucoup plus de valeur que le premier, comme moyen de diagnostic, et M. Marotte, dans un excellent mémoire que j'aurai l'occasion de citer plusieurs fois, a grandement raison d'insister sur les points douloureux et la manière de les découvrir et d'en apprécier la valeur. Ainsi, tandis que la douleur causée par une ovarite, par exemple, augmente en proportion de la pression que la main exerce au niveau de l'organe malade, la douleur névralgique occupant le même siége, très-vive au début de l'exploration, diminuera peu à peu à mesure qu'on appuiera davantage. Le point névralgique peut même être isolé des parties sous-jacentes : on y arrive aisément en pinçant la peau et en la soulevant; c'est alors que la douleur arrive à son maximum d'intensité. Le toucher vaginal provoque une exacerbation de la douleur, lorsque le doigt arrive sur le col. Il y a là un point névralgique presque constant. — Quelquefois cette exploration est rendue impossible par l'hyperesthésie de la vulve, du vagin, de la vessie ou du rectum. — Lorsqu'en effet, la névralgie utérine est très-intense.

tous les nerfs du plancher et de la cavité pelvienne sont compromis, et les nerfs moteurs entrant en jeu par action réflexe font contracter spasmodiquement les muscles du vagin, de l'anus et le sphincter de la vessie. — Le spasme se produit aussi dans l'utérus ; si ce phénomène est difficile à constater dans un utérus non gravide, il devient manifeste pendant la grossesse. C'est lui qu'on a décrit sous le nom de *rhumatisme de l'utérus*. On prévoit facilement les conséquences qu'il peut entraîner en provoquant un décollement du placenta. Puisque nous parlons de la grossesse, disons dès maintenant que la névralgie utérine qui se développe dans son cours ne diffère en rien par sa nature de la névralgie à l'état de vacuité de l'organe. Cette affection s'observe avec les mêmes symptômes, à l'état de vacuité de la matrice, pendant la grossesse, pendant le travail, pendant la délivrance et dans les suites de couches. Elle est peu grave pour la femme qui en est atteinte ; mais elle est une cause de dangers et quelquefois de mort pour le fœtus. Sur un utérus gravide atteint de névralgie, la constatation des points douloureux est facile. Ils se reconnaissent aux douleurs vives que provoque l'enfant, lorsqu'il vient frapper dans ses mouvements la partie hyperesthésiée. Ces douleurs sont suivies, la plupart du temps, d'une contraction partielle, accompagnée d'une tuméfaction correspondante, que la vue et le toucher font percevoir.

II. Quel est le siége principal des points douloureux ? Il y a selon moi, deux grands foyers principaux, et de petits foyers secondaires propres à chacun d'eux ; l'un de ces foyers occupe le plancher du bassin, l'autre, les flancs et l'hypogastre. Le premier se développe surtout dans les cas où l'utérus est le centre, le point de départ de la névralgie ; l'autre appartient en propre à la névralgie lombo-abdominale dans laquelle l'utérus, la plupart du temps, n'est intéressé que d'une manière secondaire. Mais que l'utérus soit centre ou aboutissant de la névralgie, peu importe ; ses fonctions, en effet, peuvent être aussi gravement compromises dans un cas que dans l'autre. Dans le foyer du plancher pelvien, les principaux points douloureux sont à la vulve, dans le vagin et sur le museau de tanche. Dans le foyer abdominal, ils occupent le canal inguinal, le voisinage de l'épine iliaque antérieure et supérieure, les bords de la crête de l'os des iles et la région correspondante au fond de l'utérus ; en ce dernier endroit, comme dans la région ovarique, il faut avoir soin de distinguer, par la pression profonde et par le soulèvement de la peau, la douleur qui siége dans les nerfs superficiels de celle qui est située dans les organes pelviens.

III. La névralgie utérine est paroxystique, c'est-à-dire qu'elle survient sous forme d'accès ou d'exacerbations. Toutefois, il existe presque sans discontinuité un fond de souffrances sourdes occupant tout le pelvis, et c'est sur ce fond que se produisent à des intervalles plus ou moins éloignés des éclairs de douleurs d'une durée indéterminée, qui suscitent des crampes et du ténesme dans les organes contractiles du petit bassin. Ces accès, même à leur plus haut degré d'intensité sont apyrétiques ; ils peuvent provoquer des troubles généraux de nature nerveuse, des accidents hystériformes, de l'accélération du pouls, des sueurs froides, etc. ; mais ils ne causent pas de fièvre proprement dite. En outre, ils ne présentent que très-rarement une périodicité régulière et une intermittence complète. — J'ai dit que la névralgie utérine pouvait survenir dans l'intervalle des règles ; par là, elle se distingue de la dysménorrhée nerveuse. Mais il n'en faudrait pas conclure cependant que la menstruation n'exerce sur elle aucune influence. Habituellement, elle redouble à l'approche de l'époque menstruelle, dont le retour s'effectue du reste aussi régulièrement que dans l'état de santé. Enfin, elle ne s'oppose pas nécessairement à la libre sortie du sang ; dans la grande majorité des cas, au contraire, elle a pour effet d'exagérer le flux menstruel. Quand l'écoulement sanguin est abondant, l'exacerbation de la névralgie utérine à l'époque des règles n'a pas lieu, ou est faible, ce qui porterait à croire que la douleur est en partie jugée par l'hémorrhagie. (Marotte.)

La névralgie utérine, comme celles qui siégent dans d'autres parties du corps, détermine vers l'utérus des phénomènes morbides secondaires qui se rattachent, ainsi que l'a démontré M. Notta dans son excellent mémoire sur *les Lésions fonctionnelles qui sont sous la dépendance des névralgies* (*Archives générales de médecine*, 1854, t. II), à un trouble par action réflexe de l'innervation des nerfs vaso-moteurs. Ces phénomènes morbides secondaires consistent, pour l'affection qui nous occupe, en une détermination congestive sur l'utérus, accompagnée d'hypersécrétion ou d'hémorrhagie. Ces sortes d'épiphénomènes avaient été observés par M. Neucourt ; mais c'est à M. Marotte que revient le mérite d'avoir démontré le rapport de causalité qui les rattache à l'hystéralgie. La leucorrhée d'origine névralgique présente ce caractère remarquable et presque pathognomonique qu'elle augmente ou diminue selon l'intensité des douleurs, et disparaît complétement avec elles. Elle consiste en une sécrétion transparente visqueuse, analogue à du blanc d'œuf, ce qui porterait à croire qu'elle est fournie principalement par les glandes du col qui s'hypérémie et entre en activité sécrétoire sous l'influence du point douloureux dont il est le siége. M. Marotte signale aussi, mais comme un fait rare, une sécrétion inusitée dans les organes génitaux, celle de gaz d'une nature indéterminée s'échappant par le vagin. On a vu des femmes bien portantes se plaindre aussi de l'expulsion de gaz par la vulve. — D'où proviennent ces gaz? Sont-ils le produit d'une sécrétion? J'en doute.

IV. Mais l'épiphénomène le plus curieux et le plus important de la névralgie utérine, c'est la métrorrhagie, qui peut être abondante, modérée, ou ne consister qu'en un simple stillicidium sanguin. Cette métrorrhagie est dominée dans presque toutes les circonstances de sa production par la douleur névralgique. Ainsi elle survient au moment de l'accès, dure autant que lui et se suspend dans la période d'analgésie. Elle est donc irrégulière et mobile, intermittente ou rémittente. En outre, sa quantité est en rapport à peu près exact avec l'intensité de la douleur, c'est-à-dire que, toutes choses égales d'ailleurs, les névralgies les plus douloureuses s'accompagnent d'une perte plus abondante. Mais quelquefois cette harmonie entre les deux phénomènes n'existe pas ; aussi peut-on se méprendre sur la nature d'une perte et l'attribuer à des métrites, à des ovarites, à des phlegmasies périutérines imaginaires. C'est ce qui arrive dans les névralgies lombo-utérines chroniques, lorsque l'hémorrhagie n'est précédée ou accompagnée que de douleurs sourdes. Un cas curieux, cité par M. Marotte, c'est celui d'une dame atteinte d'une névralgie périodique à deux accès par jour, chez laquelle l'un de ces accès était surtout caractérisé par l'intensité des élancements douloureux; l'autre, par l'abondance de la métrorrhagie. Il est inutile de dire que cette épiphénomène n'a rien à voir avec le travail de l'ovulation. Quant aux véritables règles, nous avons vu plus haut que la névralgie utérine les exagérait ordinairement. Dans l'état de grossesse, il peut se produire aussi des hémorrhagies d'origine névralgique, sans expulsion du fœtus ; M. Marotte en cite un cas. On est tout naturellement porté à croire qu'il s'agit alors d'une insertion vicieuse du placenta sur le col. Ce n'est que par une analyse minutieuse de tous les accidents et par une exploration attentive qu'on pourra rapporter ces hémorrhagies à leur véritable cause.

V. Quel est l'état des organes malades dans la névralgie utérine? Habituellement le toucher et l'examen au spéculum ne font constater aucune modification dans le volume, la consistance et la couleur du col ; la matrice est mobile dans le petit bassin. Mais, dans les névralgies aiguës, surtout quand elles s'accompagnent des épiphénomènes que nous venons de décrire, on trouve un peu de turgescence congestive et une rougeur qui se propage jusqu'au vagin et à la vulve. Cette congestion est transitoire comme la douleur qui la provoque; mais, quand la maladie nerveuse devient chronique, la stase sanguine, après une série de fluctuations, peut s'établir d'une manière permanente. Il en résulte des états fongueux de la muqueuse, avec engorgement du parenchyme utérin, des dysménorrhées, des ménorrhagies. La névralgie invétérée a conduit alors, comme cela arrive fréquemment, à une affection organique.

VI. D'après ce qui précède, le lecteur a pu se faire une idée des difficultés du diagnostic. Elles sont grandes, surtout dans la pratique, où des circonstances imprévues se présentent à chaque instant. Une étude approfondie de l'état organique de l'utérus et des troubles nerveux, l'appréciation de leur importance relative, telles sont les bases du jugement à porter. Les cas les plus embarrassants sont ceux dans lesquels il existe une équation presque complète entre les manifestations douloureuses et les lésions. Les troubles constitutionnels ou le retentissement de la maladie locale sur l'organisme ne fournissent pas, quoi qu'on en dise, des éléments bien positifs. — La médication peut quelquefois rectifier une erreur d'analyse échappée à un examen superficiel.

« Les bains, dit M. Marotte, si éminemment utiles dans les inflammations utérines sans complication, exaspèrent les douleurs, lorsqu'il existe de la névralgie ; j'en ai vu de trop nombreux exemples pour douter du fait. Ils ne deviennent utiles et profitables qu'au moment où la névralgie a cédé à une médication appropriée; encore faut-il en surveiller l'effet, car ils peuvent réveiller les douleurs comme j'en ai eu un exemple tout récent dans mon service à la Pitié. Les moyens de nature à améliorer les névralgies ou à ne pas les exaspérer, sont seuls de mise : tels sont les évacuations sanguines, les mercuriaux, les vésicatoires, les liniments narcotiques. Les cataplasmes sont mal supportés. »

Les affections avec lesquelles ont peut le plus facilement confondre la névralgie utérine sont les congestions aiguës ou chroniques compliquées de leucorrhée et d'hémorrhagie. Chaque fois que ces deux derniers phénomènes seront rémittents ou intermittents, et coïncideront avec des attaques douloureuses également paroxystiques, on aura raison de es subordonner aux manifestations névralgiques. A plus forte raison, devra-t-on le faire si l'utérus est peu volumineux et très-mobile, dans son état de statique normale et avec un col à peu près sain, et s'il existe soit sur le plancher du pelvis, soit sur la paroi abdominale, des points douloureux incontestablement indépendants des organes du petit bassin.

Parfois la douleur névralgique lombo-utérine est d'une violence telle, qu'elle simule une péritonite généralisée : le ventre se tympanise, il est dur, tendu et tellement douloureux que le plus léger contact cause des douleurs atroces. Le pouls, comme celui qui accompagne toutes les douleurs excessives, est petit, fréquent, misérable ; les yeux s'excavent, la face se crispe et les extrémités se refroidissent. Qu'il survienne des vomissements, et on aura le tableau à peu près complet d'une attaque de péritonite... Heureusement que, dans ces névralgies pernicieuses, on retrouve quelques-uns des caractères propres à ces affections, c'est-à-dire, un point d'émergence, une sensibilité superficielle constatée par le pincement de la peau, des éclairs de douleur et une marche rémittente ou régulièrement paroxystique, enfin un ensemble de circonstances antérieures qui n'expliquent pas l'invasion d'une péritonite, etc., etc.

VII. L'étiologie de l'hystéralgie est fort obscure. La chlorose, le nervosisme, l'hystérie se rencontrent chez un grand nombre de femmes atteintes de cette affection, qu'on attribue aussi à la diathèse rhumatismale et à l'influence du froid humide.

Quant au traitement, il doit être tout à la fois général et local, interne et externe. L'opium, la belladone, la jusquiame, l'éther, les cautérisations transcurrentes, les pilules de Méglin, le sulfate de quinine, les antiphlogistiques, la digitale, etc., répondront suivant les cas aux principales indications, etc., etc. Malgaigne pratiquait l'incision chirurgicale du col, soit avec le bistouri, soit avec des ciseaux mousses.

Consultez sur ce sujet les ouvrages suivants :

Gautier, *Du rhumatisme de l'utérus, envisagé spécialement pendant la grossesse et l'accouchement.* Genève, 1858.

Marotte, *De quelques épiphénomènes des névralgies lombo-sacrées, pouvant simuler des affections idiopathiques de l'utérus et de ses annexes* (*Archives générales de médecine*, avril et mai 1860). Voy. aussi deux mémoires du même auteur, l'un dans les *Archives* de 1852, l'autre, dans la *Revue médico-chirurgicale* de 1851.

Neucourt, *Archives générales*, 1858.

Malgaigne, *Névral t du col de l'utérus*, etc. (*Revue médico-chirurgicale*, avril 1848).

Scanzoni, *Traité d maladies de l'utérus*, p. 297.

Nonat, *Maladies de l'utérus*, p. 593,

Gooch, *On the more important diseases of Women*, p. 332. London, 1851.

Bassereau, *Essai sur la névralgie intercostale, considérée comme symptomatique de quelques affections viscérales.* Thèses de Paris, 1840.

Valleix, *Traité des névralgies et bulletin général de thérapeutique.* janvier 1847.

Mauriac, *Étude sur les névralgies réflexes symptomatiques de l'orchi-épidymite blennorrhagique* (*Gazette médicale de Paris*, 1869). (*Note du Trad.*)

LEÇON VI

MALADIES DE L'UTÉRUS

Résultats immédiats de la grossesse et de l'accouchement passés sous silence, quoique leurs effets éloignés soient nombreux et importants. — *Inflammation* et processus analogues. — *Hypertrophie de l'utérus* se rattachant, soit à une involution imparfaite de l'organe, après l'accouchement ou une fausse couche, soit à une irritation utérine. — Observations. — Traitement. — Hypertrophie partielle du col. — Ses effets. — Son traitement. — Ablation du col hypertrophié. — Danger de l'hémorrhagie. — *Inflammation*. — *Inflammation aiguë* : Sa rareté, ses causes, ses symptômes, ses résultats. — Traitement.

Des leçons sur les maladies des femmes qui ne comprendraient pas les accidents qui accompagnent la grossesse et l'accouchement pourraient passer à bon droit pour défectueuses et incomplètes. Cependant j'aime mieux encourir ce reproche que d'occuper votre temps à revenir sur des sujets tels que la fièvre puerpérale, la *phlegmatia dolens* dont je vous ai déjà parlé dans mes leçons sur les accouchements. D'ailleurs ces questions ont été très-bien traitées par plusieurs auteurs de notre pays ou du continent.

Sacrifiant donc l'arrangement nosologique aux convenances pratiques, je passerai sous silence les maladies propres à la grossesse et les conditions morbides qui suivent immédiatement la délivrance. Mais nous aurons encore l'occasion de voir avec la dernière évidence que la conception, la grossesse, l'accouchement sont les causes les plus communes du désordre des fonctions sexuelles et des maladies des organes de la génération, et que les accidents de ce genre que nous avons à soigner remontent directement, même après des semaines et des mois, soit à une fausse couche, soit à un accouchement laborieux, soit à un arrêt dans les modifications qui auraient dû se produire pendant la période puerpérale. C'est ce qu'on observe surtout dans les maladies qui résultent de l'*inflammation* ou de pro-

cessus analogues, tels que les abcès du bassin, l'hypertrophie de
l'utérus, l'induration de son col, l'ulcération de son orifice et toutes
les formes variées de désordres menstruels et de flux leucorrhéiques
qui sont la conséquence de ces lésions.

Les formes actives de l'inflammation des organes sexuels, qui menacent la vie immédiatement après la délivrance, ne sont pas les
suites que nous observons le plus souvent à l'hôpital ou dans la pratique privée. Dans beaucoup de cas, la lésion locale n'est qu'une
partie de la maladie, une conséquence de l'altération du sang qui
constitue l'essence de la fièvre puerpérale, et elle ne contribue que
secondairement à mettre en péril ou à détruire la vie des malades.
En pareille occurrence, si la malade triomphe de la maladie constitutionnelle, la lésion locale se guérit lentement, mais sûrement,
durant le cours d'une convalescence pénible, et les organes sexuels
revenus à leur état normal récupèrent avec le temps l'intégrité de
leurs fonctions. D'autres fois, quand l'affection est purement locale
dès le début, la gravité des accidents et l'intensité des souffrances
font sentir de suite la nécessité d'un traitement actif, et le sentiment du danger passé porte la patiente et ses amis à suivre scrupuleusement toutes les précautions les plus minutieuses jusqu'à ce que
la santé soit complétement rétablie. Il en résulte que la grande
majorité des cas d'inflammation ou d'hypertrophie de l'utérus,
d'inflammation des annexes, de suppuration du tissu cellulaire du
bassin, qui remontent depuis des semaines ou des mois à une
grossesse, une fausse couche ou à un accouchement, ne sont pas
seulement chroniques dans leur marche, mais d'une intensité médiocre dans leurs symptômes, et se manifestent par un état de
malaise plutôt que par des accidents sérieux, ou succédent à une
sorte de convalescence imparfaite à laquelle on ne peut assigner aucune cause exacte, à aucun moment précis.

Le résultat d'une inflammation qui succède à une fausse couche
ou à un accouchement, *c'est d'arrêter le processus d'involution par
l'intermédiaire duquel la matrice doit revenir en quelques semaines au
volume et aux autres conditions qu'elle présentait avant la grossesse*[1].

<hr>

[1]   **Note sur l'involution de l'utérus.**

Il est essentiel, au point de vue pathogénique, de déterminer d'une manière rigoureuse combien de temps dure l'involution utérine. Comment saurait-on autrement si
une affection quelconque de l'utérus, survenue après l'accouchement, est encore ou n'est
plus soumise aux conditions spéciales que crée l'état puerpéral ? Les opinions des auteurs varient sur le temps que met la matrice à revenir à ses dimensions normales.

Si vous faites l'autopsie d'une femme morte d'inflammation utérine après l'accouchement, la première chose qui arrêtera votre attention sera l'énorme volume de la matrice. Après quatre ou cinq jours, vous trouverez cet organe aussi gros qu'il l'est dans les conditions normales, trente-quatre ou trente-six heures seulement après le travail. Cet accroissement de volume de l'utérus n'est pas dû simplement à l'arrêt de ses contractions, à un afflux insolite de sang dans ses vaisseaux, ni à l'infiltration de produits inflammatoires dans sa substance, bien que toutes ces causes puissent y contribuer à un plus ou moins haut degré ; il se rattache surtout à l'interruption de ces changements qui doivent se produire après la délivrance et dont le microscope nous a fait comprendre jusqu'à un certain point la nature. Dans les conditions parfaitement normales, une grande

D'après Cazeaux et M. Jacquemier, il lui faudrait 40 jours environ. Cazeaux fait, avec raison, une distinction entre les primipares et les multipares : la rétrocession, suivant lui, se fait beaucoup plus vite chez les primipares. M. Jacquemier établit que ce n'est qu'après 12 ou 15 jours que l'utérus est complétement caché dans le bassin. Je ferai remarquer à ce propos que, même dans l'état normal, le fond de l'utérus n'est jamais complétement caché dans le bassin, il dépasse toujours un peu le plan du détroit supérieur, c'est-à-dire se trouve un peu plus élevé que le bord supérieur de la symphyse pubienne. Ce qui empêche de le sentir par la palpation, c'est, d'un côté, le peu de volume de la partie qui dépasse le bord du détroit supérieur et la mobilité de l'organe, d'un autre côté la tension de la partie inférieure de la paroi abdominale et l'interposition des anses intestinales et de l'épiploon situés au-devant de la matrice. Mon confrère et ami, le docteur Wieland, dans son excellente thèse sur l'*Évolution de l'utérus pendant la grossesse* (Paris, 1858), a établi, à l'aide d'une mensuration exacte, qui prenait son point fixe sur la symphyse pubienne, que l'organe de la gestation ne revenait à ce qu'il a été ou à ce qu'il doit être que 70 ou 80 jours après l'accouchement.

De nombreuses circonstances peuvent arrêter dans sa marche l'involution utérine et la rendre stationnaire. Ainsi la simple réaction que détermine le plus souvent la montée du lait, suspend le mouvement rétrograde de l'utérus pendant 48 ou 60 heures. Le même phénomène se produit, mais à un bien plus haut degré, sous l'influence des maladies qui allument la fièvre et troublent plus ou moins profondément les fonctions organiques. Le docteur Snow Beck (*Lancet*, avril 1851) trouva que l'utérus d'une jeune fille accouchée depuis longtemps et morte d'une fièvre typhoïde, ayant duré sept mois, était encore très-volumineux, sans qu'il fût le siége d'aucune lésion ; et l'examen microscopique lui permit de constater très-nettement tous les éléments qui constituent le tissu utérin au neuvième mois de la grossesse. D'après Simpson, cet arrêt du retrait utérin est loin d'être rare chez les jeunes femmes qui ont eu un phlegmon, un *phlegmatia alba dolens* ou une fièvre puerpérale. Non-seulement le volume de l'utérus peut rester stationnaire sous l'influence de troubles généraux plus ou moins aigus, mais encore il peut augmenter. Disons toutefois que cette augmentation de volume ne survient guère pendant la phase régressive, que si une affection aiguë se développe dans l'organe lui-même ou dans son voisinage. Les maladies antérieures de la matrice doivent aussi être comptées au nombre des causes qui peuvent prolonger la durée de l'involution utérine. Quelquefois l'utérus excède les limites du retrait normal et s'atrophie après l'accouchement ; dans ces cas, signalés par Simpson, l'atrophie coïncide avec une aménorrhée permanente.

Voy. Wieland, thèse, Paris, 1858.

Simpson, *Contributions to obstetric pathology and practice.* Edinb. 1855.

(*Note du Trad.*)

partie du sang qui affluait à la matrice pendant la grossesse est expulsée par les contractions de l'organe ; elles ferment complétement les vaisseaux qui se distribuent dans la substance utérine, ou du moins diminuent considérablement leur calibre. Le tissu de la matrice, après avoir accompli les fonctions qui lui avaient fait atteindre pendant la grossesse son plus haut degré de développement, subit comme d'autres tissus, avant leur disparition, un processus de dégradation ou de dégénérescence graisseuse[1]; et, après être devenu ainsi plus propre à l'élimination, il est soit absorbé, soit rejeté avec les lochies hors de la cavité de l'utérus. Pendant trois ou quatre semaines, il ne s'accomplit guère autre chose dans la matrice, que ce processus régressif et d'élimination. Il est beaucoup plus actif dans la seconde semaine qui suit la délivrance, que dans la première ou dans les autres[2]. Alors commence un nouveau processus dans l'organe, un processus de régénération : les noyaux, les cellules allongées, les éléments de nouvelles fibres se forment, n'attendant que le stimulus d'une nouvelle conception pour atteindre cet état parfait de structure qu'ils possédaient dans l'ancien utérus. Les observateurs ne sont pas d'accord sur le moment où commence cette action réparatrice : est-elle secondaire à l'élimination des éléments du vieil utérus ou, comme c'est très-vraisemblable, les deux processus d'élimination de l'ancien et de régénération du nouvel utérus s'opèrent-ils simultanément? La surface interne de l'utérus subit des changements aussi considérables que son parenchyme, et ce n'est que lorsque sa muqueuse, à l'exception de celle du col, s'est reproduite, puis éliminée plusieurs fois sous forme de dégénérescence graisseuse, qu'elle revient aux conditions qui existaient avant la grossesse[3].

L'invasion d'un travail inflammatoire semble interrompre ces processus; quoique la dégénérescence graisseuse des tissus se continue, l'élimination des matériaux inutiles ne s'accomplit qu'impar-

---

[1] Les intéressantes recherches microscopiques de Kölliker nous ont appris que la dégénérescence graisseuse des fibres musculaires de l'utérus, commence déjà dès les derniers mois de la grossesse, alors que la circulation du sang est à son maximum dans les parois de l'organe. (*Note du Trad.*)

[2] D'après Heschl, *Wiener Zeitschrift*, et Schmidt, *Jahrbücher*, vol. LXXVII., 1855, p. 341. (*Note de l'Auteur.*)

[3] Les meilleures observations microscopiques sont celles de feu Franz Kilian, dans le *Journal d'Henle*, vol. VIII, p. 53 et vol. IX, p. 1; elles correspondent, à quelques différences près sur certains points, avec celles d'Heschl, *loc. cit.* Je crois que le docteur Simpson a le premier appelé l'attention sur l'importance pratique de la question. (*Voy.* ses *Contributions to obstetric pathology*, vol. I, p. 26. (*Note de l'Auteur.*)

faitement. D'un autre côté, les éléments du nouvel utérus, aussitôt produits, subissent eux aussi la dégénérescence graisseuse, et l'organe, longtemps après que la période active de la maladie a cessé, reste augmenté de volume et formé d'un tissu inapte aux processus physiologiques de la conception et de la grossesse. Je n'ai pas la prétention de vous révéler la nature intime des changements ultérieurs qui surviennent dans ces cas, au sein de la substance utérine. Jusqu'ici les investigations microscopiques sur ce point nous font défaut, et beaucoup de circonstances rendront toujours particulièrement difficile l'étude des inflammations ou des processus analogues qui ont leur siége dans la matrice. Toutefois, il est évident que l'inflammation augmente le volume et altère la structure de l'utérus, et que ces changements sont de telle nature qu'ils s'opposent sans aucun doute au retour de l'organe à l'état normal ou le retardent, et perpétuent une condition morbide très-propre à être aggravée par les fluctuations circulatoires et les alternatives d'activité et de repos auxquelles est soumis le système sexuel de la femme. Il est certain aussi que, pour que de pareils résultats se produisent, il n'est pas nécessaire que l'inflammation soit violente; mais qu'une action inflammatoire, très-incapable de mettre en danger la vie ou de causer de vives souffrances, peut être un grand obstacle à l'involution complète de la matrice.

La gravité de cet état morbide, aussi longtemps qu'il reste sans complication, résulte moins de ses symptômes que des conséquences qu'il peut entraîner. Ainsi un utérus augmenté de poids est dans l'imminence d'un prolapsus; un utérus volumineux se congestionne facilement ou devient le siége d'une inflammation chronique. Une sensation de pesanteur et d'abaissement, des règles trop abondantes ou trop répétées font rarement défaut quand l'utérus est augmenté de volume; et, en général, la grosseur de l'utérus et la sévérité des symptômes sont en relation directe.

L'exemple le plus tranché d'insuffisance dans l'involution de l'utérus est celui que j'ai observé chez une femme âgée de trente et un ans, mariée depuis douze ans, mère de cinq enfants venus à terme, et qui avait fait trois fausses couches. Le dernier avortement eut lieu à trois mois, six semaines avant son admission à St-Bartholomew's Hospital. Depuis cette époque, elle souffrait de douleurs fulgurantes à la partie inférieure du dos et de l'abdomen, de coliques expulsives à chaque effort de défécation, et d'un flux sanguin continuel qui l'avait beaucoup affaiblie. Le médecin qui l'avait soignée lui avait dit qu'elle avait une tumeur de la matrice. En l'examinant, je constatai un abaissement et une rétroversion complète de l'organe, dont l'orifice dirigé en avant se trouvait à une faible distance de la vulve. Presque immédiatement en arrière de l'orifice, l'utérus formait une tumeur globuleuse, du volume d'une petite pomme, élastique au toucher. Le canal du col était assez entr'ouvert pour admettre le doigt sans difficulté; en introduisant la sonde utérine, la concavité tournée en arrière, on pénétrait de cinq pouces trois quarts, et, en lui imprimant un mouvement de rotation, la tumeur constatée disparaissait complétement[1].

La malade garda le lit; on lui accorda un peu de vin et on retrancha la viande de son alimentation. L'hémorrhagie s'arrêta et le canal du col se contracta sous l'action de l'ergot de seigle ; mais ce remède ne produisit aucune influence sensible sur l'utérus. Elle prit ensuite des préparations de fer et on commença à lui donner sur l'utérus quelques douches d'eau froide, dont elle avait déjà retiré de grands avantages. Néanmoins, l'utérus n'avait que très-peu diminué de volume, lorsque l'invasion de la petite vérole dans la salle me força de la renvoyer, huit jours après son admission. Je la revis trois mois après; sa santé s'était beaucoup améliorée, mais elle se plaignait d'avoir des règles abondantes qui revenaient tous les quinze jours. Quoique plus petite qu'auparavant, la matrice était toujours en rétroversion. Un peu plus de trois ans après, je l'examinai de nouveau ; elle avait, dans cet intervalle, fait plusieurs fausses couches à une période peu avancée de la grossesse. Son utérus était encore en rétroversion, et il est vraisemblable que les avortements résultaient d'adhérences qui maintenaient l'organe abaissé dans un position anormale. Il avait pourtant beaucoup diminué de volume et il n'était guère plus gros qu'un utérus sain.

Outre cette forme de dilatation utérine par insuffisance d'involution, on en rencontre quelquefois une autre, beaucoup moins

---

[1] Le docteur Matthews Duncan a décrit, dans *Edinburgh Monthly Journal*, June 1856, p. 1057, quelques cas où il pense que, indépendamment de toute maladie de l'utérus, il existait une dilatation anormale de la trompe de Fallope d'un côté, admettant la sonde dans une longueur de plusieurs pouces. Un fait pareil, qui est vraisemblablement très-rare, ne pourrait être confondu avec la dilatation de la matrice elle-même, car l'examen de cet organe par le vagin, nous permet de constater s'il est plus lourd et moins mobile qu'à l'état normal, conditions qui n'existent pas dans les cas de dilatation des trompes rapportés par le docteur Duncan. (*Note de l'Auteur.*)

fréquente il est vrai, dans laquelle la dilatation survient indépendamment de toute grossesse antérieure et est le résultat d'une
hypertrophie essentielle. Les cas de cette espèce, que j'ai rencontrés exclusivement chez des femmes mariées depuis plus ou moins
longtemps et stériles, ne présentent aucune circonstance bien définie dans leurs antécédents. Une sensation de poids dans le bassin,
une douleur habituellement brûlante, des hémorrhagies augmentant par degrés et n'inspirant de l'inquiétude quelquefois qu'après
des années, tels étaient les symptômes signalés par les malades.
Des rapports sexuels immodérés ne produisent point de pareils résultats, bien qu'ils aient aussi leur cortége d'accidents. Mais plusieurs fois, il y a de fortes raisons pour attribuer cet état morbide à
un accomplissement imparfait de l'acte vénérien ; dans quelques
cas, l'évidence d'une pareille cause ne laissait aucune incertitude.

Il y a quelques années, je voyais une dame, âgée de trente-quatre
ans, qui en treize années de mariage n'avait eu aucune grossesse.
Ses règles étaient toujours douloureuses et abondantes, et ce double
caractère morbide s'était de plus en plus accusé, spécialement depuis quelques mois. Elle se plaignait d'une sensation de pesanteur,
de tiraillement, qui augmentait immédiatement, quand elle essayait
de marcher et même quand elle gardait longtemps la position assise. Un état de constipation habituel rendait la défécation difficile.
La menstruation était abondante et accompagnée de caillots ; pendant toute sa durée, survenaient des douleurs paroxystiques à des
intervalles irréguliers. Par la palpation, on percevait directement au-
dessus de la symphyse du pubis l'utérus augmenté de volume et de
la grosseur des deux poings réunis ; par l'exploration vaginale on
trouvait l'organe beaucoup plus dilaté et plus lourd qu'à l'état normal : son col large et épais s'était induré ; son orifice était petit et
arrondi ; la membrane hymen était intacte.

Le repos, l'exonération du tube digestif, des sangsues tous les
quinze jours pendant plusieurs mois, l'usage modéré de préparations ferrugineuses associées à de petites doses d'iodure de potassium, tous ces moyens furent suivis d'une suppression graduelle de
la ménorrhagie, d'une diminution de toutes les sensations douloureuses de la malade et d'un amoindrissement du volume de l'utérus.
Je crois que, dans un grand nombre de cas, ce traitement aidé par
l'éloignement temporaire du lit conjugal, aura pour résultat l'amé-

lioration et, avec de la persévérance, la guérison complète de la
malade. Dans le cas que je viens de vous citer, l'âge de la patiente,
la date de son mariage doivent faire rejeter toute possibilité ou du
moins toute probabilité de grossesse. Un pareil état de choses s'observe quelquefois chez des femmes plus jeunes et même dans les
quelques mois qui suivent le mariage. La virilité du mari est un
point sur lequel il est de votre devoir de tenter quelques recherches.
Souvenez-vous que, tout aussi bien que chez le vieux débauché, chez
l'homme voué à l'étude ou chez celui qui a toujours mené une vie
parfaitement chaste, le pouvoir sexuel est souvent très-faible. Un individu dans ces conditions se marie : le désir d'avoir des enfants, ou
quelques-uns de ces sentiments complexes qui entrent si souvent en
jeu quand il s'agit des fonctions sexuelles, le portent à renouveler trop
fréquemment les rapports conjugaux. L'acte ne s'effectue qu'incomplétement. L'appréhension nerveuse excite à de nouvelles' tentatives de plus en plus infructeuses et, à moins que, par une bonne
fortune, la grossesse survienne quelques mois après le mariage, il
s'établit une congestion utérine permanente qui conduit à l'hypertrophie de l'organe. La femme devient de moins en moins apte à
concevoir et le mari à procréer. Mais j'en ai dit assez sur ce sujet
que j'aurais vivement désiré passer sous silence. Votre bon sens vous
suggérera les conseils à donner et votre délicatesse la meilleure manière de les donner[1].

Je reviendrai bien souvent dans ces leçons sur l'hypertrophie de
l'utérus comme résultat secondaire de plusieurs autres maladies de
l'organe, dont elle rend la guérison très-difficile. S'il existe une tu-

---

[1] D'après Aran, on a beaucoup exagéré l'influence pathogénique des rapports sexuels
dans les maladies utérines. Il résulte en effet de ses recherches statistiques, qu'à moins
de grossesse ou d'accouchement, les affections de l'utérus ne sont pas très-communes
dans les premières années du mariage, et qu'on ne doit évaluer à pas plus de 1 p. 100, le
chiffre des affections produites directement par les rapports sexuels, relativement au
nombre total de maladies de la matrice ou de ses annexes que l'on rencontre dans la
pratique. Rien ne lui paraît justifier ce qu'on a dit de l'influence fâcheuse de ces rapports
sexuels, que la crainte d'avoir des enfants rend incomplets. On a exagéré aussi l'influence nuisible des rapports sexuels pratiqués pendant les règles. Il en est de même
de la masturbation. « J'ai vu mourir dernièrement, dit Aran, d'une phthisie aiguë, une
belle jeune fille, à la suite d'affreux excès de masturbation ; presque sur son lit de
mort, elle se livrait encore avec fureur à cet horrible penchant, et son utérus, ainsi que
les annexes étaient très-peu développés, parfaitement sains, sauf un peu de catarrhe du
col. » Mais si les rapprochements sexuels n'agissent que médiocrement pour développer
les affections utérines, celles-ci une fois produites, ils les aggravent, les font récidiver ou
les prolongent indéfiniment. Enfin, ils peuvent arrêter ou retarder l'involution utérine,
s'ils ont lieu à une époque trop rapprochée des couches. (*Note du Trad.*)

meur fibreuse dans sa substance, l'utérus augmente de volume et cela dans une mesure proportionnée aux relations plus ou moins intimes qui s'établissent entre le corps étranger et le tissu utérin. Si l'organe descend plus bas qu'à l'état normal, il en résulte une irritation insolite qui l'expose à devenir plus volumineux et contrarie la guérison du prolapsus. En un mot, tout utérus exposé à une irritation anormale augmente de volume. Je ne crois pas qu'il faille toujours rattacher ce fait à une inflammation. L'utérus est composé d'éléments auxquels une excitation quelconque imprime cette suractivité de développement qui n'est utile que lorsqu'elle se produit sous l'influence du stimulus de la grossesse ou par le fait de l'évolution normale de l'organe.

Avant de passer à un autre sujet, il me reste à vous parler encore *d'une forme simple* d'hypertrophie utérine. C'est celle dans laquelle l'augmentation de volume est limitée au col de l'organe[1] et quelquefois seulement à une de ses lèvres, le plus souvent à la lèvre antérieure. Dans ce dernier cas, l'hypertrophie est presque toujours la conséquence d'un accouchement ou, pour parler plus exactement, elle résulte bien plutôt d'une insuffisance partielle de l'involution utérine que d'une hypertrophie vraie[2]. Lorsqu'elle occupe toute l'étendue du col, elle ne me paraît pas tenir à une semblable cause, puisque je l'ai rencontrée, non-seulement chez des femmes stériles, mais encore chez des femmes qui n'avaient jamais été mariées. Toute la lésion semble consister en un simple accroissement de la partie malade. Au toucher, on trouve que le col de l'utérus est sain sous tous les autres rapports et que son orifice est exempt de toute altération. C'est surtout en longueur que se produit l'hypertrophie. La portion vaginale du col, au lieu d'avoir la moitié ou les trois-quarts d'un pouce, mesure un pouce et demi, deux et même trois pouces. Dans les cas où cette élongation du col est très-considérable, l'utérus descend dans la cavité pelvienne, de telle sorte que son orifice se montre à l'entrée de la vulve, ou même se projette au

---

[1] Cette forme signalée déjà par les écrivains du continent, fut décrite pour la première fois dans notre pays, par le docteur Kennedy, dans le *Dublin medical*, journal 1838. (*Note de l'Auteur.*)

[2] Il existe deux autres formes de l'hypertrophie du col utérin que j'examinerai plus tard : dans l'une, l'allongement du col est l'effet secondaire d'un prolapsus vaginal ; dans l'autre, l'hypertrophie n'intéresse que la membrane muqueuse dont l'accroissement prend la forme d'un polype et a été décrite sous ce nom. Voy. les *Leçons sur le prolapsus et les polypes*. (*Note de l'Auteur.*)

dehors et donne lieu à quelques-uns des symptômes du prolapsus, affection à laquelle la malade les rattache très-souvent[1].

[1]   ### Note sur l'hypertrophie du col utérin.

La question de l'hypertrophie essentielle du col de l'utérus a donné lieu à de nombreuses discussions, à l'époque où M. Huguier lut à l'Académie de médecine, son mémoire *Sur l'allongement hypertrophique du col de l'utérus* (année 1859). Nous nous occuperons de ce mémoire à l'occasion du prolapsus utérin. Ici, nous ne voulons traiter que les points qui se rattachent à la forme et à la nature de cette affection lorsqu'elle siége uniquement dans la portion sous-vaginale du col. Mais d'abord, quand peut-on dire qu'il y a hypertrophie du col utérin? Tout le monde sait que la longueur et les autres dimensions de cet organe varient dans d'assez larges limites, suivant les sujets.—A quel degré de volume y a-t-il hypertrophie morbide? Est-ce sur la mensuration ou sur les troubles fonctionnels qu'il faut se fonder pour répondre à cette question? Eh bien, il n'est pas douteux qu'on doive tenir compte avant tout des conditions pathologiques qui ont précédé et faire naître l'hypertrophie, et des phénomènes morbides concommittants en relation plus ou moins étroite de causalité avec elle, pour se prononcer en connaissance de cause.

L'hypertrophie essentielle dont nous nous occupons est générale ; il ne faut pas la confondre avec les tumeurs plus ou moins volumineuses qui siégent dans le col et font plus ou moins corps avec lui, telles que les tumeurs fibro-muqueuses, les tumeurs folliculaires hypertrophiques, les tumeurs papillaires et les tumeurs carcinomateuses dont il sera question plus tard. Elle résulte, dans la grande majorité des cas, de congestions répétées ou de processus plus ou moins inflammatoires, qui se sont développés primitivement dans le col, ou qui s'y sont établis à la suite d'affections analogues du corps de l'utérus et du vagin. Il n'est pas rare qu'elle provienne aussi d'un défaut d'involution de l'utérus après l'accouchement. Quelquefois, mais rarement, elle est congénitale et constitue une véritable malformation. Cette hypertrophie congénitale se distingue de l'hypertrophie morbide par les caractères suivants : le col allongé est régulièrement cylindrique ou conoïde ; sa consistance est relativement molle ; il a les apparences d'une structure entièrement normale, sauf peut-être quelques érosions légères. Dans l'hypertrophie morbide, l'allongement est plus irrégulier, moins conoïde et parfois globuleux ; l'organe est dur, douloureux et présente des traces plus ou moins profondes de congestion inflammatoire et ulcéreuse. — L'augmentation de la portion vaginale du col peut se présenter sous différentes formes. Scanzoni en décrit cinq : dans la *première*, le col hypertrophié et surtout épaissi est plus volumineux à son extrémité inférieure qu'au point où le vagin s'insère sur lui. Cette forme se rencontre chez les femmes qui ont eu, et chez celles qui n'ont pas eu d'enfants, mais plus souvent chez les premières. Dans la *seconde* forme, le col est conique, allongé, et a son orifice plutôt rétréci qu'élargi ; cette forme appartient aux femmes qui n'ont pas eu d'enfants. — Dans la *troisième* forme qu'on ne rencontre aussi que chez les femmes qui n'ont pas eu d'enfants, le col ayant subi un allongement cylindrique descend jusqu'à la vulve et la dépasse même quelquefois. — La *quatrième* forme caractérisée par le développement plus considérable de l'une des lèvres du col, ne se rencontre que chez les femmes qui ont accouché une ou plusieurs fois (allongement en forme de trompe). La *cinquième* forme consiste en une hypertrophie de chacune des lèvres qui descendent plus ou moins bas dans le vagin. L'orifice du col est alors constitué par une fente transversale longue et irrégulière.

Tous les éléments anatomiques dont se compose le col sont à peu près également hypertrophiés dans cette affection. Mais quelquefois, surtout dans l'allongement en forme de trompe, les papilles et les glandes prennent une prédominance marquée sur les autres éléments et constituent une sorte de polype très-bien décrit par M. Virchow. Il existe toutefois des cas où l'on constate, ainsi que l'ont observé Scanzoni et Franqué, l'hypertrophie de la portion vaginale, sans augmentation des follicules. « L'augmentation plus ou moins prononcée du parenchyme du col de la portion vaginale, dit Scanzoni, est le mal primitif, et ce n'est que consécutivement à l'hypertrophie des tissus musculaire, conjonctif et même vasculaire que vient se joindre tôt ou tard une augmentation des éléments de la

Les symptômes, comme nous venons de le dire, sont ceux du prolapsus et consistent en une sensation de pesanteur et d'abaissement, aggravée par l'exercice et par la congestion sanguine qui se détermine dans les organes du bassin à chaque époque menstruelle. Cet état morbide oppose aussi un obstacle mécanique aux rapports sexuels, et deux ou trois fois la douleur causée par cet acte était la principale raison qui avait décidé la malade à réclamer des soins. Je crois aussi qu'il est une cause de stérilité, probablement parce que l'organe mâle ne vient pas en contact avec l'orifice de l'utérus, et que le fluide fécondant ne pénètre que difficilement dans la matrice. Mais, pour qu'il en soit ainsi, il faut que l'hypertrophie soit considérable.

Je ne connais qu'un moyen de guérir cette affection ; c'est d'enlever la partie hypertrophiée. Mais, comme cet état morbide produit des inconvénients plutôt qu'une maladie sérieuse, et que l'ablation du col de l'utérus n'est pas exempte de dangers, il est sage de ne pas intervenir dans les cas d'hypertrophie peu prononcée. Si le désir d'avoir des enfants porte la malade à se soumettre de bonne heure à cette opération, je vous engage à être très-réservés dans vos promesses touchant cette question, car il est possible que la stérilité

muqueuse, et spécialement de l'appareil folliculaire qui, à son tour, amène l'hypertrophie des lèvres du col, la forme décrite par Virchow. » (*Traité de la métrite chronique*, p. 56.)

L'hypertrophie du col tend à abaisser l'utérus, dont le corps peut s'infléchir alors plus ou moins sur le col. — Souvent l'orifice est dirigé en arrière. M. Bennet appelle ce déplacement rétroversion du col ; il l'attribue en grande partie à la pression du pénis.

Avant d'en venir à l'amputation du col, qui présente des dangers sur lesquels on ne saurait trop insister, il faudra toujours tenter un traitement médical et des cautérisations : sangsues, vésicatoires, fondants à l'intérieur et à l'extérieur (préparations mercurielles, iodures, bromures, etc.). Diète sévère, sudations, hydrothérapie. — Scarifications profondes du col, dans lesquelles on introduit du perchlorure de fer (Courty), — cautérisation avec le fer rouge ; cautérisation avec la potasse (Bennet), cautérisation à l'aide d'un jet de gaz enflammé (Courty). — M. Huguier conseille avec raison d'amputer le col sur place au fond du vagin, sans l'abaisser et sans exercer de tiraillement sur les ligaments utérins. (*Note du Trad.*)

Voyez sur ce sujet :

Scanzoni, *De la métrite chronique*, trad. franç. de Sieffermann.
Courty, *op. cit.*, p. 631.
Huguier, *Comptes rendus de l'Académie de médecine*, année 1850.
Depaul, *Comptes rendus de l'Académie de médecine*, année 1859.
Boivin et Dugès.
Virchow (*Arch.* Bd II, § 166).
Evory Kennedy, in *Dublin medical journal*, 1838.
Birchzerstehl, *Monthly journal* 1854.
Bennet, *ouv. cité*, p. 90. (*Note du Trad.*)

résulte d'une cause plus profondément située et qu'aucun moyen mécanique ne peut atteindre.

L'opération étant décidée, on fait coucher la malade sur le dos, et après l'avoir chloroformée, on tire en bas l'utérus à l'aide de crochets et on coupe la partie hypertrophiée du col, soit avec des ciseaux recourbés et à pointe mousse, soit avec l'écraseur. Ce dernier instrument semble préserver complétement de ces hémorrhagies formidables, si difficiles à arrêter avec de la glace, des styptiques ou même le tamponnement le mieux fait du vagin, et qui constituent un des plus grands dangers de l'opération[1]. Le souvenir de si graves accidents m'a fait reculer en deux occasions dans la crainte de courir les mêmes risques. Mais, pendant que j'étais attaché à St-Bartholomew's Hospital, M. Paget enleva chez une de mes malades, au moyen de l'écraseur, une portion de col hypertrophié, d'un pouce et demi de longueur et de cinq pouces de circonférence, qui pesait une once et demie, sans qu'il s'écoulât une seule goutte de sang. Cependant la terminaison ne fut pas favorable, car la mort par péritonite survint quinze jours après l'opération. La malade était peut être prédisposée à un semblable accident par la présence d'un gros kyste graisseux de l'ovaire. Ce kyste ne paraît pourtant pas avoir été le point de départ de la complication; mais son existence aurait été regardée comme une contre-indication formelle à toute intervention du côté de l'utérus, si l'expulsion constante du col en dehors des parties externes n'avait pas occasionné une extrême incommodité, en empêchant presque la malade de s'asseoir. Quoique la péritonite ne soit pas une conséquence fréquente de l'amputation du col de l'utérus, c'est, comme le prouvent les cas de Lisfranc, un danger dont il ne faut jamais perdre de vue la possibilité. Reste à savoir, et c'est ce que l'observation ultérieure établira, si le risque d'une aussi redoutable complication est augmenté par l'écraseur, qui substitue une opération lente à l'amputation rapide du col par un instrument tranchant.

Des altérations nutritives qui conduisent à l'hypertrophie d'un organe, il est facile de passer à l'étude des effets qu'y produit l'inflammation. Quand il s'agit de l'utérus, plusieurs circonstances rendent cette étude difficile. Quoique nous le regardions comme un organe simple, il est composé de parties très-différentes quant à

---

[1] Voyez sur ce sujet les remarques de M. Pauli, p. 475 de son livre, *Sur les maladies de l'utérus*, etc., in-8. Paris, 1836. (*Note de l'Auteur.*)

leur structure et à leurs fonctions, parties qui manifestent des tendances variées à la maladie et qui ne sont plus les mêmes à diverses époques, suivant que les plus hautes fonctions des organes sexuels ont été récemment mises en activité, n'y sont jamais entrées, ou en ont déjà traversé toutes les phases. En outre, l'anatomie pathologique qui corrige tant d'erreurs dans les autres parties de l'investigation médicale, n'est d'aucun secours dans des maladies qui, comme les affections inflammatoires d'une matrice infécondée, n'entraînent presque jamais une terminaison fatale ; de telle sorte que nous courrons perpétuellement le risque de prendre des apparences pseudo-morbides pour de sérieuses altérations, ou d'exagérer l'importance de changements réels de structure. Au surplus, le rôle de l'utérus à l'état de vacuité est si humble, et ses fonctions si peu nombreuses, qu'il doit exister la plus grande ressemblance entre les symptômes qui traduisent ses altérations : ainsi les troubles de la menstruation et l'accroissement ou l'altération de la sécrétion, ordinairement si faible, de sa membrane muqueuse, s'observent presque toujours dans les maladies les plus variées. Nos moyens d'exploration dans les maladies de l'utérus sont en outre très-imparfaits, si on les compare avec ceux dont nous faisons usage pour d'autres organes ; et souvent s'élève la question de savoir si les désordres organiques que nous décrivons sont la cause des symptômes ou s'ils indiquent d'autres modifications plus importantes; ou si, -n'étant ni cause ni signe, ils ne constituent qu'un phénomène concomittant d'une souffrance plus grave, sur la nature et le degré de laquelle ils ne peuvent nous fournir aucune notion. Il en résulte que les maladies inflammatoires de l'utérus ont été et sont encore un sujet de discussion, et que ce qui me paraît la vérité, à moi, sur ce point, se trouvera peut-être en contradiction avec ce qui est enseigné par d'autres. Il se peut aussi que votre propre expérience vous conduise plus tard à des conclusions différentes des miennes et de toutes celles qu'on vous aura enseignées.

Avant d'entrer sur ce terrain litigieux, je veux vous dire quelques mots de l'*inflammation aiguë* de l'utérus à l'état de vacuité, affection généralement regardée comme très-rare. Je l'ai vue cependant survenir avec des caractères très-graves dans le cours d'une gonorrhée. Je crois que, non-seulement dans ce cas, mais dans tous, l'inflammation commence par la face interne de la matrice et s'étend de là à l'extérieur, en attaquant toutefois la substance musculaire de l'utérus, à un moindre degré que sa membrane muqueuse. L'inflammation de la muqueuse utérine a beaucoup plus de tendance à se propager le long des trompes de Fallope jusqu'au péritoine, qu'à attaquer le parenchyme de l'organe; s'il survient quelquefois des abcès comme phénomène secondaire de la maladie, ils sont presque toujours situés dans le tissu cellulaire du bassin ou entre les feuillets des ligaments larges, et presque jamais dans l'épaisseur des parois utérines.

Si cette affection est rare, il est encore plus rare qu'elle mette la vie en danger. Le seul cas d'inflammation aiguë d'un utérus à l'état de vacuité dont j'ai pratiqué l'autopsie, était celui d'une dame qui mourut d'une péritonite à l'invasion de laquelle on ne put assigner aucune cause pendant la vie. On trouva son utérus très-dilaté, avec une tumeur fibreuse du volume d'un œuf de poule dans sa paroi postérieure. La tumeur et les parois utérines épaissies étaient d'un rouge rose très-prononcé et remarquablement imbibées de sucs. La cavité de l'organe très-agrandie contenait au moins une once de pus qui semblait retenu dans son intérieur par la flexion du corps sur le col de l'organe; la muqueuse présentait exactement l'apparence d'un beau velours rouge, qu'elle perdit plus tard à la suite d'une longue immersion dans l'alcool.

Je vous ai signalé l'extension de la phlegmasie blennorrhagique comme une cause de la maladie; la suppression subite des règles peut aussi la produire ainsi que des rapports sexuels immodérés. Après une première attaque de cette maladie, l'utérus conserve une susceptibilité morbide qui le prédispose au retour des accidents, sous l'action de causes comparativement très-légères. Les symptômes qui l'accompagnent sont une sensation de douleur et de poids dans le bassin, de chaleur et de battement avec une grande sensibilité au-dessus du pubis. La douleur s'irradie vers les cuisses; elle est exaspérée par l'exercice, par la station assise sur un siége dur, par la défécation et toutes les tentatives de rapprochement sexuel. Dans cette maladie, comme dans beaucoup d'autres affections utérines, il existe souvent une grande irritabilité de la vessie avec besoin fréquent d'uriner, et les urines, quoique expulsées sans douleur, sont en général fortement colorées. Un autre symptôme qui n'est pas particulier à cette maladie, quoiqu'on l'y observe à un degré très-marqué, c'est l'invasion, à intervalles irréguliers, de douleurs paroxystiques d'une grande intensité, qui durent une heure ou deux,

puis se calment et se reproduisent sans cause au bout de douze ou
vingt-quatre heures. En même temps que ces attaques de douleur
paroxystiques, quelquefois sans elles, mais toujours avec beaucoup
de souffrances, se manifestent des crises de diarrhée durant lesquelles la malade rend dix ou douze garde-robes liquides, en dix ou douze
heures ; puis les intestins se resserrent et restent dans cet état de
constipation deux ou trois jours. Au début de la maladie, il n'y a pas
d'écoulement vaginal ; mais au bout de un ou deux jours apparaît
une sécrétion abondante puriforme ou séro-purulente, d'une odeur
désagréable et fréquemment teintée de sang. Par l'examen vaginal
on constate toujours une élévation de la température et une sensibilité qui devient une douleur très-violente dès qu'on touche l'utérus.
On sent de fortes pulsations dans les vaisseaux du col ; l'utérus est
plus lourd qu'à l'état normal, et, dans beaucoup de cas, considérablement augmenté de volume. La sensibilité de cet organe m'a toujours détourné de le mesurer au moyen de la sonde utérine ; mais
j'accepte les résultats de feu le professeur Kiwisch qui a trouvé la
cavité utérine de six à dix lignes plus longue qu'à l'état naturel[1].

Le degré des troubles constitutionnels et des souffrances locales
varie beaucoup dans les différents cas ; à part ceux où le péritoine
est envahi, il est rare que les accidents soient assez sévères pour
inspirer des appréhensions sérieuses au sujet de la guérison. Cependant, outre le danger d'une péritonite, il y en a deux autres contre
lesquels nous devons nous tenir en garde pendant toute la durée de
la maladie. Le premier, c'est que l'inflammation, envahissant l'o-
vaire ou le ligament large, s'y résolve en un abcès ; l'autre, que
l'état aigu prenne un caractère subaigu. Les douleurs deviennent
alors beaucoup moindres ; mais les chances d'une guérison permanente diminuent aussi. Toute inflammation aiguë de l'utérus, si elle
est abandonnée à elle-même ou mal traitée, semble tendre naturellement à la forme chronique.

Le traitement de ces cas est on ne peut plus simple, et les indications sont bien nettes ; aussi les fautes ne résultent que rarement
d'un mauvais point de vue auquel on pourrait se placer ; elles consistent bien plutôt à poursuivre le vrai but par des moyens insuffisants. Quelques règles sont si simples et la nécessité de les suivre
si impérieuse qu'il semble presque superflu d'y insister. Le repos

---

[1] *Klinisch Vorträge*, etc., vol. I, 4e édit. Prague, 1854, p. 578, § 249. (*Note de
l'Auteur.*)

au lit, dans la position horizontale, la diète simple, un régime antiphlogistique, et ai-je besoin de le dire, l'abstinence des rapports
sexuels qui sont d'ailleurs trop douloureux pour qu'on s'y livre,
sont les moyens essentiels pour la guérison des malades. Les palliatifs ne suffisent pas toujours ; il faut quelquefois attaquer énergiquement l'inflammation et recourir alors aux déplétions sanguines.
Il n'est pas nécessaire qu'elles soient générales ; mais la saignée
locale est invariablement indiquée ; et, malgré la sensibilité des
parties qui fait reculer la malade devant l'introduction du spéculum
ou des tubes à sangsues, on obtient plus de soulagement au moyen
de quatre ou six sangsues sur l'utérus lui-même que par un nombre quatre fois plus considérable sur l'hypogastre ou les aines. Si
les troubles généraux sont très-prononcés et les souffrances locales
très-sévères, je pense qu'il sera prudent, avant d'en venir à la saignée locale, de retirer du bras une petite quantité de sang. Vous
avez vu sans doute, j'ose l'avancer, que l'application de sangsues
sur l'abdomen semblait aggraver les symptômes dans quelques cas
de péritonite, tandis que dans d'autres elle les faisait disparaître
complétement ; et vous avez dû constater que dans ces derniers cas
les sangsues avaient été précédées d'une saignée genérale, au lieu
que dans les premiers on n'avait eu recours qu'à la déplétion locale.
C'est exactement ce que j'ai observé dans l'inflammation utérine :
j'ai vu des applications de sangsues sur la matrice produire un paroxysme de douleurs intolérables, tandis que le même moyen, dans
un cas moins grave, aurait soulagé et même guéri, si on l'avait
fait précéder d'une saignée générale. S'il survenait une douleur
violente pendant l'application des sangsues sur l'utérus, je vous
conseille de les lever et de retirer les tubes aussitôt que possible.
En persévérant vous n'aboutiriez qu'à une vive attaque de douleur.
Quand une violente douleur s'est manifestée pendant la déplétion
de l'utérus, il est bon de ne pas renouveler la tentative ; il faut
alors appliquer cinq ou six sangsues à l'anus, qui retirent plus de
sang et soulagent plus réellement l'organe qu'un nombre double
appliqué à l'hypogastre ou aux aines.

Après la déplétion sanguine, le bain de siége chaud et les calmants sont les moyens qui doivent nous inspirer le plus de confiance.
Je ne veux point vous répéter ce que je vous ai dit à propos de la
dysménorrhée, touchant le mérite comparatif de ces remèdes ; mais
il y a un médicament très-utile, la belladone, dont je ne vous ai pas

encore parlé. La force des différents extraits de cette plante étant
très-variable, il est bon de commencer par de petites doses, comme
le sixième ou le quart d'un grain combinés avec trois grains de
camphre, d'en répéter l'administration toutes les quatre heures et
d'en augmenter la dose, s'il n'en est résulté aucun effet nuisible.
Un autre moyen de soulager la douleur, dont l'efficacité a été mise
en lumière par les cas dont je vous parle, consiste dans l'application de cataplasmes de farine de graine de lin à laquelle on a mêlé,
pendant qu'on remuait la pâte, une once de laudanum. Si l'on a soin
de recouvrir ces cataplasmes avec de la soie gommée ou de la
gutta-percha, comme on devrait le faire pour tous les cataplasmes,
afin de les tenir chauds pendant plusieurs heures, on obtiendra un
soulagement plus notable qu'avec de l'opium à l'intérieur et sans
ses conséquences désagréables.

L'irritabilité de l'intestin qui provoque des attaques de diarrhée,
est facilement modérée par de petites doses d'*hydrargyrum cum
creta* et de poudre de Dower[1] données deux fois par jour ; la diarrhée ainsi que les paroxysmes douloureux de l'utérus sont très-vite
arrêtés par des lavements opiacés.

Il est impossible de formuler une règle relativement à la fréquence des déplétions et à la quantité du sang à retirer, puisque,
dans chaque cas, l'indication est calculée d'après l'intensité des
symptômes. Si la douleur siége dans l'une ou l'autre région iliaque
et, à plus forte raison, s'il y a un gonflement distinct et une sensation de plénitude dans cette partie, il est à présumer que l'ovaire
a été envahi par l'inflammation. Il faut alors appliquer extérieurement des sangsues au nombre de huit à douze et y revenir une ou
deux fois dans l'intervalle de un ou deux jours, jusqu'à ce que la
douleur ou la sensibilité anormales aient disparu. Plus tard, l'application successive de petits vésicatoires sur la partie malade m'a
semblé très-utile pour éteindre la douleur et la sensibilité et, je crois,
en outre, qu'elle contribue beaucoup à réduire le volume de l'ovaire.
C'est dans le même but que j'ai fait frictionner deux fois par jour les
régions sus-indiquées avec 6 drachmes (24 grammes) d'onguent
mercuriel, auxquels on incorpore 2 scrupules (2^{gr},40) de cam-

---

[1] L'*hydrargyrum cum creta* ou *poudre grise*, est du mercure éteint dans de la craie ; il
se donne à la dose de 1^{gr},60 à 1^{gr},50 , 2 gr. par jour. — La *poudre de Dower* est composée de sulfate de potasse et de nitrate de potasse : āā 4 gr. ; ipécacuanha réglisse et extrait
d'opium sec et pulvérisé, āā 1 gr. Dose de 0^{gr},30 à 0^{gr},60 par jour (*Note du Trad.*)

phre et 2 drachmes (8 grammes) d'extrait de belladone. Mais habituellement je réserve les mercuriaux pour les cas où la maladie tend à passer à l'état chronique, avec dilatation de l'utérus et induration de ses parois. En pareille occurrence, un traitement mercuriel modéré et bien conduit est souvent très-utile; le bichlorure de mercure doit être préféré aux autres préparations, parce qu'il irrite moins l'intestin, attaque moins les gencives et s'accomode très-bien du traitement général tonique qu'exige habituellement l'état de la malade.

En terminant, je vous ferai encore remarquer deux choses. La première, c'est qu'un degré considérable de sensibilité utérine persiste souvent pendant plusieurs semaines dans l'organe qui a été le siége de l'inflammation, et rend quelquefois les rapports sexuels très-douloureux et presque impossibles. Il ne faut pas s'en inquiéter. Cette hypéresthésie disparaît graduellement, et vous pouvez à cet égard rassurer votre malade. La seconde, c'est que vous ne sauriez surveiller avec trop de soin votre malade pendant une ou deux des périodes menstruelles qui suivent l'attaque d'inflammation utérine. A ces périodes de congestion des organes sexuels, il y a grand danger de voir se rallumer le feu qui ne faisait que couver. Mais, si votre malade traverse sans dommage ces processus, soyez convaincus que, non-seulement la maladie récente est éteinte, mais encore qu'elle ne laisse derrière elle aucune conséquence fâcheuse.

LEÇON VII

NATURE DE L'INFLAMMATION UTÉRINE

Inflammation chronique. — Divergence des opinions relativement à sa fréquence.
Influence de l'invention du spéculum sur ces opinions.—Vues contradictoires relativement
à la fréquence des maladies primitives de l'utérus. — Raisons pour prendre le parti de
l'affirmation à cet égard. — Théorie qui rattache tous les désordres à l'inflammation
du col et à l'ulcération de son orifice. — Caractères de l'ulcération. — Influence de cette
théorie sur la pratique. — Sa justesse mise en discussion. — Raisons qui doivent la
faire rejeter. — Conséquences fâcheuses auxquelles elle conduit dans la pratique,
signalées et expliquées.

De cette affection comparativement rare, l'inflammation aiguë de
l'utérus à l'état de vacuité, dont nous nous sommes occupés dans la
dernière leçon, il est facile de passer par une transition naturelle à
l'étude des cas dans lesquels l'inflammation qui attaque l'organe est
d'un caractère chronique ou persiste sous cette forme après la disparition des accidents aigus. L'inflammation de l'utérus est regardée
aujourd'hui par beaucoup d'auteurs comme la plus fréquente de
toutes les maladies de l'organe. On lui attribue des conséquences
d'une si longue portée qu'elles peuvent persister pendant des années,
troubler les fonctions, altérer la structure et même dépasser dans
leurs effets morbides, la période de l'activité sexuelle. Cette opinion,
qui ne tend à rien moins qu'à révolutionner en théorie et en pratique les maladies de l'utérus, est soutenue par des personnes d'une
telle autorité, défendue par des arguments si plausibles et basée sur
une si large expérience, que si nous ne pouvons pas complétement
l'embrasser, nous ne devons du moins la rejeter qu'après une analyse et une critique approfondie.

Je me trouve donc poussé, malgré moi, à quitter cette simple exposition de vérités généralement acceptées qui est le but principal
de mon cours et constitue la principale utilité de l'enseignement élé-

mentaire, pour faire passer devant vous des vues opposées et des principes contraires, et vous donner les raisons qui me font trouver cette opinion erronée et la pratique à laquelle elle conduit défectueuse.

C'est une tâche longue et difficile ; je ne puis l'aborder sans vous prier de vous reporter en arrière et de considérer quel était l'état de nos connaissances sur la structure, les fonctions et les maladies de l'utérus, il y a trente ou quarante ans. Ce n'est que par une appréciation exacte de la science de cette époque que vous pourrez comprendre combien ses récents progrès ont laissé de place à ces grandes divergences d'opinion dont je vous parlerai ; et comment une découverte surfaite et une autre dépréciée ont pu pendant longtemps prolonger l'erreur au lieu de faire avancer la vérité, ou du moins les mêler ensemble dans un état de confusion qui demande de nouvelles lumières pour être débrouillé.

Il y a à peine trente ans, ni la structure ni les fonctions des organes sexuels n'étaient sainement appréciées. Il est vrai qu'on connaissait la nature musculaire de l'utérus ; mais les processus qui portent cette muscularité à un degré si marqué pendant la grossesse, et qui la rendent à peine visible après l'accouchement, la nature intime de la texture utérine chez les filles vierges n'avaient été l'objet d'aucune recherche. L'intérieur du col avait semblé recouvert d'une membrane munie de plis, entre lesquels se trouvait une grande quantité de petites glandes ou follicules ; mais l'existence d'une membrane distincte tapissant cette cavité était déduite de l'observation de quelques faits morbides, plutôt que démontrée par des recherches anatomiques sur des sujets sains. Bien que la structure des ovaires fût en grande partie connue, on n'avait point encore découvert les ovules, et on supposait que les fonctions des ovaires n'étaient mises en jeu que pour le stimulus du rapprochement sexuel. Il en résultait que la menstruation continuait à être une énigme non résolue, et tout ce qu'on savait de positif sur sa signification, c'est qu'elle avait des rapports importants, mais non précisés, avec les processus de la génération.

Quand la connaissance de la structure physiologique et des fonctions normales est défectueuse, la connaissance des lésions anatomiques et des troubles fonctionnels est nécessairement imparfaite. On supposait qu'un organe d'une structure aussi dense que l'utérus à l'état de vacuité était peu propre à l'inflammation ou à des processus analogues, quoique dans quelques cas rares ils pussent envahir le col de l'organe. La membrane muqueuse utérine qu'on croyait si rudimentaire dans l'état de vacuité ne paraissait pas digne d'être mentionnée comme siége possible de maladies, et les flux leucorrhéiques qu'on supposait presque toujours fournis par le vagin, étaient habituellement considérés comme la conséquence et l'indice d'un état général de débilité. Les différentes espèces de productions morbides n'étaient pas nettement distinguées les unes des autres. Le squirrhe, affection extrêmement rare, passait pour une lésion très-fréquente et on lui rapportait presque toutes les altérations du col de la matrice avec induration et accroissement de volume.

Dans cet état de choses, lorsque l'observation était en contradiction perpétuelle avec des idées préconçues, M. Récamier[1], le premier, eut l'idée d'employer un instrument, le spéculum, pour appliquer plus convenablement des topiques sur les ulcérations cancéreuses de la matrice. Son usage toutefois ne resta pas longtemps limité à cela, car les praticiens remarquèrent qu'au moyen de cet instrument ils parvenaient à découvrir diverses conditions morbides de l'utérus qu'ils ne connaissaient pas, et dont il était tout naturel de tenir le plus grand compte, puisqu'elles étaient probablement la cause de symptômes inexpliqués jusqu'alors. Par le fait, bientôt et d'une manière décisive, se trouva résolue par son intermédiaire une importante question : on acquit la certitude que les flux leucorrhéiques provenaient en grande partie non du vagin, mais de l'utérus; qu'ils étaient associés avec divers états morbides de l'orifice du col, et qu'on pouvait quelquefois les tarir en portant les agents médicamenteux sur cette portion de l'organe. Aussi longtemps qu'on crut que la membrane interne de la cavité utérine n'était que rudimentaire dans l'état de vacuité, il était tout naturel d'attacher une importance exagérée aux apparences morbides si variées du col et de l'orifice de l'utérus; et, aussi longtemps qu'on fut persuadé que les ovaires n'entraient en activité qu'au moment des rapport sexuels, on ne les fit intervenir que pour une part très-minime dans la production des phénomènes morbides. L'ignorance sur ces points était aussi grande chez les partisans du spéculum que chez ses ennemis; il était donc

---

[1] Pas absolument le premier, d'après Hennig, *der Katarrh, die Weiblichen Geschlechtstheile*, in-4, Leipzig, 1862, p. 89, car la première idée appartient à Bozzini, dans un ouvrage publié à Weimar, en 1806. Il est vrai que la forme de ce spéculum était telle, qu'il ne pouvait être d'aucune utilité. (*Note de l'Auteur*.)

vraisemblable que les controverses ne conduiraient à aucun résultat satisfaisant.

Nous ne devons donc pas nous étonner que les adversaires qui n'avaient que des notions imparfaites sur les points en litige, aient rétréci la question à des détails sur l'opportunité d'un instrument que quelques-uns déclaraient d'un extrême importance, tandis que d'autres le dénonçaient comme inutile, nuisible et même immoral. Il est évident pour nous, qui jouissons des connaissances physiologiques que ces vingt-cinq dernières années nous ont léguées, qu'il ne s'agit plus de savoir seulement s'il convient d'adopter ou de rejeter certains moyens de diagnostic, ou certaines méthodes de traitement; la question est beaucoup plus vaste et compréhensive ; en réalité, elle embrasse les idées que nous devons nous former sur tous les grands principes de la pathologie utérine. Envisagé sous ce jour, ce qui paraissait une recherche triviale devient un sujet sérieux et élevé qui mérite, je crois, d'être examiné avec la plus grande attention.

L'origine constitutionnelle des maladies locales a toujours, depuis John Hunter, préoccupé, à juste titre, l'esprit des meilleurs praticiens en médecine. A mesure que la science marche, nous trouvons que des sympathies de plus en plus grandes unissent par des liens étroits la santé de tout l'organisme et celle de ses parties les plus diverses. Je vous en ai donné de nombreux exemples dans les leçons précédentes; nous avons vu comment l'excès du liquide sanguin, son appauvrissement ou ses altérations pouvaient produire la ménorrhagie ou diminuer le flux menstruel; et comment d'autres maladies plus complexes arrivaient à produire les mêmes effets ou même à causer des souffrances insolites pendant l'accomplissement

[1] Je conseille à ceux qui voudraient étudier cette question, de lire l'excellent travail de mon confrère et ami le docteur Tillot, médecin-inspecteur des eaux de Saint-Christau, intitulé : *De la lésion et de la maladie dans les affections chroniques du système utérin*. Thèses de Paris, 1860. Après avoir établi : « 1° qu'à notre époque on attache trop d'importance aux lésions et pas assez à la maladie ; 2° que ce qui prime dans l'ordre pathologique de l'utérus, c'est la réaction morbide de l'organisme sur l'utérus, et que la réaction de l'organisme ne vient qu'après ; 3° qu'on a considéré l'utérus comme un viscère isolé, ayant une existence individuelle et ses maladies à lui, oubliant qu'il fait partie de la chaîne harmonique dont tous les organes ne sont que des anneaux, et que si la chaîne fonctionne mal, elle entraîne le désordre dans les fonctions de l'utérus comme de tout autre système, et peut être un peu plus facilement, mais voilà tout, » le docteur Tillot termine par les conclusions générales suivantes :

« I. Les maladies chroniques ne sont chroniques qu'en vertu d'une diathèse ou d'une altération du sang.

« II. Toutes les affections de l'utérus qui se développent en dehors de l'état puerpé-

de la fonction menstruelle. Mais quelques praticiens, et spécialement ceux qui rejettent les nouveaux modes d'investigation dans les maladies utérines et qui ne tiennent qu'un compte médiocre de faits que ces investigations nous ont révélés ou ont fait mieux connaître qu'auparavant, expliquent toutes les maladies utérines par des causes constitutionnelles, alléguant que presque tous les désordres utérins sont précédés de troubles généraux qui les tiennent sous leur dépendance, et qu'en conséquence le traitement doit s'adresser principalement à ces derniers et secondairement aux premiers[1].

ral et un certain nombre de celles qui se développent pendant cette période, sont chroniques d'emblée ou tendent à le devenir ; elles sont par conséquent soumises aux lois qui président à la chronicité des autres affections de l'organisme.

« III. Les diathèses qui jouent le plus grand rôle dans l'étiologie des affections chroniques de l'utérus sont, et par ordre de fréquence, les diathèses strumeuse, syphilitique, herpétique, cancéreuse, etc.

« IV. Après les diathèses, la cause la plus fréquente de la chronicité des affections de l'utérus, c'est la déglobulisation morbide et spontanée du sang.

« V. Ce que les auteurs appellent diathèse spéciale, prédisposition, idiosyncrasie, me paraît rentrer dans ces deux grandes causes.

« VI. La grossesse, les accouchements, et d'autres causes déterminantes, sont des adjuvants puissants à l'éclosion et à l'entretien des affections de l'utérus, mais celles-ci peuvent éclater et devenir chroniques en l'absence de toute cause occasionnelle.

« VII. Dans quelques cas rares, l'affection est primitivement locale, qu'elle ait ou non succédé à un accouchement.

« VIII. Dans la majorité des circonstances, les lésions ne sont que des symptômes secondaires, survenus sous la dépendance d'un état général.

« IX. La chlorose qui existait chez une femme atteinte d'une maladie de l'utérus augmente généralement, se prononce davantage ; dans certains cas, elle est consécutive à la lésion, dont la cause première est dans une diathèse.

« X. En résumé, dans les affections chroniques de l'utérus, la lésion est à l'utérus et la maladie est dans l'organisme. »

Je suis le premier à reconnaître ce qu'il y a de vrai dans ces propositions. On se laisse, du reste, facilement séduire par ces grandes généralités qui font dépendre toute une série de troubles fonctionnels et organiques d'une maladie constitutionnelle. Mais, tout en admettant que les affections de l'utérus ont leur cause première dans une manière d'être de l'organisme tout entier, je ne puis m'empêcher de faire remarquer combien, dans la pratique, il est souvent difficile de caractériser cette cause première et de lui assigner un nom. Ne voit-on pas, en effet, chaque jour, un nombre immense de femmes affectées d'utéropathies diverses et chez lesquelles il est impossible de découvrir aucune trace ancienne ou récente d'une des diathèses connues? Par contre, n'y a-t-il pas aussi des exemples sans nombre de femmes manifestement diathésiques, et chez lesquelles l'utérus n'a jamais souffert? L'obscurité, sur ce point de pathogénie, est donc loin d'être dissipée. Je comprends et je partage, jusqu'à un certain point, les vues des généralisateurs ; mais, la part faite à ce sentiment instinctif qui nous pousse à rechercher les causes les plus générales et les plus profondes des maladies chroniques, j'aime à marcher sur le terrain solide d'une observation plus terre à terre, beaucoup plus positive et qui n'empêche nullement de saisir la grande indication diathésique ou constitutionnelle.

(Note du Trad.)

[1] Une série de bons mémoires, consacrés à exposer ce point de vue, a été publiée par le docteur F. W. Mackenzie, v. III et IV du London Journal of Medicine, for 1851 and 1852. (Note de l'Auteur.)

Une manière de voir directement opposée à celle-là considère toutes les maladies utérines comme primitives et comme le fait capital dans tous les cas, de sorte que l'affection locale est tout, et le désordre constitutionnel rien autre chose que son résultat nécessaire. L'influence de cette dernière opinion est manifeste dans la pratique de ceux qui sont toujours à rechercher quelque cause mécanique de dysménorrhée, qui dilatent ou incisent le col de l'utérus, qui attribuent les plus graves effets à des déplacements légers de la matrice et introduisent des instruments dans son intérieur pour corriger cette situation anormale ; ou enfin qui trouvent dans les altérations les plus superficielles et les plus limitées de la muqueuse de l'orifice une explication suffisante des souffrances les plus variées ou les plus distantes de l'organe malade, et qui adoptent, aussi assidûment que leurs adversaires l'évitent, le traitement local pour la cure des maladies utérines.

J'aurai bientôt l'occasion de vous montrer ce qui me paraît défectueux dans ce dernier point de vue. Mais je veux d'abord vous exposer quelques considérations qui me semblent de nature à vous empêcher d'admettre d'une manière absolue la première façon d'envisager les choses, puisqu'elle vous ferait voir que l'utérus, plus que tout autre organe de l'économie, est le siége de certaines formes de maladies locales qui exigent fréquemment l'emploi d'un traitement topique.

Il serait difficile d'imaginer un état de choses plus favorable à la production des troubles qui dépendent de la congestion veineuse et dans lequel ces troubles soient plus difficiles à faire disparaître, plus aptes à se reproduire, que celui qui existe dans l'utérus pendant toute la période de l'activité sexuelle. Le retour du sang est rendu difficile par la situation de l'organe dans la partie inférieure du tronc ; il est encore plus empêché par l'absence de valvules dans les veines utérines ; ajoutez à cela que, chaque mois, pendant plusieurs jours consécutifs, l'utérus et ses annexes deviennent le siége d'une irrigation sanguine surabondante. Pendant cette période, la sécrétion normale de l'utérus et des trompes de Fallope est considérablement augmentée ; l'épithélium qui recouvre leur surface se desquame et se renouvelle ; l'hémorrhagie fait irruption dans tous les points et ce n'est que lorsqu'elle a persisté pendant plusieurs jours que la congestion cesse et que les parties reviennent à leur état habituel de repos ; mais l'utérus n'en reste pas moins pendant quelques temps plus lourd, et avec son tissu plus lâche et plus imbibé de sang qu'auparavant. Je n'ai pas besoin de vous dire que la plus petite cause peut prolonger l'hémorrhagie ou la supprimer ; il n'est pas nécessaire de vous prouver laborieusement que, dans l'un et l'autre cas, il y a trouble des fonctions de l'organe et détérioration générale de la santé des malades ; que, dans le premier cas elles sont épuisées par la perte de sang et, dans le second, brisées par les souffrances générales et locales que ne peut manquer de produire l'excitation périodique des organes sexuels, quand elle ne se résout pas par sa crise hémorrhagique ordinaire. Quel est l'organe de l'économie qui présente un pareil concours de circonstances?

De plus, la matrice est suspendue au moyen de ligaments qui lui laissent une grande mobilité dans le petit bassin ; mais leur force est affaiblie par l'augmentation de poids dans l'organe qu'ils sont chargés de soutenir. Il en résulte que l'utérus est très-susceptible de se déplacer, soit en arrière, soit en bas. Et un pareil prolapsus n'a pas seulement pour effet de produire une grande variété de sensations douloureuses, en forçant la matrice à tirailler sans cesse ses ligaments ; mais du moment que l'organe cesse de rester en suspension normale dans la cavité pelvienne, il se trouve exposé à toutes sortes de chocs et de causes d'irritation dont il était auparavant sauvegardé par sa mobilité. Le col de la matrice, alors même que l'abaissement est peu considérable, devient une espèce de tige par l'intermédiaire de laquelle l'organe repose sur le plancher du vagin. Dans cette situation, il est apte à subir des causes infinies de trouble ; la position assise, l'exercice à cheval ou tout autre, le passage des matières fécales dans le rectum produisent de la douleur, amènent la congestion et favorisent cette lente augmentation de volume qui manque rarement de se produire dans les parties qui sont le siége d'une irritation longtemps prolongée : toutes ces causes mettent de grands obstacles à la curation d'un grand nombre de maladies de matrice.

Une autre source spéciale et féconde de troubles pour la matrice résulte des changements qu'y font naître la conception, la parturition et les accidents qui l'entravent si souvent. Ces modifications, nous les connaissons trop peu maintenant, même dans leur mode physiologique, pour pouvoir apprécier avec exactitude les maux qu'engendrent leur perturbation. Nous savons sans doute sur ces processus bien des choses qu'ignoraient nos prédécesseurs ; mais notre science agrandie ne suffit qu'à nous montrer les difficultés du problème sans nous en donner la solution. L'accroissement de l'utérus pendant la grossesse n'est pas, comme on l'avait d'abord supposé, une simple augmentation de volume, une évolution de texture dans les fibres musculaires déjà existantes ; c'est surtout une nouvelle formation analogue à celle du fœtus qu'il contient dans son intérieur, car son tissu passe par les mêmes phases de développement qui l'élèvent de l'état rudimentaire au plus haut degré d'organisation. Les cellules s'allongent en corps fusiformes et ceux-ci s'unissent pour former des fibrilles, tandis que la membrane muqueuse se vascularise, s'épaissit et devient membrane caduque. Ce petit utérus dense et d'une organisation si inférieure va devenir le muscle énorme, vasculaire, puissant que vous voyez, au terme de la grossesse, après avoir servi de résidence au fœtus et de milieu où il puisait son alimentation, accomplir dans la parturition le dernier acte de cette prodigieuse série de processus, dont il a été le centre pendant quarante semaines. Mais, avant que cette phase utérine soit arrivée, des signes de décadence se sont montrés dans les changements qu'a subis la caduque. A peine l'enfant est-il né que tous les tissus de la matrice entrent dans la même phase de régression, et celle-ci marche avec une rapidité qu'on n'observe au même degré dans aucun autre organe ni dans aucune autre circonstance. Les fibres musculaires tombent en dégénérescence graisseuse et disparaissent en grande partie. La matière nerveuse cesse d'être visible dans les couches qui la contenaient ; les fibres élastiques elles-mêmes, qui étaient entrelacées avec les fibres musculaires de la matrice, deviennent à peine distinctes ou sont entièrement résorbées. Le vieil utérus a rempli sa tâche et disparaît ; mais, au milieu de ces fibres en dégénérescence, se développent les éléments du nouvel organe, et le microscope nous montre tout une nouvelle génération de cellules fusiformes au sein de son tissu ; semblables à celles qui existaient avant la grossesse, elles restent à l'état stationnaire, dans ce degré d'organisation inférieure, jusqu'à ce qu'une nouvelle imprégnation les porte à leur tour aux phases les plus avancées du développement.

Le corps de l'utérus et la muqueuse de sa cavité prennent une bien plus grande part à ces modifications que le tissu du col ou la membrane qui revêt son canal. Il n'y a que la membrane muqueuse du corps qui se développe en caduque et soit éliminée après l'accouchement ; la membrane qui revêt le col subit des changement moins profonds et n'est point caduque. C'est dans le corps de l'utérus que le caractère de la muscularité est le plus évident. Dans le col, prédomine un tissu cellulo-fibreux dense avec lequel s'entrelacent çà et là des faisceaux de fibres musculaires étroites et lisses. Le stimulus de la grossesse, qui agit si profondément sur les fibres musculaires du corps de l'utérus, ne change que médiocrement celles du col.

Bien que nos connaissances soient encore très-imparfaites, nous apprécions quelques-uns des résultats qu'entraîne à sa suite l'interruption accidentelle de la grossesse, et qui font naître prématurément le processus de décadence au sein du tissu de l'utérus, ou ceux qui accompagnent les maladies consécutives de l'accouchement à terme. Je vous ai entretenu de cette question dans notre dernière leçon, en vous parlant de l'involution insuffisante de l'utérus et des accidents qui en sont la conséquence, et en vous signalant des lésions d'un caractère analogue indépendantes de la grossesse et se rattachant à quelque forme d'irritation ou d'excitation anormale de la matrice.

Parmi les malades qui venaient à St-Bartholomew's Hospital, pour se faire traiter de maladies utérines indépendantes de toute affection organique, le mariage, la grossesse et l'accouchement entraient dans la proportion d'à peu près 50 pour 100 comme cause des accidents. Je pense qu'il est rationnel de supposer que, dans tous ces cas, le désordre était primitivement local et que les troubles constitutionnels n'étaient qu'un résultat secondaire de la maladie première.

Il est sans doute tout naturel de supposer que l'accomplissement des fonctions qui sont expressément dévolues à un organe quelconque ne doit pas engendrer chez lui de maladie; mais n'oubliez pas qu'il existe dans l'utérus des conditions spéciales qui rendent probable l'exception à une pareille règle. Au surplus, voici un fait qui est probant : sur 425 malades non atteintes de maladies organiques de l'utérus, 404 étaient mariées ou veuves, et 21 seulement pas mariées[1].

<hr>

[1] Il n'est pas possible, d'après la statistique des malades qui consultent à l'hôpital, mais se soignent en ville, de déduire quelque conséquence exacte relativement à la fréquence comparative des différentes maladies. Les sources d'erreur sont encore plus nombreuses dans les divisions de l'hôpital consacrées au traitement d'une classe spéciale de maladies, puisque les cas les plus graves, parmi ces maladies, s'y montrent dans une proportion excessive. Les statistiques ci-dessus n'ont donc pas la prétention de représenter

Mais en vous mentionnant ces faits, pour vous empêcher d'estimer au-dessous de leur valeur la fréquence et l'importance des maladies utérines comme désordre primitif, je suis loin de vouloir vous suggérer que ces maladies reconnaissent une cause invariable ou qu'elles soient le résultat de circonstances pathologiques constantes. Cette opinion ou quelque chose d'approchant a cependant été soutenue : on a avancé qu'il y avait une cause invariable ou presque invariable à tous ces accidents ; que, quelle que pût être leur occasion éloignée, l'inflammation et l'ulcération du col de la matrice étaient leur cause immédiate ; que la clef pour juger sainement des maladies utérines se trouvait dans une appréciation exacte de cette importante condition morbide, et que le point cardinal de leur traitement consistait dans l'adoption des mesures propres à guérir l'état pathologique du col.

Les ulcérations qu'on rend responsables de pareilles conséquences sont pour la plupart de simples érosions de l'épithélium qui recouvre les lèvres de l'orifice utérin, dont la surface dépouillée devient d'un rouge vif et ensuite granuleuse. L'apparence granuleuse paraît produite par les papilles des lèvres utérines privées de leur épithélium. Les granulations plus grosses et plus distinctes qui saignent fréquemment dès qu'on les touche ne sont autre chose que ces mêmes papilles sans leur étui épithélial et de plus hypertrophiées[1]. Dans d'autres cas où l'absence de l'épithélium est moins complète, la surface semble parsemée d'un grand nombre d'ulcérations aphtheuses, petites, superficielles et un peu plus rouges que la coloration normale de la muqueuse. Il est rare que les ulcérations de l'orifice utérin soient taillées à pic, avec des bords relevés, comme on l'observe souvent dans les ulcères des autres parties du corps ; leur surface, au contraire, est unie ou fait même une légère saillie au-dessus du niveau des parties environnantes. Elles sont habituellement, mais non d'une façon constante, plus étendues sur la lèvre postérieure que sur l'antérieure, limitées quelquefois à la première, mais très-rarement à la dernière. Elles paraissent commencer sur la limite la plus interne de l'orifice pour

exactement la fréquence des maladies utérines primitives, comparée à la fréquence des cas dans lesquels la maladie utérine est secondaire à une affection générale ; mais de prémunir simplement contre cette assertion, que la maladie utérine est presque toujours secondaire comme date et subordonnée comme importance. (*Note de l'Auteur.*)

[1] Voyez le compte rendu de leur structure microscopique, dans le livre consciencieux de Hennig, *op. cit.*, p. 64. (*Note de l'Auteur.*)

s'étendre de là vers l'extérieur ; et parfois, mais pas invariablement, la petite portion de l'intérieur du col que le spéculum permet d'apercevoir, paraît dépouillée de son épithélium. Les parties voisines de l'orifice utérin varient considérablement d'aspect ; quelquefois leur teinte rose pâle naturelle est conservée jusqu'au bord de l'érosion dont la ligne de démarcation est alors très-nette ; d'autrefois toute la surface externe du col est d'un rouge plus vif qu'à l'état normal, et la limite entre les parties saines et les parties érodées est irrégulière, indistincte, par le fait de leur empiétement réciproque. L'orifice de l'utérus est généralement plus ouvert que dans l'état physiologique ; quand l'érosion disparaît, ce qui a toujours lieu de la circonférence au centre, elle ramène graduellement l'ouverture agrandie à ses dimensions normales[1]. L'état du tissu de l'orifice et du col est variable : tantôt il existe dans ces parties une mollesse très-accusée, comme celle de l'utérus, immédiatement après une fausse couche ou l'accouchement ; tantôt, au contraire, elles sont plus dures qu'à l'état ordinaire ; toujours est-il, que rien n'est plus rare que de voir coexister avec une ulcération étendue les conditions tactiles qui sont perçues dans l'état de santé. La sécrétion morbide varie considérablement suivant les cas ; la majeure partie du flux leucorrhéique provient de l'intérieur du col ou de la cavité de la matrice, mais pas de l'ulcération elle-même. Quelquefois cependant, surtout lorsque l'ulcération présente un caractère granuleux très-accusé, le flux provenant de cette dernière source est loin d'être sans importance. Le degré de sensibilité de la surface ulcérée est très-variable aussi. Dans quelques cas le plus petit attouchement est excessivement douloureux ; mais presque toujours la surface ulcérée n'est pas plus sensible que les parties adjacentes, et le col de l'utérus dont l'orifice est érodé ne présente pas en général au toucher plus de

---

[1] Chez les femmes qui ont eu des enfants et dont l'orifice utérin a été plus ou moins longuement déchiré, l'hypérémie hypertrophique du col entraîne un boursouflement et un renversement en dehors des lèvres tels, que la partie inférieure de la muqueuse cervicale est à nu. Cette disposition s'accuse davantage si on refoule fortement le fond du vagin avec les valves du spéculum. A l'aspect de cette muqueuse d'un rouge livide et tomenteux, ceux qui n'ont pas une grande habitude de l'exploration vaginale pourraient croire qu'il s'agit d'une ulcération du col. Il ne faut jamais perdre de vue la possibilité d'une pareille méprise qui a été commise maintes fois par des praticiens inattentifs ou inexpérimentés. On s'en préservera en manœuvrant le spéculum de manière qu'il embrasse exactement le col, sans le repousser en arrière et sans faire basculer les lèvres en sens opposé. (*Note du Trad.*)

sensibilité que lorsque l'organe est exempt de cette affection morbide.

Tels sont les principaux caractères des ulcérations, des abrasions et des granulations de l'orifice utérin auxquels certains auteurs attachent une si haute importance pathologique. On allègue pour expliquer et pour soutenir cette manière de voir que la membrane muqueuse du col utérin, en raison de sa vascularité et de l'abondance des follicules qu'elle renferme dans ses plis, est extrêmement susceptible de s'enflammer, et que cette prédisposition est encore accrue par la grande quantité de sang qui afflue vers le col, aussi bien que par la position de cette partie qui l'expose à des irritations et à des injures de toute espèce. On dit que cette inflammation se manifeste par une abondante sécrétion albumineuse provenant des glandules cervicales, par l'élargissement de l'orifice ordinairement fermé, et, dans le plus grand nombre des cas, par l'abrasion ou l'ulcération de cet orifice dès le début de la maladie. Le col devient turgescent, congestionné et augmente de volume ; souvent il reste doux au toucher, même après des années ; mais fréquemment, au sein des parties enflammées, s'épanche de la lymphe plastique qui le gonfle et l'indure. Ce changement s'observe à un plus haut degré chez les femmes qui ont eu des enfants, que chez les femmes non mariées ou stériles. La différence dans l'étendue de l'ulcération est regardée comme la cause de la présence ou de l'absence de l'induration ; mais cette relation est loin d'être invariable. Les limites de l'ulcération sont aussi très-incertaines ; dans la grande majorité des cas, elle s'enfonce plus ou moins profondément dans le canal du col et en occupe parfois toute l'étendue ; mais l'orifice interne de l'utérus oppose une barrière à ses progrès et l'empêche invariablement d'envahir la cavité de la matrice. C'est donc, en se plaçant au point de vue que je vous indiquais, l'inflammation avec l'ulcération de l'orifice et du col qui l'accompagne et l'induration consécutive de son tissu qui causent les souffrances des malades ; et tous les désordres variés des fonctions utérines, douleur, leucorrhée, hémorrhagie, stérilité, avortement, si communs en pareils cas, se rattacheraient aux sympathies qui unissent les parties voisines avec cette portion de la matrice, siége de la maladie. Aussi, l'ulcération, du moment qu'elle s'est produite, n'a-t-elle, affirme-t-on, que peu de tendance à se guérir ; tant qu'elle persiste, il y aura peut-être quelque acalmie dans les souffrances des malades, une amélioration temporaire des accidents ; mais la guérison réelle n'est possible que quand, la période d'activité sexuelle étant arrivée à son terme, les organes qui en étaient l'instrument, subissent les conditions ordinaires de l'atrophie ; et, même alors, la guérison est encore incertaine et la maladie peut assez souvent survivre aux fonctions de l'organe.

De même que la pathologie utérine est simplifiée au delà de toute attente par la découverte d'une cause qui engendre presque invariablement les symptômes les plus divers, de même la thérapeutique utérine, d'après les auteurs dont j'expose la manière de voir, devient très-facile. Il suffit de trouver un remède presque toujours applicable à tous les cas, quelles que soient la durée ou la sévérité de la maladie. Si le mal est léger, la disparition sera prompte ; s'il est grave, il faudra plus de temps. Mais modifier la vitalité de la partie malade avec des caustiques, telle est la seule et la véritable indication ; une fois remplie, l'inflammation, l'ulcération et leurs résultats disparaissent simultanément, et les souffrances, durant depuis des années, s'évanouissent infailliblement en quelques semaines ou, au plus en quelques mois. S'il reste par hasard, ce qui est rare, quelque légère lésion, un traitement antiphlogistique et des injections vaginales suffisent pour la guérir. Il y a sans doute quelques circonstances où des émissions sanguines locales peuvent être utiles ; mais le choix des caustiques, la fréquence de leur application, la manière de prévenir ou de faire disparaître les inconvénients qui résultent quelquefois de leur usage, tels sont les points capitaux qu'il faut discuter, puisque tous les moyens d'action locaux aussi bien que le traitement général sont subordonnés à ces remèdes.

Après vous avoir exposé longuement ces opinions et vous avoir indiqué les conséquences pratiques qui en découlent, je vais consacrer le reste de cette leçon à vous énumérer aussi brièvement que possible les raisons qui m'ont conduit à rejeter cette manière de voir comme érronée, et je m'efforcerai de vous mettre en garde contre les conséquences pratiques qu'elle implique.

Parmi les arguments qui servent de base à ces vues, il en est un qui prend sa source dans cette supposition que le col est doué d'une vascularité, d'une vitalité plus grande que le corps de l'utérus, et conséquemment, d'une aptitude plus prononcée à devenir le siége de désordres inflammatoires. Mais un simple coup d'œil jeté sur la matrice suffit pour faire voir que la distribution du sang est plus abondante dans le corps que dans le col. D'ailleurs il suffit de considérer la part relative que le corps et le col prennent au flux menstruel, les changements que la grossesse et l'accouchement produisent en eux, pour arriver inévitablement à une conclusion toute opposée. Et encore, sur ce point, n'en sommes-nous pas réduits à raisonner par induction : l'état avancé que la maladie cancéreuse du col peut atteindre quelquefois, sans trahir son existence par aucune souffrance générale ou locale, nous conduit à la même conclusion ; de plus, chaque jour l'observation nous montre que le col peut être dilaté violemment, incisé, brûlé avec les caustiques les plus énergiques ou avec le fer rouge, amputé par l'instrument tranchant, et tout cela impunément, chose que je ne pourrais concevoir, si cette partie était douée de la haute vitalité et de sensibilité délicate qu'on lui attribue.

Les adversaires de ces vues font appel aux résultats de l'examen cadavérique qui leur a fait constater la rareté de l'ulcération de l'orifice utérin, pour nier le rôle important qu'on lui attribue dans les maladies de l'utérus. Selon moi, au contraire, la fréquence de cette condition morbide sur les cadavres, nous fournit une puissante raison pour la considérer comme de peu d'importance. Sur 65 cas dans lesquels j'ai examiné après la mort l'utérus des femmes qui avaient succombé à d'autres maladies que celles de l'utérus, 17 fois, c'est-à-dire dans la proportion de plus d'un quart, j'ai trouvé des érosions ou des ulcérations du col de la matrice [1]. Mais, quoique fréquente, cette ulcération était habituellement très-peu étendue, si superficielle, qu'elle ne coïncidait avec aucun changement dans la membrane affectée, et d'une si médiocre influence sur l'état de l'utérus en général, qu'elle n'avait aucun rapport constant avec les

---

[1] Tableau montrant les principaux résultats de l'examen de 65 utérus.

Utérus sain dans	36
Malade dans	29
Ulcération de l'orifice utérin dans	17
Existant seule dans	311
Avec maladies de la muqueuse utérine dans	5
Avec induration des parois utérines dans	3
Indication des parois utérines, sans ulcération de l'orifice dans	5
Maladies de la muqueuse utérine, sans ulcération de l'orifice dans	7
Total des cas où l'utérus était malade	39

Pour les détails plus circonstanciés de ces autopsies, aussi bien que pour les détails de l'argumentation que je condense dans cette Leçon, voy. mes *Croonian Lectures, on the pathological importance of ulceration of the os uteri.* In-8, London, 1854.

(*Note de l'Auteur.*)

modifications, soit de la cavité, soit du parenchyme de la matrice. L'induration du tissu de l'utérus et les lésions de sa muqueuse étaient indépendantes de l'ulcération ou indépendantes l'une de l'autre.

L'investigation anatomique nous fournit donc, dans sa mesure, une preuve inattaquable. Elle nous montre l'absence de toute connexion fatale entre l'ulcération de l'orifice et les autres modifications du tissu utérin qu'on avait placées sous sa dépendance ; et elle nous porte à regarder comme très-probable qu'une affection qui n'a signalé son existence pendant la vie par aucun symptôme marqué et qu'on n'a trouvée, après la mort, associée à aucune lésion sérieuse, n'est pas d'une bien grande importance.

Une autre raison de soupçonner que l'influence de cette condition morbide a été surfaite, nous est fournie par ce qu'on observe dans le prolapsus ou la procidence de la matrice. Par suite de l'inévitable irritation à laquelle il est exposé, l'orifice utérin, dans cette circonstance, s'ulcère presque invariablement, et cette ulcération est d'ordinaire étendue et inapte à guérir. Eh bien, quoique les rapports d'un utérus en procidence diffèrent matériellement de ceux de cet organe dans sa situation normale, quoique sans aucun doute sa sensibilité soit émoussée par ce changement de position, toujours est-il que l'absence de tout flux abondant provenant soit du col, soit du corps de la matrice, aussi bien que l'absence des autres symptômes qu'on suppose caractéristiques de l'inflammation du col, ne peuvent que nous donner des présomptions défavorables à l'opinion qui fait de l'ulcération de l'orifice utérin la plus importante de toutes les maladies de l'utérus.

En avançant qu'il existe entre l'utérus en procidence et cet organe dans sa portion naturelle des différences assez grandes pour nous empêcher de tirer rigoureusement dans les deux cas les mêmes conclusions, nous démontrons encore, d'une manière évidente, que l'orifice et le col de l'utérus sont moins aptes à la maladie, et que cette maladie a moins de tendance à augmenter et à prendre un caractère sérieux qu'on ne l'a imaginé. Il n'y a pas de classes de malades chez lesquelles se rencontrent au même degré que chez les prostituées, les conditions les plus propres à infliger des lésions locales au col de l'utérus. Il serait donc raisonnable de s'attendre, si l'on n'avait pas grandement surfait la susceptibilité du col, à trouver chez ces femmes, avec une fréquence et une intensité remarquables, l'ulcération de l'orifice, l'induration et l'hypertrophie du col. En outre, comme un col hypertrophié revient, même dans les circonstances les plus favorables, très-lentement à son calibre primitif, on aurait de fréquentes occasions de constater les effets chroniques d'une inflammation disparue, chez celles qui se sont vouées pendant des mois ou des années à une vie de débauche.

Cependant l'observation semble prouver que, quelles que soient d'ailleurs les causes de l'ulcération de l'orifice, de l'inflammation, de l'hypertrophie et de l'induration du col, les excès sexuels ne prennent aucune part considérable à leur production. Il y a quelques années, en faisant des recherches sur ce sujet, je trouvai que sur quarante femmes admises dans les salles de l'hôpital consacrées aux maladies vénériennes, chez vingt-sept l'orifice et le col de l'utérus étaient parfaitement sains. Chez dix, la seule condition morbide consistait en une simple excoriation, n'ayant pas plus d'une ligne de largeur, circonscrivant par places ou complétement l'orifice de l'utérus, mais sans être accompagnée d'aucun autre changement de tissu. Dans les trois autres cas, l'ulcération était plus étendue ; mais dans un seulement (c'était une femme qui avait eu des enfants), les lèvres de l'orifice étaient très-entr'ouvertes ; il n'existait dans aucun cas, d'altération de texture méritant le nom d'induration.

La conclusion que nous sommes en droit de tirer des recherches que nous avons faites jusqu'ici, c'est que la condition morbide nommée ulcération ou érosion de l'orifice utérin est loin d'être rare, même dans les cas où il n'existait aucun symptôme de maladie utérine pendant la vie ; qu'elle ne s'associe ordinairement avec aucune autre affection grave de l'utérus pouvant être considérée comme l'effet d'un processus inflammatoire ; et enfin qu'elle ne paraît pas directement produite par les causes qui agissent sur le col de la matrice dans les cas de procidence ou dans la position naturelle de cet organe.

Nous devons faire un pas plus loin et rechercher maintenant si, chez les personnes qui souffrent de maladies utérines, il existe des différences dans l'espèce, le degré et la durée des symptômes, suivant qu'il y a ou n'y a pas d'ulcération de l'orifice, différences qui nous permettraient de déduire des conséquences précises, certaines, et d'annoncer des résultats qu'il nous eût été autrement impossible de prévoir.

La réponse à ces recherches ne doit pas être difficile si l'on remarque que, d'après certains auteurs[1], toutes les femmes qui présentaient des symptômes de maladie utérine, souffraient d'une affection inflammatoire du tissu du col ou du canal de l'utérus, dans l'énorme proportion de 81 pour 100 ; et 70 pour 100, d'ulcérations de l'orifice utérin[2]. Nous devons donc nous attendre à être accablés par des preuves évidentes de la fréquence et de l'importance de ces affections ; les symptômes de l'ulcération de l'orifice utérin doivent être caractéristiques soit par leur forme spéciale, soit par leur gravité, soit par les deux réunies, et ils doivent grandement différer de ceux qui accompagnent les maladies utérines exemptes de cette condition morbide.

[1] Le docteur Henri Bennet, à la page 36 de son *Traité de l'inflammation de l'utérus, etc.*, in-8, 5e édit., Londres 1808, établit cette proposition. En se plaçant à ce point de vue, il fait observer à la page 6 que « dans près de cinq cas sur six de maladie utérine, dans lesquels existaient des flux chroniques muqueux, puriformes ou sanguinolents ou autres symptômes bien marqués de souffrance utérine, il existait une ulcération inflammatoire du col. » Cette opinion théorique, toutefois, semble subir, chez l'auteur, des modifications plus considérables qu'il ne le croit. Dans sa *Revue de l'état présent de la pathologie utérine*, qui parut dans *The Lancet*, au printemps de 1856, et qui fut publiée plus tard comme ouvrage distinct, il nie « avoir jamais considéré l'ulcération comme une maladie forte, ayant une existence propre, une entité pathologique spéciale, » oubliant sans doute les propositions telles que celles que j'ai déjà citées, et ce fait non moins significatif, que, sur 359 pages que contient la première partie de son volume, 226 sont consacrées à des considérations sur l'inflammation et l'ulcération du col de la matrice, et 37 seulement à l'étude de l'inflammation aiguë ou chronique du corps de l'organe. Dans cette revue, les affections du corps de l'utérus sont regardées, quoique d'une façon incidente, comme beaucoup plus importantes et beaucoup plus fréquentes que n'auraient pu l'attendre les lecteurs de son grand ouvrage; en même temps, l'auteur abandonne la doctrine si élastique de l'importance spéciale de l'ulcération de l'orifice utérin. J'ai conclu que cette ulcération n'était pas chose capitale, puisque, présente ou absente, « une grande ressemblance existe entre les deux classes de cas ; les femmes d'un certain âge en pareille occurrence, présentent les mêmes symptômes amenant les mêmes résultats, ayant la même durée, accompagnés des mêmes changements de structure, que l'ulcération de l'orifice utérin existe ou n'existe pas. » Le docteur Bennet conclut (*Revue*, p. 31) que « deux groupes de malades étaient affectés à un haut degré de la même maladie, se manifestant, dans un groupe, par un mode d'expression symptomatique, dans l'autre groupe, par un mode différent d'expression symptomatique. » L'usage aveugle des caustiques ne survivra probablement pas longtemps à la constatation de ce fait, que l'ulcération de l'orifice utérin n'est que le symptôme d'une maladie utérine, en d'autres termes, un phénomène accidentel, et non un caractère essentiel de ces maladies. Le docteur Bennet considère cette conclusion comme sans valeur. D'après moi, elle a une grande importance et je la vois déjà porter ses fruits.

Puisque je parle du docteur Bennet, je ne puis laisser passer l'occasion qui se présente de lui exprimer ma reconnaissance pour les services qu'il a rendus à la pratique médicale dans notre pays, non-seulement parce qu'il a porté l'attention sur les maladies utérines, mais aussi à cause de ses propres observations et spécialement ses remarques sur les déplacements de l'utérus et le diagnostic du cancer utérin. (*Note de l'Auteur.*)

[2] Hennig, *op. cit.* p. 68, a trouvé que la proportion était de 17 pour 100, et que, dans 9 seulement des 17 cas, la lésion morbide de l'orifice coexistait avec un flux leucorrhéique provenant du col. (*Note de l'Auteur.*)

Dans une série de leçons sur les maladies des femmes, je n'ai pas le temps de vous conduire pas à pas à travers les recherches qui ont fait, il y a quelques années, le sujet de mes dernières conférences. Qu'il me suffise de vous dire que je divisai tous les cas où se montraient les prétendus symptômes de l'ulcération utérine en deux classes, suivant que l'examen au spéculum démontrait l'existence ou l'absence de cette lésion ; et que je m'efforçai de savoir si la stérilité est plus fréquente, la fécondité moins grande, ou les avortements plus nombreux, dans une de ces classes que dans l'autre ; si les troubles menstruels sont plus communs, plus sévères, ou d'un autre caractère ; si la leucorrhée est plus abondante ou fournie par une autre source, ou si la douleur est plus insupportable quand l'orifice de l'utérus est ulcéré, que quand il ne l'est pas ; et enfin si des causes semblables ou différentes produisent l'affection utérine dans ces deux classes ; si la durée de la maladie est la même, et si les altérations de structure de la matrice sont semblables ou différentes.

Chacune de ces questions fut le sujet de recherches spéciales, dont les résultats généraux, qu'une observation plus étendue ne me permet pas de modifier, peuvent être résumés ainsi qu'il suit :

1° La douleur utérine, les troubles de la menstruation, les flux leucorrhéiques, symptômes attribués ordinairement à l'ulcération du col de l'utérus, se rencontrent aussi souvent sans cette condition morbide qu'avec elle.

2° Ces symptômes s'observent dans les deux classes de cas avec une fréquence prépondérante pendant la période de la plus grande vigueur des fonctions sexuelles ; et aucune cause n'exerce sur leur production une aussi grande influence que les circonstances diverses en rapport avec l'exercice du pouvoir reproducteur. Mais il ne paraît pas que l'ulcération de l'orifice utérin ait une influence spéciale soit sur la stérilité, soit sur l'avortement.

3° Quoique les symptômes aient un caractère identique dans ces deux classes de cas, ils semblent présenter un peu plus d'intensité dans ceux où existe l'ulcération de l'orifice utérin.

4° Autant qu'on peut l'assurer après un examen attentif, les quatre cinquièmes des cas de l'une ou l'autre classe présentaient des changements appréciables dans l'état de l'utérus, tels que déplacements, dilatations, induration du tissu, avec lesquels coexistait assez souvent l'ulcération. L'induration et l'hypertrophie du col utérin se rencontraient toutefois plus souvent avec que sans cette dernière lésion.

5° Cependant la conclusion qu'on pourrait tirer de ce dernier fait, relativement à l'existence d'un rapport nécessaire, tel que celui de cause à effet, entre l'ulcération de l'orifice utérin et l'induration de son col, est en grande partie infirmée par deux circonstances : 1° dans de nombreux exemples, un col induré coexistait avec un orifice sain ; 2° tandis que dans beaucoup de cas d'induration du col, l'ulcération de l'orifice était petite ; l'induration faisait totalement défaut dans des cas où l'ulcération était remarquable par son étendue.

Puis donc qu'il existe une grande ressemblance entre ces deux classes de cas, que les femmes de même âge et dans des conditions semblables présentent les mêmes symptômes, avec les mêmes résultats, la même durée, les mêmes changements de structure, qu'il y ait ou n'y ait pas d'ulcération du col, on peut à bon droit conclure que cette ulcération n'est ni une cause générale de maladie utérine, ni un indice certain de sa gravité ; et il en découle, je crois, comme un corollaire nécessaire, que le point capital du traitement dans les maladies utérines, ne consiste pas, ainsi que tendraient à nous le faire supposer l'enseignement et la pratique de quelques médecins, à s'efforcer de faire disparaître par des remèdes locaux l'ulcération du col de l'utérus.

Mais aux opinions que je viens de vous formuler, on oppose souvent des relevés d'où il résulte que la guérison, dans des maladies utérines diverses, se voit journellement, quand on emploie les caustiques et différents remèdes locaux dirigés exclusivement contre l'ulcération du col utérin. Quoique je ne puisse pas accepter complétement ces relevés, il serait plus qu'inutile de nier que, dans beaucoup de cas, la cautérisation de l'orifice a été suivie du retour des malades à la santé. Ce fait cependant met en évidence un principe qui trouve son application dans le traitement de beaucoup de maladies autres que celles qui sont propres à la femme.

Il faut se rappeler qu'en même temps que ce mode de traitement, diverses autres mesures sont nécessairement adoptées, et qu'elles sont éminemment propres à guérir les formes les plus légères des maladies utérines. La femme mariée est tenue pendant quelque temps éloignée du lit de son mari ; les fatigues qu'elle subissait par sentiment du devoir ou qu'elle recherchait par amour du plaisir sont interrompues, et le repos dans la position horizontale met l'utérus et les viscères pelviens dans la situation la plus favorable au retour du sang. L'état des intestins qu'on négligeait sans doute auparavant, est maintenant surveillé avec soin ; le régime de la malade, doux et substantiel, sans être stimulant, diffère beaucoup de celui avec lequel on cherchait à réveiller son appétit défaillant, quand on présumait trop de toutes les fonctions organiques. Et si vous ajoutez que les périodes menstruelles sont l'objet d'une attention toute particulière ; qu'on redouble de précautions et que tous les symptômes morbides jusque-là endurés sans se plaindre, malgré l'intensité des souffrances, sont combattus par des remèdes appropriés ; que dans les classes élevées de la société la convalescence se passe à la campagne, ou à quelque station thermale, dans un but de santé et non de plaisir, vous trouverez que les conditions les plus propres à annihiler trois ou quatre des troubles auxquels est exposé le système sexuel de la femme ont été réunies. Mais la simplicité de ces mesures les empêche d'être adoptées, car vous observerez journellement que les règles de traitement dont le bon sens démontre l'utilité, et que le bon sens seul suffirait à faire adopter, sont précisément celles que les malades admettent le moins facilement. La question change quand ces règles ne sont plus proposées comme capables de guérir par elles-mêmes, mais comme une condition indispensable pour le succès de la cautérisation, qui, répétée une fois ou plus souvent chaque semaine, est le grand remède de cette ulcération que le docteur a découverte et qui, il l'assure à la malade avec la meilleure foi du monde, produit tous les accidents qu'elle éprouve. Le caustique dont on se sert dans les cas les plus légers est le nitrate d'argent ; la surface sur laquelle on l'applique est recouverte par une couche mince de sécrétion albumineuse difficile à enlever complétement. Cette sécrétion diminue beaucoup l'efficacité de l'agent dont l'action stimulante, rarement nuisible, est quelquefois utile. Il est vrai qu'on serait arrivé au même résultat avec des injections vaginales ou d'autres remèdes analogues dont la patiente aurait pu faire usage, sans l'intervention du médecin.

Il serait sans doute relativement de peu d'importance que les vues erronées, à mon avis, le fussent ou ne le fussent pas en réalité, si leur acceptation n'impliquait autre chose qu'une estimation exagérée de certains procédés thérapeutiques qui sont, à vrai dire, inutiles à la guérison des malades. Mais le mal qu'elles causent, si elles sont erronées, est très-sérieux, et le mode suivant lequel elles peuvent affecter la malade n'est pas difficile à comprendre. Tous ceux qui pratiquent là médecine ont dû être souvent étonnés du rôle considérable que le système sexuel joue dans les maladies des femmes, sans qu'elles en aient conscience. La tristesse et la mélancolie dans le célibat, la douleur, presque la honte que cause un mariage sans enfants, tous ces phénomènes moraux, dépendant de causes trop profondes pour que la raison puisse avoir prise sur elles, nous sommes accoutumés à leur voir imprimer un cachet tout spécial aux maladies de nos clientes. C'est à la même cause qu'est due la susceptibilité nerveuse que les femmes manifestent souvent au plus petit symptôme de souffrance utérine. Réprimer et prévenir cette disposition qui les entraîne à exagérer à leur insu la gravité de ces symptômes, est souvent dans ces cas une des parties les plus importantes, mais en même temps les moins faciles de la tâche du médecin. Toute espèce de traitement qui dirige alors, sans la plus absolue nécessité, l'attention des malades sur ces légères souffrances si fréquentes dans le système utérin, est passible des plus grands reproches. La patiente guérit; mais elle reste convaincue que toutes les sensations qu'elle a éprouvées, des semaines ou des mois auparavant, étaient exclusivement dues à une maladie locale qui avait exigé un traitement local. Au premier retour de phénomènes analogues, toutes ses appréhensions se ravivent dans la crainte qu'il faille recourir encore à ces mêmes investigations douloureuses, aux mêmes manipulations affligeantes. Ce fait qu'il suffit de surveiller les battements du cœur pendant quelques minutes pour les accélérer et faire naître une sensation précordiale pénible, est un des exemples les plus vulgaires de l'influence que l'attention exerce sur les fonctions du corps, et dont nous voyons tant de cas soit en santé, soit en maladie. La digestion, surveillée dans toutes ses phases avec une anxiété maladive, conduit le dyspeptique à l'hypochondrie, le rend incapable de manger autre chose que certains aliments préparés d'une certaine façon, sans qu'il y ait, la plupart du temps, aucune raison de supposer que cette nourriture ainsi accommodée soit en réalité mieux tolérée par son estomac blasé. Un malaise plus ou moins grand, quelquefois même une douleur très-vive, se produisent chez les femmes, à la période mensuelle et précèdent ou suivent le flux cataménial. Eh bien, ces phénomènes prendront aux yeux de la femme dont je vous parle, de bien autres proportions qu'autrefois. Dès qu'elle épiera leur arrivée, qu'elle comparera les souffrances du mois actuel avec celles du mois passé elle fondera son espoir ou sa crainte, sur leur diminution ou leur accroissement. Mais des sensations ainsi surveillées augmentent d'intensité et se prolongent ; le plus petit trouble qui aurait été oublié en peu de jours, parce qu'il ne faisait présager rien de fâcheux, est étudié avec une vigilance inquiète, et son intensité semble grandir avec l'attention dont il est l'objet. La malade craint de ne jamais revenir à la santé ; elle se décide encore une fois à subir tout le traitement qui l'a déjà soulagée, en lui donnant la triste certitude que ses souffrances négligées jusqu'alors, se rattachaient à une cause grave. — De pareilles malades parmi les classes pauvres viennent dans nos hôpitaux, et quand on les questionne sur leur maladie, elles nous disent, sans se donner la peine de décrire leurs accidents, qu'elles souffrent d'une ulcération de la matrice ; cependant l'examen n'en fait découvrir aucune trace ; tout au plus existe-t-il un peu de rougeur sur les lèvres de l'orifice utérin, ou peut-être cette légère érosion qui, j'espère vous l'avoir prouvé, est aussi peu importante qu'elle est fréquente. Mais, bien que n'étant pas atteintes d'une maladie grave, elles n'en souffrent pas moins très-sérieusement, plus sérieusement même que si leur mal était réel, et leurs souffrances sont très-difficiles à guérir. Peut-être le traitement, qu'elles ont subi une première fois, ne fait-il qu'enraciner une habitude d'esprit qui les domine de plus en plus, et qui détruit tout à la fois leur bonheur présent et leur bonheur futur.

Quoique, à mon avis, dans la grande majorité des cas, la cautérisation du col utérin avec le nitrate d'argent soit superflue, il serait injuste de ne pas faire remarquer que dans des cas d'augmentation de volume du col de la matrice, on a recours à des agents plus actifs. La potasse caustique est généralement employée en pareille occasion, par quelques-uns, dans le but de détruire immédiatement une certaine portion du col hypertrophié ; par d'autres, avec l'intention de provoquer dans les tissus du col une inflammation capable de faire disparaître sa dilatation. — Quel que soit l'objet de cette opération, il faut reconnaître qu'elle n'est exempte ni de souffrances, ni de danger. Si le caustique est introduit, comme cela se fait d'habitude, dans l'intérieur du canal cervical, la douleur qui en résulte et qui dure quelquefois deux ou trois jours, est très-violente, accompagnée de nausées, de vomissements, quelquefois de syncope, et d'une dépression de forces, d'une prostration si complètes. que la malade ne peut pendant plusieurs jours quitter son lit ou son sofa.

— Voilà pour l'effet actuel du remède ; ses plus chauds partisans eux-mêmes ne pourraient pas dire qu'il agit *jucunde*. Le *cito* ne lui est pas mieux applicable. L'emploi de la potasse caustique produit une eschare qui nécessite un long traitement ; il faut cautériser encore pendant près de quarante jours avec le nitrate d'argent ; et, au bout de ce temps-là, en admettant que toute l'action du remède est épuisée, il est nécessaire, à moins que la malade soit guérie, de recommencer de nouveau le même traitement. Et ce traitement, si on le fait bien exécuter, confine pendant tout le temps qu'il est en vigueur, la malade dans sa chambre, presque dans le lit, et la soumet à la nécessité de subir deux ou trois examens avec le spéculum chaque semaine. Mais s'il n'agit ni *cito*, ni *jucunde*, peut-être a-t-il le troisième mérite, celui d'agir *tuto* ? Eh bien, non. La tendance au rétrécissement et à l'oblitération du canal cervical est très-considérable à la suite de cette cautérisation et en est une des suites assez fréquentes. Il n'est pas rare non plus d'observer l'inflammation de l'utérus ou de ses annexes, dont j'ai vu plusieurs exemples chez des malades de l'hôpital, qui, avant de réclamer nos soins, avaient été traités par les caustiques les plus énergiques pour des ulcérations de l'orifice utérin.

Je ne veux pas suivre les partisans de cette pratique à travers toutes les explications qu'ils nous donnent de son mode d'action ; tandis que les uns y trouvent un stimulus de bonne nature sur des tissus malades, d'autres y découvrent une influence déprimante, stupéfiante, comme ils l'appellent, qui affaiblit la force vitale. Dans le langage affecté à ce sujet, il y a un mélange de métaphore et de terminologie scientifique qui empêche d'arriver à une notion claire de ce qu'on veut dire. Je ne mets pas en doute que la potasse caustique, appliquée de l'une ou l'autre façon, peut réduire le volume du col utérin : mon argument contre cette pratique est fondé sur ce fait, qu'aucune des trois recommandations, agrément, rapidité et sécurité, ne s'y trouve observée ; de plus ma propre expérience me conduit à penser que cette pratique est habituellement intempestive ou inutile. Pendant l'activité des symptômes inflammatoires, un procédé qui détruit une portion des tissus de l'utérus avec des caustiques ne peut être que dangereux ; après leur disparition, la matrice reviendra lentement, souvent même imparfaitement à son volume primitif. Toutefois ce retour s'effectue ; et, autant que mon expérience me permet de l'affirmer, dans l'immense majorité des cas, il s'effectue aussi sûrement et aussi rapidement par la restauration de la santé générale que par le fait d'un traitement qui, outre les dangers qui lui sont propres, confine pendant des semaines et des mois la malade dans sa chambre ou dans son lit, au grand préjudice de sa santé et en lui faisant perdre toute sa gaieté, comme j'ai eu plusieurs fois l'occasion de le remarquer. En outre, de grandes variations dans le volume de la matrice paraissent très-compatibles avec l'accomplissement régulier de ses fonctions. D'un autre côté, quand on apprécie le rôle pathologique de l'hypertrophie générale ou partielle de l'organe, il ne faut pas oublier la tendance qu'ont ses vaisseaux à augmenter de calibre, dans toutes les circonstances qui produisent la congestion. Je suis corroboré dans ma manière de voir par ce fait que, dans les cas les plus marqués d'hypertrophie du col avec induration, qu'il m'a été donné d'observer, il n'existait aucune trace d'ulcération soit de l'orifice, soit du canal cervical.

Je m'arrête ici, me réservant de vous démontrer dans ma prochaine leçon, quelle est l'opinion qui me semble mieux fondée, quelle est la pratique qui me paraît plus judicieuse que celles dont je viens de vous faire la critique.

LEÇON VIII

Inflammation chronique et ses résultats : suite. — Les symptômes dépendent en général
d'une affection du corps de l'utérus et sont indépendants de l'ulcération de l'orifice.
— Cas qui le prouvent. — Réponse aux objections. — Examen de l'hypothèse d'une
affection primitive du canal cervical. — Raisons qui empêchent de l'adopter. — Traitement : émissions sanguines, sédatifs. — Emploi des mercuriaux ; usage et choix des
toniques. — Les injections vaginales. Cas exceptionnels qui réclament le traitement
local de l'ulcération. — Cas de leucorrhée du col : leur nature et leur traitement.

J'ai consacré ma dernière leçon à vous démontrer la fausseté de
l'hypothèse qui prétend expliquer l'irrégularité des menstrues, le
flux leucorrhéique, les douleurs utérines, en les rapportant à une
cause unique, en les faisant provenir invariablement de l'inflammation du col et de l'ulcération de l'orifice utérin.

Il nous reste maintenant à rechercher quelle est la cause, ou
quelles sont les causes de ces symptômes, et à déterminer, s'il est
possible, dans quelles circonstances l'affection locale de l'orifice
utérin aggrave les souffrances des malades et réclame d'une manière
spéciale un traitement local.

Je vous ai fait par avance dans les leçons précédentes plusieurs
remarques qui eussent été mieux placées ici. Mais il n'est point nécessaire de répéter ce que je vous ai déjà dit touchant les rapports
qui existent entre des menstrues irrégulières, des flux leucorrhéiques et les désordres hépatiques et la diathèse rhumatismale ou
goutteuse. De pareilles conditions morbides suffisent amplement à
expliquer les symptômes que la malade attribue quelquefois à la
matrice ; aussi longtemps qu'elles persistent, il serait inutile, pour
ne pas dire plus, de tenter la guérison au moyen d'un traitement
local.

Mais il existe en outre une grande classe de faits dans lesquels ces accidents remontent à la grossesse, à la parturition, à une fausse couche, et dans lesquels la dilatation de l'utérus, aussi bien que l'historique de la malade assignent une cause purement locale à l'affection. Dans ces cas, le corps de la matrice est surtout intéressé, car c'est en lui que s'effectue la plus grande partie des modifications que la grossesse entraîne à sa suite ; de telle sorte que tout arrêt dans l'involution de l'organe produit l'épaississement des parois et la vascularité de la muqueuse d'une façon beaucoup plus prononcée dans le corps que dans le col. Sans doute, quelquefois, l'augmentation de volume du col accompagne l'augmentation de volume du corps ; mais la première lésion n'est pas la cause de la seconde ; elle ne lui est, je crois, que consécutive comme apparition, et subordonnée comme importance [1].

Dans tous les cas que j'ai observés, quarante fois sur cent, l'histoire de la malade remontait à une des causes que je viens de nommer. Il n'est pas possible, en effet, de concevoir un état de choses plus favorable à l'inflammation ou aux processus qui lui ressemblent. Quand l'inflammation survient, son invasion s'annonce par une douleur sévère, d'un caractère très-nettement paroxystique, et quelquefois d'une violence atroce. En son absence, il n'y a qu'une extrême sensibilité de l'utérus, avec chaleur vaginale, leucorrhée purulente ordinairement très-considérable et quelquefois, mais pas toujours, teinte de sang. Ces symptômes locaux sont accompagnés de troubles constitutionnels plus ou moins graves. Quand ils se calment, on trouve, autant qu'on peut s'en assurer, que le tissu utérin est d'une consistance beaucoup plus ferme qu'auparavant. Une fois qu'ils se sont produits, ces accidents sont aptes à revenir à des intervalles irréguliers pendant une période de plusieurs années,

---

[1] Pendant que ces pages étaient sous presse, j'avais entre les mains, mais trop tard pour en tirer tout le parti que j'aurais désiré, le consciencieux traité de Scanzoni sur *l'inflammation chronique de la matrice*. On comprendra combien je dus être satisfait de voir que les opinions que j'avais exposées depuis plus de dix ans dans mes *Croonian Lectures*, se trouvaient pleinement confirmées par la vaste expérience du professeur allemand.

« Tout observateur impartial, dit-il, conviendra que l'importance des prétendues affections inflammatoires du col de la matrice a été beaucoup trop surfaite, dans ces vingt dernières années ; qu'un grand nombre de malaises et d'accidents morbides ont été attribués à cette lésion, sans que rien prouvât la réalité de ces rapports.

« Quant à nous, nous sommes fermement convaincu que les modifications pathologiques de la partie supérieure de l'utérus sont beaucoup plus importantes, localement et en ce qui concerne les troubles qui se produisent dans d'autres organes éloignés, que les tuméfactions, les hypertrophies, les ulcérations et les granulations du col, si exagérées dans ces derniers temps. » (*Die chronische Metritis*, in-8, Wien, p. 85.) (*Note de l'Aut.*)

présentant à chaque retour le même caractère, cédant au même traitement, mais, malgré tout, conservant la même disposition à se reproduire indéfiniment.

En septembre 1851, une femme mariée, âgée de 41 ans, fut admise à St-Bartholomew's Hospital, et nous raconta de la manière suivante l'histoire de sa maladie. Mariée à 16 ans, le flux menstruel étant alors peu abondant et irrégulier, elle devint enceinte et fit une fausse couche à trois mois. Seconde grossesse arrivée à terme et travail prolongé, de deux jours et demi de durée, à l'âge de 18 ans ; troisième grossesse bientôt après, terminée prématurément le quatrième mois. Les accidents qu'elle éprouvait dataient de son accouchement laborieux et consistaient en un écoulement leucorrhéique quelquefois très-abondant et parfois d'une odeur désagréable, en un sentiment de malaise dans la région utérine, avec quelques douleurs aiguës et lancinantes surtout dans l'aine droite, s'aggravant à chaque période menstruelle. Les règles qui depuis plusieurs années avaient graduellement augmenté de quantité et étaient maintenant très-profuses, produisaient un soulagement temporaire dans les souffrances de la malade. La douleur et les pertes avaient compromis la santé générale : la physionomie était anxieuse, le pouls faible et à 128. L'utérus était un peu abaissé et très-sensible, mais peu augmenté de volume. Le col utérin induré, un peu allongé, était très-douloureux. L'orifice de l'utérus petit et circulaire ne présentait aucune trace d'érosion sur ses lèvres ou dans l'intérieur du col, bien que la congestion y fût très-prononcée. Le repos, de fréquentes applications de sangsues, des sédatifs soulagèrent les souffrances de la malade ; une meilleure alimentation lui rendit des forces, et, quand elle quitta l'hôpital, en novembre, la douleur et la sensation d'abaissement avaient disparu ; il n'y avait qu'un peu de leucorrhée ; la sensibilité de l'utérus était diminuée et la congestion de son orifice entièrement effacée. Il faut ajouter qu'une fois pendant le traitement, il se produisit une érosion superficielle de l'orifice utérin qui disparut spontanément en quelques jours. Bien que l'amélioration eût été très-grande chez cette pauvre femme, je pressentais que les accidents ne tarderaient pas à se reproduire, si elle était obligée de subir chez elle les charges et les fatigues inséparables de la pauvreté.

Et en effet, douze mois ne s'étaient pas écoulés qu'elle revint à l'hôpital avec les mêmes symptômes qu'auparavant. — On la soumit au même traitement qui fut suivi des mêmes résultats. L'orifice de l'utérus ne présentait aucune ulcération ; on s'en assura plusieurs fois au moyen du spéculum. La patiente resta cette fois un peu plus longtemps à l'hôpital, et prit du bichlorure de mercure pendant plusieurs mois, à assez petites doses pour ne pas affecter les gencives. Pendant les six mois qui suivirent sa sortie, elle n'éprouva presque aucune souffrance ; mais en septembre 1853, les accidents revinrent : la menstruation était très-pénible bien que moins considérable qu'auparavant. Quelques jours avant son admission à l'hôpital, le 20 octobre, elle avait éprouvé une attaque si violente de douleur, qu'elle se roulait dans son lit, en proie à des angoisses intolérables que de larges doses de sédatifs furent impuissantes à calmer. Lors de son admission, il existait une aussi forte hypérémie de l'orifice utérin que les premières fois, avec un flux purulent considérable, d'une très-mauvaise odeur et un peu teint de sang provenant des cavités utérines. La matrice était abaissée, un peu plus grosse qu'à l'état normal, avec un col volumineux, tuméfié, excessivement sensible, mais sans aucune trace appréciable d'érosion du col. L'application de six sangsues sur le col fut suivie d'une hémorrhagie assez abondante pour produire la syncope ; pendant les jours qui suivirent, il n'y eut aucune douleur ; plus tard elle se reproduisit sans jamais atteindre cependant le même degré de violence. La patiente resta six semaines à l'hôpital ; on lui fit pendant cet intervalle de temps plusieurs applications de sangsues. On lui administra de petites doses de bichlorure de mercure en même temps que du sirop d'iodure de fer. Sous l'influence de ce traitement, l'amélioration se produisit de nouveau ; le col de la matrice, au moment de la sortie de la malade, avait trois fois moins de volume que lors de son entrée.

J'ai relaté ce fait pour faire voir le traitement qu'il faut opposer aux symptômes, et aussi parce qu'il montre les accidents dans leur forme la plus sévère et avec cette persistance à se reproduire qui est un des caractères les plus pénibles de cette classe de maladies. Je pense qu'on ne court pas risque de se tromper, en attribuant l'origine de cette affection à quelque inflammation de la membrane muqueuse utérine survenue à la suite de la parturition, et ravivée de temps en temps pendant plusieurs années par ces causes qui sont si communes dans le ménage des pauvres. Il ne serait pas difficile de multiplier les cas de cette espèce ; mais pour jeter plus de lumière sur ce sujet, j'aime mieux en choisir d'une nature analogue. Dans quelques cas, heureusement fort rares, l'inflammation gonorrhéique, limitée habituellement au vagin, envahit non-seulement la muqueuse vésicale, mais aussi celle de l'utérus et se propage même jusqu'au péritoine, mettant quelquefois la vie de la malade en danger. Sans produire des résultats aussi redoutables, l'inflammation aiguë du vagin s'étend parfois au delà de son point d'origine et donne naissance aux symptômes qui font l'objet de notre étude. Une malade, âgée de 55 ans, fut admise à St-Bartholomew's Hospital; elle se plaignait de dysurie, d'envies fréquentes d'uriner, de règles douloureuses et abondantes et d'un flux leucorrhéique, symptômes qu'elle attribuait à une violente gonorrhée contractée trois mois auparavant. Son utérus était très-volumineux, en antéversion et fixé dans cette position anormale. Son tissu était plus dur qu'à l'état naturel et les lèvres de l'orifice utérin, quoique ne présentant aucun vestige d'érosion, étaient très-congestionnées et livraient passage à un flux abondant qui provenait des cavités. On peut, je pense, supposer avec raison que tous ces accidents dont la malade n'avait jamais souffert avant sa gonorrhée, dépendaient de cette dernière affection qui s'était propagée à l'intérieur de la matrice et avait fixé l'organe dans sa position anormale, en provoquant une inflammation péritonéale suivie d'adhérences.

Dans les cas de cette espèce ou analogues, il faut se souvenir que l'inflammation du corps de la matrice ne doit pas être niée, parce qu'on ne trouve dans l'histoire des malades aucun de ces symptômes graves que nous sommes enclins à attribuer fatalement à l'inflammation d'un viscère aussi important que l'utérus. A l'autopsie, il est très-fréquent de rencontrer des adhésions entre l'utérus, le rectum, ou les parties contenues dans l'un ou l'autre ligament large, bien que pendant la vie la malade n'eût jamais accusé aucun symptôme d'inflammation utérine ou abdominale. Assez fréquemment aussi, on trouve l'utérus fermement fixé dans le bassin, avec épaississement manifeste des ligaments larges ou du tissu cellulaire pelvien, et cependant on a beau chercher, on ne découvre pas d'autre origine plus définie qu'une convalescence longue et pénible succédant à un accouchement ou à un avortement laborieux.

On peut mentionner d'autres cas qui admettent, je crois, la même interprétation ; ce sont ceux dans lesquels les symptômes ont suivi le mariage, ou se sont montrés après une suppression menstruelle. Je ne voudrais pas proposer une autre explication pour ces faits où les déplacements utérins, tels que l'antéflexion et la rétroflexion, sont accompagnés des désordres utérins que nous sommes en train d'étudier, ou compliqués de déplacements de l'ovaire. Dans tous ces cas, c'est, je crois, la capacité utérine qui est la première affectée ; c'est de là que provient l'hémorrhagie, ainsi que la majeure partie de l'écoulement leucorrhéique ; et c'est l'irritation de cette partie de l'organe, au sein de laquelle s'effectuent les plus importantes fonctions, qui conduit à l'augmentation de volume si visible et si fréquente dans les maladies utérines de longue durée. Que les ovaires souffrent aussi, l'observation de tous les jours le démontre, de même qu'elle constate la fréquence des affections du col de la matrice ; mais rien ne me prouve que, en thèse générale, le point de départ du mal soit dans le col de la matrice, dans son orifice, ou ses annexes.

Il y a quelques auteurs qui, tout en ne concédant qu'une importance relativement médiocre à l'ulcération de l'orifice utérin, ne me paraissent pas tenir un assez grand compte des souffrances de la cavité utérine. L'appareil sécrétoire du col de l'utérus, si minutieusement décrit et si admirablement dessiné par les docteurs Tyler Smith et Hassall[1], semble, il est vrai, fournir une source abondante à toute espèce possible d'écoulement. Mais il faut se rappeler que, comme beaucoup d'autres appareils sécrétoires, celui-ci n'est pas constamment en activité. Sa plénitude d'action ne semble se manifester que pendant la grossesse. Mes observations ne confirment point cette proposition que, dans l'intervalle des périodes menstruelles, il y a sécrétion d'un tampon muqueux fermant d'une manière provisoire, pour ainsi dire hermétique, le col de l'utérus. Aucune sécrétion de cette espèce ne m'a frappé par sa présence ou son absence dans les utérus que j'ai examinés. Le docteur Hennig[2] qui a étudié si profondément le sujet en question, établit expressément que la grossesse est la seule condition physiologique qui donne lieu à la formation de ce tampon muqueux.

---

[1] Dans le vol. XXXV des *Medico-chirurgical Transactions*, et plus tard par le docteur Tyler Smith, dans son ouvrage sur la *Leucorrhée*, in-8, London, 1855. M. Huguier, si je ne me trompe, est celui qui, dans ses leçons à l'hôpital de Lourcine, publiées par la *Gazette des hôpitaux*, en 1847, a exprimé le plus clairement l'opinion que la principale source de la leucorrhée devait être cherchée dans l'appareil glandulaire du col utérin, et fourni à l'appui de cette manière de voir les plus solides arguments. Pour les raisons mentionnées dans le texte, je ne puis admettre les conclusions de M. Huguier et des autres auteurs. (*Note de l'Auteur.*)

[2] *Op. cit.*, p. 18.

Ces prétendus faits touchant les fonctions des glandes du col, ont servi de base à une théorie d'après laquelle il existerait une sorte d'action antithétique entre la cavité du corps et celle du col, la première versant périodiquement le flux menstruel, la seconde donnant naissance, périodiquement aussi, à une sécrétion qui obstrue le canal cervical jusqu'au moment où les règles viennent expulser ce tampon muqueux. Des usages hypothétiques, en connexion avec le processus reproducteur, ont aussi été assignés à cette sécrétion ; mais comme elle manque très-souvent, son absence fournit un argument péremptoire contre cette manière de voir. Conformément au rôle attribué à ces parties, on a allégué que la leucorrhée n'est en général qu'une pure hypersécrétion de l'appareil glandulaire du col de l'utérus. Dès lors tous les accidents dont nous avons parlé dans cette leçon et dans la précédente sont regardés comme les résultats, soit d'une irritation locale produite par le flux sur les parties adjacentes, soit d'un désordre constitutionnel engendré par l'absorption purulente des sécrétions morbides qui stagnent dans le vagin.

Il y a quelque chose de si séduisant dans ces ingénieuses théories, qu'il ne faut pas s'étonner qu'elles aient été admises un peu hâtivement ; on devait s'y attendre, d'autant plus que le point sur lequel elles reposent échappe encore à notre observation. Quant à moi, je suis convaincu qu'il y a souvent, peut-être même toujours, mélange de la sécrétion du col avec celle de la cavité, dans les cas ordinaires de leucorrhée. Je crois que dans quelques cas dont je parlerai plus tard, une pareille sécrétion forme la plus grande partie de l'écoulement. En l'absence de moyens propres à déterminer d'une manière positive, pendant la vie, si le flux sortant de l'orifice est fourni par le canal cervical, par le corps de la matrice ou par ces deux cavités réunies, quelques considérations auraient dû nous faire hésiter à accorder si peu d'importance aux affections de la cavité utérine, dans la production de la leucorrhée ou autres flux analogues. Quelques-uns des arguments les plus solides ont été rapportés avec tant de détails qu'il me paraît inutile de revenir de nouveau sur ces changements qui succèdent à la parturition, changements dans lesquels la muqueuse du corps prend une bien plus grande part que celle du col, et continue à verser une sécrétion mucoso-purulente, longtemps après la cessation de tout écoulement sanguin. L'histoire d'une période menstruelle ordinaire fournit un autre exemple du même fait. Le mélange de mucus et d'épithélium qui, au commencement et à la fin de cette période, constitue la majeure partie de l'écoulement menstruel, est fourni par la membrane muqueuse congestionnée du corps de l'utérus. Ce n'est pas là une supposition ; l'examen cadavérique a fait constater cette sécrétion, non-seulement dans cette cavité, mais dans toute la longueur des trompes de Fallope qu'elle distendait[1]. De quelle source, sinon de cette dernière, proviendrait un flux qui dure quelquefois chez les sujets sains douze ou vingt-quatre heures, après que le sang a cessé de couler, puisque la sécrétion formée dans le canal cervical doit disparaître au commencement de chaque menstruation et que les fonctions de ces deux parties de la matrice sont regardées comme s'accomplissant à des époques différentes ? Il ne faut pas oublier que la muqueuse de la cavité utérine est munie pour cette sécrétion de glandes innombrables, curieusement enroulées, afin d'augmenter l'étendue de leur surface, et susceptibles d'une espèce d'hypertrophie plus remarquable qu'aucune de celles qui peuvent survenir dans les glandules du col. L'observation démontre assez fréquemment que la membrane muqueuse de l'utérus est lubrifiée par une sécrétion ; et, de temps en temps, un accident, une maladie, rendent témoin du même fait, comme dans les cas d'inversion de l'utérus, dont le symptôme le plus constant, après l'hémorrhagie profuse, est une abondante leucorrhée, ou comme l'inflammation de la muqueuse, lorsque, quelque obstacle s'opposant à la sortie du flux, la cavité de l'organe se trouve distendue par l'accumulation de matières purulentes[2].

Après avoir rejeté la supposition qui attribue les symptômes que

---

[1] Les affections des trompes de Fallope ne joueraient-elles pas, dans la production des maladies du système sexuel de la femme, un rôle plus considérable que nous ne le supposons ? Voyez les remarques d'Hennig concernant la prépondérance du catarrhe des tubes sur les affections semblables du corps, du col de la matrice ou du vagin, *op. cit.*, p. 28. (*Note de l'Auteur.*)

[2] Il y a plusieurs cas de cette espèce. Dans un, dont je vous ai donné l'histoire en détail, p. 79 de mes *Croonian Lectures*, et auquel j'ai fait allusion. p. 97 de la sixième leçon, une simple flexion du col de la matrice avait empêché les liquides de sortir de la cavité utérine, et, dans son intérieur, s'était formée une accumulation de pus du volume d'un œuf de poule. Les histoires détaillées de cas d'inversion, celles, par exemple, qu'on trouve dans la monographie de Cross sur ce sujet, indiquent la leucorrhée comme un des symptômes qui ne font jamais défaut ; elle est quelquefois, mais pas toujours, remplacée par un flux séreux presque continu qui, à la longue, se substitue aux hémorrhagies qui l'avaient précédé. Les pertes de sang abondantes, qui accompagnent dans beaucoup de cas les polypes muqueux du col, montrent d'une manière évidente que l'hémorrhagie peut être la conséquence de l'irritation du col, comme le flux muqueux est la conséquence de l'irritation du corps de la matrice. (*Note de l'Auteur.*)

nous avons étudiés soit à l'ulcération de l'orifice utérin, soit à quelque affection des glandes cervicales, nous allons rechercher quel est le traitement qui leur est le plus approprié. Il diffère beaucoup, vous devez le comprendre, suivant que les symptômes ont un caractère d'acuïté ou sont simplement chroniques, bien que dans les deux cas les indications soient peu nombreuses et les moyens de les remplir extrêmement simples. Aussi longtemps que ces symptômes présentent de l'acuïté, ou reviennent à cette forme dans les phases chroniques de la maladie, des émissions sanguines locales, à l'aide de sangsues, soulagent plus vite et d'une manière plus prononcée que toute autre médication. Les sangsues doivent être appliquées sur l'utérus lui-même, pas plus de quatre à la fois, et il n'est pas en général nécessaire de renouveler leur application plus d'une fois par semaine ou tous les dix jours. Une précaution, sur laquelle j'ai déjà insisté, consiste à ne jamais mettre des sangsues sur la matrice dans les quatre ou cinq jours qui précèdent la période menstruelle, de peur que cette fonction ne soit troublée dans sa régularité, soit en entrant trop tôt en activité, soit, ce qui est moins commun, en étant retardé pour plusieurs jours. La douleur que laisse après elle la menstruation dans quelques cas, spécialement lorsque le flux cataménial est plus abondant, est souvent très-soulagée par l'application de quelques sangsues, vers la fin de la période menstruelle. Après la déplétion sanguine, l'adoucissement des souffrances, au moyen de sédatifs directs, réclame notre attention. Comme je vous en ai entretenu dans les leçons précédentes, je me contenterai de vous rappeler que, quand l'usage de ces remèdes doit être prolongé, plus seront douces les préparations et plus petites les doses, moins vous courrez risque de porter préjudice à la santé générale par leur administration longtemps continuée. La douleur de reins est améliorée par des contre-irritants appliqués sur le sacrum, beaucoup plus efficacement que par des emplâtres d'opium ou de belladone; et les effets en sont généralement moins transitoires. Dans ce but, l'huile de croton est préférable à tout autre moyen : on se sert d'un liniment composé d'une partie d'huile de croton pour dix de liniment camphré simple; il ne faut pas en frotter la région sacrée, mais l'appliquer simplement deux fois par jour avec une éponge; de cette façon il irrite un peu la peau, sans produire aucune éruption pustuleuse gênante.

Les moyens qui soulagent la douleur utérine, manquent rarement de diminuer l'irritabilité vésicale qui l'accompagne si fréquemment, et s'associe lorsque les symptômes aigus sont dissipés avec des dépôts phosphatiques abondants dans l'urine. De petites doses d'acide hydrochlorique avec de la teinture de jusquiame, de l'extrait et de la décoction de parcira[1], rendent les plus grands services dans ce cas. Tant qu'il y a beaucoup de douleur et de sensibilité utérine, il ne faut recourir ni aux topiques ni aux injections vaginales, excepté à celles qui sont simplement adoucissantes comme l'eau chaude. Dans le même but, le bain de siége chaud est très-utile. Pendant que ces moyens sont mis en œuvre, un repos absolu de quelques jours est de rigueur. Mais il ne faut pas oublier, quand on traite des maladies utérines, que des inconvénients très-réels résultent pour les malades d'un repos trop prolongé ; d'abord parce qu'il peut porter atteinte à la santé générale, et ensuite, parce qu'il dirige presque inévitablement, pendant les jours de reclusion, la pensée sur le siége des souffrances, en la détachant de son cours et de ses distractions ordinaires. En même temps, il faut user de la plus grande prudence, quand on cesse ces restrictions. Durant des mois, pendant la convalescence, l'approche de la période menstruelle, la menstruation, les quelques jours qui la suivent, sont les époques où toutes les précautions doivent être strictement observées.

Promptement attaqués, les symptômes quelquefois se dissipent graduellement mais sans interruption, quoique la tendance aux rechutes que chaque période menstruelle apporte avec elle ou que de légères imprudences suffisent à produire, soit un trait caractéristique de la maladie qui cause le plus de désappointement. Après plusieurs accidents semblables, on trouve l'utérus non-seulement plus volumineux et moins mobile qu'à l'état normal, mais en général plus dur ; cette induration est souvent très-accusée dans le col. Les sangsues, dans beaucoup de cas, peuvent faire disparaître cette lésion ; il n'est pas nécessaire d'en appliquer plus de deux chaque fois ; on les répétera plus ou moins fréquemment suivant les résultats qu'on en aura obtenus. Dans les cas dont je parle, le bichlorure de mercure, employé sans discontinuité pendant plusieurs semaines, m'a semblé préférable à tout autre remède ; il réduit le volume et diminue l'induration de

---

[1] *Parcira brava* (*Cissampelos parcira, Ménispermées*). La racine nous vient du Brésil ; elle est ligneuse, inodore et amère. Wiggers y a trouvé un alcali, la *cisampéline.* Diurétique rarement employé (pp. 20 : 1000) en tisane par infusion.

Le *Caapeba*, racine du Caapeba, lui ressemble à peine et constitue un diurétique plus puissant. (*Note du Trad.*)

l'organe, sans irriter les intestins, ni affecter la bouche comme d'autres préparations mercurielles ; sans troubler la digestion, ni produire de l'insomnie, comme l'iodure de potassium. Je le donne sous forme de pilules avec quelques grains d'extrait de ciguë ; en le faisant prendre au milieu du dîner ou du goûter, on évite toute irritation consécutive des organes digestifs, ce qui n'est pas de peu d'importance dans les cas où l'appétit est en général inconstant. Il est souvent utile d'administrer quelques toniques ; il y en a peu qui soient moins désagréables que la liqueur de quinquina. Si les intestins sont resserrés, si le foie est dérangé, accidents assez communs, il faut suspendre les toniques pendant un jour ou deux. Un apéritif avec deux ou trois grains de pilules bleues [1], ou une pilule contenant un grain et demi de poudre grise, de l'extrait d'aloès et de l'extrait de jusquiame font habituellement disparaître ces symptômes.

De la douleur dans l'une ou l'autre région iliaque accompagne souvent cet état morbide. Un petit vésicatoire agit en général très-efficacement en pareil cas. Si la douleur n'est pas assez grande pour nécessiter l'emploi de ce remède qui répugne aux malades, un liniment de belladone, d'aconit et de savon, un liniment saponifié peuvent lui être substitués [2].

Longtemps après que d'autres symptômes ont disparu ou du moins ont été grandement mitigés, il reste une prédisposition à des règles excessives et à des flux leucorrhéiques profus, qui dépend, je crois, d'un état congestif persistant, non-seulement dans 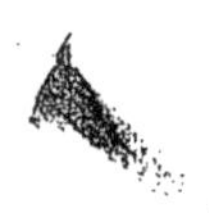 de la substance utérine, mais spécialement dans la muqueuse de la matrice. En pareil cas, les préparations chalybées sont en général le meilleur remède. Je n'en connais aucune qui surpasse le mélange de sulfate

---

[1] Les pilules bleues présentent la composition suivante :

Mercure. . . . . }
Conserve de roses. . . . . } âā 3 gr.
Poudre de réglisse . . . .   1 gr.

On triture ce mélange jusqu'à extinction du mercure, et on fait des pilules de 0ᵍʳ,15. On en peut donner de 2 à 5 par jour. (*Note du Trad.*)

[2] N° 10.

℞ Extr. belladonæ. . . . . ℨss = 2 grammes.
   Tinct. aconiti (Fleming's). ℨiv = 16
   Lin. saponis. co. . . . . ℥jss = 45
M. ft. liniment.

J'ai trouvé cette formule très-utile, dans un mémoire du docteur Oldham « sur l'usage du bichlorure de mercure dans l'hypertrophie de l'utérus » (*Guy's Hospital Reports*, 2ᵉ série. vol. VI, part. i, p. 161.) (*Note de l'Auteur.*)

de fer, de sulfate de magnésie et d'acide sulfurique dont j'ai déjà
fait mention [1]. Un autre remède que j'ai essayé avec beaucoup d'a-
vantage, sur la recommandation du docteur Tyler Smith, spécialement dans les cas où la ménorrhagie prédomine, c'est un composé
d'alun et de sulfate de fer. Je donne ce sel composé à mes malades
de l'hôpital ; même sous la forme un peu grossière d'une préparation extemporanée, il m'a semblé très-utile [2].

Outre les médicaments internes, une médication externe variée, telle
que les bains de siége et les injections vaginales, peut être employée
avec avantage dans la phase chronique de la maladie. Il est vrai que
pour nous, qui pensons que la principale source du flux dans ces
cas, n'est pas le vagin, mais l'utérus, leur efficacité n'est pas aussi
grande que le supposaient nos prédécesseurs. Ils se figuraient en
effet que ce liquide injecté dans le vagin entrait en contact direct
avec la surface d'où provenait le flux leucorrhéique. Ne serait-ce
qu'en vue de la propreté, il faudrait encore recourir aux injections
toutes les fois que la leucorrhée est abondante ; mais on doit en outre
se souvenir que, presque toujours, lorsque la maladie est de longue
durée, une partie de l'écoulement provient des parois vaginales, une
autre des glandules cervicales, et qu'on peut espérer que le liquide
médicamenteux agira plus ou moins énergiquement sur ces deux
dernières sources de sécrétion morbide. L'injection sert aussi à
donner de la tonicité au vagin relâché, et il contre-balance ainsi la
disposition au prolapsus qui est une conséquence presque obligée de
l'inflammation utérine ; si le liquide est en grande quantité, si on
l'injecte pendant plusieurs minutes consécutives, il peut avoir une
influence marquée sur le corps et la cavité de la matrice elle-même.

Pour atteindre un semblable résultat, il est nécessaire de faire
ces injections avec des instruments plus puissants que les seringues
communes ou les bouteilles en caoutchouc dont on fait usage ordinairement. L'ingénieuse seringue du docteur Evory Kennedy, ou
bien la seringue à pompe cylindrique qui est une excellente application de son idée, exigent une force manuelle que peu de femmes
possèdent. J'ai vu une récente modification de la seringue ordinaire,
chez M. Fergusson, fabricant d'instruments, dans Giltspur street ;
en la munissant d'un pied qui la maintient solidement sans le secours des deux mains, il me paraît avoir obvié aux difficultés qu'on

[1] Voy. formule n° 1, p. 44.
[2] *Pathologie et traité de la leucorrhée*, in-8, 1855, p. 193. (*Note de l'Auteur.*)

12

rencontre dans l'usage des autres instruments. Plus efficace encore est la douche que j'ai coutume d'employer dans la pratique hospitalière, toutes les fois que la cavité utériné paraît être la source de l'écoulement. Le seul obstacle à son usage, c'est l'embarras que cause son installation; aussi me suis-je décidé à lui substituer, dans la pratique privée, le bain de siége. En faisant dissoudre un quart de livre d'alun (93 grammes) dans le bain, on obtient un très-bon astringent; si la patiente craint le froid, on chauffe le bain à 70°F., et par degrés, on laisse s'abaisser sa température jusqu'à ce qu'il soit pris presque froid. La matinée est le moment le plus favorable pour le donner, et la malade doit y rester au moins dix minutes pour en retirer quelque avantage.

Quant aux injections vaginales, le point le plus important dans leur composition, c'est qu'elles ne soient pas chères et que la malade elle-même puisse les préparer facilement. Une solution de plomb faite avec de l'extrait de Goulard, des solutions de zinc et d'alun ont toutes leurs avantages. Mais deux drachmes de tannin (8 grammes) et une demi-once (15 grammes) d'alun dissous dans 1 litre d'eau constituent un astringent aussi puissant que la décoction d'écorce de chêne avec de l'alun en dissolution, qui exige beaucoup plus de temps pour être préparée [1].

Quoique, dans la majorité des cas, ces mesures soient suffisantes pour guérir graduellement la malade, il y a cependant quelques exceptions, et il est quelquefois nécessaire de recourir à des applications locales pour amener la cicatrisation d'une ulcération ou d'une érosion de l'orifice utérin qui a persisté avec peu ou pas de changements, malgré le traitement général.

Une couleur rouge vif de l'orifice utérin, avec une érosion plus ou moins étendue et d'une apparence granuleuse, existent assez souvent pendant les phases actives de l'affection ; mais la plupart du temps ces caractères morbides disparaissent, la coloration rouge

---

[1] Une forme particulière de leucorrhée utérine propre aux personnes âgées et coexistant avec une dilatation de la cavité et une atrophie des parois de l'utérus, a été décrite par le docteur Matthews Duncan dans *Edinburgh Medical Journal, March,* 1860. Ses symptômes caractéristiques paraissent consister en une douleur spéciale dans les lombes et le bassin, accompagnée d'un sentiment de constriction et d'un écoulement de mucopus. La guérison requiert la dilatation par la sonde de l'orifice interne contracté et l'application de nitrate d'argent dans l'intérieur de la matrice. Je crois avoir rencontré deux ou trois fois une maladie de ce genre; mais, les malades n'ayant plus d'inquiétude relativement à l'existence d'un cancer utérin, aimèrent mieux garder leur mal que de se soumettre à un traitement. (*Note de l'Auteur.*)

s'atténue et s'efface sous l'influence des déplétions locales qu'indique alors en général l'état de l'utérus. Quelquefois cependant ces lésions persistent; les granulations deviennent grosses, molles, très-vasculaires et saignent aisément, pendant que leur surface sécrète une quantité considérable de liquide glaireux. Dans ces cas, l'orifice et le col sont ordinairement sensibles, les rapports sexuels douloureux et souvent accompagnés d'un peu de sang. Cette lésion, de même que le gonflement et l'état granuleux de la conjonctive palpébrale que nous voyons si souvent dans l'ophthalmie purulente des petits enfants, est heureusement modifiée par de larges scarifications. On applique ensuite quotidiennement sur le col de la poudre d'alun sur un tampon de coton, ou un tampon de coton trempé dans une forte solution d'alun. En attachant un fil au coton, la malade pourra le retirer elle-même au bout de quelques heures ; mais il faut toujours l'introduire à l'aide du spéculum[1]. Dans la grande majorité des cas, l'état de l'orifice utérin s'améliore tellement au bout de cinq ou six jours, qu'on peut interrompre ce traitement, et l'usage assidu des injections fortement astringentes suffit pour achever la guérison. Quand ce résultat n'a pas lieu et que la lésion persiste, on a recours à de plus puissants topiques. Le nitrate d'argent n'est pas généralement indiqué en pareil cas, parce qu'il cause de la douleur et de l'hémorrhagie. Le nitrate acide de mercure, dans ce cas-là et chaque fois qu'on a besoin d'un caustique énergique, m'a paru le topique le plus utile. Avec quelques précautions son usage ne fait courir aucun risque. Après avoir fait coucher la malade sur le dos, on introduit le spéculum bivalve de Coxeter, de manière à mettre l'orifice à découvert et à embrasser le col : puis on dispose soigneusement et

---

[1] Pour permettre aux malades elles-mêmes de faire ces pansements vaginaux, qui doivent quelquefois être quotidiens, M. le docteur Raciborski a imaginé un instrument qu'il nomme *auto-spéculum*. « C'est, dit ce médecin, un spéculum en gutta-percha rappelant par sa forme l'axe du bassin et en particulier la direction du vagin. Pour rendre l'introduction plus facile, nous avons fait ajouter à l'extrémité antérieure un bout arrondi fixé à un mandrin en acier que l'on retire ensuite à volonté pour faire place à la mèche de pansement. Il n'y a pas une seule femme qui, après une courte explication, ne saisisse à l'instant le moyen de s'en servir. » — J'ajoute que ce spéculum est plein. — Quant à l'instrument de pansement de M. Raciborski, il consiste en cylindres fabriqués avec du duvet des massettes (famille des Typhacées). — Les massettes ont cet avantage que le duvet n'absorbe pas beaucoup de liquide, ce qui n'expose pas tant les malades à être constamment mouillées. On peut les imbiber de toutes sortes de liquides. Elles sont préparées par M. Phélebon, pharmacien à Paris. Leur longueur est de $0^m,09$ et leur diamètre de $0^m,02$; une de leurs extrémités se termine par un appendice en gutta-percha correspondant à la vulve. — L'auto-spéculum, l'embout et le pessaire médicamenteux ne doivent être lavés qu'à l'eau froide. (*Note du Trad.*)

tout autour des bords du spéculum du coton destiné à absorber le surplus du liquide, l'empêcher de filtrer hors de l'instrument et d'attaquer le vagin. On peut improviser facilement un pinceau en roulant le coton cardé autour du mors de la pince qui l'a saisi ; puis on badigeonne toute le surface malade avec le caustique qui y produit immédiatement une eschare blanche. Un morceau de coton sec pressé sur la partie cautérisée absorbe le caustique en excès. On enlève ensuite les fragments disposés circulairement au fond du spéculum et on retire l'instrument. Une autre précaution qu'il est bon de prendre, consiste à introduire sur l'orifice utérin, avant de retirer le spéculum, un morceau de coton mouillé que la malade enlèvera quelques heures après. Il est rare que cette cautérisation produise de la douleur ou de l'écoulement sanguin. Au bout d'une semaine, l'eschare se détache, et on peut voir que la surface a perdu son caractère fongueux et que la cicatrisation commence sur ses bords. Une solution de sulfate de zinc de cinq grains environ pour une once d'eau, employée comme injection deux fois par jour, suffit alors. Mais quelquefois la surface revêt un caractère indolent, et il faut la toucher une ou deux fois avec du nitrate d'argent ; j'ai même observé des cas où il était nécessaire de répéter les applications de nitrate acide de mercure.

J'ai rencontré, mais rarement, une autre lésion qui exige aussi habituellement l'emploi des caustiques. C'est lorsque l'orifice utérin est le siége d'une ulcération bien limitée, à bords taillés à pic, avec un fond situé au-dessous du niveau des parties adjacentes, et en partie recouvert d'une mince couche de lymphe d'un jaune sale, qui laisse à découvert, quand on l'enlève, une surface rouge et saignante. J'ai découvert cette lésion chez des femmes dont l'histoire ne pouvait laisser aucun doute sur l'existence d'une maladie syphilitique contractée quelques mois auparavant ; elle disparaissait en général très-vite en faisant une ou deux cautérisations avec le nitrate acide de mercure.

Outre les conditions morbides de l'orifice utérin ci-dessus mentionnées qui me paraissent réclamer la plupart du temps la cautérisation, j'ai vu d'autres cas où je m'en suis servi d'une façon un peu empirique ; c'est lorsque l'ulcération de l'orifice était indépendante de toute autre maladie, ou persistait après que les autres symptômes d'affection utérine avaient disparu. Ces deux espèces de cas ne sont rien moins que fréquents.

Quoique je ne partage pas l'opinion qui fait provenir, dans la majorité des cas, l'écoulement leucorrhéique de l'appareil glandulaire du col, je n'oublie point qu'une abondante sécrétion peut se produire dans cette partie, et que quelquefois, comme par exemple dans la grossesse, le flux s'y forme presque exclusivement. Tout l'appareil glandulaire du col prend un remarquable développement pendant la grossesse, et exerce sa fonction sécrétoire avec une activité d'autant plus frappante qu'elle est nulle dans l'état de vacuité. Plusieurs de ces follicules atteignent alors un volume insolite, et, comme ils ne s'ouvrent pas pour expulser les produits qu'ils contiennent, ils forment ces corps connus généralement sous le nom d'œufs de Naboth [1].

Outre la grossesse, il existe quelques autres conditions, encore mal déterminées, dans lesquelles ces glandes cervicales se dilatent et versent en abondance un flux transparent et albumineux. Je crois cependant qu'en général cet état morbide se rattache à quelque irritation antérieure du corps de la matrice elle-même, celle que laisse après lui, par exemple, l'avortement, ou bien qu'il provient d'excès sexuels, comme on l'observe chez les prostituées. Quelquefois le flux se collecte dans l'intérieur du canal cervical et s'échappe par jets à de courts intervalles. D'autres fois, l'écoulement est continu, et on le voit sortir en grande abondance de l'orifice utérin dont les lèvres habituellement entr'ouvertes sont épaissies, mais molles et insensibles. Dans la moitié des cas, leur surface est aussi le siége d'une érosion granuleuse ; mais le corps de l'organe est en général mobile et conserve ses dimensions naturelles. Outre cet état morbide et celui dans lequel il y a formation positive d'un kyste dans la substance du col utérin, la différence tient plutôt au degré qu'à la nature de la lésion. La leucorrhée qui provient de cette source se distingue de celle qui a son origine dans une partie plus élevée de la cavité de l'utérus, par l'abondance du flux, sa transparence, sa viscosité et la présence fréquente d'œufs de Naboth sur les lèvres ou les bords de l'orifice. En dépit de la longue durée de l'écoulement

---

[1] On trouvera plus loin, dans la quatorzième leçon, quelques remarques sur la nature si controversée des œufs de Naboth, quand il sera question des polypes glandulaires et des kystes muqueux de l'utérus. Qu'il me suffise de dire pour le moment que les raisons qui ont porté M. Huguier (p. 258 de son *Mémoire sur les kystes de la matrice*, vol. I des *Mémoires de la Société de chirurgie*) à les considérer comme des follicules muqueux du col de l'utérus, me paraissent tout à fait péremptoires. La même opinion sur leur nature a été exprimée par le docteur Hennig, *op. cit.*, p. 65. (*Note de l'Auteur.*)

leucorrhéique, on n'observe point généralement en pareil cas, les formes graves des troubles fonctionnels de l'utérus, telle que la ménorrhagie, la dysménorrhée et la douleur ovarique ; mais assez souvent il coexiste un état d'irritation des glandes de Cooper avec flux abondant, ou même une oblitération de leur conduit de l'un ou de l'autre côté, et une accumulation des produits sécrétés, qui donne lieu à de petites tumeurs enkystées vers la partie interne et inférieure des grandes lèvres.

Je crois que cette affection, essentiellement chronique dans sa marche, n'est pas commune. Dans ses formes les plus sévères, elle est sans aucun doute très-difficile à guérir, et bien qu'elle constitue une infirmité gênante plutôt qu'une maladie sérieuse, j'ai vu un cas où une complète détérioration de la santé semblait due entièrement à l'abondance de la sécrétion qu'aucun moyen ne réussissait à arrêter.

Le traitement en pareille circonstance est tout local. On peut arriver à quelque résultat favorable au moyen de diverses espèces d'injections astringentes, mieux encore avec des douches, dont on s'abstiendra toutefois, s'il y a le moindre soupçon de grossesse. Des bains de siége astringents sont également utiles. Pendant toute la durée du flux, il est bon de ne permettre que rarement les rapports sexuels.

Je me suis bien trouvé quelquefois d'introduire sur l'orifice utérin, au moyen du spéculum, des bourdonnets de coton trempés dans une solution de tannin ou recouverts de poudre d'alun ; mais je me suis servi, moins peut-être que je n'aurais dû le faire, d'injections astringentes dans le canal cervical lui-même. Un excellent moyen pour les pratiquer consiste à se servir d'une petite boule élastique munie d'une canule en argent recourbée, qu'on trouve chez tous les fabricants d'instruments. Dans quelques cas rebelles, j'ai cautérisé tout l'intérieur du col avec du nitrate d'argent, au moyen du porte-caustique de Lallemand, mais sans résultat avantageux. Il semble que l'action du nitrate d'argent s'épuise sur les produits sécrétés et atteint à peine les follicules eux-mêmes. On pourrait remédier dans une certaine mesure à cet inconvénient, en nettoyant le canal avant de le cautériser, avec des douches et d'abondantes injections vaginales. Mais j'ai lieu de croire que dans ces cas rebelles, il vaudrait encore mieux adopter le procédé d'Huguier [1] ;

---

[1] Voy. sa troisième leçon sur le catarrhe utérin dans la *Gazette des hôpitaux*, 1847, p. 579. (*Note de l'Auteur.*)

quoique je ne l'aie que peu expérimenté, je m'en suis bien trouvé dans deux ou trois occasions. Ce chirurgien a l'habitude de scarifier l'intérieur du canal avec un bistouri mousse, petit, incurvé et étroit. Cette scarification préparatoire met à nu les follicules profondément situés, qui sans cela auraient été soustraits à l'action du remède. M. Huguier affirme que ce procédé qui n'a jamais causé d'accident, a deux ou trois fois guéri des cas qui avaient résisté à tout autre mode de traitement.

NOTES DU TRADUCTEUR

Note 1. — Sur les hypérémies et les inflammations de la matrice.

Je me propose de revenir ici sur quelques points que l'auteur ne me paraît pas avoir traités d'une manière assez complète dans les trois leçons, très-remarquables du reste, qu'on vient de lire.

I. La congestion èt l'inflammation jouent un rôle immense dans la pathologie utérine. Elles constituent par elles-mêmes une classe de maladies bien distincte, qu'on rencontre à chaque instant dans la pratique. De plus, on peut affirmer, sans crainte de se tromper, qu'il n'existe pas une seule affection utérine où elles ne surviennent, à un moment donné, à titre d'élément essentiel ou de complication. —Mais, avant d'aborder leur étude, je tiens à dire en quelques mots ma manière de voir sur ce qu'on trouve décrit dans tous les traités de pathologie sous les noms de fluxions, engorgements, hypertrophies de l'utérus.

M. Courty, dans son excellent *Traité des maladies de l'utérus*, a essayé d'établir entre la *fluxion* et la *congestion* des différences qu'il est fort difficile de saisir. « La fluxion, dit-il, est le plus souvent aiguë, mais elle peut être chronique, c'est-à-dire se répéter indéfiniment de la manière la plus fatigante. Je n'ai pas besoin de dire que, même dans ce dernier cas, ce qui la caractérise et la distingue de la congestion, c'est l'activité du phénomène. Sans activité, il n'y a pas de mouvement, de molimen. » Dans tout cela, je ne vois que de la congestion, c'est-à-dire, en prenant le mot dans son acception la plus large, une accumulation insolite de sang dans les vaisseaux de l'organe. M. Courty lui-même n'y trouve pas autre chose; dans la fluxion, en effet, il a toujours constaté les altérations suivantes : « L'organe a augmenté considérablement de volume; il est au moins double de ce qu'il est pendant l'intermenstruation; le tissu érectile est turgescent; la muqueuse injectée et tuméfiée; tout le tissu utérin est mou, et, quand on le serre dans la main, il conserve l'empreinte des doigts; enfin, en portant cette compression un peu loin, on peut faire sourdre le sang par une multitude de petites ouvertures, qui sont autant de déchirures microscopiques de la muqueuse... » N'est-ce pas là, ou peu s'en faut, toute l'anatomie pathologique de l'hypérémie utérine? Ne voyant pas la nécessité de multiplier inutilement les dénominations, je pense qu'il faut rejeter la fluxion comme entité distincte. Ce n'est qu'une des variétés de l'hypérémie : l'hypérémie active, aiguë, spontanée ou conservant un certain degré de spontanéité, d'autonomie, alors même qu'elle se manifeste, comme épiphénomène, dans le cours d'une autre affection de l'utérus.

Quant au mot *engorgement*, que Robin veut conserver pour désigner un état particulier de l'utérus, je ne saurais non plus l'admettre, car je ne vois rien de spécial dans la description qu'il en donne : augmentation de volume et de consistance de l'utérus; présence dans son tissu d'une matière amorphe, demi-solide ou liquide, exsudée entre les éléments anatomiques qu'elle écarte. Cette matière tient principalement en suspension des granulations graisseuses et quelques globules inflammatoires. Des éléments fibro-plastiques peuvent aussi se développer dans cet exsudat; quand il en est ainsi, ils s'accolent aux tissus normaux, et l'engorgement se transforme en induration ou hypertrophie chronique. — Je ne puis voir là qu'une des phases d'un processus qui évolue, lorsqu'il se forme des cellules embryo-plastiques; ou qui est en voie de régression, quand les granulations graisseuses prédominent. C'est une inflammation qui commence, une inflammation qui finit ou une inflammation qui reste dans le statu quo après sa phase exsudative. Mais c'est une inflammation ou une congestion inflammatoire.

Et maintenant, que faut-il entendre par hypertrophie utérine? Est-ce là une maladie distincte? Nullement. C'est le résultat, le terme de processus variés, soit inflammatoires, soit congestifs, occupant une partie ou la totalité de l'organe utérin. — La prolifération des éléments déjà existants ou la naissance, au sein d'un plasma, d'éléments embryonnaires se transformant peu à peu en tissu cellulaire, en cellules musculaires et en excroissances papillaires ou glandulaires, tels sont les deux modes d'après lesquels peut se former l'hypertrophie. Mais cet accroissement du tissu utérin, sur quelque partie de l'organe qu'il porte, n'est jamais spontané ou primitif; il survient toujours comme phénomène secondaire de mouvements congestifs répétés ou permanents, ou d'un travail inflammatoire qui ne s'est pas terminé par résolution.

Ainsi, pour me résumer, je dirai que la fluxion n'existe pas en dehors de la congestion; qu'elle n'est qu'une congestion à laquelle on doit accorder une spontanéité plus ou moins fortement accusée; que ce qu'on appelle l'engorgement n'est qu'une phase de la congestion et de l'inflammation; et que l'hypertrophie doit être considérée comme le terme auquel aboutissent des hyperémies et des inflammations qui n'ont pas subi complétement leur période d'involution.

II. *Anatomie pathologique des congestions et des inflammations utérines.* — Pour l'utérus, comme du reste pour tous les autres organes, il est extrêmement difficile de tracer une ligne de démarcation bien nette entre la congestion et l'inflammation. Cette remarque peut s'appliquer aussi bien aux symptômes qu'aux lésions anatomiques. L'inflammation, en effet, débute toujours par une congestion; et une congestion, pour peu qu'elle se répète ou se prolonge, aboutit, comme l'inflammation, à une modification de structure constituée par l'hypertrophie d'un ou de plusieurs des éléments du tissu utérin. Il me semble qu'en ce sujet on a beaucoup abusé des divisions et des subdivisions. On décrit séparément, et comme des maladies distinctes, la congestion du parenchyme et celle de la muqueuse; la congestion du corps et celle du col; la congestion aiguë, la congestion chronique, les engorgements, etc. Il en est de même pour la métrite. Cette méthode conduit à des répétitions et à des subtilités diagnostiques insignifiantes. Je crois qu'il faut procéder autrement. En définitive, que se produit-il dans la congestion et dans l'inflammation? D'abord un mouvement vasculaire, un afflux insolite du sang dans tous les vaisseaux de l'organe; et puis, si le processus morbide ne s'arrête pas là, une prolifération des éléments existants ou un exsudat au sein duquel se forment de nouveaux éléments qui viennent s'adjoindre aux premiers. — Dans le premier cas, le processus est purement congestif; dans le second, il est inflammatoire. De la combinaison, en proportion variée, de ces deux états morbides, auxquels il faut toujours joindre le processus régressif qui ramène l'organe à son état normal ou va même jusqu'à l'atrophie. proviennent toutes les formes et tous les degrés des lésions utérines dont l'origine est inflammatoire.

Dans la congestion, la matrice présente toujours une augmentation considérable de volume, qui résulte d'un épaississement des parois et d'une dilatation des cavités du corps et du col. Parenchyme utérin, muqueuses du col et du corps, ovaires, trompes, vagin et vulve sont injectés de sang et offrent une teinte d'un rouge plus ou moins foncé, suivant l'ancienneté de l'hyperémie. — Comme le col est beaucoup moins vasculaire que le corps, la congestion y est moindre. En général, elle est également répartie dans tout l'organe et dans les annexes; mais quelquefois elle se localise, par exemple, dans la muqueuse, soit du corps, soit du col. — Dans les hyperémies très-prononcées, on a constaté un gonflement considérable des plexus tubo-ovariens situés dans les ligaments larges. — La dilatation variqueuse de toutes ces veines qui longent les côtés de l'utérus et semblent destinées à recevoir le trop-plein du sang qui afflue dans les organes du petit bassin, peut remonter dans l'abdomen jusqu'à la région rénale. L'utérus et ses annexes augmentent de poids par le fait de l'hypérémie et s'abaissent. — Leur tissu présente une flaccidité et un ramollissement plus ou moins considérables. — Les muqueuses du corps et du col gonflées, tomenteuses et injectées fournissent une hypersécrétion des liquides propres à chacune d'elles. — Lorsque cet état de turgescence morbide se répète ou devient permanent, la nutrition de l'organe s'altère ; il s'hypertrophie par accroissement de ses éléments solides. Ce fait qu'Aran admet sans contestation, est encore loin d'être démontré. Mais ce qui ne laisse aucun doute, c'est, dans quelques cas, l'hypertrophie avec dilatation des veines, soit du corps, soit du col. Sur la surface externe du col, on voit quelquefois ramper de grosses veines sinueuses qui s'entrelacent et forment de véritables varices. Ces varices, comme celles des autres parties du corps, peuvent donner lieu à des ulcérations fongueuses spéciales.

L'inflammation peut, comme la congestion, envahir tout l'organe et d'une manière égale dans toutes ses parties ; mais c'est l'exception. Ce qu'il y a de certain, c'est que lorsqu'une portion de l'utérus augmente de volume, le reste de l'organe participe toujours à cette augmentation, quoique à un moindre degré. Les hypertrophies inflammatoires limitées à l'une ou l'autre paroi sont beaucoup plus rares qu'on ne l'a dit. Je n'en excepte pas le fond de l'utérus doué, d'après Aran, d'une propension toute particulière à s'épaissir, à se porter en dedans et à diminuer ainsi la cavité utérine. Cette cavité présente toujours une dilatation qui, au lieu de conserver la forme triangulaire de l'état normal, devient ovoïde par l'émoussement des angles supérieurs. L'orifice interne et la cavité du col s'élargissent aussi. Quelquefois, l'orifice du museau de tanche s'entr'ouvre assez pour permettre au regard d'explorer une grande étendue du canal cervical ; en même temps ses lèvres se renversent en dehors ; c'est ce qu'on a nommé l'ectropion des lèvres du col. Ces changements ne se produisent que chez les femmes qui ont eu des enfants.

Pour donner une idée exacte des modifications qu'on observe dans le tissu de l'utérus, sous l'influence de l'inflammation, il faut, comme l'a fait Scanzoni, considérer le processus morbide dans ses deux périodes, qui sont : la première de ramollissement ou d'infiltration ; la seconde d'épaississement ou d'induration. (*Métrite chron.* Scanzoni, trad. franç., p. 42.)

Première période de la métrite chronique ou période d'infiltration. — Mollesse, relâchement, flaccidité du tissu utérin qui est imbibé par un liquide séro-sanguinolent. — Hypérémie considérable et dilatation des vaisseaux artériels et surtout veineux. Coloration rouge bleuâtre diffuse ou par plaques. Épaississement des parois, surtout produit par l'infiltration séro-sanguinolente qui écarte les fibres des parties molles et infiltrées. Il est douteux qu'en pareil cas il y ait augmentation sensible du tissu cellulaire et des muscles. Mais la dégénérescence graisseuse de ces derniers a été constatée un grand nombre de fois par Scanzoni ; il y avait aussi alors beaucoup de cellules graisseuses libres dans le tissu conjonctif interstitiel. — La muqueuse du corps utérin est tuméfiée, spongieuse, d'un aspect granulé et papillaire, et couverte d'une sérosité muco-purulente ou purulente. Quelquefois elle présente des fongosités que nous décrirons plus tard. — Les tissus voisins de la matrice sont assez fréquemment infiltrés de sérosité ; les plexus pampiniformes sont gorgés de sang et on trouve quelquefois des fausses membranes minces et récentes sur le péritoine pelvien. — Ne voyons-nous pas dans ce premier degré de l'inflammation utérine tous les caractères de la congestion ? Mais il y a aussi autre chose, et le voici : tout le monde s'accorde à reconnaître que le parenchyme utérin suppure rarement en dehors de l'état puerpéral ; que même, dans l'état puerpéral, les foyers purulents occupent les vaisseaux veineux et lymphatiques. Cependant, quelque exceptionnelle que soit la formation du pus dans la métrite parenchymateuse aiguë, on en peut citer des exemples authentiques. (Voy. Scanzoni, *Maladies des organes sexuels de la femme*, et Fréd. Bird, *the Lancet*, 1845.) Du moment qu'il y a du pus, on ne peut nier la nature inflammatoire de la lésion. Ce qui distingue le plus ordinairement de la congestion utérine cette première période de l'inflammation, c'est l'existence de fausses membranes récentes dans le petit bassin, et mieux encore la présence, au milieu du tissu utérin, des noyaux d'induration, qu'on observe dans la seconde période de l'inflammation.

Deuxième période de la métrite. Période d'épaississement ou d'induration. — Augmentation de volume de la matrice, mais anémie et induration générale ou partielle des parties malades. Coloration pâle jaunâtre ou jaune rougeâtre provenant d'une ischémie plus ou moins prononcée produite par le rétrécissement des artères et des veines au niveau des parties indurées. Dans les points non indurés, les vaisseaux sont au contraire le siége d'une dilatation plus ou moins considérable, qui peut même être quelquefois générale dans les grosses branches des plexus vasculaires de l'organe. C'est un phénomène analogue à celui qu'on observe dans la cirrhose du foie et dans celle du poumon : les gros troncs se dilatent et les capillaires s'oblitèrent par suite de l'hyperplasie cellulaire. L'induration provient en effet d'une formation nouvelle et luxuriante de tissu cellulaire; tous les auteurs sont d'accord sur ce point. Mais il est probable que les éléments musculaires prennent aussi part, en moindre proportion toutefois, à l'hypertrophie inflammatoire. Scanzoni les a reconnus avec une netteté remarquable dans le parenchyme utérin atteint de métrite chronique, sans faire macérer pendant longtemps les pièces dans l'acide chromique, ce qu'il faut faire, quand il s'agit d'un utérus sain et non gravide.

L'hypertrophie cellulo-musculaire avec induration, tel est l'aboutissant du processus inflammatoire aigu ou chronique. Mais l'inflammation peut persister pendant des années sous la forme d'infiltration; d'un autre côté, dans des hypérémies en apparence passives, on constate parfois des plaques ou des noyaux d'induration phlegmasique. C'est ce qui a fait dire à Scanzoni : « Le terme de métrite chronique ne s'applique pas proprement à tous les cas auxquels on donne ce nom. Beaucoup même d'engorgements de la matrice, qu'on regarde comme inflammatoires, ne possèdent rien d'inflammatoire dans le sens précis du mot ; ce sont des *des désordres de nutrition*, comme on en voit se former dans d'autres organes à la suite d'une hypérémie veineuse d'une longue durée. » (*Op, cit.*, p. 52.)

La muqueuse utérine présente dans la période d'induration à peu près les mêmes lésions que dans la période d'infiltration ; elle est seulement quelquefois anémiée par places, au niveau des parties indurées, et elle est en général affectée de catarrhe. Arrêtons-nous un instant sur ces lésions qui ont joué un grand rôle dans la pathologie utérine sous le nom de fongosités.

III. *Fongosités de la muqueuse utérine.* — L'épaississement, la turgescence vasculaire et le ramollissement, avec ou sans desquamation épithéliale, ne sont pas les seules altérations que présente la muqueuse utérine dans la métrite chronique. On y trouve aussi des excroissances constituées par un tissu mou, facile à déchirer et très-vasculaire. Elles ne consistent quelquefois qu'en petites *granulations* demi-sphériques ou arrondies, donnant à la surface interne de l'utérus l'aspect d'un vésicatoire qui suppure. Ces granulations, d'un volume variable, depuis celui d'une tête d'épingle jusqu'à celui d'une petite noisette, sont isolées ou confluentes ; elles contiennent un liquide transparent ou jaunâtre, et sont manifestement formées par un développement anormal des utricules de la muqueuse. D'après les recherches de Robin, leur paroi est composée de fibres de tissu cellulaire entre-croisées en différents sens, de vaisseaux capillaires très-fins, de noyaux ovoïdes et de corps fusiformes, d'épithélium pavimenteux et d'un peu d'épithélium nucléaire. — Le liquide qu'elles renferment, formé d'un sérum visqueux, moins filant que celui des glandes du col, contient : des cellules pavimenteuses libres, des éléments d'épithélium nucléaire, des corps granuleux, des granulations, quelques globules sanguins et un certain nombre de corps appelés par Robin globes albumineux (corps incolores, transparents, homogènes, quelques-uns finement granulés au centre, de 20 à 75 mill. de millimètre, libres et isolés, se brisant par l'écrasement comme des corps solides de consistance cireuse, abondants surtout dans les œufs de Naboth).

Les véritables végétations ou *fongosités* beaucoup plus volumineuses que les granulations précédentes se présentent sous deux formes : elles sont sessiles ou pédiculées. — Les premières reposent sur la muqueuse par une large base ; leur volume varie depuis celui d'un grain de blé jusqu'à celui d'un pois et même d'une grosse framboise. Leur surface est chagrinée et irrégulière, leur coloration rouge, leur consistance très-molle; elles se couvrent quelquefois en divers sens des franges vasculaires. Elles siégent principalement sur le fond de l'utérus, au voisinage des trompes. On les trouve aussi dans d'autres points.

Rarement elles sont flottantes. — Les secondes, qui sont pédiculées, ressemblent aux polypes folliculeux du col. D'un volume variable comme les précédentes, elles présentent une assez grande consistance et sont d'une coloration blanchâtre.

Ces deux espèces de végétations résultent d'une hypertrophie de la membrane muqueuse. D'après les belles recherches de Robin elles sont constituées : 1° par des fibres de tissu cellulaire généralement peu abondantes ; 2° par une grande quantité d'éléments fibroplastiques : noyaux et corps fusiformes, noyaux surtout et quelquefois cellules à noyau ; 3° par de la matière amorphe, homogène, finement granuleuse ; c'est, de tous les éléments de la muqueuse utérine, celui qui augmente le plus de quantité ; 4° par des vaisseaux capillaires en quantité généralement considérable et formant des mailles polygonales assez serrées ; 5° par des follicules ou glandes tubuleuses contenant de l'épithélium nucléaire ; 6° par des granulations graisseuses ; 7° par un épithélium cylindrique manquant de cils vibratiles, qui forme une couche unique à leur surface.

On voit que ce sont les mêmes éléments que ceux de la muqueuse utérine, mais pas dans des proportions identiques. La prédominance de la matière amorphe et des vaisseaux capillaires explique la mollesse de ces fongosités, la facilité avec laquelle elles s'arrachent et s'écrasent, et leur aptitude à devenir le siége d'hémorrhagies, — Comme il n'y a pas à l'état normal de papilles dans la muqueuse du corps, ces fongosités ne peuvent pas procéder de leur hypertrophie. Nous verrons qu'il en est autrement dans le col. Lorsque ces végétations siégent au niveau de l'orifice interne, elles peuvent, par leur tassement ou leur emboîtement, l'oblitérer plus ou moins complétement et devenir une cause de rétention, dans la cavité utérine, du muco-pus, peu abondamment sécrété en pareil cas. Car il ne faut pas oublier que les fongosités sont toujours ou presque toujours compliquées de catarrhe utérin. « Chez une femme de 40 ans, morte de phthisie pulmonaire, j'ai vu, dit Aran, une végétation comme framboisée de la muqueuse du corps de l'utérus, du volume et de l'aspect d'une fraise, qui, pourvue d'un pédicule très-court, était venue se placer dans la lumière de l'orifice interne et y avait contracté une adhérence par un point très-limité de la circonférence, sans donner lieu à une occlusion complète ; et cependant la cavité du col était pleine d'un liquide muco-sanguinolent. » (*Op. cit.*, p. 427.)

Les fongosités se développent surtout chez les femmes qui ont eu des enfants ou qui ont fait des fausses couches ; on les observe depuis l'âge de 20 ans jusqu'à l'âge de 45 ans. — J'ai rencontré assez fréquemment dans l'utérus des vieilles femmes, pendant mon séjour à l'hospice des Ménages, des excroissances cellulo-kystiques ; ces excroissances étaient en général isolées, munies d'une pédicule et très-peu vasculaires. Elles ne se rattachaient à aucun état morbide du parenchyme utérin et n'avaient donné lieu pendant la vie à aucun accident.

Je ne veux pas écrire ici l'histoire complète des fongosités de la matrice, je ne dirai que quelques mots de leurs symptômes, du diagnostic et du traitement.

Qu'on n'oublie pas que les fongosités se rattachent à la métrite chronique et qu'elles présentent la plupart des phénomènes qui appartiennent à cette maladie. Mais ce qui doit toujours faire soupçonner leur présence, ce sont des hémorrhagies utérines tendant à devenir continues et résistant à toute espèce de traitement. Le toucher et le spéculum n'apprennent rien sur l'existence des fongosités. Avec l'hystéromètre, on constate l'agrandissement de la cavité utérine ; mais peut-on percevoir une sensation de frottement anormal, de résistance, etc ? Nous avons dit plus haut ce qu'Aran pensait de toutes ces subtilités. Le seul moyen de diagnostiquer les fongosités utérines, c'est de procéder par élimination. Quand on s'est assuré, à l'aide d'une investigation minutieuse et fréquemment répétée, que chez une femme qui a des pertes incessantes, il n'existe pas de cancer ni d'ulcération fongueuse du col, que la cavité du col ne contient pas de polype, qu'il n'y en a pas non plus dans les parois de l'utérus ni dans la cavité du corps, il est rationnel de supposer qu'il s'agit d'une métrite chronique avec état fongueux de la muqueuse. Les polypes de la cavité utérine peuvent être très-facilement confondus avec les fongosités, car, comme elles, ils donnent lieu à des hémorrhagies abondantes. Les hémorrhagies se rattachant à la présence d'un polype utérin sont plus répétées au début que celles des fongosités, qui ne consistent alors qu'en une exagération du flux cataménial. Elles s'accompagnent souvent de douleurs expulsives et d'une dilatation du col qui marche quelquefois très-vite et ne laisse bientôt plus aucune incertitude sur la lésion. Les troubles généraux, les irradiations douloureuses, le catarrhe, etc., sont moins accusés dans le polype que dans les fongosités.

Tout le monde connaît l'histoire du traitement des fongosités. C'est Récamier qui conçut l'idée d'extraire ces excroissances cellulo-vasculaires avec sa curette. On a évidemment abusé de ce procédé un peu barbare ; on l'a employé souvent dans des cas où il était inutile ; mais il faut reconnaître aussi qu'il a rendu des services alors que tous les autres moyens avaient déjà échoué. Comment agit la curette? Est-ce en enlevant la cause organique de l'hémorrhagie, c'est-à-dire les fongosités ? N'est-ce pas plutôt, comme le pense Aran, en sollicitant une contraction énergique dans les fibres musculaires de la matrice, frappées d'inertie par la faiblesse générale des malades et par l'inflammation chronique de la muqueuse ?

IV. *Ulcérations du col de l'utérus.* — L'inflammation de la muqueuse utérine détermine quelquefois sur l'orifice interne de la matrice une desquamation épithéliale ou une perte de substance plus profonde qui, en se cicatrisant, entraîne un rétrécissement ou une oblitération du canal. D'autres fois, l'occlusion résulte d'une hypertrophie des replis de la muqueuse, etc., etc. Mais ce ne sont pas là les conséquences les plus communes de la métrite du col. Les *érosions* et *ulcérations* du museau de tanche se rencontrent ou du moins se constatent bien plus fréquemment. Nous allons en donner une description sommaire. Disons d'abord quelques mots de la structure normale de la muqueuse du col. Elle est moins vasculaire et plus dense que celle du col. Elle contient dans son épaisseur un grand nombre d'excavations anfractueuses ou follicules muqueuses qui sécrètent un mucus transparent et visqueux. Ces follicules muqueux s'oblitèrent quelquefois et se dilatent; le produit de leur sécrétion, ne trouvant pas d'issue, s'accumule dans leur intérieur et constitue ces kystes presque normaux connus sous le nom d'œufs de Naboth. Le tiers inférieur du canal cervical présente des papilles verruqueuses ou filiformes de $0^{mm},2$ à $0^{mm},7$ de hauteur, recouvertes d'un épithélium vibratile et parcourues par plusieurs capillaires anastomosés en anses. — Le parenchyme du col est composé de fibres musculaires et de tissu conjonctif; sa vascularité est moindre que celle du corps. La muqueuse qui recouvre la surface externe du col offre la même structure que celle du vagin. Elle est garnie de nombreuses papilles coniques et filiformes de $0^{mm},14$ à $0^{mm},18$ de longueur, sur $0^{mm},05$ à $0^{mm},007$ de largeur, recouvertes d'un épithélium pavimenteux.

Dans beaucoup d'affections de l'utérus, mais principalement dans les inflammations ou congestions aiguës et chroniques, accompagnées de catarrhe, on trouve à l'orifice externe du col et à son pourtour, dans une plus ou moins grande étendue, des lésions décrites sous le nom d'érosions et d'ulcérations. L'hypérémie simple et inflammatoire du col, le contact incessant de cette portion de l'utérus avec les produits morbides de la sécrétion du corps ou du col, expliquent suffisamment la chute de l'épithélium et la mise à nu d'une surface congestionnée, molle, rouge, semblable à celle que produirait l'application d'une substance vésicante.

a. Les *érosions simples,* constituées par la chute de l'épithélium, forment un cercle d'un rouge vif autour de l'orifice. Leur surface est chagrinée et circonscrite par une ligne assez distincte, ordinairement sinueuse, qui la sépare des parties environnantes au-dessus desquelles elles semblent proéminer. L'érosion est quelquefois limitée à une seule lèvre, plus souvent à la postérieure qu'à l'antérieure. Elle pénètre surtout dans la cavité du col où elle semble avoir débuté dans quelques cas. Elle ne constitue qu'une lésion secondaire qui disparaît avec le catarrhe. L'état maladif des femmes qui en sont atteintes dépend des lésions diverses de la partie supérieure de la matrice, beaucoup plus que de ces érosions catarrhales.

b. Une seconde forme d'excoriation, c'est celle que Mayer a décrite sous le nom *d'excoriation ou ulcération folliculeuse du canal cervical.* Dans quelques métrites chroniques très-intenses et siégeant principalement dans le col, les nombreux follicules de la muqueuse cervicale tombent malades, augmentent peu à peu, puis se crèvent, versent au dehors leur contenu qui a subi une transformation purulente, et laissent à leur place des ulcérations arrondies qui, en se confondant, forment une perte de substance ou ulcération. Avant de s'ouvrir, ces cryptes mucipares se présentent quelquefois à l'orifice du col sous forme de petits globules transparents, opalins ou d'un rouge vif ; ils s'agglomèrent en grappes comme de petites groseilles, restent enfermés dans la cavité du col, ou en sortent lorsque l'orifice est béant. Ce sont eux qui constituent ces kystes cellulo-vasculaires qui donnent si souvent lieu à des hémorrhagies dont on méconnaît l'origine, quand on n'explore pas avec le plus grand soin le col à l'aide du spéculum. — L'abondance des follicules dans la muqueuse de la cavité indique suffisamment que la lésion qui nous occupe a presque toujours là son point de départ. Mais il n'est pas rare de trouver à la surface externe du col ces petits globules kystiques ; ils formeraient, d'après Rokitansky, une morbiformation nouvelle, puisqu'ils n'y existent pas ou ne s'y trouvent qu'en très-petit nombre à l'état normal. — Au début de l'ulcération, la déhiscence des follicules verse à la surface de la muqueuse dépouillée de son épithélium un liquide filant, jaunâtre et visqueux ; mais bientôt la surface ulcérée bourgeonne comme une plaie et se couvre de granulations analogues, c'est-à-dire d'excroissances de 3 à 5 millimètres de hauteur, d'une coloration rouge vif ou rouge livide, constituées par un tissu fibro-plastique très-tendre et très-riche en vaisseaux sanguins. Il y a donc dans ces ulcérations deux espèces de granulations : celles du début, qui sont constituées par les follicules agglomérés, distendus et dépouillés d'épithélium, et celles qui leur succèdent et qui ne sont autre chose que des bourgeons charnus ordinaires. — Dans cette variété d'ulcération, le col est plus ou moins gonflé et ses lèvres sont renversées quelquefois en dehors ; sa coloration d'un rouge foncé traduit une hypérémie de date ancienne.

c. C'est à l'ulcération folliculeuse qu'il faut rattacher les ulcérations qu'on rencontre si souvent pendant la grossesse. Mais l'état de congestion et de suractivité nutritive de l'organe modifie un peu leur physionomie habituelle. Ainsi, les petites granulations deviennent des fongosités mollasses d'une coloration vineuse, qui présentent une grande tendance à l'hémorrhagie. Tout le col est turgescent ; sa muqueuse est boursouflée, violâtre et parcourue quelquefois par de grosses veines visibles à l'œil nu. Une hypersécrétion muqueuse, filante et très-tenace se mélange au pus sécrété par la surface de l'ulcération. Celle-ci se prolonge dans la cavité du col ; ses limites externes ne sont pas très-nettes et elles s'entourent souvent d'ulcérations discrètes plus ou moins éloignées, constituées aussi par une folliculite du col.

d. La muqueuse qui tapisse les surfaces interne et externe du col peut devenir le siége, comme les autres muqueuses, d'*éruptions diverses*. Les plus communes sont les *vésicules d'herpès*. Scanzoni les désigne sous le nom d'éruptions aphtheuses. Il se forme d'abord, au pourtour du col ou dans son voisinage, des plaques d'un rouge vif ; puis l'épiderme est soulevé sous forme de vésicules par un liquide séreux jaunâtre ou opalin. Ces vésicules, qui se rompent très-facilement, laissent à nu le derme muqueux dont les papilles hypérémiées forment une surface finement granuleuse. L'*eczéma* impétigineux se développe aussi sur le col ; il ne diffère de l'herpès que par sa propension à s'étendre sur une large surface, au lieu de se circonscrire sous forme de plaques et de vésicules isolées. — On a observé aussi quelques exemples de *pemphigus*. (Courty, Joulin, *Acad. de méd.*, 2 avril, 1861.) Il consiste en une vésicule unique, globuleuse, elliptique, à bords réguliers, contenant un liquide séreux et clair comme de l'eau. A sa base on trouve souvent un liséré d'un rouge vif très-étroit qui paraît être du sang pur. L'épithélium qui sert de paroi à la vésicule du pemphigus est assez résistant, mais il finit par se rompre. La guérison est rapide et s'effectue en trois ou quatre jours. Cette affection ne se traduit par aucun trouble fonctionnel. — Ces éruptions du col ont été qualifiées d'herpétiques (ulcération dartreuse de l'utérus, herpès, eczéma du col). Elles se rattachent moins directement que celles que nous avons étudiées jusqu'ici à la métrite du col ou du corps ; la plupart du temps, elles ne s'accompagnent même pas de leucorrhée. Aran nie leur origine herpétique. Scanzoni, sans les considérer comme herpétiques, les rattache à un vice particulier du sang, à un état diathésique. « Notre opinion, dit-il, se trouve confirmée par l'observation d'une femme, bien portante du reste, qui, depuis longtemps souffrait d'aphthes de la bouche et qui, à chaque éruption, présentait aussi des pustules sur la muqueuse du col utérin, accompagnées de prurit vulvaire et d'une légère leucorrhée. Tout ce cortége de symptômes disparaissait d'ordinaire en peu de temps par de légères cautérisations au nitrate d'argent, mais récidivait tout aussi souvent que l'affection de la bouche, et ne disparut complétement qu'après

un séjour de plusieurs mois à la campagne et l'usage prolongé des bains de rivière »
(*Op. cit.*, p. 108.)

e. Nous avons vu plus haut que la muqueuse cervicale présentait dans son tiers inférieur un grand nombre de papilles. Cet élément, plus ou moins modifié par la congestion
ou l'inflammation du col, donne lieu à une variété très-importante d'ulcérations, désignées sous le nom d'*ulcérations papillaires*. Jusque dans ces derniers temps, on les
avait appelées granuleuses, et on les confondait avec les érosions folliculaires qui ont été
décrites plus haut. La méprise est facile dans quelques cas, d'autant plus qu'il n'est pas
rare de rencontrer de petites utricules miliaires au milieu de l'espèce de gazon ou de
velours constitué par les papilles hypertrophiées. — L'ulcération qui résulte de l'hypérémie hypertrophique de ces papilles dépouillées de leur étui épithélial, siége en partie sur
la face interne des lèvres du col, et en partie sur la face externe de la portion vaginale,
où elles peuvent atteindre la largeur d'une pièce de 2 francs. A leur plus grand état de
simplicité, elles ne se distinguent des érosions simples et folliculeuses que par leur grande
tendance aux hémorrhagies. Cette tendance est facile à comprendre si on se reporte à
leur structure ; n'oublions pas, en effet, qu'elles sont entourées dans toute leur hauteur
d'un réseau vasculaire à mailles serrées. Du moment que ce réseau gorgé de sang se
trouve mis à nu par la chute de l'épithélium, il saigne au moindre contact. — Ces érosions peuvent exister longtemps sans que la malade ou le médecin les soupçonnent. Elles
n'ont en effet aucun symptôme bien positif, jusqu'au moment où il survient des règles
profuses ou une abondante sécrétion de mucosité sanguinolente. Après être restées plus
ou moins longtemps stationnaires, ces ulcérations papillaires deviennent parfois le siége
d'une vie exubérante, grandissent, végètent, poussent des ramifications et se transforment
en tumeurs molles et saignantes qui remplissent tout le canal cervical et s'étalent extérieurement sur ses lèvres. Clarke désigna le premier ce néoplasme sous le nom de chou-
fleur de l'orifice utérin (*cauliflower excrescence*). C'est le cancroïde du col dont nous
nous occuperons plus tard.

Mais il existe aussi une forme de tumeur ou chou-fleur simple, non cancroïde (*ulcération fongueuse végétante ou ulcération en crête de coq* des Français, *cock's comb
granulation* des Anglais).—Ces excroissances poussent sur les vieilles érosions papillaires
au voisinage du col. Elles se distinguent du cancroïde par l'absence de base cellulaire
dure et d'alvéoles cancroïdales remplies de cellules de nature épidermique, Mais, il faut
bien le reconnaître, ces tumeurs en crête de coq peuvent se convertir en cancroïde. —
Quoi qu'il en soit, lorsque les papilles deviennent fongueuses, elles sécrètent beaucoup
de pus et donnent lieu à des hémorrhagies abondantes.

f. Dans les inflammations chroniques anciennes, caractérisées par une imbibition anormale du parenchyme utérin, par du ramollissement et une circulation languissante, on
trouve quelquefois dans les culs-de-sacs vaginaux ou à la surface externe du col, des plaques
d'un rouge livide, constituées par un lacis de rameaux veineux devenus variqueux. Ces varices du col se comportent comme les varices des membres inférieurs, c'est-à-dire que les
parties du tégument qui les recouvre s'amincissent peu à peu et s'ulcèrent. La muqueuse
du col, au niveau de ces dilatations veineuses, se ramollit, puis se dépouille de son épithélium, et se convertit en une ulcération folliculeuse ou papillaire caractérisée par une
couleur sombre et une tendance extrème aux hémorrhagies. On voit quelquefois ramper
de grosses veines au-dessous des surfaces érodées. Il est rare que l'érosion reste
simple en pareil cas ; les tissus s'empâtent de plus en plus ; la perte de substance devient
plus profonde et se couvre de bourgeons fongueux et d'une mollesse remarquable. — Il y
a, comme on le voit, une grande analogie entre *cette ulcération variqueuse* et l'ulcération des femmes enceintes. On ne les observe que chez les femmes qui ont eu des enfants. Elles se compliquent quelquefois d'hémorrhoïdes de la vessie ou du rectum.

Les ulcérations ou érosions que nous avons décrites jusqu'ici ont la plupart du temps
une tendance naturelle à la guérison ; elles ne sont pas destructives ; bien loin de là, elles
manifestent une grande exubérance vitale. Mais quand elles surviennent sous l'influence
d'une diathèse, ces ulcérations peuvent prendre un mauvais caractère et détruire les tissus sur lesquels elles reposent. Les ulcérations cancéreuses et cancroïdes présentent ce
caractère au plus haut degré. Il est rare que les chancres du col deviennent phagédéni-

ques, sans doute à cause de la disposition régénératrice que présente normalement l'utérus. — Au surplus, on peut dire que toute condition mauvaise de l'organisme est apte à donner aux érosions ou ulcérations du col, comme à toutes les solutions de continuité, un pouvoir plus ou moins destructeur. Il n'est pas rare alors de voir l'ulcère se recouvrir d'une pseudo-membrane de nature diphthéritique.

J'ai décrit les ulcérations du col utérin en me fondant sur leur mode de genèse organique et sur la prédominance de l'élément anatomique de la muqueuse qui a été plus ou moins modifié par la maladie. Je pourrais, me plaçant à un autre point de vue et remontant à leur cause la plus générale, les envisager comme manifestation d'une diathèse. Il y a sans aucun doute des ulcères dartreux, des ulcères scrofuleux peut-être des ulcères tuberculeux, comme il y a des érosions éruptives qui se rattachent à des fièvres de même nature ; il y a, et cela est encore plus certain, des ulcères cancéreux, cancroïdaux, et des ulcères syphilitiques. Mais, sauf ces deux derniers, aucun d'eux ne présente des formes anatomiques fixes, et pour terminer ce que j'ai à dire sur ce sujet, je me contenterai de quelques mots à propos des ulcères syphilitiques, quoiqu'ils ne se rattachent en rien à la métrite aiguë au chronique,

Les chancres sont relativement assez rares sur le col, surtout les chancres indurés. Ils se présentent d'abord avec le même aspect que partout ailleurs. Mais, ainsi que l'avait signalé M. Gosselin depuis longtemps, ils ont de la propension à se transformer en ulcérations d'apparence simple ou fongueuse, ou à se couvrir d'un enduit couenneux. D'après Bernutz (*Union médicale*, juin 1855), le chancre débute communément sous forme de phlyctènes qui se tapissent bientôt d'une pseudo-membrane résistante et épaisse et d'un blanc jaunâtre. Quelquefois l'ulcération syphilitique se hérisse de condylomes pendant qu'elle se cicatrise, ou bien elle prend une tendance phagédénique. — Tous ces chancres peuvent s'inoculer aux parties voisines. On en trouve quelquefois sur les parois du vagin, qui sont postérieures à celles du col et qui leur correspondent exactement comme siége.

Pour les ulcérations du col, voyez principalement :
Scanzoni, *Maladies des organes sexuels, et Métrite chronique.*
Aran, *op. cit.*, p. 511 et suiv.
Bennet, *op. cit.*
Courty, *op. cit.*, p. 681 et suiv.
C. Mayer, *Klinisch Mittheilungen.*
Gosselin, *De la valeur symptomatique des ulcérations du col utérin (Archiv. gén. de méd.*, t. II, p. 128. Paris, 1843).
Tyler Smith, *On Leucorrhœa.*
Robert Lee, *On the use of the speculum in the diagnostic, and treatement of uterine Diseases; Méd. chir. Transactions*, vol. XXXIII.
Lisfranc.
Jobert.
Suchanck, *Prager Vierteljahrssch.*, vol. XXIII, p. 11.
Rokitansky, *Anat. path.*, 1861, t. III, p. 598.
Boys de Loury et Costilhes, *Gaz. méd. de Paris*, 1845, p. 374.
Mascarel, *Ulcérations du col de la matrice (Gazette médicale*, Paris, 1857), etc., etc.

V. *Étiologie des congestions et des inflammations de l'utérus.* — Sur ce point, nous avons peu de chose à ajouter à ce qu'on trouve dans les Leçons du docteur West. Scanzoni fait jouer avec raison un rôle considérable à la chlorose et à l'anémie, dans la genèse des maladies qui nous occupent. « Alors, dit-il, à la faiblesse du cœur, due très-souvent à la dégénérescence graisseuse de ses fibres musculaires, s'ajoute une diminution dans la tonicité de tout le système vasculaire, de sorte que, malgré l'irritation locale provoquée par l'ovulation, le sang est poussé dans les artères avec moins de force. Comme la résistance de leurs parois est moindre, l'élargissement de leur calibre en résulte, et le ralentissement de la circulation empêche le retour rapide à l'état normal des vaisseaux déchirés. Il est certain que les causes que nous venons de citer augmentent la durée des hyperémies utérines dues à la menstruation, de sorte que chez les chlorotiques, dont les règles sont si peu abondantes et manquent même souvent, la congestion utérine passe à l'état chronique et porte ainsi en elle le germe des changements de tissu qui constituent la métrite... La chlorose, de même que les autres maladies cachectiques, provoque des stases dans les vaisseaux du bassin et surtout dans ceux de l'utérus et de ses annexes, stases provoquées par la diminution de la force d'impulsion du cœur. » (Scanzoni, *Métrite chr.*, p. 9.) Comme corollaire de ce qui précède, Scanzoni établit (c'est du reste ce que l'observation fait constater tous les jours) que les femmes jeunes et fortes supportent beaucoup mieux une suppression brusque du flux menstruel que les femmes délicates lymphatiques et à circulation languissante. Les femmes arrivées à la période moyenne, c'est-à-dire à l'apogée de la vie sexuelle, sont aussi moins éprouvées par la suppression des règles que les jeunes filles ou que les femmes sur le retour.

VI. *Description de quelques-uns des symptômes des congestions et des inflammations de l'utérus.* — Dans les congestions actives qui se répètent souvent, tendent à la chronicité et sont précédées ou accompagnées de chloro-anémie, le raptus sanguin qui s'effectue sur les organes du petit bassin alterne quelquefois avec des déterminations analogues qui se produisent vers les autres viscères de l'économie. C'est par là qu'on peut se rendre compte des bouffées de chaleur à la tête, des accidents vertigineux, syncopaux, dyspnéiques, des anxiétés précordiales ou épigastriques qu'on observe si fréquemment dans le cours des congestions utérines actives. Mais dans les congestions utérines tout à fait passives, ce phénomène fait complétement défaut. Il en est de même dans les inflammations chroniques de l'organe. On observe alors un groupe de symptômes très-variés qui ont un caractère nerveux plutôt que congestif. Nous en parlerons plus loin.

Aran donne comme un signe des maladies inflammatoires ou hypérémiques de l'utérus le météorisme de la moitié inférieure de l'abdomen ; il existerait en outre une augmentation assez notable de la température cutanée à ce niveau. On observerait ce double phénomène surtout dans les métrites internes aiguës. Dans les formes chroniques de l'affection, le météorisme seul se produirait et aurait une durée illimitée.

Troubles de la sensibilité. — La douleur, il est presque superflu de le dire, est une des premières manifestations des maladies inflammatoires ou congestives de l'utérus. Elle varie beaucoup selon les sujets. Tantôt c'est une sensation de pesanteur, de plénitude, de chaleur, ou une sensation analogue à celle que produirait un corps volumineux qui ferait effort pour s'échapper par la vulve; tantôt ce sont des douleurs aiguës, lancinantes, qui s'irradient dans presque toutes les branches du plexus lombo-sacré. Mais à côté de ces irradiations douloureuses, il y a aussi des douleurs fixes : elles siégent habituellement dans les lombes et dans la région inguinale.

La sensation de déchirement, de tension et de pesanteur dans les régions lombaire et sacrée, qui existe dans beaucoup de maladies de matrice, provient d'une irritation anormale des nerfs et d'une stase veineuse qui occupe la portion inférieure de la moelle épinière, ainsi que les divers organes du bassin. Ce sont tout à fait les mêmes symptômes que ceux dont se plaignent les personnes atteintes de varices hémorrhoïdales. (Scanzoni.)

La douleur inguinale s'observe très-fréquemment du côté gauche ; elle est souvent sympathique, ne dépend pas toujours d'une affection de l'ovaire, mais se rattache assez fréquemment à un état congestif de cet organe, produit par la pression que le rectum exerce sur les paquets veineux du ligament large correspondant. Je donne en ce moment des soins à une dame qui est atteinte depuis cinq ou six mois d'une inflammation chronique de l'utérus, avec leucorrhée abondante. Chez elle, il y a deux foyers de douleurs extrêmement vives et continues : l'un est situé dans les lombes, et l'autre au niveau de l'ovaire gauche. Sur ce dernier point, la pression est fort sensible. Par le toucher vaginal, on perçoit manifestement, à gauche de l'utérus, une tumeur grosse comme une noix, mobile et très-douloureuse, qui ne peut être autre chose que l'ovaire congestionné. Il survient en outre, quelquefois, des douleurs irradiantes qui partent de la région fessière gauche et se propagent, le long du nerf sciatique, jusqu'au genou. Il n'existe chez cette dame aucun signe de pelvi-péritonite. Les nerfs qui paraissent le plus intéressés dans ces sortes d'affections sont par ordre de fréquence : l'hypogastrique, le honteux externe, le lombo-inguinal, le fémoro-cutané antérieur externe, l'obturateur, le crural et l'ischiatique. Les coliques utérines résultant d'une contraction douloureuse du muscle utérin, s'observent aussi dans le cours des inflammations et congestions de la matrice. Elles se produisent dans des conditions spéciales et, en général, lorsque le sang épanché à la surface de la muqueuse utérine, ou les produits leucorrhéiques qu'elle sécrète, sont retenus dans la cavité du corps ou ne peuvent pas s'écouler librement par son orifice interne ou externe. La desquamation de la muqueuse, qui est assez fréquente dans certaines variétés de métrite chronique interne, donne également lieu aux coliques utérines. Il importe alors de rechercher quel est l'état morbide des orifices ou des cavités qui produit ces phénomènes un peu exceptionnels.

A cette catégorie de symptômes se rattache la douleur connue sous le nom de *coccygodinie*, dont on trouvera une description détaillée dans la dernière Leçon de cet ouvrage. On l'observe dans beaucoup de maladies chroniques des organes du bassin, et en particulier quelquefois dans la métrite chronique. — Un autre phénomène qui doit se placer ici, c'est l'affection décrite par Simpson sous le nom de *vaginodynie* (*Edinb. med. Journ.*, VII, p. 595, décembre 1861) ou contraction spasmodique excessivement douloureuse du vagin et des divers muscles qui l'entourent. Simpson place le siége de cette affection dans la couche musculaire du vagin, dans le bord antérieur du releveur de l'anus et dans les duplicatures des fascia que le vagin traverse, et il croit qu'elle consiste dans une inflammation subaiguë de tous ces tissus.

Nous avons parlé plus haut de l'augmentation de volume du col. — On observe aussi quelquefois le raccourcissement de sa portion vaginale. Il se rencontre surtout dans es métrites chroniques compliquées de versions ou d'abaissement de l'organe, et s'explique par les tiraillements qui s'exercent au niveau de l'insertion du vagin. En pareil cas, les lèvres sont écartées et une portion plus ou moins considérable de la muqueuse cervicale est mise à nu.

La fièvre constitue souvent un des premiers phénomènes des congestions et inflammations aiguës de la matrice. Elle est presque toujours de courte durée et ne donne pas une mesure exacte de la gravité de la maladie. Il est rare d'observer dans les congestions et inflammations chroniques de l'utérus un mouvement fébrile vespéral, de nature hectique. Il se développe plus fréquemment dans les pelvi-péritonites, dans les hématocèles, dans les phlegmons des ligaments larges, c'est-à-dire dans les affections du petit bassin, qui se terminent ou ont de la tendance à se terminer par la suppuration. — Ce que nous disons ne s'applique pas à l'état puerpéral, car alors la fièvre est beaucoup plus commune, et devient sous les formes intermittente, rémittente, continue, etc., un des éléments essentiels de l'inflammation utérine.

Les congestions et inflammations de l'utérus ont toujours pour effet d'augmenter le volume de l'organe. On peut s'en convaincre par la palpation, lorsque les parois abdominales sont minces et peu tendues, lorsqu'il n'y a pas de météorisme et que l'utérus, induré en même temps qu'agrandi, peut être comprimé sur le promontoire. — Au moyen du cathétérisme, on pourrait se faire une idée bien plus exacte de la longueur et de la largeur de la cavité utérine. Mais ce moyen, comme nous l'avons déjà dit, est dangereux et ne peut être employé que si le diagnostic l'exige absolument. — Dans l'état puerpéral, sous l'influence du processus congestif et inflammatoire, le volume de l'utérus acquiert en quelques heures un développement énorme. Il n'en peut être ainsi, pour des raisons faciles à trouver, dans l'état de vacuité ; rarement le fond de l'organe dépasse de plus de 8 centimètres le niveau du pubis. Cependant, Scanzoni et Rinecker ont vu le fond de l'utérus atteindre l'ombilic dans une métrite non puerpérale.

Si on envisage les maladies congestives et inflammatoires de la matrice dans leurs rapports avec la menstruation, on est obligé de conclure avec Scanzoni à l'impossibilité d'établir aucune règle fixe. Le phénomène de l'ovulation se continue d'une manière périodique tant que les ovaires conservent à peu près leur intégrité, ce qui est le cas le plus ordinaire. Mais ces organes ou l'un d'eux peuvent, comme nous le verrons plus tard, devenir pendant les métrites le siége d'un travail inflammatoire et d'une hypertrophie consécutive de leur tissu cellulaire (*cirrhose ovarique* de Virchow) qui empêche la déhiscence des vésicules de Graaf et fait périr l'œuf dans le sang dont elles ne peuvent se débarrasser. La ponte ne s'effectue donc pas ; et nécessairement la congestion utéro-tubaire qui en est

la conséquence se trouve amoindrie, et on voit fréquemment alors la disparition prématurée ou tardive de la menstruation. Il en est de même dans la seconde phase des métrites
chroniques, lorsque l'anémie de l'utérus a été déterminée par le rétrécissement vasculaire
consécutif à l'induration. Dans ces cas, quoique la ponte spontanée s'effectue régulièrement, il est possible que le molimen physiologique n'aboutisse qu'à un flux de sang médiocre, par suite de l'atrophie des capillaires. Les règles sont alors peu abondantes et souvent
accompagnées d'accidents dysménorrhéiques. La turgescence vasculaire de l'utérus, son
imbibition par des produits inflammatoires liquides, sa mollesse et surtout l'état fongueux
de sa muqueuse, sont autant de circonstances qui tendent à augmenter dans une proportion morbide l'écoulement cataménial. Bien plus, il arrive, non-seulement que les règles se
prolongent, mais qu'elles se répètent dans l'intervalle des époques. Quand je dis les règles, je me trompe, car ces flux sanguins n'ont la plupart du temps rien à voir dans le
phénomène de l'ovulation, et se rattachent uniquement à des déterminations congestives
ou à un état organique consécutif des cavités utérines. — Somme toute, les hypérémies et
les inflammations de la matrice s'accompagnent plus souvent d'une tendance hémorrhagique que d'une disposition contraire.

De la leucorrhée. — Nous voici arrivés à un des symptômes les plus importants des
maladies inflammatoires et congestives de l'utérus. C'est à lui que les malades ont l'habitude de rapporter la plupart des troubles fonctionnels qu'elles éprouvent, non-seulement
du côté des organes génitaux, mais aussi dans d'autres points de l'économie. Tyler Smith,
qui a donné des détails si intéressants sur les appareils glandulaires du col de l'utérus
et sur les sécrétions vaginales et utérines, a essayé (*on Leucorrheea,* 1855) de faire
de la leucorrhée le point de départ de toutes les affections inflammatoires de l'u-
térus. Tous les accidents attribués à l'inflammation proviennent, d'après lui, de
l'irritation produite par la sécrétion sur les parties qu'elle baigne. Quant aux troubles constitutionnels, ils seraient déterminés par l'absorption des flux leucorrhéiques
que leur stagnation dans le vagin aurait plus ou moins altérés. Ce système manque
de base ; on ne voit pas, en effet, comment cette sécrétion, qui est supposée
normale, peut devenir à un moment donné une cause d'irritation ; d'un autre côté, rien
ne prouve que les phénomènes généraux soient engendrés par l'absorption de matériaux
devenus putrides, etc.

A l'état normal, la sécrétion des cavités utérines est si peu abondante qu'il ne sort aucun liquide par l'orifice externe du col. Aussi, du moment qu'il est constaté qu'un flux
provient de l'intérieur de la matrice, on peut avoir la certitude que l'organe est le siége
d'une altération morbide. La sécrétion leucorrhéique peut avoir trois sources, le vagin, la
cavité du col et la cavité du corps de l'utérus.

Lorsque les parois du vagin sont parfaitement saines, elles sont lubrifiées par une très-
petite quantité d'un liquide limpide, aqueux, quelquefois un peu blanchâtre ou jaunâtre
qui colore très-distinctement en rouge la teinture de tournesol. Ce mucus acide contient
une quantité peu considérable d'épithélium pavimenteux. Les époques menstruelles modifient un peu cette sécrétion : sa quantité augmente alors, son acidité devient plus marquée
et l'épithélium pavimenteux y est plus abondant. Pendant les trois ou quatre jours qui
suivent la cessation des règles, le mucus, qui était auparavant liquide et très-clair, prend
une teinte rougeâtre ou jaunâtre produite par des globules de sang normaux ou transfor-
més. C'est dans le mucus vaginal que Donné a découvert le *Trichomonas vaginalis*
(*Recherches microscopiques sur la nature du mucus,* etc. Paris, 1837). D'après lui, il
existe chez toutes les femmes dont la sécrétion vaginale contient beaucoup de corpuscules
muqueux ou purulents. Il y a des exceptions à cette règle, surtout lorsque le mucus ne
renferme que des granulations muqueuses. Quoi qu'il en soit, on peut être à peu près sûr,
toujours d'après Donné, qu'une sécrétion vaginale contient des trichomonas quand elle a
un aspect spumeux. Ces trichomonas sont-ils des infusoires, comme le pense leur inventeur, ou bien ne sont-ce que des éléments normaux plus ou moins modifiés ? Scanzoni,
qui a fait de très-intéressantes recherches sur ce sujet, après avoir douté pendant longtemps de la nature animale de ces corpuscules, en est resté convaincu. « La description de
Donné, dit-il, est assez exacte. Nous avons en effet trouvé aux trichomonas une forme
presque toujours allongée ou bien ovale, en forme de poire ou de biscuit. Leur volume

est assez variable, leur plus grand diamètre varie entre $0^{mm},016$ et $0^{mm},036$. Une des extrémités porte un, quelquefois deux et même trois cils vibratiles de $0^{mm},03$ à $0^{mm},06$ de long, à la base desquels se trouvent un ou plusieurs filaments assez courts. Chez la plupart de ces animalcules, l'autre extrémité du corps s'allonge en une expansion assez épaisse, quoique très-transparente, roide et immobile, dont la longueur est à peu près la même que celle du corps. Nous n'avons jamais vu d'ouverture buccale ; cependant, dans certains cas, nous avons cru apercevoir à l'extrémité qui porte les cils, un petit sillon oblique. Leur contenu est granuleux, incolore, sans apparence de nucléoles, sans anneaux, et lorsque l'animal est frais, sans vacuoles. Leurs mouvements deviennent très-lents dès que le mucus est mélangé d'eau ou d'une solution sucrée trop étendue... Ils ont une grande ressemblance avec les cellules vibratiles... Quand on examine le mucus vaginal pur, on est étonné de la mobilité et de la vivacité de ces animalcules.» (*Op, cit.*, p. 127.) Scanzoni les a trouvés chez les femmes enceintes et chez plusieurs femmes qu'il a explorées, qu'elles fussent enceintes ou non, que l'écoulement fût de bonne nature ou virulent. Aussi croit-il qu'il n'existe aucun rapport entre la présence de ce parasite et les affections gonorrhéiques de la muqueuse. Il ne se rencontre toutefois jamais dans un mucus tout à fait normal qui ne contient que des cellules épithéliales, sans globules muqueux ou purulents. Ce sont les mucus jaunes, crémeux, très-acides qui en contiennent le plus, et sans être spumeux pour cela, comme l'avance Donné. Ce sont aussi ces sortes de mucus qui contiennent des vibrions, puis des cryptogames filamenteux à peu près semblables aux algues de la bouche (*lytothrix buccalis* de Robin). Ces parasites végétaux, qui ne s'implantent point sur les cellules épithéliales, sont en général plus rares que les trichomonas.

En résumé, le vagin sécrète : 1° du mucus normal ; 2° une matière crémeuse qui n'est autre chose qu'un mucus très-chargé de cellules épithéliales plus ou moins altérées ; 3° un muco-pus dans lequel les corpuscules muqueux et les globules de pus se trouvent mêlés dans des proportions très-variables. Nous verrons plus tard, à propos des vaginites, quel est l'état de la muqueuse lorsqu'elle est devenue le siége d'une inflammation aiguë ou chronique. Ici je ne veux parler que de l'*hypertrophie des papilles* qu'on rencontre fréquemment dans les catarrhes utéro-vaginaux. Ces papilles, que Deville (*Archiv. gén. de méd.*, juillet 1844), Boys de Loury et Costilhes (*Gaz. méd.*, 1848, n° 20) croyaient à tort formées par la tuméfaction de follicules muqueux, occupent principalement la paroi antérieure du vagin. Elles donnent à la muqueuse un aspect granulé ; de là le nom de vaginite granuleuse. Elles sont constituées par l'hypertrophie des papilles du vagin, qui en est très-abondamment fourni, tandis qu'il ne contient que fort peu de follicules. On les rencontre très-fréquemment dans le cours de la grossesse et chez les femmes atteintes de métrite chronique avec leucorrhée laiteuse ou crémeuse.

Occupons-nous maintenant du catarrhe de la muqueuse cervicale. Il peut devenir excessivement abondant à cause de la richesse des follicules dont le nombre s'élève, d'après les calculs de Tyler Smith, à plus de 10,000. — La réaction du liquide sécrété par le col est toujours alcaline, sa consistance et sa viscosité sont remarquables et caractéristiques. Il est clair, transparent, incolore et glutineux ; mais dès qu'il arrive au contact de la sécrétion acide du vagin, il se couvre de stries jaunâtres ou blanches, et sa consistance vitreuse diminue ou disparaît. La mucosité homogène ou visqueuse provenant du col est composée de corpuscules muqueux arrondis, allongés ou fusiformes, de globules graisseux, de cellules épithéliales et de quelques épithéliums cylindriques isolés ; il ne contient qu'exceptionnellement des vibrions et des algues ; on n'y trouve jamais de trichomonas.

Quant au liquide fourni par la cavité du corps, on comprendra combien il est difficile de l'isoler de celui de la cavité du col, puisqu'il ne peut sortir de l'utérus qu'en se mélangeant avec ce dernier. A l'état normal, il est transparent comme de l'eau et un peu filant, et il ne contient que quelques rares cellules épithéliales vibratiles. Mais dans le catarrhe aigu ou chronique, il prend un aspect laiteux ou crémeux et devient même tout à fait purulent. On y trouve alors des cellules à noyaux, de l'épithélium vibratile et quelques globules sanguins et graisseux.

Il résulte de ce que nous venons de dire que le liquide qui s'écoule par la vulve et qui est connu sous le nom de *fleurs blanches*, provient de trois sources différentes et qu'il est constitué par un mélange, en proportions inégales, du liquide catarrhal du vagin, de celui du col et du corps de l'utérus. Par là s'explique la variété d'aspect qu'il présente suivant les cas, depuis la mucosité transparente et limpide jusqu'à ces grosses mèches jaunâtres et glaireuses qui pendent au-devant de l'orifice du museau de tanche, et jusqu'au muco-pus épais et verdâtre des affections blennorrhagiques. — La leucorrhée utéro-vaginale acquiert quelquefois, par son séjour dans le vagin, une mauvaise odeur qui provient de la putréfaction des matières organiques qu'elle contient. Lorsque la réaction de ce flux est franchement alcaline, il devient irritant et corrosif pour les parties avec lesquelles il se trouve en contact. On le trouve alors transparent, jaunâtre ou couleur de chair, comme cela se voit dans les hypérémies et les inflammations aiguës de la muqueuse utérine. C'est à l'action corrosive de certains écoulements leucorrhéiques qu'est due la rougeur vive avec desquamation épithéliale qu'on observe quelquefois sur la muqueuse vaginale et sur celle de la vulve. Cette forme de catarrhe utéro-vulvo-vaginal détermine quelquefois d'affreuses démangeaisons vers les parties génitales externes et, au dire d'Aran, se montre plus particulièrement chez les femmes qui ont été en proie à des chagrins ou à des influences dépressives. J'ai eu l'occasion de vérifier la justesse de cette remarque.

Il survient quelquefois chez les vieilles femmes des accidents utérins consistant en douleurs vagues dans le bassin, dans le bas-ventre, accompagnées d'une sensation de plénitude et de pesanteur ; puis se manifestent des douleurs intermittentes de plus en plus rapprochées, comme expultrices et accompagnées d'une vive sensibilité à la pression dans l'hypogastre. Enfin, quelquefois il se joint à ces accidents locaux un état fébrile intense, des nausées et des phénomènes saburraux. Au premier abord, on pourrait croire à une métrite ou à une métro-péritonite. Cependant, rien de pareil n'existe. Un écoulement, soit de pus, soit de sérosité sanguinolente, en général très-peu abondant, apporte un soulagement des plus remarquables, et termine presque instantanément la maladie. Le mécanisme de cet état pathologique est facile à comprendre : un catarrhe est survenu dans la cavité utérine et ses produits n'ont pas pu s'écouler librement, par suite d'une oblitération momentanée de l'orifice interne du col. Je dois dire que cette oblitération m'a paru beaucoup moins commune chez les vieillards qu'on ne le prétend. Pendant quatre années de séjour à l'hospice des Ménages, où les femmes que l'on admet ont atteint la soixantaine, j'ai examiné beaucoup d'utérus après la mort ; j'ai souvent trouvé le col de l'orifice interne plus étroit qu'à l'état normal et quelquefois en partie obstrué par un petit kyste de la muqueuse cervicale ; mais il m'a toujours été possible et même facile d'introduire une cathéter dans la cavité utérine. Dans un cas, j'ai constaté une oblitération complète ; la cavité utérine contenait environ une cuillerée et demie à bouche d'un liquide jaunâtre limpide et filant. La malade n'avait accusé pendant la vie aucun trouble fonctionnel du côté de la matrice. Ainsi, sur 20 autopsies que j'ai pratiquées chez des vieilles femmes de 60 à 80 ans, du 1er janvier au 27 mars 1867, 19 fois les orifices interne et externe n'étaient point oblitérés et le conduit cervical était perméable. La femme qui fait exception avait 75 ans. Le catarrhe et les rétrécissements utéro-cervicaux offrent donc beaucoup moins d'intérêt dans la vieillesse que pendant la période active de l'utérus.

Des symptômes généraux ou constitutionnels dans les congestions et les inflammations de l'utérus. — Je ne passerai point en revue tous ces symptômes généraux. Je me contenterai de dire quelques mots des éruptions qu'on observe sur la peau dans le cours de ces maladies, surtout lorsqu'elles sont devenues chroniques. — Le front, les joues et le menton présentent fréquemment ces taches brunâtres connues sous le nom de *lentigo* ou *chloasma uterinum*. C'est une sorte de pityriasis versicolor qui n'est spécial qu'aux maladies utérines ; on l'observe souvent lorsque la nutrition de la peau est compromise. Est-il produit par un cryptogame (G. Simon de Berlin, *Hautkrankheiten*) ou par une accumulation considérable de cellules graisseuses condensées ? (Wedl, *Grundzüge der path. Histologie, Wien*, 1845, p. 738.) — Ce qui est plus remarquable, c'est que certaines femmes anémiques, atteintes d'une maladie des organes génitaux, présentent très-souvent différentes éruptions cutanées, surtout au moment des exacerbations intercurrentes de la maladie utérine. Par ordre de fréquence viennent, en première ligne : la roséole et l'érythème siégeant sur les côtés du cou, sur la figure et le thorax. L'urticaire, quelquefois avec fièvre, vomissements, etc., se rencontre plus communément chez les jeunes filles et les femmes chlorotiques atteintes de dysménorrhée, et il se montre au moment des crises de coliques utérines. (Voy., sur ce sujet, le travail de Scanzoni, *Urticaria, als Symptom der Reizung der weiblichen Sexualorgane. — Würzburger med. Zeitschrift*, 1860, p. 92.) — L'eczéma et l'acné sont les maladies chroniques cutanées qui semblent appartenir, la première plus spécialement à l'affection utérine, et la seconde à la chlorose. (Hébra, *Wochenbl. der Ztschr. der Ges. der Aerzte zu Wien*, 1855, n° 40.)

La *chute des cheveux*, le *defluvium capillorum*, l'*alopécie*, accompagnée de *séborrhée*, s'observe aussi, d'après les mêmes auteurs, chez beaucoup de femmes anémiques atteintes d'affections utérines.

Il est superflu de dire que la chlorose, l'anémie, des troubles gastriques variés, des névralgies en divers points du corps, des accidents hystériques, etc., etc., constituent un ensemble symptomatique très-important, qui s'observe dans toutes les congestions et inflammations utérines de quelque durée.

VII. *De l'influence des congestions et des inflammations utérines sur les différentes phases de la vie génitale de la femme.* — Scanzoni attribue aux troubles circulatoires qu'entraînent la chlorose, les métrites et les congestions utérines des jeunes filles. Il fait jouer aussi chez elles un rôle considérable aux désordres et suppressions subites du flux menstruel, ainsi qu'aux excitations anormales et précoces du sens génital. Chez 9 malades dont l'hymen était parfaitement intact, 7 étaient atteintes de chlorose, longtemps avant de se faire traiter par lui. — On peut établir comme une règle générale que le mariage, à de très-rares exceptions près, est nuisible aux jeunes filles atteintes des maladies utérines congestives et inflammatoires.

La stérilité est très-commune dans ces affections : 1° parce qu'elles se compliquent souvent de déviations, d'antéversion surtout ; or, sur 59 femmes stériles atteintes de métrite chronique, 34 fois il existait une antéversion plus ou moins prononcée. (Scanzoni.) Sous ce rapport, la rétroversion et les rétroflexions ont des conséquences moins fâcheuses ; 2° parce que la mucosité épaisse et glutineuse qui remplit la cavité du col atteint de catarrhe s'oppose à l'introduction de la liqueur séminale dans l'intérieur de l'utérus : toute cause (grossesse ou dilatation artificielle du col) qui facilite le libre écoulement de la mucosité catarrhale, peut rendre la conception possible ; 3° parce que le catarrhe chronique des trompes est un épiphénomène fréquent de la métrite chronique ; 4° parce que cette maladie entraîne aussi assez souvent la desquammation et l'expulsion de la muqueuse utérine ; 5° enfin, parce que les ovaires peuvent subir la dégénérescence fibreuse qui s'oppose à la déhiscence des vésicules de Graaf, parce qu'ils peuvent contracter des adhérences qui les éloignent de la trompe, etc., ou parce qu'un ovaire malade ne sécrète que des ovules impropres à être fécondés.

Après avoir établi que chez beaucoup de femmes enceintes dont la grossesse a été normale, on trouve, pendant les dernières semaines, des érosions des lèvres, papillaires et folliculaires larges et profondes, Scanzoni combat les conclusions de Bennet qui établit une connexion intime entre les maladies du col et la plupart des désordres, vomissements, avortements, môles, hémorrhagies, etc., qui compliquent certaines grossesses. « Nous prétendons, dit-il, que l'influence fâcheuse que les affections inflammatoires du col utérin doivent avoir sur la marche de la grossesse, a été beaucoup exagérée, mais que, par contre, on n'a pas accordé à l'inflammation chronique du corps de la matrice toute l'attention qu'elle mérite. » (*Op. cit.*, p. 247.)—C'est la chlorose antérieure et consécutive aux hypérémies et inflammations chroniques qui produit les symptômes si nombreux qu'on observe alors dans les différentes parties de l'organisme. C'est aussi aux désordres circulatoires qu'entraîne la chlorose qu'il faut attribuer les stases sanguines du petit bassin, que la grossesse ne fait qu'accroître, et, par suite, les épanchements de sang dans la cavité utérine et entre les membranes, les apoplexies de l'œuf et l'avortement. Il faut reconnaître également qu'en pareil cas l'épaississement, l'induration des parois, l'irritabilité réflexe des nerfs utérins, les déviations et les flexions prennent une grande part dans l'étiologie de ces accidents. Quand la grossesse arrive à terme, l'induration du col oppose quelquefois de grands obstacles à l'accouchement ; mais ce sont surtout les changements morbides du tissu même du corps utérin qui paraissent avoir l'influence la plus fâcheuse sur l'acte de l'accouchement. C'est à eux en effet qu'il faut rapporter les anomalies des contractions, la faiblesse des douleurs et les différentes formes de crampes chroniques ou toniques de l'utérus, l'expulsion tardive de l'arrière-faix, l'inocclusion des vaisseaux utéro-placentaires, et une paresse remarquable dans le retour de l'utérus à ses conditions physiologiques.

La ménopause exerce en général une action favorable sur les inflammations et congestions chroniques de la matrice, excepté lorsque les congestions menstruelles persistent encore quelque temps, comme on en voit parfois des exemples, après la cessation de l'écoulement menstruel. L'ovulation, en effet, peut continuer après la disparition de son symptôme le plus visible. (Scanzoni.)

VIII. Relativement au pronostic, « nous n'exagérons pas, écrit le même auteur, en disant que nous avons observé la métrite chronique des milliers de fois dans ses formes et ses degrés les plus divers, et que jusqu'à présent nous ne pouvons pas encore citer un seul cas où nous ayons constaté la guérison complète de la métrite chronique et de ses terminaisons. » (*Op. cit.*, p. 227.)

Ce pronostic, si grave au point de vue de la curabilité, ne comprend que les métrites de longue durée, dans lesquelles le tissu utérin et la muqueuse du corps et du col ont été plus ou moins profondément modifiés par l'inflammation. Il n'est pas douteux, au contraire, qu'on peut guérir, même assez rapidement, des métrites aiguës accidentelles et les formes légères et fugaces des congestions morbides de l'utérus.

Les questions relatives au diagnostic devant se présenter lorsque nous étudierons les autres maladies utérines, nous pouvons en ajourner l'étude. (*Note du Trad.*)

Note 2. — Sur les ulcérations vénériennes du col de l'utérus.

D'après M. Bernutz, elles se présentent sous trois formes différentes : dans la première forme, les *chancres proprement dits* offrent les caractères du chancre classique ; dans la seconde, les *chancres diphtéritiques* revêtent l'apparence d'une fausse membrane spéciale et sont saillants ; dans la troisième, les *chancres ulcéreux rongeants* prennent l'aspect d'une ulcération de mauvaise nature à marche envahissante.

1° *Chancres proprement dits :* résultent d'un coït infectant, sont inoculables, donnent lieu à des bubons inguinaux. A leur période de réparation, ils subissent les mêmes transformations que les chancres huntériens occupant les parties externes, mais ils ne présentent pas la plus petite induration, bien qu'ils puissent être suivis de la série de tous les accidents consécutifs. (Bernutz.)

Ils sont quelquefois situés dans la cavité même du col qu'il faut dilater pour les apercevoir. On pourrait les confondre à la période de réparation avec les érosions qui succèdent à des vésicules d'herpès et qui sont très-fréquentes sur le col. La coloration rouge sombre et l'excavation cupuliforme propre au chancre, sa marche beaucoup plus lente, tels sont les principaux éléments de diagnostic

2° *Chancres diphthéritiques.* — Très-dissemblables comme aspect du chancre vulgaire et ressemblant plutôt à certaines affections secondaires, ils sont cependant inoculables indéfiniment. — Leur caractère fondamental consiste dans une sorte de production couenneuse d'un gris blanc-jaunâtre, projetée en saillie légèrement mamelonnée sur des bords rouges, saillants eux-mêmes au-dessus des parties voisines saines. Ils persistent ainsi pendant une très-longue durée après le coït infectant. Ils se présentent sous plusieurs états différents : 1re période, très-courte, caractérisée par une agglomération confluente de vésicules, semblable à une plaque d'herpès phlycténoïde ; seulement, dans l'affection chancreuse, la sérosité des vésicules est moins transparente que dans l'herpès, et la zone rouge périphérique est plus saillante. — 2e période, de progrès. Une production couenneuse succède aux vésicules : elle est d'un blanc grisâtre, spongieuse et peut, à cause de sa couleur, être confondue : 1° avec l'œdème du col ; 2° avec le psoriasis du col, décrit par MM. Boys de Loury et Costilhes sous le nom de diphthéritite ; 3° avec la gangrène pultacée de cet organe : 4° avec une plaque muqueuse opaline. C'est avec cette dernière que la distinction présente des difficultés. — 3° période, d'état. La plaque couenneuse plus ferme, plus résistante, plus épaisse, mamelonnée, devient d'une teinte d'un blanc jaune ocreux tellement spéciale, qu'elle ne peut être confondue avec aucune des affections qui précèdent. — 4° période, de réparation. Quelquefois, l'ulcération se hérisse alors de condylomes muqueux, de végétations qui, reposant sur une base légèrement indurée, pourraient faire croire à un cancroïde. Une étude attentive de la marche de l'affection mettra sur la voie.

· 5° *Chancres ulcéreux.* — Ils sont très-rares ; ils évident le col utérin, comme chez l'homme, le méat urinaire. L'entonnoir fongueux, à base vaginale qui en résulte se rapprocherait des ulcérations phagédéniques, si ce n'était sa rapide guérison. — On pourrait le confondre avec l'*ulcus erodans* de Clark. — Pour ce diagnostic, il faut tenir compte des commémoratifs, de l'état constitutionnel, des caractères objectifs de l'ulcération, qui est molle, fongueuse dans le chancre non induré et inoculable.

(Voy. Bernutz : *Des affections syphilitiques de l'utérus. — Union médicale,* 1855, p. 275.)

— Ainsi, d'après le résumé que nous venons de donner, on voit que, pour M. Bernutz, tous les chancres du col de l'utérus sont inoculables et en même temps infectants. Ce résultat est contraire aux idées généralement admises aujourd'hui sur la non-inoculabilité du chancre syphilitique ou chancre infectant. Dans son excellent livre sur les maladies des organes génitaux externes de la femme, M. Alphonse Guérin soutient que les chancres du col sont rarement de nature à infecter l'économie. Presque tous d'après lui, appartiennent à la variété des chancres mous. Il trouve la raison de ce fait dans le caractère beaucoup plus contagieux et plus longtemps contagieux du chancre mou. Il ne nie pas, du reste, l'existence des chancres infectants du col ; mais, quand ils existent, il est rare que l'induration de leurs bords et de leur base puisse être perçue à l'aide du doigt introduit dans le vagin.

Et puisque nous parlons des chancres infectants qui sont habituellement indurés, disons qu'ils paraissent beaucoup plus rares chez la femme que chez l'homme. Ainsi, à Lourcine, où toutes les malades étaient examinées avec la plus scrupuleuse attention, M. Guérin n'a vu, chaque année, qu'une trentaine de chancres indurés. — A l'hôpital du Midi, dans mon service et à ma consultation, j'ai vu et soigné, pendant le premier semestre de l'année 1869, 361 individus atteints de chancres infectants et indurés, bien constatés et suivis d'accidents constitutionnels. — Qu'on compare ce résultat avec celui que fournit la statistique de Lourcine ! En prenant une année au hasard et en faisant le relevé des diagnostics, on a trouvé que, dans les services de MM. Guérin et Lallier réunis, il n'y avait eu que 54 individus affectés de chancres.

Les chancres indurés de la vulve peuvent souvent passer inaperçus. C'est un fait connu depuis longtemps. Mais lorsqu'ils siégent dans le vagin et sur le corps de l'utérus, il est encore plus difficile de les reconnaître. « Au delà de l'anneau vulvaire, dit M. Ricord, dans le vagin, l'induration perd de sa résistance, de sa netteté ; elle peut manquer même et devenir moins facilement appréciable. »

— Chez la femme, rien n'est plus facile à confondre avec les chancres infectants que les plaques muqueuses. Sur le col de l'utérus, elles sont caractérisées par une saillie d'une étendue plus considérable, d'un blanc nacré et brillant. Quand, à ces plaques nacrées, succèdent des ulcérations qui se réunissent, il est fort difficile de les distinguer des ulcères granuleux simples. Ces ulcérations sont essentiellement contagieuses. — D'un autre côté, elles peuvent être confondues avec le chancre non infectant. Il est vrai qu'en pareil cas l'inoculation permettra toujours de distinguer ces deux affections si essentiellement différentes l'une de l'autre au point de vue de leurs conséquences.

— On peut juger, d'après ce qui précède, combien le diagnostic des ulcérations spécifiques du col, présente de difficultés. Heureusement, ces lésions ne sont pas communes ; et comme habituellement il existe d'autres accidents de même nature du côté de la peau ou des muqueuses, plus accessibles à l'exploration que le col, on trouve dans un examen approfondi de tout le système les éléments diagnostiques que ne fournit pas toujours l'exploration seule du col, même aidée par l'inoculation artificielle.

(Note du Trad.)

LEÇON IX

DÉPLACEMENTS DE L'UTÉRUS

Prolapsus de l'utérus. — Causes de la mobilité de l'utérus ; — d'où, variétés des déplacements auxquels il est sujet. — Divers degrés du prolapsus ; moyens de s'opposer à sa production. — Ses causes, sa tendance à augmenter ; changements dans l'utérus et les parties adjacentes. — Prolapsus complet ou procidence. — *Prolapsus du vagin.* — Ses rapports avec le prolapsus de la matrice. — Il peut être associé avec l'hypertrophie des parois du canal. — Particularités dans sa forme. — Hypertrophie du col qu'il produit. — Prolapsus des parois antérieure et postérieure, avec descente de la vessie et du rectum. Ses causes, son caractère, son mode de production.

Parmi les merveilleux mécanismes destinés à un but important, que nous fait connaître l'étude de l'anatomie, le moins remarquable n'est pas celui qui tient l'utérus en suspension dans la cavité pelvienne. Cet organe, en effet, est assez mobile pour échapper aux chocs violents venus du dehors, ou aux inconvénients qui résultent des variations de volume des organes environnants. Et pourtant, il est assujetti dans sa position de telle sorte, que son accroissement par le fait de la grossesse s'effectue dans une direction qui évite tout malaise inutile à la femme, et prévient la pression sur les autres organes et les désordres fonctionnels qui en résulteraient. Mais cette mobilité, sans laquelle la grossesse serait une période de souffrances ininterrompues, sans laquelle les rapports sexuels seraient presque impossibles, expose naturellement la matrice à des changements de position qui peuvent devenir eux-mêmes la source d'incommodités et qui exigent plus souvent que toute autre maladie utérine l'intervention du médecin.

Il est bien évident qu'un organe suspendu dans une cavité spacieuse, au moyen de ligaments qui sont susceptibles de céder, sera sans aucun doute déplacé par des causes relativement très-faibles. Quand il s'agit de l'utérus, le risque du déplacement est encore augmenté par cette circonstance que le poids et le volume de cet organe sont sujets à de grandes variations, et que les causes qui tendent à le rendre plus lourd et plus gros qu'à l'état normal ont souvent pour effet ultérieur de diminuer la force des supports qui le maintiennent dans sa position physiologique. Enfin cette tendance aux déplacements est aussi accrue par la pression qu'exercent de haut en bas les organes placés au-dessus de lui, par tous les exercices musculaires qu'on ne peut éviter dans la marche, par l'action de soulever des fardeaux, et même par les efforts de défécation.

Toutes ces causes se combinent pour produire le déplacement dans la même direction, c'est-à-dire, en bas. Aussi, sauf de rares exceptions, dans presque tous les cas de déplacements utérins[1], l'organe est porté au-dessous de son niveau physiologique, quelles que soient du reste les autres causes qui inclinent son fond, soit en arrière, soit en avant, pour donner lieu à une rétroversion, ou à une antéversion, au lieu d'un prolapsus simple.

Le prolapsus ou descente de la matrice, étant la forme de beaucoup la plus commune du déplacement de l'organe, j'en parlerai en premier lieu, ainsi que des conditions analogues, dans lesquelles le rectum ou la vessie tombant en prolapsus, entraînent la matrice avec eux ; puis je vous entretiendrai de ces changements de situation par suite desquels le fond se jette en arrière ou s'incline en avant.

Le prolapsus de la matrice, résultat ordinaire des causes qui accroissent le poids de l'organe ou diminuent la solidité de ses attaches, peut exister à trois degrés, qu'on a proposé de désigner par une dénomination différente et que je crois plus utile d'appeler simplement premier, second et troisième degrés du prolapsus[2].

---

[1] L'élévation anormale de l'utérus est rare et ne donne lieu par elle-même à aucun symptôme caractéristique. On trouvera quelques remarques sur son diagnostic dans les cas douteux d'affection de l'utérus et de ses annexes, dans la treizième leçon.

(Note de l'Auteur.)

[2] Pour apprécier d'une manière rigoureuse les divers déplacements de la matrice et surtout son abaissement, il importe d'être fixé sur deux points : 1° sur les dimensions du col de l'utérus à l'état normal ; 2° sur la distance qui existe normalement entre l'orifice vulvaire, d'un côté, le col de l'utérus et les culs-de-sac du vagin d'un autre côté.

Nous ne saurions mieux faire que de reproduire ici les chiffres qu'on trouve dans l'excellent ouvrage de MM. Bernutz et Goupil (vol. II, p. 469 et suiv.).

1° La longueur du col de l'utérus, chez les femmes nullipares, ne dépasse pas en général de 15 à 20 millimètres ; cette mesure, du reste, n'a rien de précis parce que la longueur du col varie en avant, en arrière et sur les côtés à cause des différences de niveau dans l'insertion des parois vaginales. — Chez les femmes réglées et qui n'ont pas encore conçu, le col a en moyenne un diamètre de 22 à 25 millimètres en épaisseur et

Dans le prolapsus du premier degré, l'utérus est simplement situé plus bas qu'à l'état normal ; mais il conserve encore la direction qui lui est propre et son axe correspond à celui du détroit supérieur, même lorsque l'organe est assez descendu pour que son col repose sur le plancher du vagin.

Dans le prolapsus du second degré, le fond de l'utérus est tourné en arrière et son orifice en avant, de telle sorte que son grand axe correspond à celui du détroit inférieur. Dans le prolapsus du troisième degré, qu'on nomme souvent procidence de l'utérus, l'organe est plus ou moins situé en dehors de la cavité pelvienne, et pend inférieurement au delà de la vulve ; en général, on peut encore le faire rentrer dans le vagin, bien qu'il soit impossible de lui faire reprendre sa position normale.

La première question qui se présente à nous, relativement à cet accident, c'est le mode suivant lequel il se produit et le désordre mécanique qui le rend possible. Il est facile de dire que la matrice

en largeur. Chez les femmes qui ont eu des enfants, le col a en moyenne 30 à 31 millimètres de diamètre, soit transversal, soit vertical ; ce n'est qu'exceptionnellement qu'il atteint 40 à 45 millimètres.

2° Le toucher doit être pratiqué la femme étant couchée et la femme étant debout, car l'utérus change très-notablement de position, suivant les diverses attitudes du corps, et en particulier dans la position accroupie, où il se rapproche considérablement de l'orifice vaginal.—Chez les femmes nullipares, lorsque l'utérus a sa position normale et le col ses dimensions ordinaires, l'extrémité inférieure de ce dernier organe n'est éloignée de la partie antérieure de l'orifice vaginal que de 55 millimètres. Cette mesure moyenne oscille entre 62 et 48 millimètres, mais elle atteint rarement ces limites extrêmes. — Le cul-de-sac antérieur est distant de l'orifice vaginal de 61 à 62 millimètres, c'est-à-dire de 7 millimètres de plus environ que l'extrémité du col. Le cul-de-sac postérieur est plus profond, et la distance qui le sépare de la partie antérieure de l'orifice vaginal est en général de 75 à 80 millimètres. Ces mesures sont celles qu'on obtient en pratiquant le toucher dans le décubitus dorsal. Quand on examine les femmes nullipares debout, on constate que le col, comme le corps de l'utérus, ne reste pas toujours dans la même position ; l'organe utérin s'abaisse très-légèrement et se rapproche ainsi de l'orifice vaginal de 2 à 5 millimètres. Quelquefois le col se porte en arrière au lieu de s'abaisser, et le corps de l'utérus s'incline un peu en avant : il en résulte que le cul-de-sac postérieur devient plus profond, tandis que l'étendue du cul-de-sac antérieur diminue.

La position de l'utérus, comme son élévation, est sensiblement la même chez les femmes qui ont eu des enfants et chez les nullipares lorsqu'on les examine couchées. Mais il n'en est plus ainsi dans la station debout : chez les nullipares, cette attitude du corps donne constamment lieu à un abaissement notable. Il varie de 5 à 10 et 12 millimètres pour le col, les culs-de-sac se rapprochant exactement dans la même proportion.

Chez des femmes extrêmement hystériques, l'utérus peut se déplacer sans qu'il y ait eu aucun changement dans l'attitude du corps. — Ce mouvement pathologique de l'organe est quelquefois douloureux et les malades en ont conscience. Quelle en est la cause ? Est-il dû aux variations de volume de la vessie, du rectum et des anses intestinales, ou ne dépend-il pas plutôt d'une contraction ataxique, d'une sorte de convulsion des muscles propres de l'utérus ou de l'appareil musculaire des ligaments larges ?

(Note du Trad.)

est maintenue dans sa situation normale par ses ligaments, et que
leur affaiblissement ou leur extension est la cause du prolapsus ;
mais cette réponse n'est ni assez précise ni assez exacte pour nous
être de quelque utilité dans la pratique. La matrice en effet n'est
pas simplement soutenue dans le bassin par les replis du péritoine
entre lesquels elle est située ; elle est aussi supportée par le vagin
sur lequel elle repose comme sur une tige élastique. Le vagin cède
assez pour permettre aux efforts qui agissent sur la matrice, de la
déplacer d'un demi-pouce ou d'un pouce ; mais dès qu'ils cessent,
l'organe, dans les conditions de santé, reprend sa position première ;
et un mouvement plus considérable de descente ne serait possible
que si les replis du péritoine subissaient une extension forcée. Chez
la vierge bien portante, le point d'appui que le vagin fournit à l'utérus est très-considérable, car au lieu d'être un canal ouvert à parois
membraneuses distantes l'une de l'autre, comme on le voit dans les
dessins et les préparations anatomiques, le vagin présente alors deux
parois étroitement en contact l'une avec l'autre qui forment une tige
presque solide sur laquelle repose la matrice. La direction courbe
du vagin diminue les chances de déplacement. A ses deux extrémités
il est fortifié par ses étroites connexions avec les aponévroses du
bassin ; en haut, c'est avec la vessie et le rectum qu'il est en rapport ;
en bas, avec le sphincter qui l'entoure et les autres muscles du périnée contenus dans les deux feuillets du fascia périnéal.

De pareilles dispositions préviennent tout prolapsus chez la jeune
fille bien portante. Mais qu'une leucorrhée habituelle relâche les
parois du vagin, que de fréquentes ménorrhagies diminuent leur
résistance, que la perte de sang prive tous les tissus de leur rénitence normale, et vous verrez que le premier pas est déjà fait qui
conduit au prolapsus utérin. Quand toutes choses étaient dans les
conditions de la santé, les connexions du vagin avec le rectum, et par
son intermédiaire avec la partie postérieure au bassin, étaient les
premières à empêcher une descente de la matrice. Si ces connexions deviennent lâches et élastiques, l'obstacle qu'elles offrent
encore sera bientôt surmonté, car les attaches antérieures du vagin
ne présentent aucune résistance sérieuse. A mesure que l'utérus des-
cendra, la partie supérieure du canal se renversera, permettant
ainsi à l'organe d'occuper une position d'un pouce à un pouce et
demi au-dessous de sa situation normale. Dans beaucoup de cas
l'organe s'arrête dans cette position, avec son col encore un peu

élevé et reposant sur la partie postérieure du vagin ; les nombreux
replis de sa tunique péritonéale l'empêchent de descendre plus bas.
En premier lieu, les ligaments larges dans leur aileron postérieur et
les ligaments utéro-sacrés, en second lieu, l'aileron moyen des
ligaments larges subissent l'extension, avant qu'aucun effort ait agi
sur les ligaments utéro-vésicaux ou sur l'aileron antérieur des ligaments larges ; et, c'est parce que les attaches postérieures retiennent
plus fortement l'utérus que les antérieures, que cet organe a une si
grande tendance à plonger par son fond dans la concavité du sacrum,
chaque fois qu'il est en prolapsus. Les ligaments ronds de la matrice
ne préviennent nullement sa descente ; ils ne paraissent jouer un
rôle actif que pendant la grossesse, et l'organe peut tomber non-
seulement en prolapsus, mais même en procidence, hors des parties
génitales externes, avant que les ligaments ronds soient tiraillés ou
modifiés en quoi que ce soit par ce changement de position.

Comme je l'ai déjà dit, la descente de l'utérus n'est pas toujours
la conséquence d'un simple affaiblissement de ses moyens de suspension ; dans la grande majorité des cas, la cause qui diminue leur résistance augmente en même temps le poids qu'ils ont à soutenir. La
leucorrhée et la ménorrhagie qui privent le vagin de sa tonicité, sont
souvent associées à une maladie actuelle de l'utérus, et l'organe
agrandi par l'inflammation chronique ou ses suites, est plus apte à
descendre au-dessous de sa situation normale que chez des personnes
en bonne santé. C'est là l'histoire de presque tous les cas de prolapsus utérin qui surviennent chez des femmes non mariées ou chez
celles qui sont accouchées depuis très-longtemps. En pareille occurrence, la guérison de l'inflammation, la diminution de l'organe
hypertrophié, rendent au vagin sa tonicité ; et la matrice qui n'é-
tait plus qu'à un pouce ou un pouce et demi de la vulve, remonte
spontanément dans sa situation normale, au centre de la cavité pelvienne.

Dans la plupart des cas cependant, c'est bien plutôt chez les
femmes mariées que chez celles qui ne le sont pas que le prolapsus
survient, comme conséquence de l'avortement ou de la parturition.
Tout conspire alors pour favoriser le déplacement ; la matrice
augmente de poids en même temps que le vagin perd de sa résistance ; et les replis du péritoine, récemment distendus par l'utérus
agrandi, ne sont que bien peu capables de s'opposer aux degrés
même les plus avancés du déplacement. Dans beaucoup de cas, la

prédisposition à cet accident est encore accrue par la déchirure du périnée et par l'affaiblissement de la paroi postérieure du vagin, qui, privée de ses soutiens naturels par la dilacération du fascia et des muscles du périnée, prend une direction verticale au lieu de conserver son incurvation normale.

La règle générale en vertu de laquelle coexistent, dans les cas de prolapsus utérin, l'augmentation du poids de l'organe et l'affaiblissement de ses supports, présente quelques exceptions. Chez des personnes auparavant bien portantes, un effort brusque et violent, l'action par exemple de soulever un poids très-lourd, peut pousser l'utérus en dehors des parties externes de la génération ; comme le même effort peut, chez l'homme, produire une hernie. De pareils faits n'ont pas besoin de commentaires. Il n'en est pas ainsi lorsque le prolapsus se manifeste dans la vieillesse, en dépit de l'état de santé ou même de l'atrophie de l'utérus, et en l'absence de toute cause excitante. L'explication que demande un pareil fait n'est pas difficile à trouver ; elle nous est fournie par les conditions propres à cette période de la vie. A mesure qu'on avance en âge, le tissu cellulo-graisseux qui donne de la rotondité aux grandes lèvres et forme une espèce de coussinet à l'entrée du vagin, disparaît entièrement, et la vulve, au lieu de rester close, se dissimule à peine derrière des parties ratatinées. La graisse du périnée est résorbée ; le releveur de l'anus s'atrophie et s'affaiblit ; le vagin devient plus court, plus petit, moins musculeux et les replis du péritoine perdent leur résistance. La matrice tombe ainsi spontanément en prolapsus, parce que, quoique rapetissée au lieu d'être augmentée de volume, elle est complétement privée des soutiens qui la maintenaient dans sa situation normale[1].

Cette explication, quelque peu longue, des diverses conditions dans lesquelles se produit communément le prolapsus utérin, montre, je pense, clairement pourquoi le fond de la matrice est si disposé à tomber en arrière et pourquoi tout utérus en prolapsus est aussi plus ou moins rétroversé. Vous voyez que les ligaments antérieurs de l'utérus ne maintiennent pas aussi solidement l'organe dans sa position que les ligaments postérieurs, et qu'en conséquence l'aptitude à la rétroversion est beaucoup plus considérable que l'ap-

---

[1] L'exposition la meilleure incontestablement du mécanisme du prolapsus utérin, que j'aie étudiée dans le texte, appartient à Kiwish, *Klinische Vorträge*, 3ᵉ édit., vol. I, p. 171. (*Note de l'Auteur.*)

titude à l'antéversion. Vous voyez aussi pourquoi l'utérus, une fois rétroversé, est selon toute probabilité, condamné pour toujours à ce déplacement. Lorsque le vagin a cédé assez pour permettre à la matrice de descendre, on ne peut guère s'attendre à le voir recouvrer sa tonicité première, tant que la malade vaquera à ses occupations habituelles ; les ligaments utérins, soumis à des tiraillements continuels, ne feront que se relâcher de plus en plus. Non-seulement la guérison spontanée d'une matrice en prolapsus devient ainsi tout à fait invraisemblable, mais ce déplacement tend d'une façon constante à se prononcer de plus en plus, car la pression des intestins qui s'exerce de haut en bas favorise sans cesse la descente, en remplissant le vide que cette descente laisse dans la cavité pelvienne. Le prolapsus du vagin, pour peu qu'il soit considérable, s'aggrave journellement par les efforts de défécation, et il en résulte que la matrice, pressée d'en haut par la masse intestinale, est en même temps attirée en bas par le vagin. L'étroite connexion qui existe entre le col de l'utérus et le col de la vessie met un obstacle temporaire à la descente complète de la matrice ; mais elle favorise aussi la rétroversion de l'organe ; à la longue, elle cède, et l'accumulation de l'urine dans la vessie, repoussant la paroi antérieure du vagin, la convertit en une poche qui tire en bas et en avant l'utérus, tandis que le prolapsus du rectum le tire en bas et en arrière. C'est alors que l'organe peut sortir en dehors des parties externes de la génération, et le déplacement devient une procidence ou un prolapsus au troisième degré.

Lorsque ce dernier déplacement se produit, il est relativement très-rare qu'il ne s'accompagne pas d'autres altérations de l'organe lui-même ou des parties environnantes. La matrice, soumise à une irritation constante et insolite, obéit à la loi que nous avons signalée dans toutes ses maladies, c'est-à-dire qu'elle augmente de volume par le processus d'une simple hypertrophie, qui ne diffère de l'accroissement dû à la grossesse que par une plus grande densité de tissu. Le col de la matrice est le siége principal de cette altération, car c'est le col qui devient alors exposé à la plus incessante irritation. Cette augmentation a lieu tout à la fois en longueur et en épaisseur, de telle sorte que le col peut atteindre le volume du poing, et que l'orifice utérin se rapproche de l'entrée du vagin non-seulement par le fait d'un abaissement général de l'organe, mais aussi en grande partie par suite de l'élongation du col. Les lèvres de l'utérus grossissent en même temps que le reste de l'organe. La petite fente transversale qui représente l'orifice de la matrice, chez les femmes qui ont eu des enfants, se convertit en une large ouverture profondément située entre la saillie des lèvres dont la surface irritée, excoriée, devient rouge par places, et enfin granuleuse et recouverte d'une abondante sécrétion albumineuse. Je n'ai pas besoin de vous faire remarquer combien cette augmentation de volume de la matrice diminue les chances qu'elle a de reprendre sa position normale dans la cavité pelvienne.

Il y a toutefois des limites à cette augmentation de volume de la matrice, qui est moindre lorsque l'organe, partiellement ou accidentellement en procidence, peut être replacé dans le vagin. En pareille circonstance, j'ai une fois rencontré un col qui mesurait huit pouces de circonférence, un pouce au-dessus de l'orifice utérin. La malade avait eu un enfant neuf mois auparavant, et l'utérus, à ce moment et durant les trois années précédentes, avait été quelquefois en procidence, de telle sorte que cette énorme augmentation de volume était due probablement en partie à une involution imparfaite de l'organe après l'accouchement. Au premier abord, il paraît presque impossible qu'une masse aussi énorme puisse passer à travers la vulve, et être replacée sans difficultés, à moins d'une destruction totale du périnée... Dans un grand nombre de cas de procidence de l'utérus, le plancher pelvien perd en effet complétement, dans toute son étendue, tout pouvoir de résistance, de telle façon que, quoique entièrement intact, il ne présente pas le plus petit obstacle au déplacement ou à la réduction de la matrice. Ce fait, comme on devait s'y attendre, est surtout fréquent lorsque la chute se produit après un accouchement à terme, quand toutes les parties ont été tiraillées et affaiblies par le passage du fœtus.

A la longue, la saillie de la matrice hors de la vulve, qui ne se produisait que par intervalles, devient continue, tout en restant partielle quelquefois pendant plusieurs années ; c'est-à-dire que le fond et une portion de l'organe demeurent dans le bassin, tandis que le col et la partie inférieure du corps pendent en dehors. Dans beaucoup de cas, toutefois, un degré aussi considérable de descente utérine est bientôt converti en une procidence complète, et le vagin se renverse, formant ainsi les parois extérieures d'une tumeur au fond de laquelle est située la matrice. Tant que la procidence est incomplète, cette tumeur est pyriforme, à base dirigée en haut ;

mais plus tard, en augmentant de volume, elle prend une forme ovale qu'elle doit plus ou moins à la vessie et au rectum, qui sont entraînés tous les deux en bas, l'une en avant, l'autre en arrière. Souvent aussi son volume est augmenté par la chute des petits intestins dans le sac, dont le volume peut alors égaler ou excéder celui d'une tête d'adulte. Dans une préparation qui est maintenant au musée de St-Bartholomew's Hospital, la tumeur externe mesure sept pouces et demi de longueur sur treize de circonférence. Outre l'utérus et ses annexes, elle contenait la vessie, le rectum et cinq pieds et huit pouces au moins de l'intestin grêle.

Aussi, comme le démontre le cas que je viens de mentionner, l'utérus ne constitue, dans beaucoup de cas, qu'une portion relativement petite de la grosse tumeur externe, quand la procidence est complète. La sensibilité de l'organe, et, par suite, son aptitude à l'hypertrophie, paraissent beaucoup moindres, du moment qu'il ne réside plus dans la cavité pelvienne. Quelquefois même, comme dans le cas cité plus haut, la matrice semble rapetissée, et elle avai moins de deux pouces de son orifice à sa base; aussi je crois que la difficulté qu'on éprouve à réduire une procidence de longue date, ne provient que rarement ou même jamais du volume de l'organe. Le volume de la tumeur et la difficulté de sa réduction, se rattachent principalement à deux causes. L'une d'elles consiste en l'énorme hypertrophie qui se produit dans les parois du vagin. Non-seulement, en effet, la membrane muqueuse du canal vaginal perd ses caractères ordinaires, et se couvre d'une couche épidermique analogue à celle de la peau pour se préserver des nombreuses causes d'irritation auxquelles elle se trouve exposée, mais ses parois elles-mêmes atteignent une épaisseur d'un demi-pouce et présentent une structure musculaire très-dense. L'autre cause du volume de la tumeur et de la difficulté de sa réduction, provient de la présence des intestins qui ne séjournent pas longtemps dans le sac sans que leur tunique péritonéale devienne le siége d'une inflammation. Cette inflammation, à la vérité, n'est pas aiguë ; elle ne produit pas de symptômes formidables, et même elle n'exige point un traitement spécial ; mais elle soude entre elles les circonvolutions intestinales et les unit solidement à la paroi interne du sac. Quand un utérus en procidence ne peut être réduit, il ne faut jamais perdre de vue la possibilité de cette dernière cause, alors même qu'il ne semblerait y avoir dans la tumeur aucune portion de l'intestin. Il ne faut pas oublier cette inflammation péritonéale latente qui, en produisant des adhérences entre l'intestin et les parois, peut opposer une barrière au replacement de l'utérus dans sa position normale.

Dans les cas que nous avons étudiés jusqu'ici, bien que le point de départ de tout le mal fût un affaiblissement du vagin, le premier pas une fois franchi, le prolapsus de la matrice était en tête, car dans sa descente, il entraînait le vagin avec lui. Il y a cependant d'autres cas dans lesquels le déplacement de la matrice est un accident tout à fait secondaire, et consécutif au prolapsus de la paroi antérieure ou postérieure du vagin, qui lui ouvre la voie. C'est ainsi, par exemple, que le prolapsus de l'utérus se produit quelquefois dans l'ascite, la pression du liquide distendant graduellement la poche recto-vaginale, au point de pousser jusqu'en dehors la paroi postérieure du vagin. Le même effet peut aussi résulter d'une constipation prolongée : l'accumulation des fèces dans le rectum le convertit en une poche qui fait saillie dans le vagin. Plus souvent encore c'est la paroi antérieure du vagin qui cède par le fait de la rétention de l'urine dans la vessie, et produit à la longue la descente de la matrice. Il existe en outre une autre forme de prolapsus vaginal due apparemment à l'hypertrophie des parois du canal ; la position des viscères adjacents n'est pas alors modifiée, quoique l'orifice utérin soit plus bas qu'à l'état normal, ce qui provient de ce que le vagin en prolapsus tire sur le col et détermine son hypertrophie par la constante irritation qu'il entretient dans son tissu.

Je devrais ne vous parler que plus tard de ces différentes affections du vagin ; mais il existe une telle similitude entre leurs symptômes et ceux du prolapsus utérin, une si étroite connexion entre les principes du traitement qui leur convient, qu'il vaut mieux sacrifier l'arrangement systématique à l'utilité pratique.

Relativement au prolapsus du vagin, sans déplacement des autres organes pelviens, je vous ai déjà dit qu'il paraissait dépendre d'une sorte d'hypertrophie de ce canal, qui ne lui permet pas de rester dans ses propres limites, et pousse un de ses replis en dehors des parties externes. Cette hypertrophie du vagin survient pendant la grossesse. Ce n'est pas en effet la matrice seulement qui s'accroît pour suivre le développement du fœtus ; c'est aussi le vagin qui s'agrandit en longueur pour permettre à l'utérus de remonter au-dessus du détroit supérieur, en largeur, pour livrer à l'enfant, pendant le travail, un passage qui ne pourrait point être obtenu par la simple extension du canal membraneux. La parturition terminée, le vagin, de même que l'utérus, diminue de volume par l'élimination des vieux matériaux de son hypertrophie. Mais quelquefois, ainsi que nous l'avons déjà vu pour l'utérus, l'involution est imparfaite, et le vagin reste plus long, plus large et avec des parois plus épaisses qu'à l'état normal ; et, dès que la malade commence à marcher ou à faire un exercice quelconque, une portion, et souvent le cylindre tout entier de la partie inférieure du vagin, descend en dehors des parties génitales. Cet accident se produira bien plus facilement si le périnée a été lésé, et si le releveur de l'anus et le fascia qui constituent le plancher du bassin, ont perdu, comme cela arrive habituellement, une grande partie de leur résistance, à la suite d'accouchements répétés. Pourquoi le vagin reste-t-il quelquefois ainsi hypertrophié, pendant que l'involution de l'utérus s'effectue régulièrement? Je ne saurais le dire ; mais le fait ne peut pas être mis en doute ; car on rencontre quelquefois des cas dans lesquels l'utérus, suspendu par ses ligaments et par les replis du péritoine, est peu ou pas du tout au-dessous de son niveau normal, et peu ou pas du tout modifié dans son volume, tandis que le vagin est assez large pour recevoir facilement plusieurs doigts, et que ses plis relâchés descendent jusqu'à la vulve ou même dépassent son orifice.

Bien que le prolapsus du vagin soit le plus souvent une affection primitive produite par la grossesse et l'accouchement, il n'en est pas toujours ainsi. Ce prolapsus du vagin paraît être quelquefois consécutif à la descente de la matrice[1]. On néglige cet accident ; le tissu qui fait saillie s'hypertrophie, et la lésion qui n'était que secondaire comme importance, devient peu à peu plus grave que le déplacement de la matrice et plus difficile à guérir.

Un prolapsus du vagin, considérable et ancien, produit l'hypertrophie du col de l'utérus ; c'est là une règle qui, sans être constante, souffre bien peu d'exceptions. Cette lésion n'atteint pas seulement la portion qui s'avance dans le vagin, ou portion vaginale du col, comme l'appellent les auteurs du continent ; elle envahit tout le col utérin, ainsi que le démontre d'une manière frappante la pièce (série XXXII, 30) du musée de St-Bartholomew's Hospital. Les cas les plus remarquables dans ce genre sont rapportés par

---

[1] Remarque faite par le professeur Kiwish (*Klinische Vorträge*, vol. II, 2ᵉ édit., 1852, p. 413). (*Note de l'Auteur.*)

Morgagni[1], qui en a décrit un, et par Levret[2] qui, quelques années après, attira l'attention sur leur importance au point de vue pratique. Il mit en lumière les différences qui existent dans ces divers cas, suivant que l'orifice utérin se rapproche de la vulve par suite de l'hypertrophie du col, ou, parce que la matrice est en prolapsus. On avait perdu de vue ces remarques, et Virchow[3] n'en avait pas connaissance, lorsque, il y a quelques années, il décrivit cette forme particulière de prolapsus, qu'il nomma prolapsus de la matrice sans abaissement de sa base. Plus récemment encore ce fait a été exagéré par M. Huguier[4]; il affirme que le prolapsus de la matrice est une lésion qui n'existe presque jamais, qu'on a presque toujours invariablement pris pour elle l'hypertrophie du col, et que par conséquent, il ne faut pas chercher à soutenir la matrice, mais enlever le col allongé. Comme toutes les propositions extrêmes, celle de M. Huguier se trouve en contradiction avec l'observation générale[5]. Il est bon cependant d'avoir toujours présent à l'esprit, non-seulement que l'hypertrophie de l'utérus tend à favoriser son prolapsus, et que le prolapsus accroît l'hypertrophie; mais aussi qu'un prolapsus prolongé du vagin est presque toujours accompagné d'un état pathologique du col, qui prédispose ordinairement au prolapsus. Vous verrez plus tard qu'il importe de distinguer nettement ces deux cas, puisque les moyens mécaniques qui peuvent rendre de grands

---

[1] Morgagni, *De sedibus et causis morborum*, folio, Venetiis, 1764, vol. II, epist. XLV, art. 11, p. 204. — Morgagni regardait l'hypertrophie du col dans ces cas comme la conséquence du prolapsus et de l'hypertrophie du vagin. « Evidens est, vaginæ, adeo crassæ pondere deorsum tractum fuisse uterum, cujus fundus aliquanto inferior fuisset, nisi cervix jam inde ab initio, ut puto, ea esset laxitate, ut se præ cæteris distrahi, distendique in raram istam longitudinem sineret. » (*Note de l'Auteur.*)

[2] *Journal de médecine, chirurgie*, etc., par M. A. Roux, vol. XL, octobre 1773, p. 352, « Sur un allongement considérable qui survient quelquefois au col de la matrice. » L'attention a été appelée sur cet état, avec une abondance de détails qui laisse peu à ajouter, par le professeur Stoltz, de Strasbourg, dans le *Journal hebdomadaire*, vol. VI, 10 juin 1859, p. 556; sans doute, par une faute d'impression, on met à la date de 1775 au lieu de 1773 le Mémoire de Levret. (*Note de l'Auteur.*)

[3] Virchow, *in Verhandl. der Gesellschaft für Geburtsh. in Berlin*, vol. II, 1847, nº 205.

[4] Dans un mémoire lu à l'Académie de médecine, le 8 mars 1859, et publié dans le vol. XXIII des *Mémoires de l'Académie*, « sur les allongements hypertrophiques du col de l'utérus. » (*Note de l'Auteur.*)

[5] Voy. spécialement la discussion à laquelle ce Mémoire a donné lieu, dans les *Bulletins de l'Académie de médecine*, vol. XXIV, p. 672, 727, 774, 794; voyez aussi un Mémoire de Scanzoni, p. 529 du vol. IV de ses *Beiträge zur Geburtskunde*; Aran, *op. cit.*, p. 1034; Clintock, *On diseases of Women*, in-8 vol., Dublin, 1863, p. 58; et Mayer, *Klinische Mittheilungen aus dem Gebiete der Gynäkologie*, in-4º. 1 Heft, Berlin, 1861, p. 33. (*Note de l'Auteur.*)

services dans la descente vraie de la matrice, peuvent d'autres fois être inutiles ou même aggraver les souffrances des malades.

Bien plus fréquents sont les cas dans lesquels le prolapsus des parois vaginales n'est que partiel et n'intéresse par exemple que la portion antérieure ou la portion postérieure du canal. Cette altération n'a d'importance que par le déplacement des organes adjacents qui descendent dans la poche ainsi formée; c'est ce que beaucoup d'auteurs appellent rectocèle vaginale et cystocèle vaginale.

Lorsque la paroi antérieure du vagin tombe en prolapsus et forme une poche dans laquelle descend une portion plus ou moins étendue de la vessie, il n'est pas facile de remonter à la première cause de l'accident, et de déterminer si c'est le vagin qui a entraîné la vessie, ou si la vessie distendue a poussé devant elle la paroi vaginale. Cette lésion est plus rare chez les femmes non mariées que le prolapsus de la matrice. Dans la grande majorité des cas, on peut la rattacher soit à une fausse couche, soit à un accouchement, c'est-à-dire, à l'époque où toutes les parties étaient relâchées et avaient perdu leur force de résistance, où le vagin aussi bien que l'utérus étaient hypertrophiés et avaient à subir ce processus d'involution post-puerpérale dont j'ai eu déjà si souvent l'occasion de vous parler. Quelquefois cependant, mais bien rarement, la malade raconte qu'un gonflement de la partie antérieure du vagin s'est produit soudainement pendant un exercice forcé ; c'est ainsi que la matrice elle-même peut tomber en prolapsus dans des circonstances semblables. On comprendra facilement comment un prolapsus relativement peu considérable peut aisément s'agrandir, pendant un effort violent, si la vessie est pleine et exposée par conséquent à subir la pression qu'exercent sur elle, de bas en haut, le diaphragme et les muscles abdominaux.

Les connexions[1] sont beaucoup plus étroites entre la paroi antérieure du vagin et la vessie, qu'entre la paroi postérieure et le rectum ; aussi est-il très-rare de voir le vagin tomber seul en prolapsus, sans entraîner avec lui la vessie ; tandis que, dans le prolapsus de la paroi postérieure, il se sépare souvent du rectum. La partie de la vessie qui adhère au vagin comprend l'orifice des deux uretères, toute

---

[1] Les rapports exacts de toutes ces parties ne sont nulle part aussi bien décrits que par Dubois, *Traité de l'art des accouchements*, p. 190-199 et p. 234-243, ni aussi bien dessinés que par Kohlrausch, *Zur Anatomie, etc., der Beckenorgane*, in-4. Leipzig, 1854. (*Note de l'Auteur.*)

l'étendue du trigone et même un peu plus de chaque côté, de sorte que l'urine, aussitôt qu'elle est sécrétée, s'amasse dans cette partie déclive qu'elle tend constamment à dilater sous forme de poche. Les dimensions de cette poche augmentent d'autant plus rapidement que sa dilatation est soustraite au poids de la masse intestinale sus-jacente, et n'est pas contre-balancée par l'antagonisme des muscles abdominaux, comme cela arrive lorsque la vessie distendue s'élève hors de la cavité pelvienne.

Ce n'est d'abord qu'une petite poche qui se forme dans la paroi vaginale antérieure. A peine perceptible quand la vessie est tout à fait vide, elle devient tendue et élastique lorsque cet organe se remplit d'urine ; mais on peut la faire disparaître complétement ou en partie par un pressoir assez fort, surtout si l'on introduit en même temps un cathéter dans la vessie. A la longue, la petite tumeur dont le bord antérieur se sentait un peu derrière la symphyse du pubis, se dilate et forme une sorte de diverticulum [1] avec un col étroit et un long pédicule. Le plus souvent c'est une tumeur globuleuse qui remplit le canal du vagin, sort plus ou moins au delà des parties externes et se recouvre d'une couche épidermique analogue à celle de la peau, comme dans le prolapsus de l'utérus ou du vagin. L'affaiblissement et la chute de la paroi antérieure du vagin atteignent rarement un degré considérable sans produire le prolapsus de l'utérus. Cet accident, toutefois, n'a pas lieu dans tous les cas, et si l'utérus ne cède pas facilement à la traction qu'exerce sur lui la vessie en prolapsus, la lèvre antérieure de l'organe s'hypertrophie et se projette très-loin au-devant de la postérieure. Il arrive donc, mais pas au même degré, quelque chose d'analogue à ce que nous avons vu se produire sur toute l'étendue du col utérin, lorsque la circonférence entière du vagin hypertrophié tombe en prolapsus.

Le tiraillement que la portion de vessie en prolapsus exerce sur le col de l'organe, produit dans la fonction des troubles qui consistent en un fréquent besoin d'uriner et même quelquefois en une incontinence d'urine. Une autre conséquence fâcheuse de cet accident, c'est la dégénérescence des reins [2] ; je ne l'ai point observée dans

---

[1] Comme dans les cas décrits par madame Lachapelle, *Pratique des accouchements*, vol. III, p. 587 : « La vessie en prolapsus sortait sous cette forme au-devant de la tête du fœtus, en dehors des parties externes. » (*Note de l'Auteur.*)

[2] Relatée par Kiwisch, *loc. cit.*, vol. II, p. 422, et par Virchow, *loc. cit.*, p. 209 ; ce dernier en a donné une description plus complète. (*Note de l'Auteur.*)

les quelques autopsies de prolapsus de la vessie dont j'ai été témoin, sans doute parce que je n'ai pas dirigé spécialement mon attention sur ce point. Les uretères étant non-seulement attirés en bas et distendus, mais encore pressés par la poche que la vessie en prolapsus forme derrière la symphyse, ne laissent circuler l'urine qu'avec difficulté dans leur intérieur ; il en résulte qu'ils se dilatent, ainsi que le bassinet, et que consécutivement la substance sécrétante des reins s'atrophie[1].

Le prolapsus de la paroi postérieure du vagin, dans son degré le moins avancé, est beaucoup plus commun que le prolapsus de la paroi antérieure, et il ne manque jamais de se produire lorsque le périnée a été déchiré pendant le travail. Il n'entraîne pas aussi constamment avec lui le prolapsus du rectum que la paroi antérieure, celui de la vessie ; car la laxité cellulaire du tissu qui unit les deux canaux, leur permet de se séparer jusqu'à un certain point, et le rectum peut encore conserver sa position normale. Mais si la déchirure du périnée a été considérable, ou si, indépendamment d'une semblable lésion, les intestins sont habituellement constipés, la partie la plus inférieure du rectum se bombe en un cul-de-sac où stagnent et s'indurent les matières fécales. Outre les inconvénients du prolapsus, des malaises et même de violentes douleurs peuvent

---

[1] Parmi les lésions qu'entraîne le prolapsus de la vessie consécutif à celui du vagin et de la matrice, il faut noter les calculs vésicaux qu'on trouve quelquefois dans la poche anormale du réservoir urinaire. La présence de ces calculs n'est pas un fait excessivement rare. Ruysch en rapporte un cas (*Observ. anat. chirurg. centuria*). D'après lui, ces calculs préexistaient à la formation de la poche, qui résultait des efforts réitérés que nécessitait leur expulsion. La théorie de Ruysch a été combattue par le professeur Gosselin, dans un rapport fait à la Société anatomique, sur l'observation de M. Ferra. Notre savant maître croit avec raison que la cause de ces calculs se rattache directement à la gêne que le déplacement préalable de la vessie apporte à l'excrétion de l'urine. Goupil n'admet cette manière de voir qu'avec quelques réserves : « Cette explication, dit-il, est très-plausible et peut s'appliquer à un certain nombre de cas, à l'observation de M. Ferra et au fait rapporté par M. Durand-Fardel ; mais je crois qu'on aurait tort de la généraliser ; elle est admissible dans les cas où les calculs sont en très-grand nombre et existent surtout dans la portion déclive de la vessie ; elle ne paraît plus l'être dans ceux où il n'existe qu'un gros calcul. M. Huguier examinant la pièce anatomique, n° 545 du musée Dupuytren, dans laquelle on voit dans la partie supérieure de la vessie un gros calcul unique dont la base appuie sur le fond de l'utérus atrophié et entièrement prolapsé, se crut obligé de revenir à l'ancienne théorie de Ruysch... Il me semble donc rationnel d'accepter, suivant les cas, l'une ou l'autre interprétation. » (*Clinique méd. sur les maladies des femmes*, t. II, p. 628-29.) Ceux qui voudraient résoudre cette question, qui n'est pas d'un grand intérêt pour la pratique, pourront lire : une observation publiée dans les *Bulletins de la Société anatomique*, année XVII, p. 119 ; — Rapport de M. Gosselin, *id.*, année 1842, p. 155 ; — Observ. de Durand-Fardel, *Bulletin de la Soc. anat.*, 1838, XIII⁰ année, p. 504 ; — Huguier, *op. cit.*, p. 86. (*Note du Trad.*)

se produire dans l'acte de la défécation. L'influence de la constipation dans la production de cet accident, explique pourquoi on le rencontre fréquemment en dehors de la grossesse et de l'accouchement. Sa gravité provient surtout de ce qu'il exagère l'état des intestins, qui lui a donné naissance.

De la chute de l'utérus dans le travail de l'accouchement.

Le professeur V. d'Erchia a publié, en 1867, dans le journal italien, *Il filiatre Sebezio*, un mémoire qui se termine par les conclusions suivantes :

1° La chute de l'utérus n'empêche pas la conception ;

2° Quand les causes qui ont produit le prolapsus continuent pendant le cours de la grossesse, les changements ne déterminent pas un changement de situation dans le col de la matrice ;

3° Pendant le travail de l'accouchement, on voit facilement succéder au prolapsus la chute du col et, en partie, du corps de l'utérus ;

4° Lorsque cela arrive, l'accouchement naturel ne peut avoir lieu par suite de la forme et de la distension acquises par la partie descendue, qui constitue ainsi un obstacle que la tête du fœtus ne peut vaincre ;

5° Dans ce cas il est plus facile et plus utile, tant pour la mère que pour l'enfant, d'avoir recours à la version, et après avoir ramené l'utérus à sa position naturelle et lorsque la tête est mobile sur le cercle pelvien ;

6° L'application du forceps conviendra seulement dans le cas où la tête serait volumineuse et engagée dans le détroit supérieur. Mais cela est rare et pour ainsi dire impossible, parce que le prolapsus de l'utérus est souvent associé à quelque vice d'ampleur du bassin. (*Note du Trad.*)

LEÇON X

DÉPLACEMENTS DE L'UTÉRUS

Prolapsus utérin.—Symptômes du premier et du deuxième degré ; — douleur, ses causes
et son caractère ; troubles des fonctions utérines et de la santé générale ; influence du
déplacement sur les organes adjacents ; difficulté de réduire une procidence ancienne.—
Symptômes spéciaux du prolapsus de la vessie et du rectum, décrits et expliqués. —
Le traitement du prolapsus varie suivant ses causes et son degré. — Distinction entre
les cas qui exigent et ceux qui n'exigent pas de soutiens mécaniques. — Pessaires ;
leurs usages et leurs variétés ; supports externes et bandages. — *Traitement de la
procidence.* — Précautions à prendre en replaçant l'utérus. — Traitement de l'ulcération de sa surface. — Opérations relatives à sa cure radicale. — Procidence irréductible. — Extirpation de la matrice.

Après avoir étudié le mode suivant lequel se produisent quelques
formes de déplacements de la matrice et des parties qui sont en
connexion avec elle, nous devons rechercher quels sont les symptômes que font naître ces déplacements. Ces symptômes dépendent,
en partie des changements de rapport des différents organes pelviens et de la position vicieuse de la matrice elle-même, en partie
du trouble direct des fonctions utérines, et en partie aussi des sympathies qui ayant leur point de départ dans les souffrances de l'utérus, retentissent sur des organes plus ou moins éloignés. Mais pas
un seul de ces symptômes n'est en rapport constant avec la gravité
et le degré du déplacement ; de telle sorte qu'une femme souffrira
très-vivement d'une descente de matrice relativement légère, tandis
qu'une autre pourra vaquer à ses pénibles occupations, sans inconvénient et sans douleur, quoique le prolapsus soit assez considérable
pour qu'on ait de la peine à maintenir l'utérus dans l'intérieur du
canal vaginal.

Règle générale, la malade souffre plus dans les cas de prolapsus
survenus d'une manière soudaine et dans ceux qui ne sont pas consécutifs à une fausse couche ou à un accouchement. La raison en est

assez évidente : les tiraillements des ligaments utérins et des replis du péritoine doivent être bien plus douloureux lorsque ces parties sont descendues subitement, que quand, après avoir été préalablement ramollies et relâchées, elles ne font que céder au poids de l'utérus qu'elles sont appelées à supporter. Il en résulte qu'un prolapsus relativement faible, chez une femme nullipare, est souvent accompagné de souffrances beaucoup plus grandes qu'un degré bien plus considérable de déplacement chez des femmes qui ont eu des enfants, et que la douleur qu'on ressent quelquefois après une nuit passée à danser, ou après un exercice à cheval fatigant, semble indiquer une lésion plus sérieuse qu'une légère descente de matrice.

Les femmes désignent la douleur particulière qu'elles ressentent dans le prolapsus utérin par la qualification expressive de « *bearing down*, » sorte de sensation qui fait croire que les viscères du pelvis sont sur le point de tomber. A cette sensation s'ajoute, après des exercices modérés, comme l'action de marcher, de soulever un poids, ou même de changer de position, une douleur aiguë, produite par la tension momentanément accrue des ligaments utérins. Cette douleur porte la patiente à garder le repos et souvent aussi à s'incliner un peu en avant, afin de faire cesser la souffrance en diminuant autant que possible la pression qui s'exerce de haut en bas sur l'utérus. La défécation est souvent extrêmement pénible, parce que cet acte a pour effet de distendre tous les ligaments. Lorsque la matrice est descendue assez bas pour que son col repose habituellement sur le plancher du vagin, il s'ajoute fréquemment à la douleur, un besoin de vider le rectum, une sorte de ténesme qui cause un grand malaise. L'utérus devient alors exposé à l'injure de causes externes dont il était préservé auparavant ; en s'asseyant sur un siége dur, en prenant une position dans laquelle le périnée se trouve pressé, la malade peut éprouver une douleur excessivement violente ; aussi est-elle forcée d'étudier ses attitudes et d'adopter certaines positions. A ces incommodités se joint presque toujours, à un plus ou moins haut degré, cette douleur dans les reins qui se manifeste à peu près constamment dans toutes les maladies de l'utérus quelles qu'elles soient. Dans beaucoup de cas, il existe aussi une grande sensibilité dans la région hypogastrique ; elle n'est point exaspérée par une pression modérée, mais diminuée au contraire très-souvent par de douces frictions pratiquées sur la surface endolorie. Cette douleur abdominale est plus spéciale au prolapsus que la douleur lombaire ; toutes les deux semblent résulter de l'irradiation des sensations douloureuses de l'utérus lui-même, le long des branches du plexus nerveux avec lesquels cet organe se trouve en connexion directe ou indirecte ; aussi les observons-nous dans beaucoup de cas de cancer utérin, de dysménorrhée et autres maladies chroniques de l'utérus. Une autre sensation très-douloureuse qui survient tout à fait dans les premières phases du prolapsus utérin et avant qu'il existe aucun changement dans la position de la vessie, c'est un fréquent besoin d'uriner auquel la malade est obligée de satisfaire toutes les demi-heures, sans en être grandement soulagée. Chez les femmes vierges, lorsque l'utérus est descendu au point de se trouver dans l'axe du vagin, la pression de son orifice contre la membrane hymen donne lieu à de vives douleurs. Mais toutes ces souffrances sont adoucies, et beaucoup disparaissent même entièrement, du moment que la malade est couchée.

La douleur n'est pas le seul symptôme du prolapsus utérin. L'organe ainsi déplacé devient le siége d'une irritation qui cause presque toujours des écoulements leucorrhéiques et des flux menstruels plus abondants, plus prolongés et plus fréquents qu'à l'état de santé. La circulation en retour s'effectue avec une difficulté insolite quand la matrice est déplacée. De là un état habituel de congestion qui de temps en temps se juge lui-même par une perte sanguine plus ou moins profuse. Mais l'organe congestionné et irrité n'en a pas moins une grande tendance à augmenter de volume ; et la matrice plus ample, plus lourde qu'à l'état normal, devient de moins en moins capable de reprendre sa position naturelle.

Les désordres de la santé générale qui se manifestent dans le prolapsus de la matrice, n'ont en eux-mêmes rien de caractéristique. Ils consistent en cet ensemble de symptômes qui accompagnent un grand nombre de maladies utérines, parmi lesquels la dyspepsie occupe une si grande place, à cause de la sympathie spéciale qui existe entre l'utérus et l'estomac. La constipation peut aussi être regardée comme une compagne fidèle du prolapsus ; elle est due en partie à la douleur que causent dans les premières périodes de la maladie les efforts de défécation, et en partie à l'obstacle mécanique que la pression du col sur le rectum apporte au passage des fèces.

Dans les classes élevées de la société, les symptômes du prolapsus sont presque toujours combattus par un traitement approprié, dès les premières phases de l'affection, de telle sorte que la matrice passe rarement du premier au second degré du déplacement. Il y a cependant des exceptions à cette règle, lorsque le périnée a été déchiré dans une grande étendue, et que le vagin a été affaibli par cette lésion d'une manière très-prononcée et permanente. Dans un âge avancé, l'atrophie du vagin se produisant presque toujours, l'utérus, même en état de santé, peut s'abaisser au point de sortir partiellement en dehors des parties externes. Quelquefois aussi, même chez les jeunes femmes, le périnée après l'accouchement semble avoir perdu son élasticité, et il ne soutient le vagin que médiocrement ou même pas du tout. Une petite portion de la paroi postérieure du vagin tombe bientôt en prolapsus et se projette entre les lèvres, mais pas encore en dehors d'elles ; là elle s'irrite, et, à la suite de cette irritation, elle s'hypertrophie. Le rebord du périnée qui est flasque, se laisse entraîner en bas par le vagin. Si l'on pratique l'examen par le toucher, le doigt repousse aisément ce rebord qui semble alors faire partie constituante du vagin ; de telle sorte qu'on croirait à s'y méprendre que le périnée a été entièrement détruit, et quelquefois la vue seule peut déterminer s'il en est ainsi ou non. Dans ces cas, comme le soutien que le vagin fournit à l'utérus fait complétement défaut, le prolapsus externe de l'utérus peut se produire ; cet accident est moins irrémédiable que lorsque le périnée a été déchiré.

La production du prolapsus externe, ou procidence, lorsqu'elle résulte d'un violent effort ou lorsqu'elle s'effectue en une seule fois par suite de quelque changement de position peu de temps après la parturition, ou à la suite d'effort pour aller à la garde-robe, est accompagnée de souffrances locales beaucoup plus vives et de troubles constitutionnels beaucoup plus prononcés que dans d'autres circonstances. Mais dans la très-grande majorité des cas, la procidence de la matrice n'a lieu que graduellement. D'abord ce n'est qu'une petite portion de l'organe qui fait saillie, pour quelques instants seulement ; puis une portion plus considérable sort et reste en dehors plus longtemps, jusqu'à ce que toute la matrice se projette d'une manière constante hors des parties externes. Ce changement de position de l'organe entraîne des changements dans les symptômes. Souvent en effet on observe une rémission marquée de la douleur ; car la sensibilité de la matrice paraît s'émousser beaucoup lorsque l'organe est devenu externe ; les injures, les chocs qu'il n'aurait pu supporter lorsqu'il était dans sa situation naturelle ne produisent que peu d'effet, du moment qu'il a quitté la cavité pelvienne.

Le soulagement qui résulte pour la malade de la cessation de la leucorrhée vaginale et de la diminution graduelle de la sensibilité utérine, est en général plus que contre-balancé par des souffrances provenant d'une autre source. A mesure que la procidence de l'utérus augmente, la position des autres organes pelviens devient de plus en plus modifiée : en avant, la vessie s'enfonce dans le sac, et les rapports naturels de l'urèthre se trouvent altérés au point que ce canal, d'horizontal qu'il était, prend une direction perpendiculaire. Ce déplacement empêche nécessairement la vessie de se vider avec facilité ; il se produit en même temps un besoin réitéré d'évacuer l'urine, et ces deux accidents rendent misérable l'existence des malades. De la même façon, mais pas aussi invariablement, le rectum est entraîné en bas et en arrière, et la difficulté de la défécation s'ajoute dès lors aux autres symptômes. Ce n'est pas tout : la descente du petit intestin dans la cavité pelvienne pour remplir la place que l'utérus et les organes adjacents ont laissée vacante, trouble les fonctions du tube intestinal, et donne lieu à des sensations variées de douleur et de malaise dans l'abdomen, auxquelles s'ajoute assez fréquemment la souffrance causée par l'inflammation du péritoine, qui manque rarement de se produire sous sa forme chronique.

La tumeur externe est elle-même la source de beaucoup de souffrances. En dépit de l'épaississement de sa couche épithéliale, l'irritation causée par l'air extérieur et par toutes sortes d'injures externes dont il est impossible de la préserver, aussi bien que par le passage des urines et des fèces, manque rarement de produire l'ulcération de sa surface. Cette ulcération se manifeste généralement par larges plaques sur les parties les plus exposées, comme par exemple sur les côtés où la tumeur est pressée par les cuisses, en bas où des frottements ont lieu quand la malade est assise ou couchée, et vers la partie supérieure qu'excorie le passage de l'urine. — Ces ulcérations sont rarement profondes ; habituellement irrégulières, à bords élevés, à surface indolente, elles présentent peu de tendance à la cicatrisation. L'orifice utérin, lui aussi, à cause de sa position vers la partie inférieure de la tumeur, qui l'expose à l'irritation, et de la ténuité de la membrane qui le recouvre, est presque toujours le siége d'un ulcère ou d'une érosion [1]. Cette ulcération est souvent très-étendue : ce n'est pas simplement parce que les lèvres de l'orifice participent à l'hypertrophie générale de la matrice et présentent une large surface, qu'il en est ainsi ; c'est aussi parce que le tiraillement continuel, que le vagin retourné exerce sur la matrice, tend à attirer les lèvres de l'orifice en haut, à les séparer l'une de l'autre, et à renverser en dehors la membrane muqueuse du canal cervical, qui ne tarde pas à s'excorier. La réduction de l'utérus remet ces parties dans leur état naturel et la large ulcération externe disparaît alors presque entièrement, en s'enfonçant dans le canal cervical.

L'existence d'un prolapsus utérin, bien qu'elle n'empêche pas la conception, rend souvent la grossesse extrêmement douloureuse. Les degrés les moins avancés de la descente sont, il est vrai, quelquefois guéris par la grossesse, car l'utérus, à mesure qu'il augmente graduellement de volume remonte dans le bassin, et l'amélioration temporaire qui en résulte peut devenir permanente, si l'on surveille soigneusement la gestation, et si on condamne pendant longtemps la malade à la position horizontale après l'accouchement. Mais lorsque le déplacement est considérable, et surtout lorsque l'utérus est déjà tombé partiellement en procidence, l'agrandissement de la matrice a pour effet de faire descendre l'organe plus bas encore, de telle sorte qu'une portion considérable de son segment inférieur aussi bien que son col très-augmenté de volume, font une saillie permanente à l'extérieur, pendant la plus grande partie ou toute la durée de la grossesse. Tous les symptômes que le prolapsus produit habituellement s'aggravent dans ce cas, et l'avortement se produit assez fréquemment, d'abord à cause des troubles fonctionnels inséparables d'un déplacement de la matrice, et puis parce que l'organe incapable de s'élever comme il devrait le faire dans la cavité abdominale, n'a pas assez d'espace dans le bassin pour s'y développer complétement. — Toutefois, dans un très-petit nombre de cas, la grossesse suit son cours sans encombre, en dépit d'un prolapsus avancé. On rapporte même des cas dans lesquels l'utérus descendait de plus en plus, jusqu'à laisser pendre entre les cuisses la plus grande partie de son étendue ; néanmoins, le développement du

---

[1] Ce fait, dont chacun peut vérifier l'exactitude, a été, si je ne me trompe, mentionné pour la première fois par Scanzoni, dans une note à la page 78 de la 4° édition du vol. de Kiwisch, *Klinische Vorträge*. (*Note de l'Auteur.*)

fœtus s'accomplissait dans cette position anormale. Dans d'autres cas plus étranges encore, le coït se pratiquait à travers l'orifice utérin ; l'imprégnation s'effectuait, et la gestation avait lieu sans troubles, malgré l'existence d'une procidence irréductible.

Nous avons parlé des causes qui s'opposent au replacement définitif d'un utérus depuis longtemps en procidence. Les mêmes causes, agissant quoique à un moindre degré dans le prolapsus simple, empêchent souvent de rétablir complétement la matrice dans sa situation normale. Peu à peu, il est vrai, la femme s'habitue aux inconvénients de sa position jusqu'à en être peu incommodée, même dans les cas de procidence externe de la matrice. On rencontre cependant beaucoup d'exceptions ; les ulcérations de l'organe en procidence deviennent très-étendues, prennent un mauvais caractère et des eschares se montrent sur quelques points ; ou bien, la tumeur n'ayant pas été réduite depuis longtemps, se gonfle, devient tendue et douloureuse, et toutes les tentatives pour la remettre en place restent infructueuses. La douleur excessive qui accompagne les efforts qu'on fait pour réduire la matrice provient souvent de ce qu'une inflammation s'est développée soit en haut, soit en arrière dans le péritoine qui revêt la poche, ou dans celui qui recouvre les intestins descendus dans le sac ; la mort peut alors survenir avec plusieurs des accidents qui accompagnent les hernies étranglées.

Des deux variétés de prolapsus vaginal dans lesquelles la paroi postérieure ou la paroi antérieure sont déplacées, c'est la dernière qui donne lieu aux symptômes de beaucoup les plus importants. Un certain degré de prolapsus de la paroi postérieure du vagin, existe dans la plupart des cas de déchirure du périnée ; une sensation douloureuse de tiraillement quand la malade se lève, un écoulement leucorrhéique, la gêne qui résulte de la projection, entre les lèvres, de la petite poche vaginale, tels sont les phénomènes qui se montrent en général, mais dans une mesure qui n'est pas toujours en rapport avec le degré du déplacement. Il faut y joindre les inconvénients de la constipation et le malaise qui résulte du tassement des scybales dans le rectum, toutes les fois que la partie inférieure de l'intestin est attirée en bas et tombe en prolapsus ; enfin, quand l'affection dure depuis longtemps et atteint un degré considérable, l'utérus lui-même est abaissé.

Le prolapsus de la paroi antérieure du vagin accompagné, comme il arrive, de la chute de la vessie, produit vers l'ombilic une sensation particulière de tiraillement dont l'intensité est proportionnée à la réplétion de la vessie, et qui s'affaiblit ou même cesse tout à fait quand ce viscère est dans un état complet de vacuité. On a rapporté, sans doute à juste titre, cette sensation à l'extension forcée du ligament suspenseur de la vessie, qui doit être tiraillé de plus en plus, à mesure que l'urine s'accumule dans la vessie tombée en prolapsus. La malade éprouve en outre un continuel besoin d'uriner, qu'une fréquente miction ne soulage pas, à moins qu'on ne presse de bas en haut sur la poche vésicale, de manière à la vider complétement. A ces symptômes se joint dans beaucoup de cas, et au bout d'un certain temps, une altération de l'urine[1] qui devient trouble, filante, quelquefois infecte et chargée de phosphates. Cette altération résulte en partie de la rétention et en partie de l'irritation qui s'est propagée jusqu'aux reins eux-mêmes. Il est à peine besoin de dire que, dans ces cas, les symptômes ordinaires du prolapsus vaginal ne font point défaut ; nous avons déjà parlé de l'hypertrophie de la lèvre antérieure causée par le prolapsus de la vessie et de la descente de matrice qui survient aussi plus tard.

Les caractères du prolapsus de la matrice ou du vagin sont si accusés, qu'avec l'attention la plus ordinaire il est impossible de se méprendre sur ces accidents. Aussi allons-nous passer à l'examen du traitement le plus propre à les guérir.

Sur ce terrain nous rencontrons les opinions et les assertions les plus contradictoires ; car, tandis que quelques auteurs vantent l'emploi des moyens mécaniques pour maintenir dans leur position naturelle les organes déplacés, d'autres contestent leur utilité et dirigent contre cette pratique de nombreux arguments. Sans entrer dans cette controverse, nous ne devons pas perdre de vue un point que les argumentateurs ont trop souvent oublié : c'est que le prolapsus de la matrice, survenant dans des circonstances très-variées, le traitement pour être approprié, doit différer aussi suivant les cas. Quelquefois le prolapsus résulte de causes qui augmentent le poids de l'organe, et rendent ses soutiens ordinaires incapables de le maintenir dans sa situation naturelle ; d'autres fois, l'affaiblissement de ces soutiens eux-mêmes, qu'il soit accidentel ou le résultat de la maladie, est le premier pas dans la voie du déplacement. Suivant

---

[1] L'attention a été appelée pour la première fois sur cette cause d'altération de l'urine par feu le docteur Golding Bird, dans un mémoire publié dans *Medical Times and Gazette*, 1855, janv. 1er, p. 11. (*Note de l'Auteur.*)

que l'une ou l'autre de ces conditions étiologiques prédomine, l'usage de moyens mécaniques doit être adopté ou rejeté. Ainsi, par exemple, le temps, des précautions, un traitement judicieux suffisent en général pour guérir cette forme de descente utérine qui succède à une fausse couche ou à l'accouchement; car c'est alors l'involution incomplète de l'organe et l'augmentation de poids qui sont les principales causes du déplacement. Les moyens mécaniques au contraire sont toujours indiqués, lorsque le support que le vagin fournit à l'organe a été détruit par une lacération étendue du périnée, ou grandement affaibli par l'atrophie vaginale qu'entraîne la vieillesse.

Notre première enquête, dans chaque cas de prolapsus utérin, doit donc porter sur la cause qui l'a produit, et nous devons nous efforcer de déterminer d'une manière précise les conditions de santé qui existaient chez la malade avant l'arrivée des accidents pour lesquels elle réclame nos soins. Chez les femmes mariées, nous trouverons souvent que le début du mal remonte à la parturition ou à une fausse couche ; chez les femmes non mariées, à un exercice pénible ou prolongé pendant la période menstruelle, et plus tard, à l'absence de soins au retour de chaque époque cataméniale. Le repos dans une position horizontale, la liberté complète des intestins, des bains de siége froids, des injections vaginales astringentes, suffiront habituellement à la guérison de pareils cas. Comme l'hypertrophie de la matrice diminue graduellement, l'organe peu à peu reprend sa position normale. La négligence de précautions convenables à l'époque des règles, conduit souvent au degré le moins avancé du prolapsus utérin, et produit aussi une augmentation de volume de la matrice, dont la disparition s'effectue avec le déplacement, sous l'action du traitement qui réussit lorsque l'accident est consécutif à la parturition. Mais il faut surveiller avec soin chaque retour des règles pour contre-balancer la tendance de la matrice à se déplacer de nouveau ; il est souvent difficile de convaincre la malade d'une pareille nécessité, surtout lorsqu'elle n'éprouve que peu de malaises. C'est pourtant par ces précautions, bien plus que par un traitement actif, qu'on réussit à arrêter la menstruation profuse qui très-souvent accompagne les degrés les moins avancés du prolapsus. Le déplacement de l'organe l'expose à l'irritation. Irrité et congestionné, l'utérus augmente de volume; de ses vaisseaux plus gros et plus nombreux que lorsqu'il était en position normale, le sang coule plus copieusement, surtout si à ce moment, la malade garde la position debout ou continue à se livrer à ses occupations habituelles.

Dans beaucoup d'autres conditions, l'utérus devient plus volumineux et plus lourd qu'à l'état normal ; et quelquefois alors sa tendance au prolapsus est même plus grande que lorsque son augmentation de volume provient d'une involution puerpérale incomplète. La matrice, bien que plus grosse et plus lourde après la délivrance qu'à l'état ordinaire, n'est pas la seule partie hypertrophiée ; ses supports sont sans doute distendus et affaiblis, mais ils se sont accrus aussi et sont devenus plus gros et plus puissants que dans l'état de vacuité. Or, quand l'augmentation de volume de la matrice est due à quelque autre cause, telle qu'une congestion ménorrhagique habituelle, ou la turgescence qui accompagne l'inflammation chronique, le prolapsus de l'organe aura plus de chance de se produire, puisque l'accroissement de son poids ne sera pas contre-balancé par un développement parallèle des parties qui sont chargées de le maintenir en place. Le prolapsus ici est purement secondaire ; pour réduire le volume de la matrice, il faut alors recourir à des déplétions locales. Tant que ce but ne sera pas atteint, le prolapsus tendra à s'accroître de plus en plus ; les tentatives pour retenir l'organe dans sa situation normale, à l'aide de moyens mécaniques, ne feraient qu'augmenter l'irritation et deviendraient ainsi positivement nuisibles.

Si à ces cas, nous ajoutons tous ceux dans lesquels la descente de l'utérus est peu considérable et résulte, soit d'un affaiblissement de la tonicité des parties, conséquence d'un état général de débilité, soit de quelque cause accidentelle et temporaire, telle que l'exercice d'une longue promenade, ou une fatigue excessive, nous en conclurons que l'emploi des moyens mécaniques pour soutenir la matrice déplacée n'est pas nécessaire ou ne convient pas :

1° Dans les degrés légers du prolapsus utérin ;

2° Dans les cas où la descente de la matrice encore de date récente, se rattache à la persistance d'un état d'hypertrophie puerpérale, résultat de l'involution incomplète de l'organe, après l'avortement ou la parturition ;

3° Dans les cas où une maladie utérine, quelle qu'en soit la nature, a été l'occasion du déplacement de l'organe, une pareille maladie étant encore dans la phase qui réclame un traitement.

15

D'un autre côté, les moyens mécaniques de toute espèce conviennent généralement :

1° Dans tous les cas de prolapsus externe ou de procidence de l'utérus ;

2° Dans les cas de prolapsus ancien, au second degré, avec relâchement du vagin et affaiblissement des supports utérins ;

3° Dans tous les cas de lacération étendue du périnée, et, pour la même raison, dans le cas de prolapsus chez les personnes âgées ;

4° Dans les cas de prolapsus peu considérable, mais accompagnés de malaise extrême ou d'une violente douleur ;

5° Dans tous les cas de prolapsus considérable du vagin, avec ou sans descente du rectum ou de la vessie ; et dans tous les cas où le prolapsus utérin est consécutif à quelque déplacement des organes voisins.

Les supports dont on se sert en pareils cas, ont pour but, soit de maintenir la matrice dans sa position naturelle, soit de soulager les sensations douloureuses qui accompagnent son déplacement.

Ils sont ou internes ou externes : les derniers ne sont autre chose que les différents bandages qui exercent une compression sur le sacrum, le périnée ou même le pubis ; les premiers, au contraire, agissent immédiatement sur les organes déplacés. Les internes sont appelés pessaires, du grec πεσσοί ; les anciens ayant l'habitude d'introduire, suivant les indications, des substances médicamenteuses dans le vagin [1].

Il y a deux espèces différentes de pessaires : ceux qui sont maintenus dans leur position par les parois vaginales elles-mêmes et ceux dont le support est extérieur au vagin et consiste en un bandage ou autre chose analogue, auquel on les attache au moyen d'une tige. Chacun d'eux a ses avantages dans certains cas ; mais il est de toute évidence qu'on ne peut employer que les seconds dans les

---

[1] C'était à cause de leurs vertus médicinales, et non à cause de leur utilité mécanique, que les anciens employaient les pessaires. Ainsi, par exemple, dans le serment d'Hippocrate, le candidat fait vœu de s'abstenir de pessaires pour détruire le fœtus ; et c'est aux vertus supposées de leurs principes médicamenteux que Celse fait allusion dans le chapitre xxxi de son cinquième livre. Leur nom provient, d'après quelques-uns, de l'action thérapeutique qu'on leur prête, quasi πέσσειν, mollire ; suivant d'autres, c'est de πέσκος qu'il dérive, parce que la peau d'un animal avec sa laine servait à envelopper les substances constituantes du pessaire, avant de l'introduire dans la vulve. Les pessaires étaient employés dans les cas de prolapsus utérin, mais comme moyen d'appliquer des remèdes astringents plutôt que pour maintenir l'utérus dans sa position ; ce n'est que depuis deux siècles que leur utilité mécanique a été considérée comme capitale et même exclusive. (*Note de l'Auteur.*)

nombreux cas où le périnée a été déchiré au point d'élargir l'orifice du vagin et de rendre ses parois incapables de retenir le pessaire.

Un pessaire doit être léger et lisse, afin que par son poids il ne puisse affaiblir les parois déjà molles et relâchées du vagin, ni augmenter par sa surface rugueuse, l'écoulement leucorrhéique. Il est aussi à désirer que sa pression soit égale et ne porte pas sur une partie limitée de la paroi vaginale. Il faut que l'appui qu'il fournit soit uniforme et réparti sur une assez large surface. Ces conditions sont remplies par un pessaire globuleux ou un peu ovale, fait de bois ou de toute autre substance dont on rendra la surface parfaitement poli. Quelques auteurs recommandent les pessaires métalliques creux toutes les fois qu'ils croient nécessaire de laisser cet instrument à demeure. La légèreté, la parfaite propreté et les qualités inoffensives d'un petit globe argenté au moyen du galvanisme, leur paraissent constituer le meilleur pessaire [1]. La cherté des métaux précieux est cependant un obstacle à leur usage général comme pessaires ; tandis que les pessaires en buis remplissent parfaitement le but, lorsqu'on ne doit s'en servir que temporairement. Le caoutchouc offre beaucoup d'avantages à cause de sa mollesse et de son élasticité ; mais il s'en faut de beaucoup qu'il soit aussi propre que le bois, et les sécrétions vaginales l'altèrent rapidement. Le pessaire globuleux est spécialement utile dans les cas de prolapsus au premier degré, lorsque le col de la matrice s'étant abaissé jusqu'à reposer sur le plancher du vagin, il en résulte de grandes douleurs locales et un retentissement sympathique très-prononcé. Un petit pessaire globuleux introduit dans le cul-de-sac postérieur, derrière l'utérus, suffit à maintenir l'organe au-dessus du plancher vaginal, soulage souvent la malade d'une façon aussi agréable qu'inattendue, et fait disparaître ces accidents que nous avons de la peine à croire produits par un aussi faible degré de déplacement utérin. Le gros pessaire globuleux est très-utile dans les cas de prolapsus considérable et ancien, lorsque l'organe est près de l'orifice externe de la vulve, ou même fait saillie à l'extérieur et

---

[1] Les pessaires en métal ne présentent pas l'inaltérabilité qu'on serait tenté de leur accorder *a priori*. Ainsi, Morand cite, dans les *Mémoires de l'Académie royale de chirurgie*, t. III, p. 014, édit. in-4, l'observation curieuse d'un pessaire en or qui fut percé en plusieurs endroits, après un séjour prolongé dans le vagin. Des excroissances de la muqueuse s'étaient engagées à travers ces ouvertures. L'arrachement du pessaire ayant donné lieu à une plaie circulaire, il en résulta une cicatrice qui rétrécit tellement le vagin que l'utérus fut maintenu en place. (*Note du Trad.*)

que les parois vaginales sont dans un état de relâchement extrême. Dans quelques-uns de ces deux cas, aussi bien que dans d'autres où le périnée a été déchiré sur une grande étendue, il peut être nécessaire de maintenir le pessaire au moyen d'un bandage externe et avec un coussinet pressant sur le périnée. Toutes les fois que le prolapsus est considérable et qu'il a entraîné avec lui la vessie ou le rectum, il est absolument nécessaire de recourir au pessaire ovale pour empêcher la lésion de s'accroître et pour la guérir. Le pessaire globuleux n'est pas exempt d'inconvénients. A moins qu'il soit très-petit ou que la patiente ait appris à l'introduire, à le sortir elle-même, ce qui est rarement difficile, il s'oppose aux rapports sexuels et aux injections vaginales dont il est indispensable de faire un fréquent usage, dans un but de propreté. C'est en partie à cause de la difficulté que quelques personnes éprouvent à remettre et à retirer les pessaires, qu'on a inventé tout récemment les pessaires à air, composés d'un sac de caoutchouc vulcanisé, muni d'un tube. Après avoir introduit le sac dans l'état de flaccidité, on le remplit d'air au moyen d'une seringue. Ces pessaires coûtent cher et se dérangent facilement ; mais je ne leur connais point d'autre inconvénient. Dans les cas où il existe une grande sensibilité de l'utérus et du vagin, le pessaire ordinaire en bois occasionne beaucoup de douleurs ; c'est alors que le pessaire à air en caoutchouc peut rendre de précieux services. Outre cette forme assez coûteuse de pessaires s'insufflant au moyen d'une seringue, il en existe une à meilleur marché qui ressemble au pessaire ordinaire, excepté que l'instrument est distendu par de l'air, au lieu d'être rembourré avec des crins ou autres matériaux[1].

---

[1] Voici la nomenclature des principaux pessaires ; Pessaire en bondon. — Pessaire sphérique en caoutchouc de Gariel. — Pessaire à anneau ou en gimblette, circulaire. — Pessaire à anneau ou en gimblette, elliptique. — Pessaire à anneau ou en gimblette, en 8 de chiffres. — Pessaire à anneau en caoutchouc distendu d'air. — Pessaire à anneau et à air en caoutchouc, à segments inégaux et à plan incliné appliqué dans le cas de rétroflexion. — Pessaire à entonnoir très-évasé et fortement échancré en avant, appliqué dans le cas de rétroversion. — Pessaire à air très-fortement excavé en avant pour remplacer le pessaire de M. Hervez de Chégoin. — Pessaire en pelle ou en raquette de M. Hervez de Chégoin. — Pessaire triangulaire de MM. Simpson et Priestley. — Elytromochlion (levier vaginal horizontal) de Kilian. — Hystérophore de Zwanck de Hambourg. — Hystérophore de Schilling. — Hystérophore de Zwanck, modifié par Eulenberg, de Coblentz. — Hystérophore de Zwanck, modifié par H. Savage. — Pessaire à bilboquet ou à pétiole et à point d'appui extérieur. — Pessaire à air et à pétiole soutenu par des sous-cuisses en caoutchouc, qui se croisent sous la vulve, par Bourjeaurd. — Hystérophore de Roser, modifié par M. Scanzoni et par M. Charrière, etc., etc. (*Note du Trad.*)

Il est bon peut-être de dire un mot ou deux des pessaires faits avec une éponge ; quoique moins employés qu'autrefois, ils trouvent leur application dans quelques cas. L'usage d'une éponge globuleuse enveloppée de soie vernie pour la rendre imperméable aux sécrétions vaginales, est tombé en désuétude devant la supériorité des pessaires en caoutchouc. Quand on se sert maintenant de l'éponge, on l'introduit à nu, ou enveloppée d'un linge. Les avantages du pessaire-éponge résultent de la facilité de son introduction dont la malade peut toujours se charger elle-même, de son expansion qui lui permet de maintenir très-efficacement l'utérus en place et de la possibilité de faire des injections vaginales sans le retirer. Ce qu'on peut lui objecter, c'est que sa surface rugueuse est très-apte à irriter les parois vaginales, et qu'en s'imbibant des flux vaginaux, il contracte rapidement une mauvaise odeur et n'en devient que plus irritant. Aussi ne faut-il jamais l'employer chez les personnes pauvres qui ne peuvent se livrer aux soins d'une propreté scrupuleuse, ni dans les cas où il est difficile de maintenir l'utérus en place. Quand on y a recours, il faut retirer l'éponge toutes les douze heures, la remplacer par une autre, et ne s'en resservir qu'après l'avoir laissée tremper dans l'eau pendant douze heures. Les seuls cas dans lesquels l'éponge constitue un bon pessaire, sont les degrés les moins prononcés du prolapsus, et quand on craint que le déplacement ne soit accru par les occupations habituelles de la malade ; c'est alors une mesure de précaution dont on peut espérer, à bon droit, pouvoir se passer au bout de quelque temps.

Une autre espèce de pessaire dont l'application n'est pas aussi générale que celle des pessaires globuleux ou ovales, mais qui cependant possède des avantages qui le rendent utile dans beaucoup de cas, c'est le pessaire en forme de disque. Comme son nom l'indique, c'est un disque plat, en bois ou en toute autre matière légère, telle que le crin, la laine, avec une enveloppe de caoutchouc, ou un coussinet de caoutchouc insufflé. Après l'avoir introduit dans le vagin, on le place transversalement entre les épines de l'ischium de manière à fournir au bassin un plancher artificiel capable de maintenir l'utérus à peu près dans sa position naturelle. Tous ces pessaires ont une ouverture à leur centre ; non-seulement elle aide à les retirer, mais elle facilite la sortie du fluide menstruel ; elle rend même possible la conception, l'instrument restant en place. Mais cette ouverture centrale devient quelquefois l'occasion d'un grand malaise pour les malades, car le col de l'utérus, après s'y être engagé, peut se tuméfier et subir sur les bords un étranglement partiel. On évite aisément cet inconvénient en donnant à cette ouverture centrale, soit un diamètre trop petit pour que le col puisse y passer, soit un diamètre trop grand pour que l'étranglement puisse se produire ; en thèse générale, le premier mode de construction est préférable au dernier. Une objection plus grave à cette espèce de pessaire résulte de sa facilité extrême à se déplacer, circonstance qui tient à ce qu'il n'est en contact qu'avec une zone relativement étroite du vagin, au lieu d'être embrassé par lui sur une large surface, comme le pessaire globuleux ; et puis une femme, sans être douée d'une grande dextérité, peut apprendre à introduire et à retirer elle-même le pessaire globuleux, tandis qu'elle doit toujours avoir recours à un homme de l'art pour ajuster convenablement le pessaire en forme de disque.

On s'est efforcé plusieurs fois de modifier l'instrument pour détruire cette dernière objection, et faire du pessaire en disque un support utérin d'une facile introduction et peu susceptible de se déplacer. A la fin, ce but a été atteint par l'ingénieux docteur Zwanck[1] de Hambourg. Son instrument qu'on peut maintenant se procurer aisément à Londres, consiste en deux disques de métal creux et de forme ovale, avec une ouverture centrale pour diminuer leur poids, et réunis par une charnière qui leur permet de s'ouvrir et de se fermer. Une petite tige recourbée part de chaque disque, au voisinage de la charnière ; lorsque l'instrument est ouvert, les deux tiges se trouvent en contact l'une avec l'autre et sont aisément fixées au moyen d'une vis qui forme une sorte de tête bulbeuse à la plus longue et assure l'ouverture du pessaire. L'instrument est introduit fermé, et lorsqu'il est arrivé assez haut dans le vagin pour pouvoir passer librement, on l'ouvre en mettant les deux tiges en contact ; un tour de vis l'assujettit dans cette position. Son maniement est si simple que la malade apprend du premier coup à l'introduire et à le retirer elle-même. Je l'ai employé plusieurs fois et j'ai été étonné de le voir retenir si solidement de grosses matrices qui étaient plusieurs fois tombées en procidence. Son introduction, toutefois, présente quelques difficultés, et est douloureuse lorsque l'orifice vaginal est étroit ; il semble agir plus efficacement dans les

---

[1] Il a publié une description et un dessin de l'instrument dans le *Monatsschrift für Geburtskunde*, Band I, Heft, 3.

déplacements prononcés que dans les déplacements légers, et spécialement lorsque le périnée est déchiré ou a perdu son élasticité au point de ne pouvoir plus retenir dans son intérieur le pessaire à air[1].

Mais il existe une grande classe de pessaires qui sont maintenus dans leur position par un soutien extérieur, et non plus par la pression que les parois vaginales ou le plancher du bassin exercent sur eux. Le principe de pareils instruments consiste dans l'emploi d'une ceinture fixée au-dessus des hanches, à laquelle est attachée une tige soutenant le support utérin, ou sur laquelle se fixent des bandes qui servent à maintenir l'instrument dans une position convenable. Le grand inconvénient qui résulte de leur emploi dans la pratique, c'est l'inévitable facilité avec laquelle la ceinture ou le ressort qui entourent le bassin peuvent changer de position. Il en résulte que la tige vaginale presse quelquefois douloureusement sur l'orifice de ce canal, ou que le support utérin se déplace au point de permettre à la matrice de descendre en se plaçant sur ses côtés. Cette circonstance, jointe à leur prix très-élevé, fait qu'on ne les emploie qu'assez rarement ; mais dans certains cas, spécialement dans ceux où le périnée a été largement déchiré, vous vous trouverez bien de recourir à ces appareils.

Quand on emploie ces supports externes, les malades sont très-soulagées par la pression que la ceinture exerce sur le bassin ; elle fait disparaître quelquefois ces sensations douloureuses multipliées qui se montrent dans quelques cas de prolapsus utérin. Deux bandages me paraissent très-bien remplir ce but ; ce sont : le support utéro-abdominal de Hull, et un bandage connu, chez les fabricants d'instruments, sous le nom de bandage du docteur Ashburner. Chacun d'eux embrasse étroitement les hanches ; l'un est muni d'une large plaque métallique rembourrée s'adaptant au-dessus du pubis, et l'autre, d'une plaque semblable portant sur la partie supérieure du sacrum. La principale utilité de ces plaques métalliques, c'est que, par leur

---

On a apporté quelques modifications à l'instrument de Zwank, principalement dans le but de rendre la vis plus facile à manier par la malade. Celle de Schilling est la plus ingénieuse, car les deux branches de la tige ne sont jamais séparées et l'instrument est ouvert ou fermé, suivant que la vis est tournée de gauche à droite ou de droite à gauche. On le trouve maintenant chez les fabricants d'instruments de Londres. Une description minutieuse, avec dessins, d'une grande variété de pessaires et autres supports utérins a été donnée par le docteur V. Franqué dans son essai *Der Vorfall der Gebärmutter*, folio. Würzburg, 1860. (*Note de l'Auteur.*)

compression ferme et douce en même temps, elles soulagent les douleurs sympathiques qui se manifestent dans le dos, ou les tiraillements et le malaise que les malades éprouvent dans la région des ovaires. A chacun d'eux s'adapte une bande, avec bourrelet périnéal; elle passe entre les cuisses et on peut la retirer à volonté; elle rend de grands services dans tous les cas de relâchement considérable du vagin, avec tendance à la procidence, qu'on l'emploie seule ou combinée avec quelque autre support interne. La bande et le bourrelet périnéal ont l'inconvénient d'échauffer les parties et d'entretenir l'écoulement leucorrhéique; mais sans eux, l'instrument ne peut pas être aussi bien ajusté. Celui du docteur Ashburner, avec sa plaque reposant sur le sacrum, me paraît le plus utile; il diminue beaucoup les douleurs de reins; quelques personnes ne peuvent s'en passer pour marcher ou pour faire un exercice quelconque[1].

Il est à peine nécessaire de vous entretenir du mode d'introduction des pessaires et des précautions que doivent observer ceux qui les portent. Même dans les cas qui en exigent le plus impérieusement l'usage, il ne faut pas qu'il existe une sensibilité notable des parties résultant de leur séjour prolongé, ni qu'il reste encore des traces notables d'inflammation ou de congestion. Quand on s'est assuré que ces conditions morbides n'existent pas, on fait coucher la malade sur le côté gauche; on place l'utérus autant que possible dans sa position naturelle, et, après avoir enduit le pessaire d'huile ou de pommade, on l'introduit en ayant soin de lui faire suivre l'axe du bassin. On le pousse, soit derrière le col utérin, soit simplement

---

[1] Pendant son séjour à l'hôpital de Lourcine en qualité d'interne, M. le docteur Barnier a fait, avec M. le professeur Gosselin, des expériences sur des cadavres de femmes, pour s'assurer du mode d'action des pessaires. Le résultat de ses investigations est exposé tout au long dans son excellente thèse, intitulée : *Des pessaires, de leur mode d'action et de leur indication.* Paris, 1855. « En résumé, dit l'auteur, on voit que les pessaires, quelle qu'en soit en général la forme, ont une action semblable, celle d'immobiliser l'utérus. A cette action, quelques-uns, tels que les pessaires cylindriques, élytroïdes, à boule ou à air, joignent encore la propriété de soulever la matrice; mais ce mode d'agir, auquel M. Gariel fait jouer un grand rôle, nous paraît le plus souvent secondaire. Nous ne lui reconnaissons d'utilité que dans les cas où nous avons à combattre un abaissement ou une chute... L'immobilisation de l'utérus à un degré variable, voilà ce que donnent les pessaires, et voilà la seule chose que nous ayons à rechercher dans l'application de ces instruments... De tous les pessaires, celui qui nous paraît le mieux convenir est le pessaire sphérique en caoutchouc et à air de M. Gariel. Ses parois sont douces, molles et compressibles... Le pessaire de M. J. Cloquet, à défaut du pessaire à air, sera employé avec avantage. Quant à l'efficacité des pessaires en gimblette, elle est si incertaine que nous ne voulons pas les conseiller; mais nous rejetons absolument dans tous les cas les pessaires à queue, à tige, en bilboquet, à ressort. » (*Note du Trad.*)

dans la partie supérieure du vagin, si le relâchement des parois vaginales est considérable et que le prolapsus ait dépassé le premier degré. Toutes les fois que le relâchement des parties est prononcé, il est essentiel de choisir un pessaire assez volumineux pour que son introduction à travers l'orifice de la vulve s'effectue avec quelque difficulté, car le vagin est toujours plus spacieux dans sa partie supérieure que près de son orifice ; et puis, si l'introduction de l'instrument était trop facile, il ne manquerait pas de se déplacer rapidement. Dans les degrés les plus avancés de prolapsus, et lorsque le périnée est déchiré, il faut recourir au bandage externe et au bourrelet périnéal pour maintenir le pessaire en place.

Quand on fait usage du pessaire en disque, c'est par les bords qu'on le fait entrer et qu'on le pousse dans le vagin aussi loin que possible ; on le fixe alors en le faisant tourner sur lui-même, de manière à ce qu'il arrive à être transversalement étendu entre les épines de l'ischion, où il forme une sorte de plancher artificiel sur lequel repose l'utérus. Quelle que soit l'espèce de pessaire employée, on ne doit pas, surtout quand on fait usage du pessaire en disque, quitter la malade après avoir introduit l'instrument, sans lui faire faire deux ou trois fois le tour de la chambre et s'assurer alors que le pessaire n'a pas changé de position. J'ai déjà dit que le peu de tendance de l'instrument de Zwanck à se déplacer, est un de ses plus grands avantages.

Un pessaire ne doit jamais séjourner plusieurs semaines dans le vagin, malgré qu'on fasse de nombreuses injections pour prévenir le dépôt de concrétions sur sa surface. Un des grands avantages des pessaires globuleux et ovales, aussi bien que de l'instrument de Zwank, consiste dans la possibilité, pour la malade, de le retirer elle-même chaque soir, et de le replacer le matin avant de se lever. Elle peut aussi, non-seulement le tenir parfaitement propre, mais laver deux fois dans les vingt-quatre heures le vagin à grande eau ou avec des injections astringentes. On cite des cas où des lésions très-graves sont résultées de la négligence de ces précautions : telles que l'inflammation, l'ulcération du vagin, le passage du pessaire dans la vessie, accompagné de toutes les misères de la fistule vésico-vaginale. Une autre raison pour retirer fréquemment le pessaire, c'est que dans beaucoup de cas nous ne nous en servons que comme d'un expédient transitoire, propre à maintenir la matrice en place, pendant que le vagin et les replis du péritoine récupèrent la force qui leur permettra de retenir l'utérus d'une manière permanente dans sa position normale. Nous avons l'espoir qu'au bout d'un certain temps on pourra se passer de pessaire, et, comme un premier pas vers ce résultat, nous changeons quelquefois d'instrument en ayant soin d'en employer un plus petit que celui qui était porté auparavant. Il est rare qu'il convienne de renoncer tout d'un coup à l'usage du pessaire ; il est en général plus prudent d'employer des instruments de plus en plus petits, avant de les laisser complétement de côté.

Dans les cas de prolapsus du rectum, il est important de faire sentir à la malade la nécessité de surveiller l'état des intestins, et de lui dire que quelques semaines de négligence à cet égard ramèneraient probablement les premiers accidents. Lorsque la vessie a été déplacée, pour guérir les degrés les plus légers de cette lésion, ou empêcher qu'elle ne se reproduise après l'ablation du pessaire, il faut que la malade presse avec ses doigts sur la partie antérieure du vagin toutes les fois qu'elle urine, afin de permettre à la vessie de se vider complétement.

Dans tous les cas de procidence de l'utérus, aussi bien que dans ceux de prolapsus vaginal externe, le premier point dont on doit s'occuper, c'est de replacer les parties dans l'intérieur de la cavité pelvienne, et de les y maintenir, s'il est nécessaire, au moyen d'un bandage d'Ashburner, bien adapté et muni d'un bourrelet périnéal. Dans quelques cas, lorsque la procidence a été de longue durée, c'est tout ce qui doit être fait pour le moment, puisque l'hypertrophie de la matrice et des parties adjacentes, est presque toujours trop considérable pour permettre l'usage du pessaire. Mais il est très-remarquable de voir avec quelle rapidité cette hypertrophie diminue, si on fait garder strictement à la malade, pendant deux ou trois semaines, la position horizontale, en ayant soin que le prolapsus ne redevienne pas externe. La présence d'une érosion considérable au pourtour de l'orifice utérin, n'empêche en aucune façon le retour immédiat de l'organe à son volume normal ; on peut en dire autant de ces ulcérations larges et indolentes qui se produisent sur la surface du vagin retourné. La guérison de ces ulcères, quoique toujours lente, s'effectue beaucoup plus rapidement dans l'intérieur du corps qu'au dehors. Si la cicatrisation ne marche pas sous l'influence des injections vaginales simples, telles que la solution saturnine ou la lotion noire, on conseillera à la malade de faire des

efforts d'expulsion, afin de nous permettre de toucher, s'il est nécessaire, les bords ou la surface des ulcérations avec du nitrate
d'argent.

A cette règle, il y a des exceptions. Parfois la surface exposée à
l'air extérieur, est érodée dans une grande étendue et très-douloureuse, ou bien les ulcérations sont larges, nombreuses et d'un mauvais caractère. En pareil cas, les tentatives pour réduire l'utérus
seraient excessivement pénibles ; d'un autre côté, les solutions de
continuité exigent un traitement direct qui serait impraticable, si
l'organe avait été replacé dans l'intérieur de la cavité pelvienne.
En pareille occurrence, j'ai l'habitude de maintenir strictement la
malade pendant quelques jours dans la position horizontale, le siége
élevé et l'utérus soutenu par un coussin et enveloppé dans des
compresses imbibées soit d'eau pure ou d'une faible solution saturnine, soit, si la surface de l'érosion est très-étendue, d'une lotion
composée de deux scrupules (5 grammes) d'oxyde de zinc, suspen-
dus au moyen de deux drachmes (de 8 grammes) de mucilage, dans
six drachmes (24 grammes) d'eau. Si les ulcères sont très-indolents,
il faut les panser avec un onguent composé de deux drachmes
(8 grammes) de baume du Pérou et d'une once (50 grammes) de
spermacéti, et toucher tous les jours leurs bords avec du nitrate d'argent solide. Mais il ne faut continuer ce traitement qu'aussi longtemps que l'exige strictement l'état des parties en procidence ; car
plus tôt on les remettra en place, et mieux on s'en trouvera à tous
égards. Il faut tenir compte de deux autres conditions, soit qu'on
cherche à réduire l'utérus, soit qu'on ajourne cette tentative. Lorsque la matrice est restée longtemps à l'extérieur, les intestins,
comme je l'ai déjà expliqué, se déplacent et tombent dans la cavité
pelvienne. Ils s'habituent si bien à leur nouvelle position, que la
malade éprouve un grand malaise quand on remet l'utérus en place.
En pareil cas, il est prudent de ne remettre chaque jour l'organe en
place que pour peu de temps, de manière à accoutumer peu à peu
les parties à quitter une position qui, avec le temps, est presque devenue normale pour elles. Mais le malaise que la malade éprouve peut
provenir aussi de ce que les intestins adhèrent entre eux ou avec le
sac et opposent ainsi un obstacle mécanique à la réduction de la matrice. Cette éventualité réclame, de notre part, un surcroît d'attention, car ce n'est pas seulement du malaise, mais une véritable péritonite qui peut résulter d'efforts trop considérables pour réduire la

matrice, ou lorsqu'elle a été réduite, pour la maintenir constamment dans le bassin. Aussi, dans tous les cas de prolapsus très-étendu, ne saurait-on prendre trop de précautions en essayant de réduire la matrice. S'il existe une grande sensibilité dans la tumeur, on fera bien d'y appliquer des sangsues, d'y faire des fomentations ou de l'entourer de compresses humides pendant quelques jours. Et même, en l'absence de ce symptôme, il convient, à moins que la réduction ne s'effectue avec une grande facilité, de se borner à soutenir pendant quelque temps l'utérus au moyen d'un coussinet ou d'un bandage en T, afin de l'empêcher de descendre encore ; car, si par ces simples mesures nous parvenons à diminuer graduellement le prolapsus, il y a lieu d'espérer qu'avec le temps nous finirons par le faire disparaître tout à fait. En procédant d'une autre manière, on arrivera presque invariablement à agir assez violemment sur l'intestin pour provoquer son inflammation. J'ai vu dans un cas la mort résulter de ce manque de précautions ; et, une autre fois, bien qu'on n'eût pas usé d'une violence excessive en replaçant l'organe, il survint une péritonite dont la malade eut la chance de guérir.

Ces moyens variés pour soulager le prolapsus de l'utérus ou du vagin, que nous venons de passer en revue, ne constituent, il faut bien l'avouer, que des mesures palliatives. Ils guérissent, il est vrai, dans beaucoup de cas, mais indirectement, en empêchant le déplacement de s'accroître et en donnant à la nature le temps et l'opportunité de le faire disparaître. Dans les plus légers degrés, et dans les cas les plus récents de prolapsus, ces moyens manquent rarement de produire un bon effet ; mais leur résultat est incertain, lorsque l'accident date de longtemps ou est considérable ; c'est ce qui a conduit tout naturellement à chercher un mode de guérison plus rapide et plus sûr[1].

[1] Un mode de traitement du prolapsus utérin que je crois devoir signaler, bien que je sois loin de l'approuver, c'est celui qui a été proposé par le docteur Bernard Seyfert. Il consiste à substituer la rétroflexion au prolapsus. Seyfert a été conduit à cette pratique par l'observation de trois cas où la guérison d'une descente plus ou moins prononcée de la matrice, consécutive à l'accouchement, fut suivie d'une rétroflexion de l'organe. Les moyens employés avaient consisté dans le repos au lit et des douches froides. « Si l'on examine, dit l'auteur en terminant, les accidents nombreux que détermine le prolapsus utérin, l'état moral qui l'accompagne, on comprendra que la rétroflexion utérine, quoiqu'elle-même étant une maladie, soit préférable à une infirmité aussi douloureuse que dégoûtante. Aussi m'empresserai-je dorénavant, dans les cas où le prolapsus résistera, d'employer la sonde et, par des mouvements ménagés, de déterminer une tendance de cet organe à la rétroflexion. » *Wierteljahrsschrift für die praktische Heilkunde*, Ester Bd. 1853.) J'ignore si Seyfert a mis en pratique le mode de traitement que lui avaient sug-

En conséquence, on a imaginé de nombreuses opérations dans le but, soit de diminuer l'orifice de la vulve et de prévenir par là le prolapsus externe, soit de rétrécir le vagin lui-même et de faire disparaître ainsi l'une des principales causes du prolapsus. Sans aucun doute, il ne peut y avoir aucune divergence d'opinion relativement à l'opportunité d'une opération en pareil cas. Lorsque, par exemple, une déchirure du périnée a été suivie du prolapsus du vagin ou du rectum et d'une descente consécutive de la matrice, il est évident que tous les moyens mécaniques pour maintenir la matrice en place ne seront que d'une efficacité médiocre, en comparaison de ce qu'on peut espérer d'une restauration du périnée, qui fournira au vagin un soutien naturel et remettra toutes les parties dans les conditions de l'état normal. Aussi existe-t-il une grande différence entre cette opération et la contraction artificielle de l'orifice vulvaire. La restauration du périnée restitue aux organes pelviens le support dont un accident les avait privés, et constitue essentiellement une mesure curative ; l'oblitération partielle de la vulve ne fait que fermer mécaniquement l'ouverture à travers laquelle les organes en prolapsus pouvaient s'échapper ; mais elle ne remédie en rien aux autres accidents, et même elle rend moins faciles qu'auparavant les mesures palliatives telles que l'emploi des moyens mécaniques. En dépit de ces inconvénients si visibles, la difficulté d'appliquer des pessaires ou autres instruments, les malaises inséparables de leur usage, leur insuffisance quelquefois, même dans les simples limites de leur indication, ont suggéré à Mende[1] une opération qui a été exécutée par Fricke[2] avec quelques modifications, et dont le but est de retenir l'utérus dans l'intérieur du canal vaginal. L'opération de Mende, qui visait à soutenir la matrice au moyen d'un hymen artificiel, n'a jamais été pratiquée ; mais l'attention qu'a excitée dans ce pays

géré les trois faits observés par lui. Toujours est-il qu'il me semble exagérer un peu les accidents du prolapsus et l'inocuité des rétroflexions. Et puis, nous n'aimons pas à voir employer un moyen mécanique dangereux comme la sonde, pour ne remplacer en définitive une maladie que par une autre. (*Note du Trad.*)

[1] *Die Geschlechtskrankheiten des Weibes*, Göttingen, 1834, vol. II, p. 51.

(Note de l'Auteur.)

[2] *Annalen*, etc., vol. II, 1833, p. 142. On en a tiré une description minutieuse de l'opération qui se trouve dans Kilian (*Operationslehre*, 2ᵉ édit., vol. III, 1851, p. 95) et dans l'édition de Chélius, par South, vol. II, p. 114. L'ouvrage de M. South parut en 1847 ; l'ouvrage de M. Brown sur les *Maladies des femmes*, où à propos d'un autre sujet le Chélius de South est cité, date de 1854 ; il est singulier que les détails que le Chélius de South contient, relativement à l'opération du prolapsus, aient échappé à l'attention de M. Brown. (Voy. sa lettre dans le *Medical Times*, 11 avril 1857. (*Note de l'Auteur.*)

l'exécution, par Fricke, d'une opération reposant sur des principes identiques, nous porte à entrer, sur ce sujet, dans des détails plus étendus que nous ne l'aurions fait, si elle avait eu moins de retentissement.

L'opération de Fricke consiste à enlever sur le bord de chaque lèvre une portion de leur substance, dans une largeur de deux travers de doigts. Les incisions commencent à un pouce environ au-dessous de la commissure supérieure, de chaque côté, et se réunissent en formant une courbe, à un pouce derrière la fourchette; en opérant, il faut avoir grand soin de ne pas trop ménager le tégument interne. Lorsque l'hémorrhagie s'est arrêtée, on réunit les bords au moyen de sutures; il est nécessaire d'en appliquer quelquefois dix ou douze; cela fait, l'opération est terminée. Dans beaucoup de cas, la réunion ainsi obtenue a été complète; mais même alors, l'espèce de pont formé par les téguments, suffisait, d'après M. Fricke, pour retenir l'utérus en place. L'opération fut rapidement adoptée par d'autres chirurgiens, et Dieffenbach lui prêta le poids de sa grande réputation. Mais néanmoins, « quoique ce procédé ait poussé en apparence de solides racines dans la pratique chirurgicale, dit le professeur Kilian, quoiqu'il ait été exécuté par des mains habiles, le temps a fini par modérer les espérances exagérées qu'on avait fondées sur lui; on l'a jugé plus froidement, et, après avoir fait cette opération cinq fois, je n'hésite plus à me prononcer. » On peut regarder comme établi : 1° que l'opération quelquefois, mais rarement, donne des résultats de longue durée; 2° que dans des cas assez nombreux, elle n'est que d'une utilité temporaire, en retenant la matrice pendant quelques semaines, peut-être quelques mois; mais que la procidence se reproduit à mesure que le nouvel orifice du vagin se dilate; et 3° que très-souvent elle échoue complétement ou ne donne qu'un résultat très-incomplet. En présence de ces insuccès, le procédé de Fricke ne pouvait se maintenir dans la pratique et les différentes tentatives qui ont été faites pour l'améliorer ou le modifier, ont été toutes infructueuses[1].

Presque en même temps qu'on abandonnait cette opération sur le continent, M. Backer Brown en introduisait, sans s'en douter, une modification dans notre pays : on laisse la peau intacte, on enlève la membrane muqueuse sur toute la surface interne des lèvres, de-

[1] Kilian, *op. cit.*, p. 99.

puis l'urèthre jusqu'à la partie postérieure du vagin, puis on réunit
au moyen de sutures les parties ainsi divisées ; il en résulte que le
vagin est rétréci et le périnée allongé. Ce procédé est certainement
beaucoup moins grave que celui de Fricke; mais il contracte beaucoup
moins l'orifice vulvaire que celui qui consiste à enlever une étendue
plus ou moins considérable de la peau. Aussi, quand nous voyons
l'opération de Fricke, même modifiée par Malgaigne, qui conseillait
des incisions plus profondes et une ablation plus étendue de la muqueuse à l'orifice vaginal, pour donner encore plus d'extension à la
surface de la suture, quand nous voyons cette opération abandonnée, parce qu'elle n'est pas suivie de succès permanents, nous hési-
tons à émettre notre manière de voir au sujet des prétendus succès
obtenus, dans près de cinquante cas, avec l'opération modifiée et
pratiquée par un seul chirurgien [1].

Bien que la procidence de l'utérus soit très-commune chez les
pauvres, il est rare, je crois, de rencontrer des cas qui résistent au
repos et à des supports mécaniques bien confectionnés. Il est surprenant de voir combien le volume de la matrice en procidence
diminue, au bout d'un mois de repos au lit, lorsque l'organe a été
réduit dans le vagin, et combien les vieilles ulcérations de son orifice guérissent complétement et avec quelle facilité. Un bandage
peut ensuite maintenir l'organe dans la cavité pelvienne. Si, dans
la majorité de ces cas, on faisait une opération, on obtiendrait sans
aucun doute les mêmes résultats. Le repos forcé au lit pendant un
mois serait suivi de la même diminution du volume de l'utérus ; le
périnée allongé remplirait, du moins pour un temps, le même but
que le coussinet périnéal d'un bandage ordinaire ; tandis que peu à
peu les ligaments, dans l'un et l'autre cas, reprendraient de la force
et s'opposeraient finalement à la chute de la matrice en dehors des
parties externes. Mais si l'opération n'est applicable, et je crois qu'il
en doit être ainsi, qu'aux cas d'une gravité toute particulière, je ne
pense pas qu'elle mérite d'autre éloge que celui que contient cet
axiome d'Hippocrate : « Un remède douteux vaut mieux que rien

---

[1] *Med. Times*, novembre 21, 1857. La valeur de cette statistique est éclairée par les
faits suivants : Sur les 41 cas rapportés dans la 2ᵉ édition du *Traité sur les maladies des
femmes*, du docteur Brown, p. 101-114, on n'admet qu'un insuccès complet et un succès
incomplet ; mais parmi les cas qui restent, on ne donne de renseignements que sur
trois, depuis le moment où les malades sont sorties de l'hôpital. La durée d'une guérison
est la pierre de touche d'une opération ; aussi, à cet égard, ces 36 cas n'ont-ils absolument aucune valeur. (*Note de l'Auteur.*)

du tout. » Dans le seul cas qui me soit propre, le périnée était intact et l'opération semblait bien indiquée ; mais elle n'empêcha point la chute de la matrice, car deux mois après que la malade eut quitté l'hôpital, la procidence était aussi prononcée que jamais. La malade était une jeune femme non mariée, âgée de 36 ans, dont l'épine dorsale très-incurvée latéralement ne permettait pas l'application d'un bandage. M. Pajet pratiqua l'opération de Fricke ; l'union des parties fut complète, et l'allongement du périnée fut porté plus loin qu'il n'aurait été convenable de le faire chez une femme mariée. Néanmoins la cicatrice finit par céder à la pression de haut en bas ; l'utérus distendit le nouveau périnée, et petit à petit il dilata l'orifice vulvaire jusqu'à ce que, à la longue, il pût sortir au dehors comme auparavant.

On ne doit pas porter un jugement plus favorable sur une opération parente de celle-là, quoique un peu différente, qui a quelquefois été pratiquée pour rétrécir la vulve ou dans un autre but. Elle consiste à produire le rétrécissement du canal vaginal soit en enlevant des bandes de la membrane muqueuse, soit en cautérisant ses parois avec énergie au moyen du cautère actuel ou de caustiques assez puissants pour y produire des cicatrices et, par suite, une diminution de calibre, soit en pratiquant, suivant un mode spécial, des sutures dans son tissu pour obtenir le même résultat[1]. Le premier de ces procédés, suggéré par un chirurgien français, M. Gérardin, exécuté treize ans après par le docteur Marshall-Hall et modifié par le professeur Dieffenbach (de Berlin), a été pratiqué plus fréquemment que les autres opérations et avec des succès d'une durée considérable. Le cautère actuel employé par M. Laugier et plus tard par le docteur Kennedy, de Dublin, et l'acide nitrique concentré appliqué par M. Benjamin Philips, ont donné des résultats moins avantageux. D'un autre côté, l'opération de Bellini au moyen de sutures est très-compliquée, difficile et doit être abandonnée. L'objection, et selon moi la plus grave objection qu'on puisse faire à ces procédés chirurgicaux, et à d'autres analogues qui ont pour but la cure du prolapsus utérin, ne provient pas simplement de la nature im-

---

[1] Le procédé de Desgranges, de Lyon, pour la cure radicale du prolapsus utérin, consiste à appliquer sur la muqueuse vaginale des pinces qui, agissant comme des serres-fines, compriment et finissent par ulcérer les parois vaginales. Les cicatrices amènent un rétrécissement du calibre du vagin. — On trouvera trois cas de prolapsus utérin opérés et guéris par ce procédé dans la thèse de J. Dameron, *Du prolapsus utérin; de sa cure radicale*, Paris, 1852. (*Note du Trad.*)

parfaite de la guérison qu'ils accomplissent, du malaise et des inconvénients qu'ils substituent à ceux qui existaient auparavant, mais bien plus encore du peu de durée de leur résultat, même lorsqu'il est le plus heureux. Cette objection me paraît être la plus sérieuse de toutes, puisque, sous ce rapport, l'insuccès est la règle, le succès une rare exception[1]. Je pense aussi que si nous tenons compte des circonstances dans lesquelles le prolapsus de l'utérus, du rectum et de la vessie se produit, nous ne pouvons pas espérer que le résultat de l'opération soit autre chose que temporaire. Le tissu cicatriciel cédera à la pression qui s'exerce sur lui de haut en bas, et toutes les autres causes restant les mêmes dans le plus grand nombre de cas, le déplacement se reproduira.

Les opérations ci-dessus indiquées semblaient devoir être rejetées, plutôt à cause de leur impuissance à guérir d'une manière permanente la lésion contre laquelle on les dirige qu'à cause des difficultés et des dangers de leur exécution. Mais l'ablation d'une grande étendue du col de la matrice, proposée par M. Huguier, mérite condamnation pour des motifs différents et plus sérieux. L'incision de   a

[1] Le professeur Scanzoni, dans une note, vol. I, p. 205 de la 4ᵉ édition de l'ouvrage de Kiwisch sur les *Maladies des femmes*, et à la page 124 de son *Lehrbuch der Krankheiten der weiblichen Sexualorgane*, in-8, Wien, 1857, fait quelques remarques à ce sujet, fondées sur sa propre expérience à Prague, qui viennent à l'appui des propositions du texte et corroborent le jugement du professeur Kilian, dont j'ai donné un extrait. Il dit que dans cinq cas où l'orifice fut rétréci par une opération, le résultat fut sans succès, soit que de prime abord la matrice ne fût pas retenue, soit que le périnée de nouvelle formation s'étendant par degrés, l'orifice vulvaire devînt à la longue assez large pour permettre à la matrice de sortir au dehors, comme elle le faisait avant l'opération. Dans 13 cas, on essaya de rétrécir le vagin ; mais le résultat fut encore moins satisfaisant, puisque chaque fois, au bout de quelques semaines, la saillie s'abaissa autant qu'auparavant. Il est presque inutile de rien ajouter pour condamner des procédés qui doivent tomber en désuétude à cause de leur inutilité. Je ne puis m'empêcher cependant de citer l'opinion du docteur Gustave Simon (de Darmstadt), qui est d'un grand poids dans toutes ces questions. (*Monatsschr. f. Geburtsk.*, 1859, vol. XIII, p. 284.) Après la relation d'un cas d'insuccès où il avait lui-même opéré, il ajoute qu'il a suivi la pratique d'autres chirurgiens, et qu'il croit que la cure permanente du prolapsus est très-rarement obtenue. « Ces médiocres résultats de l'épisiorrhaphie, dit-il, opération du reste qui n'est pas sans danger, a conduit à inventer d'autres moyens pour guérir le prolapsus. Récemment on a inventé des pessaires si bien confectionnés (ceux de Roser, de Scanzoni, de Zwanck et d'Eulenberg), qu'il se rencontre très-peu de cas dans lesquels cette opération incertaine et dangereuse soit indiquée. Pas une seule fois, dans les nombreux cas de prolapsus utérin que j'ai eu à soigner, après l'opération que j'ai pratiquée, il ne m'a pas paru nécessaire de recourir à l'épisiorrhaphie, car chaque fois des pessaires appropriés, celui de Zwank en général, maintenaient le prolapsus aussi bien qu'auraient pu le faire les opérations les plus heureuses. » — Je puis ajouter que dans les trois dernières années de ma pratique à St-Bartholomew's Hospital, je n'ai pas rencontré un seul cas de prolapsus que n'ait pu maintenir le pessaire de Zwank. (*Note de l'Auteur.*)

16

portion vaginale de l'utérus que M. Huguier pratique dans quelques cas de descente de l'organe, est une opération, je l'ai déjà dit, qui n'est pas sans danger. Une plus longue expérience a de plus en plus prouvé aux chirurgiens que c'est un procédé qu'il ne faut pas employer à la légère[1]. Mais l'opération spéciale de M. Huguier, qui convient, croit-il, aux cas d'allongement du col de la matrice au-dessus de ses connexions avec le vagin, est beaucoup plus redoutable et « consiste à enlever, avec l'extrémité supérieure du vagin, toute la longueur du col et, s'il est nécessaire, la partie inférieure du corps de la matrice, au moyen d'une incision oblique de dehors en dedans, après avoir détaché préalablement la vessie, des parties qui doivent être incisées[2]. » L'opération ne perd rien de son caractère redoutable quand on lit les détails de son exécution, qu'on regarde les dessins à l'appui, ou qu'on pèse les inutiles précautions conseillées par M. Huguier pour éviter en arrière l'ouverture du péritoine et en avant celle de la vessie ; car une hémorrhagie, toujours très-abondante, peut, dans beaucoup de cas, mettre la vie en danger.

En outre, les cas dans lesquels il est le plus urgent de soulager sont précisément ceux qui, d'après M. Huguier, contre-indiquent l'opération, puisqu'il dit « qu'un bassin spacieux, une large ouverture de la vulve, une plus ou moins grande déchirure du périnée, un relâchement considérable des parties molles du plancher pelvien, la contre-indiquent absolument[3]. » Je voudrais bien lui demander en conscience s'il y a beaucoup de malades souffrant sérieusement d'un prolapsus utérin qui ne présentent pas une ou plusieurs de ces conditions morbides ; et quelles sont les personnes, sauf celles dont les accidents sont très-graves, qui consentiraient à exposer leur vie en subissant une opération qui repose sur une fausse hypothèse, qui n'a pas produit de résultats incontestablement durables dans les nombreux cas où on l'a pratiquée et qui ne présente un danger médiocre qu'entre des mains aussi exceptionnellement habiles que celles de M. Huguier[4].

[1] Voy. quelques cas récents cités dans la discussion au sujet du mémoire de M. Huguier, par M. Depaul, *Bulletin de l'Académie*, vol. XIX, p. 682.

[2] *Op. cit.*, p. 150.

[3] *Ibid.*, p. 166.

[4] Les critiques de M. Depaul dans la discussion de l'Académie de médecine ; celles de Scanzoni dans le vol. IV de son *Beiträge* sur cette opération et sur une analogue du professeur Braun (de Vienne), et dans la 2ᵉ édition de son *Lehrbuch*, publié en 1863, p. 143-147, peuvent être consultées par ceux qui désirent étudier ce sujet plus à fond.

(*Note de l'Auteur.*)

Les annales de la médecine contiennent l'histoire de quelques cas extraordinaires dans lesquels l'utérus, après avoir été longtemps en procidence et entièrement irréductible, étant devenu le siége d'une inflammation qui s'est terminée par gangrène, a été enlevé sans accident au moyen d'une ligature ou du couteau. Je n'ai point vu de pareil cas ; mais on m'a envoyé à St-Bartolomew's Hospital une malade pour lui extirper l'utérus. Cependant la procidence n'était pas irréductible, il n'y avait point d'inflammation grave de l'utérus, et cette femme, l'année précédente, avait eu un enfant. Je n'ai pas besoin de dire que l'opération ne fut point faite. Après avoir été replacée dans le bassin, la matrice fut maintenue au moyen du bandage d'Ashburner, et la malade fut envoyée à la campagne dans un état relativement satisfaisant.

Je ne vois que les cas sus-indiqués qui puissent justifier l'opération. Mais retenez bien que la matrice, après un long déplacement, perd beaucoup de la sensibilité qu'elle possède dans sa situation normale. La matrice renversée a été plusieurs fois enlevée sans accidents, au moyen de la ligature. L'un des exemples d'extirpation heureuse d'un utérus cancéreux est rapporté par Langenbeck le jeune ; son père fit l'opération sur une matrice qui depuis des années faisait saillie en dehors des parties externes [1].

Il y a deux dangers à éviter dans une pareille opération : l'ouverture du péritoine et la blessure de la vessie qui presque toujours, dans les anciens prolapsus, descend et se trouve à la partie antérieure de la tumeur et serait indubitablement endommagée si l'on n'y prenait garde.

[1] *De totius uteri extirpatione*, auctore M. Langenbeck, in-4, Gottingæ, 1842.

LEÇON XI

DÉPLACEMENTS DE L'UTÉRUS

Versions et flexions de l'utérus. — Rétroversion de la matrice. — On ne connaît que depuis peu son existence dans l'état de vacuité. — Ses causes ; son mode de production. — Cas à l'appui. — Antéversion souvent confondue avec l'antéflexion. — *Flexions de l'utérus :* probablement plus fréquentes que des déplacements de l'organe en masse ; surviennent toujours au même point et pourquoi ? — Fréquence comparative de l'anté et de la rétroflexion. — Elles sont peu disposées à se guérir spontanément. — Existence d'adhésions ; atrophie de la paroi utérine. — Influence des flexions sur l'utérus ; son hypertrophie, constriction de l'orifice interne, etc. — Obliquité résultant d'une déformation congénitale.

En parlant du prolapsus utérin, je vous ai expliqué comment il arrivait que la descente de la matrice était presque toujours accompagnée d'une disposition de l'organe à se rétroverser, ou, en d'autres termes, à laisser tomber son fond dans la concavité du sacrum. Les degrés les plus faibles de la rétroversion sont alors d'une importance relativement médiocre, et les symptômes que cette lésion peut produire se perdent entièrement au milieu des conséquences générales de l'abaissement de l'utérus.

Mais, dans ces dernières années, l'attention des praticiens s'est dirigée sur quelques cas dans lesquels, bien que la matrice fût descendue au-dessous de son niveau normal, ce n'était pas ce déplacement seul qui occasionnait les principaux symptômes, mais bien plutôt la chute du fond de l'utérus en arrière et en bas dans la concavité du sacrum, accompagnée de l'élévation du col, qui se dirigeait alors en haut et en avant vers la symphyse. C'est au docteur William Hunter que nous devons, sinon la première mention, du moins la première description précise de la rétroversion de l'utérus, comme accident capable de survenir dans les premiers mois de la grossesse. Depuis cette époque, aucun traité d'accouchement n'a manqué de signaler l'éventualité d'un pareil accident, et même de peindre ses symptômes avec des couleurs plus sombres qu'il n'était nécessaire.

Nous pouvons dire d'avance que cette lésion n'est pas toujours limitée à l'état de grossesse ; qu'elle survient quelquefois dans d'autres circonstances qui rendent la matrice plus lourde et ses supports plus lâches qu'à l'état naturel. Mais il a fallu longtemps pour que ce fait fût considéré comme général, et les quelques exemples de déplacement, que rapportaient de temps en temps les écrivains du continent, passaient pour de très-rares exceptions. Les minutieux détails de quatre cas de déplacement dans l'état de vacuité par le professeur Osiander, de Gœttingue, en l'année 1808, lorsqu'il était au zénith de sa renommée, firent beaucoup pour attirer l'attention sur ce sujet. Mais ce ne fut que quelques années plus tard que les essais du professeur Schweighäuser [1] (de Strasbourg) et du professeur Schmitt [2] (de Vienne) établirent pleinement la fréquence de cet accident et donnèrent une description de ses symptômes si minutieusement exacte, qu'elle laissa peu à faire aux observateurs qui suivirent.

Les recherches de ces écrivains allemands n'attirèrent que peu l'attention en dehors de leur propre contrée. La rétroversion de la matrice et son état opposé, l'antéversion, étaient regardées par les auteurs, tant français [3] qu'anglais, comme des lésions morbides excessivement rares dans l'état de vacuité de la matrice. Toutefois, en l'année 1848, le professeur Simpson (d'Édimbourg) publia, dans le *Dublin Journal of Medical Sciences*, un mémoire sur la rétroversion et autres déplacements en dehors de l'état de grossesse, accidents sur lesquels il avait déjà fixé l'attention cinq ans auparavant, à un meeting de la Société médico-chirurgicale d'Édimbourg. Depuis cette époque, on n'a plus eu à craindre que l'importance et la fréquence de ces conditions morbides fussent dépréciées, mais bien plutôt qu'elles fussent exagérées [4].

---

[1] Schweighäuser, *Aufsätze über einige Gegenstände der Geburtshülfe*, in-8, Nürenberg, 1817, ch. xxviii, p. 251, et *Das Gebären nach der beobachteten Natur*, Strasbourg, 1825, in-8, p. 254.

[2] *Bemerkungen über Zurückbeugung der Gebärmutter bei Nichtschwangeren*, in-8, Wien, 1820.

[3] Il est juste de faire une exception pour le nom de M. Velpeau qui, depuis longtemps, a été conduit par sa propre expérience à apprécier la fréquence et l'importance des flexions de l'utérus et à chercher les moyens de les guérir. (Voy. p. 14 de son *Petit traité des maladies de l'utérus*, in-8, Paris, 1854.) (*Notes de l'Auteur.*)

[4] Des opinions différentes de celles du docteur Simpson furent cependant émises par

Si l'on considère avec soin la situation de la matrice dans la cavité pelvienne, on verra que cet organe est susceptible de présenter sous ce rapport de grandes variétés ; que non-seulement son fond peut tomber en arrière dans la concavité du sacrum, ou en avant contre la symphyse du pubis, mais encore s'incliner sur l'un ou l'autre côté ; et qu'en outre son corps peut s'incliner sur le col, formant ainsi une nouvelle classe de déplacements nommés flexions. Il y a des raisons de croire que les différentes variétés de flexions de la matrice, comme sa rétroflexion et son antéflexion, sont plus communes que les altérations correspondantes dans la position de tout l'organe, connues sous le nom de rétroversion et antéversion.

Il est plus facile de comprendre le mode de production de la rétroversion que celui des autres déplacements de la matrice ci-dessus mentionnés. Nous avons déjà vu que la tendance de la matrice, lorsqu'elle augmente de volume, n'est pas seulement de plonger dans la cavité pelvienne au-dessous de sa position naturelle, mais en même temps de tomber avec son fonds en arrière, vers la concavité du sacrum ; parce que les ligaments utéro-sacrés l'unissent plus étroitement à la partie postérieure du bassin, que ne le font, à la paroi antérieure, les ligaments vésicaux. En outre, l'augmentation de volume de la matrice, qu'elle résulte de la présence d'une tumeur fibreuse, d'une simple congestion ou de l'hypertrophie de l'organe qui en est la conséquence, d'une involution incomplète après la parturition ou la fausse couche, est presque toujours beaucoup plus considérable dans sa paroi postérieure que dans l'antérieure. Il est donc tout naturel que la matrice tombe du côté où elle est le plus pesante. La distension habituelle de la vessie tend aussi nécessairement à rejeter l'utérus dans la moitié postérieure du bassin ; et si les ligaments utéro-vésicaux sont en même temps un peu lâches, comme ils doivent l'être chaque fois qu'il existe un petit degré de prolapsus, le fond de l'organe n'en a que plus de tendance à tomber en arrière. Ajoutons que le déplacement sera encore accru par la constipation, qui existe habituellement chez beaucoup de personnes.

Sous l'action convergente des causes prédisposantes que nous venons de citer, la rétroversion de la matrice peut survenir soit

plusieurs auteurs, par exemple par le docteur Bennet, le docteur Oldham, le docteur Matthews Duncan, d'Édimbourg. Bien que n'ayant pas la même manière de voir sous quelques points, tous s'accordent à attacher peu d'importance aux simples versions ou flexions de l'utérus et ne veulent pas qu'on ait recours aux moyens mécaniques pour les guérir.

(Note de l'Auteur.)

graduellement, soit comme le résultat de quelque accident subit qui augmente violemment le déplacement utérin, et jette le fond de l'organe en bas et en arrière, dans la concavité du sacrum. C'est soudainement que se produisent la plupart des cas de rétroversion dans l'état de grossesse; mais c'est un accident dont la rareté relative tient, je le crois, aux circonstances suivantes : d'abord l'hypertrophie physiologique se répartit également sur toute la surface de l'organe, et puis le volume et la force des ligaments augmentent avec le poids qu'ils ont à supporter. Mais tandis que, grâce à cette sage prévoyance, l'utérus gravide s'élève graduellement et en toute sûreté hors de la cavité pelvienne, l'organe hypertrophié ou dont l'involution a été incomplète, ou qui devient le siége de tumeurs, dépourvu de supports si opportunément accrus, descend dans le bassin beaucoup au-dessous de son niveau naturel.

L'effort soudain et le déplacement consécutif qui constituent généralement l'histoire de la rétroversion utérine, dans l'hypertrophie et l'état gravide de l'organe, s'observent quelquefois également quand l'utérus est à l'état de vacuité; ce qui prouve que le mode de production de cet accident est identique dans les deux cas. Ainsi, une femme âgée de trente ans, dont le second et dernier accouchement avait eu lieu six mois auparavant, fut prise tout à coup, en essayant de retirer du feu une lourde bouilloire à thé, d'une violente douleur répondant au dos et à l'ombilic. Elle fut pendant quelque temps incapable d'uriner, et bien que plus tard elle parvînt à vider sa vessie, c'était avec douleur et difficulté; la défécation aussi était douloureuse. En pratiquant le toucher vaginal, le doigt vint au contact d'une tumeur ferme, un peu élastique, globuleuse, qui paraissait avoir le volume d'une moitié d'orange, occupait la moitié postérieure du bassin et avait chassé devant elle la paroi postérieure du vagin; on sentait le rectum derrière elle. La situation de cette tumeur n'était pas exactement sur la ligne médiane; elle s'avançait plus dans le côté droit que dans le côté gauche du bassin; l'orifice utérin était situé en haut, immédiatement derrière la symphyse du pubis, un peu à gauche de la ligne médiane. Je ferai remarquer en passant que c'est à cette légère obliquité de l'utérus en rétroversion que l'urèthre et le col de la vessie doivent d'échapper fréquemment à une pression qui autrement serait inévitable; et c'est ce qui fait que la difficulté de la miction, même dans beaucoup de cas de rétroversion pendant la grossesse, est loin d'être un symptôme aussi prédominant que porteraient à le croire les propositions de certains traités dogmatiques sur les maladies des femmes. Il y avait, en outre, dans la région iliaque gauche, une tumeur solide et un peu mobile, d'une surface légèrement irrégulière et comme noueuse, qui transmettait à la tumeur du pelvis la pression qu'on exerçait sur elle. Après s'être assuré que la malade était depuis longtemps constipée, on supposa que, pendant qu'un effort soudain avait rétroversé l'utérus, les fèces accumulées dans l'S iliaque du côlon et dans la partie supérieure du rectum avaient empéché la réduction spontanée de l'organe. On eut recours à des lavements et à des purgatifs, et en l'espace de sept jours la matrice, qui n'était pas plus considérable qu'à l'état naturel, avait complétement regagné sa position normale. Il existait encore une vague sensation de gonflement dans la partie postérieure du bassin ; on l'attribua à une notable hypertrophie des parois du rectum, condition morbide qui n'est pas rare dans les constipations habituelles et de date ancienne.

Toutefois, ce n'est pas ainsi subitement que se produit d'ordinaire la rétroversion de l'utérus dans l'état de vacuité. La plupart du temps on peut faire remonter l'accident jusqu'à l'accouchement, la menstruation ou une fausse couche, en un mot aux conditions qui entraînent tout à la fois l'augmentation de volume de la matrice et l'affaiblissement de ses supports. On reçut à St-Bartholomew's Hospital une femme qu'on croyait atteinte d'une tumeur utérine ; elle avait de fréquentes hémorrhagies et des douleurs dans le sacrum et l'hypogastre ; la défécation était douloureuse et difficile. Tous ces symptômes dataient d'une fausse couche au troisième mois, survenue six mois auparavant. L'utérus était complétement rétroversé ; son orifice était dirigé en avant et un peu en haut ; une tumeur élastique, arrondie et un peu douloureuse, occupait la concavité du sacrum. La sonde utérine pénétrait de 5 pouces trois quarts, sa concavité dirigée en bas ; et, en lui imprimant un mouvement de rotation, on faisait disparaître complétement la tumeur. Le repos amena la cessation de l'hémorrhagie ; l'usage de la douche froide fit diminuer le volume de l'utérus qui n'en restait pas moins toujours aussi rétroversé ; l'invasion d'une petite vérole dans les salles nous força de congédier la malade de l'hôpital, moins de trois semaines après son admission.

Juste deux ans après, j'eus l'occasion de revoir cette malade. Elle avait été plusieurs fois enceinte dans cet intervalle ; mais chaque fois elle avait avorté de bonne heure, et quand elle n'était pas grosse, elle était tourmentée par des ménorrhagies. L'utérus moins volumineux qu'autrefois l'était plus cependant qu'à l'état normal, et son déplacement était tout aussi considérable ; on pouvait le remettre momentanément avec la sonde dans sa position naturelle, mais presque immédiatement il retombait en arrière. Si cette personne n'avait pas été exposée à devenir enceinte, il n'est pas douteux que l'involution de la matrice se serait produite plus complétement. Le déplacement n'en aurait pas moins persisté; on n'aurait trouvé qu'un utérus petit et sain d'ailleurs, mais tout à fait rétroversé, et l'histoire des antécédents n'aurait fait découvrir comme cause qu'un avortement survenu depuis quelques années et accompagné d'hémorrhagies persistantes.

L'état de la matrice pendant la menstruation est semblable aux conditions que crée un avortement, et il favorise de la même manière, quoique à un degré moindre, la descente de l'organe et sa rétroversion. D'un autre côté, dans toutes les formes de déplacements, les choses ont toujours plus de tendance à empirer qu'à s'améliorer. L'accumulation de l'urine dans la vessie, la distension du rectum par les fèces aggravent le déplacement, tandis que les ligaments distendus et le vagin relâché n'ont pas le pouvoir de recouvrer spontanément leur tonicité, et de favoriser par là le replacement de la matrice. Avec le retour de chaque période menstruelle, l'utérus devient plus lourd et s'enfonce de plus en plus dans le pelvis, jusqu'à ce qu'à la longue la rétroversion soit devenue complète. Et il ne faut pas oublier que dans quelques cas au moins de cette variété de déplacements, ou dans des déplacements analogues, toute espèce d'amélioration est empêchée par la formation d'adhérences entre le fond de l'utérus et la surface des anses intestinales adjacentes. Les attaques de péritonite circonscrite, capables de produire ces conséquences, ont été signalées pour la première fois par madame Boivin comme une cause d'avortement. Mais il me semble qu'elle a exagéré tout à la fois leur fréquence et leur importance ; néanmoins, il faut en tenir compte, d'autant plus qu'elles ne sont pas toujours accompagnées de symptômes assez graves même pour fixer l'attention des malades. Leur production, les conséquences qu'elles laissent après elles, expliquent suffisamment l'immobilité, dans quelques cas, de l'utérus en rétroversion, et dans d'autres, la difficulté de son replacement et la facilité avec laquelle il reprend immédiatement sa position vicieuse.

Quoique j'aie parlé en premier lieu de la rétroversion de la matrice, son état opposé, l'antéversion de l'organe à l'état de vacuité, avait fixé l'attention bien avant, et avait été décrit par Levret avec une remarquable exactitude. Dans ce déplacement, le fond de la matrice est dirigé en avant vers la symphyse du pubis, et son orifice en arrière dans la concavité du sacrum. Il n'est pas facile de comprendre comment cet accident se produit d'une manière si fréquente. La forme du bassin, ainsi que l'observe feu le professeur Kiwisch, favorise la rétroversion, tandis qu'elle s'oppose à l'antéversion ; d'un autre côté, l'accumulation de l'urine dans la vessie et celle des fèces dans le rectum, la première en s'effectuant de bas en haut et la seconde de haut en bas, servent également à prévenir et à faire disparaître cette dernière forme de déplacement. Et puis il n'y a pas en avant de l'utérus, comme en arrière de cet organe, une poche péritonéale lui fournissant une place pour y loger son fond et résider dans cette situation anormale. Cependant, en dépit de ces conditions qui semblent devoir s'opposer à la production de l'antéversion, il n'est pas rare de rencontrer ce déplacement. Mais je crois qu'il est moins que l'état opposé, la rétroversion, indépendant de l'hypertrophie de l'organe. Ainsi, dans 14 cas sur 20 d'antéversion ou d'antéflexion de la matrice, on a constaté l'augmentation de volume de l'organe, et l'histoire des malades portait à croire que le déplacement était, dans ces cas, secondaire à une maladie qui existait depuis longtemps. Telle fut, je suppose, la cause du déplacement de la matrice chez une malade que je vis quatre ans après son accouchement qui avait été suivi de phlegmatia dolens et de symptômes d'inflammation si graves, qu'elle avait été obligée de garder le lit pendant trois mois. Il est probable qu'il en fut de même chez une femme qui était stérile après trois ans de mariage, et qui fut attaquée subitement pendant la menstruation, six mois avant que je la visse, de douleurs très-vives dans l'abdomen avec suppression temporaire des menstrues, d'une souffrance aiguë dans l'hypogastre, de difficulté et de douleur en urinant, et de symptômes analogues à ceux d'une vaginite grave ; auparavant, elle n'avait jamais eu de douleurs paroxystiques dans l'utérus. Cet organe était tout à la fois dur et augmenté de volume ; son fond reposait sur la paroi postérieure de la symphyse, et son orifice était situé dans la concavité du sacrum. Quelquefois, en outre, on rencontre une exagération de l'obliquité de l'organe, mais sans antéversion actuelle, qui paraît être le résultat mécanique des rapports sexuels. Lorsque, en même temps que cette obliquité exagérée de la matrice, il existe aussi une congestion de l'organe, ce qui n'est pas rare, particulièrement chez les femmes stériles, le déplacement s'associe alors avec des troubles utérins qui dépendent moins du changement de position que de l'engorgement vasculaire qui l'accompagne.

Il y a des exemples, mais beaucoup moins nombreux que ceux que j'ai cités, dans lesquels on ne trouve aucune trace de maladie antérieure. L'antéversion de la matrice paraît être alors la lésion primitive. C'était le cas, dans la remarquable observation, qui fixa l'attention de Levret sur ce déplacement. Le fond de la matrice antéversée fut pris pour un calcul de la vessie, et la malade mourut des suites d'une lithotomie exécutée sous l'empire de cette idée erronée. Il est expressément dit, dans ce cas, qu'un léger engorgement de la paroi antérieure de l'utérus, une brièveté insolite des ligaments ronds étaient les seules causes appréciables de ce déplacement. Une femme âgée de 30 ans, mère de quatre enfants, dont le dernier était né trois ans auparavant, éprouvait depuis lors, au moment où elle vint me consulter, une douleur abdominale peu prononcée. Mais quelques jours avant que je la visse, en tournant une calandre, elle ressentit une douleur subite au-dessus du pubis, qui s'étendit ensuite dans toute la région pelvienne. En examinant l'utérus, je le trouvai remarquablement antéversé ; son orifice était en contact avec la paroi postérieure du sacrum et son fond reposait sur la surface interne de la symphyse. Il est difficile de ne pas voir là une connexion entre les symptômes survenus si soudainement pendant un effort et le déplacement de la matrice. A plus forte raison dut-il en être de même dans un cas de déplacement utérin chez une femme non mariée, âgée de 34 ans, dont la menstruation était habituellement peu abondante, et qui avait souffert pendant huit mois avant de me consulter, d'hémorrhoïdes accompagnées d'hémorrhagies abondantes. Pendant quatre mois, elle avait eu aussi une douleur fixe dans l'hypogastre, avec une miction fréquente et pénible. L'utérus était couché presque horizontalement en travers du bassin ; son col était dirigé en arrière et à gauche, au point qu'il était presque impossible d'atteindre l'orifice ; le fond de l'organe, au contraire, était dirigé en avant et à droite.

Quelle que soit l'explication des cas précédents, et j'avoue que je suis incapable de résoudre d'une manière satisfaisante toutes les difficultés qu'ils présentent, il n'est pas douteux que, dans un grand nombre de cas de prétendues versions de la matrice, soit en avant, soit en arrière, l'organe était en réalité infléchi sur lui-même. Bien plus, il n'est pas rare de voir coexister ces deux conditions morbides ; la matrice est alors portée en masse plus en avant ou en arrière qu'à l'état naturel, et, en outre, le corps de l'organe est infléchi sur le col. Quant aux symptômes auxquels donnent lieu ces variétés de déplacement, ils ne présentent entre eux que peu de différences. Mais ces accidents doivent néanmoins être distingués les uns des autres, puisqu'on peut se rendre compte par là du mode suivant lequel la lésion est survenue.

Le point de flexion de l'utérus, que l'organe soit infléchi en avant ou en arrière, paraît toujours être le même, à savoir le point de jonction entre le corps et le col, ou, en d'autres termes, un lieu qui correspond à l'orifice interne de la matrice, de telle sorte qu'elle ressemble d'une manière frappante à la cornue des chimistes. On a assigné diverses raisons à la constance de la flexion utérine au même point. Pour expliquer le fait, on a proposé plusieurs théories, l'atrophie présumée, par exemple, d'une portion des parois de l'utérus et l'engorgement de sa base, le col restant intact, et autres hypothèses moins plausibles. Mais ces conditions n'existant pas toujours, même dans les cas les plus accusés de flexion utérine, il faut les rejeter comme impuissantes à nous rendre compte de cette lésion qui se se manifeste sur un point fixe dans tous les cas. La seule explication contre laquelle, à ma connaissance, on ne puisse élever une semblable objection est celle proposée par le professeur Virchow (de Berlin) [1] ; elle est basée sur les rapports anatomiques de l'organe. Il fait remarquer que le col de la matrice est solidement uni à la portion postérieure et inférieure de la vessie, tandis que son corps est parfaitement mobile ; le point jusqu'où descend le péritoine dans le cul-de-sac utéro-vésical correspond exactement à la situation de l'orifice interne, c'est-à-dire à l'endroit où s'unissent le col fixe et le col mobile de l'organe. La surface postérieure du col de l'utérus, quoiqu'un peu fortifiée par le tissu cellulaire qui l'entoure, n'est pas aussi solidement liée que sa face antérieure ; d'un autre côté, le cul-de-sac péritonéal descend beaucoup plus en arrière, et même se trouve situé au-dessous de l'extrémité supérieure du plancher

---

[1] *Ueber die Knickungen der Gebärmutter,* dans le *Verhandlungen der Gesellschaft für Geburtshülfe,* vol. IV. 1851, p. 80.

vaginal. Si aucune cause ne s'oppose à la grande mobilité de l'utérus, tandis que les attaches du col conservent leur fermeté et leur résistance, l'inflexion de l'une de ces parties sur l'autre doit nécessairement se produire, et constituer ainsi soit l'antéflexion, soit la rétroflexion. Relativement au mode de production de cet accident, il est sans doute peu important que la cause agisse graduellement et d'une manière continue, ou soudainement et avec une grande force Un violent effort peut lui donner lieu ; il en est de même de l'action lente des adhérences qui unissent le fond de la matrice soit à la vessie, soit au rectum, et qui avec le temps forcent l'organe à céder dans son point le plus faible, c'est-à-dire à la jonction du corps et du col.

Cette explication s'applique à l'antéflexion aussi bien qu'à la rétroflexion. De ces deux déplacements, le premier est considéré par Rokitansky et d'autres anatomo-pathologistes comme le plus fréquent. L'observation clinique confirme l'exactitude de cette proposition. Cependant dans mes notes je trouve la relation de 43 cas de rétroversion ou rétroflexion et de 20 cas seulement d'antéversion ou d'antéflexion ; mais ces résultats sont contraires à ceux de plusieurs observateurs dignes de confiance, et je crois qu'ils tiennent à ce que, au début, je négligeais de noter les plus légers degrés d'antéflexion. Valleix [1], dans de recommandables leçons sur ce sujet, donne 35 déviations utérines en avant, sur 33 en arrière ; le docteur Meyer (de Berlin) [2] a rencontré 63 cas de la première lésion et 64 de la seconde ; MM. Bernutz, Goupil et Gosselin ont trouvé un degré plus ou moins avancé de version de l'utérus en avant dans 106 cas, chez 163 femmes qui n'avaient jamais eu d'enfants [3]. Cette dernière statistique ne représente que la fréquence d'incurvation physiologique de la matrice qui existe chez les enfants et les femmes non mariées et cesse après l'accouchement ou est remplacée par la tendance du fond de l'organe à la version ou à la flexion en arrière. Une condition que présentent deux femmes sur trois ne peut être que physiologique. Aussi je crois que je n'étais pas dans l'erreur en la dédaignant ou en la regardant comme de peu d'importance.

Les plus anciennes opinions sur ce sujet s'accordent avec les con-

Des déviations utérines, in-8, Paris, 1852. (Voy. p. 27.)

[2] C'est ce qui a été établi par le docteur Rockwitz, dans *Verhandl. der Gesellschaft f. Geburtsh*, vol. V, 1852, p. 85.

[3] Voy. les notes 3 et 4, p. 465 du vol. II de Bernutz et Goupil, *Clinique médicale sur les maladies des femmes*, in-8, Paris, 1862. (*Note de l'Auteur.*)

clusions auxquelles je suis arrivé ; aussi je les crois justes en ce qui concerne les degrés de déplacement qui se manifestent par des symptômes durant la vie. La question des versions et des flexions utérines a été dans ces derniers temps très-obscurcie par la confusion qu'on a faite entre les déplacements physiologiques et morbides. Il n'est pas douteux que les degrés très-peu prononcés d'antéflexion de l'utérus passent fréquemment inaperçus pendant la vie ; puisque, outre que le doigt n'atteint pas aussi facilement les parties dans la moitié antérieure que dans la moitié postérieure du bassin, la tumeur d'une matrice en antéflexion est à peine perceptible, à moins que la vessie soit entièrement vide. Une légère flexion de la matrice en avant est une condition physiologique, comme le démontrent si bien les beaux dessins de Kohlrauchs représentant une section des viscères pelviens[1]. « Le canal utérin, dit-il, n'est pas droit, mais un peu incurvé comme un S italique, et l'organe tout entier, dans sa position naturelle, présente une légère flexion, étant recourbé d'abord un peu en arrière, puis d'une manière plus prononcée en avant. » Mais cette courbe n'est plus visible après la grossesse ; et, en outre, toutes les causes qui produisent l'augmentation de volume de la matrice tendent en même temps à favoriser la rétroversion et la rétroflexion de l'organe.

L'explication qu'on a donnée de la constance du point où se produit la flexion utérine rend compte du peu de tendance, si même il en existe, de cette lésion à se guérir spontanément, et démontre pourquoi l'utérus reste déplacé pendant des années. Deux autres conditions impriment un caractère de permanence au déplacement : l'une, c'est la présence d'adhésions de la base de l'utérus soit en arrière avec le rectum, soit en avant avec la vessie ; l'autre, c'est l'atrophie qui survient dans la paroi utérine du côté de la flexion et qui met l'organe dans l'impossibilité de conserver sa position nor-

---

[1] *Zur Anatomie, etc., der Beckenorgane*, in-4, Leipzig, 1854. Dans un mémoire lu devant la Société médico-chirurgicale et publié plus tard dans le *Dublin Medical Journal*, août 1857, le docteur Bennet a donné le résultat de ses propres investigations sur les sujets vivants, et il a été conduit précisément aux mêmes conclusions que Kohlrauch. Les observations de Boulard, contenues dans sa thèse publiée en 1853, qui l'avaient porté à croire qu'un degré d'antéflexion utérine, dépassant de beaucoup une courbe très-adoucie, était presque l'état normal, ont été critiquées par Depaul (*Gaz. des hôpitaux*, n° 36, 1854) ; il a démontré que des circonstances purement cadavériques étaient la cause principale des grandes flexions de l'organe, et spécialement des antéflexions. Mais les propositions de Boulard, bien qu'exagérant le degré naturel de l'incurvation, sont exactes en ce qui concerne la généralité du fait, et elles méritent les éloges qu'on doit à la priorité.

(Note de l'Auteur.)

male alors même qu'il serait possible de la lui rendre complétement. De ces deux conditions, la première est, je crois, la plus fréquente, mais la moins importante. De pareilles adhérences sont expressément mentionnées dans beaucoup de cas où des flexions utérines ont été constatées après la mort. Je puis parler de cette extrême fréquence des adhérences, fausses membranes ou autres vestiges d'une inflammation ancienne survenue autour de l'utérus et de ses annexes, puisque je les ai rencontrés 22 fois, dans 66 où j'ai examiné l'utérus de femmes qui étaient mortes d'une autre maladie qu'une maladie utérine. Il règne quelque incertitude relativement à l'époque où se produit l'atrophie de la paroi utérine et au degré qu'elle présente. Je n'en ai pas trouvé de traces sur un utérus fortement antéfléchi ; l'existence de symptômes utérins très-prononcés pendant plusieurs années rendait probable l'ancienneté de cette condition morbide. Rockwitz[1] a catégoriquement établi qu'il n'existait aucune trace d'atrophie chez une femme dont l'utérus était en rétroflexion complète depuis un an, par le fait d'une tumeur ovarique. D'un autre côté, Virchow décrit l'amaigrissement graduel de la substance musculaire qui survient au lieu de la flexion et ne laisse subsister qu'un peu de tissu cellulaire flasque et fibreux. Dans un essai très-utile à consulter sur ce sujet, le docteur Sommer[2] relate quelques autopsies dans lesquelles l'atrophie de la paroi utérine était très-remarquable.

L'effet d'un pareil changement dans les parois utérines est double : d'un côté il affaiblit le tissu sur un seul point et rend l'organe incapable de se maintenir dans sa position normale ; d'un autre côté, il raccourcit la paroi du côté de laquelle existe la flexion, et par là assure plus efficacement encore la permanence du déplacement. Ceux qui sont familiarisés avec les maladies utérines, et qui ont senti l'utérus infléchi reprendre sa position vicieuse immédiatement après la sortie de la sonde qui avait servi à la rectifier, ne peuvent qu'être convaincus de l'existence de cette atrophie partielle de la paroi utérine dans un grand nombre de cas.

Un résultat fréquent, mais pas invariable, d'une flexion prolongée de la matrice, que vous ne devez pas perdre de vue pour vous rendre compte d'accidents qui se produisent quelquefois, c'est le rétré-

---

[1] *Loc. cit.*, p. 82.
[2] *Zur Lehre der Infractionen und Flexionen der Gebärmutter*, in-8, Giesen, 1850.

cissement de l'orifice interne. Cette coarctation n'est pas, d'après l'opinion de Virchow, due simplement à un rapprochement mécanique des deux côtés du canal par l'incurvation de l'organe ; la plupart du temps, elle résulte d'un rétrécissement organique de l'orifice produit par l'irritation constante de la membrane muqueuse en ce lieu, et son épaississement consécutif. Mais les oblitérations de l'orifice interne, que Virchow a quelquefois rencontrées chez des personnes âgées, ne sont pas très-rares ; elles sont dues, probablement en grande partie, à la tendance naturelle à l'oblitération que présente l'orifice interne dans la vieillesse, et que peut bien avoir accrue, mais non produite, la flexion de l'utérus.

Il faut encore mentionner une ou deux conséquences de la flexion utérine, bien que le degré auquel elles arrivent soit sujet à de grandes variations. Le col et le fond de la matrice sont très-aptes, en vertu de leur position vicieuse, à devenir le siége d'une congestion qui peut être très-intense [1], et à laquelle il est tout naturel de rattacher la tendance ménorrhagique qui est un des traits les plus saillants de certains cas de cette espèce. En outre, la partie qui est le siége fréquent d'une congestion augmente de volume ; le corps et la base de la matrice déplacée s'hypertrophient, et la difficulté que les sécrétions utérines éprouvent à sortir, lorsque l'angle de flexion est très-aigu, concourt encore à accroître les dimensions de la cavité utérine ; c'est là un résultat que nous fait constater dans un grand nombre de cas l'exploration par la sonde utérine.

Il est rare que le col utérin soit dans ses conditions normales ; il existe en général une sécrétion profuse de son appareil glandulaire ; les bords de l'orifice sont ordinairement rouges et leur épithélium est souvent enlevé, toutes lésions qui dépendent sans aucun doute de l'état d'irritation du col. Au toucher, les bords de l'orifice présentent rarement une disposition anormale ; mais l'orifice lui-même (du moins dans la rétroflexion que j'ai observée plus souvent que l'antéflexion) est assez ouvert pour admettre l'extrémité du doigt. La lèvre antérieure est aussi, dans les cas de rétroflexion, plus courte que la postérieure, altération qui est due probablement, ainsi que le pense Sommer, à des causes mécaniques, au tiraillement qui s'exerce sur la lèvre du côté de la convexité de l'organe incurvé.

______

[1] Comme dans les dessins d'un utérus antéfléchi, fig. 5 et 6 de la planche ix de l'*Atlas de Boivin et Dugès*. (*Note de l'Auteur*.)

Dans les cas dont je me suis occupé jusqu'à présent, le déplacement de l'utérus paraît être une condition morbide acquise, quoiqu'il survienne à différentes périodes de la vie et sous l'influence de causes parfois assez obscures. Mais il y a d'autres cas dans lesquels l'obliquité de l'utérus en avant ou en arrière, ou sur l'un ou l'autre côté, est le résultat d'une déformation congénitale, associée à une grande inégalité dans la longueur de la matrice et des ligaments larges de l'un et de l'autre côté, ou dépendant du développement inégal des deux moitiés de la matrice elle-même. Chez une jeune femme non mariée, âgée de 18 ans, dont la matrice était obliquement inclinée à droite, je trouvai que le ligament gauche de l'ovaire avait 12 pouces de longueur, tandis que celui du côté droit ne mesurait que 6 pouces. Sur le cadavre d'une autre femme non mariée, âgée de 19 ans, n'ayant présenté aucune trace de maladie utérine, la matrice était inégalement développée dans toutes ses parties ; son bord droit était de 3 pouces plus haut que le gauche. Le professeur Tiedemann [1], qui le premier a appelé l'attention sur cet état anormal, a publié, dans son traité sur ce sujet, plusieurs dessins qui représentent les degrés extrêmes de l'obliquité et du déplacement de l'utérus. Il n'y a rien qui doive nous surprendre dans cette absence de symétrie d'un organe formé, en grande partie, comme l'utérus, par la fusion des deux moitiés d'une cornue. Il est douteux qu'une pareille inégalité de la matrice donne lieu à aucun symptôme ou que, dans la grossesse et l'accouchement, elle produise ces formidables accidents que Deventer et d'autres accoucheurs rapportaient, il y a cinquante ans, à l'obliquité de la matrice ; c'est une opinion qui n'est pas encore de nos jours complétement discréditée. Si je vous parle de ces anomalies, c'est pour bien graver dans votre esprit l'inutilité d'un traitement. Puisque les causes d'où dépend l'obliquité échappent à tout remède, du moment qu'il n'existe aucun symptôme, la prudence nous conseille de nous abstenir de moyens thérapeutiques qui, pour tout dire, seraient ou inutiles, ou infructueux, ou peut-être même funestes.

[1] *Von den Duverneyschen Drüsen des Weibes, und der schiefen Gestaltung und Lage der Gebärmutter*, in-4, Heidelberg, 1840.

LEÇON XII

DÉPLACEMENTS DE L'UTÉRUS

Versions et flexions de l'utérus. — Symptômes. — Opinions divergentes à leur égard. – Comment on peut les concilier jusqu'à un certain point. — Ces prétendus symptômes ne sont pas toujours dus au déplacement. — Preuves statistiques : Production de symptômes se rattachant à d'autres causes qui agissent sur la matrice. — Énumération des symptômes ; examen séparé de chacun d'eux. — Diagnostic. — Usage de la sonde. — Traitement. — Esquisse historique des opinions et de la pratique sur ce sujet. — Supports utérins. — Raisons qui doivent faire rejeter les moyens mécaniques et préférer le traitement palliatif. — Description d'un plan de traitement.

Jusqu'à présent nous avons examiné la nature des différentes versions et flexions de l'utérus, et nous avons eu occasion, dans le cours de cette recherche, de noter des opinions divergentes, des assertions contradictoires qu'il était très-difficile et parfois même impossible de concilier. Elles deviennent bien plus nombreuses et irréconciliables quand on passe à l'étude des symptômes que présentent, et du traitement qu'exigent ces déplacements. Quelques-uns leur attribuent des symptômes nombreux et caractéristiques, et ils prétendent que le traitement qui leur convient est tout à la fois simple, sans danger et efficace ; d'autres au contraire nient que les déplacements puissent donner seuls lieu à aucun accident, et ils affirment que le traitement proposé fait courir des dangers considérables et est tout à fait impuissant à faire disparaître la lésion qu'on prétend guérir. Chacune de ces opinions est soutenue par des hommes également haut placés, d'une grande expérience clinique et d'une parfaite bonne foi [1].

Les résultats qu'on attribue aux déplacements utérins consistent

---

[1] Le compte rendu de la discussion qui eut lieu à Paris sur ce sujet et qui est contenu dans le *Bulletin de l'Académie de médecine* de 1853-54, vol. IX, p. 778-976, est un remarquable exemple des divergences d'opinion qui peuvent se produire dans une science incertaine. (*Note de l'Auteur.*)

en désordres de la menstruation qui est habituellement excessive et douloureuse, en flux leucorrhéiques, en douleurs et difficultés dans la miction et la défécation, en douleurs pelviennes générales, mais plus violentes habituellement dans cette partie du bassin vers laquelle le fond de l'utérus est tourné ou infléchi; enfin, dans un grand nombre de cas, la stérilité serait la conséquence des flexions de la matrice. Il est évident que beaucoup de ces symptômes ne peuvent point être regardés comme pathognomoniques de telle affection utérine plutôt que de telle autre, puisqu'ils constituent précisément ce cortége d'accidents qu'on rencontre avec des combinaisons et une intensité variables dans presque toutes les maladies de matrice. On ne peut pas leur accorder une grande importance, puisque les souffrances utérines qui se traduisent par des symptômes ou des groupes de symptômes caractéristiques sont très-peu nombreuses. De même que la nausée peut dépendre d'un trouble sympathique de l'estomac pendant la grossesse, ou d'une irritabilité de l'estomac consécutive à quelque cachexie, ou de la présence de sarcines dans sa cavité, ou du développement d'un cancer dans ses parois, ainsi les mêmes symptômes peuvent exister dans une maladie légère de l'utérus ou dans une autre qui est incurable. Les symptômes sont comme la cloche d'alarme qui indique un malheur quelconque et sert à éveiller l'attention; il ne faut pas attendre d'eux qu'ils nous indiquent non-seulement la partie qui souffre, mais encore la cause précise qui cause la souffrance.

Une autre circonstance sur laquelle on a beaucoup insisté comme preuve de la non-existence de prétendus symptômes du déplacement, c'est que, dans beaucoup de cas où la mort a révélé des déplacements utérins, la matrice avait accompli toutes ses fonctions d'une manière parfaitement normale. Mais il ne faudrait pas déduire de ce fait des conséquences trop étendues, car il n'est pas rare de rencontrer des cancers utérins qui ne se traduisent, dans leur première phase, par aucun trouble du côté de la matrice. Des tumeurs fibreuses atteignent souvent un grand développement avant qu'on puisse soupçonner leur existence, ou leurs symptômes sommeillent si longtemps qu'un examen minutieux peut seul nous convaincre de la persistance de la lésion qui les produit. Une phrase française exprime parfaitement le caractère des personnes chez lesquelles ces déplacements ou d'autres souffrances utérines sont en général accompagnés de symptômes plus ou moins intenses : ce sont des personnes qui *s'écoutent vivre*. Des maladies dont un autre n'aurait presque pas conscience sont pour elles des sources de souffrances exquises. Et alors même que le mal est réel, il est plus sage et plus avantageux de modifier la disposition de la malade à exagérer ses souffrances, que de s'attaquer à la maladie locale qui excite de pareilles manifestations.

Des faits de différente sorte nous démontrent qu'on a probablement surfait l'importance de ces accidents : ainsi il y a des cas où la réduction du déplacement, alors qu'il n'existait aucune autre maladie utérine appréciable, n'a point amélioré les souffrances des malades ; d'autres fois, au contraire, les souffrances ont cessé, en dépit de la persistance du déplacement. Une femme, âgée de 22 ans, était mariée depuis quatre ans, et durant cette période de temps, elle avait fait quatre fausses couches, la dernière fois à six mois, et sept mois avant de se confier à mes soins. Depuis sa dernière fausse couche, elle avait de la douleur, de la leucorrhée, une menstruation profuse accompagnée de caillots. En examinant son utérus, je le trouvai rétrofléchi ; son fond était dirigé non-seulement en arrière, mais aussi à gauche. Vingt-sept mois après son dernier avortement, elle devint enceinte ; le déplacement persista pendant les premiers mois de la grossesse, comme on s'en assura par l'examen. Elle donna naissance à un enfant viable et à terme. A partir de l'accouchement, elle se sentit parfaitement bien ; cependant la matrice était encore rétrofléchie, et je trouvai qu'elle occupait son ancienne position quinze mois après la délivrance, c'est-à-dire quatre ans et trois mois après l'avortement auquel elle rattachait l'origine de ses souffrances.

Une femme de 28 ans, mariée depuis neuf ans, avait donné naissance à un enfant la seconde année de son mariage, et cinq ans avant que je la visse, elle avait subi une opération pour l'ablation, disait-elle, d'une tumeur utérine. Depuis cette opération, elle assurait qu'elle avait eu de la leucorrhée, une douleur brûlante au voisinage de l'utérus, qu'exaspéraient la défécation, les rapports sexuels et surtout le retour des règles. Le périnée était un peu déchiré, l'utérus abaissé, avec un orifice circulaire à bords parfaitement lisses ; la lèvre postérieure était solidement unie à la paroi vaginale postérieure, et il en partait des cicatrices qui s'étendaient à quelque distance vers la gauche du vagin [1]. La sonde utérine pénétrait facilement

---

[1] Il n'est pas sans intérêt, afin de montrer la facilité de la plupart des procédés qu'on propose pour guérir ces souffrances, de noter l'existence, dans ce cas, d'adhésions entre

dans une longueur de 2 pouces et demi, avec sa concavité tournée en arrière. En lui imprimant un mouvement de rotation, la tumeur disparaissait complétement. Quatre ou cinq jours après le replacement de l'utérus, la malade se trouvait très-soulagée ; mais les symptômes reparurent, et ils ont persisté avec la même intensité qu'auparavant pendant quatre années et demie. Pendant tout ce temps, j'ai eu plusieurs fois l'occasion d'examiner l'état de l'utérus et je l'ai toujours trouvé dans sa situation normale.

Quelle que soit la valeur de ces cas, comme preuve, d'un côté, que les déplacements de la matrice ne causent pas toujours fatalement des souffrances, et, d'un autre côté, que la disparition d'une flexion utérine peut n'être suivie d'aucun soulagement des douleurs qu'éprouvent les malades, il n'en reste pas moins établi que le déplacement de la matrice est accompagné, dans beaucoup de cas, de souffrances utérines variées qui n'existaient point avant sa production. Dans des cas pareils, la question qui se pose d'elle-même, c'est de savoir si leur histoire présente quelque particularité qui pourrait nous porter à penser que les symptômes ne sont pas dus au simple déplacement, mais à quelque autre condition morbide associée au déplacement, ou bien encore à ces deux conditions réunies. Eh bien, il y a des circonstances en faveur de cette opinion que, dans la majorité des cas, les symptômes ne proviennent pas du déplacement seul, mais du déplacement accompagné de quelque autre état morbide de la matrice.

Ce fait que, sur 131 cas de version ou de flexion[1], 115 appartenaient à des femmes mariées et 16 seulement à des femmes non mariées, établit une connexion entre cette lésion et l'accomplissement des fonctions les plus élevées du système sexuel, c'est-à-dire la grossesse, l'accouchement et leurs conséquences. Cette vue se trouve corroborée par la circonstance que l'âge, où la majorité des femmes souffrent de ces symptômes, coïncide avec la période de la vie dans laquelle ces fonctions atteignent leur plus grande activité. Valleix rapporte que presque toutes ses malades faisaient remonter leur maladie entre 20 et 30 ans ; je suis arrivé à peu près au même résul-

---

le col utérin et la paroi vaginale ; Amussat voulait qu'on les produisît en intervenant chirurgicalement et il insistait beaucoup sur leur importance comme moyen de guérison.

(Note de l'Auteur.)

[1] Ces chiffres sont tirés des 68 cas de Valleix ajoutés aux 63 qui m'appartiennent.

(Note de l'Auteur.)

tat ; car 49 malades sur 63 dont j'ai recueilli l'observation, avaient 40 ans lorsque j'ai été appelé à leur donner des soins. De plus, sur les 57 cas de femmes mariées rapportés par Valleix, 34 fois le commencement de leur maladie était rapporté à l'accouchement ou à une fausse couche. Il en était de même 21 fois sur 58 cas, ou 21 fois sur 46, si on retranche 12 cas où le mariage avait été stérile. En résumé, le début de la maladie remontait à l'époque où l'utérus est plus volumineux, plus lourd, plus abondamment arrosé de sang qu'à tout autre moment ; où ses supports récemment distendus sont moins capables de maintenir l'organe dans sa position naturelle ; où les attaques de péritonite circonscrite, qui établissent des adhérences avec les parties adjacentes, ont le plus de chance de survenir. Le cas rapporté dans la dernière leçon (page 248) montre comment, dans ces conditions, un utérus augmenté de volume peut être rétroversé et comment, en dépit de sa réduction de volume, le déplacement peut encore persister avec une aggravation des accidents après chaque nouvelle fausse couche, accidents moins intenses, mais les mêmes que ceux qui avaient accompagné le premier avortement. Des 37 malades qui restent dans ma statistique, 3 avaient des tumeurs fibreuses des parois utérines, de sorte que le déplacement de la matrice pouvait être regardé comme dû en partie à leur présence. Chez une quatrième il existait une petite tumeur probablement ovarique derrière la matrice ; et non-seulement elle avait poussé cet organe en rétroflexion, mais comme elle adhérait à la fois à la matrice et au rectum, elle avait empêché l'utérus de reprendre sa position, bien qu'elle eût évacué dans l'intestin le pus qu'elle contenait. Dans un cinquième cas, le déplacement était probablement consécutif à un abcès situé entre le rectum et l'utérus qui avait été rétroversé, et était maintenu par des adhérences dans cette position anormale. Quatre malades, dont l'une n'était pas mariée, rattachaient leurs accidents à une période menstruelle accompagnée de douleurs insolites ; une autre la rapportait à des excès sexuels. Dans un cas, les symptômes succédèrent à une vaginite qui vraisemblablement avait produit une inflammation péritonéale, puisque la matrice antéfléchie était fixée dans cette position vicieuse. — Chez une autre malade dont la matrice était fixée en antéversion dans le pelvis, il était survenu cinq ans auparavant, sans cause appréciable, de la sensibilité et de la douleur dans l'abdomen ; six fois l'accident paraissait avoir succédé à quelque effort violent et soudain, et dans

un cas (celui dans lequel les symptômes persistèrent après la disparition du déplacement), la malade faisait remonter ses souffrances à
une opération pratiquée cinq ans auparavant, probablement l'ablation d'un polype. Restent encore 20 malades dont les souffrances
n'ont pas présenté de cause satisfaisante. Il n'est pas sans intérêt,
toutefois, de remarquer que dans presque tous ces cas les symptômes
étaient survenus graduellement, et que l'utérus était très-augmenté
de volume. L'atténuation des symptômes et la diminution de volume
de la matrice se produisirent simultanément. Quelquefois, lorsque
l'organe devenait plus petit, il reprenait de lui-même sa position naturelle, tandis que, dans d'autres cas, il restait déplacé ; mais il n'y
avait pas de rapport invariable entre la complète guérison des malades et le retour de la matrice à sa situation physiologique.

Ainsi donc, il semble que, dans la très-grande majorité des cas,
le développement de tous les symptômes de flexion ou de version de
l'utérus coïncidait avec l'intervention d'une cause qui augmentait le
volume de la matrice, ou déterminait une congestion dans les organes pelviens. Ajoutons que le soulagement immédiat que produisaient le repos, les déplétions locales, la régularisation des fonctions
intestinales, paraît démontrer que c'est à ces lésions réunies plutôt
qu'au simple déplacement de la matrice que doivent être attribuées
les souffrances des malades. Assez fréquemment l'amélioration,
quoique fréquente, était de courte durée, et, peu de temps après
que la malade avait repris ses occupations, ou était revenue dans le
lit de son mari, les premiers accidents se reproduisaient. Cette circonstance n'est pas particulière au déplacement de la matrice, car
nous voyons des exemples de l'accroissement des souffrances à l'é-
poque des règles, dans presque toutes les maladies utérines. Le
mariage cause aussi une aggravation des maladies qui avaient leur
siége dans l'utérus, et il peut même quelquefois provoquer l'apparition d'une maladie dont on n'avait pas jusqu'alors soupçonné l'existence[1].

[1] Cette appréciation du peu d'importance, habituellement, des simples flexions utérines,
concorde parfaitement avec les conclusions auxquelles Scanzoni est arrivé et auxquelles
il tient tellement qu'on trouve en gros caractères dans la 3ᵉ édition de son livre : « Les
flexions utérines n'ont jamais beaucoup d'importance ; elles ne produisent jamais d'accidents sérieux, excepté quand elles sont compliquées de quelques autres affections de la
substance utérine. » (*Op. cit.*, p. 90.) La conclusion de Bernutz et Goupil dans leurs consciencieuses recherches, c'est que « les déviations utérines, à l'exception de la descente et
du prolapsus, ne produisent aucun trouble fonctionnel lorsqu'il n'existe pas de complications. » (*Note de l'Auteur.*)

Une femme âgée de 35 ans fut admise à St-Bartholomew's Hospital et nous donna sur sa santé les renseignements suivants : Il y avait onze mois qu'elle était mariée, mais elle n'avait jamais été enceinte. Avant son mariage, sa santé avait été bonne, sauf que la menstruation, quoique régulière, était toujours douloureuse. Mais depuis son mariage elle souffrait beaucoup d'une douleur constante autour des reins exagérée par la marche, et d'un besoin continuel d'uriner ; de plus, les règles revenaient plus fréquemment. — En l'examinant on trouva que l'orifice utérin, petit et circulaire, était dirigé en arrière. Au-dessus de la paroi antérieure du vagin on sentait une tumeur ronde qui pressait la vessie et pouvait en être distinguée au moyen d'une sonde introduite dans ce dernier organe. Je pensai qu'elle était formée par l'utérus en antéflexion ; mais, après des explorations attentives et répétées, par lesquelles je m'efforçai sans succès d'introduire une sonde utérine, je changeai d'opinion et j'en vins à conclure qu'il s'agissait d'une tumeur fibreuse ayant pris naissance sur la paroi antérieure de la matrice. Quoi qu'il en soit de l'exactitude de ce diagnostic, ce cas n'en met pas moins en évidence ce fait qu'une affection utérine peut rester latente, quant à ce qui concerne les symptômes, pendant une période indéfinie : tandis qu'elle peut causer beaucoup de souffrances, si un accident quelconque fait affluer vers la matrice une quantité insolite de sang.

Vous rappelant donc leur origine complexe, vous rechercherez d'une manière précise la nature des symptômes qui accompagnent habituellement les versions et les flexions de la matrice. Lorsque le déplacement est survenu soudainement à la suite d'un exercice exagéré ou d'un effort, ces malades ont éprouvé une douleur très-vive siégeant au voisinage de l'utérus. Dans le cas de rétroversion, il existe une grande difficulté dans la miction et un fréquent désir d'uriner. Mais, dans d'autres cas, les symptômes se produisent graduellement ; une sensation de malaise autour du bassin, accompagnée d'une menstruation habituellement douloureuse et profuse, tels sont les premiers symptômes qui attirent l'attention des malades et qui, par leur persistance et leur aggravation, les portent à se faire traiter.

Voici quels furent les symptômes qui prédominèrent dans les 63 cas de version et de flexion de l'utérus dont j'ai pris l'observation jusqu'à présent :

	Sur la totalité des 65 cas.	Sur les 20 où l'utérus était en antéversion ou en antéflexion.
Ménorrhagie	20	3
Dysménorrhée	20	8
Leucorrhée	25	8
Douleurs et autres malaises pendant la miction	21	7
Douleur	51	17
Défécation difficile ou douloureuse	24	9

De ces 65 malades, 58 étaient mariées, parmi lesquelles 12 étaient stériles. Les 46 restantes qui toutes, excepté une, étaient âgées de 40 ans, avaient 124 enfants et 40 fausses couches, nombres qui diffèrent peu de ceux qu'on trouve chez les personnes affligées d'une maladie utérine quelconque, et dont les accouchements sont de 2,7, les fausses couches de 0,47 pour chaque mariage, tandis que 1 sur les 8,5 du nombre total est stérile.

L'énumération précédente des symptômes et de leur fréquence comparative concorde d'une manière remarquable avec les statistiques de Valleix sur ce sujet et montre suffisamment que du déplacement lui-même ou l'état de l'utérus qui l'accompagne concourent dans la même mesure à produire des souffrances très-réelles et des désordres fonctionnels. La douleur qui fut éprouvée dans tous les cas qui m'appartiennent, sauf dans 12, et 64 fois sur 65 de ceux de Valleix, variait beaucoup d'intensité. C'était une sensation constante de douleur et de malaise dans le dos et les reins, une douleur lancinante vers les cuisses accompagnée souvent, mais pas toujours, d'une sensation d'abaissement analogue à celle qu'on observe dans la descente ordinaire de la matrice, quoique moins angoissante. Beaucoup de malades éprouvaient dans les rapports sexuels une vive douleur, tellement grande parfois qu'elles étaient obligées d'y renoncer complétement. Celles chez lesquelles la douleur continue était le plus considérable souffraient aussi d'attaques de douleurs paroxystiques d'une extrême intensité ayant le caractère de ces coliques hystériques qu'on rencontre quelquefois dans différentes maladies utérines, et qui accompagnent en particulier la dysménorrhée. Il m'est impossible d'affirmer qu'il existe une relation constante entre la direction suivant laquelle s'infléchit la matrice et le siége de la douleur dans la partie antérieure ou postérieure du bassin. Cependant, la défécation douloureuse et pénible semble se montrer plus fréquemment quand la matrice est rétroversée ou rétrofléchie que lorsqu'elle est tournée ou fléchie en avant. Toutefois, je ne sais pas usqu'à quel point on peut rapporter ces symptômes à de simples effets mécaniques du déplacement utérin ; car, cinq fois sur les 14 cas où ce déplacement en arrière était accompagné d'une miction difficile, l'organe était rétrofléchi et non rétroversé, et par conséquent la vessie n'était soumise à aucune espèce de pression ; d'un autre côté, dans 13 cas de version et de flexion de la matrice en avant, la vessie se vidait sans difficulté et sans douleur. La douleur et la difficulté dans l'acte de la défécation n'existent pas non plus d'une manière constante dans la rétroflexion, comme on pourrait l'induire rationnellement, si ces symptômes dépendaient d'une cause purement mécanique. Pourtant, on a regardé pendant longtemps ces symptômes comme d'origine mécanique, et la présence de mucosités dans les évacuations paraissait une preuve évidente de l'irritation des intestins causée par un déplacement de la matrice. Mais l'observation ultérieure a démontré que ce symptôme est loin d'être constant, même dans les cas de rétroflexion très-prononcée ; qu'au surplus il fait souvent défaut lorsqu'une tumeur de la paroi postérieure de l'utérus exerce une pression considérable sur l'intestin ; tandis qu'il n'est pas rare dans les maladies utérines accompagnées d'une vive irritation des organes voisins, bien qu'il n'existe alors ni augmentation de volume ni déplacement de la matrice. On peut en dire autant relativement à la constipation, car le fond de l'utérus rétrofléchi ne comprime jamais assez le rectum pour s'opposer à l'introduction du doigt dans le canal et ne peut, en conséquence, s'opposer mécaniquement à l'évacuation des matières qui y sont contenues ; d'un autre côté, on ne constate point d'accumulation de fèces au-dessus du fond de la matrice ; et enfin une constipation bien plus opiniâtre que celle qu'on observe en pareil cas se montre dans un grand nombre de maladies, spécialement dans celles qui sont de nature anémique et hystérique et où il n'existe aucune affection locale de la matrice. La leucorrhée, la dysménorrhée et la ménorrhagie, quoique très-fréquentes dans ces cas, sont peut-être encore moins caractéristiques que les symptômes déjà énumérés, d'autant plus qu'elles accompagnent très-souvent presque tous les désordres utérins. Il est toutefois digne de remarque que 40 fois les troubles des fonctions menstruelles survinrent sur 30 personnes différentes, mais il m'est impossible de dire si la flexion était plus prononcée dans les cas où la menstruation était plus douloureuse que dans les autres, ou s'il existait une augmentation de volume plus marquée, une congestion plus accusée de l'organe dans les cas où les règles étaient profuses.

Occupons-nous enfin de l'influence de ces conditions morbides sur la fécondité. Des 58 femmes mariées, une était devenue veuve ; une autre avait passé l'âge critique, avant l'apparition d'aucun symptôme de maladie utérine ; chez 7 les symptômes avaient moins d'un an de durée, et conséquemment l'influence de la maladie sur la fécondation n'avait pas eu le temps de se manifester.

Sur les 49 cas qui restent, 6 femmes donnèrent naissance à des enfants vivants et à terme, après que la matrice eût été déplacée ; parmi elles l'une avait eu cinq enfants viables, au terme de la gestation, en dépit de l'existence, pendant quinze années, de tous les signes de rétroflexion de l'utérus.

Dans l'un de ces 6 cas, la grossesse fut précédée du replacement de l'organe, mais dans les autres 5, non-seulement la matrice était déplacée au moment de la conception, mais on s'assura qu'elle continua à l'être après la parturition.

5 qui avaient précédemment donné naissance à des enfants vivants, firent des fausses couches après le développement des symptômes du déplacement utérin ; chez une d'elles l'avortement était survenu 2 fois et chez une autre 11 fois ; tandis que 21, ayant eu auparavant un ou plusieurs enfants viables, avaient passé, depuis le commencement des symptômes, plus d'une année sans concevoir. Chez 6 d'entre elles, qui étaient encore aptes à avoir des enfants, la conception n'avait pas eu lieu depuis deux et cinq ans, avant le commencement des symptômes du déplacement utérin.

Les symptômes dans le détail desquels je viens d'entrer montrent, je pense, que si les flexions de la matrice ne produisent pas invariablement soit des souffrances locales, soit des troubles fonctionnels, leur présence ou leur absence est loin d'être chose indifférente. Aussi devons-nous les regarder comme une classe distincte et importante de maladies utérines. Alors même qu'elles ne sont pas graves par elles-mêmes, il serait néanmoins très-nécessaire d'apprendre à les distinguer d'autres maladies utérines plus sérieuses avec lesquelles quelques-unes d'entre elles, à un examen superficiel, pourraient être facilement confondues.

Avec une attention ordinaire, aucun déplacement de l'utérus en entier, prenant, comme c'est l'habitude, la forme de la rétroversion, ne peut passer inaperçu ou être méconnu, car la base de la matrice rejetée en arrière et souvent en bas, dans la concavité du sacrum, son orifice dirigé en avant et en haut contre la symphyse du pubis, fournissent des signes positifs de son changement de position. Mais les sources d'erreur sont beaucoup plus nombreuses lorsque le corps de l'organe s'infléchit sur le col, car on peut prendre alors la tumeur qui en résulte soit pour une maladie de l'ovaire, soit pour une tumeur fibreuse de l'utérus, soit pour une de ces extravasations de sang autour de l'utérus, qui, sous le nom d'hématocèle utérine, ont attiré spécialement l'attention dans ces dernières années. Lorsque l'utérus est incliné en avant, les sources d'erreur sont moins nombreuses que dans les cas de rétroflexion, et je ne vois qu'une tumeur fibreuse de la paroi antérieure de l'utérus qui puisse jeter de l'incertitude sur le diagnostic. Il est vrai de dire que j'ai vu des cas où la distinction entre la flexion utérine et la présence d'une tumeur fibreuse dans la paroi de l'organe était extrêmement difficile et même impossible. La tumeur formée par une flexion de la matrice commence d'ordinaire immédiatement au-dessus du col, et le corps de l'organe peut être suivi dans sa position anormale au-dessus du col. En même temps, le doigt ne perçoit point de tumeur utérine en suivant la face antérieure du col, lorsqu'il y a rétroflexion, ni en arrière dans les cas d'antéflexion. Si la malade est couchée sur le dos, et qu'on exerce une pression au-dessus du pubis, le doigt étant dans le vagin, on constate en général l'absence de toute tumeur pelvienne. En outre, dans beaucoup de cas, la pression sur la tumeur, avec le doigt introduit dans le vagin, lui imprime un mouvement qui n'altère en rien la position du col, ce qui n'aurait pas lieu s'il s'agissait d'une tumeur fibreuse de l'organe. Mais cette exploration n'est pas toujours possible, car d'une part, la sensibilité de la matrice infléchie empêche souvent qu'une forte pression soit supportée par la malade; et d'autre part, une pression forte et prolongée ne modifie pas toujours la position de l'organe, même dans les cas où aucune adhésion morbide n'unit son fond aux parties adjacentes. Dans un nombre assez considérable de cas douteux, nous ne pourrions sortir d'incertitude et nous décider qu'à la longue et avec hésitation, si la sonde utérine ne venait pas à notre secours. Lorsque cet instrument est introduit, sa concavité dirigée soit en arrière, soit en avant, suivant que la tumeur est en arrière ou en avant du col, et lorsqu'on lui imprime doucement et avec soin un mouvement de rotation, on trouve que la tumeur, auparavant distincte, a complétement disparu, et qu'elle se reproduit quelquefois immédiatement avec les mêmes caractères et le même volume qu'auparavant, dès qu'on retire l'instrument. La sonde fournit le moyen d'affirmer, en même temps que la parfaite mobilité de l'utérus, l'absence de toute augmentation de poids que ne manquerait pas de produire une tumeur siégeant dans les parois de l'organe.

Cependant, quelque grande que soit la valeur de ce moyen de diagnostic, il n'est pas exclusif de sources d'erreur, et il donne quelquefois aussi des résultats peu positifs. Ainsi, il peut arriver que l'instrument ne franchisse pas l'orifice interne de l'utérus; quoique une pression de bas en haut sur la tumeur, en diminuant la courbure du canal cervical, permette en général de l'introduire, ce n'est pas toujours ainsi que se passent les choses; et puis il est inutile de dire qu'il ne faut pas recourir à la force pour surmonter la difficulté. Mais, même dans ces cas, l'absence d'une sensation considérable de poids, lorsque l'organe est soulevé par l'instrument, doit nous prémunir fortement contre l'existence de toute tumeur utérine. Une tumeur fibreuse faisant saillie dans la poche recto-vaginale, peut présenter plusieurs des caractères de la matrice en rétroflexion, d'autant plus qu'une pareille excroissance force fréquemment l'organe à s'infléchir, et en le faisant un peu dévier de sa direction naturelle, augmente les chances d'erreur. Si, en imprimant un mouvement de rotation à la sonde après son introduction, le manche de l'instrument est abaissé, son extrémité opposée devra naturellement s'élever d'autant, et il pourra se faire que la tumeur utérine, étant ainsi mise hors de la portée du doigt explorateur, disparaisse en apparence et soit prise pour une tumeur résultant d'une simple flexion de la matrice. On évitera cette erreur, en prenant la précaution de ne modifier en rien la position de la sonde, au moment où on lui imprime le mouvement de rotation. L'existence d'adhésions empêche toutes les tentatives de replacement de la matrice d'être couronnées de succès et nous prive d'un de nos moyens de diagnostic, bien que, dans de pareils cas, la direction suivant laquelle la sonde entre avec facilité et l'impossibilité de la faire pénétrer dans toute autre direction ne soient pas sans valeur. Les tumeurs ovariques sont presque toujours plus volumineuses et plus sphériques que le fond rétrofléchi de l'utérus, et le doigt trouvera,

en général, le corps de l'organe chassé en avant par la tumeur ;
enfin, avec le doigt d'une main introduit dans le vagin, et l'autre
main appliquée sur le pubis, le praticien pourra se rendre compte
d'une manière satisfaisante des rapports exacts de l'organe, alors
même que les tentatives pour introduire la sonde auraient été infructueuses. On peut en dire autant relativement à la l'hématocèle utérine. D'ailleurs la tumeur qui en résulte ne présente pas le même
degré de résistance que l'utérus rétrofléchi. Une des hématocèles
utérines les plus considérables que j'ai observées, produisit une
complète rétroversion de l'organe et rendit ainsi le diagnostic très-
difficile. En pareil cas et dans tous ceux où des tumeurs ont fléchi
la matrice et changé notablement sa position, les chances d'erreur
sont très-grandes. Je ne veux point réclamer pour la sonde le privilége de nous amener toujours à des conclusions exactes ; je veux
seulement exprimer ma conviction sur sa valeur comme moyen de
diagnostic ; elle restreint de beaucoup le nombre de cas douteux et
nous permet, dans la grande majorité des cas, de nous exprimer
d'une manière positive sur des questions qui, sans elle, resteraient
souvent enveloppées d'obscurité.

Occupons-nous enfin du traitement qui convient à ces déplacements. C'est une question qui a reçu deux réponses différentes, suivant que les praticiens ne se sont attachés qu'à faire disparaître les
affections qui accompagnaient le déplacement et auxquelles les symptômes paraissaient devoir se rattacher directement ; ou suivant
qu'ils ont eu pour but et essayé de rétablir l'utérus dans sa position
naturelle et de l'y maintenir au moyen d'appareils. Parmi les écrivains du continent qui ont appelé les premiers l'attention sur ces
déplacements de la matrice, Schweighäuser se contentait de recourir aux remèdes propres à faire disparaître la constipation et à diminuer la congestion des viscères pelviens ; et il affirme qu'après
avoir obtenu ce résultat, l'utérus revenait invariablement à sa position naturelle. Schmitt lui aussi partageait, en grande partie, cette
manière de voir. Un point de vue analogue, à beaucoup d'égards, a
été soutenu avec talent par le Dr Oldham[1], qui regarde le déplacement de la matrice comme la conséquence invariable de son augmentation de volume, et insiste sur les avantages qu'on retire de
l'usage du bichlorure de mercure pour faire disparaître cette condi-

---

[1] *Guy's Hospital Reports*, 2ᵉ série, vol. VI.

tion morbide. Schmitt, dans son essai, s'efforce de distinguer les cas dans lesquels le déplacement de la matrice est primitif, de ceux dans lesquels son changement de position est secondaire à quelque augmentation de volume ou à quelque affection inflammatoire de l'organe. Il n'emploie jamais aucun moyen dans le but de replacer la matrice, tant qu'il existe des troubles constitutionnels ou de la sensibilité de l'utérus ; et il admet que l'organe se replace de lui-même fréquemment après que ces accidents ont disparu. Pour aider à leur disparition, il se fie, ainsi que Schweighäuser, principalement au repos et à une évacuation opportune du canal intestinal par l'administration régulière de sels apéritifs. Si le déplacement continue, et si le cas présente déjà les caractères d'une maladie chronique, au moment de la mise en traitement, il approuve qu'on fasse prudemment quelques tentatives pour replacer la matrice. Ces tentatives consistent à passer sur le fond de l'organe avec un doigt introduit dans le vagin, ou quelquefois dans le rectum ; il insinue aussi qu'il serait possible, dans plusieurs cas, d'employer avantageusement l'appareil dont se sert le professeur Richter[1], de Moscou, pour replacer la matrice rétroversée pendant la grossesse. Comme un moyen subsidiaire tendant à favoriser le replacement de l'organe, Schmitt veut que la malade reste couchée sur le côté, les hanches soulevées, et qu'elle ne change cette attitude que pour se coucher sur le ventre, en évitant avec grand soin de se mettre dans le décubitus dorsal[2]. Tous les praticiens aujourd'hui insistent sur ces recommandations et font mettre leurs malades dans le décubitus abdominal chaque fois qu'il y a rétroflexion ou rétroversion de la matrice.

Enfin, si la rétroversion continue en dépit du traitement, Schmitt emploie un disque-pessaire de Levret ayant une ouverture suffisante pour recevoir et embrasser le col de la matrice, en suivant

---

[1] Voy. Richter's *Synopsis Praxis medico-obstetriciæ*, in-4, Mosquæ, 1810, planche II, p. 70, pour la description de cet instrument, qui se composait d'une tige courbe en bois, terminée par une sorte de tampon recouvert d'un coussin, et avait pour but de jouer le rôle d'un doigt long et fort qui soutiendrait la matrice. (*Note de l'Auteur.*)

[2] Dans un mémoire sur divers sujets intitulé : *Observations tirées de ma pratique*, le docteur Steiger raconte que dans un cas où l'antéversion était portée à un degré extrême, le seul moyen employé fut d'engager la femme à retenir le plus longtemps possible ses urines. Grâce à ce moyen si simple, en huit semaines l'utérus était revenu à sa position normale, et quelque temps après, la femme, qui n'avait pas eu d'enfants depuis longues années, était enceinte. (*Würzburger Medicinische Zeitschrift*, 1864.)

(*Note du Trad.*)

les propres indications données par Levret lui-même dans son mémoire sur l'antéversion de la matrice [1].

Cet essai de Schmitt, qui contient comme appendice la relation de neuf cas, et qui est encore aujourd'hui la source la plus complète et la plus précieuse de nos connaissances sur ce sujet, continua à être le guide des praticiens en Allemagne jusqu'à la publication des ingénieuses observations du docteur Simpson. Non-seulement le docteur Simpson attira, en France et dans notre pays, l'attention sur la fréquence de ces déplacements qui auparavant avaient été méconnus, mais il insista aussi sur leur redressement mécanique, comme le moyen le plus propre à faire disparaître leurs symptômes et il inventa un nouvel instrument destiné tout à la fois à replacer la matrice et à la maintenir dans sa position normale.

Cette première idée de replacer la matrice au moyen de la sonde utérine (instrument qui doit toute son utilité pratique aux modifications que lui a fait subir le docteur Simpson) semble avoir été conçue par Osiander en 1808 [2]. Il décrit l'introduction d'un petit instrument courbe dans la matrice rétroversée, par la rotation duquel le fond de l'organe peut être replacé dans sa position naturelle. Cette tentative d'Osiander fut dédaignée et les faits qu'il avançait critiqués et bientôt oubliés. Velpeau [3] réclame l'invention d'un pessaire muni d'une tige élastique s'élevant au centre d'un disque demi-circulaire. Dans les cas de rétroversion on place le disque en avant ; dans le déplacement opposé on le tourne en arrière ; la tige élastique tend à ramener graduellement la matrice dans sa position naturelle et à l'y maintenir doucement. Du propre aveu de l'inventeur, ses essais ont été peu nombreux et leurs résultats peu encourageants.

Le docteur Simpson croyant que, dans la grande majorité des cas, les symptômes associés aux déplacements de la matrice et les changements que l'organe peut présenter dépendent principalement de cette dernière lésion, insiste sur le replacement de la matrice et sur l'emploi de moyens mécaniques pour la maintenir dans sa position normale. Il propose de remplir le premier but au moyen de la sonde utérine, et le second au moyen d'une tige en fil de fer introduite dans la cavité de la matrice, et fixée là d'une manière

---

[1] Déjà cité : *Journal de médecine*, p. 280.

[2] *Med. chir. Zeitung*, 1808, vol. IV, p. 170. Cité dans une note, p. 54 de Schmitt, *op. cit.*

[3] *Loc. cit.*, p. 102.

convenable. Cet instrument a subi plusieurs modifications entre les mains du docteur Simpson ; bien qu'il ait été modifié aussi par feu le professeur Kiwisch de Prague, le support utérin de Simpson avec les améliorations qu'y a faites M. Valleix, de Paris, me semble encore remplir le but de la manière la plus convenable et la moins dangereuse.

Le mémoire du docteur Simpson ne contenait aucun cas détaillé, et faisait à peine allusion aux difficultés qu'on rencontre dans l'emploi de cet instrument et aux dangers auxquels il expose. Les praticiens de notre pays, qui connaissaient à peine auparavant la maladie sur laquelle on appelait leur attention, adoptèrent presque universellement un moyen qui leur paraissait tout à la fois simple et ingénieux. On exprima, il est vrai, quelques doutes sur la question théorique et sur le danger probable de maintenir un corps étranger pendant des semaines et des mois dans la cavité utérine. Mais le silence fut imposé par divers auteurs qui rapportèrent en détail des cas dans lesquels l'instrument avait été longtemps porté, non-seulement sans inconvénient, mais même avec des avantages très-réels. Peu à peu, toutefois, les résultats défavorables commencèrent à être divulgués ; on remarqua qu'il se produisait souvent de la douleur utérine, presque toujours de la leucorrhée, avec sensation pénible de prurit, de la ménorrhagie et des hémorrhagies dans l'intervalle des périodes menstruelles. Les défenseurs des agents mécaniques sentirent eux-mêmes la nécessité d'être très-circonspects. Ils retirèrent l'instrument aux époques menstruelles, ce qu'ils n'avaient pas l'habitude de faire, et ils essayèrent d'habituer graduellement la matrice à sa présence, ne la laissant en place chaque fois, au début, qu'une heure ou une heure et demie. Quelques-uns même recommandaient de ne jamais le laisser à demeure dans la matrice, sous aucun prétexte, plus de trois ou quatre heures. Les inconvénients que je viens de décrire, guérison incomplète et temporaire des malades dans beaucoup de cas, la fréquence des rechutes, l'inflammation de la matrice, une péritonite dangereuse et quelquefois la mort, survenues dans quelques cas par le fait de l'instrument, l'ont fait tomber dans un discrédit presque universel.

Il est probable que dans quelques années, le support utérin sera devenu simple matière d'histoire. Mais il ne serait pas juste de le condamner maintenant sans indiquer en même temps les raisons qui ont déterminé les praticiens à l'abandonner.

1° Pour que l'instrument soit employé sans danger, il faut, en règle générale, qu'il ne reste en place chaque fois que quelques heures, ce qui force la femme qui se soumet à ce mode de traitement de subir chaque jour deux explorations vaginales, une pour l'introduction et l'autre pour la sortie de l'instrument.

2° Le repos que son usage impose, les précautions auxquelles il faut s'astreindre pour éviter de cruelles souffrances et même des dangers sérieux, sont pour le moins aussi absolus dans leur espèce et aussi incommodes que lorsqu'il s'agit de tout autre mode de traitement ; et de plus il est nécessaire de les continuer pendant longtemps.

3° En dépit de toutes ces précautions, le traitement est en général douloureux, souvent dangereux, quelquefois mortel, etc. Les accidents fâcheux ne doivent pas être toujours attribués au manque de prudence soit de la part du praticien, soit de la part des malades.

4° La guérison, même après l'usage de ces moyens continué pendant plusieurs mois, est incertaine ; et les rechutes sont fréquentes, quand on cesse d'avoir recours aux supports mécaniques. En outre la guérison permanente du déplacement est loin d'être toujours suivie de la disparition des accidents [1].

Aussi, quoique j'aie essayé le support utérin dans quelques cas, j'ai renoncé à son usage et je me contente d'un mode de traitement qui promet moins, mais qui presque toujours soulage beaucoup, et,

---

[1] Combattre des assertions par des assertions contraires est un procédé irritant qui n'entraîne pas a conviction dans l'esprit de ceux qui pensent autrement que vous. Aussi je veux citer ici le témoignage de deux hommes dont l'opinion est d'un poids tout particulier à cause de leur position et de leur caractère. — Dans la discussion qui eut lieu à l'Académie de médecine de Paris, M. Dubois dit qu'il avait traité lui-même plus de 20 malades au moyen du support utérin, maintenu quelquefois pendant plusieurs mois, et que le déplacement se reproduisit peu de temps après qu'on eut retiré l'instrument, et qu'il avait fait la même observation sur beaucoup de malades qui, ayant été ainsi traitées par M. Valleix et le docteur Simpson, avaient été regardées comme guéries par ces messieurs. — Le professeur Scanzoni, dans une note à la 4e édition de l'ouvrage de Kivisch sur les *Maladies des femmes*, éditée après la mort de l'auteur, fait les remarques suivantes : « L'observation de 50 cas de flexion de l'utérus pendant ces quatre dernières années, me fait avancer avec conviction que le traitement mécanique de cette affection, si soigneusement institué par l'auteur, est inutile ou positivement nuisible. » — Après avoir donné les motifs de son opinion, il conclut ainsi : « J'ajouterai simplement que depuis peu j'ai renoncé à la sonde et au support utérin, et que je me borne à faire faire des injections vaginales froides, à traiter par des antiphlogistiques les inflammations chroniques de l'utérus, à appliquer des caustiques sur les ulcérations du col utérin et à faire disparaître les symptômes chlorotiques qui sont rarement absents, je me trouve beaucoup mieux des résultats de mon traitement qu'à l'époque où j'avais recours aux diverses espèces de moyens mécaniques. » (*Op. cit.*, vol. I, p. 135-6.) (*Note de l'Auteur.*)

même dans un grand nombre de cas, fait disparaître entièrement les souffrances des malades et rétablit la matrice dans sa position naturelle. Je crois aussi que, dans notre pays, les partisans les plus décidés du support utérin ont tacitement renoncé à son usage. M. Aran[1] avance que Valleix qui s'efforça avec tant d'habileté de l'introduire en France, « l'avait presque entièrement abandonné vers la fin de sa vie ; qu'il avait remplacé à peu près partout le redresseur utérin par le redressement de l'utérus pratiqué avec la sonde et suivi de l'introduction d'un pessaire à air en arrière ou en avant, suivant le sens dans lequel s'était faite la flexion. »

Le principe sur lequel repose le traitement que j'emploie se réduit à ceci : je fais tout ce qui est en mon pouvoir pour combattre les symptômes généraux, et j'abandonne le déplacement à lui-même. Dans un grand nombre de cas, le déplacement succède à l'accouchement ou à une fausse couche, et, comme on peut le prévoir, la matrice se trouve dans un état d'involution imparfaite. En pareille circonstance, le repos pendant quelque temps, au lit ou sur une chaise longue ; des applications de sangsues, s'il existe une grande sensibilité de l'organe ; la plus stricte attention à l'état des intestins qui doivent être exonérés par de petites doses d'un sel apéritif, manquent rarement d'atténuer la congestion de l'utérus et des vaisseaux pelviens, et mettent l'organe dans les conditions les plus favorables à l'accomplissement du processus qui a pour but de réduire son volume. Il est nécessaire de redoubler de précautions à l'approche de chaque période menstruelle, car la menstruation est souvent excessive, irrégulière et trop fréquente dans ses retours, qu'elle devance ; en outre, après qu'elle a cessé, elle se reproduit sans cause ou à la moindre occasion. Plus le mal est chronique, plus il faut montrer de décision dans l'emploi des moyens propres à l'arrêter. L'acide sulfurique et le sulfate de magnésie, si les intestins sont très-constipés, ou, s'ils ne le sont pas, le sulfate d'alumine, l'acide gallique ou une infusion de matico doivent être administrés intérieurement. Quand il existe de la douleur, on y joint de la teinture de jusquiame ou de chanvre indien, qui ne possèdent ni l'une ni l'autre la même tendance que l'opium à produire la constipation. Des lavements froids deux fois par jour peuvent être employés deux ou trois jours après la cessation des règles, et, dans les cas les plus

[1] *Op. cit.*, p. 1015.

opiniâtres, on peut même recourir aux injections vaginales de matico ou d'alun. Je ne me suis pas hasardé à faire des injections intra-utérines ou des cautérisations de la surface interne de la matrice, que Kiwisch employait quelquefois pendant le flux cataménial ou dans l'intervalle des règles.

Dans presque toutes ces maladies, il existe un état général de débilité et une anémie considérable ; aussi les remèdes chalybés rendent-ils presque toujours de grands services. Rien ne me paraît convenir plus généralement que la combinaison du fer et d'un sel apéritif que je vous ai déjà recommandée dans les cas de ménorrhagie. Mais il est évident que là comme dans d'autres cas, vos prescriptions doivent varier suivant les idiosyncrasies de votre malade et les caractères particuliers de chaque cas.

Dès que la sensibilité générale de l'utérus a été diminuée par des applications de sangsues, il est avantageux de recourir à la douche froide qui restreint l'hémorrhagie et la leucorrhée, et tend à faire contracter le tissu lâche de la matrice augmentée de volume. Mais quelquefois la douche occasionne de la douleur ; dans ce cas, il faut lui substituer des bains de siége froids, des ablutions froides sur les reins, des injections vaginales froides, moyens qui agissent dans le même sens, quoique avec moins d'efficacité.

Une douleur dans l'une ou l'autre région ovarique, survenant sans cause et variant beaucoup d'intensité, accompagne très-fréquemment les déplacements de la matrice. En général on la soulage beaucoup par une contre-irritation, soit au moyen de petits vésicatoires qu'on ne laisse pas en place assez longtemps pour produire de la vésication, soit au moyen de l'huile de croton qu'on applique sans frictions avec une petite éponge. Si la peau est trop irritable, il faut avoir recours à des liniments plus doux d'aconit ou de belladone.

Dans ces affections, comme dans le cours de beaucoup d'autres maladies utérines, il survient quelquefois de violentes douleurs sous forme d'accès, le plus souvent, mais pas toujours à l'époque des règles ; il importe de les soulager immédiatement. Des applications locales de chloroforme réussissent souvent et d'une manière durable. Mais j'ai vu dans quelques cas ce remède échouer parce que la douleur était trop intense et trop prolongée. En pareil cas on l'atténue par des exhalations de chloroforme, et on prévient ses retours par

---

¹ Voy. la formule n° 1, p. 44.

l'usage de lavements opiacés ou par l'administration de camphre et de morphine ou de camphre et de belladone ; ce dernier médicament, quoique incertain, est souvent d'une grande utilité.

Mais vous devez vous demander si, dans ces cas, je rejette nonseulement l'usage de redresseurs utérins laissés en place, mais aussi l'emploi de moyens mécaniques propres à redresser la matrice. Eh bien, je crois que, abstraction faite des cas rares dans lesquels le déplacement résulte d'un choc soudain ou d'un effort, l'intervention mécanique est rarement désirable, que la matrice reviendra spontanément dans sa position naturelle, ou que, continuant à être déplacée, elle cessera du moment que les affections qui accompagnent le déplacement auront disparu, de donner lieu au moindre malaise. Aussi, bien que je me serve de la sonde comme d'un précieux moyen de diagnostic, je n'y ai pas recours pour replacer l'organe, comme le font beaucoup de praticiens qui hésitent cependant à laisser un instrument quelconque en permanence dans la cavité utérine. Je ne suis pas cette pratique parce que, outre que la douleur causée par l'introduction de la sonde peut quelquefois persister longtemps, la matrice retombe invariablement dans sa position anormale aussitôt qu'on a retiré l'instrument.

On a beaucoup discuté sur l'utilité des pessaires dans ces cas ; quelques praticiens les emploient encore, tandis que d'autres, surtout ceux qui sont partisans du redresseur intra-utérin, les condamnent comme inutiles. Il faut avouer que ce sont des supports trèsimparfaits ; néanmoins j'ai vu leur usage produire une amélioration manifeste dans des cas de rétroflexion et de rétroversion de la matrice. Ils servent à fixer un peu l'utérus dans la cavité pelvienne, et lui épargnent ces chocs douloureux auxquels il est exposé presque inévitablement, lorsque la malade commence à marcher et surtout lorsqu'elle s'assoit. En outre, dans beaucoup de cas, ils empêchent les efforts de défécation d'être douloureux, fait qui démontre que la maladie dépend bien plus d'une affection névralgique que d'un désordre produit par des causes mécaniques. Le pessaire qui m'a paru le plus utile est celui en caoutchouc, de forme ovale et insufflé d'air ; introduit dans le cul-de-sac qui sépare l'utérus du rectum, il sert à soulever et à fixer le fond de la matrice. L'emploi récent du caoutchouc vulcanisé et de la gutta-percha et les modifications

---

[1] Voy. la formule n° 10, p. 176.

variées que ces nouveaux matériaux permettent d'introduire dans la
fabrication des pessaires, feront sans doute inventer des instruments
plus utilement adaptés aux particularités que présente chaque cas.
Il en est un que je dois mentionner parce qu'il n'agit pas de la
même manière que les autres, et promet, autant que mon expérience limitée à cet égard me permet de le dire, de rendre de
grands services dans quelques cas de rétroversion et de rétroflexion
de la matrice. L'idée de l'instrument repose sur ce fait que le déplacement de la matrice peut être corrigé en soutenant les parois
vaginales, de manière qu'elles ne puissent céder. Sous le nom de
pessaire-levier, il a été suggéré pour la première fois, il me semble,
par le docteur Hodge, de Philadelphie[1] ; une forme préférable a été
inventée par mon ami le docteur Priestley ; on la trouve chez tous
les fabricants d'instruments. C'est un morceau de gutta-percha, de
l'épaisseur d'une plume d'oie ordinaire ou un peu plus épaisse,
ayant cinq pouces de longueur, moulée à peu près sur la forme
d'un violon ; son extrémité supérieure a environ un pouce et demi
de largeur, ses deux bords se rapprochent jusqu'à ce qu'ils se réunissent par une sorte de bouton ; l'instrument tout entier est doucement incurvé comme une S italique.—On l'introduit par sa grosse
extrémité qui se loge entre l'utérus et le rectum : au bouton qui se
projette en dehors de la vulve sont attachées quatre bandes de
caoutchouc vulcanisé qui se fixent sur une ceinture abdominale. Ces
bandes ne sont pas toujours nécessaires, et j'ai constaté que, sans
elles, le pessaire se maintient quelquefois très-bien dans sa position
et produit un grand soulagement.

[1] *Sur quelques maladies propres aux femmes*, in-8, Philadelphie, 1860, p. 330.

LEÇON XIII

DÉPLACEMENTS DE L'UTÉRUS

Inversion de l'utérus : elle survient généralement pendant le travail ; quelquefois spontanément. — Ses symptômes sont habituellement formidables. — Sa forme chronique ; elle tend en général à détruire la vie ; exceptions à cette règle. — Réduction spontanée de la matrice. — Diagnostic et traitement de cet accident lorsqu'il est récent. — L'état de la matrice modifie les chances de replacement, qui sont très-faibles, excepté lorsque la tentative est immédiate. — Inversion chronique ; son traitement ; extirpation de l'utérus. — Causes qui modifient le succès de l'opération, — Erreurs de diagnostic ; le moyen de les éviter ; précautions à prendre pour opérer le mieux possible. — Inversion résultant d'un polype ; précautions à prendre dans ce cas. — *Ascension de l'utérus.* — Ses causes variées. — Diagnostic.

Les formes de déplacement utérin dont nous avons parlé jusqu'ici réclamaient notre attention autant à cause de leur fréquence que de l'importance de leurs symptômes. Nous avons vu qu'elles occasionnaient des souffrances variées, et que fréquemment elles entraînaient beaucoup de trouble dans les fonctions utérines ; mais que presque jamais elles ne menaçaient la vie, et qu'en outre on pouvait toujours les soulager, et même souvent les guérir d'une manière complète.

Nous avons à nous occuper maintenant d'une forme de déplacement utérin, heureusement assez rare, mais qui constitue l'un des accidents les plus graves qui puisse arriver à une femme ; puisqu'il tend presque invariablement à détruire la vie, et que la seule opération qui lui soit applicable, dans le plus grand nombre des cas, est très-dangereuse, mutile la malade et la rend incapable d'accomplir les fonctions sexuelles.

L'inversion de l'utérus, ou le renversement de sa surface interne en dehors, est un accident évidemment impossible dans les conditions ordinaires d'un utérus à l'état de vacuité. Il est essentiel, en effet, pour qu'il se produise, que l'organe ait atteint un certain vo-

lume et que ses parois soient susceptibles de céder par le fait de
leur relâchement. Mais ce n'est qu'à une période avancée de la grossesse que ces conditions se trouvent réunies ; et c'est seulement
pendant le travail qu'une cause excitante peut, par son intervention,
produire le déplacement. A cette époque, une traction violente sur
le cordon, exercée par un praticien maladroit avant le détachement
du placenta, peut renverser mécaniquement la matrice ; les propres
contractions de l'organe peuvent produire le même résultat, qui est
tout à fait analogue à l'intussusception de l'intestin. Feu M. Crosse de
Norwich, dans son consciencieux essai sur l'inversion de l'utérus[1],
qu'il n'a malheureusement pas pu achever avant sa mort, établit
que 350 fois sur 400 cas d'utérus renversé qu'il a pu réunir, l'accident était arrivé à la suite de la parturition. Il n'est pas douteux,
selon moi, que la proportion réelle des cas qu'on peut rapporter à
cette cause est de plus de 7 pour 1. Des 50 cas qui restent, 40 se
rattachaient à la présence d'un polype dans l'intérieur de la matrice,
et l'accident était survenu spontanément ; dans d'autres cas, il résultait des tractions qu'on avait faites sur la tumeur pour l'enlever.

Presque tous les cas rares dans lesquels on suppose que l'utérus
s'est renversé, indépendamment des causes ci-dessus mentionnées,
manquent des détails nécessaires pour établir leur exactitude, et on
peut raisonnablement mettre en doute, soit la valeur du diagnostic,
soit la véracité des histoires racontées par les malades[2]. L'agrandissement de la cavité utérine, et une cause capable d'exciter la
contraction de ses fibres, telles sont les deux conditions essentielles
à l'inversion de l'organe ; lorsqu'elles coexistent, comme dans le cas
rapporté par le docteur Thatcher, où il s'agissait d'une dilatation de
l'utérus par des hydatides[3], il faut reconnaître que l'inversion peut
se produire.

Je n'ai eu l'occasion d'observer aucun cas d'inversion utérine récente. Les annales de Lying-in Hospital de Dublin, et ceux de Mater-
nity Charity de Londres démontrent suffisamment la rareté de cet

---

[1] Part. II, p. 70.

[2] Le cas remarquable rapporté par Baudelocque, d'une prétendue inversion de la matrice chez une jeune fille de 15 ans, qui souffrait de ménorrhagie, me paraît être un de ceux
où l'on doit mettre en suspicion l'exactitude du diagnostic. Rien n'est plus vague que l'histoire de la malade de Lisfranc (*Clinique chirurgicale*, vol. III, p. 580), chez laquelle
ces accidents existaient cinq ans avant qu'elle fût examinée par lui.

(Note de l'Auteur.)

[3] Cas relaté dans l'*Essai* de Crosse, part. I, p. 57.

accident, puisqu'il n'est arrivé qu'une fois sur plus de 140,000 accouchements[1]. Les symptômes, tels qu'on les décrit dans les traités d'accouchements, sont si effrayants et si caractéristiques, qu'il semble presque impossible de ne pas les voir, ou de les méconnaître. Un collapsus soudain, accompagné d'une abondante hémorrhagie, la disparition de la tumeur formée par l'utérus dans l'abdomen, la présence d'un gros corps sphérique, soit dans l'intérieur du vagin, soit en dehors des parties externes : tels sont les phénomènes qui indiquent ordinairement que l'utérus s'est renversé. Quelques-uns de ces accidents, lorsqu'ils se produisent dans la troisième période du travail ou aussitôt après le détachement du placenta, doivent éveiller les craintes du médecin et fixer son esprit sur leur cause presque invariable.

Toutefois, dans un grand nombre de cas où l'inversion de l'utérus n'a été observée qu'à l'état chronique, l'accident, bien qu'il remontât sans aucun doute à l'accouchement, avait passé inaperçu au moment de sa production et on avait ainsi perdu l'occasion favorable de réduire la matrice. J'ai observé trois cas d'inversion de l'utérus à l'état chronique ; dans chacun d'eux, on ne découvrit la lésion morbide que quelques mois après la délivrance. Une malade, admise, quatorze mois après son accouchement, dans mon service de St-Bartholomew's Hospital, racontait que le détachement du placenta qui avait été fait, croyait-elle, à l'aide de la main, avait été suivi d'une hémorrhagie si profuse, qu'il en était résulté une syncope ; la garde-malade lui avait dit que la matrice était descendue et sortie en dehors des parties externes, et que le médecin qui la soignait l'avait réduite, du moins en apparence. Il n'en résulta aucune conséquence pendant une semaine ; mais, quand elle essaya de se lever pour marcher, l'utérus sortit de nouveau en dehors des parties externes et fut de nouveau réduit par la garde-malade ; depuis cette époque, il n'avait pas fait saillie en dehors de la vulve. Chez la seconde malade, le placenta fut détaché avec la main ; après une période d'insensibilité qui dura deux jours, ces symptômes inflammatoires survinrent ; mais aucune circonstance n'éveilla les soupçons relativement à l'existence d'une inversion de l'utérus. Dans le troisième cas, le placenta sortit spontanément : il n'y eut point d'hémorrhagie très-abondante ; une douleur expulsive très-violente fut

---

[1] Hardy and M'Clintock, *Practical observations in Midwifery*, p. 223 *and* Ramsbotham, *Obstetric Medicine*, etc., 3ᵉ édit., p. 719. (*Note de l'Auteur.*)

le symptôme prédominant pendant les deux mois qui suivirent la délivrance. Dans d'autres cas, il n'avait existé que trop peu de symptômes pour attirer l'attention ; on n'avait observé qu'une hémorrhagie succédant à l'expulsion spontanée du placenta ; mais le retour et la persistance de la perte avaient conduit à pratiquer l'examen vaginal, et on avait alors découvert un déplacement de la matrice presque irrémédiable. Sans aucun doute, dans ce cas, l'utérus s'était renversé de lui-même, et l'accident était survenu moins par la faible contractilité de l'organe que par des contractions irrégulières et inégales de ses différentes parties ; un état de relâchement relatif de l'orifice et du col coexistait avec l'action énergique du fond de l'utérus [1]. La seule circonstance qui nous empêche d'admettre ce mode de production de l'inversion utérine pendant le travail, c'est qu'un pareil accident n'arrive pas dans des établissements comme ceux de Lyng-in Hospital de Dublin, parce que la dernière période du travail y est surveillée avec le plus grand soin ; l'inversion spontanée de l'organe serait tout aussi susceptible de se produire chez les malades d'une maison d'accouchement que chez celles qui accouchent ailleurs.

Une dépression profonde du système nerveux et une hémorrhagie profuse sont, comme je l'ai dit, les deux symptômes caractéristiques de l'inversion de l'utérus. Le docteur Radford a cependant démontré que, abstraction faite des cas où le placenta adhère particllement à la matrice, l'hémorrhagie n'est pas aussi formidable qu'on aurait pu le conjecturer, et que l'atteinte portée au système des forces est en grande partie indépendante de la perte sanguine. Si le danger immédiat est surmonté, l'histoire ultérieure des malades présente de grandes variations relativement à l'époque où réapparaissent les symptômes formidables ; mais ces symptômes présentent un caractère très-uniforme. L'état de l'utérus offre des différences qui modifient beaucoup notre pronostic. Quelquefois l'organe reste mou,

<hr>

[1] Ce mode de production de l'inversion de la matrice pendant le travail a été deviné pour la première fois par Saxtorph, *Gesammelte Schriften*, in-8, Kopenhagen, 1804, p. 301 ; puis il a été pleinement et savamment démontré par le docteur Radford, *Dublin Journal for* 1857, Nos. 34 *and* 75 ; sa fréquence est aujourd'hui généralement admise Le docteur Simpson, en exprimant son adhésion aux vues du docteur Radfort (Voy. *Obstetric Works*, vol. I. p. 817), rapporte deux cas dans lesquels l'inversion de l'utérus avec expulsion de l'enfant survint après la mort de la mère. Ces deux cas sont merveilleux. La malade de Bœrns avait atteint le terme de la grossesse ; mais celle dont l'histoire est imparfaitement racontée par Klaatsch n'était qu'au quatrième mois ; l'inversion de la matrice ne se produisit, paraît-il, que la seconde nuit après leur mort. Il est difficile de tirer une conclusion d'histoires aussi étonnantes. (*Note de l'Auteur.*)

souple et se laisse déprimer par le doigt, ce qui permet d'espérer que les tentatives de replacement seront suivies de succès ; d'autrefois il est petit, dur, contracté et résiste à tous les efforts faits pour le réduire. Je ne sais comment expliquer ces différences dans l'état de l'utérus, bien que leur cause immédiate paraisse être, dans un cas l'absence ou l'imperfection de l'involution utérine, et dans l'autre, l'accomplissement rapide et complet de ce processus.

Les cas où l'utérus reste mou, flasque et capable d'être réduit sont des exceptions à la règle générale ; c'est une conclusion qui ressort de la rareté des cas où l'accident peut être réparé quelques jours ou même quelques heures après sa production. Dans la majorité des cas, la contraction de l'utérus se produit très-rapidement, et l'organe en inversion devient si résistant qu'on l'a pris quelquefois pour la tête d'un second fœtus ; d'un autre côté, le processus de l'involution se produit aussi complétement que si la matrice était dans sa position normale. Ce fait est attesté par les nombreuses préparations d'inversion chronique de la matrice ; dans un cas qui est au musée de St-Bartholomew's Hospital, l'organe est si petit que l'orifice de la poche qu'il forme n'est pas plus gros qu'une plume, tandis que son tissu est si dense, qu'il semble presque impossible qu'il ait laissé échapper l'énorme quantité de sang dont la perte fit succomber la malade.

Dans beaucoup de cas, l'hémorrhagie a continué de couler à des intervalles courts et irréguliers, depuis le moment de l'accident ; mais on trouve de nombreuses exceptions. Dans un cas que j'ai observé, un léger écoulement de sang fut le seul symptôme pendant plusieurs mois, à partir du moment de la délivrance. La malade avait allaité son enfant pendant treize mois. Au onzième, les ovaires reprirent leurs fonctions et les règles furent extrêmement profuses. A leur second retour la perte fut encore plus abondante, et treize mois après l'accouchement l'hémorrhagie était alarmante par sa quantité ; elle contenait de larges caillots de sang qui étaient rejetés sans aucune douleur. Avant ces pertes, la malade avait un écoulement leucorrhéique ordinaire qui continua dans l'intervalle des menstrues. Peu à peu ces intervalles devinrent plus courts, l'hémorrhagie plus abondante et la leucorrhée perdit ses caractères de sécrétion muqueuse et devint plus séreuse. A la fin, presque tout le sang de la malade ayant été tari, la couleur rouge disparut tout à fait de l'écoulement, et, pendant les deux ou trois derniers mois de sa vie, il n'y eut plus qu'une perte continue de sérum, avec très-peu d'hémorrhagie proprement dite. Une sensation de pesanteur, l'apparition, à l'extérieur, de la matrice contournée, lorsque la malade marchait ou faisait un effort, et aussi longtemps qu'elle fut capable de se livrer à ses occupations habituelles : tels furent les autres symptômes qu'elle présenta, et ce sont les seuls qui s'observeront communément en pareil cas. Mais il arrive quelquefois que la matrice, retournée et exposée aux violences extérieures par sa sortie au dehors, devient le siége d'ulcérations ; d'autres fois la violente constriction que le col utérin fait subir au corps retourné de la matrice produit la gangrène de cet organe[1].

Si telles sont les conséquences de l'inversion utérine pendant le travail, il est clair qu'elles doivent nécessairement conduire à une issue fatale, et la question à résoudre porte moins sur le mode que sur l'époque de la terminaison. M. Crosse[2], dont les travaux ingénieux ont jeté une si vive lumière sur plusieurs sujets qui se rattachent à cet accident, établit que, dans 72 cas sur 109 qui ont été mortels, la mort est survenue dans l'espace de quelques heures ; dans 8, au bout d'une semaine, et dans 6, après plus d'un mois. Cependant, lorsque le danger immédiat est dissipé, il existe, pendant la période de la lactation, un intervalle de sécurité relative où cessent tous les symptômes sérieux, pour reparaître lorsque l'allaitement est terminé. Il paraît que des 23 malades qui restent, une seule mourut le cinquième mois, et encore par suite d'une opération malheureuse ; une succomba huit mois après l'accident, 5 au bout de neuf mois, et les autres, à diverses époques, depuis un an jusqu'à vingt ans.

Ce dernier fait d'une si grande prolongation de la vie en dépit de la persistance de l'inversion de la matrice, nous conduit à parler des cas rares dans lesquels la vie a persisté pendant plusieurs années, même sans qu'il se produisît aucun symptôme sérieux. L'histoire la plus remarquable dans ce genre est celle racontée par Boivin et Dugès[3] : Une femme fut transportée dans l'un des hôpitaux de Paris, six jours après un accouchement qui avait été suivi de l'inversion de la matrice ; des efforts répétés furent faits par M. Dubois et par

---

[1] Crosse a cité plusieurs cas de cet accident (*op. cit.*, part. II, p. 111, notes 104 et 105).

[2] *Op. cit.*, p. 170.

[3] *Op. cit.*, vol. I, p. 245.

madame Boivin pour réduire l'utérus, mais sans aucun succès ; comme, pour le moment, il n'existait aucun accident, la malade revint par la diligence dans son pays, dix-huit jours après sa délivrance. On n'en entendit plus parler jusqu'à ce que, cinq ans après, elle se présenta chez madame Boivin avec son utérus encore retourné, mais moins volumineux qu'auparavant. Une sensation de tiraillement dans les aines, un fréquent besoin d'uriner, quand elle était debout et se fatiguait, un écoulement de mucus rougeâtre survenant tous les quinze ou vingt jours et durant quelques heures, tels étaient les seuls symptômes qu'elle éprouvait. Elle était devenue très-obèse et s'en trouvait incommodée ; enfin elle était inquiétée par la disparition des règles. Deux cas ont été rapportés par Lisfranc[1], l'un est celui d'une femme qui mourut à l'âge de 70 ans d'une inflammation des poumons ; l'autre, celui d'une personne âgée de 48 ans qui n'éprouvait, comme symptômes utérins, qu'un peu de leucorrhée et une sensation de tiraillement dans les aines ; après sa mort, causée par une entérite, on trouva son utérus en inversion complète. Dans aucun de ces cas, il n'y a un récit satisfaisant de la manière dont survint l'accident ; mais l'existence de l'inversion constatée par l'autopsie, et l'absence de symptômes pendant la vie des malades, sont deux faits clairement démontrés[2].

Les cas où l'utérus s'est, dit-on, réduit spontanément, sont encore plus étranges. On peut admettre et comprendre qu'une inversion partielle survenue pendant le travail se réduise spontanément ; Saxtorph[3] en rapporte un exemple ; il s'était efforcé vainement de réduire l'utérus ; il fut obligé de l'abandonner à la nature, et l'organe reprit en quelques jours sa forme naturelle. Mais il y a des cas où la réduction spontanée d'un utérus en inversion complète s'est produite spontanément plusieurs jours, plusieurs mois et même plusieurs années après l'accouchement. Il est difficile de se rendre compte de pareils faits. Dans quelques-uns, la justesse du diagnostic peut être mise en doute ; dans d'autres, il y a trop peu de détails pour qu'on en puisse tirer aucune conclusion ; et des cas aussi exceptionnels ne peuvent exercer aucune influence sur le traitement que nous devons faire suivre aux personnes qui nous sont confiées[4].

---

[1] *Op. cit.*, vol. II, p. 379-383.

[2] Meissner rapporte des cas analogues (*op. cit.*, vol. VII, p. 743).

[3] *Gesammelte Schriften*, in-8, Kopenhagen, 1804, p. 307.

[4] Le cas le plus satisfaisant appartient au docteur Thatcher, et est cité par M. Crosse

Les questions d'obstétrique n'entrent pas dans le programme de ces Leçons. Aussi je ne m'étendrai point sur la conduite à tenir dans les cas récents d'inversion utérine et je m'occuperai immédiatement du diagnostic et du traitement de cet accident dans sa forme chronique.

Dans les cas récents, le diagnostic de l'inversion est rarement obscur ; il y a des cas cependant où elle a été inaperçue ou méconnue ; on a même arraché la matrice retournée, croyant qu'il s'agissait du placenta. De pareilles erreurs sont le fait d'une ignorance si profonde et si extravagante, que les règles et l'expérience n'y pourraient remédier. Mais il y a des cas où, peu de temps après le détachement du placenta, la matrice se renverse spontanément dans une partie de son étendue, ou bien son fond se déprime ; malgré cette dépression et une hémorrhagie consécutive, on ne sent point de tumeur dans le vagin, et celle que forme l'utérus dans l'abdomen ne disparaît pas. Cette inversion particlle tend à augmenter, de telle sorte que la dépression qui existe le premier jour se change le second jour en introversion (pour employer l'expression de M. Crosse), et devient le troisième une inversion complète. Pour se garantir d'une pareille erreur, il suffit de savoir qu'on peut y tomber, et de s'assurer par conséquent, dans chaque cas où une prostration ou une hémorrhagie surviennent sans cause apparente, pendant la dernière période du travail, non-seulement que la tumeur utérine fait encore saillie dans l'abdomen, mais qu'elle a conservé son volume et sa configuration naturels.

Lorsque l'accident se produit avant le détachement du placenta, il est de toute évidence qu'il faut enlever ce dernier avant de chercher à réduire la matrice. L'absence de perte sérieuse dans beaucoup de cas de récente inversion de la matrice, après la séparation du placenta, corrobore, relativement à la source de l'hémorrhagie pendant le travail, la justesse des vues du docteur Simpson, qui sont encore peu comprises et mal interprétées, malgré la clarté de leur exposition.

Il y a des divergences dans les conseils que donnent différents

(*op. cit.*, p. 176, note). Dans ce cas, l'utérus avait repris sa position normale au bout d'un mois. Le cas rapporté par Dailliez (*Sur le renversement de la matrice*, in-8, Paris, 1803, p. 23) se rapporte beaucoup plus à un polype qu'à une inversion. Des deux cas du docteur Meigs, le premier manque de détails ; pour les deux il existe une longue période pendant laquelle les malades n'ont point été observées ; c'est une circonstance qui en diminue la valeur. (Voy. la traduction de Colombat, par Meigs, *Diseases of Women*, in-8, Philadelphia, 1845, p. 182.) (*Note de l'Auteur.*)

auteurs pour replacer la matrice lorsqu'elle a été renversée pendant
le travail. Tandis que quelques praticiens recommandent de chercher à renfoncer le fond de l'organe avec les doigts, et de remettre
ainsi d'abord en place la partie qui s'était retournée la première,
d'autres proposent de saisir la matrice entre les doigts, de la comprimer autant que possible, de la pousser à travers l'orifice utérin ou
cette partie de la matrice qui le représente, et de la rétablir ainsi dans
sa position normale. J'imagine que ces différentes règles impliquent,
dans un cas, l'existence d'une matrice molle et flasque, et dans
l'autre un état relatif de fermeté et de contraction. Suivant l'une ou
l'autre de ces conditions morbides, on peut recourir avantageusement, soit au premier, soit au deuxième procédé de replacement.
Dans la grande majorité des cas où l'utérus a été replacé après un
laps de temps considérable, cette laxité de l'utérus qui facilite tant
l'opération, paraît avoir persisté après la réduction. Ainsi, dans le
cas rapporté par le docteur Borggreve et cité par Kiwisch[1], une
pression continue exercée au moyen d'un long pessaire assujetti extérieurement au moyen d'un bandage en T, réduisit l'utérus en trois
jours, l'appareil ayant été appliqué le quatrième jour après la délivrance. Un procédé semblable fut couronné de succès dans le cas du
docteur Smart[2]; il y avait déjà trois semaines que l'utérus était en
inversion quand on y eut recours. Le docteur White, de Buffalo U. S.[3],
réduisit l'utérus le septième jour, et le docteur Mendenhall[4] le seizième jour après la délivrance, au moyen de manipulations et d'une
large bougie rectale; dans les deux cas, la malade était en partie sous
l'influence du chloroforme. La malade du docteur White mourut
cependant des suites d'une hémorrhagie antérieure à l'opération.
Dans le cas du docteur Belcombe[5], la matrice, douze semaines après
la délivrance, formait une large poche sphérique, et, chez la malade
du docteur Miller[6], à la fin du troisième mois l'organe admettait
facilement l'introduction de deux doigts dans sa cavité. Tel devait
être l'état de la matrice dans deux cas[7] (s'ils ne paraissent pas trop
merveilleux pour leur donner créance), où une chute sur les fesses

[1] *Op. cit.*, vol. I, p. 251. — *Med. Zeitung*, 1841, n° XXIII.
[2] *American Journal of Medical science*, 1835, vol. XVI, p. 81.
[3] *American Journal of Med. science*, July 1858, p. 13.
[4] *Cincinnati Lancet*, July 1859, p. 593.
[5] *Medical Gazette*, 1844, vol. VII, p. 783.
[6] *Ed. Monthly Journal*, décembre 1851.
[7] Cité par Dailliez, observations 53 et 54, p. 105 et 107. Le second et le plus remarquable de ces deux cas avait été observé par Baudelocque lui-même. (*Notes de l'Auteur.*)

replaça d'un coup l'utérus, quoiqu'il fût en inversion depuis six mois dans le premier cas, et depuis huit ans, dans le second.

Jusque dans ces derniers temps, la réduction de l'utérus après une inversion ancienne et alors qu'il était descendu à de petites dimensions, était presque regardée comme une impossibilité. Parmi les cas heureux qu'on citait, quelques-uns, à vrai dire, étaient d'une authenticité douteuse. Le docteur White, de Buffalo, enhardi par le succès qu'il avait obtenu en réduisant l'utérus sept jours après la délivrance, répéta les mêmes manipulations avec un aussi heureux résultat dans un autre cas d'inversion existant depuis six mois [1]. Le docteur Barrier [2] réussit à obtenir la réduction à la fin du quinzième mois, et le docteur White [3] a publié un autre cas dans lequel il a replacé l'utérus, également le quinzième mois, mais seize jours après la malade mourut de péritonite. Dans tous ces cas, les malades étaient sous l'influence du chloroforme ; les efforts pour réduire la matrice furent constamment faits avec la main aidée par la pression d'une grosse bougie. A ces procédés quelque peu violents, le docteur Tyler Smith a substitué une méthode très-ingénieuse et plus douce, qui lui a donné les plus beaux résultats, puisqu'il est parvenu à réduire par ce moyen un utérus en inversion depuis près de douze ans [4]. Il exerçait une pression constante au moyen d'un pessaire à air introduit dans le vagin, et deux fois par jour, pendant dix minutes chaque fois, on faisait des tentatives avec la main pour rétablir l'organe dans sa position naturelle. Au bout de quelques jours, l'orifice utérin, qui était auparavant étroit et rigide, parut s'être dilaté et être devenu un peu plus souple. Aucun changement notable, toutefois, ne sembla s'effectuer jusqu'au huitième ou neuvième jour. A cette époque, une douleur violente de l'utérus ayant duré toute la nuit, on trouva le lendemain matin que l'inversion avait complétement disparu. L'organe ne montra point de tendance à se déplacer de nouveau ; mais, par mesure de précaution, on fit porter pendant quelque temps un pessaire à air. Les hémorrhagies profuses s'arrêtèrent ; la menstruation devint régulière et, quelques mois après, la malade jouissait d'une santé parfaite.

---

[1] *Loc. cit.*, p. 417.
[2] *Archives gén. de médecine*, mars 1852, p. 100.
[3] *American Journal*, janvier 1859, p. 282.
[4] Ce cas a été relaté par le docteur Tyler Smith à un meeting de la Société médico-chirurgicale, 14 avril 1858, et publié dans le vol. XL des *Transactions*, p. 183.

Cette ingénieuse méthode trouva bientôt des partisans. Par elle, M. P. Teale jeune, de Leeds[1], réussit au bout de trois jours à replacer un utérus qui était en inversion depuis deux ans et demi ; je réduisis en quatre jours l'organe en inversion depuis près de douze mois[2], et M. Bockenthal[3] en sept jours, après une inversion de six ans de durée. M. Bockenthal renonça à toute manipulation, se contentant d'exercer une pression continue au moyen d'un pessaire à air. Cette manière d'agir m'était aussi venue à l'idée, et m'avait paru devoir remplir le but aussi bien que sa combinaison avec les efforts manuels ; dans une lettre qu'il a bien voulu m'adresser sur ce sujet, M. Teale partage la même opinion.

On est désappointé cependant en apprenant que ce procédé n'est pas toujours couronné de succès, et qu'il n'est pas toujours exempt de danger. M. Aran[4] l'a essayé et l'a abandonné, non-seulement parce que le pessaire se déplaçait (inconvénient qu'on peut éviter en le montant, comme je l'ai fait, sur une tige solidement fixée à une bande passée autour de l'abdomen), mais aussi parce que la présence de l'instrument dans le vagin produisait de la douleur abdominale, des frissons et un mouvement fébrile. La seconde fois que j'ai tenté de réduire l'utérus, sept mois et demi après la délivrance, bien que je me sois abstenu de toute pratique manuelle, la pression de l'instrument qui continua pendant douze jours, ne replaça point la matrice et donna lieu à une péritonite dont la malade mourut quatre jours après que le pessaire eut été enlevé. L'instrument avait produit une dilatation complète du col utérin, mais n'avait eu aucune action sur le fond de l'organe ; le tissu utérin, au lieu de l'inversion, était dur et ridé, de telle sorte que le petit doigt pouvait à peine pénétrer dans le cul-de-sac que formait l'organe. Ainsi l'espoir qu'on avait eu d'abord d'éviter par ce procédé les opérations dangereuses dans les cas d'inversion chronique, ne paraît pas devoir se réaliser complétement.

Les observations de cas dans lesquels les femmes ont quelquefois

[1] *Med. Times,* 20 août, 1859.
[2] *Ibid.,* 29 octobre, 1859.
[3] *Zeitschr. f. Geburtskunde,* vol. XV, p. 313.
[4] *Op. cit.,* p. 917. Le succès de M. Nöggerath, de New-York (*Zeitsch. für Geburtsk.,* vol. XX, p. 200), qui a replacé l'utérus après treize ans d'inversion, au moyen de la main seule, paraît démontrer ce que d'autres observations rendaient probable, à savoir que les conditions variables de l'utérus lui-même, ont autant de part au succès ou à l'insuccès des tentatives de réduction que le procédé qu'on emploie. (*Note de l'Auteur.*)

survécu à l'arrachement de l'utérus, au moment du travail, par des
personnes ignorantes ; les exemples de destruction par gangrène d'u-
térus renversé, suivis de guérison ; la chirurgie téméraire des seizième
et dix-septième siècles, que les faits et les fables de Rousset[1] encou-
ragèrent tant, familiarisèrent les praticiens avec l'idée d'extirper
l'utérus dans les cas de prolapsus et d'inversion irréductibles ; mais ce
n'est qu'à la fin du siècle dernier que l'ablation de l'utérus renversé
commença à prendre rang parmi les opérations régulières de la
chirurgie et qu'on étudia soigneusement les indications et le meilleur procédé opératoire.

Dans la majorité des cas, les indications relatives à l'ablation d'un
utérus renversé, reposaient sur l'abondance des hémorrhagies et des
écoulements qui épuisaient les malades et devenaient menaçants
pour la vie. Mais ce n'est que rarement, comme dans le cas où
M. Chevalier[2] enleva l'organe, que l'opération était imposée par l'imminence du danger ; on y avait recours à cause de l'extrême malaise
que produisait la tumeur, qui pendait entre les cuisses de la malade
et se trouvait ainsi exposée à toutes sortes de violences extérieures.
L'utérus a été enlevé aussi, soit immédiatement après la délivrance,
soit quelques jours après ; sauf dans un cas[3] où l'organe était déjà attaqué par la gangrène, l'opération, à cette période, était suggérée par
l'ignorance ou par des erreurs de diagnostic, et elle a toujours été
dangereuse et habituellement mortelle. Si nous nous bornons pour
le moment à considérer les cas où l'inversion de l'utérus était la
conséquence de l'accouchement, nous trouverons que 42 fois, sur
59 cas d'extirpation de la matrice, le résultat a été favorable ; 5 fois
les malades succombèrent, et 2 fois, bien que les malades aient survécu, on crut nécessaire d'abandonner l'opération[4].

---

[1] *Fœtus vivi ex matre Cœsura*, etc. in-8, Basileœ, 1592, sect. IV, p. 100-108.

[2] Rapporté par le docteur Merriman dans son *Synopsis of difficult Parturition*, 4ᵉ éd.,
Londres, 1826, in-8, p. 306. Je ferai remarquer que ce dernier cas d'extirpation d'un utérus renversé depuis plusieurs années et tombé en prolapsus externe, rapporté par le doc-
reur Geddings, de Charleston en Amérique, p. 211 du vol. XXI *of* Ranking's *Retrospect*
laisse de grands doutes sur l'existence même de l'inversion. La masse enlevée était solide
et ne présentait pas trace de cavité. Je ne l'ai pas compris dans les cas que j'ai rapportés.
J'ai admis le cas de Baxter (*Med. Physical Journal*, vol. XXV, p. 210), quoique les objections qu'on peut lui faire soient presque aussi concluantes que dans le cas précédent.
(*Note de l'Auteur*.)

[3] Faivre, *Journal de médecine*, août 1786, p. 201.

[4] 36 de ces cas sont cités par M. Gregory Forbes, dans son excellent *Mémoire
sur l'inversion de la matrice*, vol, XXXV des *Transactions médico-chirurgica-*

Le tableau suivant montre les résultats obtenus par les différents procédés opératoires :

		GUÉRISONS.	MORTS.	OPÉRATIONS NON TERMINÉES.
Utérus enlevé par la ligature dans.	45	33	10	2
Utérus enlevé par le couteau ou l'écraseur	5	3	2	»
Utérus enlevé par le couteau ou l'écraseur et la ligature.	9	6	3	»
Total.	59	42	15	2

Le nombre des cas où la ligature a été employée est trop grand, relativement à ceux où on a eu recours à d'autres procédés opéra-

les*. Les autres se trouvent dans : Bernhard, *Lucina*, vol. I, p. 401 ; — Staub, *Schweizer-Zeitschr. f. Natur and Heilkunde*, vol. III, n° 1 ; — Kuttler, *Oester. Zahrb.*, vol. XI, n° 1 ; — Portal, *Il filiatre sebezio*, févr. 1841 ; — Michalowsky, *Journal de la Société médicale de Montpellier*, mai 1845 ; — Hublier, *Bulletin de l'Académie de médecine*, 1848, n° 41. Les cas ci-dessus mentionnés, qui tous ont été heureux, sont donnés par Breslau, dans sa dissertation, *De totius uteri extirpatione*, in-4, Monachii, 1852. — Outre ces cas, il y en a d'autres heureux aussi qui ne sont pas cités par Forbes ni Breslau : Harrisson, *London Medical Gazette*, avril 1840, p. 151 ; — Thatcher, cité par Crosse, *op. cit.*, p. 57 : L'inversion se produisit dans ce cas après l'expulsion d'une masse d'hydatides de l'utérus ; — Teale, *Med. Times and Gazette*, 1ᵉʳ septembre 1855 ; — Oldham, *Guy's Hospital Reports*, 3ᵉ série, vol. I, p. 171. — Deux cas du docteur Putnam et trois du docteur Channing, par le docteur C. A. Lee, dans *American Med. Journal*, octobre 1860, p. 313 ; — docteur M'Clintock, *Clinical Memoirs on Diseases of Women*, in-8, Dublin, 1863, p. 85. — Il y a en outre 7 cas malheureux qu'il faut ajouter à ceux rapportés par M. Forbes : Symonds, *Medical Gazette*, novembre 1830 ; — Meerholdt, dans la dissertation de Salomon, *De uteri inversione*, etc. Dorpat, 1836, rapporté par Breslau, p. 40, n° 49, dans son tableau ; — Coates, *Association Medical Journal*, juillet 1855 ; — Covelier, *Presse médicale*, et Schmidt, *Jahrbücher*, juillet, p. 182 ; — docteur Putnam, cité par le docteur C. Lee, *loc. cit.*; — docteur Channing, *ibid.* — Aran, *op. cit.*, p. 914.

(Note de l'Auteur.)

* Voici le résumé du fait détaillé qui sert de base au travail du docteur John Gregory Forbes. — Le renversement de l'utérus succéda à un accouchement compliqué d'une procidence du cordon. — Il y eut application de forceps ; mais l'enfant était mort. La délivrance se fit sans traction sur le cordon et ne fut suivie que d'une légère hémorrhagie qui survint au bout de quelques heures. Néanmoins, plusieurs jours après, on s'aperçut d'un renversement de l'utérus. Des hémorrhagies abondantes et l'écoulement d'un liquide séreux furent les principaux symptômes. L'état de faiblesse de la malade, qui succomba dans un état comateux, ne permit pas de combattre ces accidents par la ligature. A l'autopsie on trouva que le fond de l'utérus renversé faisait saillie hors du col dans l'étendue de trois quarts de pouce ; il fut impossible, même en déployant une certaine force, de replacer l'utérus dans sa position normale. Les trente-six cas de renversements de l'utérus relevés par M. Forbes dans diverses publications donnent la statistique suivante : 1° cas traités par la ligature seule, succès, 21 ; insuccès, 5 ; (3 morts et 2 guérisons, sans extirpation de la tumeur, la gravité des symptômes amenés par la ligature ayant nécessité son enlèvement) ; 2° cas traités par l'incision, 1 succès, 1 insuccès ; 3° cas traités par la ligature et l'excision ; succès, 5 ; insuccès, 5. (*Not. du Trad.*)

toires, pour permettre de comparer avantageusement les résultats respectifs ; ma propre expérience ne me permet point de contribuer à la solution de cette question. Mais il est digne de remarque que c'est seulement dans cinq cas d'excision de l'utérus qu'il survint une hémorrhagie considérable ; dans un de ces cas qui se termina fatalement, la mort fut occasionnée par une péritonite ; dans l'autre, malgré l'emploi de l'écraseur, une abondante hémorrhagie qui eut lieu dans la cavité abdominale produisit une péritonite dont la malade mourut. La crainte de l'hémorrhagie, qui empêcha pendant si longtemps les praticiens d'exciser les polypes est très-exagérée, comme l'a appris l'expérience, tandis que le danger d'exciter une inflammation dans la matrice en comprenant quelques-unes de ses fibres dans la ligature, n'est que trop réel. Il est important de savoir si, dans une inversion ancienne, avec un utérus petit, contracté, et dont la poche péritonéale est à peine plus volumineuse qu'une plume de corbeau, avec une membrane séreuse dont la sensibilité a été émoussée par les modifications survenues depuis longtemps dans ses rapports, l'excision seule ne ferait pas courir moins de danger que cette opération associée à la ligature de l'utérus. L'emploi de l'écraseur serait probablement préférable à la ligature ; on pourrait y avoir recours, comme dans le cas de M. Clintock, après avoir appliqué préalablement une ligature. Ce fait que l'écraseur ne préserve pas toujours d'une hémorrhagie, ne contre-indique point son usage ; seulement il fait comprendre la nécessité de s'en servir avec la plus grande attention et de ne le faire jouer que très-lentement.

Comme il est facile de le prévoir, le résultat de l'opération change beaucoup suivant la période à laquelle on la pratique. Si on y a recours bientôt après la délivrance, alors que la matrice est encore volumineuse, vasculaire et très-sensible, les chances de succès sont moindres que si le renversement est devenu une lésion chronique avant qu'on ait rien tenté pour le faire disparaître.

Tableau montrant la période, après l'accouchement, à laquelle l'utérus
a été extirpé dans cinquante-cinq cas.

	MALADES GUÉRIS.	MALADES MORTS.	TOTAL.
Après 1 mois	4	3	7
Entre 1 et 2 mois. . . .	3	»	3
— 2 et 6	3	3	6
— 6 et 12.	2	4	6
— 12 et 18.	10	2	12
— 18 mois et 2 ans. . .	1	»	1
— 2 et 3 ans	5	»	5
— 3 et 4	2	»	2
— 4 et 5	4	»	4
— 5 et 6	2	»	2
— 6 et 7.	2	»	2
Après 12 ans	1	»	1
— 14 ans.	»	1	1
— 15 ans	»	1	1
Et plusieurs.	2	»	2

Il est peut-être bon de noter que dans un cas où l'opération fut
heureuse, un mois après l'accouchement, l'utérus était en gangrène,
et que, dans deux autres cas, il sortait en dehors des parties
externes, condition qui, je n'ai pas besoin de vous le dire, émoussa
singulièrement la sensibilité. Dans le dernier cas, l'opération fut pratiquée par une sage-femme ignorante, avec un rasoir ; c'est un
spécimen du merveilleux pouvoir de réparation, même dans les
blessures les plus graves, que la nature met quelquefois en œuvre,
plutôt qu'un exemple propre à nous guider dans la pratique.

Dans quelques-uns des cas rapportés, et probablement aussi dans
d'autres qui n'ont pas été publiés, l'inversion de l'utérus a été prise
pour un polype, et l'erreur n'a été découverte qu'après le développement des formidables symptômes d'une inflammation péritonéale, ou après la mort de la malade. Aussi est-il d'une extrême
importance de s'assurer de la nature de la lésion avant de tenter
aucune opération, afin de ne pas s'exposer à voir inopinément que
la tumeur, loin de ne faire courir qu'un risque médiocre par son
ablation, expose en réalité aux plus grands dangers.

Un manque de prudence de la part du praticien est évident dans beaucoup de cas d'utérus en inversion qui ont donné lieu à des erreurs de diagnostic. Mais quelquefois le diagnostic présentait des difficultés extrêmes à cause de la violente contraction de l'orifice utérin autour du corps de la matrice renversée, qui, par le fait de cette compression, ressemblait au pédicule d'une tumeur provenant de l'intérieur de la cavité utérine, et avait toute l'apparence d'un polype. L'histoire de la malade en pareil cas, même lorsqu'elle est véridique, n'est pas absolument concluante, car un polype peut compliquer la grossesse, donner lieu à une hémorrhagie après l'accouchement et aussi à une tumeur sentie par le toucher vaginal. La sensibilité comparative d'un polype et d'une matrice en inversion ne fournit pas de critérium digne de confiance, car la sensibilité de cet organe est dans beaucoup de cas très-obtuse ; je l'ai trouvée telle dans tous les cas qui ont été soumis à mon observation[1]. Enfin il faut ajouter qu'il n'y a pas dans l'apparence extérieure de ces tumeurs des différences telles qu'on puisse s'y fier pour prendre une décision.

M. Arnott m'a suggéré, il y a quelques années, un moyen de distinction qui me paraît digne d'être conservé. Introduisez le doigt dans le rectum et portez-le aussi haut que possible. Si l'utérus est en inversion, le doigt le dépassera et constatera facilement son absence dans le bassin. Si, d'un autre côté, la tumeur vaginale est un polype, il est probable qu'on trouvera l'utérus augmenté de volume, et, dans tous les cas, occupant sa position normale. La sonde utérine peut nous rendre de grands services en pareille circonstance. S'il existe un polype, on constatera une dilatation de la cavité utérine, la sonde s'enfoncera plus profondément que dans l'état ordi-

---

[1] Dans un mémoire intitulé : *De l'acupuncture comme moyen de diagnostic différentiel entre certains polypes fibreux de la matrice et le renversement partiel de cet organe*, mon collègue et ami le docteur Guéniot, chirurgien des hôpitaux de Paris, conclut :

« 1° Que, grâce aux données fournies par l'acupuncture sur le degré de consistance et sur l'état sensible ou insensible des tumeurs intra-utérines, ce mode d'exploration permet de distinguer les polypes fibreux de la matrice du renversement partiel de cet organe ;

« 2° Que les polypes à tissu ulcéré, ramolli ou dont la surface reste sensible par la présence d'une portion de la muqueuse utérine, constituent des cas exceptionnels qui, seuls, peuvent se soustraire à ce procédé de démonstration diagnostique;

« 3° Enfin, que, dans l'examen des tumeurs profondes, l'acupuncture trouve des indications propres à côté de celles du cathétérisme utérin, le premier de ces modes d'exploration étant pour le diagnostic des inversions partielles de la matrice ce que peut être le second pour le diagnostic des inversions complètes de cet organe. » (*Archives gén. de médecine*, 1868, t. II, p. 393. (*Note du Trad.*)

naire et fera constater vraisemblablement une sensation de poids. Grâce à la combinaison de ces deux modes d'exploration, je crois que, dans tous les cas d'utérus renversé après l'accouchement, une erreur de diagnostic peut être évitée.

Il me reste maintenant à vous dire quelques mots relativement aux seuls moyens qui puissent obvier d'une manière certaine aux résultats presque inévitables d'une inversion irréductible de la matrice. Ils consistent, comme vous le savez, dans l'extirpation de l'organe avec le couteau ou la ligature. Il est inutile de dire que puisqu'il existe quelques cas où l'inversion de la matrice n'a pas été suivie des conséquences graves auxquelles elle donne habituellement lieu, il n'y a que l'imminence d'un danger menaçant pour la vie de la malade qui puisse justifier une opération aussi grave que l'extirpation de la matrice. De plus, la production d'une hémorrhagie grave et la crainte qu'elle augmente à chaque époque menstruelle, ne constitueront pas une indication suffisante pour pratiquer l'opération quelques mois après l'accouchement, car les chances de guérison paraissent augmenter à mesure que l'accident remonte à une date plus ancienne. Puisque, dans les cas où la fonction ovarique a été supprimée par la lactation, il n'est survenu, quelques mois après l'accouchement, qu'un peu de perte de sang, il serait à désirer que chaque femme souffrant d'une inversion irréductible fût encouragée à allaiter son enfant, afin de gagner du temps et de rendre l'involution utérine aussi complète que possible avant de pratiquer son ablation. Lorsque la fréquence du retour de l'hémorrhagie ou l'abondance des pertes a démontré la nécessité d'une intervention, il ne faut pas choisir pour l'opération l'époque où l'hémorrhagie a lieu, d'autant mieux qu'elle correspond habituellement avec la période menstruelle et que la sensibilité utérine est généralement plus grande à cette époque. Bien que cette règle générale soit excellente, il faut se souvenir que, si l'hémorrhagie menaçait alors la vie, et ne pouvait être arrêtée ni par les styptiques, ni par le tamponnement, il faudrait employer la ligature comme moyen temporaire capable selon toute probabilité d'arrêter l'écoulement sanguin [1], alors même que la ligature devrait être enlevée quelques heures après.

---

[1] C'est ce qui arriva dans le second cas du docteur Johnson ; l'écoulement fut arrêté cinq semaines avant l'extirpation de l'organe. (Voy. son mémoire dans le vol III de *Dublin Hospital Reports.*) (*Note de l'Auteur.*)

Dans l'emploi de la ligature, il faut se préoccuper de la matière qui forme le fil. La soie et le cordon de fouet paraissent irriter considérablement. Le docteur Johnson de Dublin, qui a eu plus de succès que personne, préfère pratiquer la ligature avec un fil d'argent recuit et recouvert de soie de dentiste ; il est plus facile de la relâcher si elle est trop serrée et elle cause moins d'irritation que les ligatures d'une autre espèce. On a quelquefois essayé d'obvier aux risques de l'inflammation en serrant, dès le principe, la ligature assez étroitement autour de la matrice renversée, pour étrangler complétement l'organe. Ce procédé toutefois, qui cause des souffrances violentes, ne paraît pas avoir l'effet désiré. Il semble préférable de ne serrer d'abord la ligature que relativement peu, et d'augmenter graduellement la constriction jour par jour et autant que la malade est capable de la supporter. La prostration considérable et la douleur sévère qui accompagnent habituellement la première application de la ligature, seraient sans doute grandement diminuées par l'administration du chloroforme. La production subséquente de symptômes inflammatoires semble requérir le relâchement immédiat de la ligature et peut même nécessiter son ablation complète. Après que la ligature a effectué environ la moitié de la division, on peut compléter l'opération avec le couteau ou les ciseaux. Mais la double opération qui consiste à appliquer une ligature serrée et à exciser immédiatement la matrice, ne paraît pas être un procédé aussi sûr que la ligature ou le couteau seuls. J'ai déjà dit que la substitution de l'écraseur au couteau et son emploi après l'application préalable de la ligature constituerait, comme semblent porter à le croire les cas du docteur Clintock, le mode d'opération le moins dangereux[1].

---

[1] Convaincu que le principal danger du renversement de la matrice provient du contact continuel de la muqueuse utérine avec les parois vaginales et de l'obstacle au retour du sang veineux, causé par la constriction du col sur le pédicule de la tumeur, d'où résultent des hémorrhagies abondantes, etc., Aran conçut l'idée de modifier la portion invaginée de la muqueuse en la cautérisant avec le fer rouge ou des caustiques chimiques. Il mit cette idée à exécution dans un cas où je lui servis d'aide pour plusieurs cautérisations successives avec le fer rouge. Les hémorrhagies furent promptement arrêtées, mais elles revinrent plus tard ; il fallut se décider à extirper la tumeur avec l'écraseur, opération qui fut suivie d'une péritonite mortelle. Cet insuccès ne l'avait point découragé, puisqu'il écrivait quelques mois après : « Instruit aujourd'hui par ce que j'ai vu de la facilité avec laquelle l'utérus se laisse abaisser dans les cas de ce genre, je n'hésiterais pas, après avoir épuisé toutes les tentatives de réduction, à amener l'organe au dehors et à détruire la muqueuse avec un caustique énergique, avec la pâte de Vienne, par exemple, ou encore avec l'acide nitrique ou l'acide chromique, en protégeant les parties saines contre l'action de ces caustiques ; et, après avoir ainsi détruit la muqueuse, après avoir saturé,

J'ai à vous dire encore quelques mots relativement aux cas dans lesquels *la présence d'un polype dans la cavité de la matrice* a conduit à l'inversion de l'organe. C'est un accident qui, bien que probablement assez commun, a été moins fréquemment noté que l'inversion de la matrice après l'accouchement. Le volume de la tumeur, la présence de plusieurs polypes, l'implantation du pédicule sur le fond de la matrice, telles sont les conditions qui se trouvaient réunies dans la grande majorité des cas où l'accident est arrivé. Mais elles ne se rencontrent pas constamment, car une très-petite tumeur a suffi pour renverser la matrice[1]. D'un autre côté, l'insertion du pédicule du polype sur le fond de l'utérus est commun à un grand nombre de ces tumeurs. Le gros volume de la tumeur ou la présence de plusieurs tumeurs se rencontrent aussi assez fréquemment sans qu'il y ait inversion de la matrice. L'accident paraît être survenu avec des polypes de toute sorte, avec des tumeurs molles, malignes ou pseudo-malignes, aussi bien qu'avec celles d'une texture fibreuse qui paraissent tenir à une hypertrophie du tissu utérin. Je n'ignore pas que, dans quelques cas, on a observé une certaine relation entre la substance de la matrice et celle de la tumeur. Je crois que dans la plupart des cas où on a donné un historique précis des antécédents de la malade, il était dit que de violentes douleurs expulsives avaient précédé l'inversion de la matrice. Mais je n'ai pas besoin de dire que des efforts d'expulsion violents accompagnent trop fréquemment l'expulsion du polype dans le vagin pour avoir une grande valeur diagnostique. Dans un cas remarquable qui a été soumis à mon observation, l'expulsion du polype et l'inversion de la matrice survinrent à une époque où la douleur qui était habituellement violente avait complétement cessé.

Sous d'autres rapports, les symptômes de l'inversion utérine qui complique les polypes ne présentent rien de particulier. La leucorrhée, la ménorrhagie, les hémorrhagies épuisantes sur-

à l'aide d'agents chimiques, la portion d'acide ou d'alcali qui se trouverait encore à la surface de l'utérus, enveloppant même l'organe dans un papier de soie huilé pour protéger le vagin, je laisserais remonter l'utérus, attendant patiemment le détachement des eschares, et je reviendrais à ce moyen un certain nombre de fois jusqu'à ce que j'eusse obtenu un tissu de cicatrice, une sorte de formation épidermique.» (*Leçons cliniques sur les maladies de l'utérus*, p. 908.) (*Note du Trad.*)

[1] Un remarquable exemple en est donné par M. Crosse, *op. cit.*, p. 47, pl. VIII, d'après une préparation qui existe au musée du Collége royal des chirurgiens, à Dublin. La tumeur, qui avait produit une complète inversion de la matrice, excédait à peine le volume d'une noix. (*Note de l'Auteur.*)

viennent dans les cas de tumeurs fibreuses ou de polypes aussi fréquemment et avec la même intensité, que la matrice conserve sa position normale ou qu'elle soit en inversion.

Un point de vue pratique que nous ne devons pas oublier, c'est premièrement la possibilité de cet accident chaque fois qu'un polype sort de la cavité de la matrice, surtout si son expulsion dans le vagin a été précédée d'efforts expulsifs considérables et longtemps continués ; secondement, la nécessité, avant de lier ou d'exciser un polype très-volumineux ou dont le développement a été accompagné des symptômes précédents, de s'assurer au moyen de la sonde des dimensions exactes de la cavité utérine, afin de ne pas lier ou diviser la substance de la matrice au lieu du pédicule de la tumeur. Si l'on s'assurait que la matrice est renversée, je pense que ce qu'il y aurait de mieux à faire, ce serait d'exciser le polype suffisamment bas pour éviter tout risque de blesser sérieusement l'utérus, et ensuite s'efforcer de replacer l'organe : cette dernière tentative me paraît avoir été assez souvent déclarée impraticable sans des raisons sérieuses ; j'ai réussi dans le cas qui m'est propre avec la plus grande facilité.

Enfin, il ne faut pas oublier que l'utérus peut être renversé par des tractions faites sur un polype dans le but de le faire descendre assez bas pour pratiquer son excision. Je ne pense pas qu'il y ait grand risque, quand le polype est d'un volume ordinaire ; mais les cas rapportés par M. Amussat et un qui est survenu encore plus récemment dans la pratique de M. Johnson, de Norwich[1], montrent que quand la tumeur est d'un volume considérable, cet accident peut très-bien se produire.

Un mot ou deux, avant de terminer cette leçon, à propos d'une forme de déplacement utérin qui n'a d'autre importance pratique que de jeter de la lumière sur la nature des souffrances, qui autrement peut-être resteraient obscures. Les anciens croyaient, comme vous le savez sans doute, que la sensation particulière d'étouffement, le globe hystérique dont les femmes souffrent souvent étaient dus à une ascension positive de la matrice qui quittait alors sa position naturelle dans le bassin. Pour hâter son retour à sa place ordinaire, au moyen d'une ingénieuse combinaison de châtiments et de récompenses, ils avaient coutume d'employer des fumigations aromatiques

---

[1] Voy. Crosse, *op. cit.*, p. 52.

à la vulve, tandis que les gommes fétides et autres médicaments
d'une mauvaise saveur étaient donnés par la bouche. Cette pratique,
avec beaucoup d'autres absurdités des anciens jours, est tombée dans
le discrédit ; mais un vestige de la théorie reste encore, car il est allégué par quelques écrivains du continent que les contractions des ligaments de l'utérus, ou, comme le disent quelques-uns, du péritoine,
soulèvent la matrice hors de sa position normale et constituent ainsi
une cause mécanique positive aux sensations douloureuses qui se produisent vers le bassin et dont les malades hystériques se plaignent
fréquemment. Pour ma part, je ne crois pas le fait et je n'admets pas
l'explication. On dit aussi que la difficulté qu'on éprouve à atteindre l'orifice utérin chez les personnes âgées, difficulté plus grande
que chez celles en pleine vigueur sexuelle, et l'étroitesse de la partie
supérieure du vagin qui est alors observée, sont dues à une élévation
de l'organe dans la vieillesse. Cela me paraît problématique au plus
haut degré. Nous savons que l'utérus s'atrophie, que la projection
du col dans le vagin disparaît aussi par la même cause, que le vagin
s'atrophie également, et que son calibre devient beaucoup plus
étroit qu'à l'état normal, si l'utérus, malgré la faiblesse de ses
supports, ne descend pas et n'écarte pas ses parois. Je ne puis
comprendre quelles causes, agissant dans la vieillesse, tendraient
réellement à élever l'utérus plus haut qu'il n'était auparavant.
Aussi suis-je convaincu qu'une pareille élévation de l'organe ne se
produit pas alors.

Bien que l'élévation de la matrice ne constitue pas une condition
morbide propre à produire des symptômes bien définis, il importe
d'avoir présentes à l'esprit les différentes circonstances dans lesquelles il peut arriver que l'organe occupe une situation plus haute que
d'habitude.

1° L'élévation de la matrice est un phénomène physiologique de
la grossesse, du quatrième au huitième mois, spécialement dans les
premières grossesses ; elle est quelquefois assez considérable pour
rendre extrêmement difficile le toucher de l'orifice utérin. Mais en
prêtant un peu d'attention à l'histoire de la malade, en pesant toutes
les circonstances, en tenant compte des particularités que présente
l'orifice d'un utérus gravide, il arrivera rarement au praticien de
tomber dans l'erreur.

2° Lorsqu'il existe un degré considérable de rétrécissement du
bassin, le manque d'espace oblige souvent l'utérus et la vessie de

rester au-dessus du détroit supérieur, circonstance qui fréquemment rend très-difficile l'opération de la craniotomie.

3° Dans les cas d'inflammation du tissu cellulaire du bassin ou de celui qui est compris entre les feuillets des ligaments larges, on trouve souvent une élévation de la matrice qui ne permet d'atteindre le col que difficilement ; ce changement dans la position de l'organe n'est pas dû nécessairement à la formation d'une tumeur qui serait située au-dessous de lui dans la cavité pelvienne et qui le forcerait à remonter ; le changement de situation pourrait se produire de cette manière ; mais il dépend aussi d'un tiraillement positif de bas en haut qu'exercent sur la matrice les tissus enflammés.

4° Dans un grand nombre de cas d'hydropisie de l'ovaire, le kyste, à mesure qu'il sort de la cavité pelvienne, entraîne quelquefois l'utérus avec lui, même bien au-dessus de sa position naturelle. Lorsqu'il s'agit de savoir si l'accumulation du liquide dans la cavité abdominale est due à une ascite ou à une hydropisie de l'ovaire, les rapports de l'utérus nous aident souvent à porter un diagnostic exact, car l'organe, qui est habituellement élevé dans l'hydropisie de l'ovaire, descend au-dessous de sa situation normale dans les cas d'ascite. Plus fréquemment il arrive, dans les cas de tumeurs non fluctuantes, qu'on doute si elle sont d'origine utérine ou ovarique. Une élévation considérable de l'utérus est beaucoup plus fréquemment produite par une dégénérescence de l'ovaire que par une tumeur de la matrice.

5° et finalement. Dans quelques cas, les tumeurs fibreuses de l'utérus, à mesure qu'elles augmentent de volume, élèvent l'organe de plus en plus haut. Rien n'est plus commun, quand l'utérus est le siége de plusieurs tumeurs fibreuses, dont quelques-unes ont acquis un développement considérable, que de trouver une déformation de l'organe telle, que l'orifice est situé tout à fait en haut du bassin derrière l'une ou l'autre des branches du pubis. Mais, outre les cas dans lesquels des tumeurs dures et irrégulières perçues à travers le vagin ne laissent aucune place à l'incertitude, il y a quelques exemples exceptionnels de tumeur fibreuse unique, située dans les parois utérines qui, sans produire aucune difformité de l'organe, appréciable par le vagin, soulève l'utérus hors de la cavité pelvienne à mesure qu'elle se développe. Toutefois, dans ce processus, le col de l'utérus, très-allongé, participe à peine au développement du corps de l'organe, mais il s'étend mécaniquement jusqu'à atteindre quelquefois la longueur de plusieurs pouces [1]. Il s'en suit que les lèvres de l'orifice utérin deviennent extrêmement minces ou disparaissent presque complétement, ne laissant qu'un orifice en forme d'entonnoir et des parois presque membraneuses qui circonscrivent le canal cervical étroit et allongé. Lorsque la traction est produite par l'ovaire augmenté de volume, elle porte sur le corps et non sur le col de la matrice. Aussi n'observe-t-on alors aucun changement dans les lèvres ou l'orifice de l'utérus,

Après ces considérations relatives au diagnostic de quelques affections utérines, nous pouvons laisser le sujet des déplacements de la matrice et commencer dans notre prochaine leçon l'étude d'une autre classe plus importante de maladies de l'utérus.

---

[1] Comme dans le cas très-remarquable décrit et dessiné par le professeur Walter, de Dorpat : le col avait 2 pouces 3/4 de longueur et on y trouvait à peine quelque trace des lésions de l'orifice utérin. (Voy. p. 10 de son essai *Ueber fibröse Körper der Gebärmutter*, in-4, Dorpat, 1852.)

LEÇON XIV

TUMEURS ET EXCROISSANCES DE L'UTÉRUS

Elles sont en connexion avec la tendance de l'utérus à l'hypertrophie. — Excroissances de la membrane muqueuse ou *polypes muqueux ;* leur forme la plus simple. — *Polypes fibro-celluleux.* — *Polypes glandulaires* résultant de l'hypertrophie des follicules de l'utérus. — Kystes formés par l'agrandissement des follicules du col ou *kystes* muqueux de l'utérus. — Symptômes de ces affections : nature et source de l'hémorrhagie qu'elles occasionnent. — Diagnostic. — Traitement. — Polype fibrineux ; sa nature; son analogie avec d'autres épanchements chroniques de sang. — Note sur d'autres prétendues variétés de polypes.

Dans le cours des leçons précédentes, je suis revenu sans cesse et avec une insistance qui vous a peut-être fatigués, sur la facilité avec laquelle la matrice augmente de volume sous l'influence de causes excitantes variées. Nous avons vu qu'il est rare que l'inflammation aboutisse à ses conséquences ordinaires, la suppuration ou l'épanchement de lymphe plastique. Les abcès de la matrice sont un de ces accidents si peu communs que, lorsqu'on les rencontre, on ne manque pas de les ranger dans la catégorie de ce que les anciens écrivains avaient coutume d'appeler *curiosa medica;* quant à l'épanchement de lymphe dans le tissu de l'organe, on l'a déduit de certaines hypothèses physiologiques et pathologiques plutôt qu'on ne l'a démontré.

Ce n'est en réalité qu'après l'accouchement ou une fausse couche, alors que le tissu de la matrice subit des modifications physiologiques analogues à celles que produit l'inflammation, que le processus morbide se manifeste sous sa forme aiguë et d'une façon dangereuse ; et même alors la tunique séreuse de l'organe, ou la membrane interne de ses veines sont en général les parties sur lesquelles la maladie sévit avec le plus de violence. Souvent aussi les symptômes inflammatoires qui se manifestent à cette époque proviennent moins de l'utérus lui-même que de ses annexes et du tissu cellulaire adjacent qui réunit ensemble les différents viscères du bassin. Mais, d'un autre côté, nous trouvons que les causes qui, partout ailleurs, engendrent l'inflammation, produisent, lorsqu'il s'agit de la matrice, l'hypertrophie de cet organe : il reste augmenté de volume d'une manière permanente, par insuffisance de son involution après le travail ; il s'accroît, s'il est infléchi ou déplacé, et, dans beaucoup de cas, son prolapsus lui fait atteindre le double de ses dimensions normales.

Outre que l'hypertrophie de l'utérus est plus fréquente que l'hypertrophie de tout autre organe, chacun des tissus qui le constituent est susceptible de s'accroître séparément, non pas, il est vrai, d'une façon égale et régulière, mais dans certains points qui forment alors ces tumeurs et ces excroissances qu'on rencontre çà et là plus souvent que partout ailleurs, ce qui s'explique par certaines particularités physiologiques propres à la matrice. La membrane muqueuse de la cavité utérine subit, comme nous l'avons déjà vu, une hypertrophie accidentelle dans quelques troubles de la menstruation ; elle est même rejetée hors de l'utérus, suivant les lois qui règlent son développement dans l'état de santé et sous l'influence de la grossesse. La membrane du col s'hypertrophie aussi quelquefois, et de pareilles hypertrophies ne sont pas caduques ; mais elles revêtent la forme d'une enveloppe distincte de l'orifice utérin [1] ou plus fréquemment d'une petite excroissance pédiculée. Quelquefois l'adjonction d'une quantité de tissu cellulaire plus grande qu'à l'état normal donne à ces excroissances un volume plus considérable que celui qu'elles atteignent lorsqu'elles sont exclusivement muqueuses. Parfois le même processus hypertrophique affecte la structure cellulaire du col de la matrice et donne lieu à une forme particulière d'excroissance désignée sous le nom de polype glandulaire ou celluleux du col utérin. Si l'un des follicules s'accroît seul aux dépens des autres, et sans une hypertrophie parallèle des éléments conjonctifs de la membrane muqueuse, il se forme alors des kystes du col de la matrice dont l'origine et la nature étaient autrefois si peu comprises. Enfin, si le même processus envahit la substance utérine elle-même, nous avons ce qu'on appelle les tumeurs fibreuses de la matrice ; elles ont la même structure intime que l'organe. Elles n'en diffèrent que par leur développement irrégulier au milieu des parois qui leur donnent naissance ; elles croissent sans aucune symé-

---

[1] On trouve un très-bon dessin de cette lésion, planche 9 de l'*Essai* de Tyler Smith, dans les *Med. Chir. Transactions*, vol. XXXV. (*Note de l'Auteur.*)

trie en se portant, soit vers la face interne, soit vers la face externe de l'utérus et produisent des symptômes qui varient suivant leur siége et la vigueur de leur développement.

Relativement à ces excroissances et à d'autres variétés de tumeurs utérines, il n'est pas sans importance de faire remarquer que l'époque de leur apparition coïncide avec celle où les changements physiologiques de l'organe se produisent avec la plus grande activité, et qu'il est rare de les observer, soit après la ménopause, soit avant la puberté. La même remarque s'applique à une autre classe de maladies utérines, à celles, par exemple, qui sont de mauvaise nature. Elles surviennent aussi principalement dans la période d'activité sexuelle et semblent en connexion, comme les cancers du sein, avec les grandes fluctuations d'accroissement et d'activité qui se succèdent dans ces parties à de très-courts intervalles.

Après ces réflexions, qui pourront vous expliquer peut-être l'extrême facilité avec laquelle des tumeurs variées et des excroissances poussent dans la matrice, je me propose d'examiner chacune de ces lésions l'une après l'autre, en commençant par celles qui ont le caractère le plus simple, c'est-à-dire par les excroissances de la muqueuse utérine, que beaucoup d'auteurs, qui ont écrit sur les maladies des femmes, nomment *polypes muqueux*[1].

Ces polypes se présentent généralement sous la forme de petites végétations, naissant dans les replis de ce qu'on appelle l'arbre de vie; ils ont de un tiers à un demi-pouce de longueur et environ trois lignes d'épaisseur. Le pédicule qui les rattache à la membrane muqueuse est presque toujours très-mince et en même temps fort court. On dirait qu'à l'origine ils étaient constitués par un repli de la membrane muqueuse, d'une épaisseur égale dans toute son étendue, et que, par une constriction graduelle sur leur base, la nature a cherché à s'en débarrasser, employant en cela le même processus que pour les franges synoviales du genou, qui se détachent peu à peu de la synoviale d'où elles proviennent. D'ordinaire ils sont d'une teinte rose clair, abondamment pourvus d'un fin réseau vasculaire, et exclusivement constitués par la membrane muqueuse et un peu de tissu cellulaire. Le siége de ces petits corps est presque toujours le canal cervical, sur tous les points duquel ils peuvent naître; ils

---

[1] Polypes *papillaires* de Hirsch, dont l'essai *Ueber die Histologie und Formen der Uterus-Polypen* fournit des renseignements précieux sur l'anatomie pathologique de ces lésions. (*Note de l'Auteur.*)

sont habituellement plus près de l'orifice externe que de l'interne ; quelquefois j'ai trouvé une excroissance solitaire de cette espèce dans la cavité utérine, mais tout à fait à sa partie inférieure. Quoique généralement pédiculés, comme nous venons de le dire, ils sont parfois sessiles, aplatis et adhérents par tout un côté de leur surface à la membrane muqueuse. Ils ne revêtent pas toujours la forme d'excroissances distinctes ; ils apparaissent comme des replis hypertrophiés de l'arbre de vie, et ont sur les parois du col les mêmes rapports que les colonnes charnues adhérentes avec les parois du cœur.

Quelquefois ces excroissances sont solitaires ; mais il n'est cependant pas rare d'en trouver deux ou trois chez la même malade. Elles ont de la tendance à se reproduire, si bien qu'il arrive fréquemment qu'une malade est obligée, au bout de quelques mois, de subir une seconde fois l'opération qui consiste à les enlever. Je les ai vues coexister avec des tumeurs fibreuses de l'utérus ; j'ai toujours pensé que ce n'était là qu'une pure coïncidence, et je n'ai jamais trouvé aucune raison de les considérer comme les précurseurs d'une maladie maligne, bien que feu le docteur Montgomery [1], de Dublin, pensât qu'il en était souvent ainsi chez les personnes âgées.

Ces excroissances, qui sont de simples végétations de la membrane muqueuse, n'excèdent jamais les petites dimensions dont j'ai déjà parlé. Cependant, quelquefois une plus grande quantité de tissu cellulaire entrant dans leur composition, leur volume devient plus considérable : franchissant alors l'orifice utérin, elles tombent dans la cavité vaginale. Elles atteignent souvent la grosseur d'une petite figue de forme aplatie ; on les trouve constituées par un tissu fibro-celluleux recouvert d'une membrane muqueuse, lorsqu'elles ne proviennent pas exclusivement du col, mais aussi de l'intérieur de la cavité utérine.

Des polypes d'une structure plus compliquée s'observent plus fréquemment que ceux que nous venons de décrire. Dans leur formation n'entrent plus seulement la membrane muqueuse de l'utérus ou son tissu fibro-cellulaire hypertrophié ; on y trouve aussi les gros follicules muqueux du col. Ces polypes affectent différentes formes ; quelquefois ils sont munis d'un pédicule qui peut atteindre

---

[1] Dans un estimable mémoire sur les « polypes de l'utérus » dans le *Dublin Journal of Medical science*, août 1846. (*Note de l'Auteur.*)

une longueur considérable ; d'autrefois ils se présentent comme des excroissances en continuité directe avec la face interne de l'une ou de l'autre lèvre, plus communément de la lèvre antérieure. En les incisant, les particularités de leur structure deviennent évidentes ; car on peut voir qu'ils contiennent une grande quantité de liquide visqueux, transparent, albumineux, tout à fait semblable à celui qui est sécrété par les glandes de Naboth. Lorsque la tumeur est encore petite, ces vésicules varient du volume d'un pois à celui d'un haricot blanc ; elles sont remplies de matière albumineuse composant la plus grande partie de l'excroissance ; leurs parois, en partie transparentes, se distinguent aisément au-dessous de la fine muqueuse qui les enveloppe dans toute leur étendue. D'autrefois, et en général quand le volume de la tumeur excède celui de la première articulation du pouce, les vésicules n'apparaissent pas aussi distinctement, bien que leur structure présente les mêmes caractères distinctifs. Au milieu du tissu cellulaire condensé qui entre dans la composition de la tumeur, il existe de nombreux canaux dont les parois sont d'une structure plus dense ; ils sont disposés longitudinalement côte à côte ; quelques-uns communiquent entre eux vers le pédicule, directement, et jamais par l'intermédiaire de branches transversales. Ces canaux se rendent tous à la surface de la tumeur ou plusieurs se terminent en culs-de-sac. D'autres se terminent par des ouvertures d'une forme ovale, invariablement plus petites que le calibre du tube lui-même. Leur longueur n'est pas uniforme ; il en résulte que la tumeur est inégale, lobulée et présente un aspect tout à fait semblable à celui d'une amygdale hypertrophiée. Ils sont remplis de la même matière albumineuse que celle que les excroissances plus petites contiennent dans leurs vésicules ; l'origine paraît en être identique ; dans les deux cas, elle provient des follicules du col de la matrice. Le long pédicule dont ces tumeurs sont quelquefois munies[1] ne contient aucun follicule hypertrophié ; il est entièrement constitué par du tissu cellulofibreux. Habituellement ce pédicule est très-court et la tumeur s'implante vers la partie inférieure du canal cervical. Quoique riches en vaisseaux, ces excroissances ne présentent pas une vascularité considérable à leur surface, qui, d'après Virchow[2], est composée

---

[1] Voy. Boivin et Dugès, *Maladies de l'utérus*, etc., Atlas, pl. XVII, fig. 2, et pl. XIX, fig. 2.

[2] Dans *Archiv fur Pathol., Anatomie und Physiologie*, vol. VII, 1854, et pl. II,

d'un tissu cellulaire très-dense, recouvert d'une épaisse couche d'épithélium en mosaïque.

A propos de cette classe de lésions, on peut aussi mentionner la dilatation des follicules du col utérin[1] ; ces tumeurs ne sont point constituées par une végétation du tissu de l'organe, par une hypertrophie de sa membrane muqueuse : ce sont de simples kystes dont le développement se fait au détriment de la substance utérine. Quelquefois aussi, mais je ne pense pas que ce soit dans la majorité des cas, ces kystes ou vésicules sont de nouvelle formation et ne résultent pas de la simple dilatation des follicules dont l'orifice est oblitéré. Telle est, en dernière analyse, la conclusion à laquelle nous conduit l'examen microscopique de leur structure. En examinant l'utérus sur le cadavre, il n'est pas rare d'observer plusieurs vésicules du volume d'un pois, comme incrustées entre les feuillets de l'arbre de vie, s'élevant à peine ou pas du tout au-dessus du niveau de la membrane muqueuse. Ces dimensions toutefois peuvent devenir beaucoup plus considérables[2]. Sur l'utérus d'une femme âgée de 29 ans, qui ne présentait aucune trace de maladie, toutes les glandes de Naboth étaient très-dilatées et le canal cervical était entièrement rempli de leur sécrétion. A la partie supérieure du col utérin, un de ces kystes aussi gros qu'un haricot, distendu par de la matière albumineuse, avait produit par son accroissement l'absorption de presque toute la paroi utérine qui avait à peine une ligne d'épaisseur. Il en était résulté à ce niveau et sur la surface externe du col une voussure qu'on aurait pu distinguer pendant la vie. Je crois avoir,

fig. 5 et 6. Une bonne description des caractères généraux de ces sortes de polypes et un dessin de leur structure ont été donnés par le docteur Oldham dans *Guy's Hospital Reports*, 2ᵉ série, vol. II. Ils ont été aussi bien décrits par Huguier dans les *Mémoires de la Société de chirurgie de Paris*, vol. I, p. 35, 1847. (*Note de l'Auteur.*)

[1] Des kystes semblables peuvent se former aussi sur la muqueuse du col de l'utérus ; en pareil cas, il n'est pas rare de voir un grand nombre de ces kystes s'agglomérer et constituer ce que Virchow appelle le *molluscum cystique* de l'utérus. La dilatation cystoïde avec oblitération des orifices arrive assez fréquemment dans les glandes utriculaires de la matrice et se rattache à une sorte d'endométrite chronique, avec épaississement ou rétraction de la muqueuse, qui prend alors l'aspect d'une membrane séreuse. Ces végétations partielles forment des mollusques à bases d'autant plus larges et à kystes d'autant plus volumineux qu'elles siégent plus haut dans la cavité utérine. A mesure qu'elles s'accroissent, elles prennent la forme d'un champignon ou s'allongent en véritables polypes pédiculés qui descendent vers l'orifice interne du col. (Voy. Virchow, *Traité des tumeurs*, traduit par Aronssohn, t. I, p. 239.) (*Note du Trad.*)

[2] Un mémoire très-consciencieux sur ce sujet, avec planches, a été publié par M. Huguier dans le vol. I des *Mémoires de la Société de chirurgie*, p. 241, 295 et pl. I, III. Nous reviendrons plus tard sur d'autres parties de cet essai. (*Note de l'Auteur.*)

dans deux ou trois occasions, reconnu cette affection que ses autres symptômes pourraient faire prendre pour une tumeur solide du col de la matrice.

Quoique j'aie rencontré dans ma pratique beaucoup d'exemples de ces variétés de polypes utérins, je n'ai pris des notes que sur 23 cas, circonstance qui s'explique aisément par la rapidité avec laquelle une simple opération fait disparaître complétement cette lésion. Parmi ces 23 cas, 5 existaient chez des femmes non mariées, et 18 chez des femmes mariées ; parmi ces dernières, 12 avaient eu des enfants nés à terme ; 1 avait avorté plusieurs fois, et 5 n'avaient jamais été enceintes. La plus jeune de ces malades avait 23 ans et la plus âgée 57 ans ; la moyenne de leur âge était de 40 ans. Les *symptômes* qui les portèrent à demander des soins existaient depuis une période de temps qui variait de trois mois à quatre ans. Ils étaient tous de même nature, mais très-différents comme intensité; ils consistaient en écoulements leucorrhéiques ou sanguins, seuls ou réunis, accompagnés ou non d'une sensation de pesanteur.

Une ou deux fois, j'ai découvert par hasard de petits polypes qui n'avaient donné lieu à aucun accident. Ce n'est pas toutefois le cas le plus commun, car il existe presque toujours des pertes sanguines. Leur abondance dépend en grande partie des rapports que le polype affecte avec le canal cervical ; elles sont beaucoup plus considérables si la tumeur est située derrière les lèvres du col utérin, que si elle fait saillie dans l'intérieur du vagin. C'est un fait qu'il était facile de prévoir ; il sert à comprendre l'histoire de quelques malades qui racontent que d'abord elles ont eu des hémorrhagies profuses qui, à la longue, ont diminué et même complétement cessé. L'aptitude de ces petits polypes à produire une irritation utérine se révèle quelquefois par une augmentation considérable du volume du col et une dureté résultant de l'engorgement du parenchyme causé par un afflux trop considérable de sang. Cette condition morbide peut conduire le praticien qui ne se tient pas sur ses gardes à méconnaître la nature réelle de la lésion et à supposer qu'il a affaire à une hypertrophie et à une induration provenant d'une ancienne inflammation du col de la matrice. Le même fait explique pourquoi un polype relativement volumineux, mais qui fait saillie dans le vagin, peut ne pas produire d'hémorrhagie, tandis que de très-petites tumeurs encore enfermées dans l'intérieur du canal occasionnent des pertes sanguines redoutables.

Ces simples faits servent, si je ne me trompe, à résoudre la question si controversée des sources de l'hémorrhagie dans ces variétés de polypes et autres tumeurs utérines. Ces excroissances sont abondamment pourvues de vaisseaux ; si on les blesse, elles saignent ; si on les excise, l'hémorrhagie qui se produit à la surface de leur pédicule devient quelquefois très-abondante et est regardée à bon droit comme dangereuse. Mais il est de toute évidence que c'est bien plutôt de la matrice elle-même que de la tumeur que provient la perte sanguine, et qu'elle est en rapport moins avec le volume de cette tumeur qu'avec les connexions intimes qui l'unissent à l'utérus. Il y a quelques années, j'en ai observé un exemple remarquable.

Une femme que je fus appelé à soigner avait eu pendant trois ans des hémorrhagies extrêmement abondantes qui, trois mois avant que je la visse, avaient cessé sans cause connue. La suppression des menstrues pendant cette même période de temps ne fixa pas suffisamment mon attention, et j'excisai un polype fibreux du volume d'un petit œuf de poule dont le court pédicule s'insérait sur la face interne du col utérin. Une perte abondante se produisit à la suite de l'opération, sans aucun autre accident. Six mois après, la malade accouchait à terme d'une grossesse méconnue. Je ne relate pas ce cas pour que vous en tiriez des conclusions morales relativement à la nécessité absolue de porter dans ces cas la plus grande attention au diagnostic, car ce fait n'a pas besoin de commentaires ; je le cite, parce qu'il démontre de la manière la plus évidente quelle était la source de l'hémorrhagie. Pendant trois ans, le polype avait irrité la matrice et il y avait eu des pertes abondantes. La grossesse étant survenue, il se produisit vers l'organe un afflux plus considérable de sang. La vascularité du polype aurait donc dû s'accroître plutôt que diminuer ; cependant la perte ne se reproduisit pas. La cavité utérine était maintenant tapissée par la caduque ; le canal cervical était bouché par un tampon muqueux provenant des œufs de Naboth. Mis ainsi à l'abri de l'irritation, l'organe cessa de verser du sang à sa surface interne, et la leucorrhée attesta seule la présence de la tumeur.

La structure du polype est en rapport avec la nature des symptômes, et plus encore avec la production et l'abondance de l'hémorrhagie. Les polypes qui résultent de l'hypertrophie des glandes de Naboth sont toujours accompagnés d'une leucorrhée profuse, circonstance qui s'explique aisément, si l'on remarque que la formation de ces excroissances entraîne un état d'hypertrophie et une suractivité de tout l'appareil glandulaire du col de la matrice. Leur vascularité étant moindre que celle des petits polypes muqueux, il est plus rare qu'ils donnent lieu à une perte ; comme on pouvait s'y attendre, l'hémorrhagie fait habituellement défaut, lorsqu'ils naissent sur la face interne de l'une ou de l'autre lèvre, puisque dans ce cas le canal cervical est presque entièrement soustrait à une irritation directe.

Je ne sais si ces excroissances exercent une influence spécialement contraire à la conception ; il est hors de doute que la nature des symptômes qu'ils produisent doit diminuer l'aptitude de la femme à devenir enceinte. J'excisai une fois un polype résultant d'une dilatation des glandes de Naboth ; il avait le volume d'une amande et s'insérait sur la lèvre antérieure de l'utérus ; la jeune femme qui en était atteinte, mariée depuis dix-huit mois, était restée stérile ; elle devint enceinte un mois après, et eut à terme un enfant viable. Dans ce cas, les rapports de la tumeur étaient tels, qu'ils rétrécissaient mécaniquement et obstruaient presque l'orifice utérin.

La dilatation d'un ou de plusieurs des follicules du col, assez considérable pour former des kystes distincts dans la substance utérine, se rencontre rarement. Dans les quelques cas que j'ai observés, il se produisit invariablement un écoulement albumineux profus qu'aucun traitement ne put arrêter, même une cautérisation énergique pratiquée dans l'intérieur du canal avec le nitrate d'argent. Deux ou trois fois, j'ai perçu, à la partie supérieure du canal cervical, un petit nodule qu'il eût été facile de prendre pour une tumeur fibreuse ; je diagnostiquai sa nature, parce qu'il cédait facilement à une pression un peu forte, et qu'il ne présentait pas le même volume à chaque exploration. Je n'ai pas constaté que ces kystes fussent accompagnés de ménorrhagie ; cependant, ce symptôme existait dans quelques-uns des cas que M. Huguier a relatés dans son essai sur cette affection.

Je ne sache pas que le diagnostic de ces excroissances présente des difficultés spéciales, et je ne puis indiquer aucune règle particulière pour empêcher de tomber dans l'erreur... Les polypes très-petits sont à peine perceptibles au doigt ; j'ai déjà parlé de la dilatation du col qu'ils déterminent quelquefois et qui peut tromper ceux qui ne se tiennent pas sur leurs gardes. La seule règle qu'on puisse donner, au point de vue pratique, est la suivante : Dans tous les cas de ménorrhagie prolongée, il ne faut pas se contenter du simple examen avec le doigt ; il faut toujours recourir au spéculum. Si l'on n'arrive ainsi à aucune conclusion satisfaisante, on dilatera l'orifice utérin avec une éponge préparée, afin de rendre l'intérieur du canal cervical accessible à l'exploration par le toucher et par le spéculum. Si on néglige ces précautions, la malade, que nous n'avons pu guérir, se confiera aux soins d'un praticien plus soigneux qui découvrira la cause des symptômes et les fera disparaître par une opération extrêmement simple.

En général, rien n'est plus facile que d'enlever ces petites excroissances. Il suffit, pour les moins volumineuses, de les saisir avec une longue pince et de les arracher par torsion. Quand elles sont un peu plus considérables, après les avoir tordues pour prévenir l'hémorrhagie, on peut les exciser avec une paire de ciseaux. On doit toujours se servir du spéculum bivalve pour cette opération ; les pinces et les ciseaux doivent être construits de manière à pouvoir se manœuvrer facilement dans l'intérieur du spéculum. On a essayé d'enlever ces polypes avec des pinces et des ciseaux guidés par la main seule ; c'est un procédé qui expose à des bévues ; de plus, l'hémorrhagie, dans ce cas, est beaucoup plus à craindre que si, après l'ablation du polype, on touchait son point d'insertion avec du nitrate d'argent, précaution que je n'omets jamais. Sir C. Locock[1] a décrit une sorte de longue gouge de son invention, qui est très-ingénieusement disposée pour enlever les petits polypes du col utérin. Mais ces petits corps, qui souvent se laissent à peine distinguer par le doigt, sont aussi trop mobiles pour donner prise à un pareil instrument ; comme on pouvait le conjecturer et comme je m'en suis assuré, il est de peu d'utilité dans la pratique. Dans les cas de tumeurs sessiles, dont je vous signalais la ressemblance avec certaines colonnes charnues du cœur, j'ai appliqué, au moyen du spéculum, le nitrate acide de mercure et je suis ainsi arrivé à détruire ces excroissances et à arrêter l'hémorrhagie.

Lorsque les tumeurs composées de tissu cellulo-fibreux ou de follicules utérins hypertrophiés étaient plus volumineuses que les précédentes, j'avais encore recours au spéculum, si c'était possible. Quand l'excroissance était trop considérable pour s'engager facile-

---

[1] *Medico-Chirurgical Transactions*, vol. XXXI, p. 171.

ment entre les valves de cet instrument ; qu'elle était friable et que la
ténuité de son pédicule ne permettait pas de la saisir et de l'attirer
en bas au moyen des pinces de Museux, je me servais d'un forceps
semblable à ceux que les chirurgiens emploient dans les opérations
sur la langue ; son manche était muni d'une crémaillère afin de rendre son étreinte plus solide. Dans toutes les opérations de cette nature, il est très-utile d'avoir des forceps ou des pinces articulées.
comme le forceps dont on se sert en obstétrique, de manière à ce
qu'on puisse introduire séparément chaque branche. Cette disposition permet de remonter plus haut, jusqu'à l'insertion du pédicule, et
de le saisir plus fermement que si l'on était obligé d'écarter les
branches après leur introduction dans le vagin. Lorsque le polype a
été étreint par l'instrument, il est facile de diriger sur la base du
pédicule une paire de ciseaux mousses recourbés pour l'exciser. En
même temps, on arrête l'hémorrhagie qui se produit habituellement
en pareil cas, avec du nitrate d'argent ou des boulettes de charpie
trempées dans de la teinture de matico, qu'on introduit dans le
spéculum et qu'il est facile de retirer quelques heures après, à l'aide
d'un fil qu'on y a préalablement attaché.

La question de la valeur comparative de la ligature et de l'excision mérite à peine d'être discutée, quand il s'agit de petits polypes,
puisque le dernier procédé est si simple et si facile qu'il ne fait
courir aucun risque d'hémorrhagie, quand on l'emploie avec des
précautions convenables. L'arrachement forcé des polypes est une
opération brutale et dangereuse, un reste de chirurgie barbare ; leur
étranglement au moyen d'un forceps spécial[1] ne me paraît pas plus
avantageux que la ligature.

Quelque bénigne que soit, dans la plupart des cas, l'opération qui
consiste à enlever ces excroissances, il faut user de prudence et
faire garder le lit à la malade pendant deux ou trois jours. Une seule
fois j'ai négligé cette précaution : je permis à la femme, à qui j'avais
enlevé un polype vasculaire dans la salle de consultation, de revenir
chez elle ; il survint une attaque de péritonite qui nécessita l'admission de la malade à l'hôpital, où cette complication céda rapidement
à une médication appropriée.

---

[1] Ce procédé a été suggéré pour la première fois par sir Charles Bell dans ses *Princi-
ples of operative surgery* ; Gensoul, de Lyon, y a récemment apporté quelques modifications dans un mémoire intitulé : *Nouveau procédé pour opérer les polypes de la matrice.* Lyon, in-8, 1851. (*Note de l'Auteur.*)

Depuis que je connais l'essai de M. Huguier, je n'ai rencontré aucune de ces énormes dilatations kystiques des follicules utérins, dont la nature a été récemment découverte. Dans les quelques cas que j'avais eu à traiter auparavant, j'appliquai énergiquement le nitrate d'argent solide dans l'intérieur du canal cervical, mais sans aucun bénéfice positif. M. Huguier s'est très-bien trouvé de scarifier l'intérieur du col de la matrice avant d'appliquer le caustique ; on évacue ainsi le contenu albumineux des poches kystiques, ce qui permet au caustique d'agir immédiatement sur la surface sécrétante.

A côté des symptômes que produisent ces excroissances, il faut placer, bien qu'ils en diffèrent par leur nature, ceux qui résultent d'une accumulation de sang dans l'intérieur de la cavité utérine. Le liquide y subit certains changements, une sorte d'organisation imparfaite ; de là le nom de polypes fibrineux. Feu le professeur Kiwisch[1] qui, à ma connaissance, décrivit le premier complétement cette affection, démontra le peu de justesse d'une pareille dénomination, qu'il est bon toutefois de conserver pour le moment. Dans certaines conditions indépendantes, suivant lui, de la fécondation, consécutives, selon d'autres, à un avortement préalable, les parois de l'utérus se ramollissent et cèdent, de façon à permettre qu'une accumulation progressive de sang s'effectue dans la cavité de l'organe. Avec le temps, le caillot, non-seulement subit les modifications ayant pour effet d'enlever la matière colorante de sa surface extérieure qui prend alors une teinte d'un blanc sale ou grisâtre, tandis qu'à son centre existent encore des portions colorées en rouge sombre, mais il peut aussi devenir le siége d'une sorte d'organisation imparfaite, analogue à celle qu'on observe dans les hémorrhagies de l'arachnoïde ou d'autres régions[2]. Comme les polypes du cœur, ces caillots adhèrent fortement aux parois de la cavité dans laquelle ils se sont formés. Feu Franz Kilian, de Mayence, en trouva un dont la fibrine était arrivée à divers degrés de striation, tandis que sa sur-

---

[1] Dans la première édition de sa *Klinische Vorträge*, etc., publiée en 1849 (vol. I, p. 420, § 222), il n'ajouta rien à ce qu'il avait dit dans les éditions subséquentes. Quatre ans avant les observations de cet auteur, M. Lebert en publia un cas caractéristique sous le nom de tumeur fibrineuse de l'utérus (p. 90, vol. II de sa *Physiologie pathologique*). Dans ce cas, l'expulsion de la masse survint six mois après la fausse couche ; quelque temps auparavant, la douleur et l'hémorrhagie qui avaient accompagné l'avortement avaient cessé simultanément. (*Note de l'Auteur.*)

[2] Sur ce sujet, voy. Paget, *Lectures on surgical pathology*, vol. I, p. 173-175.

face possédait une enveloppe d'épithélium pavimenteux qu'il rapportait à une organisation avancée de la couche la plus externe du dépôt fibrineux[1].

La nature de l'organe au sein duquel se forment ces collections n'est point favorable à l'organisation qui peut se produire, lorsque des effusions sanguines s'effectuent dans d'autres régions. — Au bout de quelques mois, l'utérus est irrité par la présence du caillot ; une hémorrhagie survient ; l'organe se contracte et, à la longue, la masse est expulsée avec des symptômes qui ressemblent presque à ceux d'un avortement.

La question, comme je vous le disais tout à l'heure, était de déterminer si ces polypes fibrineux se forment indépendamment d'une dilatation préalable de l'utérus produite par un avortement ou par une grossesse à terme. Kiwisch croyait que les choses se passaient ainsi et, comme preuve, il alléguait que la principale accumulation du sang a lieu, non dans l'intérieur de la cavité utérine, mais dans le canal cervical élargi. Cette proposition, toutefois, a été combattue par son digne successeur, le professeur Scanzoni[2]. Le fait que les malades chez lesquelles l'accident s'est produit étaient toutes des femmes mariées, et que, chez toutes, les règles étaient supprimées depuis six semaines et même depuis trois mois, avant l'explosion de l'hémorrhagie, doit faire soupçonner que la conception avait eu lieu et que la perte n'était que la conséquence d'une fausse couche. Virchow[3] partage cette manière de voir ; il a constaté sur le cadavre que la base de la tumeur était invariablement constituée soit par les débris du placenta fœtal, soit par l'adhésion de caillots provenant de vaisseaux déchirés, sur la surface inégale du placenta maternel. Il en résulte que l'origine de ces polypes peut être considérée comme résolue[4].

---

[1] Henle und Pfeuffer's *Zeitschrift*, vol. VII, 1849, p. 149.

[2] *Verhandlungen der phys. med. Gesellschaft in Würzbourg*, vol. II, p. 30. et dans son *Lehrbuch der Krankheiten der weiblichen Sexualorgane*, in-8, 3ᵉ édit., Wien, 1863, p. 263.

[3] *Die krankhaften Geschwülste*, in-8, Berlin, 1863, vol. I, p. 149.

[4] Virchow fait remarquer avec raison qu'il faut distinguer le caillot formé dans la cavité utérine à la suite d'une hémorrhagie, du polype fibrineux ou *hématome polypeux*, comme il l'appelle. Le premier peut prendre la forme de l'utérus et le remplir, mais il ne peut pas s'y fixer par une insertion semblable à celle d'une tumeur polypeuse.

Virchow croit que, dans l'hématome polypeux, le placenta sert de base à la tumeur et est la cause première de sa formation. Il pense, comme Scanzoni, qu'en général il y a toujours eu un avortement antérieur, et il range dans cette catégorie ce qui est écrit dans les auteurs sous le nom de *rétention placentaire*. La base de la tumeur correspond tou-

L'orifice externe de l'utérus se ferme si vite après l'avortement, dans les premiers mois de la grossesse, qu'il n'est pas difficile de comprendre comment le sang peut se collecter peu à peu dans la cavité de l'organe et rester là, à l'état de coagulum, jusqu'à ce que son volume excite les contractions de la matrice. La présence d'une petite portion de l'œuf favorise singulièrement cet accident : j'ai vu la douleur et l'hémorrhagie continuer pendant six semaines dans un cas, et dans une autre pendant quatre mois, après un avortement qu'on croyait complétement effectué. A la longue, une portion de la caduque, ou du moins de quelque chose qui lui ressemblait, fut expulsée; à partir de ce moment, l'hémorrhagie et tous les autres symptômes disparurent.

Quelles que soient les conditions qui favorisent l'hémorrhagie, le traitement est toujours le même, c'est-à-dire qu'il consiste à vider l'utérus en excitant son action et puis à le maintenir dans un état de contraction. Dans ce but, l'ablation du coagulum, lorsqu'il est à la portée du doigt, l'administration de l'ergot de seigle, le froid appliqué localement, des injections dans la cavité utérine, tels sont les moyens auxquels il faut avoir recours. Kiwisch avait coutume d'employer toujours l'eau froide; dans des cas analogues, je me sers habituellement d'eau chaude; je trouve qu'elle excite suffisamment la contraction utérine sans produire cette vive impression qui résulte quelquefois d'une injection d'eau très-froide dans la cavité d'un utérus à l'état de vacuité[1].

jours, soit au placenta fœtal, s'il en est resté des débris, soit à la surface inégale de l'insertion placentaire. (*Pathologie des tumeurs*, t. I, p. 145.) (*Note du Trad.*).

[1] Il existe une forme particulière de polype utérin dont le docteur Lee a donné un dessin, pl. IX, fig. 1 de son bel ouvrage, *Practical Observations on Diseases of the Uterus*, in-folio, 1849, part. II; qui malheureusement est incomplet. Il l'appelle tumeur *fibrokystique*. Les détails qu'il donne sur sa structure sont trop écourtés pour nous permettre de déterminer sa véritable nature. Le docteur Oldham, dans son mémoire déjà cité, donne une esquisse de ces tumeurs; il insinue que leur source probable provient d'une altération ou hypertrophie des glandes utérines. Cette vue est conforme à la manière de voir de Hirsch, qui décrit plusieurs spécimens de cette espèce d'excroissance, à laquelle il propose de donner le nom de polypes caduques du corps de l'utérus. (*Loc. cit.*, p. 61.)

(*Note de l'Auteur.*)

LEÇON XV

Tumeurs fibreuses : Leurs caractères généraux ; leur siége variable ; identité de leur structure microscopique. — Influence de ces tumeurs sur l'utérus, et causes qui la modifient. — Leur nombre et leur volume. — Changements qu'ils subissent et nature des efforts que fait l'organe pour les expulser ; leur désagrégation ; leur transformation calcaire. — Fréquence de ces tumeurs ; influence de l'âge sur leur production. — Symptômes : désordres de la menstruation, hémorrhagie, douleurs, stérilité, avortement : leur fréquence comparative. — Mode de production des symptômes. — Esquisse générale des symptômes des tumeurs fibreuses.

Nous allons nous occuper maintenant d'une des lésions les plus importantes de l'utérus ; elle est fréquente, grave et difficile à traiter. En outre, il règne une grande inégalité dans son développement ; quelquefois il est rapide ; d'autres fois très-lent ; plus rarement la nature fait tous les frais de la guérison, soit en éliminant la production morbide de l'organe qui lui a donné naissance, soit en l'arrêtant dans son évolution d'une manière si complète qu'elle devient tout à fait inoffensive.

La *tumeur fibreuse* de l'utérus (dénomination qui, parmi tant d'autres, me paraît la mieux appropriée à la lésion) est une excroissance en connexion plus ou moins intime avec les parois utérines et tout à fait semblable à elles comme structure. Elle est rarement solitaire ; habituellement on trouve plusieurs tumeurs sur le même organe ; une ou deux l'emportent sur les autres par la rapidité de leur évolution ; leur importance pathologique et la nature de leurs symptômes dépendent en grande partie de la situation qu'elles occupent.

Quels que soient la situation et le volume de ces tumeurs, elles sont caractérisées par une forme sphérique et une texture très-ferme ; leur surface est quelquefois lobulée, ce qui résulte de la réunion de plusieurs de ces corps fibreux ; la densité de leur structure est parfois interrompue par des espaces ou cavités contenant un liquide ; mais on n'observe que de très-légères différences sous le rapport de la consistance, de l'élasticité ou de l'humidité, dans les différents cas. Quand on pratique une section sur ces tumeurs, on voit qu'elles présentent entre elles une grande analogie. Elles sont constituées par un tissu grisâtre, entrecoupé de nombreuses bandes ou lignes d'un blanc mat, toujours disposées suivant des courbes régulières. Dans quelques cas, ces fibres sont concentriques ; d'autres fois elles sont ondulées ou disposées circulairement autour de plusieurs centres. Les tumeurs de la première espèce sont habituellement remarquables par leur dureté et leur structure peu vasculaire ; elles sont contenues dans un kyste fibro-cellulaire très-distinct et enfermées dans la substance utérine ; leur volume excède rarement celui d'une noix munie de sa coque. Les autres variétés sont plus vasculaires, moins fermes, munies d'une capsule moins complète ; elles peuvent occuper tous les points de la matrice intérieurement ou extérieurement et acquérir des dimensions telles, qu'on en trouve qui pèsent 20, 40 et même 70 livres. En outre, il arrive quelquefois que, dans le cours de leur évolution, deux tumeurs ou plus s'unissent, du moins en apparence, de manière à former une volumineuse excroissance. A la section, on voit bien qu'elles sont distinctes l'une de l'autre, et séparées par une cloison fibro-cellulaire, débris de l'enveloppe plus complète qui les entourait alors qu'elles étaient plus petites. Enfin elles prennent quelquefois la forme d'excroissances distinctes provenant de la substance utérine ; les fibres de la matrice ne passent pas alors simplement au-dessus de la tumeur dans quelques points ou même sur toute sa surface ; elles pénètrent dans son intérieur et se continuent avec elle. Cette dernière forme ne s'observe, je crois, que dans le cas de tumeurs fibreuses faisant saillie dans la cavité de la matrice et constituant des polypes.

Mais aucune de ces formes différentes n'entraîne des modifications importantes dans la structure fondamentale de ces tumeurs [1]. Elles

[1] Les tumeurs fibreuses de l'utérus, désignées sous le nom d'*hystéromes* par M. Broca, renferment dans leur structure une grande quantité de tissu fibreux ; mais elles contiennent, en outre, un autre élément qui doit empêcher de les confondre avec les fibromes. Cet élément, c'est la fibre cellulo-musculaire. Les tumeurs fibreuses de l'utérus appartiennent donc à la classe des tumeurs constituées par du tissu musculaires ou *myomes*, et au genre des *myomes à fibres lisses*.

sont toutes constituées par des fibres analogues à celles d'un tissu cellulaire dense, d'une substance tendineuse ou d'un tissu élastique ; elles présentent des degrés variés dans leur développement ; elles sont entremêlées de cystoblastes et de substance granuleuse, éléments dont l'abondance est habituellement en raison inverse de la perfection du tissu fibreux. Dans presque tous les cas, on y trouve aussi quelques larges fibres intactes de la substance utérine ; elles entrent même quelquefois pour une large proportion dans la composition de ces tumeurs. Quand il n'en est pas ainsi, le tissu utérin s'entremêle néanmoins avec le pédicule de ces excroissances qui se projettent dans la cavité utérine ; il leur forme une tunique partielle et même quelquefois les recouvre complétement[1]. Quoique la vascularité de ces tumeurs varie dans une large mesure suivant les différents cas, il n'existe rien de spécial dans l'arrangement des vaisseaux ; si nous ajoutons maintenant que, comme le tissu d'où elles émergent, elles peuvent se convertir en gélatine par l'ébullition, nous aurons mentionné les points essentiels de leur composition et de leur structure.

Il existe plusieurs points d'où ces tumeurs peuvent provenir ; il n'est même pas rare de rencontrer des cas où tous sont occupés simultanément par ces tumeurs sur le même utérus. Quelquefois elles se développent immédiatement au-dessous du péritoine qui

Dans les myomes utérins, les cellules musculaires offrent les mêmes caractères qu'à l'état physiologique ; elles se montrent groupées en faisceaux ou en membranes, ou isolées au milieu du tissu conjonctif. Les faisceaux, dirigés tous dans le même sens ou entre-croisés dans différentes directions, sont séparés par du tissu conjonctif dans lequel existent des cellules plasmatiques et des vaisseaux, artères, veines et capillaires.

Virchow a constaté que les myomes utérins ont quelquefois une consistance très-différente suivant le moment où on les examine pendant la vie : tantôt ils sont mous et tantôt durs, c'est-à-dire tantôt en relâchement et tantôt en contraction. Il insiste beaucoup sur leur contractilité.

On rencontre quelquefois dans ces tumeurs, le long des faisceaux musculaires, des îlots de tissu embryonnaire d'où naissent peut-être les cellules contractiles (Cornil et Ranvier). Peut-être ces cellules se multiplient-elles par division (Forster)? Quoi qu'il en soit, les myomes consistent toujours dans une néo-formation de cellules musculaires et non dans l'hypertrophie de cellules musculaires préexistantes.

La quantité de tissu conjonctif qui entre dans la composition des myomes est très-variable ; quelquefois elle est tellement considérable qu'elle semble étouffer le tissu musculaire ; la tumeur présente alors presque tous les caractères de fibromes.

(Note du Trad.)

[1] Le premier examen microscopique de ces tumeurs, fait avec soin appartient à Valentin (Voy. son Repertorium, 1843, p. 10.) Dans la dissertation de Walter, déjà citée, on trouve le résultat de l'examen microscopique de 5 différents cas, par le professeur Bidder, § 20, p. 37-41, et enfin le résultat de quelques autres examens est donné par Paget, op. cit., vol. II, p. 135, 136. (Note de l'Auteur.)

tapisse l'utérus, ou sur le premier pouce ou le premier demi-pouce, soit du ligament ovarique, soit des trompes de Fallope. Ces tumeurs superficielles sont généralement limitées au fond ou à la partie supérieure du corps de l'utérus, et siégent plus fréquemment sur sa surface postérieure que sur l'antérieure. La plupart n'atteignent qu'un petit volume, à peine la grosseur d'un pois volumineux ou d'un haricot ; elles font une saillie peu considérable qui ne dépasse pas ordinairement celle d'une demi-sphère très-aplatie. Dans d'autres cas, elles émergent de l'épaisseur des parois utérines et se portent, soit en dehors, vers le péritoine, soit en dedans, vers la cavité de la matrice. La première direction est beaucoup plus fréquente que la seconde, ce qui provient sans aucun doute de ce que, dans ce sens, la tumeur rencontre moins de résistance à son développement. De pareilles tumeurs atteignent quelquefois le volume d'un œuf d'oie, d'une grosse poire, ou même des dimensions plus considérables [1], et elles sont unies à l'utérus par un pédicule épais dans lequel pénètrent des fibres utérines. Mais, contrairement aux tumeurs qui se portent vers la cavité de la matrice, elles ne sont pas recouvertes d'une enveloppe constituée par le tissu utérin. Les tumeurs qui croissent ainsi à la surface externe des parois utérines sont quelquefois en nombre considérable, comme on peut le voir, par exemple, sur une préparation du musée de St-Bartholomew's Hospital, où douze de ces excroissances font saillie à la surface externe de l'utérus, tandis qu'il n'en existe aucune dans sa cavité. Lorsqu'elles font saillie intérieurement, elles résultent quelquefois d'une excroissance positive du tissu utérin ; et, s'il n'en est pas ainsi, leurs rapports avec la matrice sont en général très-intimes. Elles sont recouvertes par une couche de tissu utérin et souvent pénétrées d'une bien plus grande quantité de sang que les autres variétés. Ces deux circonstances sont d'une grande importance pratique, car elles modifient les accidents et influencent aussi notre manière d'agir en pareil cas. Quel que soit leur point d'origine, ces tumeurs tendent habituellement, à mesure qu'elles augmentent de volume, à se pédiculer distinctement. Il y a toutefois quelques exceptions à cette règle. La tumeur dense, peu vasculaire, dont les fibres affectent une disposition concentrique, reste incrustée dans

---

[1] Le muséum de St-Bartholomew's Hospital contient deux pièces qui démontrent très-bien la différence entre l'excroissance et la tumeur. (Voy. Paget, *op. cit.*, p. 131, f. 11 et 12.) (*Note de l'Auteur.*)

l'épaisseur des parois utérines, enveloppée dans sa membrane cellulaire, et ne manifeste aucune tendance à faire saillie, soit à l'intérieur, soit à l'extérieur de l'organe. Dans quelques cas aussi, la variété vasculaire de ces tumeurs fibreuses, très-élastiques et imbibées de sucs, se développe dans l'épaisseur de l'une ou de l'autre des parois utérines, atteint le volume d'une tête de fœtus ou même plus, et dilate fortement l'utérus ; mais elle conserve sa forme sphérique et continue à rester au sein du parenchyme de la matrice, au lieu de se porter dans une direction ou dans une autre [1].

L'influence que ces tumeurs exercent sur l'utérus varie dans de très-larges limites; elle est en rapport avec les connexions plus ou moins intimes de la tumeur et de la matrice, plutôt qu'avec le volume que l'excroissance peut atteindre. Lorsque la tumeur est située en dehors de la matrice et dans la cavité du péritoine, elle acquiert souvent un volume énorme [2] et la matrice, comme on pouvait s'y attendre, s'allonge et se déforme étrangement, mais sans toutefois augmenter beaucoup de volume. D'un autre côté, le développement d'une tumeur solitaire dans la substance utérine produit une augmentation de volume de la matrice, un épaississement de ses parois et un développement de son tissu tout à fait analogue à celui qui survient pendant la grossesse. Une préparation du muséum de St-Bartholomew's Hospital fournit un remarquable exemple de ce phénomène. La tumeur fibreuse qui est contenue dans l'épaisseur de la paroi antérieure de l'utérus n'est pas plus volumineuse qu'une amande munie de sa coque, et sa vascularité est si faible que l'injection qui a coloré profondément les parois de la matrice n'a pas pénétré les vaisseaux de la tumeur. Cependant, cette petite tumeur a tellement stimulé l'utérus, qu'il a atteint une longueur de 5 pouces, et que ses parois ont au moins 1 pouce et quart d'épaisseur. Les excroissances qui font saillie dans l'intérieur de la cavité utérine entraînent de même une remarquable augmentation de volume de la matrice, qui n'est pas due à la simple distension de l'organe par le corps con-

---

[1] Condition admirablement représentée dans Wenzel, *Krankheiten des Uterus*, in-fol. Mainz, 1816, pl. VII et VIII, X et XI.

[2] Le professeur Cruveilhier a vu une tumeur fibreuse de l'utérus occuper l'hypochondre droit, où elle était presque entièrement cachée. Elle naissait de l'angle supérieur droit de l'utérus par un long pédicule du volume d'une plume à écrire; elle avait presque la forme et le volume du foie qu'elle avait refoulé en haut. Son poids était de 5 kilogrammes. Elle avait été repoussée par un autre corps fibreux pesant 10 kilogr. 550 grammes, né dans l'épaisseur de la paroi postérieure du col utérin, qui remplissait une partie de la cavité abdominale. (Cruveilhier, *Anat. path.*, t. III, p. 667.) (*Note du Trad.*)

tenu dans sa cavité, mais bien à une hypertrophie de son tissu, à une expansion de sa muscularité, analogues à ce qui se produit dans la grossesse et dans les cas rares où le développement de l'œuf s'effectue en dehors de la matrice elle-même. Mais alors, la matrice, au bout de quelque temps, se contracte et expulse hors de sa cavité la tumeur, ou le polype, ou bien ces corps sortent tranquillement et sans qu'on s'en aperçoive. Lorsqu'il en est ainsi, l'organe, non-seulement s'arrête dans son accroissement, mais encore diminue de volume, de telle sorte qu'il n'est pas rare de voir un polype en connexion avec un utérus dont les dimensions sont très au-dessous de la normale. Ce n'est pas lorsque la tumeur est suspendue par un pédicule dans l'intérieur de la cavité utérine que la matrice atteint ses plus grandes dimensions; c'est lorsque son développement s'effectue dans l'épaisseur de l'une ou de l'autre paroi utérine. L'organe dans ce cas peut atteindre le volume d'une tête d'enfant, et sa cavité, mesurée au moyen de la sonde utérine, donne à 4, 5, ou 6 pouces de longueur.

Il est plus curieux que pratique de déterminer le nombre des tumeurs qui peuvent exister dans un utérus, ou les dimensions qu'elles peuvent atteindre[1]. Rarement solitaires, elles sont quelquefois très-nombreuses, surtout quand elles se développent au-dessous du feuillet péritonéal de la matrice; il est rare, au contraire, d'en trouver plus d'une qui fasse saillie dans la cavité de l'organe. Cette circonstance est probablement due à ce que la cavité ne fournit de place que pour un seul de ces corps fibreux. Ce qui le prouve, c'est qu'il n'est pas rare, quelques mois après son ablation, d'en trouver un autre qui occupe la même situation, produit les mêmes symptômes et exige la même opération.

Relativement au volume de ses tumeurs, on rencontre de grandes différences; on cite des cas où elles atteignaient des dimensions telles, que leur poids s'élevait à 18 livres; le poids de la tumeur dans un cas remarquable dessiné par Walter était de 74 livres[2]. Sans

---

[1] *Dissertation* de Walter, déjà citée, §§ 11 et 12 et p. 27-30, et Meissner, *op. cit.*, vol. II, p. 16-19 : ces deux auteurs rapportent les cas les plus remarquables de tumeurs fibreuses sous le rapport du volume et du nombre. (*Note de l'Auteur.*)

[2] *Op. cit.* Quoique dans ce cas toute la tumeur fût solide, il y a des exemples où le volume énorme de ces corps fibreux résultait de kystes contenant une grande quantité de liquide dans leur intérieur. Ce liquide s'élevait quelquefois à plusieurs pintes ; la fluctuation qu'on percevait alors faisait prendre la maladie pour un kyste de l'ovaire et on ponctionnait la malade pour la soulager. Je n'ai eu l'occasion d'observer aucun fait semblable; mais l'impression qui résulte pour moi de la lecture de différents cas, c'est que la maladie diffère essentiellement des tumeurs fibreuses ordinaires, puisque, outre deux ou

aucun doute ce sont là des cas exceptionnels ; mais il faut en tenir compte, car, quand il s'agit de diagnostic, on ne peut pas se fonder simplement sur le volume de la tumeur, pour distinguer celle qui provient de l'utérus de celle qui a son origine dans l'ovaire.

Il y a peu de maladies dans lesquelles la nature ne tente quelques efforts pour la guérison ; il est vrai qu'ils sont souvent imparfaits et sans résultats. Dans les cas de tumeurs fibreuses, elle procède suivant cinq modes différents : le pédicule subit une sorte de régression qui l'atrophie progressivement ; il se rompt et la tumeur se détache ainsi de l'utérus ; plus rarement une partie de la tunique qui la recouvre s'ulcère et meurt, et la tumeur s'écoule graduellement de l'enveloppe cellulaire qui la contenait. Dans sa substance se produisent des modifications que nous ne connaissons encore qu'imparfaitement ; elle se désagrége, meurt et s'élimine par fragments. Ou bien il se produit des métamorphoses analogues à celles qu'on observe dans d'autres produits morbides : la tumeur subit la transformation crétacée et quoiqu'elle ne soit pas expulsée hors de la matrice, elle cesse d'avoir avec elle des rapports vitaux et les accidents qu'elle produisait diminuent et disparaissent.

Rien n'est plus simple que les processus par lesquels les tumeurs de la cavité utérine peuvent rompre leur connexion avec l'organe et être expulsées de son intérieur ; mais ma propre expérience ne me porte pas à croire qu'aucun d'eux soit très-fréquent. Il peut arriver cependant, ou bien que le pédicule, par suite des tractions continuelles qu'exerce sur lui la tumeur, s'amincisse de plus en plus et à la longue se rompe, ou bien que les bords de l'orifice utérin l'étreignant violemment, l'étranglent ; ou bien enfin, que sous ses violents efforts expulsifs, l'organe brise la tige fragile de la tumeur[1]. Le mode de détachement de la tumeur par rupture de son pédicule, n'est pas limité aux cas où le corps fibreux est logé dans la cavité utérine ; on l'observe aussi quelquefois, quoique rarement, lorsque la tumeur s'élève de la surface péritonéale de l'utérus. Dans le seul cas de cette

trois kystes d'un volume considérable, on a toujours constaté dans leur voisinage d'autres kystes plus petits, situés au sein des parties solides de la tumeur. Ce sont, en un mot, des exemples de maladie fibro-kystique de l'utérus, plutôt que des tumeurs fibreuses ordinaires avec kystes accidentels dans leur intérieur ; à ce titre, elles doivent être l'objet de recherches spéciales. (Voy. Paget, *op. cit.*, vol. II, p. 138 ; Kiwisch, *op. cit.*, vol. I, p. 455, et Chiari, *op. cit.*, p. 404.) (*Note de l'Auteur.*)

[1] Un mémoire très-consciencieux sur ce sujet, contenant l'énumération de 24 cas puisés à différentes sources, a été publié par M. Marchal (de Calvi) dans les *Annales de la chirurgie*, août 1843. (*Note de l'Auteur.*)

espèce que j'ai observé, la tumeur naissait de la paroi postérieure de l'utérus et faisait saillie dans l'espace compris entre l'utérus et le rectum, que les écrivains du continent nomment communément cavité de Douglas. Quoique parfaitement indépendante de l'utérus, la tumeur, qui avait le volume d'une noix, ne flottait pas à l'état de liberté dans la cavité péritonéale; elle était fixée par une fausse membrane qui s'étendait de l'utérus au rectum. Je crois que, dans presque tous les cas de détachement complet d'une tumeur fibreuse siégeant à la surface externe de l'utérus, l'excroissance était fixée de la même façon auprès de la partie où elle avait pris naissance.

Un autre mode de disparition des tumeurs fibreuses, c'est la désagrégation de leur tissu et leur expulsion ultérieure. C'est une sorte de processus nécrobiosique de la tumeur; mais la manière dont il s'effectue n'est pas encore parfaitement comprise. Ce n'est point le processus inflammatoire avec ses résultats ordinaires. La tumeur fibreuse, quand elle est attaquée par l'inflammation, présente une coloration d'un rouge vif et sa vascularité augmente beaucoup; en outre, une douleur locale et les symptômes généraux de l'inflammation se manifestent pendant la vie. La désagrégation de la tumeur, au contraire, se produit, sans qu'aucun symptôme puisse la faire soupçonner; l'excroissance se ramollit et se réduit en un putrilage boueux. Cette modification n'est pas rare dans les parties inférieures d'un polype fibreux, lorsqu'il fait saillie dans le vagin, à travers l'orifice de l'utérus. La muqueuse qui le recouvre s'ulcère; et, se trouvant ainsi privées de leur principale source de nutrition, les parties adjacentes de la tumeur perdent leur vitalité; le tissu cellulaire qui réunit les faisceaux de ses fibres, meurt le premier; et quelquefois on constate que la tumeur à sa partie supérieure présente ses caractères ordinaires de consistance et de solidité, tandis que inférieurement elle se divise en lamelles ou paquets de fibres, réunis par une matière boueuse frappée de mort. Peu à peu, les fibres les plus résistantes se ramollissent elles-mêmes; et le processus nécrobiotique s'étendant de proche en proche, la tumeur entière s'élimine d'une manière imperceptible. Quand on essaye d'enlever ce polype, on est tout surpris de trouver que la masse qui était autrefois solide, est maintenant si ramollie, que les crochets dont nous nous servons pour l'attirer en bas, la déchirent; c'est que la nature nous a devancés, et qu'en quelques jours ou quelques semaines, elle achèvera spontanément l'opération.

Ce n'est pas seulement dans ces circonstances que la mort de la tumeur survient. Le même processus s'effectue lorsque la tumeur est encore enfermée dans la cavité utérine, et quoique son volume soit peu considérable. En examinant la matrice d'une femme âgée de soixante-trois ans, et qui n'avait point éprouvé pendant sa vie les symptômes d'une maladie utérine, on trouva que l'organe était déformé par huit tumeurs fibreuses provenant de sa surface externe. Elles constituaient par leur réunion une masse qui avait trois fois le volume d'une matrice saine. Une de ces tumeurs, aussi grosse qu'un œuf de pigeon, ne tenait à la paroi postérieure que par un repli du péritoine et un très-petit pédicule de tissu cellulaire; aussi est-il probable qu'au bout de peu de temps, elle se fût complétement détachée de l'utérus. D'autres tumeurs avaient déjà subi la transformation calcaire et étaient ainsi en voie de guérison. En ouvrant la cavité utérine, on la trouva occupée par une excroissance qui avait la forme et le volume d'une dragée, de 1,25 pouce de longueur, sur 0,910 d'un pouce de largeur. Sa surface libre était recouverte de la membrane muqueuse utérine; la moitié de son épaisseur était contenue dans la paroi utérine dont elle était séparée par une enveloppe distincte de ce tissu cellulaire dense qui enveloppe les tumeurs fibreuses en général. Elle avait une couleur sombre, presque mélanique, dans une grande partie, mais non dans la totalité de son étendue; on eût dit du sang infiltré dans la substance d'une tumeur fibreuse en voie de ramollissement. Mais il restait encore assez de son tissu à l'état d'intégrité, pour démontrer sa véritable nature, même sans tenir compte de la preuve qu'apportait à l'appui la présence de nombreuses petites tumeurs fibreuses, variant du volume d'un pois à celui d'un haricot, qui étaient incrustées dans les parois utérines.

Si cette femme avait vécu un peu plus longtemps, on aurait sans aucun doute vu se produire l'un des deux résultats suivants : ou bien les éléments de la tumeur ramollie auraient été absorbés; ou bien sa tunique celluleuse se serait déchirée sur quelque point et un léger écoulement, ayant l'aspect d'un caillot, aurait seul mis en évidence la lésion utérine et les moyens que la nature avait mis en œuvre pour en débarrasser la malade. Je suis incapable de dire, d'après ma propre observation, si des tumeurs fibreuses peuvent complétement disparaître par absorption, sans avoir préalablement subi aucune modification dans leur tissu. Je croirais volontiers à la possibilité d'un pareil fait; mais mon impression, c'est que le ramollissement et la désagrégation précèdent habituellement l'élimination de la tumeur et que presque toujours, au lieu d'être absorbée, elle est expulsée morceau par morceau de la cavité utérine, lorsque le ramollissement s'en est emparé.

Dans l'état de santé ou de maladie, il y a une grande analogie entre les procédés qu'emploie la nature, même dans les cas les plus divers en apparence : c'est là une étude tout à la fois instructive et intéressante. Un ganglion bronchique tuberculeux se ramollit ; son enveloppe est absorbée ; une communication s'établit avec les canaux aériens et la matière morbide est expulsée. Ou bien, s'il n'en est pas ainsi, une autre modification se produit dans ses éléments ; le ganglion se rapetisse ; sa substance devient de plus en plus dure ; les activités chimiques se mettent à l'œuvre, et de petites masses de matière calcaire qu'on trouve, sans s'y attendre, à côté des bronches de quelques personnes mortes dans un âge avancé, nous disent, assez fréquemment que ces personnes dans leur jeunesse étaient atteintes d'une maladie qui tend habituellement à faire périr rapidement ceux qu'elle attaque.

Les mêmes modifications se produisent exactement dans les tumeurs fibreuses de la matrice. Nous avons déjà étudié le processus de ramollissement qui préside quelquefois à leur élimination. Le processus qui a pour effet de les durcir au moyen de dépôts calcaires dans leur substance est encore plus commun. Ces dépôts se forment quelquefois simplement à la périphérie de la tumeur qui se revêt ainsi d'une enveloppe calcaire, d'une sorte de coquille, tandis que son intérieur ne subit aucune métamorphose[1]. Ce n'est pas toutefois

[1] Lorsque j'étais médecin de l'hospice des Ménages, je trouvai, sur le cadavre d'une vieille femme qui ne présentait aucun symptôme de maladie utérine, un fibrome calcifié d'un volume considérable. Un de mes meilleurs internes, le Dr Bourdillat, le présenta à la Société anatomique. Voici la description qu'il en a donnée.

« Cette pièce sèche, du volume d'une orange, est sphérique, jaunâtre et parsemée à sa surface de dépressions assez profondes, surtout au voisinage du pédicule. Une coupe pratiquée sur elle montre qu'elle est incrustée de sels calcaires dans toute sa profondeur. Le travail de calcification n'a point eu lieu cependant avec la même activité partout. Il existe entre la partie centrale et l'écorce périphérique une différence très-notable pour la quantité de sels infiltrés. Leur aspect extérieur diffère également. La partie centrale, d'une apparence spongieuse, est formée par un tissu raréfié, disposé en aréoles concentriques, rappelant complétement la disposition du tissu fibreux et circonscrivant des cavités de grandeur variable. Ce tissu raréfié offre une certaine mollesse et se laisse déprimer sous l'ongle.

La partie périphérique, au contraire, est blanche, dure, résistante et forme au reste de la tumeur une sorte de coque ayant l'apparence de la substance compacte des os. Cette coque ne présente point partout la même épaisseur. Son épaisseur moyenne est de 3 à

ce qu'on observe le plus ordinairement, quoiqu'il soit moins rare de trouver une calcification commençant à l'intérieur de la tumeur, quand le changement de sa surface est complet. Ce qui arrive le plus ordinairement, c'est que des masses irrégulières comme du corail, se déposent en différents points de la tumeur dont on peut les séparer par macération. Quand la tumeur est petite, elles l'envahissent presque en totalité ; c'est ce qui peut arriver aussi pour des tumeurs peu volumineuses. Elles peuvent se convertir entièrement en une substance d'une dureté pierreuse qui, comme on le voit sur une tumeur du muséum de Middlesex Hospital, est susceptible de recevoir, des mains du lapidaire, un poli aussi parfait que n'importe quel spécimen géologique. Les excroissances qui procèdent de la surface externe de la matrice, où la nutrition est habituellement moins active, sont celles dans lesquelles ces métamorphoses se produisent le plus communément. Encore cette règle n'est-elle pas sans exceptions, car une tumeur faisant saillie dans la cavité de la matrice subit quelquefois la même transformation ; et, étant à la longue expulsée de l'utérus, elle constitue ce qu'on appelle des concrétions osseuses[1] dont l'origine et la nature embarrassaient tant autrefois les observateurs. Je pense qu'il est inutile de dire que ces tumeurs ne contiennent aucun des éléments d'un os véritable ; que leur transformation ne s'accompagne point de la formation d'un cartilage osseux ; qu'en un mot, elle est due à un processus plutôt chimique que physiologique, analogue à l'ossification des artères et qui est un indice d'une vitalité affaiblie et non d'une nutrition active[2].

Une autre question importante, relative à la pathologie des tumeurs fibreuses de l'utérus, est celle de leur rapport avec les maladies malignes et de la possibilité de leur dégénérescence en tissu

---

4 millimètres. Le point correspondant au pédicule est envahi par la substance compacte dans la hauteur de 1 centimètre.

La prééminence des sels calcaires à la périphérie semblerait indiquer que le travail de calcification a dû commencer par là ; en tout état de cause, cette calcification, plus prononcée à la périphérie qu'au centre, constitue une exception à la règle et, à ce titre, méritait d'être signalée. »

Un très-beau dessin de cette coupe a été déposé pour être inséré dans le *Bulletin de la Société anatomique. (Note du Trad.)*

[1] Il y a quelques bons dessins des changements de ces tumeurs fibreuses dans Hooper, *Morbid Anatomy of the Human Uterus*, in-4. London, 1832, pl. VII. *(Note de l'Auteur.)*

[2] Voy., sur ce sujet, les remarques du professeur Bidder, p. 42 de la *Dissertation* de Walter, qui croit à la présence accidentelle d'un os véritable. Henle également (*Allgemeine Anatomie*, p. 809) dit qu'il y a découvert des corpuscules de cartilage. Vogel, dans *Handbuch der Physiologie*, vol. I, p. 823, de Wagner, ne confirme pas cette assertion. *(Note de l'Auteur.)*

carcinomateux. Les moyens imparfaits d'observation qu'on possédait autrefois auraient laissé cette question longtemps sans réponse. On croyait que le cancer dur était une forme commune de maladie utérine et chaque induration du col était considérée comme de nature squirrheuse. Aussi n'était-il pas étonnant qu'on établît une sorte de parenté entre le carcinome et les tumeurs dures et fibreuses de l'utérus. Mais aujourd'hui on peut positivement affirmer qu'une pareille dégénérescence des tumeurs fibreuses ne se produit jamais, et que, bien que les tumeurs fibreuses n'excluent pas le cancer, elles ne s'associent point fréquemment à lui[1].

Les tumeurs fibreuses sont généralement regardées, et je crois avec raison, comme les plus fréquentes de toutes les maladies organiques de la matrice. Je ne puis point apporter à l'appui de cette assertion des statistiques parce que, comme je l'ai déjà dit, ces statistiques de la pratique hospitalière sont entachées d'erreur. Tout étrange que cela paraisse, les résultats de l'examen cadavérique sont en contradiction : d'un côté Bayle, avec toute son autorité, établit que le cinquième des femmes, après l'âge de 35 ans, porte des tumeurs fibreuses dans l'utérus, et, d'un autre côté, M. Pichard[2] avance qu'il n'a rencontré cette lésion que 7 fois sur 800 autopsies faites par lui-même ou par M. Lair[3]. M. Pollock[4], dans un mémoire lu devant la Société médico-chirurgicale, établit que sur 583 utérus examinés par lui-même et son prédécesseur, à St-Georges Hospital, 265 étaient malades ; que sur 39, il y avait des tumeurs fibreuses, tandis que le cancer ne fut constaté que 38 fois. La valeur de ces statistiques est considérablement diminuée par ce fait qu'elles portent sur des femmes de tout âge, depuis la naissance jusqu'à un âge avancé. Les résultats fournis par MM. Braun et Chiari[5] sont

---

[1] Le docteur Lee, dans ses *Clinical Reports of Uterine and ovarian diseases*, relate la coexistence d'une tumeur fibreuse calcaire et d'une ulcération maligne de la cavité utérine, p. 176, cas v. J'ai moi-même constaté la simultanéité de ces deux lésions. Les figures de Chiari porteraient à croire que les tumeurs fibreuses de la matrice présentent une affinité particulière avec cette maladie maligne, puisque sur 35 malades qui en étaient atteintes 2 avaient un cancer de la matrice, 1 un cancer de la mamelle et du poumon, et 6 un cancer d'autres organes. (*Op. cit.*, p. 404.) Je ne connais pas d'autres données qui conduisent à de pareilles conclusions. (*Note de l'Auteur.*)

[2] *Dict. des sciences médicales*, in-8, Paris, 1813, article *Corps fibreux de la matrice*, p. 73.

[3] *Des abus de la cautérisation, etc., dans les maladies de la matrice*, in-8, Paris, 1846 ; table à la fin.

[4] Lancet, feb. VII, 1852, p. 155.

[5] *Klinik der Geburtshülfe und Gynäkologie*, IIe partie ; Erlangen, 1853, p. 397.

(*Notes de l'Auteur.*)

aussi peu satisfaisants. Suivant eux, sur 2,494 autopsies des deux sexes, on trouve 25 fois des tumeurs fibreuses dans la matrice. Sur 70 cas, où j'ai examiné l'utérus de femmes qui étaient mortes, après la puberté, de maladies autres que des maladies utérines, 7 fois j'ai trouvé des tumeurs fibreuses de l'utérus. En nous fondant sur les données précédentes, nous arrivons à cette conclusion générale assez vague, que les tumeurs fibreuses de l'utérus sont très-fréquentes, probablement plus fréquentes que la maladie cancéreuse de cet organe.

Les documents que nous possédons sur l'âge des malades affectées de tumeurs fibreuses, quoique très-restreints, sont plus satisfaisants, parce qu'ils sont plus précis. Trente-quatre cas d'examens cadavériques de MM. Braun et de Chiari et neuf cas qui me sont propres donnent les résultats suivants, relativement à l'âge des sujets chez lesquels ces tumeurs existaient :

2	âge intéterminé.	
1	âgée de 24 ans; elle mourut de fièvre puerpérale.	
3	avaient entre 50 et 40 ans.	
14	40	50
4	50	60
7	60	70
1	70	
1	80	
33		

Dans plusieurs de ces cas, les tumeurs, sans aucun doute, existaient depuis quelques années, et nous ne connaissons que l'époque à laquelle les malades se plaignirent pour la première fois des accidents que causent les tumeurs fibreuses. Il est probable toutefois que la maladie existait dans beaucoup de cas depuis des mois et même des années, avant d'avoir été remarquée.

Braun et Chiari ont noté l'âge de 37 malades qui vinrent demander des soins au grand hôpital de Vienne pour des tumeurs fibreuses de l'utérus, non compris les polypes. Si nous y ajoutons 96 cas que j'ai observés, nous aurons un total de 133 cas dont :

26	avaient de 20 à 30 ans.	
44	30	40
47	40	50
15	50	60
1	72	
133		

Ces résultats statistiques diffèrent peu de ceux qu'a obtenus Malgaigne[1], en comparant 51 cas de polypes fibreux de l'utérus. Si on y ajoute 22 cas qui me sont propres, on obtient les résultats suivants :

```
De 26 à 30 ans. . . . . . . . . .   4
   30    40    . . . . . . . . . .  24
   40    50    . . . . . . . . . .  50
   50    60    . . . . . . . . . .   7
   60    70    . . . . . . . . : .   3
   70    74    . . . . . . . . . .   5
                                   ──
                                   75
```

Mais si au lieu de prendre l'âge des malades, au moment où elles viennent réclamer des soins à l'hôpital, nous tirons nos conclusions, comme on doit le faire, de l'époque à laquelle les symptômes de la maladie apparaissent pour la première fois, on verra que les tumeurs et polypes fibreux sont une affection qui appartient à la période d'activité sexuelle, bien plus souvent qu'à sa période de déclin.

Age des malades.	Soumises pour la première fois à l'observation.	Symptômes déclarés.
Au-dessous de 20 ans.	»	3
Entre 20 et 30 ans.	11	26
30 40	40	48
40 50	50	34
50 60	15	5
Au-dessus de 60 ans.	1	1
	117	117

Sur l'autorité de Bayle, on a avancé que les femmes non mariées étaient plus sujettes à ces tumeurs que les femmes mariées. Mon observation personnelle ne confirme pas cette assertion, car, sur 96 femmes affectées de tumeurs fibreuses non pédiculées, 82 étaient mariées; en y comprenant les cas de polypes fibreux, sur 118, 99 étaient mariées. La proportion des femmes mariées est assez considérable, je pense, pour démontrer d'une manière concluante, malgré les chiffres comparativement restreints de cette statistique, que l'absence d'exercice des fonctions sexuelles ne prédispose nullement à cette maladie.

Laissant donc de côté les tentatives qu'on a faites pour découvrir les causes de cette affection, tentatives auxquelles on est enclin dans toutes sortes de maladies et qui conduisent rarement à un résultat satisfaisant, passons à la recherche plus importante des conséquen-

[1] *Des polypes utérins*, thèse de concours, in-4, Paris, 1833, p. 12.

ces que ces tumeurs peuvent entraîner et des symptômes qu'elles
occasionnent.

Avant tout, il faut établir que ces tumeurs peuvent quelquefois
n'être accompagnées d'aucun phénomène morbide, et qu'elles existent pendant des années, sans produire une incommodité quelconque. Des exemples de ce fait nous sont fournis par la découverte de
tumeurs fibreuses utérines à l'autopsie de femmes dont le système
sexuel n'avait jamais été le siége d'aucun symptôme morbide ; par
la certitude de leur présence, que nous acquérons accidentellement
en examinant les malades dans un tout autre but ; par l'apparition
soudaine de troubles appelant notre attention sur l'état de la matrice, et révélant l'existence de grosses tumeurs fibreuses dont l'o-
rigine remontait à plusieurs années. Comme on devait s'y attendre,
la constance des accidents est généralement en rapport avec l'inti-
mité de relations qui existent entre la tumeur et l'utérus. Les excroissances qui procèdent de la surface externe de la matrice ne
produisent souvent d'autres symptômes que ceux qui résultent d'une
pression mécanique sur les organes adjacents ; tandis que celles qui
sont enchatonnées dans la substance utérine troublent presque toujours les fonctions de l'organe, même avant d'avoir atteint un volume considérable. Les polypes qui occupent la cavité de la matrice attirent l'attention dès leur début à cause de l'hémorrhagie
qu'ils occasionnent. Il existe aussi quelque relation entre l'activité du
système sexuel eu plein exercice de ses hautes fonctions, et la sévérité des accidents causés par les tumeurs fibreuses. C'est ainsi que
chez les femmes avancées en âge et dont la menstruation a cessé, les
conséquences des tumeurs fibreuses sont habituellement moins graves que chez les femmes plus jeunes. C'est aussi pour cela que ces
tumeurs peuvent produire assez peu d'accidents pour n'être même
pas soupçonnées, tant que les femmes ne sont pas mariées, et devenir la source de nombreuses souffrances, du moment qu'étant
mariées les rapports sexuels appellent plus fréquemment un afflux
insolite de sang vers la matrice. L'importance de ce fait relativement au pronostic et au traitement est d'une évidence assez grande
dès maintenant ; mais elle sera plus visible encore lorsque nous aurons étudié en détail les symptômes de cette affection.

Ces tumeurs fibreuses qui sont suspendues par un pédicule dans
l'intérieur de la cavité utérine, et qu'on nomme communément polypes utérins, présentent un symptôme invariable et caractéristique,

à savoir l'hémorrhagie. Puisque leur diagnostic est relativement facile et que leur traitement diffère de celui qui est généralement applicable aux autres formes de tumeurs fibreuses, nous nous en occuperons plus tard. Aussi est-il bien entendu que mes remarques n'ont trait qu'aux variétés de tumeurs fibreuses qui sont enchatonnées dans la substance utérine, ou qui font saillie sur sa face péritonéale. Les désordres menstruels, l'hémorrhagie utérine [1], la douleur, la dysurie et plus rarement une défécation difficile, tels sont les symptômes les plus importants des tumeurs fibreuses. Mais leurs degrés variables et la diversité de leurs combinaisons laissent sou-

[1] Dans les hémorrhagies symptomatiques des tumeurs fibreuses de l'utérus, le sang ne provient pas toujours de la cavité utérine. En voici un exemple publié récemment par mon collègue et ami M. le docteur Laboulbène. Je donne un résumé de cette observation remarquable à plus d'un titre. Il s'agit d'une jeune femme, âgée de 28 ans, dont l'abdomen avait pris depuis seize mois un développement considérable, et qui avait éprouvé depuis deux mois environ des pertes intermenstruelles assez abondantes pour la jeter dans un état très-prononcé d'anémie. Cette femme n'avait jamais eu d'enfants ni fait de fausses couches ; les règles étaient régulières et non précédées ou suivies de pertes blanches. On constata à son entrée une tumeur abdominale bosselée et lobulée, présentant une portion épigastrique située un peu à droite de la ligne médiane, une seconde plus basse et située à gauche, également lobulée, et une tumeur médiane et inférieure sensiblement lisse et arrondie, s'avançant dans les fosses iliaques des deux côtés. Ces tumeurs, absolument mates à la percussion et sans fluctuation, ne paraissaient pas adhérer aux parois abdominales et faisaient corps avec la matrice. — Pâleur extrême des téguments ; souffle doux au cœur, à la base et au premier bruit ; souffle continu et frémissement dans les vaisseaux du cou ; langueur de toutes les fonctions. — Pendant son séjour à l'hôpital, qui dura environ un mois, cette malade eut des pertes très-abondantes qui aggravèrent singulièrement son état anémique ; il survint des vomissements, du muguet, de l'œdème aux extrémités inférieures, et deux ou trois jours avant la mort un délire presque continu. — Dans la portion gauche de la tumeur, on constata une sensation de mollesse et de fausse fluctuation qui aurait pu faire croire à un praticien peu expérimenté qu'il s'était produit une collection liquide. Dans les derniers jours de la vie il se forma un peu d'ascite.

— La tumeur extraite de l'abdomen, avec l'utérus, pesait 5 kilogr. 60 grammes. Elle était constituée par des masses mamelonnées, dont deux superposées, ayant presque le volume du poing, s'élevaient jusqu'à l'épigastre.

La plupart de ces tumeurs étaient résistantes ; mais, à gauche, la tumeur principale était mollasse, d'un rouge sombre et présentait une fausse fluctuation ; cependant, en l'incisant, on ne fit sortir ni sérosité, ni pus. — Ce qui est surtout à noter, au point de vue qui nous occupe, c'est que la cavité utérine *avait entièrement disparu* ; l'orifice de la matrice était bouché ; la cavité *cervicale n'existait plus*. — Aucune portion du vagin n'était érodée ; la surface externe du col était lisse, ferme et unie, non ecchymosée. Ainsi les hémorrhagies, du moins les dernières, ne s'étaient point faites dans les cavités du col et du corps de l'utérus, puisque ces cavités étaient entièrement oblitérées. D'où provenait donc le sang ? Il faut bien admettre qu'il s'échappait des vaisseaux de la surface externe du col ou du vagin, quoiqu'on n'ait pu constater aucune trace de leur rupture. — Le péritoine n'était pas enflammé. Toutes les tumeurs, même la portion mollasse, étaient principalement constituées par des fibro-cellules.

(Note sur un volumineux *hystéro-fibrome* (*léiomyone fibreux*) ayant eu un développement rapide, par le docteur A. Laboulbène, professeur agrégé, médecin des hôpitaux. — *Gaz. méd. de Paris*, 1869, p. 183.) (*Note du Trad.*)

vent placc à beaucoup de doutes relativement à la nature de l'affection qui les produit.

Voici les principaux résultats déduits de la comparaison de 96 cas
de tumeur fibreuse de l'utérus dont j'ai gardé une relation suffisante.

Sur ces 96 cas, 8 fois la menstruation avait déjà cessé lorsque les
malades furent soumises à mon observation; chez 2, une hémorrhagie utérine considérable se produisit à des intervalles irréguliers; chez 2 autres, l'hémorrhagie fut très-peu abondante; dans
les 4 autres cas, il n'y eut aucune perte sanguine.

Dans 30 cas, la fonction menstruelle ne subit aucune perturbation, et 24 fois il n'y eut pas d'hémorrhagie utérine intercurrente
dans l'intervalle. 6 fois, il se produisit cependant une hémorrhagie
qui n'avait aucune relation avec l'époque normale de la fonction
menstruelle.

Dans les 58 autres cas la menstruation a été plus ou moins sérieusement troublée, elle était :

Excessive	dans	10 cas.
— et douloureuse.		10
— et irrégulière.		5
Douloureuse.	dans	5
— et irrégulière.		2
Irrégulière		2
Peu abondante.		4
		58

Il résulte donc de là que parmi les 88 cas où la menstruation n'a-
vait pas cessé, 45 fois les règles ont été soit excessives comme quantité, soit trop fréquentes dans leur retour, ou bien ont présenté ces
deux irrégularités réunies; que dans 15 cas la fonction s'est accomplie dans de grandes douleurs, et que dans 4 cas seulement la quantité de sang perdu, à la période menstruelle, fut inférieure à celle
qui avait l'habitude de fluer lorsque la malade était bien portante.

Dans 44 cas, l'hémorrhagie provenant de l'utérus survint en dehors de la période menstruelle. Cet accident se produisit :

Après la cessation des menstrues.. . .	dans	4 cas.
Coïncida avec la ménorrhagie ou une menstruation surabondante.		32
— Avec une menstruation douloureuse.		2
— — et irrégulière.		7
— Avec une menstruation irrégulière.		1
— Avec une menstruation normale. .		4
		44

Dans 65 cas, il y eut de la douleur à 44 autres périodes que celles de la menstruation. Cette douleur variait beaucoup sous le rapport de son intensité, de son siége et de sa continuité. Quelques malades la comparaient à une sensation de brûlure; d'autres à une sensation d'abaissement; quelques-unes éprouvaient, sous forme de paroxysme, des angoisses presque intolérables. 13 fois sur les 66 cas, la douleur coïncidait avec une menstruation pénible; mais dans 4 cas de dysménorrhée, cette douleur n'était ressentie qu'aux époques menstruelles. La menstruation avait déjà cessé dans 6 de ces cas où la douleur fut éprouvée; dans les 46 autres, elle s'accomplissait sans souffrance, et 9 fois on ne constata de désordre d'aucune espèce.

Il y eut, en outre, 35 cas dans lesquels les malades éprouvèrent de la dysurie : c'était tantôt de la douleur pendant la miction, tantôt de la difficulté dans l'écoulement de l'urine, ou bien un fréquent besoin d'uriner. 4 fois la défécation fut difficile. Aucune de ces sensations ne se rattachait d'une façon précise, contrairement à ce qu'on aurait pu supposer d'avance, soit au siége, soit au volume de la tumeur.

L'influence que les tumeurs fibreuses exercent sur l'aptitude à la fécondation est très-remarquable et se manifeste tout à la fois par la diminution dans le nombre des conceptions et par la fréquence des grossesses qui se terminent avant terme. Sur les 96 cas qui servent de base à ces remarques, 82 étaient des femmes mariées. Parmi elles 20 étaient stériles; les 62 autres avaient donné naissance à 124 enfants et avaient fait 48 fausses couches. 31 sur ces 62 n'avaient eu chacune qu'une seule grossesse, qui 21 fois avait parcouru toutes ses périodes et 10 fois s'était terminée par une fausse couche. Il est vrai que 5 femmes avaient donné naissance chacune à 3 enfants, 4 à 4 enfants, 3 à 5, 1 à 8, 1 à 9 et 1 à 11. Mais, chez toutes, sauf trois, la tumeur, ou bien provenait du fond de la matrice, ou bien occupait la face externe de sa paroi postérieure, de telle sorte qu'il était à peu près certain que la substance de l'utérus n'était pas englobée par elles. Nous verrons plus tard que les tumeurs fibreuses de l'utérus, alors même qu'elles occupent cette situation, compromettent sérieusement la grossesse, le travail et la période puerpérale. Mais il est facile de comprendre que, quand ces excroissances procèdent de l'extérieur de la matrice, elles puissent n'exercer aucune influence sur la simple durée de la gestation utérine.

Les symptômes des tumeurs fibreuses surviennent la plupart du temps par degrés, de telle sorte que la malade ne peut déterminer avec précision le commencement de sa maladie. Elle signale seulement une augmentation progressive dans la quantité du liquide menstruel, des malaises, des douleurs à l'époque menstruelle, à peine sensibles d'abord, mais devenant peu à peu de plus en plus violentes, jusqu'au moment où, forcée à la longue de se faire soigner, elle apprend enfin qu'elle a une tumeur fibreuse de l'utérus. Cette règle cependant souffre de nombreuses exceptions : 21 fois sur les 96 cas, les accidents survinrent tout à coup et fixèrent dès l'origine par leur gravité, l'attention de la malade qui jusqu'alors se croyait en parfaite santé. Dans 11 de ces 21 cas, cet accident fut une hémorrhagie ; dans 5, une difficulté d'uriner, assez grande pour nécessiter l'usage du cathéter, opération qui alarma beaucoup la malade ; et dans 5, une douleur abdominale intense. Mais il n'en faut pas conclure que ces premiers symptômes doivent prédominer pendant tout le cours de la maladie. Enfin, je dois ajouter que, dans 11 cas, la découverte fortuite d'une tumeur dans l'abdomen fut le premier indice, pour la malade, de l'existence d'une affection qui, depuis des années, se développait avec lenteur.

Si maintenant nous cherchons à nous retracer l'histoire d'un cas de tumeur fibreuse de l'utérus, nous arriverons à faire l'esquisse suivante : une personne, qui a dépassé quelque peu la première période de la vie féminine, mais qui est encore à un âge où les fonctions sexuelles s'exercent avec activité, devient, sans cause, sujette à des ménorrhagies accompagnées ou non de sensations douloureuses. Dans les premiers temps, l'hémorrhagie s'arrête facilement sous l'influence du repos et des précautions usitées en pareil cas ; mais elle ne tarde pas à se reproduire à la suite du plus petit exercice ; à la longue, elle finit par survenir sans aucune cause, et elle se prolonge d'une période menstruelle à l'autre, de manière à faire perdre à la malade toute notion précise sur l'époque normale de ses règles. La malade n'éprouve pas ce trouble constitutionnel général qui accompagne presque toujours la ménorrhagie idiopathique ; elle souffre simplement de la perte de son sang et des conséquences qui en résultent directement. Mais, dans l'intervalle qui sépare ces attaques d'hémorrhagie utérine, elle n'a que rarement de la leucorrhée et jamais aucun écoulement de mauvaise odeur. Combinés avec l'hémorrhagie, dès son origine, ou plus souvent dans les quelques mois qui suivent son apparition, surviennent des sensations variées, des douleurs ou des malaises dans la partie inférieure de l'abdomen et au voisinage de la matrice. Parmi ces sensations, celle qui consiste en une envie fréquente d'uriner est la plus commune. La douleur permanente est rarement d'une grande intensité ; elle ne ressemble point à la douleur de l'inflammation chronique de l'utérus, qui rend presque intolérable tout changement subit de position, l'action de s'asseoir sur un siége dur, ou les cahots causés par une route inégale ; elle ne met pas d'obstacle aux rapports sexuels. D'un autre côté, ce n'est pas une douleur aiguë, lancinante comme celle du carcinome, mais une souffrance sourde, ou brûlante, ou pulsative, en général facile à supporter, bien qu'elle s'associe quelquefois avec des attaques de douleur accidentelle ayant un vrai caractère névralgique, d'une grande intensité, et accompagnées de violents efforts expulsifs [1].

Aucun de ces symptômes ne pourrait nous faire soupçonner l'existence probable d'une tumeur fibreuse de l'utérus. D'un autre côté, ni l'âge avancé ou peu avancé de la malade, ni l'apparition soudaine des symptômes ou leur développement lent ne pourraient nous faire rejeter ce soupçon ou imprimer une direction à notre esprit, dans une question qu'un examen attentif peut seul élucider. En pareil cas, et chaque fois que l'existence d'une tumeur de cette nature est tant soit peu probable, il est nécessaire de commencer par une exploration attentive de l'abdomen. La tumeur formée par une ex-

---

[1] Le symptôme *douleur* avait acquis une importance insolite dans la curieuse observation suivante, et il a cessé d'une façon bien inattendue :

Une femme de 30 ans, mère de plusieurs enfants, souffrait depuis plus d'un an de douleurs utérines, avec dérangement des règles et hémorrhagies abondantes. Dans l'été de 1866, ces douleurs étaient devenues intolérables. Prostration et amaigrissement extrêmes. Tumeur immobile remplissant tout le bassin et faisant corps avec l'utérus.

La malade s'adressa au docteur Warren Greene, professeur de chirurgie à l'école de médecine du Maine et à l'université de Michigan. On lui expliqua que l'ouverture du ventre était nécessaire et on lui en dévoila tous les dangers. Les douleurs étaient si atroces qu'elle insista pour l'ablation de la tumeur.

De même que pour l'ovariotomie, le docteur Greene fit le 1er septembre une incision des parois abdominales, de l'ombilic au pubis, et l'utérus fut mis à découvert. Mais la masse était si intimement adhérente aux parois pelviennes, comme il l'avait prévu, qu'il fut impossible de la mouvoir ni de la détacher. — Réunion des lèvres de la plaie avec des sutures métalliques. Accidents de péritonite localisée, et pourtant réunion par première intention.

— Ce qu'il y a de singulier, c'est que cette opération mit complétement fin aux douleurs. La femme reprit des forces, de l'embonpoint et put vaquer à ses nombreuses occupations, sans qu'aucun changement fût survenu dans le volume de l'utérus. Le 15 octobre 1867, sa santé était excellente. (*Bost. Med. Chir. Journal*, 1868.) (*Note du Trad.*)

croissance fibreuse est généralement ferme, bosselée, inégale, rarement médiane, mais si souvent placée sur la partie la plus externe d'un des côtés de l'abdomen que sa situation seule n'a aucune valeur pour la faire distinguer d'une tumeur fibreuse des ovaires. Cependant cette dernière se caractérise, en général, par une surface unie, un contour sphérique, aussi bien que par un certain degré d'élasticité qui est facilement appréciable, quoiqu'il ne donne pas une sensation distincte de fluctuation. En pratiquant le toucher vaginal, on percevra des changements qui varieront suivant la position et les rapports de la tumeur. Si on sent une tumeur dans l'abdomen, il faut s'assurer en premier lieu des connexions qui existent entre elle et l'utérus, rechercher si la pression exercée sur elle se communique immédiatement à cet organe; car, par cette manœuvre, on a quelque chance de savoir quels sont les rapports de la tumeur, soit avec l'utérus, soit avec ses annexes. Lorsqu'une tumeur ovarique a franchi le détroit supérieur du bassin, elle entraîne presque toujours l'utérus avec elle, tandis que ce changement de position survient rarement, lorsque l'excroissance à son point d'origine dans l'utérus. La paroi postérieure de la matrice est le siége le plus ordinaire des tumeurs fibreuses : ainsi dans mes 96 cas, 38 fois on les constata dans cette région[1]; 12 fois il fut impossible de les découvrir dans les points de la matrice accessibles à l'exploration. Il en résulte qu'on découvre la plupart du temps un corps souvent, mais non toujours ferme, inégal, occupant une plus ou moins grande partie de la région postérieure du pelvis et produisant une rétroversion plus ou moins complète de la matrice. En outre il est habituellement placé sur les côtés de la ligne médiane, de telle sorte que l'orifice utérin se trouve pressé derrière la symphyse du pubis, sur l'un ou l'autre côté. L'orifice utérin est, en général, petit, circulaire et sain ; le tissu du col a son élasticité normale, ou ne présente qu'un peu de turgescence et d'induration, résultant de l'afflux considérable de sang qui a lieu vers cet organe. Si la tumeur est très-petite et émerge de la partie située directement au-dessus et en arrière du col, le diagnostic entre elle et la rétroflexion de l'utérus

---

[1] Les résultats ainsi obtenus par l'examen durant la vie concordent assez bien avec ceux de M. Lee, provenant de la comparaison des diverses préparations du Muséum de la métropole; il a trouvé que, sur 74 cas, 22 fois la tumeur naissait sur la paroi postérieure du corps ou du col de l'utérus. (Voy. Safford Lee, *On Tumours of the Uterus*, in-8, London, 1847, p. 2, tabl. 1.) (*Note de l'Auteur.*)

présente de grandes difficultés. On distingue encore plus difficilement l'antéflexion de l'utérus d'une tumeur fibreuse de sa paroi antérieure, dont la rareté ne doit pas faire perdre de vue la possibilité. Si la tumeur est dans l'intérieur de la cavité utérine ou enchatonnée dans ses parois, le résultat de l'examen sera très-différent : on trouvera l'utérus plus gros, plus lourd, moins mobile qu'à l'état normal ; son segment inférieur sera peut-être distendu par une tumeur qui lui donnera quelque ressemblance avec un utérus en état de gestation ; mais les lèvres du col au lieu de présenter le développement caractéristique de la grossesse seront mécaniquement amincies par la pression de la tumeur. Le col de l'utérus, en pareil cas, s'efface fréquemment, longtemps avant que la tumeur ait atteint un volume tel, que sa proéminence dans l'abdomen puisse simuler une grossesse à moitié terme. Si, cependant, la tumeur ne se projette pas dans la cavité utérine, son diagnostic sera très-difficile, car un utérus volumineux, un peu dur, et qui n'est que partiellement mobile, pourra tromper par son apparence, même après des explorations réitérées. Et pourtant, l'intégrité de l'orifice utérin, l'absence de sensibilité du col et d'épaississement sur la voûte du vagin, toutes ces circonstances feront voir suffisamment que ce n'est point l'inflammation des annexes qui a fixé l'organe dans cette position et que son augmentation de poids ne dépend pas de l'inflammation parenchymateuse du col. La sonde peut aussi faire constater l'allongement de la cavité utérine. Je crois qu'un utérus volumineux, lourd et un peu dur, et le fréquent retour d'hémorrhagies utérines, sans cause appréciable, coïncidant avec l'intégrité de l'orifice et du col, sont des circonstances qui caractérisent presque toujours la présence de tumeurs fibreuses dans la substance utérine. Il est, je pense, inutile de dire que souvent nous arrivons à ce diagnostic plutôt par l'élimination de toutes les causes capables de produire de semblables phénomènes, que par l'évidence résultant d'un seul signe pathognomonique de cette affection.

Je dois ajourner ma tâche à la prochaine leçon, où je passerai en revue les anomalies variées que présentent les symptômes des tumeurs fibreuses de l'utérus et où j'étudierai les diverses circonstances qui peuvent rendre le diagnostic difficile ou douteux.

LEÇON XVI

TUMEURS ET EXCROISSANCES UTÉRINES

Tumeurs fibreuses : leur diagnostic; caractère exceptionnel de leurs symptômes dans quelques cas. — Difficulté de les distinguer quelquefois des tumeurs ovariques. — Soupçon d'avortement causé par l'irrégularité des menstrues, accompagné d'une hémorrhagie soudaine. — Suppression subite de l'urine dans quelques cas: sa signification. — Difficulté d'établir un diagnostic entre les flexions et les tumeurs de l'utérus. — Possibilité de prendre ces tumeurs pour un cancer. — Cas caractérisés par une douleur intense. — Diagnostic entre la grossesse et les tumeurs fibreuses, et difficulté de reconnaître la grossesse lorsqu'elle se complique de la présence de ces tumeurs. — *Pronostic* : marche lente; tableaux à l'appui. — Influence de la grossesse et du travail; dangers qui l'accompagnent et pourquoi.

Nous avons considéré jusqu'à présent les symptômes des tumeurs fibreuses de l'utérus tels qu'ils nous apparaissent dans les cas les plus simples, et sans rien qui obscurcisse ou modifie leurs traits caractéristiques. Cependant, dans toutes les maladies, nous devons nous préoccuper au moins autant de l'exception que de la règle; et, si nous ne voulons pas tomber dans de graves erreurs, il faut que nous soyons aussi aptes à débrouiller la trame compliquée et à trouver au milieu d'elle le fil conducteur, que prompts à saisir les signes qui nous indiquent la voie la plus directe, et rendent même tout doute impossible.

Nous allons donc nous occuper de quelques cas rares, et essayer, au risque de fatiguer votre patience, de décrire quelques-unes des circonstances qui peuvent nous faire hésiter dans le diagnostic des tumeurs fibreuses de l'utérus.

En énumérant les symptômes de la maladie, nous avons déjà fait remarquer que, si l'hémorrhagie l'accompagne souvent, elle n'est pourtant pas toujours constante. Il peut même arriver que cet accident, qui est un des signes les plus caractéristiques de la maladie, faisant défaut dans quelques occasions, nous commençions à douter de la nature de l'affection, et à nous demander si la tumeur en question ne provient pas de l'ovaire plutôt que de la matrice. Je ne connais aucun moyen positif d'éviter l'erreur en pareil cas, si ce n'est de se bien pénétrer de ce fait, que l'absence d'hémorrhagie, ou même une menstruation peu abondante, n'infirment pas la possibilité d'une tumeur fibreuse. Je dois ajouter aussi, que des hémorrhagies profuses surviennent quelquefois dans des cas où il ne peut exister aucun doute sur les connexions de la tumeur avec les ovaires.

La difficulté qui se présente parfois, lorsqu'il s'agit d'établir un diagnostic entre les tumeurs de l'utérus et celles de l'ovaire, et les considérations qui doivent nous guider dans la solution possible, mais pas toujours exacte, de ce problème, seront mises au jour par l'histoire d'une femme, âgée de 39 ans, qui fut admise dans mon service à St-Bartholomew's Hospital, en avril 1851. Il y avait vingt ans qu'elle s'était mariée ; depuis dix-huit ans elle était veuve ; son seul enfant était né au bout d'un an de mariage. La menstruation qui s'était établie à quatorze ans avait toujours été régulière, sans aucun dérangement considérable, et jamais excessive. Elle remarqua pour la première fois un gonflement dans le côté droit de l'abdomen, environ trois ou quatre mois avant de se confier à mes soins. Depuis, cette tumeur avait progressivement augmenté de volume, et il était survenu deux ou trois attaques de douleurs dans le dos, suivies de rétention d'urine. Le ventre était resserré et il fallait souvent recourir aux apéritifs. Toutefois la santé générale n'était pas sérieusement endommagée.

L'abdomen mesurait trente-six pouces et demi à l'ombilic, quarante-un et demi à quarante-deux un peu plus bas. Les téguments de l'abdomen étaient flasques et contenaient une grande quantité de graisse. Une tumeur solide et mobile occupait le ventre ; naissant de la partie la plus inférieure du côté gauche du bassin, elle traversait la ligne médiane, remontait à droite jusqu'à un pouce et demi au-dessus de l'ombilic, était à une distance d'environ trois pouces de la crête iliaque, et ne s'enfonçait pas aussi profondément dans le côté droit du bassin que dans le côté gauche. Cette tumeur était solide, non fluctuante, à surface un peu peu bosselée. Vers sa partie supérieure, à droite, près de l'ombilic, une portion de la tumeur, une espèce de bourgeonnement, était mobile sur la grosse masse de l'excroissance. Par le toucher vaginal, le doigt arrivait tout d'un coup sur une tumeur globuleuse, ferme, occupant la cavité pelvienne et plongeant dans son intérieur, jusqu'à un pouce environ du détroit inférieur. A la partie antérieure et droite de la tumeur, on pouvait sentir une dépression semblable à l'orifice utérin, mais dans laquelle le doigt ne pouvait pas pénétrer ; dans aucun autre point on ne découvrait la moindre trace d'ouverture ; une aiguille cannelée fut introduite per le vagin jusque dans la tumeur ; il ne s'écoula aucune goutte de liquide.

Dans ce fait, les circonstances qui avaient rendu probable l'hypothèse d'une tumeur ovarique, étaient le grand volume de la tumeur, la rapidité de son développement, sa situation latérale et l'absence d'hémorrhagie utérine. Mais le volume de la tumeur, ne peut pas à lui seul fournir les bases d'une conclusion, puisque, comme vous le savez, les tumeurs fibreuses de l'utérus atteignent quelquefois des dimensions énormes ; d'un autre côté, les premières phases d'une pareille excroissance peuvent passer inaperçues, surtout si les parois abdominales sont surchargées de graisse. Enfin, quoique l'hémorrhagie utérine soit un symptôme fréquent de tumeurs fibreuses de l'utérus, elle ne les accompagne pas coustamment, et, parmi les plus volumineuses qu'il m'ait été donné d'observer, les symptômes ne provenaient que de causes purement mécaniques. Il est très-rare de trouver des tumeurs ovariques aussi considérables, sans quelque trace de fluctuation ; la surface bosselée, la mobilité d'une portion de la tumeur sur l'autre concordent, en outre, avec ce qu'on observe dans les tumeurs utérines, plutôt qu'avec ce qu'on observe dans les tumeurs de l'ovaire. Le résultat de l'examen vaginal, c'est-à-dire la solidité de la tumeur, les modifications du segment inférieur de l'utérus, l'absence de l'orifice utérin, ou du moins l'impossibilité de le découvrir, à moins qu'on admette qu'il était figuré par la petite dépression que j'ai mentionnée, enfin le résultat de la ponction avec l'aiguille exploratrice, toutes ces circonstances portaient à conclure que la tumeur était utérine et non ovarique.

Outre les moyens de diagnostic qui s'appliquent plus ou moins à d'autres cas, la position de la malade pendant l'examen vaginal doit être l'objet d'une grande attention ; si une femme prend l'attitude ordinaire, la tumeur tombera naturellement dans le côté gauche entraînant l'utérus avec elle. Pour s'assurer exactement des rapports qui existent entre la matrice et la tumeur, l'examen doit être fait dans la position dorsale, et même, pour qu'il soit complet, il est probable qu'il faudra modifier la position et placer ensuite la malade sur le côté.

Je devrais ajouter que le diagnostic entre les tumeurs utérines et les tumeurs ovariques est quelquefois obscurci par la présence d'un liquide dans la cavité abdominale. L'ascite, à un certain degré, est loin d'être rare,[1] dans les cas de tumeur ovarique, mais sa coexistence avec les tumeurs fibreuses de l'utérus est si rare qu'on peut ne pas tenir compte de sa possibilité. Deux fois cependant j'ai eu l'occasion de ponctionner l'abdomen dans des cas où l'on supposait que la tumeur était ovarique, et ce ne fut qu'après l'évacuation du liquide, qu'un examen attentif permit de découvrir sa nature réelle et ses connexions avec l'utérus et non avec l'ovaire. Puisqu'il en est ainsi, il serait prudent de s'abstenir de formuler une opinion positive relativement à la nature et aux rapports d'une tumeur solide qui peut être sentie dans un abdomen distendu par un liquide, et d'attendre que la ponction, en l'évacuant, l'ait rendue accessible à une complète exploration.

Une autre altération des caractères ordinaires de la maladie, c'est l'apparition subite de certains symptômes qui sont, en général, soit une hémorrhagie, soit une rétention d'urine. Une hémorrhagie soudaine est quelquefois attribuée à un avortement, et on s'appuie sur une base aussi fragile que l'assertion d'une malade, qui souvent se croit enceinte, surtout par ce qu'elle l'espère. Le meilleur moyen d'éviter l'erreur en pareil cas, c'est de ne jamais prendre pour fondées les suppositions de la malade relativement à une grossesse, mais de l'interroger toujours rigoureusement sur l'époque de sa précédente menstruation et sur les preuves positives qu'elle peut fournir de son état. En procédant ainsi, il arrive souvent que les affirmations les plus absolues ne s'appuient sur aucun fait bien établi. De plus, l'hémorrhagie provoquée par une tumeur fibreuse est habituellement plus abondante que celle qui provient d'un avortement précoce; souvent elle n'est pas accompagnée de douleurs; ou bien, lorsque la douleur existe, elle n'est pas de la même nature, et la douleur e-l'hémorrhagie ne cessent pas simultanément, comme dans les faust

---

[1] D'après M. Cruveilhier, la péritonite est excessivement rare dans les cas de corps fibreux utérins; il en est de même de l'ascite et de l'œdème des membres inférieurs. — Dans les cas de corps fibreux sous-péritonéaux, l'ascite est la conséquence d'une hydro-phlegmasie du péritoine, et non de la compression des veines pelviennes ou abdominales.

(Note du Trad.)

ses couches. Le retour sans cause de l'hémorrhagie, dans les cas de tumeurs fibreuses, éloigne en général les doutes qu'on pouvait avoir. Quoique, dans les deux cas, la matrice soit plus pesante qu'à l'état normal, le développement des lèvres du col, sa flaccidité, sa mollesse après une récente fausse couche, diffèrent beaucoup de sa consistance dans le cas de tumeur fibreuse, de la petitesse de ses lèvres et de l'étroite ouverture de son orifice.

L'autre mode, suivant lequel les symptômes se manifestent quelquefois d'une manière soudaine, consiste en une difficulté subite dans la miction, ou bien dans une rétention qui nécessite l'emploi de la sonde.

La rétention d'urine n'est pas un phénomène rare, indépendamment de toute lésion organique, chez les femmes d'une constitution hystérique ; aussi ne peut-on le considérer comme caractéristique d'aucune lésion en particulier. Il faut se rappeler cependant que cet accident constitue quelquefois le premier indice d'une tumeur fibreuse de l'utérus, tandis que la rétention, la dysurie, et des besoins fréquents d'uriner se rencontrent beaucoup moins souvent dans les cas de tumeurs de l'ovaire, excepté toutefois lorsque ces deux organes sont affectés et que l'un occupe le bassin, tandis que l'autre remplit la cavité abdominale. La cause de cette différence entre les tumeurs utérines et ovariques, résulte, je crois, de la tendance des .tumeurs ovariques à sortir de la cavité pelvienne. Les tumeurs de l'utérus au contraire restent dans leur siége primitif ; à mesure qu'elles grossissent, elles pressent contre le col de la vessie ou poussent la matrice de plus en plus en avant, jusqu'à ce qu'elle s'applique étroitement contre l'organe, l'irrite, et s'oppose mécaniquement à l'évacuation de son contenu.

Le trouble des fonctions de la vessie est habituellement plus prononcé quand la tumeur procède de la face antérieure de l'utérus. Je vais rapporter le cas suivant pour démontrer ce fait, et aussi un autre sur lequel j'ai déjà appelé l'attention, à savoir l'influence qu'exerce une congestion insolite de l'organe pour mettre douloureusement en évidence un cortége de symptômes qui étaient peu sensibles ou même à peine soupçonnés.

Une femme âgée de 35 ans, mariée depuis onze mois, et qui n'avait jamais été enceinte, fut confiée à mes soins en décembre 1852. Avant son mariage, sa santé n'avait été dérangée que par une dysménorrhée habituelle ; depuis, elle avait éprouvé de fréquentes envies d'uriner, et une douleur continuelle dans les reins, aggravée par la marche. L'urine était normale ou ne laissait déposer que quelques urates. Le cas se présentait comme une de ces congestions utérines simples qui accompagnent le mariage. Une émission sanguine locale avec des sangsues produisit une amélioration légère et de peu de durée. En pratiquant le toucher vaginal, on trouva que l'orifice utérin était fortement dirigé en arrière, et qu'il était très-peu entr'ouvert ; on sentait une tumeur arrondie, située en avant du col et immédiatement appliquée contre la vessie. Une sonde introduite dans ce réservoir rencontrait cette tumeur qu'elle ne pouvait franchir qu'après quelques tâtonnements ; rien n'indiquait du reste que la vessie fût malade. La position de l'orifice utérin, son occlusion presque complète, alors que dans les cas de flexion utérine il est presque toujours entr'ouvert, telles furent les deux circonstances qui me portèrent à penser qu'il s'agissait plutôt d'une tumeur utérine que d'une antéflexion. Dans d'autres cas de tumeurs de la partie antérieure de la matrice, j'avais déjà observé un égal degré d'irritabilité de la vessie, mais cette irritabilité était accompagnée d'hémorrhagies et d'autres symptômes caractéristiques d'une tumeur fibreuse de l'utérus, qui dans ce cas-là faisaient défaut.

La distinction entre les tumeurs fibreuses de la paroi postérieure de l'utérus et la rétroflexion de l'organe, présente souvent autant de difficulté que le diagnostic différentiel de l'antéflexion et des tumeurs de la paroi antérieure. Ces cas démontrent la réalité d'un fait remarquable, auquel j'ai déjà fait allusion à propos de flexions utérines, je veux parler de cette absence de rapport constant entre la pression mécanique exercée sur le rectum et la difficulté de la défécation. Quelquefois, en effet, la présence d'une tumeur assez volumineuse pour remplir presque complétement la cavité du bassin causera à peine quelques difficultés dans l'expulsion des matières fécales, tandis que, dans d'autres cas, une excroissance très-peu volumineuse sera accompagnée de douleurs, de constipations et d'évacuations de mucosités indiquant d'une manière évidente un état d'irritation du rectum. L'accroissement relativement peu rapide d'une tumeur fibreuse, le temps qu'elle donne aux parties voisines de s'adapter à cette nouvelle condition, expliquent sans aucun doute l'absence ordinaire de toute difficulté sérieuse de la défécation. Je ne l'ai constatée que neuf fois dans les quatre-vingt-seize observations que j'ai prises ; rien toutefois n'est plus variable que le degré de douleur qui accompagne les maladies utérines. Les causes qui agissent par l'intermédiaire du système général, aussi bien que celles qui exercent localement leur action, excitent souvent des souffrances intenses dans quelques maladies de la matrice qui pendant des mois et des années avaient été indolentes ou même n'avaient produit aucun accident sérieux.

Ni la douleur, ni la difficulté dans la défécation ne peuvent nous permettre de décider s'il s'agit d'une matrice rétrofléchie ou d'une tumeur fibreuse de la paroi postérieure de l'utérus. Les rapports exacts de la tumeur, le fait que le tissu du col semble s'enfoncer dans la tumeur, signe caractéristique de la flexion utérine, qu'un toucher exercé rend facilement appréciable, l'état de l'orifice utérin et l'introduction de la sonde utérine nous permettront d'écarter l'hypothèse d'un déplacement ; ils nous donneront une notion du fond de l'organe (en supposant que nous puissions introduire le cathéter, ce qui est quelquefois impraticable), et nous empêcheront presque toujours de tomber dans l'erreur. Cependant, malgré toute l'attention qu'on peut apporter au diagnostic, on rencontre des cas où il est extrêmement difficile d'arriver à la certitude. Ai-je besoin de dire que l'importance d'un diagnostic exact, en pareil cas, ne consiste pas à nous faire adopter un plan spécial de traitement, mais plutôt à faire disparaître des craintes inutiles, à dire à notre malade qu'il existe peut-être un déplacement de la matrice, mais qu'il n'y a pas de maladie de l'organe, et qu'il n'y a aucune raison d'accroître ses souffrances par l'appréhension d'une maladie longue et douloureuse [1].

---

[1] Le diagnostic de l'engorgement chronique et des myomes utérins interstitiels présente souvent de grandes difficultés. Dans les deux cas, en effet, il peut exister une augmentation de volume du corps utérin, une déviation de sa position normale, une dilatation de sa cavité, une hypertrophie ou un amincissement, un raccourcissement ou un allongement du col, des symptômes douloureux continus dans le bassin ou alternant avec de violentes contractions utérines, de la leucorrhée, des méno et des métrorrhagies profuses, etc.

Quand la maladie est survenue à la suite d'un accouchement et qu'elle a débuté comme une métrite aiguë ou une périmétrite ; quand on ne découvre aucune différence dans l'épaisseur des parois antérieure et postérieure ; quand la sonde ne rencontre pas d'obstacle ; que la portion vaginale a subi une augmentation proportionnelle à celle du corps ; qu'il existe des érosions au pourtour de l'orifice et que la menstruation, restant régulière, est plutôt rare que profuse, l'existence d'un engorgement chronique présente de grandes probabilités.

Quand la maladie ne se rattache au contraire ni à un accouchement ou avortement, ni à une phlegmasie antérieure ; quand elle survient à une époque voisine de l'âge critique, que le corps utérin a une forme irrégulière, que la sonde rencontre des obstacles dans la

L'historique seul d'une tumeur fibreuse peut souvent nous faire soupçonner que la malade est affectée d'un cancer, car la douleur et l'hémorrhagie peuvent exister l'une et l'autre et altérer la santé par leur continuité. D'un autre côté, la négligence de quelques soins de propreté, en laissant séjourner et se putréfier des caillots sanguins dans le vagin, pourra donner lieu au troisième symptôme, l'écoulement infect qui est si souvent regardé comme presque pathognomonique d'une maladie maligne de l'utérus. Mais l'exploration vaginale manque rarement de faire disparaître toute incertitude, tant il y a peu de ressemblance entre l'orifice petit et les lèvres minces, comme atrophiées du col dans la tumeur fibreuse, et l'orifice béant, les lèvres épaissies, dures, irrégulières, noueuses qui caractérisent le cancer de la matrice.

Cependant l'erreur est encore possible et le docteur Montgomery, dans le remarquable mémoire que nous avons déjà cité, mentionne quelques cas où la pression d'une tumeur occupant le segment inférieur de l'utérus et faisant effort pour franchir le col avait déterminé dans ce dernier organe des conditions morbides qui avaient fait croire à l'existence d'un cancer. Un peu d'attention nous empêchera, je pense, de tomber dans cette erreur. Le diagnostic entre le cancer du corps de l'utérus et les tumeurs fibreuses de cet organe est plus difficile, et, en dépit de la vigilance la plus grande, on court grand risque de prendre la maladie la moins sérieuse pour la plus grave. Lorsque je vous parlerai du cancer de la matrice, j'aurai l'occasion de revenir sur ce sujet. Pour le moment, qu'il me suffise de vous dire que le processus plus rapide de la maladie maligne, la persistance de l'hémorrhagie, qui n'est pas nécessairement plus abondante, le manque de mobilité de l'utérus, bien que son volume n'occupe pas complétement la cavité pelvienne, sont les caractères les plus importants pour reconnaître cette rare affection : le cancer du corps de la matrice. Une autre irrégularité dans les symptômes ordinaires des tumeurs fibreuses de l'utérus mérite d'être notée, quoiqu'il soit peu vraisemblable qu'elle conduise à une erreur positive de diagnostic. De temps en temps, il arrive que ces phénomènes sont accompagnés d'attaques douloureuses d'une sévérité telle qu'elles

cavité utérine et que son emploi démontre une différence notable dans l'épaisseur des diverses parties des parois utérines ; quand la portion vaginale est relativement petite et raccourcie ; qu'il existe des douleurs très-vives, des méno ou des métrorrhagies profuses, etc., on peut diagnostiquer, presque à coup sûr, un myome interstitiel.

(Note du Trad.)

sont presque intolérables. La douleur est évidemment d'une nature névralgique; elle cesse brusquement, revient sans cause et résiste presque à tout traitement. Ces attaques ne paraissent pas dépendre du volume de la tumeur, ni de sa situation, et elles n'ont certainement aucune connexion avec une pression spéciale exercée par l'excroissance sur un ou plusieurs organes. Dans un cas où ces attaques revinrent pendant des années, avec une sensation de pesanteur et de brûlure dans leurs intervalles, on acquit presque la certitude que la tumeur était enchatonnée dans la paroi postérieure de la matrice. La menstruation était irrégulière et profuse; son retour n'exerçait aucune influence sur l'accroissement ou la diminution de la douleur utérine. La malade fut à différentes époques soumise à mes soins sans grand bénéfice; on essaya plusieurs fois des préparations d'iode, mais elle fut incapable de continuer l'usage de ce remède.

A la longue, après quatre ans, elle put prendre de l'iode sans éprouver ce dérangement de la santé que le médicament occasionnait autrefois; et, après six semaines de son usage continu, la douleur permanente et la douleur paroxystique furent de beaucoup diminuées, bien que la tumeur n'eût éprouvé aucune modification.

Le cas suivant est encore plus remarquable : une femme robuste et d'assez bonne apparence, mais dont la face vultueuse confirmait les soupçons qu'excitait sa qualité de femme d'aubergiste, se présenta un matin à la salle de consultation de St-Bartholomew's Hospital. A ce moment son aspect et son attitude présentaient tous les signes de l'agonie la plus douloureuse; des gouttes de sueur perlaient sur son front, sa peau était froide et visqueuse, et son pouls faible. A ces manisfestations de souffrance, d'angoisse extrêmes s'ajoutaient une disposition aux larmes, et la sensation à un assez haut degré de la boule hystérique. Après qu'elle fût restée quelque temps au lit, la douleur se calma et, elle nous fit le récit suivant de sa maladie : Elle était âgée de 33 ans; mariée à 17 ans, elle avait donné naissance au huitième mois de sa grossesse à un enfant viable; elle avait fait trois fausses couches, à une période peu avancée de la grossesse. Douze années s'étaient écoulées depuis son dernier avortement. La menstruation avait toujours été régulière dans son retour; mais depuis deux ans les règles étaient plus abondantes qu'auparavant. Pendant seize ans elle avait eu quelques attaques de douleur, semblables à celles dont elle souffrait, lorsqu'elle me demanda des soins. Ces attaques avaient toujours été calmées par des ventouses et des sangsues. Pendant huit ans, la douleur revint avec régularité, immédiatement après chaque époque menstruelle ; elle durait une semaine, sous forme de paroxysmes d'une demi-heure à une heure, revenant toutes les deux heures. Sa santé s'était un peu améliorée une semaine auparavant, même pendant l'époque menstruelle, bien que la douleur eût augmenté d'intensité et fût accrue par la fatigue ou par les rapports sexuels. Le repos dans le décubitus dorsal calmait toujours les souffrances. La malade se plaignait en outre d'une crampe douloureuse pendant la miction, d'une difficulté d'aller à la garde-robe, comme si quelque substance s'était opposée au passage des matières fécales. Lorsque la douleur survenait, elle se mettait sur son séant, se balançait de côté et d'autre, pleurait avec bruit, et se plaignait d'une douleur semblable à celles de l'accouchement, et aussi d'un sentiment de suffocation qui diminuait par degrés, comme les autres symptômes, au bout d'une demi-heure environ. L'abdomen était gonflé ; son volume provenait en partie de la graisse qui surchargeait les téguments. En y appliquant la main, les muscles abdominaux entraient immédiatement en spasmes, et pendant quelques minutes empêchaient de s'assurer s'il existait ou non une tumeur. Peu de temps après, on pouvait s'assurer qu'il n'y en avait pas. L'utérus était abaissé et dans la direction de l'axe du détroit inférieur ; sa lèvre antérieure était de trois quarts de pouce plus longue' que la postérieure ; le tissu du col était sain, l'orifice circulaire et peu ouvert. En arrière, sur le côté gauche de la matrice, et s'avançant un peu sur sa face antérieure, existait une tumeur solide, bosselée, sensible à la pression, en connexion avec l'utérus, comme on put s'en assurer par des explorations répétées et au moyen de la sonde utérine qui montra que la cavité de l'organe avait quatre pouces et demi de longueur. En réalité il s'agissait, bien que cela ne fût pas évident du premier coup, d'une tumeur de la matrice, et non d'une tumeur de ses annexes. On commença par donner, mais sans obtenir de grands résultats, de larges doses de quinine, à de courts intervalles ; et, je puis dire à ce sujet que, selon moi, la quinine échoue plus souvent dans la névralgie utérine que |dans les douleurs névralgiques occupant d'autres points du système nerveux. Plus tard la douleur fut calmée par l'opium, et la malade quitta l'hôpital, très-améliorée par le repos, un régime régulier, et le soin que nous avions de prévenir le retour de chaque attaque par un traitement approprié.

Nous avons passé en revue les particularités les plus fréquentes et les plus importantes des tumeurs fibreuses ; nous devons nous occuper maintenant de les distinguer de la grossesse, et de diagnostiquer la grossesse lorsqu'elle coexiste avec elles. De ces deux diagnostics, le dernier, je crois, est le plus difficile. Quand nous trouvons que le volume de la matrice est accru d'une manière évidente par une excroissance fibreuse, il est pardonnable de rapporter le fait tout entier à l'existence d'une tumeur, et de perdre de vue la possibilité d'une cause physiologique qui vient prendre part à la production d'une semblable augmentation de volume. Aucune règle ne peut sûrement nous préserver de l'erreur ; la meilleure sauvegarde, c'est peut-être de s'imposer l'obligation, dans chaque cas de tumeur douteuse, d'établir la non-existence de la grossesse, avant d'entrer plus avant dans la question du diagnostic. Il faut se souvenir, bien que ce soit étrange et douloureux à dire, qu'il n'existe aucune maladie, quelque dangereuse ou dégoûtante qu'elle soit, qui puisse empêcher les rapports sexuels et par suite la conception. La fistule vésico-vaginale, la maladie la plus repoussante des organes externes, les cancers du vagin ou de l'utérus sont loin d'empêcher cette cohabitation à laquelle les femmes se soumettent souvent, malgré leurs souffrances physiques et leurs appréhensions morales ; car c'est dans leur sexe beaucoup moins souvent que dans le nôtre que « le centaure non fabuleux » trouve sa plus exacte application.

Nous avons déjà parlé des différences que présente la matrice, lorsque son volume est accru par la grossesse ou par une tumeur fibreuse ; l'état des lèvres et de l'orifice, la consistance du segment inférieur agrandi, conditions qui ne sont pas les mêmes dans les deux cas, suffiront en général pour empêcher un observateur attentif de se tromper. Du reste, c'est en s'appuyant sur un ou deux symptômes d'évidente grossesse, et en ne tenant pas compte des autres, que l'erreur est presque toujours commise. On trouve l'utérus augmenté de volume et son segment inférieur dilaté ; la malade sent des mouvements qu'elle croit être ceux du fœtus ; on découvre peut-être un souffle qui ressemble au bruit utérin, et dès lors l'existence de la grossesse n'est plus mise en doute. Mais on ne tient pas compte des hémorrhagies qui sont survenues, du non-développement des lèvres utérines, et d'autres phénomènes qui devraient exciter le soupçon et qui prouveraient, si on les pesait avec soin, qu'il s'agit purement d'une tumeur de la matrice. Il faut se souvenir, bien que le fait soit assez rare, qu'il arrive plus fréquemment dans les cas de tumeur fibreuse que dans toute autre maladie utérine, qu'on perçoit un bruit ressemblant d'une manière frappante au souffle utérin, occupant la même place et se propageant dans la même étendue[1] ; les précautions qu'un pareil fait peut suggérer ne doivent être perdues de vue dans aucun cas de grossesse douteuse.

Les tumeurs fibreuses qui compliquent la grossesse peuvent s'opposer à sa découverte en déplaçant la matrice, ce qui arrive souvent, en altérant la forme de l'organe, et en empêchant d'atteindre facilement le col utérin. Ajoutez que l'excroissance elle-même peut mettre obstacle aux modifications physiologiques du col, de l'orifice et du segment inférieur de la matrice. Il y a quelque temps, j'eus l'occasion d'observer à l'hôpital un cas où je méconnus l'existence d'une grossesse ; je vais vous en rapporter quelques particularités, pour vous montrer quelles sont les circonstances qui peuvent vous dévoyer et obscurcir complétement les symptômes habituels de la grossesse.

Une femme, âgée de 38 ans, mariée depuis douze mois, mais qui n'avait jamais été enceinte, nous racontait que sa santé était habituellement assez bonne, qu'elle avait été régulièrement menstruée jusqu'au moment où, sept mois avant d'entrer à l'hôpital, les règles cessèrent tout à coup, après une exposition au froid. Quatre mois avant que je la visse, elle s'aperçut qu'il existait au-dessous, et à droite de l'ombilic une tumeur dure, indolente, du volume d'un œuf, qui augmenta, jusqu'à atteindre la moitié du volume qu'elle eût ensuite, sans produire aucun trouble de la santé. Depuis la cessation de ses menstrues, cette malade avait éprouvé dans le dos et dans les flancs des douleurs qui, d'abord légères, avaient augmenté par degrés et l'avaient forcée à la longue de demander les soins du médecin. Des sangsues et le repos avaient calmé la douleur, et la tumeur avait graduellement augmenté de volume. Trois semaines avant son admission, un écoulement supposé menstruel était apparu

---

[1] Dans le cas remarquable de Walter, auquel nous avons déjà fait allusion, un souffle bruyant contribua pendant quelques jours à obscurcir le diagnostic. Plusieurs cas de souffle utérin bruyant, coexistant avec une tumeur utérine et indépendante de la grossesse, sont relatés par Depaul, *Traité d'auscultation obstétricale*, in-8, Paris, 1847, p. 209-222.

Je ne l'ai observé qu'une fois dans les 96 cas qui servent de base à ces remarques. Dans ce cas, l'erreur était à peine possible, car le bruit était accompagné par un frémissement distinct, et ces deux phénomènes paraissaient avoir leur siége dans l'artère épigastrique et ses branches. (*Note de l'Auteur.*)

et avait continué pendant une semaine, puis avait cessé deux jours, était revenu, et persistait encore lorsque la malade réclama mes soins.

L'abdomen était occupé par une tumeur qui n'était pas symétrique, mais proéminait plus à droite qu'à gauche de l'ombilic, dont elle atteignait presque la hauteur ; elle s'étendait à un pouce et demi de la crête iliaque gauche et occupait complétement la région iliaque droite. Elle était dure, résistante, avait environ le volume d'une tête d'enfant, et était sensible à la pression pratiquée sur sa partie la plus proéminente. En pratiquant le toucher vaginal, le doigt rencontrait une tumeur sphérique, occupant la moitié postérieure du bassin, et pressant étroitement le col de la matrice contre la symphyse du pubis. Cette tumeur ferme, quoiqu'un peu élastique, commençait immédiatement derrière le col de l'utérus qui avait un demi pouce de longueur environ, des lèvres molles et un orifice assez ouvert pour admettre le doigt ; le canal cervical n'était pas oblitéré et on ne pouvait y découvrir aucun tampon muqueux.

Après l'entrée de la malade, l'hémorrhagie utérine fut peu abondante ; mais il se produisit de violentes attaques douloureuses de nature expulsive. Des opiacés calmèrent l'intensité de ces attaques et diminuèrent leur fréquence, si bien qu'au bout d'un mois la malade quitta l'hôpital très-améliorée. Son abdomen mesurait 33 pouces à l'ombilic, comme le jour de son admission.

Un mois après qu'elle eût quitté l'hôpital, elle accoucha prématurément, vers le sixième mois de la gestation, d'un enfant mort ; sa convalescence après le travail fut retardée par une attaque d'inflammation utérine que la malade disait avoir été très-grave. Neuf semaines après sa délivrance, je la vis de nouveau, et je trouvai l'utérus abaissé et fixé dans le bassin ; le col grossi, allongé et épaissi était étroitement appliqué contre la paroi antérieure du bassin ; une tumeur volumineuse en rapport avec lui et provenant de la paroi postérieure utérine remplissait complétement la cavité pelvienne et contribuait beaucoup à immobiliser l'organe.

Il serait inutile d'insister plus longuement sur les causes qui rendaient en pareil cas le diagnostic de la grossesse si difficile, et qui empêchaient même de la soupçonner. La malade n'y croyant pas elle-même, quelques-uns des symptômes passèrent sans aucun doute inaperçus ; d'un autre côté, la continuation d'hémorrhagies semblables aux menstrues, leur suppression pendant une courte période, leur réapparition et leur persistance pendant les trois mois qui précédèrent son entrée à l'hôpital, toutes ces circonstances morbides semblaient se rattacher plutôt à une maladie utérine qu'à une grossesse. L'exploration faisait aussi découvrir une tumeur occupant la cavité pelvienne, et dont la nature fibreuse était évidente. Cette tumeur avait empêché les modifications ordinaires de la grossesse de se produire dans le segment inférieur de l'utérus, et c'est ce qui nous fit croire que la maladie utérine existait seule. Vous savez cependant qu'un diagnostic correct n'implique pas simplement la découverte d'une maladie, mais une appréciation exacte de toutes les circonstances que peut présenter une malade. Le public tient aussi peu compte d'un diagnostic incomplet que d'un diagnostic complétement faux.

Dans une maladie dont la marche est si variable et si incertaine que celle des tumeurs fibreuses utérines, il est impossible d'établir des règles générales concernant le pronostic ; car il peut arriver de nombreuses éventualités capables de modifier la condition des malades. On peut cependant dire d'une manière générale que, à part les dangers qui accompagnent la grossesse et le travail, les tumeurs fibreuses ne tendent pas en général à détruire rapidement l'existence, bien qu'elles altèrent sourdement la santé, et rendent les malades aptes à contracter toutes sortes de maladies intercurrentes. Dans mes quatre-vingt-seize cas une seule malade mourut d'hémorrhagie, neuf ans après l'apparition des premiers symptômes de la maladie ; dans deux autres cas également funestes, la mort fut le résultat d'une inflammation utérine et péritonéale, suite d'accouchement. Le tableau ci-joint qui montre la durée des symptômes, au moment où les malades furent soumises à mes soins, fait voir la marche relativement lente de l'affection.

Les symptômes avaient duré moins de. . .		1 an dans	23 cas.
— environ.	1 et 2 ans dans		8
—	— 2 3		5
—	— 3 4		13
—	— 4 5		10
—	— 5 6		9
—	— 6 7		4
—	— 7 8		4
—	— 8 9		2
—	— 9 10		3
—	— 10 11		4
A reporter.			85

```
                          Report. . . . . . .    85
        —           —   11   12               3
        —           —   12   13               2
        —           —   13   16               3
        —         pendant. . .  20            1
        —           —        23               1
                                      Dans    1
```
qui mourut après l'accouchement, l'existence de la tumeur
ne fut soupçonnée qu'au moment du travail.

```
                          Total. . . . . .    96
```

Contrairement aux diverses formes des maladies malignes, les
tumeurs fibreuses de l'utérus ne montrent aucune tendance constante à augmenter. Nous devons avouer que la médecine ne fournit
pas de moyens certains pour les arrêter, et que la chirurgie ne peut
que rarement venir à notre aide; mais nous avons du moins, la con-
solation de pouvoir certifier avec toute confiance à notre malade que
la maladie est beaucoup moins formidable qu'on ne le supposait et
qu'on ne le croit généralement. J'ai fait, à dessein, une exception,
à propos des risques relativement petits que fait courir à la vie la
tumeur fibreuse, lorsque la grossesse, le travail, et l'état puerpéral
viennent la compliquer; j'ai passé sous silence les dangers qui l'accompagnent alors. Nous avons déjà vu que l'existence de tumeurs
fibreuses dans l'utérus diminue les chances de la conception ; et cette
chance est favorable, car l'afflux du sang vers la matrice, que la
grossesse occasionne, accélère presque sûrement la croissance des
tumeurs dont elle est le siége. La grossesse, en pareil cas, se termine prématurément; la présence d'une tumeur dans les parois de
l'utérus, en s'opposant aux développements réguliers de l'organe,
abrége très-souvent la durée de la gestation. Il n'y a pas longtemps que je donnais des soins à une malade chez laquelle l'existence d'une tumeur enchatonnée dans la paroi gauche de l'utérus
fut découverte bientôt après un avortement survenu sans cause
apparente. Quatre autres fausses couches ont eu lieu depuis successivement chez cette femme, et on ne peut leur assigner d'autre cause
que la tumeur utérine. Mais les malades affectées de tumeurs fibreuses de l'utérus sont encore exposées à des dangers plus grands que
la stérilité ou un accouchement prématuré. Les annales de la médecine contiennent des cas nombreux qui prouvent que de dangereuses
complications peuvent exposer la malade à l'un des trois périls suivants ou à tous les trois : la tumeur peut s'opposer mécaniquement
au passage de l'enfant à travers le bassin et nécessiter ainsi l'opéra-

tion césarienne ; elle peut empêcher l'utérus de se contracter d'une manière efficace, après l'expulsion du placenta, et exposer ainsi la malade à une hémorrhagie très-difficile à arrêter ; enfin elle peut mettre obstacle au processus d'involution de la matrice après la délivrance, se ramollir, s'enflammer et provoquer ainsi une péritonite toujours dangereuse et souvent fatale. Bien que je considère comme très-sérieux les dangers qui résultent de cette complication du travail, j'ai la conviction que le danger a été surfait par quelques écrivains d'une réputation méritée. Il n'est pas douteux que le péril dépend, en grande partie, des relations intimes qui existent entre la tumeur et la substance utérine, et que ces excroissances pédiculées qui émergent de la surface péritonéale de la matrice n'ont pas grande importance sous ce rapport, si ce n'est lorsqu'elles empiètent par leur volume sur la cavité pelvienne et s'opposent au passage de l'enfant. Je connais quatre femmes dont l'une a donné naissance à un enfant et les autres à plusieurs, chez lesquelles du fond de l'utérus naît une tumeur qui a tous les caractères d'une excroissance fibreuse ; néanmoins, en exceptant une disposition à l'hémorrhagie (dans deux cas, elle était difficile à arrêter) le travail et ses suites n'ont été interrompus par aucun accident. Dans d'autres cas, les exceptions à une issue défavorable sont trop nombreuses pour nous porter à admettre que la désagrégation, le ramollissement et la suppuration de la tumeur accompagnent aussi invariablement la grossesse que le supposent quelques écrivains. Ma propre expérience me conduit à rattacher l'issue fatale, lorsqu'elle survient, plutôt à l'inflammation péritonéale qu'à un changement constant dans la substance de la tumeur. Enfin il ne faut pas oublier que le ramollissement et la désagrégation des tumeurs fibreuses, lorsqu'elles surviennent en dehors de la grossesse, ne sont accompagnées d'aucun symptôme formidable[1]. La question de l'accouchement prématuré, dans la grossesse compliquée de tumeurs fibreuses, doit être réservée jusqu'au moment où je vous parlerai du traitement général de la maladie.

[1] Sur ce sujet et sur les questions pratiques qui s'y rapportent, le lecteur pourra consulter Pucheit, *De tumoribus in pelvi partum impedientibus*, in-8, Heidelberg, 1840, cap. I, II, V, p. 58, 66, 104 ; Ashwell, *Guy's Hospital Reports*, vol. I, p. 300 ; Lever, *ibid.*, vol. VII, p. 98-105 ; et quelques remarques du docteur Simpson qui furent publiées pour la première fois dans *Edinburgh Monthly Journal*, août 1847, et furent reproduites p. 833 du vol. I de ses *Obstetric Works*, in-8, Edinburgh, 1855.

(*Note de l'Auteur.*)

LEÇON XVII

Tumeurs fibreuses. — Traitement. — Mesures de précaution pour retarder leur accroissement. — Surveiller les périodes menstruelles. — Traitement palliatif. — Prétendus spécifiques : iode, brome, eaux de Kreuznach. — Procédés chirurgicaux : dangers qu'ils font courir. — Ce qu'il faut faire quand la grossesse et l'accouchement viennent compliquer les tumeurs fibreuses.

Nous arrivons enfin à nous occuper du traitement des tumeurs fibreuses de l'utérus. Le traitement d'une maladie inguérissable semble n'exiger que peu de développements et n'offrir qu'un médiocre intérêt aux étudiants en médecine. Cependant, il n'en est pas ainsi. On peut montrer autant d'habileté dans le traitement palliatif d'une affection irremédiable, que dans la guérison d'une maladie qui fournit à l'art de guérir l'occasion de déployer efficacement toutes ses ressources. Nous trouvons aussi, en pareil cas, de nombreuses circonstances qui nous permettent de faire preuve d'une douce charité qui, de la part de notre profession, est un bienfait indiscutable pour le genre humain. Plus tard, j'invoquerai les mêmes raisons pour vous prier de prêter la plus grande attention au traitement du cancer et d'autres maladies désespérées, plus constamment, plus rapidement fatales que celles que nous étudions en ce moment. Si j'insiste dès maintenant sur ce point, c'est qu'il est assez habituel que les jeunes praticiens et les étudiants fixent leur attention sur les grandes maladies qui exigent de grands remèdes, et négligent les souffrances lentes où chaque jour ressemble à celui qui l'a précédé, où il n'y a aucun espoir de revenir à la santé qui décline si lentement et avec si peu de péripéties, que l'ombre du cadran semble à peine se mouvoir.

Heureusement que, dans le cas qui nous occupe, la maladie pré sente souvent des temps d'arrêt, qui, bien qu'incertains dans leur arrivée et leur longueur, suffisent à éclairer de quelques lueurs d'espoir le sombre avenir des malades. Il y a plus : quelquefois, mais très-rarement ces seuls efforts de la nature peuvent amener une guérison complète. Nous pouvons si peu prévoir cet heureux événement, que chaque malade a le droit d'espérer, tout aussi bien qu'une autre, qu'elle fera une heureuse exception à la règle générale.

Nous avons étudié les conditions qui favorisent le développement des tumeurs fibreuses avec assez de soin pour en déduire la nature des précautions propres à les arrêter dans leur marche. L'accroissement de ces tumeurs est plus rapide et leurs symptômes sont, en général, plus formidables pendant les années d'activité sexuelle, qu'après la cessation de ces fonctions ; d'un autre côté, la grossesse et ses suites non-seulement sont en pareil cas, l'occasion de dangers positifs, mais elles paraissent aussi accélérer d'une manière remarquable le processus de ces maladies. On doit donc regarder comme une circonstance heureuse que ces tumeurs ne se produisent qu'à une période de la vie relativement avancée, et nous pouvons prédire aux malades une amélioration, du moment que les règles cesseront de paraître. Une autre conséquence, c'est que le pronostic est plus favorable chez une femme non mariée ou chez une veuve, que chez celle qui cohabite encore avec son mari. Outre la possibilité d'une grossesse, il n'est pas douteux, en effet, que les rapports sexuels sont préjudiciables aux malades affectées de tumeurs fibreuses, et que la congestion de l'utérus et des viscères pelviens qui en est la conséquence, ainsi que l'accroissement de vitalité des organes sexuels, devra favoriser le développement de ces productions morbides. Si votre malade est mariée, vous devez donc lui faire part de cette circonstance, sans insister toutefois, car il y a souvent, comme vous le savez, des questions physiques et morales dans lesquelles vous n'avez pas le droit de vous immiscer, si on ne vous le demande pas.

Mais si vous devez laisser sur cette matière toute liberté à votre malade, il y a d'autres points où vos conseils ne sont point déplacés. Indépendamment des risques d'hémorrhagie qu'elle fait courir à ces sortes de malades, la période menstruelle leur est toujours défavorable et vous devez faire en sorte d'en abréger la durée le plus possible. Le repos absolu est de la plus grande importance pendant toute la durée des règles ; si le sang coule avec abondance et qu'il y ait de la douleur, la malade devra garder le lit pendant les quarante-huit premières heures, et ne le quitter que pour reposer sur un sofa jusqu'à la fin de la période menstruelle. Si la douleur est intense et accompagnée, comme c'est le cas ordinaire, d'une sensibilité insolite de l'abdomen, quelques sangsues sur l'hypogastre ou sur la partie de la tumeur sentie à travers les parois abdominales pourront rendre de grands services. Mais, en pareille occurrence, il serait inopportun ainsi que je l'ai déjà dit à propos d'autres cas, d'appliquer des sangsues sur l'utérus avant l'apparition des règles. La douleur et l'hémorrhagie sont souvent diminuées par le soin qu'on prend d'entretenir en tout temps la liberté du ventre et aussi par l'administration d'un purgatif léger, avant l'apparition des règles. Si l'on suppose que les menstrues seront excessives, il faut agir comme dans les cas de ménorrhagie et recourir aux astringents, dès le premier jour de la perte, afin d'en prévenir l'abondance. Il n'est pas rare de rencontrer une disposition à l'hémorrhagie, dans l'intervalle des règles; on la préviendra par un repos absolu et la privation de tout stimulant, par des remèdes salins et sédatifs tels, que le citrate de potasse associé à la teinture de jusquiame, et par l'application de quelques sangsues sur l'abdomen, si la douleur précède et accompagne la perte de sang. Je ne pense pas que, dans le cas de tumeur fibreuse, on puisse retirer grand bénéfice d'une application de sangsues sur la matrice elle-même, bien que ce mode de traitement soit très-efficace, quand il s'agit d'une hypertrophie simple de l'organe. Quelquefois cependant, lorsque la menstruation est peu abondante et douloureuse en même temps, ce qui n'est pas rare, ou lorsque la sensibilité utérine est considérable et que le col est boursouflé ou induré, on peut obtenir de grands avantages de cette pratique ; mais je crois qu'en pareil cas, c'est l'état général de l'utérus plutôt que la tumeur qui est amélioré. La station debout, l'exercice, la marche, sont nuisibles, car tous ces actes tendent à produire et à entretenir un état congestif dans les viscères pelviens. Mais si on les interdit et qu'on condamne la malade à une vie sédentaire, pour que la santé n'en souffre pas, il est évident qu'il faut ordonner un régime doux et non stimulant, plus simple et même plus frugal qu'auparavant. Si votre malade a assez de confiance en vous pour se décider à adopter cette vie de privation et à la continuer pendant des mois et pendant des années, votre traitement lui procurera la santé et le bien-être.

Je pourrais vous répéter ici ce que je vous ai dit autrefois concer-

nant la dysménorrhée ou la menstruation excessive, car les règles
que j'ai posées et les remèdes que j'ai indiqués trouvent aussi leur
application, lorsqu'il s'agit de calmer les douleurs ou d'arrêter les
hémorrhagies provoquées par des tumeurs fibreuses. Il n'est pas
inutile d'ajouter que l'observation rigoureuse des règles hygiéniques
que j'ai posées est encore plus importante que l'usage des remèdes,
pour enlever et faire disparaître les deux accidents.

Nous devons nous demander maintenant s'il n'y a aucun remède
spécifique agissant directement sur ces tumeurs, pour obtenir leur
absorption ou du moins les arrêter dans leur développement? Je
crains qu'un pareil agent n'existe pas, ou n'ait pas encore été découvert. Assurément les préparations mercurielles n'ont pas une
semblable action. On a beaucoup surfait la prétendue efficacité de
l'iode, car, dans le plus grand nombre des cas où on l'a employé
avec persévérance, il ne paraît pas qu'on ait obtenu un résultat quelconque de son administration. La désagrégation des tumeurs et leur
expulsion n'ont jamais, à ma connaissance, succédé à l'usage des
préparations iodées longtemps continuées ; ces deux phénomènes
sont survenus d'une manière inattendue et sans aucune cause appréciable. Peut-être est-il possible que le rapide accroissement de ces
tumeurs soit quelquefois modéré par cet agent ; je l'emploie comme
le remède le moins mauvais, malgré son incertitude ; mais ma confiance dans son efficacité diminue chaque jour. Pour en obtenir
quelques résultats, il est indispensable d'en continuer l'usage pendant
plusieurs mois. Les doses seront graduellement augmentées, car si
elles étaient de prime abord trop fortes et trop répétées, elle trou-
bleraient les digestions et causeraient de l'insomnie et de la fièvre,
et il faudrait interrompre l'usage du médicament. Je donne rarement plus d'un grain d'iodure de potassium, avec vingt grains de
sirop d'iodure de fer, deux fois par jour ; comme complément je
recommande presque toujours des frictions avec une pommade iodée, dans le but d'imprégner d'iode toute l'économie, plutôt que
dans l'espoir d'exercer une action locale de quelque efficacité. L'introduction dans le vagin de tampons enduits de pommade iodée ne
me paraît pas agir assez favorablement sur la tumeur pour contre-balancer les inconvénients positifs de l'opération et d'une médication
directe sur la matrice. La même objection, fortifiée par l'inefficacité
reconnue des préparations mercurielles, s'applique à l'usage local
de l'onguent hydrargyrique et aux injections de même nature qu'on

avait recommandé de pratiquer dans l'intérieur de la cavité utérine.

On a proposé le bromure de potassium comme très-supérieur aux
sels d'iode. Je ne sais si cette supériorité est réelle ; mais ce remède
a certainement l'avantage d'être mieux toléré et pendant plus longtemps. Il ne faut pas oublier que les eaux de Kreuznach[1], en Allemagne, qui ont acquis une grande réputation, à cause de l'efficacité
spéciale qu'on leur attribue dans les cas d'hypertrophie et de tumeurs
fibreuses de l'utérus, contiennent beaucoup plus de sels de brome
que de sels d'iode. Je serais bien en peine toutefois de dire si l'influence qu'on accorde à ces eaux sur les tumeurs fibreuses est
réelle ; je dois avouer que, dans aucun cas, je n'ai constaté que leur
usage ait fait diminuer et encore moins fondre et disparaître ces productions morbides. Sans aucun doute ces eaux sont très-puissantes,
et elles peuvent rendre beaucoup de services dans la scrofule et dans
la syphilis secondaire. Leur mode d'emploi est fort énergique et l'insuccès ne peut pas être attribué à l'imperfection ou à l'insuffisance
de leur usage, comme lorsqu'on se traite par ces eaux en Angleterre.
Pendant six ou sept semaines, la malade passe trois quarts d'heure
par jour dans un bain dont la force est graduellement augmentée
par l'addition de 24 à 30 pintes de *mother lye* (eau-mère) ou liqueur
qui reste après l'évaporation de 100 pintes de cette eau minérale.
En outre, deux fois par jour, pendant une heure, on fait des fomentations chaudes sur l'abdomen avec cette eau-mère, et on en augmente l'énergie jusqu'à ce qu'on obtienne une sensation de brûlure
et une éruption de boutons à la surface de la peau. La malade fait aussi

---

[1] Le docteur Sutro, dans son ouvrage *Sur les eaux minérales d'Allemagne*, London,
1851, donne, page 256, les résultats obtenus par le professeur Löwig, de Zurich, de l'analyse de 16 onces d'eau.

72,81	chlorure de soude
13,38	— de chaux
4,07	— de magnésie
0,62	— de potasse
0,61	— de lithium
0,27	bromure de magnésium
0,03	Iodure de magnésium
1,69	carbonate de chaux
0,01	— de baryte
0,10	magnésie
0,15	oxyde de fer
0,02	phosphate d'alumine
0,12	silice
94,02	

(Note de l'Auteur.)

usage de ces eaux intérieurement; elle prend un lavement composé de 2 onces (60 grammes) d'eau et de 20 ou 30 minimes (1 gramme à 1 gramme 1/2) d'eau-mère, chaque jour, après que les intestins se sont exonérés. On continue ce traitement jusqu'à ce qu'on ait obtenu les phénomènes constitutionnels qui indiquent la saturation de l'économie. Après un repos de trois ou quatre semaines on se soumet de nouveau au même traitement, qu'il faut suivre souvent pendant deux ou trois étés consécutifs [1].

Si on ajoute à ce traitement énergique l'observance de ces moyens subsidiaires qu'il est trop pénible d'employer dans les circonstances ordinaires de la vie, mais auquel on se soumet presque toujours, lorsqu'on quitte ses foyers et qu'on se place sous la direction, non point d'un praticien vulgaire, mais d'un homme qui, semblable à une sorte de génie du lieu, préside aux merveilleux effets de la source, on aura réuni toutes les conditions les plus propres à obtenir des effets étonnants. Toutefois je tirerai mes conclusions de la grande expérience des Scanzoni [2]; il dit « qu'il ne croit pas qu'au moyen de ces eaux on ait jamais obtenu la diminution notable d'une vrai tumeur fibreuse. » Il résulte aussi du compte rendu du docteur Prieger lui-même, qui le premier a fait connaître les eaux de Kreuznach et y a pratiqué pendant plusieurs années avec une réputation méritée, que les guérisons obtenues se rapportaient, pour le plus grand nombre, à des cas d'hypertrophie simple de l'utérus et non de tumeur fibreuse de l'organe.

Ma propre expérience confirme les résultats constatés par le docteur Prieger. J'ai vu diminuer de volume, sous l'action de ces eaux, des dilatations simples de l'utérus, résultant d'une inflammation chronique ou d'une involution insuffisante, après l'accouchement ou une fausse couche. J'ai vu également des utérus dont les parois contenaient des tumeurs fibreuses devenir plus petits, non point par le fait d'une diminution de la tumeur, mais par suite de la disparition de l'hypertrophie consécutive. Cette amélioration dans l'état local atténue aussi les malaises que les malades éprouvaient auparavant. Je ne sache pas toutefois avoir vu cette amélioration, dans les

---

[1] Je dois le plan de traitement qu'on suit à Kreuznach à une lettre du docteur Engelmann, qui y a exercé pendant plusieurs années et a écrit un petit ouvrage sur l'usage de ces eaux dans les affections syphilitiques secondaires (*The Baths of Kreuznach*, in-8, Francfort, 1852). (*Note de l'Auteur.*)

[2] *Op. cit.*, p. 237.

cas de tumeurs fibreuses, persister longtemps après le retour des malades chez elles, et quand elles essayaient de revenir à leur ancien genre de vie. Je n'ai pas trouvé qu'elle fût plus complète et plus durable que celle qu'on obtenait par l'observance des règles déduites de la thérapeutique générale. — Mais, quand nos remèdes sont si rares, nous ne devons en dédaigner aucun, bien que leurs vertus soient douteuses ; aussi j'approuve souvent ou même je conseille une visite à Kreuznach, en faisant remarquer qu'une amélioration plutôt qu'une guérison absolue est tout ce qu'on en doit attendre.

Je dois ajouter que depuis quelques années on a importé dans notre pays le sel et la lessive-mère de Kreuznach. Les malades qui désirent en essayer les propriétés curatives peuvent s'en procurer chez les principaux chimistes de Londres. On les emploie sous forme de bains de siége ou en épithèmes appliqués sur la partie inférieure de l'abdomen, et j'ai vu des malades se bien trouver de ces deux procédés. Je doute cependant que ce dernier agisse autrement que comme contro-stimulant, et je pense que l'efficacité du premier résulte autant de l'action adoucissante de l'eau chaude que de l'effet thérapeutique des sels qu'elle contient[1].

Si la médecine est si lente et si incertaine dans son action sur ces tumeurs, peut-on du moins les atteindre par des procédés chirurgicaux ? Celles qui sont munies d'un pédicule distinct, et qui pendent dans l'intérieur ou en dehors de la cavité utérine, peuvent être enlevées à l'aide de l'instrument tranchant ou de la ligature ; j'aurai bientôt à vous parler de ces sortes de polypes. Quant aux tumeurs non pédiculées, dont je m'occupe actuellement, et à celles qui, munies d'un pédicule, émergent de la surface externe de l'utérus, elles sont presque toutes les deux hors de notre atteinte. On cite quelques cas où l'abdomen fut ouvert et l'extirpation d'une tumeur fibreuse extérieure à l'utérus tentée et même effectuée. Dans la plupart de ces cas, l'opération fut entreprise avec la conviction qu'il s'agissait d'une tumeur ovarique, et, dans tous, sauf un qui est relaté par un chirurgien américain, le docteur Atlee, la mort des malades en fut la conséquence. C'est un procédé qu'il faut condamner ; il est d'une

---

[1] Une pinte de la lessive-mère et une livre de sel commun dans un bain de siége ordinaire, à 36°, imitent assez exactement les bains de la source elle-même ; ils sont cependant plus forts que les bains de Kreuznach, où on plonge tout le corps.

(Note de l'Auteur.)

exécution difficile, presque toujours fatal ou environné de dangers
que la sagesse ne peut prévoir ni l'habileté éviter [1].

Il ne serait peut-être pas juste de passer condamnation sur une
autre opération qui a eu des partisans depuis qu'Amussat la pratiqua pour la première fois. Cette opération consiste à énucléer la
tumeur fibreuse, hors des parois utérines, au moyen d'une incision
pratiquée sur elles à travers le col et le segment inférieur de la matrice. Tous ceux qui ont remarqué la laxité des connexions entre
l'utérus et la tumeur fibreuse contenue dans ses parois, ont dû songer du même coup à la possibilité d'une opération destinée à l'enlever. L'idée, appuyée sur une base théorique, avait été suggérée
par Velpeau, quelques années avant qu'elle eût été exécutée,

---

[1] Les premiers opérateurs qui ont pratiqué la gastrotomie tombèrent quelquefois par hasard sur des tumeurs fibreuses de la matrice, croyant à l'existence d'une tumeur ovarique.
Beaucoup, et parmi eux il faut citer Lizars en 1825, Dieffenbach en 1826, Deane en 1848,
reculèrent devant leur extraction et se hâtèrent de fermer l'incision abdominale.

Plus tard, d'autres chirurgiens, rencontrant des tumeurs pédiculées, se hasardèrent à
les enlever (opérations de Granville en 1827, de M. Atlee en 1843, de M. Lane, de
M. Sloane). Plusieurs de ces opérations furent suivies de guérison. La possibilité du succès donna de la hardiesse aux opérateurs, et on en vit quelques-uns tenter l'extirpation
des fibroïdes interstitiels et enlever en même temps le corps de la matrice, même avec
les ovaires.

La première opération de ce genre a été pratiquée par M. Heath, de Manchester, en
1845 (insuccès). Depuis, sur une trentaine de cas, un tiers environ des opérées a guéri.
Jusqu'ici le succès complet a été obtenu par M. Burnham (de Lowell) en 1853 et en 1864 ;
par M. Kimball (de Lowell) en 1854 ; par M. C. Clay (de Manchester) en 1863 ; par
M. Stores (de Boston) en 1865 ; par M. Kœberlé, d'abord en 1863, puis deux fois encore
en 1866.

M. Caternault a colligé 76 cas de gastrotomie relative à l'ablation de tumeurs fibreuses
de la matrice : près des deux tiers des opérées sont mortes d'hémorrhagie. Ces résultats
peu encourageants tiennent jusqu'ici, d'après M. Kœberlé, soit aux moyens imparfaits
d'hémostase, soit à de mauvaises conditions générales, soit aux imperfections du manuel
opératoire.

Cet habile chirurgien, sur 6 opérations d'extirpation, à travers la paroi abdominale, de
tumeurs fibreuses avec la partie sus-vaginale de la matrice, a obtenu 3 guérisons. Des
3 cas d'insuccès, 2 sont devenus mortels par suite de fautes commises pendant l'opération :
les malades sont mortes uniquement d'hémorrhagie, l'une le troisième jour, l'autre après
l'opération. Dans le troisième cas d'insuccès, il y avait tellement d'adhérences provoquées
par des injections iodées, que l'opération a duré près de trois heures : mort douze heures
après l'opération, à la suite d'une faiblesse.

Encouragé par ces trois succès, M. Kœberlé conclut que l'extirpation par la gastrotomie des
tumeurs fibreuses interstitielles ou péri-utérines de la matrice, considérée jusqu'ici comme
inabordable, doit être admise aujourd'hui.

Voy. sur ce sujet : Caternault, *Essai sur la gastrotomie dans les cas de tumeurs
fibreuses péri-utérines.* Paris, 1866, J.-B. Baillière.

Routh, *On some points connected with the pathology, diagnostic and treatment of
fibrous tumours of the Womb.* Londres, 1864.

Kœberlé, *Documents pour servir à l'histoire de l'extirpation des tumeurs fibreuses
de la matrice par la méthode sus-pubienne.* Strasbourg, 1865.

(*Note du Trad.*)

en 1840, par Amussat. Les résultats, il faut en convenir, ne sont pas encourageants, si nous limitons nos recherches à l'énucléation des tumeurs interstitielles du corps de l'utérus; car 28 opérations ont donné 14 morts et 14 guérisons et, dans ces dernières, 4 fois l'opération fut incomplète et une portion de la tumeur fut laissée sur place[1]. Si, à la mortalité que nous connaissons, on ajoute les cas non

[1] Le tableau suivant contient tous les cas qui, à ma connaissance, rentrent exactement dans cette catégorie :

CAS HEUREUX.

Amussat...	2 cas,	rapportés tout au long dans l'*Examinateur médical*, février 1843.
Maisonneuve.	2	*Bulletin de l'Acad. de méd.*, XIV, 722, et *Gazette des Hôpitaux*, 6 décembre, 1849.
Grimsdale..	1	*Liverpool Medico-Chirurgical Journal*, janvier 1857, p. 54.
Teale....	1	*Medical Times*, March 22, 1856, p. 283.
Atlee....	7	*Transactions of American Medical Association*, vol. VI, p. 559.
Davis....	1	*Transactions of the Obstetrical Society*, vol. II, p. 17, 1861.

                14 cas.

CAS FATALS.

Boyer....	1 cas,	*Revue médicale*, mars 1847 ; mort en 6 jours.
Bérard...	2	*Bull. de la Société anatomique*, 1842, p. 82, mort en cinq semaines ; dans le second cas mentionné par Jarjavay, la mort survint le deuxième jour.
Maisonneuve.	1	*Bulletin de la Société de chirurgie*, vol. I, p. 458, 474. M. Maisonneuve ne relate pas la mort de la malade, mais Jarjavay rapporte que dans ce cas la mort eut lieu au bout d'un mois. (Voy. sa thèse, *Opérations applicables aux corps fibreux de l'utérus*, vol. VII d'*Analekten für Frauenkrankheiten*, p. 426.
Chiari....	1	*Clinik der Gebürtshülfe*, etc., p. 408, mort au bout de trente-six jours.
Baker Brown	2	*Medical Times*, juillet 25 ; mort dans un cas au bout de trente heures, dans l'autre, au bout de treize jours.
Atlee....	5	*Loc. cit.* La mort arriva après un mois, onze jours, cinq jours, sept semaines, vingt jours.
Simpson...	1	*Ed. Monthly Journal*, mars 1848, réédité dans les *Obstetric Memoirs*, p. 118, mort au bout de six jours.
Moi-même..	1	

                14 cas.

Le tentation de retrancher les cas qui ont eu une issue funeste paraît presque insurmontable, et c'est ce qui empêche de tirer une conclusion exacte des statistiques de cette dangereuse opération. Dans une discussion qui s'éleva au sein de la Société de chirurgie, le 5 décembre 1849, au sujet du troisième cas de M. Maisonneuve, terminé par la mort, ce chirurgien rapporte qu'il avait vu bon nombre de tentatives infructueuses d'énucléation de ces tumeurs, toutes suivies d'une issue fatale. Huguier, de son côté, cite un cas où la mort survint deux jours après une opération sans succès, à laquelle il avait assisté. Nos tables ne relatent pas ces insuccès et ces morts, ni deux autres cas fatals du docteur Simpson (ce qui fait 3 morts pour 4 opérations), cités par le docteur Arneth, de Vienne, dans ses impressions de voyage, publiées dans le *Wiener Zeitschrift*, VIII, 3, 1852, et Schmidt, vol. LXXV, p. 323. Il est à regretter que les *Mémoires obstétriques* du docteur Simpson ne contiennent point le récit de ces cas malheureux dont son habileté ne put prévenir l'insuccès; ils auraient pu servir de leçon à d'autres praticiens. On sait qu'il a depuis modifié sa pratique. (*Note de l'Auteur.*)

relatés ou supprimés, cas qui, je le crains, sont très-nombreux,
nous arrivons à des résultats qui doivent nous faire classer cette
opération parmi les plus dangereuses de la chirurgie. Et, qu'on le
remarque bien, ces risques ne sont pas encourus pour une maladie
qui détruit sûrement et rapidement la vie, mais pour une affection
extrêmement lente, qui souvent reste spontanément dans un état
stationnaire et laisse voir en perspective des mois et même des années de santé valétudinaire, tandis que les suites de l'opération peuvent
faire périr en quelques jours. D'un autre côté, le succès ne délivre pas
nécessairement la patiente de sa maladie, car les tumeurs fibreuses
sont rarement solitaires, et l'ablation de l'une d'elles ne sert quelquefois qu'à faire constater l'existence d'une autre, hors de la portée
de nos moyens chirurgicaux.

Dans une semblable opération, les principales difficultés proviennent du volume de la tumeur, de l'ouverture insuffisante de l'orifice
utérin, qu'il est presque toujours nécessaire d'inciser ou de soumettre
à une dilatation forcée, et de la minceur des parois utérines qui est
si grande qu'il faut user des plus grandes précautions pour ne pas
ouvrir la cavité péritonéale pendant l'extraction de la tumeur. Il est
impossible de lire les détails d'opérations comme celles pratiquées
par Boyer et Amussat, où la malade resta plus de deux heures entre
les mains du chirurgien, ou de celle de Maisonneuve, qui fut suivie
immédiatement d'une hémorrhagie alarmante, sans éprouver quelque hésitation à faire courir de si grands risques pour un résultat
si incertain. Ce qu'il y a le plus à craindre, ce n'est pas cependant
la perte sanguine, en général peu considérable, ni l'ébranlement
(*Schock*) immédiat produit par l'opération, car aucune malade
n'est morte à la suite du premier accident, et une seulement succomba par le fait de l'ébranlement opératoire ; mais elle avait été
déjà épuisée par de fréquentes opérations. La péritonite, la phlébite,
la pyohémie, résultats de la violence exercée sur l'utérus des femmes
épuisées par des hémorrhagies fréquentes et abondantes, constituent
des dangers auxquels peu de malades échappent. Des statistiques
exactes prouveraient que c'est par là que périssent le plus grand
nombre.

Il est à peu près impossible d'estimer d'avance la difficulté de
l'opération et le péril qu'elle fait courir à la malade ; je ne pourrais
en donner un meilleur exemple qu'en citant une tentative malheureuse d'énucléation de tumeur fibreuse qui m'est propre.

La malade avait 39 ans ; elle était mère de trois enfants. Le premier symptôme de sa maladie s'était manifesté un an auparavant par une attaque soudaine d'hémorrhagie excessive, qui, revenant deux fois, à des intervalles de quinze jours, la réduisit à un état d'épuisement extrême. On sentait avec difficulté, au-dessus du pubis, l'utérus augmenté de volume; sa dilatation était produite par une tumeur aussi grosse qu'une orange, enchatonnée dans la paroi antérieure de l'utérus. Elle avait distendu l'orifice utérin qui avait le diamètre d'un cou de bouteille; mais elle n'avait pas dépassé les lèvres, et elle adhérait à la lèvre antérieure. La sonde utérine paraissait circonscrire plus de la moitié de cette excroissance. Son volume modéré, l'état béant de l'orifice utérin, et cette circonstance qu'une portion considérable était libre, nous parut, à M. Paget et à moi, indiquer l'énucléation, si l'hémorrhagie devenait dangereuse. Pendant plusieurs mois, il ne survint pas d'écoulement sanguin considérable; mais l'hémorrhagie se reproduisit, et, dix mois après que la malade eût été soumise à mes soins, je tentai l'opération sur cette tumeur qui avait conservé à peu près son volume et ses rapports. Une paire de crochets fut solidement fixée dans sa substance et on attira l'utérus au voisinage de la vulve. Sa lèvre antérieure fut disséquée ; dans toute l'étendue que le doigt pouvait parcourir, l'énucléation de la tumeur hors de ses membranes d'enveloppe fut aisément accomplie. La main introduite dans la cavité de l'utérus détacha la tumeur en arrière ; mais aucun effort ne put réussir à la détacher complétement et assez haut dans sa partie antérieure. On fit de vaines tentatives pour enlever l'excroissance par traction ou pour retourner l'utérus de façon à permettre au doigt d'atteindre son sommet. Tout fut inutile ; et l'opération fut laissée inachevée, après l'ablation des quatre cinquièmes de la tumeur. Avant d'abandonner l'opération, des incisions furent pratiquées sur divers points de la tumeur, dans l'espoir de détruire sa vitalité et de provoquer sa désagrégation.

. L'opération dura environ une heure ; la malade perdit peu de sang ; mais elle souffrit beaucoup et fut laissée dans un état de dépression tel, qu'il fallut avoir recours à des stimulants. Quand cet état eut disparu, les douleurs abdominales devinrent plus vives, ainsi que la sensibilité à la pression ; on fit appliquer deux douzaines de sangsues, le troisième jour après l'opération, et on donna des mercuriaux qui produisirent la salivation au bout de cinq jours, époque à laquelle tous les symptômes s'amendèrent notablement. Une suppuration abondante, fétide et âcre survint bientôt après l'opération et continua plus d'un mois, incommodant beaucoup la malade par les excoriations qu'elle produisait sur la vulve et les cuisses. On découvrit une très-petite portion de la tumeur, une seule fois, au milieu de l'écoulement vaginal.

L'opération fut faite le 21 décembre; le 5 janvier la malade paraissait hors de danger, et, avant la fin du mois, elle était capable de se promener dans les salles. Le 11 février, elle se plaignit d'une augmentation de douleur dans la région iliaque gauche; cette douleur céda à l'application d'une douzaine de sangsues; elle ne paraissait pas mériter grande attention, parce que la malade, quelques jours auparavant, avait été menstruée peu abondamment, quoiqu'à l'époque ordinaire. Dans l'après-midi du 14 février, la malade qui, le matin, s'était levée et promenée, fut prise d'un violent frisson et d'un accroissement de la douleur qui disparut complétement par l'application de quelques sangsues et l'administration d'une préparation opiacée. Le 20, elle se trouvait si bien, qu'elle se proposait de quitter l'hôpital le lendemain; mais, à deux heures du matin, elle fut reprise d'un violent frisson, d'une douleur abdominale intense et des phénomènes de collapsus qui accompagnent la péritonite par perforation intestinale. Elle mourut à quatre heures de l'après-midi, le même jour.

Après la mort, on trouva des traces évidentes d'une péritonite aiguë récente, avec épanchement considérable d'un liquide séro-purulent, qui, dans la cavité pelvienne, était presque entièrement formé de pus. Le pus paraissait provenir du tissu cellulaire situé entre l'utérus et le rectum; cet abcès cependant n'était pas volumineux. La matière purulente avait pénétré dans la cavité péritonéale à travers plusieurs petits orifices résultant, en cet endroit, de la gangrène de la membrane séreuse. L'utérus était sain; la partie supérieure de sa cavité avait son aspect normal; mais, un peu au-dessus de l'orifice, existait une cavité formée aux dépens de la paroi utérine qui semblait plus mince là que dans d'autres points. Cette cavité, qui était évidemment le lit d'où la tumeur avait été enlevé, mesurait un pouce et un quart dans son diamètre latéral, un demi-pouce en profondeur et dans son diamètre antéro-postérieur; elle était tapissée de granulations molles et pâles; il n'y avait dans son intérieur aucune trace de tumeur.

Sans la rupture de cet abcès dans le péritoine, on aurait compté ce cas parmi les cas heureux. Une pareille terminaison fatale est rare ; vraisemblablement elle n'arriverait pas dans une autre occasion. Mais cette aptitude à des accidents exceptionnels qu'on ne peut ni prévoir ni prévenir, doit faire distinguer une pareille opération de celles dont les indications sont nettement posées, et dont les dangers, appréciés avec soin, font partie du domaine classique de la chirurgie.

Il me paraît important de faire remarquer qu'une simple incision de la tumeur fibreuse, pratiquée dans le but de détruire ou du moins de diminuer sa vitalité, pourrait être avantageusement substituée aux procédés hasardeux de son entière énucléation. Dans le cas que nous venons de rapporter, en agissant ainsi, on aurait évité la violence inséparable des tentatives faites sur l'utérus pour enlever complétement la tumeur. Depuis, on a rapporté quelques faits dans lesquels l'ablation du centre de la tumeur, à l'aide d'une gouge, fut suivie de succès[1]. Le grand danger qui accompagne cette opération, aussi bien que toutes celles qu'on pratique sur les organes sexuels des femmes, est l'invasion de la pyohémie ; il ne faut pas oublier que l'épuisement antérieur des malades par de fréquentes hémorrhagies les rendent spécialement aptes à un pareil accident.

Mais si le danger qui accompagne l'énucléation des tumeurs fibreuses de l'utérus, lorsqu'elles sont encore enchatonnées dans les parois de l'organe, est assez grand pour contre-indiquer l'opération et pour la faire classer parmi les procédés exceptionnels que les conditions spéciales de la malade ou une dextérité peu ordinaire du chirurgien justifient seules, il est une catégorie de cas où l'on peut tenter l'ablation de ces sortes de tumeurs. Tels sont ces faits rapportés par Lisfranc[2] où une petite tumeur située dans l'épaisseur de la lèvre utérine put être enlevée, sans que la cavité de la matrice subît aucune injure.

J'ai soigné récemment un cas de cette espèce, à St-Bartholomew's Hospital. La tumeur qui pesait deux onces trois quarts, et qui présentait tous les caractères d'une tumeur fibreuse, était placée dans l'épaisseur de la lèvre postérieure de l'utérus, chez une femme âgée de 47 ans. M. Paget pratiqua une incision sur toute la longueur de la face postérieure de la lèvre utérine et la prolongea jusqu'au bord

---

[1] Baker Brown, *Obstet. Transact.*, vol. III ; p. 67.
[2] *Clinique chirurgicale*, etc., vol. II, p. 172, 178, 179.

de l'orifice en avant. La tumeur fut alors énucléée avec la plus grande
facilité, excepté sur un point, en avant et en haut, où elle adhérait
solidement au tissu de l'utérus ; mais il suffit de quelques coups de
bistouri pour la détacher. Aucune hémorrhagie importante, ni aucun symptôme de mauvaise nature, n'accompagnèrent cette opération, et la malade quitta l'hôpital parfaitement guérie au bout de
quinze jours. L'opération est aussi relativement exempte de dangers
dans les cas où la tumeur affecte la forme pédiculée, et se laisse
atteindre facilement à travers l'orifice utérin largement béant ou
incisé. Elle est encore plus facile à enlever lorsqu'elle sort de l'orifice de la matrice et repose dans l'intérieur du vagin. Il semble que
l'opération devrait se pratiquer de la même façon que lorsqu'il
s'agit de polypes, et les détails donnés en pareils cas par le docteur Pancoast[1], M. Teale[2], le docteur Gilbert[3] et M. Langenbeck[4]
paraissent confirmer l'exactitude d'une supposition qui réunit en sa
faveur toutes les probabilités théoriques. On ne doit pas s'attendre
cependant à l'innocuité absolue de cette simple opération.

Je l'ai pratiquée une fois chez une malade qui souffrait depuis
longtemps d'une tumeur fibreuse dont la forme était un peu celle
d'un polype ; dans trois occasions précédentes, on l'avait partiellement enlevée. A la longue, une inversion spontanée de l'utérus sur-

---

[1] *Boston Med. Journal,* octobre 9, 1844.

[2] *Med. Times,* août 20, 1858, et *Ibid.,* mars 22, 1856.

[3] *Boston Med. Journal,* vol. XXXI, p. 250. Mon attention a été appelée sur ce cas et
sur ceux du docteur Atlee par un mémoire très-intéressant de M. Hutchinson dans le *Medical Times,* juillet 25 et août 15, 1857. Toutefois, quatre des cas qui figurent dans son
tableau, appartenant à des malades opérées de tumeurs fibroïdes récurrentes, ne me paraissent pas devoir occuper la place qu'il leur assigne. Les sept cas dont j'ai parlé doivent
aussi occuper une autre catégorie que celle qui est consacrée aux opérations des tumeurs
interstitielles. Cette division me paraît donner une idée plus exacte des causes du danger
de ces opérations que celle qui est basée sur le procédé opératoire. Dans plusieurs cas,
l'énucléation à l'aide de la gangrène fut essayée, quand l'énucléation primitive eut échoué.
L'incertitude relativement aux cas de tumeurs interstitielles, qui peuvent ou ne peuvent
pas s'opérer, constitue l'objection la plus sérieuse à l'emploi de ces procédés. La question
réelle est obscurcie, si l'on se borne à juger du mérite comparatif des deux espèces d'o-
pérations. (*Note de l'Auteur.*)

[4] *Deutsche Klinik,* 1859, p. 1. On y trouve trois cas, dont l'un ne rentre pas dans la
question, puisque l'opération fut pratiquée d'urgence pendant l'accouchement, lorsque la
malade était déjà très-épuisée. La mort fut le résultat du retard plutôt que de l'opération.
Les deux autres cas, qui ont eu une issue heureuse, donnent, au sujet de l'opération, des
indications que M. Langenbeck énumère : « La jeunesse de la malade, la dangereuse nature
de l'hémorrhagie, le siège de la tumeur dans l'épaisseur des lèvres utérines ou du col,
la rendant accessible à l'instrument tranchant, sans traction forcée de l'utérus. » Deux
autres cas, par MM. Santesson et Janger, couronnés également de succès, sont rapportés dans *Schmidt's Jahrbücher,* 1858, vol. 100, p. 41. (*Note de l'Auteur.*)

vint, et la tumeur fut aisément attirée hors de la vulve, à l'aide d'un forceps ; la masse qui pesait six onces fut rapidement extraite du tissu utérin avec la main. Il s'écoula à peine quelques gouttes de sang ; et la matrice rétroversée fut ensuite réduite avec facilité. Dix-sept jours après, la malade mourut de pyohémie; un large coagulum, où se trouvaient beaucoup de cellules de pus, remplissait la veine cave inférieure; il y avait des dépôts purulents dans les poumons, la rate, le rein gauche, bien que l'utérus augmenté de volume, ses annexes et ses veines fussent parfaitement sains. Il nous reste encore des ressources, dans les cas où l'hémorrhagie produite par une tumeur fibreuse est formidable et impossible à arrêter, en même temps que l'état de la malade contre-indique toute opération chirurgicale grave. Le procédé consiste alors à pratiquer de larges incisions dans l'orifice utérin ; l'écoulement de sang diminue presque toujours sans qu'il me soit possible, je l'avoue, de comprendre comment cet effet peut se produire en pareil cas[1]. J'y ai eu recours, avec un demi-succès ; mais la malade déjà épuisée retomba quelques semaines après, à la suite d'une petite hémorrhagie qui persistait encore, et des symptômes de pyohémie se manifestèrent peu de jours avant la mort.

En terminant, et avant de quitter ce sujet, je dois faire quelques remarques sur la conduite à tenir, lorsque cette tumeur complique la grossesse ou le travail. Il arrive parfois, comme dans un fait que j'ai observé il y a quelques années, qu'on trouve, au début du travail, la cavité pelvienne occupée par une tumeur volumineuse et ferme, dont l'existence n'avait été révélée jusqu'alors par aucun symptôme de maladie utérine. Dans quelques-uns de ces cas, l'opération césarienne a été pratiquée, et je ne connais aucun exemple où elle ait été couronnée de succès. La présence de la tumeur s'oppose à la contraction normale de la matrice et expose ainsi la malade aux dangers d'une hémorrhagie grave. Si ce danger est évité, il survient, presque à coup sûr, une inflammation de l'utérus et du péritoine qui jusqu'ici, dans tous les cas que nous connaissons, a été fatale. Malheureusement, les cas où l'extirpation de la tumeur est possible sont très-rares ; cette opération serait sans comparaison moins dangereuse que celle où l'on est forcé d'ouvrir la cavité du péritoine. L'ablation, suivie de succès, de polypes pendant le tra-

___
[1] Voy. quelques cas rapportés par M. Clintock, *op. cit.*, p. 147.

vail, et l'extirpation de tumeurs volumineuses placées dans l'épaisseur des parois pelviennes[1] doivent encourager de pareilles tentatives. Les seuls cas où, à ma connaissance, l'énucléation de la tumeur fibreuse de l'utérus a été pratiquée pendant le travail, sont relatés par M. Danyau[2], M. Langenbeck[3] et le docteur Keating[4]. La malade de M. Danyau, âgée de 50 ans, avait eu trois enfants avec des couches heureuses et était arrivée à la fin de sa quatrième grossesse, malgré quelques petites hémorrhagies survenues depuis trois semaines. Quarante heures après la sortie du liquide amniotique, on sentit un pied de l'enfant dans la cavité pelvienne qui était presque complétement remplie par une tumeur, paraissant résulter d'un épaississement de la lèvre postérieure utérine. Cette tumeur ne laissait pas un espace de plus de trois quarts de pouce, ou d'un pouce et quart, entre elle et la symphyse du pubis. Lorsqu'on se fut assuré que l'enfant était mort, et que la question de l'opération césarienne eut été mise par conséquent de côté, M. Danyau, après avoir consulté le professeur Dubois, poussa, sur deux doigts de la main gauche, un bistouri à travers l'orifice utérin, dont le diamètre égalait celui d'un petit verre à liqueurs. Il fit une incision longitudinale sur la partie antérieure et supérieure de la tumeur, réussit avec deux doigts de la main droite à l'énucléer hors de l'utérus et à la faire sortir du bassin. Elle pesait vingt onces et sept drachmes ; son plus long diamètre avait cinq pouces trois quarts ; sa forme était conique et son sommet dirigé en bas. L'extraction de l'enfant fut facile après l'ablation de la tumeur, et la malade se rétablit sans aucun accident de mauvaise nature, bien qu'une quantité considérable de sang veineux se fût écoulée au début de l'opération, lorsque la tumeur fut incisée. Les malades de M. Langenbeck et du docteur Keating furent moins heureuses : la première, épuisée par la longue durée du travail et des douleurs, mourut vingt-quatre heures après l'opération ;

---

[1] Comme dans le cas remarquable rapporté par le professeur Burns, de Glascow, dans son *Midwifery*, 8ᵉ édit., in-8, London, 1852, p. 53.

[2] *Gaz. des hôpitaux*, nᵒ XLII, 1851, et *Schmidt's Jahrbücher*, vol. LXXI, août 1851, p. 190.

[3] *Loc. cit.*, p. 3.

[4] *American Journal of Medical Sciences*, mai 1858, et Schmidt, vol. C, p. 40. — C'est à dessein que je n'entrerai pas dans le détail de ces opérations de polypes ou de tumeurs non pédiculées, pratiquées après l'accouchement et suivies de résultats variables. Je n'ai sur ce sujet aucune expérience personnelle. Je pencherais cependant pour la non-intervention dans l'état puerpéral, à moins d'accidents urgents. Je craindrais que la plus grande facilité de leur ablation ne fût plus que contre-balancée par les risques ultérieurs de résorption purulente. (*Note de l'Auteur.*)

l'autre eut une phlébite puerpérale qui l'enleva le huitième jour.

Dans tous les cas, lorsque c'est possible, il faut éviter les opérations sur l'utérus gravide, et la première chose dont on doit s'assurer, c'est s'il est possible de refouler la tumeur hors de la cavité pelvienne, car on ferait alors courir à la malade le moins de dangers possible. Dans le cas qui m'appartient, cette opération fut rapidement exécutée. Il n'est pas douteux que le même procédé eût été couronné de succès, dans le cas bien décrit et dessiné par le docteur Etlinger[1], dans lequel le professeur Kilian de Bonn pratiqua l'opération césarienne sur une malade dont le pelvis était occupé par une tumeur fibreuse s'insérant par un large pédoncule sur la surface postérieure de la matrice. Cette personne mourut quarante-huit heures après l'opération des suites de l'hémorrhagie qui en fut la conséquence. La malade survécut jusqu'au sixième jour, et je ne puis attribuer sa mort qu'à la tentative inconsidérée que je fis de ponctionner la tumeur avant d'essayer de la repousser au-dessus du détroit supérieur du bassin. Il n'y avait pas de péritonite générale, mais la plaie de la tumeur était largement béante ; le tissu qui l'environnait présentait une couleur noire qui s'étendait vers le centre de la tumeur. Cette portion noirâtre était ramollie ; le reste de la tumeur avait une coloration d'un rouge vif. Il en était de même d'une autre tumeur qui avait à peu près le même volume, celui d'une tête de fœtus âgé de 7 mois ; on n'y trouvait aucune trace de ce ramollissement général et de cette désagrégation qui s'emparent, dit-on, de ces excroissances après l'accouchement. Les intestins, dans la fosse iliaque gauche, étaient réunis par de la lymphe récemment formée ; dans environ 4 pouces de leur étendue, juste à leur point de contact avec la tumeur incisée, ils étaient très-congestionnés, presque putréfiés, et leur partie postérieure était convertie en une large eschare d'un gris noirâtre qui correspondait à une eschare occupant la partie supérieure externe de la tumeur. L'utérus, qui présentait à sa surface une demi-douzaine de petites tumeurs ayant environ le volume d'un pois, était sous tous les autres rapports parfaitement sain. En résumé, il semblait que l'incision de la tumeur avait été le point de départ des lésions survenues consécutivement[2].

---

[1] Etlinger, *Observations obstetriciæ*, in-4. Bonnæ, 1854, voy. p. 50-53 et planches et II.

Un second cas, presque semblable au précédent et suivi aussi d'une terminaison fatale, fut observé par moi en 1862 ; il a été cité par le docteur Madge dans le vol. IV de ses *Obstetrical Transactions*. (*Note de l'Auteur*.)

Ainsi, dans tous les cas, on s'efforcera de repousser la tumeur hors du bassin avant de tenter de réduire son volume par la ponction. Si cette tentative ne réussit pas, l'apparente solidité de l'excroissance ne doit pas contre-indiquer l'emploi du trocart ; en effet, un kyste très-distendu, soit par l'abondance du liquide qu'il renferme, soit par une forte pression exercée sur sa surface ne fera souvent percevoir au doigt le mieux exercé qu'une sensation indiquant à peine la nature de son contenu. Enfin je suis disposé à penser que, dans presque tous les cas, il sera mieux de pratiquer la version que de tenter d'extraire l'enfant avec le forceps ; et même, si le défaut d'espace est trop considérable, la crâniotomie suivie de la version, et, quoiqu'on en fasse peu usage dans cette contrée, l'emploi du *céphalotribe*, pour briser la base du crâne, nous permettront de mener à bien un cas qui ne semblait d'abord offrir d'autre alternative que l'opération césarienne.

A la fin de ma dernière leçon, je vous disais que je ne partageais pas l'opinion qui attribue aux tumeurs fibreuses une tendance générale à se ramollir ou à se désagréger pendant la grossesse. Je ne comprends donc pas que l'accouchement prématuré et encore moins l'avortement soient nécessaires ou légitimes, parce qu'une tumeur fibreuse est en connexion avec l'utérus. La présence d'une tumeur fibreuse qui empiète assez sur la cavité pelvienne pour rendre le travail difficile ou dangereux indique tout naturellement cette opération. Il en est de même des symptômes de l'inflammation utérine, qui se seraient montrés auparavant, à la suite de l'accouchement. Le danger cependant existe, je crois, dans tous les cas, non point à une époque particulière de la grossesse, mais à n'importe quel moment de l'expulsion de l'œuf; et, s'il y a plus de chances mauvaises lorsque l'accouchement est à terme, il faut l'attribuer à la violence plus considérable que subissent l'utérus et la tumeur durant le passage du fœtus plus avancé en âge. Il faut donc considérer et traiter chaque cas, suivant les indications qui lui sont propres ; et le simple fait d'une grossesse coïncidant avec une tumeur fibreuse ne peut pas constituer une indication suffisante, soit pour l'avortement, soit pour l'accouchement prématuré.

LEÇON XVIII

TUMEURS ET EXCROISSANCES UTÉRINES

Polypes fibreux : leur structure ; leur vascularité. — Source de l'hémorrhagie. — Leurs symptômes. — Leur ablation. — Mérites comparatifs de la ligature et de l'excision. — Traitement du travail avec complication de polypes. — *Tumeurs fibroïdes récurrentes de l'utérus :* leur rareté. — Observation. — *Tumeurs graisseuses de l'utérus.* — *Dégénérescence tuberculeuse de l'utérus* : Ses caractères, siége de la maladie, ses rapports avec la tuberculose générale.

Il nous reste encore à étudier cette variété de tumeurs fibreuses utérines qui proviennent de la face interne de la matrice, plus rarement de l'une ou l'autre lèvre, et pendent, à l'extrémité d'une tige ou pédicule, dans la cavité de l'utérus ou dans le canal du vagin. L'impropriété du terme polype, appliqué à ces excroissances solides, n'a pas besoin de nous occuper maintenant ; il est universellement adopté et si bien compris que personne n'est induit en erreur par sa terminologie incorrecte. Par leur structure, ces tumeurs sont presque identiques à celles que nous avons étudiées jusqu'ici ; la différence la plus importante consiste peut-être en ce que, dans les tumeurs fibreuses, le tissu est distinct de celui de l'utérus, en ce que la tumeur est comprise ainsi dans l'épaisseur de l'organe ; tandis que quelques polypes étant positivement constitués par une excroissance du tissu utérin, leur texture et celle de la matrice elle-même sont inextricablement entremêlées[1]. Mais même dans ces cas, la substance de la tumeur est habituellement plus consistante, moins vasculaire que celle de la paroi utérine adjacente. La tumeur fibreuse pédiculée, lorsqu'elle provient de l'intérieur de la matrice, est souvent plus riche en sucs et plus arrosée de sang

---

[1] Comme dans une préparation du muséum de St Bartholomew's Hospital, esquissée et rapportée par Paget, *op. cit.*, vol. II, p. 131, fig. 11. (*Note de l'Auteur.*)

que les tumeurs dont l'origine et les rapports sont autres. Le pédicule de ces tumeurs est composé de substance utérine mêlée d'un tissu cellulaire plus ou moins dense ; quoiqu'en général unique, il est quelquefois formé de deux ou trois faisceaux de fibres provenant de points de la matrice différents, mais très-rapprochés. Une couche de substance utérine se prolonge à une distance variable le long de la tumeur, l'enveloppe quelquefois complétement, d'autres fois en partie comme la cupule entoure le gland, ou comme un calice les pétales d'une fleur. En outre, le polype est toujours recouvert par la membrane muqueuse de l'utérus qui devient plus ferme et plus dense qu'à l'état naturel et qui se développe, ainsi que les fibres musculaires de l'utérus, en proportion du volume de la tumeur. La tumeur peut souvent être retirée de son enveloppe, de la même façon qu'on énuclée une tumeur fibreuse ordinaire de son kyste de tissu cellulaire condensé. Mais ce n'est pas toujours le cas ; et la connexion entre la substance du polype et la membrane qui l'entoure est de temps à autre tout à fait intime. L'apport vasculaire, comme je l'ai déjà dit est plus abondant que dans les autres tumeurs fibreuses ; en général ni les branches artérielles qui pénétrent la tumeur, ni les veines qui en sortent n'ont un volume proportionné à la quantité de sang qui imbibe sa substance. Une portion du sang peut aussi provenir de la membrane muqueuse qui entoure le polype, quoique en général ces vaisseaux soient peu considérables. L'apport relativement petit du sang à ces tumeurs, et le fait qu'elles donnent toujours lieu à des hémorrhagies profuses qu'arrête une ligature sur leur pédicule, constituent un problème de pathologie utérine qui n'a reçu, jusque dans ces derniers temps, que des solutions contradictoires et peu satisfaisantes.

L'écoulement profus, qui est aussi provoqué par des tumeurs fibreuses non pédiculées et par les très-petits polypes vasculaires de l'utérus, semble démontrer que c'est plutôt de la membrane muqueuse irritée, que de la surface de la tumeur elle-même que provient l'hémorrhagie. Ce fait trouve sa preuve dans le cas suivant et ceux qui lui sont analogues. Une femme, âgée de 46 ans, fut admise dans mon service à St-Bartholomew's Hospital. Elle n'était pas mariée, et, sauf une sensation de poids dans la partie inférieure de l'abdomen, depuis la cessation de ses règles survenue à l'âge de 43 ans, elle avait joui d'une bonne santé. Trois semaines avant d'entrer dans mon service, elle fut prise soudainement d'une hémorrhagie profuse, et, en même temps, une tumeur fit en partie hernie à travers la vulve. La perte de sang avait continué plus ou moins depuis cette époque, et, lors de son admission, la malade semblait très-épuisée. Cette tumeur qui, vers sa partie inférieure, était déjà superficiellement sphacélée, mesurait sept pouces de longueur et quatre de diamètre dans sa plus grande largeur; elle pesait une livre et une once et demie. Elle était unie par un pédicule petit et court à la lèvre postérieure de l'utérus; une branche artérielle du calibre des artères digitales paraissait être la source principale de l'apport sanguin. La vascularité de cette tumeur était très-considérable, et sa partie extra-vulvaire exposée à des pressions était si congestionnée, qu'elle avait presque un aspect apoplectique. Cette grosse excroissance vasculaire existait sans aucun doute depuis des années. Elle augmenta de volume, sans produire d'hémorrhagie ni autre accident, jusqu'à ce que, étant partiellement sortie hors de la vulve, elle commença à exercer des tractions sur la matrice, à la tirer en bas, à l'irriter et à provoquer sur sa surface interne une soudaine et formidable hémorrhagie qui ne paraissait avoir sa source sur aucun point de la tumeur. — La suspension de l'hémorrhagie par la ligature du pédicule d'un polype n'implique pas nécessairement que l'hémorrhagie est mécaniquement arrêtée. On comprend tout aussi bien ce fait, en admettant que la ligature interrompt les relations vitales qui existaient entre la tumeur et la matrice, et rend moins grande qu'auparavant l'excitation produite par le polype sur la membrane muqueuse. On ne peut donner une preuve plus forte de la différence qui sépare un stimulant vital d'un stimulant mécanique que l'impunité relative avec laquelle, dans beaucoup de cas, l'utérus supporte dans sa cavité une tige métallique, impunité qui contraste avec les hémorrhagies intarissables qu'excite souvent le plus petit polype vasculaire.

Les polypes fibreux sont susceptibles de subir les mêmes changements que les autres tumeurs fibreuses; je ne sache pas toutefois qu'ils s'atrophient comme le font souvent certaines fibroïdes de l'utérus, car les dépôts calcaires dans leur intérieur sont excessivement rares. D'un autre côté l'œdème et l'extravasation sanguine sont loin d'être exceptionnels chez eux; lorsqu'ils ont traversé l'orifice utérin pour entrer dans le vagin, la membrane qui recouvre leur surface inférieure s'ulcère fréquemment, ou même devient gangréneuse et cette lésion s'étend au reste de la tumeur. Mais la tumeur ne s'énuclée pas complétement, comme il arrive quelquefois pour d'autres tumeurs fibreuses. Lorsque, se détachant spontanément, elle est expulsée, ce mode de guérison naturel provient de la rupture du pédicule.

Naissant, comme c'est l'ordinaire, de la cavité de l'utérus, ces polypes exercent sur l'organe une influence qui paraît dépendre de leur point d'origine. Ainsi, lorsque l'implantation du pédicule existe dans la partie inférieure du canal cervical, la tumeur ne tarde pas à franchir l'orifice du col ; suspendue alors dans le vagin, elle peut acquérir un volume considérable, sans agir sur la matrice, soit pour troubler ses fonctions, soit pour provoquer son hypertrophie. Par contre, les polypes qui ont leur origine dans un point élevé de la matrice restent enfermés dans sa cavité, jusqu'à ce qu'ils aient acquis de grandes dimensions, et ils donnent lieu à la dilatation de l'organe et à l'épaississement de ses parois. Il y a de grandes variétés dans les rapports que les polypes affectent, suivant les différents cas, avec l'organe au sein duquel il se sont développés. Dans la grande majorité des cas, avant que le polype ait acquis le volume d'une petite pomme, l'orifice utérin, sur lequel repose sa partie inférieure, se dilate peu à peu pour lui livrer passage ; il est alors suspendu dans le vagin et son pédicule est embrassé, mais rarement étranglé par l'orifice de la matrice. Quelquefois cependant, et je ne sais pourquoi, ce processus s'effectue beaucoup moins rapidement ; les bords de l'orifice utérin ne cèdent pas assez pour permettre la sortie du polype ; l'utérus est obligé d'entrer en activité, comme dans les efforts du travail ; il se contracte, puis se relâche, se contracte de nouveau, et, après un laps de plusieurs jours peut-être, le polype est littéralement expulsé [1]. A la suite de ces douleurs expulsives intenses, l'utérus,

---

[1] La pression des polypes fibreux intra-utérins sur les parois de l'utérus peut y déterminer des modifications de texture, telles que inflammation, atrophie, érosions, dégénérescence graisseuse, gangrène moléculaire, qui prédisposent à la rupture du tissu utérin. L'imminence de cet accident redoutable est surtout à craindre lorsque la pression s'exerce sur un point limité de l'organe. Voici, en effet, ce qui arrive quelquefois en pareil cas : comme la présence du polype a déterminé une hypertrophie musculaire de l'utérus, les contractions de l'organe qui tendent à expulser cette sorte de corps étranger sont violentes. Si le col cède facilement, l'expulsion du polype se fait peu à peu ; mais si le col oppose une résistance difficile à vaincre ou invincible, l'expulsion, au lieu de s'effectuer par le canal cervical, c'est-à-dire par la voie ordinaire, a lieu sur le point de la paroi utérine qui cède le plus facilement, et ce point est celui qu'une pression longtemps continuée a prédisposé à la rupture.

Voy. sur cette question : *Rupture spontanée de l'utérus dans ses rapports avec les*

comme je l'ai déjà dit dans une leçon précédente[1], entre quelquefois en inversion et se retourne complétement. Cet accident est produit moins par une action purement mécanique, résultant du poids de la tumeur, que par les efforts que sa présence provoque dans le tissu musculaire de la matrice.

Une fois dans le vagin, le polype s'avance encore et probablement avec plus de rapidité qu'auparavant, puisqu'il n'est pas exposé au même degré de pression que lorsqu'il était dans l'intérieur de l'utérus. La plupart du temps, les symptômes qu'il produit sont assez sérieux pour le faire diagnostiquer et on l'enlève avant qu'il ait acquis de formidables dimensions[2]. S'il lui arrive de séjourner quelque temps dans le vagin, la partie de la tumeur qui est accessible à l'air manque rarement de s'ulcérer, et la surface adjacente du vagin s'enflamme et s'ulcère également, de telle sorte qu'une adhésion entre les deux peut se produire. Ce phénomène survient quelquefois; il est beaucoup moins fréquent entre la tumeur et la muqueuse de l'utérus lui-même. Ces deux accidents obscurcissent le

polypes intra-utérins, par O. Larcher. (_Archives gén. de médecine_, 1867, t. II, p. 545, 697.)

Courty, _Traité pratique des maladies de l'utérus et de ses annexes_, p. 824. Paris, 1866.

Guyon, _Tumeurs fibreuses de l'utérus_. (Thèse d'agrégation, p. 61. Paris, 1860.)

Louis, _Concrétions calculeuses de la matrice_ (_Mémoires de l'Académie royale de chirurgie._)

Marjolin, article _Polypes de l'utérus_ dans le _Dict. de médecine_ en 30 vol., t. XXX, p. 294. Paris, 1846.

Bennet, _Traité pratique de l'inflammation de l'utérus, de son col et de ses annexes_, etc., trad. par Michel Peter, p. 484 et 486.

Loir, _Polypes utérins_. (_Mémoires de la Société de chirurgie de Paris_, t. II. Paris, 1851.)

Demarquay, _Polype fibreux implanté sur la partie antérieure et supérieure de l'utérus; perforation de l'utérus et de la vessie_. (Société de chirurgie, compte rendu dans l'_Union médicale_, 2ᵉ série, t. II, p. 609. Paris, 1869.)

Chassagnac, _Mémoires sur les ruptures de la matrice_. (_L'Expérience_, t. III. Paris, 1838.)

Tardieu, _Études médico-légales sur l'avortement_. Paris, 1863.

Paul Dubois, _Ruptures de l'utérus_. (_Dict. de médecine_ en 30 vol. Paris, 1846.)

Roux, _Mémoires sur l'organisation des polypes utérins et l'application de cette connaissance à la pratique chirurgicale_, dans le _Journal de médecine, de chirurgie et de pharmacie_, par les citoyens Corvisart, Leroux et Boyer, t. IV, p. 459. Paris, germinal an X. (_Note du Trad._)

[1] Voy. Leçon XIII sur l'_Inversion de l'utérus_, p. 240.

[2] J'ai déjà mentionné un cas où le polype pesait 1 livre 1 once ½. Heyfelder, _Studien im Gebiete der Heilwissenschaft_, in-8, Stuttgart, 1838, vol. I, p. 269, parle d'un polype qui pesait 1 livre 3 onces 7 dr.; de nombreux exemples de polypes énormes sont donnés par Meissner, _op. cit._, vol. I, p. 838. (_Note de l'Auteur._)

diagnostic et rendent exceptionnellement difficile toute intervention chirurgicale[1].

Les deux grands symptômes des polypes utérins sont l'hémorrhagie et la leucorrhée, symptômes qui augmentent d'intensité et deviennent continus, si leur cause n'est pas découverte et détruite, jusqu'à ce que, à la longue, ils épuisent et fassent succomber la malade. Au début, c'est à l'époque menstruelle que l'hémorrhagie survient ; la période des règles est plus longue, revient plus tôt et s'accompagne d'un écoulement sanguin plus profus que d'habitude. Une abondante leucorrhée persiste dans les intervalles ; plus tard la périodicité de l'hémorrhagie s'efface ; la perte devient continuelle et enfin il est impossible de reconnaître la dernière menstruation et de prédire la prochaine.

Les malades éprouvent une sensation continue de poids et d'abaissement ou d'autres malaises résultant de la pression que le polype, s'il est volumineux, peut exercer sur les parties adjacentes ; quelquefois des efforts expulsifs se manifestent, mais ils sont loin d'être constants, et ce dernier symptôme ne se rencontre que dans la très-faible minorité des cas. On a prétendu que l'expulsion de caillots de forme annulaire, formés autour du pédicule du polype, était caractéristique de cette affection ; c'est une opinion qui est plutôt théorique que clinique et qui n'a pas pour elle la sanction de l'expérience. La seule règle que je puisse vous donner, relativement au diagnostic du polype, c'est de pratiquer avec soin l'examen vaginal lorsqu'une hémorrhagie survient sans cause, à une époque menstruelle et se reproduit également sans cause à l'époque suivante. La tumeur qui fait saillie à travers l'orifice utérin, entourée par les lèvres du col et se prolongeant dans sa cavité, quelquefois au-dessus d'un point accessible au doigt, ne peut être confondue qu'avec un utérus en inversion ; je me suis déjà efforcé d'établir les signes différentiels de ces deux affections[2]. Lorsque l'excroissance polypeuse

---

[1] Dans quelques cas, les polypes fibreux intra-utérins rentrent dans la cavité utérine après s'être montrés entre les lèvres du museau de tanche. C'est en général aux époques cataméniales que se fait leur apparition ; elle paraît due aux contractions utérines qui accompagnent le flux sanguin. Au point de vue du diagnostic, il en résulte que, pendant l'époque menstruelle, le toucher vaginal peut fournir des indications qu'il ne donnerait pas en d'autres temps.

Lisez le mémoire de M. Larcher *Sur les polypes intra-utérins à apparitions intermittentes.* (*Archives de médecine*, année 1867, t. I, p. 59, 193.) (*Note du Trad.*)

[2] Voy. p. 294.

provient de l'une ou l'autre lèvre de l'utérus, son existence ne peut être mise en doute, puisqu'on trouvera toujours, soit au-devant soit en arrière d'elle, l'orifice de la matrice.

Lorsque le polype n'a pas encore franchi l'orifice utérin, son diagnostic peut être très-difficile, car l'hémorrhagie et l'écoulement leucorrhéique sont communs à beaucoup d'affections utérines, et l'excroissance elle-même peut n'être pas suffisamment grosse pour augmenter le volume de la matrice et encore moins pour augmenter son segment inférieur. Dans les cas douteux, la sonde utérine est souvent d'un grand secours; en permettant d'affirmer que la cavité utérine a dépassé ou conservé ses limites normales, elle fortifie ou fait rejeter les présomptions en faveur de l'existence d'une tumeur dans la matrice[1].

Quelquefois l'introduction de la sonde est très-difficile ou même impossible, lorsque son extrémité se heurte sur le corps de la tumeur. Quand même la sonde convertirait presque en certitude nos présomptions relativement à l'existence d'un polype, elle ne peut nous être d'aucun secours pour son ablation. Le professeur Simpson[2] a inventé l'éponge préparée, au moyen de laquelle nous pou-

---

[1] Il y a des cas de polypes intra-utérins où la dilatation du col devient urgente. En voici un exemple : Chez une dame de 30 ans sujette à des pertes menstruelles abondantes, plusieurs médecins diagnostiquèrent un corps fibreux gros comme le poing dans la paroi antérieure de l'utérus ; la matrice était très-dilatée. On ne se décida à aucune opération.

Les pertes, en se répétant, amenèrent une anémie tellement profonde qu'on fut obligé de faire une transfusion médicale de sang avec l'appareil de Moncoq. A peine 125 grammes de sang étaient-ils injectés que la malade, dont les joues devinrent colorées, s'écria : « Arrêtez, j'étouffe ! » Elle fut prise de suffocations considérables, de battements de cœur, de tremblements généraux, de douleurs dans la poitrine et dans les reins. — Le pouls, qui avait repris de la force, redevint très-faible; les extrémités, la langue, le nez se refroidirent, vomissements, soif très-vive, etc. Ces symptômes persistèrent pendant dix heures et demie; puis le calme se rétablit, la respiration devint plus facile, les douleurs diminuèrent et cessèrent, le pouls se régularisa, et un mois après la malade était tout à fait rétablie.

Trois mois après, les hémorrhagies mensuelles reparurent et durèrent plus d'un an sans qu'on intervînt activement pour enlever le polype cause de tout le mal. — A cette époque, des accidents de péritonite se manifestèrent. C'est alors seulement que le col utérin se ramollit, s'entr'ouvrit et permit de toucher une tumeur volumineuse et arrondie. C'était un abcès considérable qui s'ouvrit spontanément par le vagin. Cet abcès vidé, on put constater dans l'utérus une tumeur fibreuse touchant l'orifice utérin et nageant au milieu d'un liquide abondant qu'elle retenait. Tout s'expliqua alors facilement; la tumeur fut incisée et la malade ne tarda pas à se rétablir.

En pareil cas, la dilatation du col, pratiquée dès les premiers jours, n'aurait-elle pas éclairé ce diagnostic et prévenu cette longue série d'accidents? (*Bull. de la Société médicale de Reims*, n° 5, année 1868.) (*Note du Trad.*)

[2] *On the Detection of Intra-uterine Polypi*, dans *Ed. Monthly Journal*, janvier 1850, et *Obstetric Memoirs*, vol. I, p. 122.

vons rapidement dilater l'orifice utérin à un assez haut degré pour explorer avec soin l'intérieur de la matrice, et exécuter l'opération que réclame la tumeur, presque aussi facilement que si elle était descendue dans le vagin.

Cela me conduit à examiner, en terminant, quels sont les meilleurs moyens d'enlever les polypes fibreux de l'utérus. Je ne veux point vous faire perdre votre temps en revenant sur les mesures que vous devez prendre pour arrêter l'hémorrhagie profuse que produisent quelquefois ces excroissances. Il y a deux procédés différents ; chacun d'eux a été vigoureusement défendu ou attaqué par quelque chirurgien[1]. L'un consiste à étrangler la tumeur au moyen d'une ligature; l'autre, à l'exciser avec des ciseaux ou tout autre instrument tranchant. A l'époque où des vues anatomiques erronées faisaient craindre le danger de l'hémorrhagie, à la suite de l'ablation d'un polype, on fut conduit à adopter la ligature ; aujourd'hui on y a presque entièrement renoncé et avec raison. On a cessé d'y recourir, parce que cette opération est presque toujours laborieuse et souvent difficile ; et, quand il s'agit de petits polypes, ou de polypes munis d'un pédicule très-mince, il est inutile d'y recourir. Lorsque le pédicule est volumineux l'action de la ligature est lente, incertaine, elle condamne la malade pendant plusieurs jours à tous les inconvénients qui résultent de la destruction d'une tumeur étranglée. Ce ne sont pas de simples malaises que peut entraîner l'opération, mais des dangers très-réels, parce que le tissu de l'utérus est presque inévitablement compris dans la ligature et qu'une phlébite peut résulter de l'absorption des détritus putrides pendant l'élimination du polype. Vous pouvez vous assurer vous-même que ces dangers ne sont pas imaginaires, en visitant les musées anatomiques de la métropole ; vous y verrez des pièces où les polypes ont été en partie détachés, ou séparés complétement de l'utérus par la ligature, mais en provoquant une inflammation qui a fait périr la malade.

On a allégué, en faveur de la supériorité de la ligature sur l'excision, le danger de l'hémorrhagie qui accompagne cette dernière opération. Mon expérience qui repose sur vingt cas d'excision sans hémorrhagie n'est pas assez grande pour être d'un grand poids ;

---

[1] Voy. un mémoire du docteur Simpson, *Obstetric Memoirs*, vol. I, p. 150, où il condamne énergiquement l'emploi de la ligature. (*Note de l'Auteur.*)

mais Velpeau[1] avance qu'aucune hémorrhagie sérieuse n'est survenue dans vingt cas d'excision de polypes qu'il a pratiqués ; Lisfranc[2]
n'en a eu que deux dans cent soixante-cinq cas ; et Dupuytren[3] également que deux dans près de deux cents cas. Tous au contraire
parlent de phlébite et d'inflammations péritonéales mortelles à la
suite de la ligature. On cite peu de cas de symptômes inflammatoires
succédant à l'incision d'un polype, de même qu'on voit peu d'hémorrhagies dangereuses après leur ablation par la ligature. Dans
une observation qui m'est propre, une péritonite survint le quatrième jour et se termina fatalement le dixième, après l'excision
facile d'un petit polype fibreux. Je crois que tous les avantages sont
en faveur de l'excision ; elle est plus aisée à pratiquer, plus rapide
et plus sûre ; il y a peu de cas où ce procédé ne doive être préféré.
Cette opinion est partagée presque unanimement par tous les chirurgiens qui ont une grande expérience[4] ; quelques-uns cependant,
Aran[5] par exemple, pour prévenir la possibilité d'une hémorrhagie,
préfèrent, si c'est possible, appliquer la ligature et puis immédiatement ou très-peu de temps après, exciser le polype.

Après cette discussion sur les mérites comparatifs de la ligature et
de l'excision, il devient inutile d'entrer dans de longs détails sur le
premier mode d'extirpation des polypes et sur les divers instruments
qui ont été inventés dans ce but. Qu'il me suffise de vous dire que la
double canule de Gooch, avec le mécanisme inventé par Laundy,
fabricant d'instruments dans Borough, pour resserrer la ligature,
me paraît être d'une application générale et facile. Rien ne démontre
mieux la difficulté qu'on éprouve à lier les polypes que la grande
quantité d'instruments inventés à cet effet[6].

L'excision des polypes est, au contraire, rarement difficile ; la
douleur qu'elle provoque ne nécessite pas l'usage du chloroforme à
moins que la malade ne soit nerveuse. La malade étant placée sur le

---

[1] *Médecine opératoire*, t. IV, 2e édit., p. 591.
[2] *Clinique chirurgicale de la Pitié*, t. III, p. 210.
[3] Schmidt, *Jahrb.*, vol. II, p. 90.
[4] Il suffit de citer, en faveur de cette opinion, les noms de Scanzoni, Aran et Clintock.
[5] *Op. cit.*, p. 875.
[6] Kilian a fait une critique détaillée des instruments destinés à la ligature des polypes,
Operationslehre f. Geburtshülfer, 2e édit., Bonn, 1852, part. II, p. 208-248. Le docteur Gooch donne une description de sa canule et de son mode d'application, p. 259-265
de son ouvrage *on the Diseases of Women*, avec tant de clarté qu'on ne peut pas poser
de meilleures règles pour l'emploi de la ligature. (*Note de l'Auteur.*)

dos, les pieds reposant sur un tabouret, et les genoux maintenus solidement écartés par dés aides, une paire de pinces de Museux est portée avec précaution le long de l'index de la main gauche, jusqu'au point d'implantation du pédicule de la tumeur. Alors, on les ouvre doucement, et deux doigts de la main gauche restent sur leurs extrémités recourbées, jusqu'à ce qu'elle soit suffisamment séparée pour saisir solidement le pédicule de la tumeur. Si le polype est petit, une paire de pinces est suffisante et on peut alors attirer doucement le polype en bas, au delà des parties externes, ou près de l'orifice vulvaire, et diviser le pédicule avec de forts ciseaux recourbés, à pointes mousses, semblables à ceux dont on se sert pour les opérations de la langue. Si la première paire de pinces n'est pas solidement fixée, ou si la tumeur est d'un volume considérable et ne cède pas rapidement, il peut être utile d'en introduire une seconde ou même une troisième paire avant de faire des efforts de traction. En pareils cas, il convient d'introduire et de fixer séparément chaque pince ; on y parvient assez facilement à l'aide de l'instrument dont mon collègue, M. Arnott, avait coutume de se servir, instrument dont les deux moitiés sont séparées, mais peuvent s'articuler comme le forceps ordinaire.

Lorsque le polype est assez volumineux pour remplir presque tout le vagin, des pinces à crochets pointus ne peuvent pas être portées sur le pédicule, sans courir le risque de s'engager en passant dans le corps de la tumeur et sans piquer les doigts de l'opérateur. On pare facilement à ces inconvénients à l'aide d'une gaine de métal qui recouvre ces crochets et peut être dégagée dès que l'instrument est arrivé sur le point de la tumeur où on veut le fixer. Une traction énergique manque rarement de placer la tumeur à portée des ciseaux ; j'ai vu cependant des cas où il fallait recourir au forceps pour faire descendre un polype volumineux jusqu'à la vulve. Dans les cas où l'abaissement du polype était très-difficile, Lisfranc avait coutume de fixer les crochets de la pince dans les lèvres de l'utérus et d'exercer des tractions directes sur la matrice elle-même. Mais ni ce procédé, ni l'incision du périnée qui a pour elle l'autorité de Dupuytren, lorsque le polype est trop gros pour passer à travers une vulve étroite, ne me paraissent d'une grande utilité.

La division d'un polype volumineux et son extraction par fragments n'est pas accompagnée, comme le démontre l'expérience, de ces dangers d'hémorrhagie qu'on redoutait à la suite de l'emploi des instruments tranchants pour l'extirpation de ces tumeurs. Divers praticiens ont inventé des couteaux courbes ou des crochets tranchants, pour diviser le pédicule des polypes qu'on ne pouvait pas attirer en bas avec facilité. Ainsi M. Velpeau[1] se sert d'un couteau de 8 à 10 pouces de longueur, recourbé vers sa pointe qui est mousse, et tranchant seulement sur un de ses côtés. Avec cet instrument, il divise le pédicule du polype, qui est tendu par un aide à l'aide d'une paire de pinces de Museux. Un couteau très-ingénieux, mais peut-être un peu compliqué, dont la lame est fixée à angle droit avec le manche et qu'on introduit à l'aide d'une gaîne semblable à celle du bistouri caché, a été inventé et mis en usage par le docteur Herrich, de Ratisbonne[2], dans un cas où le polype était muni d'un pédicule épais et solide. Plus récemment, le professeur Simpson, d'Édimbourg[3], a employé un instrument semblable au crochet tranchant dont se servent les accoucheurs pour décapiter le fœtus. L'instrument, dans ses mains, a donné les résultats qu'on en attendait, bien qu'il fût à craindre que le bord tranchant, se trouvant sur le même plan que le manche de l'instrument, coupât dans un sens trop oblique pour diviser rapidement le pédicule.

Quoique généralement applicable, il y a cependant des cas où l'excision du polype paraît être inférieure comme sécurité à son ablation par la ligature. La traction forcée de l'utérus en bas, lorsque le polype est contenu dans sa cavité, pour le rendre accessible à l'instrument, est inévitablement suivie d'une violence qu'on évite par l'application de la ligature. L'usage d'un fil de fer au lieu de cordes de fouet et l'application de l'écraseur, tel que l'instrument inventé par Braxton Hicks[4], enlève à la ligature le danger qui en était la conséquence ordinaire, parce que, par ce moyen, le pédicule de l'excroissance peut être coupé complétement en quelques minutes. Dans les cas de polype volumineux, lorsqu'il n'y a pas d'espace pour l'application d'autres instruments, la section par la ligature pourra également être employée avec avantage et sécurité[5].

---

[1] *Bull. gén. de thérapeutique,* vol. XIV, Paris. 1838, p. 1856, et Meissner, *op. cit.* vol. I, p. 864.

[2] *Ueber Gebärmutter Polypen und deren Ausrottung,* in-8, Regensburg, 1846.

[3] *Edinb. Monthly Journal,* janvier 1855, et *Obstetric Works,* vol. I, p. 150.

[4] Voy. la description et le dessin de l'instrument dans *Transactions of the Obstetrical Society,* vol. III, p. 546.

[5] Le docteur Simon, qui a tout fait pour le progrès de la médecine opératoire dans les

Quels que soient les moyens employés pour séparer un polype de l'utérus (en exceptant toutefois les polypes de mauvais caractère), le pédicule se flétrit et l'excroissance ne se reproduit pas. Ce fait n'est pas aussi difficile à comprendre qu'on le croyait autrefois, si on se souvient que le pédicule est formé de tissu utérin. Après l'ablation de l'excroissance, le stimulus qui poussait l'utérus à l'hypertrophie n'existant plus, tout l'organe revient à ses dimensions naturelles par un processus d'involution dont on voit des exemples si nombreux; et le pédicule du polype, n'ayant plus aucun but à remplir, est complétement éliminé.

On a eu recours quelquefois, pour enlever les polypes fibreux, à d'autres moyens qu'il suffira d'énumérer. La torsion est rarement applicable; le pédicule est presque toujours trop épais et trop résistant pour se prêter à ce mode d'ablation. Mais si le polype est petit, et si sa tige est mince, il n'y a aucune objection à faire à l'emploi de ce procédé, car il a, sans aucun doute, le grand avantage de rendre presque impossible toute hémorrhagie. Le déchirement forcé ou l'avulsion de l'excroissance ne présente rien en sa faveur; cette opération est incertaine, douloureuse et dangereuse. La compression de la tumeur en masse ou de son pédicule, dans le but de détruire la vitalité du polype, telle qu'elle a été pratiquée par Gensoul, de Lyon[1], est passible de toutes les objections de la ligature sans en avoir les avantages.

Avant de quitter ce sujet[2], nous devons dire quelques mots des polypes qui compliquent la grossesse et le travail. On pourrait croire, avec quelque apparence de raison, que les polypes prennent part au développement général dont l'utérus est le siége pendant la grossesse, et qu'une excroissance, auparavant petite, peut atteindre, pendant la gestation, un volume considérable. Toutefois, ils ne donnent pas lieu, en général, à des phénomènes marqués pendant la

---

maladies des femmes, suggère un moyen très-ingénieux pour arriver sur le pédicule d'un polype volumineux. Ce procédé consiste à faire une profonde incision transversale aussi haut que possible dans le corps du polype et à disséquer la capsule sur la moitié de la circonférence de l'excroissance. Si on saisit alors le polype avec des pinces et qu'on exerce sur lui une vigoureuse traction, ses fibres s'allongent assez pour rendre le pédicule accessible, tandis qu'il ne l'était pas lorsque la masse avait une forme globuleuse.(*Monatsschrift f. Geburtskunde,* vol. XX, p. 467.) (*Note de l'Auteur.*)

[1] *Nouveau procédé pour opérer les polypes de la matrice,* in-8, Lyon, 1851, p. 11.

[2] Un très-bon essai sur ce sujet, très-digne d'être lu, a été publié par le docteur Oldham dans le *Guy's Hospital Reports,* 2ᵉ série, vol. II. (*Note de l'Auteur.*)

grossesse, et ils ne tendent pas à s'opposer à son processus naturel. Au début du travail, leurs effets funestes peuvent se manifester, puisqu'ils opposent quelquefois un obstacle mécanique au passage de l'enfant, et que d'autres fois ils peuvent, même après l'expulsion du fœtus, devenir cause de dangers sérieux. Parmi eux, le plus fréquent est l'hémorrhagie, le polype contenu dans la cavité utérine s'opposant à la contraction normale de l'organe, de la même façon qu'une partie adhérente du placenta dans le cas de rupture du cordon. Un autre danger résulte de la violente et irrésistible surexcitation utérine qu'excite ce corps étranger et qui épuise la malade par sa persistance et sa sévérité, comme cela eut lieu dans le cas remarquable rapporté par le docteur Gooch[1] : après l'accouchement, un polype pesant 3 livres et 15 onces fut expulsé en dehors des parties externes, et la malade mourut pendant que ses médecins étaient encore incertains sur la nature du mal et sur le traitement à lui opposer.

En dépit de ces accidents, une règle générale dont la sagesse ne peut être mise en doute, c'est de s'abstenir de toucher aux polypes utérins soit pendant, soit après le travail, à moins que les dangers soient assez sérieux pour ne pas nous laisser d'autre alternative que l'opération. Les motifs de cette abstention reposent sur le danger de l'hémorrhagie, si le polype est excisé, et sur la possibilité d'une phlébite résultant de l'absorption des matières décomposées, si on a recours à la ligature. Au surplus, la vascularité du polype et probablement son volume diminueront rapidement, à mesure que s'effectuera l'involution de l'utérus, et que cet organe deviendra de moins en moins susceptible à mesure qu'on s'éloignera de l'époque de la délivrance.

Il vaut mieux, pendant le travail, extraire l'enfant et arrêter ensuite l'hémorrhagie ou calmer par des opiacées, s'il est possible, l'action violente de l'utérus, que d'essayer d'enlever immédiatement le polype et exposer la malade à des dangers sérieux et difficiles à prévenir. Si cependant l'intervention devient urgente, je pense qu'il serait préférable d'exciser le polype, malgré le risque imminent d'une hémorrhagie, que d'exposer aux dangers plus sérieux et plus graves qui résultent de la ligature.

Il nous reste encore à parler de quelques variétés de maladies

---

[1] *On Diseases of Women*, etc., p. 281, cas VII.

utérines, avant de passer à l'étude de ces affections malignes qui
constituent la partie la plus douloureuse de toutes les souffrances du
système sexuel de la femme. Je me propose de leur consacrer quelques mots à la fin de cette leçon; et d'abord je veux décrire une
forme rare de tumeur utérine qui présente les mêmes caractères que celle qui a été décrite sous le nom de tumeur *récurrente
fibroïde*.

Dans le huitième volume des *Transactions de la société pathologique*[1], M. Hutchinson parle d'un cas où une tumeur formée dans
la cavité utérine d'une femme non mariée et d'un âge moyen, donnait lieu à des écoulements considérables et fréquents dans leur
retour. A la fin du vingt-troisième mois, on essaya d'enlever la tumeur qui s'implantait sur l'utérus par un pédicule aussi gros que le
poignet; une masse, ayant trois fois le volume du poing, y était
appendue et se projetait dans le vagin; au-dessus du pubis, on sentait l'utérus lui-même aussi développé que la tête d'un enfant. La
texture molle de la tumeur empêcha de la saisir solidement, et l'o-
pération fut interrompue lorsqu'on eut détaché une portion relativement petite de sa masse. Le restant s'élimina par gangrène, et,
au bout d'un mois, on ne pouvait découvrir aucune trace de la tumeur, ni aucune dilatation de la matrice. Pendant les trois mois
qui suivirent, l'amélioration fut si grande qu'on avait tout lieu d'espérer une guérison parfaite; mais, à la fin du sixième mois, l'excroissance s'était reproduite, sans atteindre cependant son volume
primitif. On pratiqua une seconde opération; la main, introduite
dans la cavité utérine, divisa le tissu de la tumeur, qu'il fut impossible d'enlever complétement. Une amélioration temporaire en fut
la suite; mais, au bout de trois mois, la tumeur était revenue avec
ses anciens symptômes. Des tentatives qu'on fit pour détruire son
tissu à l'aide d'injections caustiques firent peu de bien et causèrent
beaucoup de souffrances; la mort survint deux ans et dix mois
après le début de la maladie.

L'utérus avait le volume de deux poings et contenait une excroissance molle, blanchâtre, fixée par une large base sur le fond et la
partie postérieure de l'organe, et dont l'extrémité libre avait la forme
polypoïde et descendait jusqu'au voisinage de l'orifice. La muqueuse
du col, bien que congestionnée, était saine. Les parois utérines

---

[1] P. 287.

étaient très-épaissies dans les points où ne s'insinuait pas la tumeur; mais elles étaient amincies au niveau de la base de l'excroissance.

A l'examen microscopique, on trouva que cette tumeur était composée de tissu fibroïde, de corpuscules arrondis et nucléaires dans ses parties molles, de molécules transparentes, et de quelques cellules fusiformes. Les caractères microscopiques, aussi bien que l'histoire de la maladie, empêchent de classer cette tumeur parmi les maladies malignes; l'interprétation de M. Hutchinson, qui en fait une tumeur fibroïde récurrente, est sans aucun doute exacte.

Dans son mémoire sur l'énucléation des tumeurs fibreuses, M. Hutchinson renvoie à un cas du docteur Atlee[1] comme appartenant à la même catégorie que le précédent. Mais le récit qu'en donne le docteur Atlee est trop vague pour nous permettre de porter un jugement motivé sur la structure de cette excroissance. Toutefois, la reproduction rapide de la tumeur, après son ablation, donne un haut degré de probabilité à cette manière de voir. J'ai moi-même observé un cas qui me paraît appartenir à cette classe de produits morbides; il concorde dans ses détails, de la manière la plus étroite, avec l'histoire de la maladie de M. Hutchinson.

Une jeune femme, non mariée, âgée de 23 ans, qui avait toujours joui d'une bonne santé et qui était faiblement menstruée, mais sans douleurs et toutes les trois semaines, depuis l'âge de 14 ans, reçut, en juillet 1852, un coup de pied dans la partie inférieure du dos, pendant la période menstruelle. Il en résulta un écoulement sanguin considérable, et, vers la fin de septembre, une douleur dans les reins et l'hypogastre, avec sensation d'abaissement, phénomène que n'aggravait point un exercice modéré, et que ne soulageait pas le décubitus dorsal. Les écoulements vaginaux, qui l'avaient réduite à un état de grande faiblesse, répandaient habituellement une odeur infecte, au dire de la malade, lors de son admission à l'hôpital, le 1er octobre 1852. Ils consistaient quelquefois en sang liquide, souvent mêlé de larges caillots; d'autres fois, ils étaient verdâtres et aqueux.

A l'examen, on trouva l'orifice utérin largement ouvert; un polype de la grosseur d'un œuf de pigeon y était engagé; mais le doigt ne pouvait atteindre le point de son insertion. La pince forceps, introduite dans l'utérus, arracha une portion de cette tumeur qui

---

[1] *Transactions of American Medical Association*, vol. VI, p. 579, cas III.

présentait une mollesse remarquable ; bien que la partie enlevée eût la grosseur d'un œuf, une masse volumineuse restait encore dans l'utérus. Aucune hémorrhagie ne suivit cette opération qui fut faite le 4 octobre. Le 10, l'ergot de seigle ayant été administré,. dans l'intervalle, avec l'espoir de forcer la tumeur à descendre, la sonde put s'enfoncer de quatre pouces et demi dans la cavité, et le doigt découvrit une masse rugueuse semblable au placenta ou à un vieux caillot, et adhérant solidement aux parois de l'utérus qui était parfaitement mobile dans le bassin.

Le 11 novembre, une seconde tentative fut faite pour enlever la tumeur ; la malade avait eu d'abondantes hémorrhagies, et elle éprouvait aussi des douleurs violentes. On ne retira qu'une petite portion du fibroïde, dont le reste, fixé à la partie postérieure et inférieure de l'utérus, s'implantait par une base trop large pour qu'on pût l'étreindre avec une ligature. Le 20 décembre, l'on tenta une troisième opération ; une quatrième, le 5 janvier ; une cinquième, le 21 février, et une sixième, le 8 mars ; la tumeur était en partie déchirée et enlevée avec les doigts ou avec un couteau mousse, fixé à angle droit sur son manche et destiné à gratter la face interne de l'utérus. Après chaque opération, des masses volumineuses de la tumeur étaient éliminées, et on estima que la partie enlevée après plusieurs opérations pouvait atteindre le poids de 6 onces.

Le 11 avril, la sonde entrait encore de 3 pouces et demi et prouvait que l'utérus, bien que diminué de volume, n'était pas encore revenu à ses dimensions normales. Quoique l'orifice fût fermé, au point de ne pas permettre de s'assurer exactement de l'état des choses, il était à craindre que la tumeur se fût reproduite car j'avais été frappé par cette circonstance qu'en dépit de sa dilacération et de son avulsion forcée après chaque opération, elle présentait cependant toujours la même surface mollasse.

L'examen microscopique montra que cette tumeur était composée de fibres imparfaitement formées et d'une agrégation de cellules semblables à celles de la lymphe inflammatoire ou des cellules granuleuses.

En avril, la malade quitta l'hôpital. Vers la fin de juin, elle eut une hémorrhagie alarmante, pendant laquelle de larges portions de la tumeur, mêlées de caillots, furent rejetées. Au commencement d'août, elle rentra dans la salle : on sentait alors distinctement, au-dessus du pubis, l'utérus dilaté ; l'examen vaginal faisait percevoir une distension considérable du segment inférieur de l'organe. L'orifice utérin fut dilaté avec une éponge préparée ; on enleva par fragments tout ce qu'on put de la tumeur, mais la quantité n'excéda pas de beaucoup 6 drachmes. La teinture muriatique de fer fut injectée au milieu du tissu lacéré dans l'espoir de hâter sa destruction ; on la répéta trois fois jusqu'au 17 octobre. La malade redoutait beaucoup ces injections à cause de la violente douleur qu'elles occasionnaient ; le chloroforme donnait lieu à des nausées si persistantes et à une telle dépression, qu'il était impossible d'y avoir recours.

En décembre 1853, une attaque d'hémorrhagie fut suivie de l'expulsion de 6 onces de la tumeur, et le 15 du même mois, on en enleva une large portion. Le 20 février 1854, une neuvième et dernière opération fut exécutée. Les souffrances éprouvées au moment de chaque opération plutôt qu'après, la sensibilité abdominale et les troubles constitutionnels qui en résultaient, l'exécution nécessairement incomplète de chaque opération, et l'extrême rapidité avec laquelle l'excroissance se reproduisait, toutes ces circonstances réunies m'engagèrent à mettre un terme à toute intervention active. Il serait fastidieux de relater maintenant l'histoire subséquente de la malade qui, dans l'automne de 1857, était encore capable de se livrer à des occupations sédentaires et de faire un demi-mille à pied pour venir se faire examiner à l'hôpital. Elle avait eu plusieurs attaques d'hémorrhagies profuses, dont l'une, en mai 1856, fut près d'être fatale, et fut suivie, pendant des semaines, d'une dépression alarmante, accompagnée de douleurs abdominales intenses qu'on calmait avec de larges doses de morphine, et d'un écoulement aqueux extrêmement abondant et fétide. On pouvait sentir au-dessous de l'ombilic l'extrémité de la tumeur ; l'abdomen mesurait à cet endroit 32 pouces et demi. Par le vagin, on touchait une tumeur lobulée et molle qui s'engageait dans l'orifice largement ouvert de l'utérus. En dépit de cet accroissement notable de la tumeur abdominale, l'état de la malade s'était notablement amélioré après la guérison de l'hémorrhagie en mai 1857 ; à partir de cette époque, aucune perte considérable n'avait eu lieu, mais l'abdomen conservait beaucoup de sensibilité, et la malade, malgré le retour de ses forces, restait pâle comme une statue de marbre.

Le 20 décembre 1857, elle rentra à l'hôpital pour la dernière fois ; elle ne souffrait pas de symptômes utérins, mais d'une douleur au cou qu'elle croyait rhumatismale, et d'une toux produite par un refroidissement, une semaine auparavant. Sur le côté droit de la colonne cervicale, on sentait une tuméfaction dont la nature probable fut mise en lumière au bout de quelques jours par un engourdissement, avec difficulté de mouvements, qui survint dans le bras et la cuisse du côté droit. Plus tard, la force musculaire fut également diminuée dans les membres du côté gauche, et les urines furent évacuées involontairement et à l'insu de la malade. La respiration devint très-laborieuse sans que l'auscultation pût en rendre compte; les forces déclinèrent chaque jour, bien qu'il n'existât pas de douleur, et la mort eut lieu tranquillement le 3 janvier 1858, environ six ans et trois mois après le début de la maladie.

Le résultat de l'examen microscopique est pris sur les notes de mon ami et collègue, M. Callender. La rareté du cas me servira d'excuse pour des détails aussi longs. En ouvrant le sac du péritoine, on vit dans la fosse iliaque gauche, et remontant au niveau de la moitié du rein du même côté, une large tumeur ovale sur la surface antérieure de laquelle reposaient plusieurs circonvolutions de l'intestin grêle. Elle était revêtue d'une membrane mince et transparente qui plongeait entre ses sillons, divisant la tumeur en lobes d'inégal volume.

La tumeur était d'une couleur blanche ou jaune paille, peu vasculaire; quelques larges vaisseaux sanguins seulement se ramifiaient sur sa surface. Elle naissait de la paroi postérieure de l'utérus auquel elle était unie par une large base ayant 2 pouces et demi d'épaisseur sur 1 et demi de longueur. Elle mesurait 5 pouces et demi de largeur. L'utérus occupait toute la cavité pelvienne et dépassait en haut le détroit supérieur. Ses parois n'avaient qu'un quart de pouce d'épaisseur, et l'orifice utérin était si dilaté par une tumeur qui se projetait dans son intérieur, qu'il était impossible de déterminer exactement où finissait l'utérus et où commençait le vagin. Ainsi amincie, la matrice s'étalait sur une grosse tumeur qui occupait sa cavité; cette tumeur était fixée par une large base sur la paroi utérine postérieure; là elle se continuait avec l'excroissance qui se projetait dans la fosse iliaque, tandis qu'antérieurement et sur les côtés, elle était parfaitement libre.

Indépendamment de cette tumeur, on trouvait quelques nodules isolés sur le côté droit de l'utérus, faisant saillie dans son intérieur, et recouverts par la membrane muqueuse et sa couche sous-jacente.

La surface lobulée de la tumeur ne présentait point des irrégularités telles qu'on aurait pu s'y attendre après les opérations précédentes. Les lobes étaient plus marqués et plus irréguliers sur sa portion antérieure et inférieure que partout ailleurs ; elle mesurait 7 pouces et demi de longueur sur 5 pouces de largeur. Ces tumeurs présentaient partout les caractères ordinaires des excroissances fibroïdes récurrentes ; elles étaient composées de cellules étroites, allongées, effilées, en forme de grains d'avoine, de noyaux libres et de matières granuleuses.

Les glandes lombaires étaient le siége de dépôts semblables ; on trouvait aussi des nodules analogues dans les poumons et dans le feuillet pariétal du péricarde. Une masse de même nature, partant du corps de la sixième vertèbre cervicale, s'était infiltrée dans sa substance, avait écarté l'os en arrière et en avant, et comprimait la colonne antérieure de la moelle épinière ; c'est ce qui avait donné lieu aux accidents mortels[1].

J'ai relaté ce cas tout au long à cause de sa rareté, et parce que sa durée de plus de six ans fait voir, mieux que l'histoire de la malade de M. Hutchinson, les différences qui existent entre cette sorte de tumeur et celles qui ont un caractère décidément malin. On ne découvrit point dans la tumeur utérine de cellules cancéreuses, soit pendant la vie, soit après la mort ; quelques personnes crurent que les nodules du poumon contenaient des cellules semblables au squirrhe ordinaire ; mais M. Callender n'en découvrit aucune ; et tout le monde fut d'accord sur l'abondance des matériaux fibroïdes.

Je ne connais aucun cas semblable à celui-là[2]. Notre expérience est aujourd'hui trop faible pour nous permettre d'arriver à des conclusions positives touchant cette affection. On peut se demander cependant si le plus sage ne serait pas d'abandonner la nature à elle-même, car l'ablation complète paraît presque impossible, et l'extirpation partielle semble déterminer une rapidité plus grande dans la marche de la maladie.

[1] Ce cas est décrit tout au long par M. Callender dans le vol. IX des *Transactions de la Société pathologique*, p. 327. (*Note de l'Auteur.*)

[2] Cette observation, en effet, est des plus curieuses ; mais je crois qu'il est impossible, en la lisant, d'être complétement édifié sur la nature de la tumeur. Quand on voit le mal se généraliser dans les périodes ultimes, il me paraît difficile de ne pas admettre que cette production morbide était douée d'un caractère de malignité et de diffusion que ne possèdent pas ordinairement les polypes et les tumeurs fibreuses. Aussi suis-je tenté de supposer qu'il y avait là, outre une tumeur fibreuse, un élément cancéreux que n'a pas fait découvrir l'exploration microscopique. (*Note du Trad.*)

Deux exemples de tumeurs graisseuses de l'utérus sont relatés dans les journaux allemands; et quoique je n'aie vu aucune affection de cette nature, je commettrais une omission si je n'en parlais pas.

Les malades chez lesquelles cette excroissance fut observée avaient 50 et 53 ans[1]. La première, après avoir eu de la leucorrhée pendant onze ans, expulsa hors du vagin une tumeur du volume du poing; on s'assura qu'elle était formée de graisse, et qu'elle ressemblait beaucoup, mais pas complétement à la cholestérine. Dans l'autre cas, la tumeur qui avait le volume d'une tête d'enfant, se projetait en dehors des parties externes; mais elle était unie par un pédicule large de trois travers de doigts avec tout le pourtour de l'orifice utérin. On l'enleva au moyen de la ligature, et la malade qui avait pendant un an été sujette à la ménorrhagie fut guérie. La tumeur pesait 3 livres et demi; elle avait le caractère des tumeurs graisseuses ordinaires; un tissu cellulaire dense la recouvrait et envoyait des cloisons dans sa substance. Dans le premier cas, la malade, après l'expulsion de la tumeur, eut des écoulements périodiques d'un liquide aqueux, trouble et fétide, au milieu duquel on trouvait de temps en temps de petites masses aplaties, semblables à la tumeur. L'état du col était presque normal, et je suppose que, dans ce cas, le dépôt de graisse s'était effectué sur la surface libre de la muqueuse utérine malade, et s'était accumulé par degrés dans la cavité de l'organe jusqu'au moment où la stimulation qu'elle exerçait sur les fibres musculaires les avait fait contracter et avait déterminé son expulsion.

En terminant, je veux dire quelques mots sur les dépôts tuberculeux de l'utérus; il serait peut-être plus convenable d'en parler ailleurs et dans une catégorie séparée; mais les circonstances doivent l'emporter sur une classification rigoureusement scientifique. Il arrive quelquefois qu'en examinant l'utérus, lorsqu'il paraît sain à l'extérieur et que le canal du col ne présente aucune maladie, on trouve toute la cavité de l'organe remplie d'une matière d'un jaune sale ressemblant étroitement, par son aspect et sa consistance, à la substance d'une glande bronchique tuberculeuse, lorsqu'elle commence à se ramollir. Ce dépôt a généralement un huitième de pouce

---

[1] Ces cas sont rapportés par le docteur W. Busch, dans Müller's *Archiv*, 1851, p. 358, et le docteur Seeger dans *Würtemb. Zeitschr.*, vol. V. 1852, et Schmidt's *Jahrb.*, décembre 1852, p. 335. (*Note de l'Auteur.*)

d'épaisseur; on l'enlève facilement avec le dos du scalpel; mais, après ablation, on trouve que toute trace de muqueuse utérine a disparu ou, s'il en reste une portion, qu'elle est opaque, plus vasculaire qu'à l'état naturel, et peinte, au-dessous d'elle, de petites taches jaunes semblables à des dépôts tuberculeux et constitués réellement par ce produit, comme le prouve l'examen microscopique. Dans le cas où la maladie n'est qu'au début, les taches jaunes, distinctes, ne sont qu'apparentes dans la membrane muqueuse, tandis que lorsque la maladie est plus avancée (il en était ainsi dans deux cas que j'ai observés), non-seulement la membrane muqueuse est complétement détruite, mais le produit morbide empiète sur la substance de la matrice, dilate sa cavité par son abondance, et épaissit ses parois. Dans quelques cas, ces changements peuvent prendre des proportions considérables.

Dans la grande majorité des cas, le dépôt tuberculeux ne s'étend pas en dehors de la cavité de la matrice; mais quelquefois il distend aussi les tubes de Fallope, et de temps en temps la dégénérescence tuberculeuse des ovaires coexiste avec la maladie de la cavité utérine. Ces deux complications sont plus fréquentes que l'extension de la maladie au canal cervical; d'après Rokitansky[1], il n'arrive presque jamais que cette matière s'y dépose primitivement. On voit quelquefois chez des sujets vivants, sur la surface de l'une ou des deux lèvres de l'utérus, des dépôts d'une couleur jaune, du volume d'un pois, ou plus petits, ayant l'apparence de tubercules jaunes. Quand on les pique, ils donnent issue à une matière ayant une consistance un peu plus ferme que le pus et présentant au microscope un aspect granuleux.

On a avancé que ces dépôts étaient tuberculeux; en faveur de cette opinion, on peut invoquer la haute autorité de feu le professeur Kiwisch[2]. Je connais par expérience l'aspect de ces produits morbides, mais je ne suis pas convaincu de leur nature tuberculeuse, et je les crois plutôt formés par l'hypertrophie des follicules de Naboth, dont l'orifice est oblitéré et le contenu altéré. Dans tous les cas, bien que ces petites tumeurs laissent après elles des ulcérations, je n'ai jamais pu établir aucune connexion entre elles et les ulcères destructeurs du col.

---

[1] *Pathol. Anatomie*, 3e édit., 1861, vol. III, p. 498.
[2] *Op. cit.*, vol. I, p. 558.

La maladie paraît être toujours secondaire à des dépôts tuberculeux formés en d'autres points ; bien que rare, cette coïncidence
l'est moins que ne le pensait M. Louis[1] qui ne l'estimait qu'à un
et demi pour cent dans tous les cas de tubercules en général.
M. Kiwisch[2] rapporte qu'à Prague on la trouvait une fois sur quarante cas, ou en d'autres termes deux fois et demi pour cent ; je ne
connais pas d'autre statistique sur ce sujet.

Le tableau suivant fourni par Kiwisch et par un auteur consciencieux, le docteur Geil[3] qui a écrit sur ce sujet, nous donne des
résultats qui ne sont pas sans valeur.

Les dépôts tuberculeux de l'utérus ont été trouvés :

Chez	6	sujets entre	10	et	20 ans
	22	—	20		30
	15	—	30		40
	10	—	40		50
	7	—	50		60
	6	—	60		70
	2	—	70		80
Total. . .	68				

Dans quarante-cinq des cas réunis par le docteur Geil le siége de
l'affection est déterminé :

Utérus seul affecté.		1 cas
Utérus et trompes { avec affection du péritoine. . .	19	
{ sans — . . .	12	
Utérus, trompes { sous forme de processus aphtheux	2	
et vagin. . . . { — de vraies ulcérations tuberculeuses. . .	1	
Trompes seules affectées.	8	
Trompe droite seule. . . . . :	2	
	Total.	45 cas

L'aménorrhée et la dysménorrhée, souvent accompagnées d'écoulements leucorrhéiques, sont les symptômes qu'il est ordinaire
d'observer dans la tuberculose utérine. La douleur est exception-

[1] *Recherches sur la phthisie,* 2ᵉ édit. Paris, 1834, p. 142.
[2] *Op. cit.,* p. 558.
[3] Dans une dissertation inaugurale, publiée à Erlangen en 1851, dont un extrait est
donné dans Schmidt's *Jahrbücher,* mars 1852, p. 824, on trouve d'autres cas qui n'é-
clairent pas la question d'un jour bien nouveau dans le résumé d'un mémoire de M. Crocq
(*Archives de médecine,* 1860, vol. II, p. 215), et dans un autre mémoire de M. Paulsen, dans Schmidt's *Jahrbücher,* 1853, vol. LXXX, p. 222. (*Note de l'Auteur.*)

nelle; quand elle existe, elle ne constitue pas un des premiers symptômes et elle atteint rarement une grande intensité bien que de temps en temps elle puisse être sévère, comme dans un cas intéressant que j'ai observé, et qui a été décrit par M. Tomlinson de Burton-on-Trent, à un meeting de la Société obstétricale.

Dans beaucoup de cas, aucun symptôme n'a révélé l'affection pendant la vie, il est à peine besoin de dire que, parmi ceux que j'ai énumérés, aucun n'est pathognomonique de cette maladie. Mais si nous nous rappelons que l'affection tuberculeuse de la matrice est presque toujours secondaire à des dépôts tuberculeux dans d'autres organes, nous sommes conduits à cette conclusion pratique que dans les cas où des symptômes pneumophymiques existent, on doit intervenir aussi peu que possible pour guérir l'aménorrhée ou d'autres irrégularités de la fonction menstruelle, et s'abstenir de tout traitement local pour les autres souffrances utérines qui peuvent se produire[1].

[1] Deux fois j'ai vu des symptômes d'une maladie de la matrice que je regardais comme tuberculeuse, mais je n'ai pas pu vérifier mon diagnostic par l'autopsie; les malades, dans ces deux cas, avaient l'une 35 et l'autre 55 ans. La plus jeune avait eu des enfants, la plus âgée ne se maria que dans les derniers jours de sa vie et ne fut jamais enceinte. La plus jeune malade avait une pneumophymie avancée; la plus âgée n'avait présenté aucun symptôme de consomption dans sa jeunesse; la sonorité était diminuée et la respiration faible dans la région sous-claviculaire gauche. Chez les deux malades, la leucorrhée avait été le premier symptôme; l'écoulement qui provenait de l'intérieur de l'utérus était épais, visqueux, jaune dans un cas et verdâtre dans l'autre; son odeur n'était point fétide comme celle du cancer. Dans aucun des deux cas, il n'y avait eu d'hémorrhagie; la menstruation, qui persistait encore chez la plus jeune malade, était devenue peu abondante. La douleur avait augmenté graduellement, mais avec lenteur, et, au bout d'un an, elle était devenue une angoisse incessante et intolérable. Il y avait de la sensibilité au-dessus de l'utérus, qui était un peu dilaté; le col n'était pas dur; il paraissait sain à l'œil et au toucher, aux environs de l'orifice. Les symptômes n'étaient pas ceux d'un cancer du corps de l'utérus, ils ressemblaient beaucoup à ceux décrits par M. Tomlinson; je ne sais combien de temps ont vécu ces malades, mais dans tous les cas c'est toujours plus de deux ans. (*Note de l'Auteur.*)

NOTE DU TRADUCTEUR

Tuberculose des organes génitaux.

Il faut bien s'entendre sur la nature des lésions qu'on a l'habitude de rapporter à la tuberculisation des organes génitaux chez la femme. Si l'on qualifie ainsi tous les cas dans lesquels l'autopsie fait constater à la surface de la muqueuse de l'utérus, de celle des trompes ou dans les aréoles pseudo-membraneuses de la pelvi-péritonite, une couche plus ou moins épaisse de matière blanchâtre, concrète, caséeuse, assurément la tuberculisation des organes génitaux ne sera pas rare. Mais si on se montre plus difficile et qu'on n'admette comme *tuberculisation* véritable que le développement des tubercules dans la trame, dans l'interstice des tissus, la rareté de l'affection ne peut plus être mise en doute. J'insiste sur ce point qui me paraît d'une grande importance. Des femmes strumeuses et même tuberculeuses, atteintes d'une affection chronique de la matrice, de ses annexes et d'une pelvi-péritonite primitive ou consécutive, peuvent présenter, à la surface des organes malades ou au milieu de productions morbides de nature inflammatoire, des couches et des amas de pus concret, sans être pour cela atteintes d'une tuberculisation des organes génitaux. C'est une sorte de pseudo-tuberculose analogue à la pseudo-tuberculose du poumon, désignée sous le nom de pneumonie caséeuse. Qu'au point de vue clinique la différence ne soit pas grande, je l'admets volontiers. Il me paraît démontré par l'observation de tous les jours que ces affections pseudo-tuberculeuses se rattachent à un même état général dont les symptômes sont à peu près identiques, et dont l'évolution lente ou rapide aboutit au même résultat fatal.

J'engage le lecteur à consulter l'excellente thèse de mon ami et collègue le docteur Brouardel (Paris, 1865). C'est la monographie la plus complète et la meilleure que nous possédions sur ce sujet.

Dans 56 cas analysés par le docteur Brouardel, on trouve sous le rapport de l'âge : avant 10 ans, 6 cas; de 10 à 20, 7 ; de 20 à 30, 16 ; de 30 à 40, 9 ; de 40 à 50, 3 ; de 50 à 60, 2 ; au delà de 60, 2.

C'est donc pendant la période de l'activité sexuelle que les femmes sont le plus disposées à la tuberculisation des organes génitaux.

La grande cause constitutionnelle de cette affection, c'est la scrofulose. Parmi les causes secondaires, locales, adjuvantes, il faut noter les inflammations antérieures des organes du petit bassin, la grossesse, l'accouchement, l'état puerpéral.

Dans la plupart des cas, la tuberculisation des organes génitaux est consécutive à la phthisie pulmonaire, mais elle peut aussi la précéder (obs. de Tyler Smith); elle peut même exister toute seule (obs. de Siredey, obs. de Tomlinson, obs. de M. Puech). Quoi qu'il en soit, on est obligé d'admettre avec Aran, Carl Hennig, Bianco Giuseppe, Brouardel, etc., qu'à l'autopsie de presque toutes les phthisiques, on trouve l'appareil génital plus ou moins affecté, soit qu'il contienne de vrais tubercules, soit qu'il présente des produits inflammatoires d'une date plus ou moins ancienne, occupant les muqueuses tubo-utérines, les ovaires ou le revêtement péritonéal.

Dans 45 cas où les lésions se trouvent suffisamment relatées, on trouve, d'après M. Brouardel, que :

L'utérus seul était pris	4 fois
L'utérus et les trompes ensemble.	8
L'utérus, les trompes et les ovaires.	5
L'utérus, les trompes, le col et les ovaires.	1
L'utérus et l'ovaire.	3
L'utérus et le col.	1
L'utérus, les trompes et le vagin.	1
Les trompes étaient seules tuberculeuses..	8
Les trompes et les ovaires.	7
L'ovaire seul.	4
Le col et le vagin.	1
Le vagin seul..	2

Le péritoine était tuberculeux 22 fois. Dans les autres cas il offrait des traces d'une péritonite en activité ou d'anciennes adhérences.

Ganglions mésentériques dégénérés.	6 fois
Poumons atteints.	40
Intestins avec ulcérations tuberculeuses..	6
Reins tuberculeux..	9

Coxalgie. 2
Carie vertébrale. 1
Carie costale. 1
Tubercule du cerveau. 2
Méningite tuberculeuse. 5
Manie. 4
Tuberculisation granuleuse générale. 1

Voici quelles sont, en résumé, les principales altérations qu'on rencontre dans la tuberculose des organes génitaux de la femme : 1° dépôts en nappe, à la surface de la muqueuse utérine et de la muqueuse des trompes, d'une matière caséeuse ou de pus concret sans altération des tissus sous-jacents. Nous avons dit plus haut que la nature réellement tuberculeuse de ce produit morbide pouvait laisser dans le doute ; 2° tubercules à l'état de crudité, de ramollissement ou de suppuration dans l'épaisseur des muqueuses précédentes, dans le tissu cellulaire sous-muqueux ou dans l'interstice du tissu utérin et de celui des trompes ; 3° ulcération, ramollissement, destruction plus ou moins complète ou décollement de la muqueuse tubo-utérine ; 4° cavernes dans le parenchyme utérin ; 5° hypertrophie, puis amincissement des parois utérines, avec dilatation de sa cavité ; 6° dilatation, allongement, hypertrophie, adhérences des trompes ; 7° péritonite tuberculeuse presque constante, localisée dans le petit bassin, quelquefois généralisée à toute la séreuse, avec granulations miliaires, fausses membranes circonscrivant des cavités de nouvelle formation, remplies de pus ou de matière caséeuse, ulcérations, communication accidentelle avec les trompes, l'intestin ou l'ovaire ; 8° tubercules interstitiels de l'ovaire, inflammation chronique, kystes purulents tuberculeux de l'organe, avec ou sans communication avec les organes voisins et les loges pseudo-membraneuses péritonéales.

Chez la femme on n'observe pas, comme chez l'homme, la tendance des tubercules des organes génitaux à gagner du côté des voies urinaires. Sur 45 cas de tuberculisation des organes génitaux, Dittrich n'a observé qu'un seul exemple de ce mode de propagation.

Le col de l'utérus est très-rarement atteint dans la tuberculisation génitale, contrairement à l'assertion de Lisfranc. On ne connaît qu'un cas de tuberculisation du vagin ; il est de Virchow.

— La tuberculisation des organes génitaux ne présente chez la femme aucun signe qui permette de la diagnostiquer à coup sûr. Les phénomènes généraux, et surtout la marche qui est celle d'une phlegmasie chronique métro-péritonéale avec redoublements, peuvent fournir les indications diagnostiques les plus utiles. Les signes locaux constatés par le toucher vaginal et rectal sont ceux d'une pelvi-péritonite avec oblitération, hypertrophie, déviation et immobilité de l'utérus, et présence, dans le cul-de-sac utéro-rectal, des annexes de l'utérus formant des tumeurs dures et inégales. L'examen au spéculum n'est d'aucune utilité.

La métrorrhagie est rare dans cette affection ; dès le début les règles se suppriment, surtout si les ovaires sont atteints ou atrophiés.

On observe très-fréquemment la plupart des symptômes de la péritonite tuberculeuse. Les évacuations de pus par le rectum et l'entérite glaireuse ne sont pas rares. Le catarrhe est commun, mais il ne présente rien de spécifique ; cependant on a signalé dans quelques cas sa couleur verdâtre qu'on ne sait à quoi attribuer.

C'est sur l'ensemble des signes et des symptômes qu'on doit baser le diagnostic. Les affections avec lesquelles on peut le plus facilement confondre la tuberculisation génitale sont : les pelvi-péritonites simples, la métrite chronique, les kystes de l'ovaire et surtout les kystes tubo-ovariens, les anciennes hématocèles rétro-utérines, etc.

Le pronostic de cette maladie est d'autant plus grave que la tuberculisation a envahi une plus grande étendue de l'appareil génital et s'est propagée au péritoine, etc.

Le traitement général de la tuberculose lui est applicable.

Consultez sur ce sujet :
Tuberculisation des organes génitaux de la femme, par le docteur Paul Brouardel. Paris, 1865.

Raynaud, *Archives générales de médecine*, 1ʳᵉ série, t. XXVI, p. 486.

Kiwisch, *Klinische Vorträge*, t. I, p. 240. Prague, 1849.

Andral, *Anatomie pathologique*, t. II, p. 399.

Louis, *Recherches sur la phthisie*.

Coste, *Gazette médicale de Paris*, 1851, p. 775.

Geil, *Ueber die Tuberculose der Weibliche Genitalien*. Erlangen, 1851.

Virchow, *Gaz. hebd.*, 1853, p. 383.

Paulsen, *Sur la tuberculisation de l'utérus*. (Schmidt's, *Jahrbücher*, 1853.)

Rokitansky, *Lehrbuch der Pathologische Anatomie*, t. III, p. 444.

Bernutz, *Clinique médicale des maladies des femmes*, t. II, p. 240.

Oldham, *Gazette des hôpitaux*, 1863, p. 461.

Hamias, *Sulla tuberculosi dell' utero e degli organi ad esso attenenti. Mem. dell' instituto stesso*, vol. VII, IX. Venezia, 1858-1861, et *Annali universali d'Omodei*. Milano, 1858.

Bianco Giuseppe, *Le alerationi d'ovaja* Fossano, 1860.

Siredey, *De la fréquence des altérations des annexes de l'utérus dans les affections dites utérines*. (Thèses de Paris, 1860.)

Tyler Smith, *London Journal*, février 1852.

Tomlinson, *Obstetric Transactions*, 1864.

Cruveilhier, *Anatomie pathologique*, t. IV, p. 674.

Aran, *Maladies de l'utérus*, p. 103.

(Note du Trad.)

LEÇON XIX

MALADIES MALIGNES OU CANCÉREUSES DE L'UTÉRUS

Nature désespérante d'un pareil sujet ; importance des questions qu'il comprend. — Opinions erronées qui avaient cours autrefois à ce sujet. — Définition du cancer ; ses variétés. — Squirrhe extrêmement rare : ses caractères anatomiques.—Cancer médullaire : sa nature ; comment se produit l'ulcération ; ses progrès rapides ; tentatives inutiles de guérison ; marche de la maladie. — Hypertrophie concomitante de l'utérus ; changements dans ses parois, ses cavités et sa surface externe. — Extension de la maladie au vagin et à la vessie. — Cas exceptionnels ; cancer du corps de l'utérus ; polypes cancéreux. — Cancer alvéolaire. — Cancer épithélial : ses caractères généraux ; ses rapports avec le cancer médullaire ; son identité avec les excroissances ou choux-fleurs.— Ulcérations de l'orifice utérin ; ulcère nommé tuberculeux ; ulcère phagédénique.—Fréquence des affections secondaires dans les cas de cancer utérin.

Dans les maladies dont l'étude a attiré jusqu'ici notre attention, nous n'avons jamais entièrement perdu tout espoir de salut. Soit que la médecine pût guérir le mal, ou la chirurgie l'enlever, soit qu'il fût seulement permis de retarder l'évolution de la maladie et de diminuer les souffrances dont elle était cause, toujours est-il qu'il était rare que la vie fût abrégée ; quelquefois même elle était à peine incommodée par l'affection.

En étudiant aujourd'hui les maladies malignes de la matrice, le cancer et les désordres qui l'accompagnent, nous rencontrerons peu de ces circonstances atténuantes qui diminuent les sombres couleurs de la description, dans d'autres maladies incurables. Une douleur presque intolérable et surpassant quelquefois en intensité tout ce qu'on peut imaginer, accompagnée d'accidents qui inspirent du dégoût à la patiente, aussi bien qu'aux personnes qu'une solide amitié réunit autour de son lit ; la santé générale brisée par le même poison qui produit les douleurs locales ; la tendance fatale de tous les accidents à amener rapidement et sûrement une terminaison funeste que l'art ne peut empêcher et dont on peut à peine diminuer les angoisses, tels sont les principaux traits de la maladie que nous allons avoir à étudier, non pas à la hâte, mais avec le plus grand soin et sous toutes ses faces.

Il y a plusieurs raisons qui nous empêchent de traiter légèrement la question du cancer utérin, bien qu'il nous fût agréable d'y consacrer peu de temps. Une de ces raisons, c'est la fréquence de la maladie. Presque aucun âge en effet n'en est exempt ; il n'y a pas d'affection organique de la matrice qui se rencontre aussi souvent et il n'en existe pas d'autre qui soit aussi certainement fatale. Une autre raison, c'est la crainte très-naturelle que tel ou tel symptôme ne présage l'invasion, ou n'implique l'existence du cancer. Nous sommes en effet appelés très-souvent, pour dissiper ces appréhensions des femmes qui ont été induites, par une souffrance utérine peut-être de peu d'importance, à supposer qu'elles présentaient les caractères les plus horribles de cette incurable maladie. Ai-je besoin de vous dire combien il importe que vous puissiez détruire de pareilles craintes, lorsqu'elles sont imaginaires, non par une espérance vague, mais par une affirmation bien positive, ayant pour base une grande expérience.

Nous devons beaucoup de reconnaissance aux praticiens et écrivains tant anglais qu'étrangers qui, en étudiant avec tant de soin les affections inflammatoires du col de la matrice, et même en en surfaisant la fréquence et l'importance (je m'accuse d'être de ce nombre), ont jeté sur la maladie qui nous occupe une vive lumière capable de compenser leurs exagérations et leurs erreurs. Avant cette époque, on décrivait le cancer de l'utérus comme une maladie à évolution lente, se prolongeant à l'état de squirrhe pendant des mois et même des années ; puis, devenue plus active, sous l'influence de je ne sais quelles causes, s'ulcérant et détruisant alors très-vite la vie des malades. Il suffisait que le col de la matrice fût dur, douloureux et un peu volumineux, pour qu'on soupçonnât l'existence d'une maladie maligne, et qu'on jetât pendant des années les malades dans une anxiété sans motif. Tels furent les résultats qui suivirent la confusion qu'on établit entre les conséquences de l'inflammation ou de processus analogues, et le dépôt d'éléments cancéreux dans les parties affectées.

Il est à peine nécessaire de définir le cancer ; si on veut une définition, la meilleure est celle de Müller[1] : « On doit appeler tumeurs

---

[1] *On Cancer*, *etc.*, English Translation, in-8, London, 1840, p. 28.

cancéreuses celles qui détruisent la structure naturelle de tous les tissus, qui sont constitutionnelles dès leur origine, ou le deviennent dans le cours de leur développement, et qui, après avoir infecté la constitution, se reproduisent invariablement si on les extirpe, et entraînent invariablement la mort des personnes qui en sont affectées. » En prenant cette définition comme la meilleure, après tout, qu'on puisse donner, nous ne devons pas oublier que l'anatomie pathologique et les recherches cliniques, depuis vingt-cinq ans, tendent à établir de grandes variétés parmi les différentes formes de cancer ; elles montrent même que plusieurs de celles qui affectent la matrice sont locales dans leur origine et restent telles pendant toute leur évolution, et que probablement si nous pouvions découvrir, dès le début, l'existence d'une pareille affection, la guérison ne serait pas désespérée.

Aucune des formes du cancer n'est particulière à l'utérus ; mais ces formes ne s'y rencontrent pas toutes avec le même degré de fréquence. Le carcinome fongueux ou médullaire est de beaucoup le plus commun dans cette région. Au-dessous, comme fréquence, viennent les variétés épithéliales de la maladie, qu'il serait peut-être plus exact de classer, avec quelques hommes d'une grande autorité, dans une catégorie distincte du cancer vrai. Puis, séparé par un intervalle qui s'agrandit à mesure que nos connaissances sur ce sujet deviennent plus exactes, vient le squirrhe ou cancer dur. Le cancer colloïde où la variété alvéolaire de la maladie est peut-être aussi rare, plus rare même que le squirrhe.

A ma connaissance, il n'y a que feu le professeur Kiwisch[1] qui ait essayé d'établir sur des chiffres la fréquence comparative du squirrhe ou cancer dur et des autres variétés d'affections malignes de la matrice ; d'après cette statistique, il n'y aurait que trois squirrhes sur dix cas de cancers. Selon toute probabilité, cette estimation exagère beaucoup la fréquence du squirrhe, et je ne puis m'empêcher de croire que beaucoup de cancers médullaires, à leur période de dureté, ont été pris pour du squirrhe, non-seulement par des observateurs peu compétents, mais par Kiwisch lui-même. Il dit en effet « qu'au début du ramollissement du carcinome fibreux, les caractères particuliers de la tumeur disparaissent progressivement ; qu'elle devient semblable à du cancer médullaire, riche en vais-

[1] *Op. cit.*, vol. I, p. 518

seaux, facile à écraser ; qu'elle contient une substance pultacée, semblable à de la matière cérébrale, et que l'ulcère qui se forme alors présente exactement la même apparence extérieure et les mêmes caractères que ceux qui résultent de la fonte du cancer médullaire. »

En faveur de cette opinion, on peut aussi invoquer la grande autorité de Rokitansky[1] qui dit : « que le cancer fibreux est extrêmement rare, tandis que le carcinome médullaire est d'une grande fréquence. » Quant à moi qui ai eu beaucoup moins d'occasions que ces anatomo-pathologistes de faire des autopsies, il est presque inutile de dire que je n'ai jamais rencontré sur le cadavre un seul cas de squirrhe vrai de l'utérus. Mon ami, M. Paget lui-même, n'en a constaté aucun cas. Ceux qui examineront attentivement les préparations de nos musées anatomiques pourront aussi s'assurer que cette maladie qu'on croyait si commune, est en réalité très-rare. Il n'est peut-être pas inutile de mentionner que sur cent soixante-dix cas de cancer utérin notés par moi, la maladie, après l'exploration de la malade pendant la vie, parut être cent trente-sept fois de nature médullaire, épithéliale vingt-huit fois, épithéliale, en même temps que fongoïde, deux fois, colloïde deux fois, et une seule fois squirrheuse. Il est vrai de dire que j'ai vu quelques cas de prétendus squirrhes, dans lesquels l'historique et les résultats d'une observation prolongée démontraient clairement que la dénomination n'était pas exacte, et que l'hypertrophie et l'induration étaient d'une nature parfaitement inoffensive[2].

En dépit de leurs divergences sur d'autres points, tous les observateurs s'accordent à dire que le col de la matrice, ou plutôt cette portion du col qui se projette dans le vagin, la portion vaginale, est celle sur laquelle débute généralement le cancer et dans laquelle il se concentre pendant quelque temps. Le mode du début varie suivant que l'affection appartient à la forme épithéliale ou médullaire. Dans le premier cas, les papilles de l'orifice utérin paraissent être le point de départ de la maladie et une excroissance large et granuleuse fait déjà saillie dans le vagin, bien que le tissu sous-jacent ne

---

[1] *Pathologische Anatomie*, vol. III, p. 550.

[2] Je n'ignore pas que l'exploration superficielle, seule praticable pendant la vie, est presque sans valeur pour décider une question sur laquelle de grandes divergences d'opinions existent parmi les meilleurs anatomo-pathologistes, tels que Virchow et Rokitansky. Mais la rareté du squirrhe vrai est un point sur lequel tous sont d'accord.

(Note de l'Auteur.)

soit que peu entamé. Dans le second cas, le dépôt morbide s'effectue dans la substance même du col qui s'accroît en épaisseur beaucoup plus qu'en longueur ; les lèvres de l'utérus augmentent de volume ; elles sont dures et tendues tout en conservant encore un certain degré d'élasticité ; mais en même temps elles deviennent irrégulières et noueuses. A mesure qu'elles s'hypertrophient, elles s'écartent l'une de l'autre et laissent l'orifice de la matrice et la partie inférieure du canal plus largement béante qu'à l'état normal.

En faisant une incision dans les parties qui ont perdu leur aspect ordinaire, on trouve que le tissu de l'utérus est envahi dans une plus ou moins grande étendue par un dépôt blanc, ferme, demi-transparent qui, dans certains endroits, s'est infiltré au milieu des éléments sains, et dans d'autres, a complétement pris leur place. Ce dépôt est toujours plus abondant près de la surface muqueuse que vers la surface externe ; on découvre quelquefois une mince couche de substance musculaire au-dessous de la tunique péritonéale de l'utérus, même lorsque la métamorphose de son tissu en substance cancéreuse est presque complète.

Il est très-rare qu'après la mort on ne trouve autre chose que la substitution du dépôt cancéreux au tissu propre de la matrice. Dans la grande majorité des cas, le ramollissement a eu lieu, même lorsque la portion envahie est relativement petite. Le ramollissement est bientôt suivi de la mort de la muqueuse de l'orifice utérin : une ulcération se forme ; elle est inégale, rugueuse, à bords durs et saillants ; un putrilage ichoreux la recouvre et remplace les lèvres volumineuses et lisses de l'organe. Si la maladie est plus avancée, les lèvres de la matrice et son col sont détruits simultanément, et une substance molle, sale, floconneuse et blanchâtre indique seule la situation des parties qu'elle remplace.

Une fois formées, ces ulcérations s'accroissent avec une grande rapidité ; c'est un fait dont j'ai vu plus d'une fois des exemples remarquables. Une malade, âgée de 49 ans, fut admise dans mon service, à St-Bartholomew's Hospital ; elle avait eu comme symptômes une hémorrhagie d'abord profuse, qui s'était ensuite reproduite fréquemment et sans cause, mais avec moins d'abondance ; depuis peu il existait des douleurs dans le dos. L'utérus était abaissé, mobile dans le bassin et très-volumineux. La lèvre postérieure était mince et paraissait saine ; l'antérieure était épaissie, dure, noueuse bien que la membrane muqueuse qui recouvrait sa

surface parût saine à l'exploration par le spéculum. Douze jours
après, l'examen fut répété, et on put constater que, dans ce court
intervalle, la maladie avait fait des progrès remarquables. La lèvre
postérieure n'était plus maintenant mince comme à l'état normal,
mais épaissie, rugueuse et plissée ; la surface interne de la lèvre
antérieure était irrégulière, comme ulcérée, et l'introduction du spéculum faisait voir des inégalités noires et saignantes.

J'ai vu d'autres cas analogues, mais aucun où l'ulcération ait été
aussi soudaine et aussi rapide que dans celui que je viens de citer.
Il n'est pas toujours facile de s'expliquer comment se produit l'ulcération. Ordinairement elle est précédée du ramollissement de la
substance morbide ; mais le fait n'est pas constant, car dans le cas
ci-dessus et dans d'autres, où il m'a été possible de fixer la date de
l'ulcération et de suivre son évolution ultérieure, la matière cancéreuse environnante conservait sa consistance. La rapidité de l'excroissance ne produit pas à elle seule l'ulcération : il y a, en effet,
des cas de cancer médullaire de la matrice qui nous étonnent par la
rapidité de leur marche, et laissent pourtant le diagnostic dans
l'obscurité, parce que l'ulcération fait défaut jusqu'à la dernière
période. Ce qu'on peut avancer de plus positif sur ce sujet, c'est que,
dans toutes les formes du cancer de la matrice (en exceptant peut-
être le cancer du corps), l'ulcération survient tôt ou tard et se produit de deux manières[1], ou bien de dedans en dehors, et alors le
ramollissement de la matière cancéreuse la précède, ou bien de
dehors en dedans. La membrane muqueuse qui recouvre les lèvres
utérines est alors la première détruite, à peu près de la même façon
que la peau dans les tumeurs cancéreuses du sein.

Quelques jours suffisent souvent pour donner à l'ulcération les
dimensions et la profondeur qu'elle gardera plus tard pendant plusieurs mois. L'état de la malade empire, l'écoulement continue ; il
est formé de pus d'une odeur fétide, mélangé de matériaux putréfiés et teints d'un sang qui s'écoule des vaisseaux situés dans les
granulations. De temps en temps se produisent des hémorrhagies
assez abondantes parfois pour mettre la vie en danger. A l'exploration, on trouve des granulations ou même de véritables fongosités
sur les surfaces malades. Plus tard, ces fongosités disparaissent ; il
y a moins d'inégalités, les bords de la perte de substance s'apla-

---

[1] Voy. sur ce sujet Paget, *op. cit.*, vol. II, p. 354.

nissent au point qu'on pourrait croire qu'un commencement de cicatrisation s'effectue. « L'ulcère cancéreux ne se guérit pas, parce que sa base, constituée par de la matière cancéreuse, n'est pas apte à la cicatrisation; il ne se forme donc pas de cicatrices, et celles qui ne sont qu'apparentes ne peuvent pas durer. L'ulcère ne peut pas guérir parce que la tumeur s'accroît constamment; il ne se guérit pas, parce que la matière plastique n'a pas pénétré à sa surface et parce que les tissus nouvellement formés meurent rapidement[1]. » La formation et la mort du tissu morbide s'effectue constamment. Les tentatives de guérison avortent successivement, et n'ont d'autre effet que de prévenir une trop rapide extension de l'ulcère, de donner à la malade de vaines espérances et de tromper quelquefois même les médecins. Je rougis de dire qu'elles fournissent à de misérables charlatans un prétexte aux mensonges les plus méprisables, dont ils se servent, dans un but cupide, pour agir sur la crédulité des malades.

Quoique la maladie semble marcher quelquefois lentement, elle fait néanmoins des progrès, et les dépôts cancéreux s'étendent du col à la substance du corps de l'utérus. Les tissus de nouvelle formation se détruisent dans une étendue qui surpasse celle où ils se reproduisent, et, à la longue, les lèvres de l'orifice sont entièrement détruites. La portion vaginale du col disparaît à son tour, et une large ouverture, épaisse, dure, à bords irréguliers, est tout ce qui reste pour indiquer le point où commence la matrice et où finit le canal qui y conduit. Il arrive souvent, mais pas toujours, qu'il s'établit préalablement des adhérences entre les lèvres de l'utérus et les surfaces contiguës du vagin. Quelquefois ces adhérences sont limitées à une lèvre; souvent les deux y sont comprises, et c'est en grande partie cette circonstance qui fait croire à un raccourcissement du vagin, raccourcissement très-marqué, dans beaucoup de cas de cancer utérin, et qui n'implique pas du tout l'existence antérieure d'un prolapsus de la matrice. Dans les formes les plus molles du cancer médullaire où cette lésion se rencontre le plus fréquem-

---

[1] Bruch, *Ueber die Diagnose der bösartigen Geschwülste*, in-8, Mainz, 1847, p. 454. Les cas isolés de guérison spontanée du cancer, limités à la portion vaginale, n'invalident pas cette proposition générale. La guérison survient, d'après Rokitansky, *Pathol. Anatomie*, 5e édit., vol. III, p. 495, par le processus des ulcérations gangréneuses; la perte de substance laisse une plaie en entonnoir dont le sommet regarde l'orifice interne de l'utérus. Voy. un cas de Scanzoni. *op. cit.*, p. 282, et quelques remarques de Wagner, *Der Gebärmutterkrebs*, in 8. Leipzig, 1858, p. 27. (*Note de l'Auteur.*)

ment et au plus haut degré, la surface de la portion vaginale du col et les parois du vagin deviennent quelquefois si intimement unies, qu'une sorte d'anneau très-épais indique seul la situation de l'orifice utérin. Et même, à la longue, cet orifice ne se distingue plus, ce qui tient à l'extension de la maladie cancéreuse le long des parois du vagin. Le doigt ne peut plus établir de différence entre l'utérus et le vagin; il ne peut constater que l'existence d'un canal à parois bosselées, se terminant par une cavité remplie d'un putrilage ichoreux.

Mais parfois la fusion des deux surfaces ne s'établit pas; néanmoins le vagin est presque toujours envahi dans le cours de la maladie. Le dépôt cancéreux s'effectue en premier lieu dans le tissu cellulaire du plafond vaginal, où il produit un épaississement et une dureté qui rendent la matrice cancéreuse moins mobile qu'à l'état normal. Plus tard, ce dépôt diminue à son point d'origine; mais il s'étend de plus en plus le long du canal qu'il raccourcit et épaissit en même temps, résultat que produit du reste aussi l'hypertrophie générale des tissus. La maladie n'est pas confinée à la substance du vagin; elle envahit presque toujours, comme on devait s'y attendre, la muqueuse qui le recouvre dans le voisinage de la matrice. Toute la muqueuse est souvent rouge et enflammée; mais alors on trouve aussi le col utérin ramolli et épaissi. De petites taches de dépôt cancéreux blanchâtre, de la grosseur d'une tête d'épingle à celle d'un grain d'orge, occupent souvent la partie supérieure du canal; on y trouve aussi des ulcérations superficielles, à contours irréguliers et à grand diamètre transversal. M. Lebert[1] prétend que ces ulcérations ont rarement une base cancéreuse, et qu'elles sont probablement dues en grande partie à la nature acide de l'écoulement qui baigne presque constamment la partie supérieure du canal. Ce qui donne beaucoup de probabilité à cette opinion, c'est que, dans les cas de cancer épithélial, où cette espèce d'écoulement n'a pas lieu, les ulcérations n'existent pas ordinairement.

Il est presque inutile de dire que, pendant que la maladie se développe dans les parties inférieures de l'utérus, le reste de l'organe ne reste pas à l'état normal. Si la vie se prolonge suffisamment, le dépôt s'étend progressivement de plus en plus haut, même jusqu'aux ligaments des ovaires ou au-dessus. Les parois de l'organe s'épaissis-

---

[1] *Op. cit.*, p. 230.

sent par l'infiltration de la matière cancéreuse qui les absorbe complétement. Mais ce n'est pas la seule cause de cette augmentation de volume de l'utérus, qu'on rencontre dans presque tous les cas de carcinome. Dans d'autres organes du corps, l'envahissement par le dépôt cancéreux, la distribution et la disparition du tissu propre de l'organe marchent simultanément et en proportions égales. Dans l'utérus, cette disposition à l'hypertrophie, dont nous avons vu tant d'exemples, se manifeste aussi pendant le processus de là maladie maligne. Les parois s'épaississent dans les parties que le cancer n'a pas encore atteintes; car l'accroissement de l'afflux sanguin entraîne une suractivité dans la nutrition, et même dans les points où le dépôt cancéreux est abondant, il reste jusqu'à la dernière période une couche de fibres musculaires qui le bride extérieurement. Cette couche est, je pense, un produit de nouvelle formation, et non pas simplement le débris des parois originelles de l'organe.

Mais, quoique la maladie cancéreuse, soit par les raisons que j'ai indiquées, soit pour toute autre cause encore inexplicable, atteigne et attaque rarement la surface externe de la matrice, sa membrane muqueuse est loin de posséder une semblable immunité. Son état présente cependant de grandes variétés. Quelquefois on ne trouve qu'une rougeur générale et intense de l'intérieur de la matrice; mais plus fréquemment la muqueuse est recouverte d'une sécrétion noirâtre et fétide, et parsemée çà et et là de petits dépôts cancéreux blanchâtres. Si la maladie est plus avancée, cette membrane manque totalement dans la partie inférieure de la cavité utérine, et on n'y constate qu'une surface rendue irrégulière et granuleuse par les dépôts cancéreux sous-jacents. Dans un cas, j'ai trouvé tout l'intérieur de la matrice recouvert d'une couche membraniforme et blanchâtre de nature cancéreuse, au-dessous de laquelle le tissu propre de l'organe était irrégulier, granuleux et comme ulcéré.

La destruction partielle de la membrane muqueuse et l'état granuleux de son intérieur produisent ces rugosités que le doigt perçoit si constamment, lorsqu'on l'introduit dans une matrice cancéreuse. Il existe, en outre, dans beaucoup de cas de carcinome utérin, une excroissance polypoïde cancéreuse distincte, qui s'élève de la partie inférieure de la cavité utérine ou de la partie supérieure du col; elle atteint rarement un volume considérable; mais elle varie de mois en mois et disparaît habituellement à mesure que l'ulcération fait des progrès, et que la substance utérine est graduellement détruite. Outre ces phénomènes, qui n'ont qu'un caractère temporaire, il existe des polypes de nature maligne, dont je parlerai plus au long. Qu'il me suffise, pour le moment, de dire qu'ils se forment indépendamment de la maladie de l'orifice et du col utérin, bien que ces parties soient presque toujours ultérieurement envahies par la substance cancéreuse.

Si maintenant nous passons du parenchyme et de l'intérieur de la matrice à l'étude des altérations que la maladie cancéreuse produit sur la surface externe de l'organe, nous aurons à signaler plusieurs changements notables, mais moins frappants que ceux que nous avons mentionnés jusqu'ici. Plusieurs circonstances contribuent à produire cette fixité de l'utérus dans la cavité pelvienne qu'on observe dans presque tous les cas de carcinome médullaire, sauf à leur début. Cette fixité résulte en partie d'une espèce de péritonite chronique généralement, quoique pas toujours, limitée aux parties contenues dans le bassin, et qui soude entre eux le rectum, la vessie et l'utérus. Mais ce n'est pas la seule cause de la fixité de l'organe; il faut y ajouter l'infiltration de matière cancéreuse entre l'utérus, les parties adjacentes et les replis des ligaments larges, qui tend à réunir tous ces organes en une masse immobile dans le bassin. Ces dépôts se forment habituellement sur la surface viscérale du péritoine, et ils sont quelquefois si considérables, qu'ils semblent être la cause d'un certain degré d'atrophie de la matrice que j'ai trouvée, une ou deux fois, au milieu d'un abondant dépôt médullaire, petite, ratatinée, rugueuse, comme si elle avait été partiellement érodée et détruite. Tant que ces dépôts sont peu considérables, on peut les apercevoir à travers le péritoine, sous forme de petites plaques; mais à mesure qu'ils augmentent, le péritoine est envahi, et, à la longue, il est impossible de le distinguer au milieu de cette masse cancéreuse énorme qui dérobe à la vue l'utérus et ses annexes. Lorsque ces dépôts sont très-abondants, il n'est pas rare de trouver de la matière cancéreuse ramollie dans la cavité pelvienne ou entre les replis des téguments larges. Quelquefois les intestins sont soudés et agglomérés au-dessus du détroit supérieur du bassin, de manière à former la voûte d'une cavité irrégulière, tapissée de matière cancéreuse; quelquefois aussi on trouve là de véritables abcès remplis de matières fécales, qui résultent de l'extension de la maladie aux intestins et de leur perforation consécutive.

Plus fréquemment que la destruction du péritoine par des dépôts cancéreux situés au-dessus de lui, s'observent de nombreuses, mais petites masses, de la même substance sur la face externe. Elles sont parfois plates et sessiles comme de petits tubercules; d'autres fois, elles sont en connexion avec la membrane séreuse au moyen d'un pédicule membraneux, séreux, mince, analogue à celui par lequel assez fréquemment les petits polypes fibreux s'implantent sur le fond de la matrice. Dans deux occasions, j'ai aussi trouvé, au milieu de la substance cancéreuse qui enveloppait l'utérus, des kystes séreux de la grosseur d'une aveline, contenant un liquide d'une couleur jaune foncé, ayant des parois minces, libres à leur surface externe, et en rapport, par leur intérieur, avec l'utérus lui-même au moyen d'une couche de substance cancéreuse, d'épaisseur variable. Dans un cas, il existait cinq kystes, et la matière qui les entourait, ainsi que les annexes de l'utérus, était un mélange de graisse et de substance cancéreuse. Dans un autre cas, il n'existait qu'un kyste, et il était aussi environné d'un dépôt abondant du cancer. Ces kystes ne contenaient aucune excroissance dans leur cavité; ils avaient l'apparence de kystes séreux simples, semblables à ceux qu'on rencontre quelquefois sur la surface externe de l'utérus, indépendamment de toute autre maladie. Je ne sais pas quels sont leurs rapports avec le dépôt cancéreux, s'ils n'en sont qu'une complication accidentelle, ou s'ils s'y rattachent par une connexion plus intime[1].

Nous avons déjà parlé des adhérences qui s'établissent entre les lèvres utérines et les parois du vagin; il est évident que, quand ce phénomène survient, l'extension de la maladie aux parois vaginales est presque certaine. C'est un fait d'observation que la paroi antérieure du vagin et la vessie sont bien plus fréquemment envahies par le cancer que sa paroi postérieure et le rectum. On a essayé d'expliquer cette circonstance, en avançant que le cancer attaque plus fréquemment la lèvre antérieure que la lèvre postérieure de l'utérus. Mais l'intime connexion qui existe entre le col de l'utérus et la vessie, parties séparées seulement par un repli du fascia pelvien, tandis qu'en arrière, le péritoine lui-même descend au-dessous de l'origine de la portion vaginale, explique beaucoup mieux pourquoi

---

[1] Dans tous les cas de kystes séreux de l'utérus décrits par Huguier, dans son important Essai, vol. I des *Mémoires de l'Académie de chirurgie,* chap. ii, p. 295-325, et pl. iv et v, les kystes étaient sous-péritonéaux. Ceux que j'ai observés dans les deux cas décrits ci-dessus étaient semblables aux kystes dessinés par Boivin et Dugès dans les planches xiv et xxxiii, fig. 1 de leur Atlas, et dont ils n'ont pas donné une description spéciale.

(Note de l'Auteur)

l'infiltration cancéreuse s'effectue plus rapidement en avant qu'en arrière de l'organe[1].

Il me semble opportun, quoique ce ne soit pas strictement le lieu, d'ajouter quelques mots relativement à l'affection de la vessie dans les cas de cancer utérin. Il n'est pas rare, indépendamment de tout dépôt cancéreux dans cet organe, de trouver une congestion intense, avec coloration rouge sombre de la membrane vésicale, quelquefois de l'inflammation, une ulcération purulente de ses replis et de l'épaississement de toutes ses tuniques, lésions qui prouvent que la dysurie, si fréquente pendant la vie des malades, est un signe de sympathie étroite entre la vessie et la matrice. Cette altération anatomique de la vessie ne se produit pas suivant un mode uniforme. Quelquefois la lésion paraît s'effectuer de dehors en dedans; et alors, dans le point où le vagin et la vessie sont étroitement unis, la membrane vésicale est recouverte d'un mucus visqueux. On constate, au toucher, qu'elle est ramollie; si on la presse avec une sonde, on la déprime, car le dépôt cancéreux a successivement détruit tous les tissus intermédiaires, et il aurait suffi de quelques jours pour qu'il se produisît une ouverture fistuleuse. Dans d'autres cas, la maladie attaque la vessie, secondairement il est vrai, mais indépendamment d'une simple extension par continuité de tissu. Le cancer se dépose alors au-dessous de la muqueuse vésicale, sous forme de petits tubercules plats et blanchâtres; il ne se limite pas aux points où la vessie et l'utérus sont en contact immédiat, bien qu'en général il se trouve là en plus grande abondance. Ces tubercules s'élargissent quelque peu, sans toutefois se réunir, et ils détruisent la membrane qui les recouvre. Le reste de l'organe est enflammé, épaissi et ulcéré. Lorsqu'une ouverture fistuleuse s'est formée, la vessie subit tous les changements consécutifs à la fistule vésico-vaginale, quel que soit son mode d'origine; mais ces changements sont aggravés par les progrès constants de la maladie qui a occasionné la fistule.

En revenant à l'étude spéciale du cancer de la matrice qui nous

---

[1] Wagner, *op. cit.*, p. 49 et 60, donne la proportion suivante : 38 pour 100 dans le premier cas et 5 pour 100 dans le second. Mais sa statistique met en évidence un fait auquel je ne m'attendais pas, c'est la fréquence plus grande de la fistule recto-vaginale que de la fistule vésico-vaginale, comme résultat de la maladie cancéreuse. Tandis qu'il n'y a eu que 28 cas de fistule vésico-vaginale dans 83 cas de maladie cancéreuse de la vessie, il y en a eu 24 dans 53 cas où le cancer avait envahi le rectum.

(Note de l'Auteur.)

occupe actuellement, je ferai remarquer que la description de la maladie que je viens de donner, s'applique à presque toutes les formes du cancer utérin, mais qu'il existe cependant *quelques variétés de la maladie* qui dévient du type ordinaire. Règle générale, le cancer débute par le col de la matrice; c'est un fait aussi bien établi que le siége presque exclusif des tumeurs fibreuses dans le corps de l'organe. Cependant, 3 fois dans 170 cas de cancer utérin, la maladie occupait le corps de l'organe, et elle parcourut toutes ses périodes jusqu'à la terminaison fatale, sans qu'il survînt aucune ulcération de l'orifice utérin, ou tout autre changement pouvant faire soupçonner pendant la vie l'existence d'une maladie maligne; à l'autopsie, on constata une infiltration cancéreuse de la substance utérine. Dans tous ces cas, l'augmentation de volume de l'utérus était considérable; dans l'un, il mesurait 5 pouces de longueur; dans l'autre, 6; et dans le troisième, il avait à peu près la grosseur d'une tête d'adulte. Cette augmentation de volume était due, dans deux cas, à l'extrême épaississement des parois utérines, produit par l'infiltration du dépôt cancéreux. Dans un de ces deux cas, tout l'organe était converti en une masse molle à peu près uniforme, sans structure fibreuse apparente, d'un gris blanchâtre, imbibée d'un sérum boueux, et se déchirant très-facilement dans le sens longitudinal de l'organe. Il n'existait aucune trace de membrane muqueuse; il n'y avait qu'un pouce et demi de cavité utérine à partir de l'orifice de la matrice, qui était petit, circulaire et sans trace extérieure d'altération. Dans l'autre cas, les parois utérines étaient épaissies aussi, mais à un moindre degré; la cavité utérine n'était pas oblitérée; une masse de cancer médullaire, mollasse, du volume d'une noix, se projetait dans son intérieur, ayant son point d'origine un peu au-dessus de l'orifice interne de l'utérus. Extérieurement, les lèvres de l'orifice utérin étaient saines, et leur surface parfaitement lisse et rosée. Cette apparence normale se continuait dans l'intérieur du col; mais la membrane muqueuse y devenait peu à peu rugueuse, rouge, et laissait voir, par transparence, au-dessous d'elle, des dépôts blanchâtres de matière cancéreuse[1]. Dans le troisième cas, l'orifice était également sain, et

---

[1] Une description courte mais intéressante de plusieurs cas analogues est donnée par le docteur Simpson dans ses *Obstetric Memoirs*, etc., vol. I, p. 193. On en trouvera aussi dans Wagner, *op. cit.*, p. 122-123; d'autres plus ou moins détaillés et recueillis dans différents ouvrages. (*Note de l'Auteur.*)

l'utérus mesurait 5 pouces de longueur. Il était entouré d'une masse de matière cancéreuse molle, qui n'avait pas envahi ses parois. L'augmentation de volume de la matrice était due à la dilatation de sa cavité; sa surface interne présentait un aspect très-remarquable: elle était parsemée de petites excroissances verruqueuses et irrégulières, parmi lesquelles deux ou trois, plus volumineuses que les autres, n'excédaient pas cependant les dimensions d'un pois. Ces granulations étaient presque sessiles, et la surface qu'elles occupaient ressemblait plus à une vessie chroniquement ulcérée qu'à une partie atteinte de cancer. On ne trouva dans ces granulations aucune cellule cancéreuse distincte; mais, vers le fond de l'utérus, où les parois étaient amincies, il y avait une voie de communication qui permettait au doigt de s'engager entre la matrice et la masse carcinomateuse qui l'environnait. Sur ce point, les parois utérines étaient ramollies, désorganisées et paraissaient infiltrées de matière cancéreuse.

Outre ces cas, deux autres, sur le total des 170, offraient une prédominance marquée de la maladie dans l'intérieur de la matrice; mais les lèvres utérines n'étaient pas parfaitement saines. Dans ces deux cas, il était évident que le mal, contrairement à la règle ordinaire, avait marché de dedans en dehors. J'incline à penser que le début de la maladie cancéreuse a lieu dans l'intérieur du corps de l'utérus plus souvent qu'on ne le présume.

Comme complément aux cas où l'orifice utérin reste indemne ou ne s'affecte que secondairement, il faut mentionner les exemples, rares du reste, de polypes malins nés de l'intérieur de l'utérus, sans aucune affection antérieure du col. Nous avons déjà fait allusion à la fréquence de ces excroissances polypoïdes de mauvaise nature, pendant l'évolution de la maladie cancéreuse de l'utérus. Elles peuvent atteindre un volume considérable et ne constituer cependant qu'une petite portion dans l'ensemble des parties affectées ; elles disparaissent avec les progrès de la maladie cancéreuse. De temps en temps, au moment où les lèvres de l'orifice sont encore intactes, une excroissance de tissu cancéreux, appartenant en général à l'espèce médullaire, émerge de l'intérieur de la matrice et descend dans le vagin. Le point d'origine de ces polypes malins est habituellement la partie inférieure de la cavité de la matrice, quelquefois le canal cervical, rarement le fond de l'organe. On trouve un remarquable exemple de ce dernier cas dans Boivin et Dugès; j'en ai observé un, il y a quelques années à Middlesex Hospital, chez une femme qui vint y mourir d'ascite, à ce qu'on croyait. Notre attention avait été attirée par un flux vaginal abondant et infect ; nous découvrîmes dans le vagin un polype plus volumineux que le poing. A l'autopsie, outre les dépôts cancéreux situés dans divers viscères abdominaux, on trouva les parois utérines épaissies par une infiltration de matière médullaire et la cavité de l'organe distendue par un polype dont le pédicule, gros comme la moitié du poing, s'insérait sur le fond de la matrice. Sa structure était molle et très-vasculaire. J'ai observé un autre cas de polype cancéreux. L'excroissance était beaucoup moins volumineuse, et, autant qu'on pouvait s'en assurer, semblait provenir de la partie inférieure de la matrice. Elle ne se projetait qu'à une faible distance dans le vagin ; les lèvres utérines paraissaient saines, sauf la postérieure qui était un peu épaissie et indurée. Bien que la formation d'un polype malin semble précéder en apparence l'affection cancéreuse utérine, je crois néanmoins que le cancer envahit préalablement les parois de l'organe ; je ne connais pas d'exemple de tumeur maligne implantée sur un utérus parfaitement sain.

Je crois que j'ai rencontré deux fois le cancer alvéolaire de la matrice ; mais je n'ai pu confirmer qu'une fois mon diagnostic par l'autopsie. Dans ce cas, les lèvres de l'orifice utérin étaient à peu près détruites, et une couche de cancer médullaire dense formait la base d'où se projetaient de nombreuses granulations verruqueuses demi-transparentes, occupant tout l'intérieur de la matrice et remplies de cette matière gélatineuse demi-transparente que Lebert[1], qui l'a observée plusieurs fois, considère comme caractéristique.

Le cancer épithélial de l'utérus se présente sous deux formes : ou bien il a le caractère d'excroissances granuleuses siégeant sur les lèvres utérines, ou bien c'est un ulcère rongeant, occupant leur surface. La première variété, lorsqu'elle est très-accusée, n'est autre chose que l'excroissance en chou-fleur du docteur John et de sir Charles Clarke. On observe plus communément des cas qui, sensiblement de même nature, se rapprochent cependant du cancer médullaire ordinaire[2].

---

[1] *Traité des maladies cancéreuses*, in-8. Paris, 1854, p. 217.

[2] J'ai conservé le terme *cancer* pour l'appliquer à ces variétés de maladies malignes de l'utérus, parce que je ne me sens pas en état de décider un point sur lequel se partagent les autorités les plus compétentes, et aussi parce que la tendance générale de la ma-

Dans sa première période, le cancer épithélial de la matrice ne s'est présenté que deux fois à mon observation ; les symptômes insignifiants auxquels il donne lieu à cette époque attirent rarement l'attention des malades. Dans un des cas où j'ai pu voir la maladie utérine à son début, elle était secondaire à la même affection survenue dans le vagin ; mais, dans l'autre cas, le vagin était parfaitement sain. Dans le premier cas, il existait sur la lèvre postérieure de l'utérus une plaque de la grandeur d'un shilling, s'élevant au-dessus de la surface environnante, d'une couleur rouge vif, prompte à saigner et d'une structure papillaire si fine qu'elle ressemblait à du velours rouge. Dans le second cas, la maladie occupait la partie antérieure de la lèvre antérieure dont le bord externe semblait coupé à pic et renversé ; le spéculum y faisait découvrir une petite abrasion douce et veloutée au toucher, qui semblait entourée de petites granulations sessiles. Dans les autres cas que j'ai observés, la maladie était plus avancée : le col de la matrice avait déjà augmenté de volume ; l'orifice n'était pas encore entr'ouvert ; mais ses lèvres gonflées se projetaient d'une ligne ou deux au delà de la circonférence du col, tandis que leur surface était rugueuse et granuleuse au toucher. Quand on introduisait le spéculum, on voyait que ces rugosités provenaient d'une réunion de nombreuses granulations ou papilles aplaties, rouges, semi-transparentes, et saignant avec facilité. Quelquefois ces granulations persistent pendant des mois entiers sans augmenter de volume et sans changer de caractère. Puis, sur l'une ou l'autre lèvre, une ulcération se forme, irrégulière, à bords taillés à pic, telle, en un mot, que, si on la voyait pour la première fois, on ne pourrait la soupçonner d'être d'une autre nature que le cancer commun. Toutefois les petites papilles sessiles augmentent souvent de volume et forment sur toute la surface du col une excroissance distincte, de la grosseur d'un œuf, d'un pomme, ou même plus volumineuses. Ces excroissances sont divisées par de profondes fissures ou lobes, de grandeur variable, qui semblent réunis par leur base. Malgré la profondeur des fissures et leur direction, si variée qu'il est difficile quelquefois de les distinguer nettement de l'orifice utérin lui-même, les dimensions de ces excroissances ne sont pas les mêmes dans toutes leurs parties ; nées sur la surface du col utérin

ladie épithéliale et cancroïde est de s'associer, dans son cours, au cancer médullaire ; si bien qu'ils perdent, l'un et l'autre, leurs caractères distinctifs, pour se confondre dans le carcinome ordinaire de l'utérus. (*Note de l'Auteur.*)

par un pédicule court et épais, elles se projettent comme les ramifications d'un chou-fleur et c'est de là que dérive leur nom. L'examen, même pratiqué avec les plus grandes précautions, écrase
quelques fragments de ces tumeurs et produit une hémorrhagie.
Si, en dépit de cet écoulement, on pousse le doigt presque sur la
base, on la trouvera plus consistante et douée d'une sensibilité qui,
bien qu'obtuse, est plus grande que sur les autres points de l'excroissance. Quelquefois cette excroissance reste limitée à une des lèvres,
où elle peut atteindre un volume considérable avant que l'autre
soit envahie[1]. Cette localisation a lieu plus souvent pour la lèvre
postérieure que pour l'antérieure ; la raison en est que la concavité
du sacrum offre plus de place au développement de la tumeur que
la moitié antérieure du bassin qui est aplatie et bornée par les deux
branches du pubis.

Quoique le vagin participe presque toujours à la maladie et que
ses parois deviennent papillaires et granuleuses, sa lésion n'est pas
fatale. Aussi longtemps que la maladie conserve ses caractères primitifs, elle a beaucoup moins de tendance que le cancer ordinaire à
envahir les parties adjacentes. Mais sa disposition à dégénérer en
cancer médullaire ou à s'associer avec lui est très-grande ; elle passe
alors par ces mêmes alternatives de mort partielle et de reproduction
que nous avons notées dans les autres formes de la maladie maligne.
Habituellement l'excroissance disparaît en partie : l'orifice coupé à
pic d'où elle s'élevait paraît d'abord granuleux et inégal ; plus tard
il devient épais, noueux et prend par degrés tous les caractères d'une
partie qui dès le début a été le siége d'un cancer médullaire ; en
même temps les parois de l'organe et son intérieur subissent les
mêmes changements.

C'est une différence de degré plutôt que de nature qui existe
entre le cancer et la pure excroissance en chou-fleur. Dans cette dernière, les cellules épithéliales qui la constituent ont une forme cylindrique ; mais les particularités les plus saillantes de sa structure
résultent du volume plus considérable des vaisseaux, et de la délicatesse plus grande de leur parois. Ils ne sont recouverts que par un
peu de tissu cellulaire et non point reliés entre eux par un tissu
conjonctif serré et ils forment des franges analogues à des hydatides

---

[1] Il y en a un dessin caractéristique dans l'atlas de Boivin et Dugès, pl. xxiv,
fig. 1.

utérines[1]. Dans les excroissances vraiment cancéreuses, la base se forme de bonne heure, tandis que dans ces excroissances en chou-fleur, si délicates et si vasculaires, elle ne se produit qu'à la dernière période ou même pas du tout. Cependant la structure intime de ces deux lésions et leurs éléments microscopiques sont les mêmes. Elles sont constituées par des papilles hypertrophiées, composées de cellules épithéliales, et elles contiennent à leur centre des vaisseaux volumineux et délicats recouverts d'une couche épaissie d'épithélium. Les énormes franges capillaires des excroissances en chou-fleur expliquent les hémorrhagies abondantes et profuses ainsi que les écoulements séreux qui les accompagnent. D'un autre côté, l'absence de cette structure solide qu'on rencontre dans d'autres formes de cancer épithélial, rend compte des résultats favorables qu'on obtient par l'extirpation, et aussi de ce fait qu'il ne reste après l'opération que quelques couches minces de ce qui paraissait une tumeur si volumineuse et si solide.

Il existe des divergences d'opinion relativement à la nature exacte de ces ulcérations inguérissables du col de l'utérus, que j'ai cru devoir, d'accord avec les écrivains les plus autorisés en pareille matière, rapporter au cancer épithélial, mais que quelques observateurs éminents regardent comme de nature tuberculeuse. En parlant du tubercule utérin, j'ai fait mention de ces nombreux petits dépôts de couleur jaunâtre qu'on rencontre quelquefois sur la surface de l'orifice utérin, et qui, si on les ponctionne ou s'ils s'ouvrent spontanément, laissent après eux de légères excavations ulcéreuses. Leur caractère tuberculeux ne m'a jamais semblé solidement établi, puisque je n'ai point observé que leur fusion eût pour conséquence de détruire le tissu du col. Lisfranc[2] a pourtant décrit cette lésion que je n'ai pas observée, mais qui a été vue et décrite aussi par M. Robert[3], M. Pichard[4], et d'autres, apportant à l'appui de leur opinion des

---

[1] Cette comparaison a été faite par Virchow dans sa description micrographique de ces tumeurs (*Verhandl. der Phys. Med. Gesellschaft in Würzburg*, vol. I, p. 110). Elle est exacte et concorde avec les observations antérieures qu'elle confirme. L'aspect général de ces excroissances a été très-fidèlement représenté par sir C. Clarke dans le vol. II, pl. 1 de son ouvrage *Sur les maladies des femmes*, par le docteur Simpson, p. 165 et 166 de ses *Obstetric Works*, et par le docteur Mayer, vol. IV du *Verhandl. der. Ges. f. Geburtsk. in Berlin*, qui contient aussi un dessin de l'examen micrographique.
(*Note de l'Auteur.*)

[2] *Clinique chirurgicale*, etc., vol. III, p. 548-555.

[3] *Des affections*, etc., *du col de l'utérus*, in-8, Paris, 1848.

[4] *Des abus de la cautérisation dans les maladies de la matrice*, in-8. Paris, 1846, p. 124-132.

faits où s'est produit le ramollissement des dépôts tuberculeux situés dans l'épaisseur du col.

« Les ulcérations tuberculeuses du col utérin, dit M. Robert[1], se reconnaissent à leur base excavée, leur couleur grise, et la présence d'une matière caséuse au milieu de l'écoulement mucoso-purulent qui provient de l'intérieur du col. Elles se décèlent aussi par la présence, dans le col, de tumeurs de volume varié, arrondies, fermes au début et sans changement de coloration, plus tard molles, blanchâtres, cédant à la pression du doigt et donnant une sensation confuse de fluctuation. Ces tumeurs sont formées par une matière tuberculeuse encore à l'état de crudité ou en voie de ramollissement.

« Il faut en outre remarquer que ces ulcérations scrofuleuses sont presque toujours accompagnées d'un engorgement considérable du col utérin qui est dû, soit à la présence de masses tuberculeuses non encore ramollies, soit à une infiltration tuberculeuse persistante, soit enfin à cette sorte de processus inflammatoire qui accompagne le ramollissement et l'élimination du produit morbide. Cette dernière circonstance peut obscurcir le diagnostic et porter à croire que les engorgements et les ulcérations sont de nature maligne ; erreur que Lisfranc avoue avoir commise plusieurs fois. »

Ces tumeurs, toutefois, reçoivent une interprétation différente lorsque le microscope vient en aide à nos recherches. On trouve que la matière ramollie n'est pas constituée par les éléments du tubercule, mais par des cellules épithéliales semblables à celles de la membrane muqueuse utérine, tandis que la substance indurée qui sert de base à l'ulcération est formée d'un mélange de tissu fibroplastique et de matériaux épidermoïdes. En résumé, dit M. Robin[2], cette espèce d'ulcération est à l'utérus ce que le lupus ou les ulcères cancroïdes sont à la face ; leurs principales différences résultent de ce que ces dernières sont constamment exposées au grand air, tandis que les premières sont toujours en contact avec les sécrétions muqueuses ou autres du vagin.

Il nous reste à parler encore d'une affection qui sera bien placée

[1] *Op. cit.*, p. 48.

[2] La conformité dans la manière de voir de Robin, *Archives de médecine*, août 1848, p. 407-414 ; de Lebert, *Maladies cancéreuses*, p. 218, et de Hanover, *Das Epithelioma*, in-8, Leipzig, 1852, p. 126, doit paraître décisive sur ce point. Je serais très-porté à croire que le fait du docteur Gibb, d'une prétendue ulcération de l'utérus et de la vessie, décrit p. 269, vol. VI des *Transactions of the Pathological Society*, doit être plutôt rangé dans cette catégorie. (*Note de l'Auteur.*)

ici, quoiqu'elle se range moins strictement à côté des cancers que les variétés de maladie maligne que nous avons étudiées jusqu'ici. Feu le Dr John Clarke fut le premier à décrire sous le nom de *corroding ulcer* une forme particulière d'ulcération de l'orifice et du col utérin, débutant sur la muqueuse, embrassant toute la circonférence de l'orifice et finissant par le détruire ainsi que les parties sous-jacentes, mais différant du carcinome par l'absence de tout épaississement, de toute induration et du dépôt dans son voisinage de matériaux hétérogènes. Il est inutile de nous arrêter à quelques différences qui existent entre ses symptômes et ceux de l'ulcération carcinomateuse ; le fait que l'ulcère phagédénique peut persister pendant plusieurs années, sans produire aucun accident formidable, tandis que la mort est prompte et inévitable à la suite de l'ulcération cancéreuse, établit entre les deux maladies une distinction capitale.

Les opinions sont très-divergentes relativement à la nature réelle de l'affection, et sa rareté s'oppose à ce qu'on puisse élucider complétement cette question. Toutefois, on ne peut pas douter qu'elle ne doive être classée parmi les ulcères rongeants. C'est ce qu'ont fait du reste tous les micrographes modernes ; tout est en faveur de cette manière de voir : l'aspect extérieur, le processus qui diffère tant de celui du cancer, enfin l'absence, au sein des tissus adjacents, de cellules cancéreuses et épithéliales [1].

Il ne nous reste à mentionner qu'un point de l'anatomie pathologique du cancer utérin, à savoir, *la fréquence de l'affection carcinomateuse dans les autres organes*, pendant le cours de la maladie. A notre grand regret, il faut avouer qu'il est très-rare de ne pas voir, avant la mort, le cancer se propager par continuité de tissu de l'utérus lui-même à quelques parties immédiatement adjacentes. Ainsi, par exemple, il est très-rare que chez une malade morte de cancer utérin, il n'existe pas un peu d'infiltration cancéreuse dans la partie supérieure du vagin ; et, comme nous le verrons plus tard, la fréquence de ce fait, même à une période relativement peu avancés du cancer médullaire, est une des circonstances qui compromettent le plus le succès de toute opération chirurgicale et la contre-indiquent. Il y a cependant des raisons de croire que le carcinome utérin reste plus souvent et plus longtemps, à son début, confiné dans la partie qu'il a envahie, que lorsqu'il occupe toute autre région

---

[1] Hannover, *op. cit.*, p. 128.

27

du corps. Il n'y a pourtant pas, sous ce rapport, entre les cancers, une différence aussi grande qu'on se plaisait à le croire. M. Lebert[1] établit que l'infection de tout le système, rendue évidente par le dépôt secondaire de la matière cancéreuse dans d'autres organes, n'existait que 9 fois sur 45 cas de cancer utérin ; tandis qu'elle avait eu lieu 24 fois dans 35 cas de cancer des poumons, c'est-à-dire dans les cinq septièmes des cas. Ces résultats sont plus favorables que ceux que donne l'analyse, par feu le professeur Kiwisch[2], de 73 autopsies de cancer utérin faites à l'hôpital de Prague. Il trouva le cancer de la vessie 42 fois sur 100 ; Lebert 15 fois pour 100 seulement ; celui des ovaires 19 fois, et celui des poumons 7,5 pour 100 ; et Lebert 4,4 pour 100. Ces différences que mon observation personnelle ne me permet pas d'expliquer, proviennent de la fréquence relative de certaines formes cancéreuses à Paris et à Prague. Peut-être le cancer épithélial est-il plus commun dans la première ville et le cancer médullaire dans la seconde. Dans les tableaux statistiques qui auront trait à l'infection cancéreuse de l'économie, il sera dorénavant de toute nécessité de classer les cas d'après les caractères de la maladie primitive. En attendant, la connaissance de ce fait, qu'une infection de l'économie survient moins invariablement peut-être, et probablement de moins bonne heure dans le cancer de la matrice que dans celui des autres organes, jette une lueur d'espoir sur le sombre tableau que nous avons encore à étudier sous d'autres aspects[5].

[1] *Op. cit.*, p. 239, 310, 394.
[2] *Op. cit.*, vol. I, p. 511.
[5] La comparaison du cancer de l'utérus et du cancer de l'estomac a conduit Wagner (*op. cit.*, p. 100) à cette conclusion redoutable que la propagation de la maladie et les dépôts secondaires ne sont pas aussi exceptionnels qu'on le suppose dans le carcinome utérin, et qu'il existe une remarquable similitude entre les cancers des organes creux composés principalement de fibres musculaires organiques, comme l'estomac, l'œsophage et les intestins. (*Note de l'Auteur.*)

LEÇON XX

MALADIES MALIGNES OU CANCÉREUSES DE L'UTÉRUS

Leur fréquence ; causes favorables à la production du cancer : âge, état de la menstruation, son établissement, grossesse ; influence spéciale de la grossesse ; hérédité. —
Symptômes du cancer : son début ; premiers symptômes. — Douleur : son caractère et
ses causes. — Hémorrhagie : sa valeur ; ses causes ; sa fréquence comme premier symptôme. — Écoulements. — Causes de leur mauvaise odeur ; variétés à cet égard. —
Cachexie cancéreuse : ses caractères. — Deux formes exceptionnelles du cancer, le
latent et l'aigu. — Influence du cancer sur le travail. — Diagnostic du cancer utérin.
— Durée de la maladie.

La raison que j'invoquais au commencement de la dernière leçon
pour justifier le temps que je compte consacrer au carcinome utérin,
c'est sa fréquence. Nos tables de mortalité ne nous permettent pas
de l'apprécier encore avec une rigoureuse exactitude, mais elles
nous fournissent des données qui se rapprochent suffisamment de la
réalité. Le dix-septième rapport du Registrar-general [1] nous montre
que la mortalité par le fait du cancer s'élevait, pour toute l'Angleterre, en 1851, à 1754 pour les hommes, et à 4072 pour les femmes. Cet excédant de la mortalité pour les femmes peut être rapporté
sûrement, soit au cancer du sein, soit à celui de la matrice. D'après
les tableaux de Tanchon [2] basés sur les registres mortuaires de Paris, le cancer utérin est plus fréquent que le cancer du sein dans la
proportion de 2996 à 1147, c'est-à-dire qu'il est au second comme
2,6 est à 1. Mais ce résultat, ni son assertion que le cancer utérin a
été la cause de 1,6 sur 100 cas de mort, chez les femmes, pendant
la période de dix ans qu'embrassent ses calculs, ne peuvent être
considérés comme absolument exacts, bien que je sois convaincu

[1] Voy. p. 124.
[2] *Recherches sur le traitement médical des tumeurs cancéreuses du sein*, in-8, 1844
p. 258.

que ni l'un ni l'autre ne s'écartent beaucoup de la vérité. Cette fréquence, quoiqu'elle ne soit point tout à fait rigoureuse, relativement aux autres maladies qui entraînent la mort chez les femmes, est corroborée par ce fait que, sur 5122 autopsies des deux sexes, dans les hôpitaux de Vienne, de Prague et de Leipzig, il existait 441 cancers dont 45 étaient des cancers de la matrice[1].

J'ai fait allusion plus d'une fois aux circonstances qui rendent peu concluantes ces statistiques faites dans un grand hôpital, quand il s'agit de juger la fréquence relative de différentes maladies. Les souffrances qui accompagnent généralement le cancer dans quelques-unes de ses périodes, le prix élevé des remèdes propres à les calmer, portent un grand nombre de malades à se faire soigner dans un établissement riche, comme St-Bartholomew's Hospital. Aussi ai-je la certitude que, si je ne tenais compte de cette cause, ma propre expérience me conduirait à supposer que le cancer de la matrice est encore plus commun qu'on ne le croit actuellement[2]. Quoi qu'il en soit, il est bien positif que le cancer est de toutes les affections de la matrice la plus fréquente et la plus terrible.

Nous marchons sur un terrain plus solide, en quittant la question de la fréquence du cancer, pour rechercher les circonstances qui favorisent son développement, telles que l'âge, le mariage, la grossesse, etc.

Le Dr Walshe[2], dont le savant ouvrage sur le cancer sera toujours, à beaucoup d'égards, la meilleure autorité en pareille matière, a prouvé le premier que la maladie augmentait progressivement de fréquence avec l'âge. Je n'ai pas besoin de faire remarquer que la fréquence d'une maladie quelconque à différents âges ne peut être évaluée qu'en comparant avec la population totale du même âge, le nombre de cas où elle se manifeste. C'est en négligeant cette condition qu'on est arrivé à des conclusions erronées pour cette maladie et pour d'autres.

---

[1] Wagner, *op. cit.*, p. 2.

[2] Le docteur Lever, *Maladies de l'utérus*, in-8, London, 1843, p. 165, établit que, parmi les malades externes de Guy's Hospital, la proportion des cas de cancer utérin, par rapport aux autres maladies du même organe, était de près de 1 sur 7. A Bartholomew's Hospital, elle était de 1 pour 18, 2 ou 5,4 pour 100. Je donne ces nombres simplement pour montrer combien il serait dangereux de tirer des conclusions, relativement à la fréquence du cancer utérin ou d'autres maladies, en s'appuyant sur les malades soignés à la consultation d'un hôpital. (*Note de l'Auteur.*)

[3] *Op. cit.*, p. 140.

En considérant la population de l'Angleterre à chaque période décennale, il semble, et les recherches de M. Paget conduisent au même résultat, qu'après vingt ans, chaque période de dix années augmente l'aptitude de l'économie au cancer. Ce fait est d'un grand intérêt, car il montre comment une maladie constitutionnelle caractérisée par la dégénérescence des tissus devient de plus en plus commune à mesure que les forces de la nutrition languissent, et atteint sa plus grande fréquence, lorsque la chimie de l'organisme touche à sa fin, et perd le pouvoir de changer des matériaux grossiers en ces tissus d'une organisation supérieure et d'une complexité si étonnante. Mais il n'est pas moins intéressant de constater que, lorsqu'un organe ne fonctionne plus, il commence à mourir, et que la fréquence plus grande du cancer du sein et de la matrice n'obéit pas aux lois qui régissent la maladie dans d'autres organes, mais se manifeste longtemps avant le terme ordinaire de la vie humaine.

« L'âge où survient le plus fréquemment le cancer squirrheux du sein, dit M. Paget[1], est entre 45 et 50 ans. Toutes les statistiques sont d'accord sur ce point. On a vu des exemples de cette maladie avant la puberté ; mais elle est extrêmement rare au-dessous de 25 ans. Après cet âge, elle augmente jusqu'à la période de 45 à 50 ans ; puis elle diminue de fréquence, sans devenir plus tard jamais aussi rare qu'avant 20 ans. »

Il n'établit pas ces conclusions simplement sur le nombre absolu des cas qu'il a recueillis, mais sur leur comparaison avec la population à différents âges.

Le même résultat s'applique au cancer utérin, comme le prouve la table ci-jointe, où, dans 595 cas[2] puisés à différentes sources, l'âge des malades a été noté.

		Nombres actuels.
Entre 25 et 30 ans		39
30 40		166
40 50		242
50 60		95
60 70		48
Au-dessus de 70		5
		595

[1] *Op. cit.*, vol. II, p. 324.

[2] De ces cas, 170 proviennent de mes notes ; les autres sont pris dans Lebert, Kiwisch et son éditeur Scanzoni, dans Chiari, dans *Report on the Statistics of Cancer in the Middlesex Hospital*, du docteur Sibley (vol XLII *of Medico-Chirurgical Transactions*). C'est à dessein que je n'y fais pas entrer les tables si souvent citées de madame Boivin (*op. cit.*, vol. II, p. 9), parce qu'elles furent faites à une époque où l'on confondait assez souvent le cancer avec d'autres maladies utérines, ce qui donnait lieu à des erreurs d'appréciation évidentes. (*Note de l'Auteur.*)

Bien que la période sexuelle exerce chez la femme une grande influence sur la prédisposition au cancer utérin, il ne paraît pas évident que la cessation du flux menstruel y prenne une part importante. Dans 6 cas sur les 18 de Lebert[1] où la menstruation avait cessé, la maladie coïncida avec la disparition des règles. La même coïncidence ne fut pourtant notée que 3 fois sur 39 de mes malades, qui se trouvaient dans les mêmes conditions. Dans deux de ces cas, les symptômes existaient depuis 8 ou 10 ans ; on ne peut en conclure qu'une chose, c'est que la maladie utérine continuait après la période critique, et qu'à la longue l'utérus était devenu le siége d'une affection cancéreuse. Dans un cas les premiers symptômes du cancer apparurent 5 mois, dans un autre 8 mois, dans 3 un an et dans les 30 autres de 3 ans et demi à 29 ans, après la cessation des menstrues.

Les conditions antérieures des fonctions utérines chez les malades, comme la présence ou l'absence d'un trouble menstruel, l'existence d'une précédente maladie utérine ne donnent que des résultats négatifs, pleins d'intérêt, en ce sens qu'ils prouvent, s'il en était besoin, qu'il n'existe aucun rapport de causalité entre les maladies inflammatoires et les maladies cancéreuses de la matrice.

Dans 157 cas sur 170, le mode suivant lequel s'accomplissait la fonction menstruelle a été l'objet d'une attention spéciale. Dans 131 cas, elle resta normale à tous égards depuis son établissement jusqu'au début de la maladie. Dans 26 cas, elle fut habituellement ou fréquemment anormale d'une façon ou d'une autre, à savoir :

Dans	1 rare.	Dans	4 retardée.
	10 douloureuse.		4 irrégulière.
	2 profuse.		1 avancée.
	4 profuse et douloureuse.		

Si nous considérons les circonstances qui ont accompagné le premier établissement de la menstruation, nous n'y trouvons aucun indice d'une connexion quelconque entre la difficulté des règles à cet époque et le développement ultérieur du cancer. Dans 117 cas sur 146, la menstruation s'établit sans aucun symptôme spécial, tandis que dans 29 cas, sa première apparition fut plus ou moins

[1] *Op. cit.*, p. 275.

accompagnée de souffrances locales ou générales. Ces nombres donnent une proportion presque rigoureuse de 20 pour 100 de cas défavorables; tandis que la moyenne chez les malades soignées à St-Bartholomew's Hospital pour des souffrances utérines était 25,7 pour 100, de cas défavorables. M. Whitehead (de Manchester) arrive à 22,50 pour 100 de cas défavorables, sur 4000 femmes qui n'avaient jamais eu aucun désordre des fonctions sexuelles.

Mais, quoiqu'il semble que, dans ces cas, ni le premier établissement de la menstruation ni la manière dont elle s'exécutait habituellement n'aient présenté aucune déviation évidente de l'état normal, on pourrait supposer qu'il existe des désordres utérins, sans doute de nature inflammatoire, suivis plus tard de cancer utérin. Les faits pourtant ne confirment pas cette hypothèse, car 5 fois seulement sur le total des 170 cas, on mentionne l'existence d'une maladie utérine sérieuse, avant le développement du cancer. Chez une malade, on avait extirpé un polype 10 ans auparavant; chez 2, l'organe avait souffert depuis le dernier accouchement, 10 ans dans un cas et dans l'autre 5 ans, avant le début du cancer. Chez une les symptômes s'étaient graduellement développés, après une inflammation utérine, et, chez la cinquième, dans les deux années qui suivirent un abcès pelvien.

Bien qu'on ait amplement donné des preuves du contraire, on affirme encore de temps à autre que les femmes non mariées, ou qui n'ont pas eu d'enfants, sont plus facilement que d'autres atteintes de cancer. La vérité paraît être dans la proposition inverse, car sur 168 cas de cancer utérin, il n'y en avait que 5 de femmes non mariées et seulement 13 de femmes stériles. En d'autres termes, il n'y avait qu'un fait de mariage stérile pour 13 cas de cancer. Parmi mes malades de St-Bartholomew's Hospital, on comptait 1 mariage stérile sur 8,5 cas. Ce n'est pas tout, plus on pousse les recherches dans ce sens et plus on reste convaincu que ce n'est pas la stérilité, mais l'excès de fécondité qui prédispose au cancer utérin.

Comme nous l'avons déjà dit, 13 fois sur 165, les femmes mariées affectées de cancer utérin étaient stériles; 2 avaient eu des enfants, dont le nombre n'est pas indiqué; les 150 autres avaient présenté 1046 cas de grossesses terminées prématurément 189 fois, et arrivées à terme 857 fois. Pour établir le même résultat d'une autre manière, disons qu'il existait une moyenne de 6,8 grossesses pour chaque mariage fécond, comprenant 5,6 enfants à terme et 1,2 avortement, tandis que le nombre d'enfants pour chaque mariage, dans notre pays, est généralement de 4,2[1].

Quelques-uns de ces points seront mieux mis en lumière par le tableau suivant :

NOMBRE DE FEMMES.	GROSSESSES DE CHACUNE.	NOMBRE DE FEMMES.	ENFANTS DE CHACUNE.	NOMBRE DE FEMMES.	AVORTEMENTS DE CHACUNE.
13	1	15	1	32	1
15	2	16	2	22	2
11	3	18	3	11	3
7	4	11	4	6	4
11	5	17	5	6	5
17	6	14	6	1	7
14	7	16	7	1	8
10	8	11	8	1	11
10	9	9	9	»	»
9	10	8	10	»	»
11	11	5	11	»	»
6	12	3	12	»	»
7	13	2	13	»	»
2	14	2	14	»	»
2	16	1	17	»	»
1	17	1	18	»	»
1	18	»	»	»	»
1	19	»	»	»	»
1	20	»	»	»	»
1	24	»	»	»	»
150	»	148	»	80	»

Cette table s'explique suffisamment d'elle-même et rend tout commentaire inutile. Un fait seul mérite spécialement d'être remarqué, c'est que 2 fois seulement, sur le total des 150 femmes, la grossesse n'a été suivi que de fausse couches.

18 fois sur les 150 cas dont nous donnons les détails dans le tableau ci-dessous, il ne s'écoula entre la fin de la grossesse et le début du cancer qu'une assez courte période pour permettre de soupçonner que les modifications produites par l'état puerpéral avaient imprimé une activité inaccoutumée à la maladie.

[1] Il est presque inutile d'insister sur l'évidence de ce fait. Le docteur Sibley (*Report on the Statistics of Cancer*) donne 11 pour 100 comme moyenne de mariages stériles, et 5,2 enfants pour chaque mariage fécond. Les tableaux de Scanzoni (*op. cit.*, p. 284) donnent le singulier résultat de 7 enfants pour chaque mariage fécond, et en même temps de 50 mariages stériles sur 108. (*Note de l'Auteur.*)

NOMBRE DES GROSSESSES	NOMBRE DES ENFANTS.	NOMBRE DES AVORTEMENTS.	RÉSULTAT DE LA DERNIÈRE GROSSESSE.	DATE DES SYMPTÔMES DU CANCER.
3	5	»	Enfant vivant.	10 mois.
7	6	1	»	6 mois.
12	12	»	»	6 mois.
10	5	5	»	4 mois.
4	3	1	»	Immédiatement.
10	7	3	»	»
9	9	»	»	»
2	1	1	»	»
6	2	4	»	»
7	5	2	»	»
3	2	7	Avortement à 4 mois.	1 mois.
11	10	1	*Dito* à 5 mois.	Immédiatement.
7	6	1	*Dito* à 2 mois 1/2,	»
7	4	3	*Dito* à 3 mois.	»
6	4	2	*Dito* à 4 mois.	»
13	9	4	*Dito* à 4 mois.	»
10	7	3	*Dito*, époque inconnue.	»
17	13	4	*Dito, dito.*	»

Toutes ces malades furent examinées par moi dans les quinze mois et même la plupart dans les six mois qui suivirent l'avortement ou la parturition. Lorsqu'on dit que, dans ces 13 cas, les symptômes sont survenus immédiatement, il faut entendre qu'aucun intervalle de santé n'a existé entre la délivrance ou l'avortement et l'apparition de l'hémorrhagie ou de tout autre symptôme bien positif du cancer ; ce symptôme avait débuté souvent avant l'époque où la malade me consultait, et il a continué par la suite à caractériser la maladie.

Un moment de réflexion fera, je l'espère, disparaître le sentiment de surprise que font naître de pareils tableaux. A mesure que la vieillesse arrive, la nutrition devient imparfaite et se pervertit, et la fréquence du cancer augmente. La vieillesse et l'imperfection nutritive sont plus précoces dans la matrice que dans tout autre organe ; aussi le cancer s'y développe-t-il de meilleure heure. Après chaque grossesse, le développement de l'utérus s'accomplit de moins en moins bien, comme le prouvent la faiblesse de l'action utérine chez les multipares, la fréquence relativement plus grande de l'hémorrhagie après la délivrance, et même la rupture de l'utérus chez les femmes qui ont eu beaucoup d'enfants. Ce n'est donc pas chez la femme qui n'a jamais conçu, mais chez celle dont l'utérus a subi le plus souvent tous les changements de l'état puerpéral : dégénérescence graisseuse de ses fibres, atrophie de son tissu, etc., que se manifestera la plus grande aptitude aux maladies produites par une nutrition imparfaite et pervertie. Un fait qui prouve encore l'exactitude de cette loi, c'est que, 18 fois, chez 110 femmes fécondes attaquées de cancer utérin avant la cinquantième année, c'est-à-dire, avant la fin de la période sexuelle, le moment précis où les modifications nutritives produites dans la matrice par l'état puerpéral étaient à leur summum, a coïncidé avec le développement insidieux de la maladie cancéreuse.

Il nous reste à étudier, dans l'étiologie du cancer, l'influence de la prédisposition héréditaire. En général, dans le cancer, cette influence passe pour certaine. Elle n'est pas moindre pour le cancer utérin que pour les autres, bien que le nombre des observations sur ce sujet soit peut-être trop faible pour qu'on puisse se former une opinion positive. Dans 160 cas de cancer, recueillis à différentes sources par Paget[1], 26, ou 1 sur 6,1 présentaient des antécédents cancéreux héréditaires. Le même fait existait d'une manière positive 14 fois sur 102, ou 1 fois sur 7,2, d'après Lebert[2]. L'influence héréditaire était évidente 2 fois sur 13 cas de cancer de la matrice, toujours d'après Lebert[3] ; mes recherches sur le même sujet m'ont conduit au chiffre de 8 pour 49 cas ou de 1 pour 6,1. Dans un de ces 8 cas, le père de la malade était mort d'un cancer de la gorge ; dans 2, la mère, et dans 4, les sœurs étaient mortes d'un cancer de la matrice, et 1 fois la sœur avait succombé à un cancer du sein.

Il y a trois symptômes du cancer de la matrice qui surviennent si invariablement, que le plus novice des débutants ne manquerait pas de les mentionner. La douleur, l'hémorrhagie, l'écoulement vaginal coexistent souvent dans la période avancée de la maladie ; et l'un ou l'autre de ces phénomènes, se manifestant dès le début, nous met sûrement sur la voie du diagnostic. L'erreur si commune qui portait à confondre sous le nom de squirrhe des maladies utérines qui n'avaient aucun rapport avec le cancer, fut une cause sérieuse de méprise en ce qui concerne ces symptômes. On supposa que l'hémorrhagie était le signe certain d'une ulcération, tandis que la douleur, les désordres constitutionnels et plusieurs formes de troubles

---

[1] *Op. cit.*, vol. II, p. 538.
[2] *Op. cit.*, p. 134.
[3] *Ibid.*, p. 273.

fonctionnels, soit dans la matrice, soit dans les organes adjacents caractérisaient les premières phases de la prétendue maladie squirrheuse.

Dans 166 cas, le premier symptôme de cancer noté par les malades a été :

Dans 30 cas, ou 18,0 pour 100, douleurs de différentes sortes et variables d'intensité.
  77 — 46,5 — hémorrhagie généralement profuse et sans douleur.
  23 — 13,8 — hémorrhagie accompagnée de douleur.
  15 — 9,0 — douleur et leucorrhée ou écoulement aqueux quelquefois infect.
  21 — 12,6 — leucorrhée ou autres écoulements sans douleur.

Chacun de ces symptômes mérite d'être étudié avec soin. Occupons-nous d'abord de la douleur. Dès le début et dans tout le cours de la maladie, ce symptôme varie beaucoup de siége, de caractère, d'intensité, et il n'y a aucune espèce de douleur qu'on puisse regarder comme propre au cancer utérin. Dans l'expression douleur, il faut comprendre diverses sensations de malaise éprouvées pendant la défécation et la miction, qui proviennent quelquefois de l'extension de la maladie à la vessie et au rectum, mais plus souvent d'une hypérémie des vaisseaux du bassin, ou de cette sympathie entre la matrice et d'autres organes pelviens, qu'on observe si souvent dans le cours des maladies utérines. En général, la douleur dans les premières périodes du cancer n'est pas intense ; les malades ne la rapportent pas constamment à l'utérus, mais plutôt aux lombes où elle incommode plus par sa persistance que par son acuïté. Une douleur hypogastrique obtuse s'associe quelquefois à la rachialgie ; il est rare qu'elle existe seule. La douleur lancinante, ayant décidément l'utérus pour point de départ, n'est pas fréquente au début du cancer. L'organe n'est pas habituellement sensible au toucher, et dans beaucoup de cas les rapports sexuels ne produisent aucune souffrance spéciale. Comme dans d'autres formes de maladies utérines, la douleur est quelquefois rapportée à l'une ou l'autre région iliaque, et, semblable alors à la douleur ovarique, elle a de la tendance à présenter des exacerbations paroxystiques. Dans les cas où la maladie débute par une ménorrhagie, la perte excessive de sang est souvent accompagnée de beaucoup de douleur ; mais, comme le prouvent les statistiques, dans la majorité des cas d'hémorrhagies symptomatiques du début d'un cancer utérin, il y a absence de douleur, tandis que la cessation d'une hémorrhagie profuse coïncide parfois avec l'apparition d'une douleur que la malade n'avait pas ressentie jusqu'alors.

Avec les progrès de la maladie cancéreuse, la douleur en général augmente d'intensité; mais ni le siége ni la sévérité des souffrances ne sont soumis à une règle invariable. Dans la grande majorité des cas, c'est longtemps avant la mort que ce symptôme se manifeste avec sa plus grande intensité; tandis que, dans les derniers jours de l'existence, alors que la cachexie cancéreuse est le plus marquée et que les forces diminuent tous les jours, la douleur fait heureusement défaut. Et pourtant les causes qui contribuent d'une manière ou d'une autre à augmenter les souffrances des malades sont nombreuses à mesure que la maladie progresse, et aucune des anciennes sources de douleur ne disparaît. La douleur rapportée à l'utérus s'ajoute souvent à celle qui occupe les reins et l'abdomen; quoique continue, cette douleur présente des exacerbations intolérables. C'est tantôt une sensation de brûlure, tantôt une douleur lancinante; au plus haut degré d'intensité, l'angoisse est horrible, indicible et ne peut être comparée à aucune autre souffrance. Chaque nuit, en général, provoque un accroissement de la douleur; mais le moment de l'exacerbation est variable et survient sans cause appréciable. Quelquefois une douleur très-aiguë précède l'invasion d'une hémorrhagie, et, dans ce cas, l'écoulement produit un soulagement momentané; mais, le plus ordinairement, les choses ne se passent pas ainsi. Outre la douleur hypogastrique, dont la malade souffre souvent depuis les premières périodes du cancer, il existe de fréquentes attaques de douleur et de sensibilité circonscrites, qui indiquent un état inflammatoire du péritoine pelvien. Ces sortes d'inflammations se reproduisent plusieurs fois dans le cours de la maladie. La propagation de la lésion utérine le long des parois du vagin ajoute beaucoup aux souffrances des malades, surtout lorsque c'est la paroi antérieure qui est affectée. En pareil cas, l'infiltration du cancer au milieu des tissus de l'extrémité supérieure du vagin s'oppose au retour du sang dans les parties qui n'ont pas encore été envahies. De là résultent l'énorme gonflement de l'urèthre, qui peut atteindre le volume de 2 pouces, depuis la symphyse jusqu'à la vessie, le fréquent besoin d'uriner, la difficulté de la miction et quelquefois l'incontinence, qui fatigue tant les malades atteintes de cancer utérin. D'autres causes, en outre, tendent à aggraver ces accidents, nous avons vu, en effet, dans l'anatomie pathologique du cancer utérin, que la vessie, sans être envahie par le cancer, devenait assez souvent le siége d'une congestion intense ou d'une inflammation avec dépôt de lymphe plastique ou ulcération de la membrane muqueuse. Le cancer de l'utérus ou du vagin se propage aussi quelquefois à la vessie et il en résulte des douleurs plus vives que celles causées par la maladie primitive, et puis des fistules utéro- ou vésico-vaginales peuvent se former, qui deviennent une nouvelle source de souffrances pour les malades. Dans quelques cas, lorsque des masses considérables de matière cancéreuse se sont accumulées autour de la vessie, l'un ou l'autre uretère peut être rétréci, plus rarement oblitéré ; il se dilate alors, devient sinueux et s'épaissit. Le rein ne pouvant accomplir ses fonctions et se débarrasser qu'avec difficulté des produits sécrétés, s'atrophie ; sa structure glandulaire disparaît et ses calices se dilatent sous forme de petits sacs distendus par de l'urine[1]. A un moindre degré, ce phénomène d'obstruction n'est pas rare, et je pense qu'il faille lui rapporter en partie la douleur de rein et la dysurie.

Avant de passer à l'étude d'un autre symptôme, disons quelques mots des cas exceptionnels où le cancer de la matrice parcourt toutes ses périodes entièrement ou presque entièrement sans douleur[2]. On ne saurait trop se souvenir que, dans beaucoup de cas,

---

[1] Voy., sur cet état des reins, Cruveilhier, *Anatomic pathologique*, vol. II. p. 370, et *Atlas*, livraison XXVII, pl. II, fig. 2, et aussi Wagner, *op. cit.*, p. 111.

[2] M. Courty insiste sur ce fait. Il a vu les cancers les mieux caractérisés et les plus susceptibles de généralisation, le squirrhe, l'encéphaloïde, arriver à une période avancée de leur développement sans éveiller ces douleurs lancinantes signalées comme propres aux manifestations de cette affection. — Il a vu également des cancers de l'œil se former chez les enfants, sans douleur, un sarcocèle énorme récidiver chez un enfant de 7 à 8 ans, sans avoir jamais causé de souffrance, etc. Aussi pense-t-il qu'on a beaucoup exagéré la portée du symptôme douleur comme caractéristique de la nature cancéreuse des tumeurs ou des ulcères. L'utérus serait, d'après lui, l'organe dans lequel ce symptôme manque le plus souvent, lorsqu'il y a maladie cancéreuse. (Courty, *Maladies utérines*, p. 865.)

Dans un intéressant *Mémoire sur la production des tumeurs épithéliales dans les nerfs*, le docteur Cornil résume ainsi les observations qu'il a faites au sujet des cancers de l'utérus accompagnés de violentes douleurs :

« Pour les tumeurs utérines désignées sous le nom commun de cancer, toutes les fois qu'une femme avait pendant la vie souffert d'une façon continue et violente dans les cuisses, les jambes et la région fessière, nous avons presque toujours trouvé, après la mort, soit une néoplasie épithéliale, soit une hypertrophie et hypergenèse du tissu cellulaire, du névrilème, des nerfs sciatiques ou cruraux, généralement d'un seul côté. Quant aux autres altérations de la sensibilité et de la motilité, elles ne nous ont rien donné de positif. Ainsi, la sensibilité au tact, à la température, à la douleur, était conservée ; la motilité pouvait être affaiblie, surtout sur les membres œdémateux, mais elle n'était pas diminuée d'une façon notable par la seule lésion des nerfs. La température des membres était aussi sensiblement la même lorsqu'on l'observait comparativement au membre sain

les trois grands symptômes du cancer, douleur, ménorrhagie, écoulement fétide, ne se produisent pas simultanément. Souvent la maladie débute par une hémorrhagie, et pendant toute la durée du flux sanguin, il n'existe ni douleur ni écoulement fétide. Plus tard l'hémorrhagie s'arrête, et alors se produisent la douleur et l'écoulement fétide qui persistent jusqu'à la fin; quelquefois pourtant la douleur se calme et cesse même longtemps avant la mort des malades. Beaucoup d'erreurs de diagnostic proviennent, à ma connaissance, de l'oubli d'un pareil fait; aussi l'absence de douleur ou de fétidité dans l'écoulement a fait nier quelquefois l'existence du cancer en dépit de signes évidents que faisait constater l'examen vaginal. Bien que la maladie puisse arriver sans douleur à une phase avancée, il est rare cependant que ce symptôme fasse complétement défaut pendant toute sa durée. Presque toujours c'est la variété épithéliale de la maladie qui se fait remarquer par cette absence de douleur. J'ai observé le même fait dans certaines variétés molles du cancer médullaire. Une malade, une jeune femme, âgée de 50 ans, avait été exempte de toute maladie sérieuse jusqu'au moment où un écoulement sanguin profus se manifesta pendant les rapports sexuels. J'en ai connu une autre qui se croyait atteinte d'une simple ménorrhagie causée par ses rapports avec son mari; elle ne soupçonna

et à celui qui était le siége des douleurs. Mais les malades avaient souvent des sensations subjectives de froid ou de chaleur brûlante.

« En résumant les faits contenus dans les pages précédentes, nous voyons que, consécutivement à des tumeurs épithéliales, les nerfs sont assez fréquemment le siége de névromes de même nature, développés, soit par contiguïté du tissu morbide, soit loin du lieu primitivement affecté.

« La structure de ces névromes présente à considérer : 1° les lésions du névrilème et du périnèvre ; 2° celles des tubes nerveux.

« Les lésions de l'enveloppe cellulaire des tubes que nous avons pu observer jusqu'à présent, sont de deux espèces : l'une constitue une tumeur dure, demi-transparente, donnant peu de suc à la pression, formée d'un tissu à alvéoles très-serrées, contenant elles-mêmes de petites cellules arrondies ou des noyaux ; l'autre consiste dans des névromes moins durs, donnant sur une coupe un liquide épais et abondant qui sort d'alvéoles visibles à l'œil nu, possédant sur leur surface interne des papilles vasculaires. Les cellules épithéliales sont, dans cette espèce, volumineuses, aplaties, prismatiques ou polyédriques, à plusieurs prolongements.

« Les tubes nerveux sont altérés partiellement ; dans le petit nombre de ceux qui sont malades, la substance médullaire est granuleuse et se transforme en molécules graisseuses parfois réunies en amas granuleux.

« Cette altération des tubes nerveux, qui se propage dans tout le bout périphérique, détermine la production de douleurs très-vives, continues avec des exacerbations qui sont, dans certaines tumeurs utérines le caractère symptomatique dominant. »

Voyez Cornil, *Sur la production de tumeurs épithéliales dans les nerfs* (*Journal d'anatomie et de physiologie* de Robin, 1804, p. 196 à 198). (*Note du Traducteur.*)

jamais que sa maladie fût sérieuse, jusqu'à ce que, ayant fait une fausse couche, au sixième mois de sa grossesse, elle fut emportée par une hémorrhagie consécutive. Dans ces deux cas, la maladie cancéreuse appartenait à la variété médullaire. Le cas le plus remarquable que j'aie rencontré sous ce rapport, et le seul où aucune douleur n'ait été ressentie, est celui d'une femme âgée de 30 ans, qui était irrégulièrement menstruée, depuis trois ans, sans éprouver aucun accident du côté de l'utérus ; elle n'était qu'imparfaitement rétablie de son sixième accouchement, qui avait eu lieu quatorze mois avant mon examen. Onze mois avant de me demander des soins, elle avait eu une hémorrhagie soudaine et profuse qui persista pendant huit semaines et fut remplacée par un flux transparent, abondant et fétide. Depuis cette époque jusqu'au moment de son entrée à l'hôpital, l'hémorrhagie ou l'écoulement aqueux. avaient continué, et la malade était arrivée à un état d'extrême épuisement, le 15 juillet, jour de son admission. Le repos, les astringents arrêtèrent l'hémorrhagie et l'écoulement ; un régime substantiel et du vin restaurèrent les forces, si bien que, le 30, elle alla chez elle pour mettre ordre à quelques affaires. Mais, comme je lui avait fait entendre que sa maladie était très-sérieuse, elle revint le 5 août. Le jour suivant, l'hémorrhagie se reproduisit et persista dix jours. Le 21 elle était si parfaitement remise et avait repris tant de forces, que je ne pus parvenir à lui persuader de prolonger son séjour à l'hôpital. Elle sortit ; le 1er septembre, retour de l'hémorrhagie, dont elle mourut le 5, sans avoir éprouvé d'autre malaise qu'une difficulté dans la miction, dont elle souffrait depuis deux ans, et que l'invasion de la maladie cancéreuse n'avait point augmentée.

Après la douleur, vient sur la liste des symptômes, l'hémorrhagie. Contrairement à ce qu'on écrit encore dans quelques livres, l'écoulement sanguin, loin d'être une preuve que la malade est arrivée à la période d'ulcération, constitue un de ses signes les plus précoces, puisque, 46 fois sur 100, on le signale comme antérieur à tout autre désordre. Une erreur analogue, dont vous devez vous souvenir, avait cours autrefois relativement à l'hémorrhagie pulmonaire dans la phthisie. L'hémoptysie, qui est due dans beaucoup de cas à la congestion du poumon, et qui annonce le mal qui se prépare, passait pour la preuve d'une lésion déjà irrémédiable, de la rupture d'un vaisseau compris dans la sphère de l'ulcération. L'explication qui est bonne pour un de ces cas l'est aussi pour l'autre. La conséquence pratique qu'il en faut tirer, c'est qu'on doit attacher une grande importance à toute hémorrhagie sans cause provenant de la matrice, et pratiquer avec soin l'examen vaginal, afin de découvrir, l'existence de la maladie maligne tout à fait à son début, c'est-à-dire au moment où les remèdes et la chirurgie peuvent peut-être retarder les progrès du mal ou l'enlever.

La pratique hospitalière fournit si rarement l'occasion d'observer des cas de maladie chronique depuis leur commencement jusqu'à leur terme, qu'il est difficile de déterminer positivement le rapport qui existe entre l'hémorrhagie et les autres symptômes, pendant toute la durée de l'affection cancéreuse. Le mode suivant lequel se produit la perte sanguine varie beaucoup. Quelquefois c'est un écoulement de sang continu et peu abondant, semblable à celui des règles, sauf qu'il ne survient pas à l'époque ordinaire, qu'il dure plus longtemps et alarme par sa persistance et la fréquence de ses retours. Il revêt ce caractère chez les personnes âgées dont les fonctions sexuelles ont cessé, et qui d'abord ne voient pas sans plaisir cet écoulement sanguin, comme s'il attestait un retour de jeunesse. Mais ce n'est pas chez les personnes âgées seules que se produit cette forme d'hémorrhagie. Le plus ordinairement, elle arrive à l'époque menstruelle, ou un jour ou deux après sa cessation. Bien qu'une sorte de périodicité irrégulière s'observe en général dans toutes les hémorrhagies utérines, quels que soient leur cause et l'âge des malades, il est rare de voir la menstruation s'accomplir avec sa régularité normale dans le cancer utérin. Quelquefois les règles avancent et se produisent tous les quinze jours avec leurs symptômes ordinaires qui s'effacent après deux ou trois retours de l'hémorrhagie. Il n'est pas commun d'observer une seule perte copieuse et brusque sans récidive, ou sans qu'il se mêle un peu de fluide sanguin à l'écoulement qui se produit plus tard. Des lochies abondantes se sont converties deux ou trois fois, au dire des malades, en une hémorrhagie qui a été le premier signe de la maladie cancéreuse; mais ces cas sont tout à fait exceptionnels.

Dans les premières périodes du cancer, la perte, comme le prouve le tableau statistique [1], est rarement accompagnée de douleur; il y a pourtant quelques exceptions à cette règle. Plus tard la douleur coexiste avec l'hémorrhagie ; et, si on excepte les cas de cancer épi-

____

Voy. p. 427.

thélial où les vaisseaux délicats se rompent au moindre contact, une congestion utérine précède chaque attaque d'hémorrhagie et se trouve soulagée par elle. La source de l'hémorrhagie ne change pas lorsque l'ulcération est survenue, et le sang provient moins de la surface malade que de toute la membrane muqueuse. Les douleurs expulsives qui accompagnent souvent l'hémorrhagie sont produites par les mêmes causes que dans la ménorrhagie ordinaire, c'est-à-dire par la formation de caillots dans la cavité utérine et par les efforts de la matrice pour les expulser, efforts d'autant plus douloureux que les tissus infiltrés de matière cancéreuse cèdent moins à ces efforts. Les surfaces ulcérées ne fournissent que peu de sang; ce qui le prouve d'une façon irrécusable, c'est la cessation de la perte dans les périodes avancées du cancer, ou sa rareté lorsque le processus ulcératif a été très-rapide et très-envahissant dès le début. Une femme âgée de 38 ans, vint mourir à St-Bartholomew's Hospital, d'un cancer de la matrice, deux jours après son admission. La lèvre postérieure était entièrement détruite et le doigt s'enfonçait facilement dans la cavité où il rencontrait une excroissance irrégulière. La lèvre antérieure adhérait solidement à la paroi vaginale qui avait été envahie par le cancer jusqu'à un pouce de l'orifice vulvaire. Cette lèvre était irrégulière, épaissie et avait été en grande partie détruite par l'ulcération. Une attaque unique d'hémorrhagie ayant duré cinq heures avait été le signal du début de la maladie, 8 mois auparavant. Une leucorrhée abondante et fétide existait depuis plusieurs mois, mais jamais elle n'avait été teinte de sang, sauf à l'époque que j'ai indiquée[1].

Occupons-nous maintenant des écoulements symptomatiques du cancer. Ils présentent des différences notables suivant les formes et les périodes de la maladie. Un flux muqueux ou mucoso-purulent n'est pas rare dans les premières phases du cancer médullaire ; il dépend de la congestion utérine qui, comme nous l'avons vu, se manifeste au début de la maladie. En général, ce flux n'a pas mauvaise odeur ; mais quelquefois les malades se plaignent de la fétidité de l'écoulement à une époque où, sans aucun doute, les surfaces ne sont pas encore ulcérées. Ce fait, au surplus, n'a rien d'extraordinaire : la fétidité de l'écoulement se montre dans plusieurs cas de congestion et d'inflammation utérines, ou dans des cas de ménorrhagies, de polypes, de tumeurs fibreuses ; il résulte alors de la

---

[1] Voyez plus loin, à la suite de la leçon XXI, une note du traducteur sur un cas d'*hémorrhagie symptomatique* du cancer de l'utérus.

décomposition du sang épanché. Les malades, comme on le pense bien, ne peuvent pas distinguer les mauvaises odeurs propres à chacune de ces causes. Avec les progrès de la maladie, l'écoulement devient presque toujours fétide ; mais il y a sous ce rapport des variations très-remarquables dans le même cas. Nous avons dit que des fragments de la substance envahie se gangrènent assez fréquemment et laissent à nu une surface plus ou moins unie, où se manifeste une sorte de tendance à la cicatrisation. Pendant que les tissus meurent et se renouvellent, l'écoulement est formé d'une sanie putride et infecte ; lorsqu'ils ont été complétement éliminés, la sécrétion devient moins abondante, puriforme et presque sans odeur. Quand on fait de fréquentes injections vaginales pour enlever la sécrétion qui baigne les parties malades, la fétidité ne dépend que de l'activité du processus gangréneux et de l'élimination plus ou moins rapide des parties tombées en détritus. Dans les cas où la maladie marche lentement, comme on le voit parfois, quelques mois avant la mort, et lorsque les malades succombent plutôt par le fait de la cachexie cancéreuse que par les progrès de l'affection locale, le flux leucorrhéique n'est souvent ni profus, ni fétide. Dans la forme indolente de la maladie, l'écoulement ne présente presque jamais le caractère purulent qu'on observe, lorsque l'ulcération marche avec rapidité : il est habituellement aqueux, légèrement teinté de sang, ou même transparent. Dans le cancer épithélial, le flux est généralement séreux et presque inodore, parce qu'il provient d'une sécrétion des surfaces plutôt que de la décomposition et de la destruction des tissus. Cette absence d'une odeur fétide bien marquée existe même assez souvent dans le cancer épithélial après que l'ulcération a commencé ; mais du moment qu'il se change en cancer médullaire, comme cela arrive assez souvent, le flux devient plus fétide qu'auparavant. Dans les excroissances en chou-fleur qui peuvent faire mourir d'hémorrhagie, dans les ulcérations phagédéniques de l'orifice, l'écoulement reste inodore jusqu'à la fin. Mais tous ces cas sont exceptionnels et ils n'infirment pas l'exactitude de cette règle générale qui établit, comme un fait presque constant, la fétidité des flux leucorrhéiques pendant la durée de la maladie cancéreuse.

Nous déduirons de ce que nous venons de dire, une ou deux conséquences pratiques qu'il ne faut jamais perdre de vue. La première, c'est que la présence ou l'absence d'un écoulement infect ne doivent pas seules nous faire prononcer sur la malignité ou la non-malignité d'une maladie quelconque de la matrice. Une simple irritation de l'organe, une congestion, une inflammation, la décomposition du sang dans l'intérieur des organes sexuels, la gangrène ou la fonte d'un polype et d'une tumeur fibreuse peuvent produire la fétidité de l'écoulement. D'un autre côté, le flux symptomatique d'un cancer épithélial reste longtemps ou toujours inodore. En outre l'absence ou l'existence de la fétidité peuvent dépendre de la marche lente ou rapide de la maladie. Et même, dans ce dernier cas, si l'examen n'a lieu qu'après la mort et l'élimination des tissus, il peut se faire qu'on trouve inodore un écoulement qui, quelques semaines auparavant, était d'une intolérable fétidité.

Je crois qu'il ne serait pas très-utile de grouper les symptômes que nous avons examinés jusqu'ici et de tracer une esquisse générale du cancer utérin. Le degré d'intensité de chaque symptôme, son ordre d'apparition, la durée de sa coexistence avec les autres, son accroissement ou sa diminution, sont autant de circonstances variables qui, n'embrassant pas tous les détails et ne se prêtant pas à une description d'ensemble, pourraient égarer plutôt qu'instruire le praticien.

Jusqu'ici, nous n'avons pas parlé des signes du désordre constitutionnel, qui, tôt ou tard, se manifeste dans le cancer de la matrice, comme dans celui des autres organes, et ajoute beaucoup à la détresse des malades. La cachexie cancéreuse, qui manque seulement dans quelques cas rares d'épithélioma suivis d'une hémorrhagie mortelle, est plus grave que la simple anémie consécutive à une perte sanguine ou à l'épuisement causé par des souffrances prolongées. « Toutes les sources du sang sont corrompues » ; les aliments ne nourrissent plus, les forces défaillent, le corps maigrit, l'estomac refuse d'accomplir régulièrement ses fonctions ; des nausées, des vomissements jettent les malades dans l'anéantissement ; la langue, rouge, sèche, luisante ou aphtheuse indique trop clairement l'état de la muqueuse digestive et explique cette soif ardente que rien ne peut éteindre. L'état des intestins est une autre cause de trouble ; la constipation alterne fréquemment avec la diarrhée. Le premier de ces états dépend presque toujours, et de l'obstacle que la matrice indurée et volumineuse oppose à la libre circulation des matières fécales dans le rectum, et de l'inertie des plans musculaires de l'intestin, qui ne sont plus capables d'accomplir avec une énergie suffisante leurs mouvements péristaltiques. Que la diarrhée se produise, et cette même inertie intestinale lui permettra de vider complétement le tube digestif. C'est à la même cause qu'il faut attribuer en grande partie la flatulence qui fatigue beaucoup les malades, produit des douleurs abdominales et se termine souvent par une attaque de diarrhée. Le sommeil est toujours inquiet et peu réparateur. Les opiacés calment la douleur, mais ils aggravent souvent les autres symptômes. La malade s'endort difficilement, ou, si elle sommeille, la sécheresse de la bouche, une sensation de brûlure à la gorge ou bien le sentiment d'une prostration extrême la réveillent et elle a conscience alors que le sommeil aurait pu, comme c'est assez fréquent, se terminer par la mort. En pareil cas, j'ai vu cinq fois survenir des convulsions auxquelles a succédé le coma ; trois fois le coma fut suivi de mort : deux fois au bout de vingt-quatre heures et une fois au bout de huit jours. Ces accidents cérébraux ne sont point symptomatiques d'une maladie de l'encéphale ; chez deux malades, on ne trouva dans cet organe aucune lésion appréciable ; deux autres, guéries de leurs convulsions vécurent pendant plusieurs mois ; chez une autre, l'hémiplégie qui suivit les accès disparut peu à peu et complétement. Dans un sixième cas, la sensibilité dans le côté gauche fut très-compromise, sans cause appréciable ; mais cette paralysie disparut au bout de quelques jours, un mois avant la mort de la malade qui ne présenta aucun autre signe de désordre cérébral. La cause de ces accidents cérébraux est obscure. La seule explication que j'en connaisse est celle donnée par Aran[1] qui les rapporte à une hydronéphrose et à l'abolition consécutive des fonctions du rein. On pourrait peut-être objecter à cette théorie la guérison momentanée de ces accidents et la mort des malades par le fait seul des progrès de la maladie cancéreuse. Dans deux cas d'hydronéphrose très-considérable provenant d'une compression des uretères par une matrice cancéreuse, aucun signe de trouble cérébral ne précéda la mort. Chez les deux qui succombèrent on ne dit point que l'autopsie ait fait découvrir une hydronéphrose notable[2].

---

[1] *Op. cit.*, p. 968.

[2] Dans un cas de cancer utérin publié par le docteur Alfred Fournier, la malade, âgée de 42 ans, remarqua, quinze jours environ avant de mourir, qu'elle urinait de moins en moins. On fit conserver ses urines et on vit en effet, dix jours avant la terminaison fatale, que leur quantité n'excédait pas un verre à bordeaux environ, dans les vingt-quatre heures. Trois jours avant la mort, elle se réduisit à deux cuillerées à bouche tout au plus, et l'avant-veille, la sécrétion urinaire se supprima complétement. Il y eut pendant deux ou trois jours anurie absolue.

En même temps que cette diminution, puis cette suppression des urines, se manifestèrent les phénomènes suivants: 1° épistaxis répétées dans la dernière quinzaine de l'exis-

Mais ce sont là des cas exceptionnels, et, en général, la mort a lieu sans accidents cérébraux. Les forces vitales s'épuisent graduellement, quoique la lésion locale reste stationnaire pendant des mois, et lorsque la malade succombe il est difficile de dire pourquoi la mort a eu lieu à ce moment et non plutôt, et pourquoi la vie n'aurait pas pu se prolonger encore pendant plusieurs jours ou plusieurs mois.

Dans un cas, l'empoisonnement général du sang donna lieu à des phénomènes de pyhémie, avant-coureurs de la terminaison fatale, et cependant, chose curieuse, jusque-là les signes de la cachexie cancéreuse n'avaient pas été très-prononcés. Cette femme avait 56 ans ; les symptômes de l'affection utérine existaient depuis quatre mois seulement. La lésion était si exclusivement limitée à la cavité utérine qu'on avait hésité un moment à affirmer la malignité de la maladie. Au moment de son admission, il existait un petit mouvement fébrile qui, au bout d'une semaine, devint plus accusé et s'accompagna de douleurs dans les membres supérieurs, tout à fait analogues aux douleurs rhumatismales. Elles persistèrent sans augmentation, mais la fièvre prit rapidement un caractère typhoïde ; le pouls s'éleva à 140 pulsations par minute, la langue devint sèche et la malade mourut au bout de six jours.

C'est le seul cas de cette espèce que j'aie observé. Les symptômes de la cachexie cancéreuse présentent une grande variété comme intensité et rapidité dans leur évolution. On n'observe aucun rapport constant entre la gravité de la maladie locale et celle du désordre constitutionnel. Quelle que soit leur accélération, les troubles généraux conservent presque toujours un caractère asthénique ; l'inflammation péritonéale elle-même, qui cause si fréquemment la douleur

tence, peu abondantes et qui s'arrêtèrent spontanément ; 2° vomissements répétés et opiniâtres sans péritonite, et sans odeur ammoniacale, incessants dans les derniers jours, alimentaires, aqueux et glaireux ; 3° inappétence, débilité générale, augmentation de l'œdème. — Absence de tout trouble du côté de la vue, de tout désordre intellectuel, de toute paralysie musculaire. — Mort brusque, sans secousse, sans convulsion, sans agonie. — Il n'existait pas d'albumine dans les urines.

Outre les lésions d'un cancer utérin ulcéré qui avait envahi la vessie, on trouva à l'autopsie que le rein gauche, qui était énorme, présentait les signes de la stéatose la plus avancée ; que l'uretère droit oblitéré, le bassinet et les calices, tous excessivement dilatés, contenaient un liquide presque aqueux, et que le rein du même côté était remarquablement atrophié. — Intégrité complète du cerveau et de ses enveloppes.

(Note sur deux cas d'urémie, par Alfred Fournier. — Bulletins et mémoires de la Société médicale des hôpitaux, année 1864, p. 254.)

(Note du Trad.

hypogastrique et établit des adhérences entre les viscères du bassin, n'a aucune tendance à devenir aiguë et ne contribue pas matériellement à abréger la vie des malades. La diarrhée aurait plus souvent cette tendance, car elle dégénère quelquefois en dysenterie et on trouve après la mort une congestion considérable du rectum et de la partie inférieure du gros intestin avec une hypertrophie notable des glandes solitaires. Il n'est pas rare d'observer des douleurs locales très-vives, quelques jours avant la mort. Dans les cas que j'ai observés, elles coïncidaient avec le développement d'une affection cancéreuse de l'abdomen et ne paraissaient pas devoir être attribuées à l'affection de la matrice.

Avant de quitter les symptômes, nous devons noter les déviations de la marche normale du cancer. Nous avons déjà parlé de l'absence accidentelle de l'un ou de l'autre des symptômes qui sont habituellement considérés comme caractéristiques de la maladie. Mais on rencontre aussi parfois des cas dans lesquels, non-seulement des symptômes ordinaires font défaut, mais dans lesquels tous les autres phénomènes sont si peu accusés que la nature de la maladie en est complétement obscurcie. Il n'est pas rare de constater, chez des malades qui viennent consulter pour une prétendue ménorrhagie, l'existence d'un cancer avancé de la matrice. Le cas le plus remarquable que j'aie observé de la latence de tous les symptômes est le suivant : une femme, âgée de 45 ans, cuisinière, vint à Middlesex Hospital, se plaignant de constipation et d'un malaise pendant la défécation, qu'elle attribuait à des pilules. Elle n'avait pas d'hémorrhagie ni de douleur utérine, et ce n'était qu'en la questionnant avec soin qu'elle avouait l'existence d'un peu de leucorrhée. Elle n'avait point d'hémorrhoïdes, ni aucune affection rectale; mais l'utérus était volumineux et moins mobile dans le bassin qu'à l'état normal; sa lèvre antérieure était dure et noueuse, la postérieure détruite par l'ulcération. Pendant plus de trois mois, elle me sembla tantôt perdre, tantôt gagner comme santé; elle trouvait un grand soulagement dans les remèdes apéritifs que je lui prescrivis[1].

Je ne sais pas ce qu'il advint de cette malade. La conséquence pratique qu'on peut tirer d'un pareil fait, c'est que nous ne pouvons souvent répondre de rien, et qu'il ne faut pas accorder grande con-

---

[1] Un cas semblable est relaté par le docteur Simpson, *op. cit.*, p. 190.

(Note de l'Auteur.)

fiance au récit des malades qui nient l'existence de quelque symptôme que la croyance populaire considère comme de mauvais augure. Elles désirent son absence et font tout ce qu'elles peuvent pour s'imaginer qu'il n'existe pas.

Une autre variété, c'est le *cancer aigu*; je le crois très-rare. Il est accompagné, dans toutes ses périodes, d'un mouvement fébrile et de phénomènes sthéniques, qui le feraient prendre, par un observateur superficiel, pour une maladie inflammatoire. C'est une forme que je n'ai observée que chez de jeunes personnes, peu de temps après la délivrance ou une fausse couche. Une femme, qui avait fait une fausse couche à quatre mois et éprouvé une attaque d'hémorrhagie, deux mois avant de me consulter, fut admise à l'hôpital avec une salivation profuse, conséquence du mercure administré pour une prétendue inflammation utérine. La maladie, dont elle mourut bientôt, était un cancer avec ulcération avancée. Le mouvement fébrile et la douleur abdominale avaient été assez vifs pour donner le change à un praticien intelligent et lui faire négliger l'examen vaginal qu'on doit toujours pratiquer en pareille occurrence. J'ai vu un autre cas analogue, dans lequel la maladie parcourut toutes ses périodes en trois mois et sept jours; le début remontait à un accouchement; avant cette époque, la malade n'avait eu aucun symptôme de maladie utérine. La malade succomba dans un état de coma qui avait succédé à des convulsions; au moment de son admission, elle était très-gravement malade : peau chaude, langue desséchée, pouls fréquent, douleur abdominale vive. On comprend facilement que de pareils symptômes auraient pu induire en erreur comme dans le premier cas.

Nous avons déjà vu que la prédisposition au cancer n'empêche nullement la fécondité, et que les changements qui suivent la parturition favorisent l'invasion de la maladie. Il nous reste maintenant à considérer quelle est l'influence que la maladie cancéreuse de la matrice exerce sur le travail lui-même, quand une femme, dans ces conditions, a la mauvaise chance de devenir grosse. Les statistiques confirment pleinement ce que le raisonnement faisait prévoir, et prouvent qu'un orifice rugueux et épaissi se dilate difficilement et imparfaitement; qu'il se déchire souvent pendant les efforts expulsifs, que de formidables hémorrhagies ou des inflammations dangereuses peuvent en être la conséquence, et que quelquefois les obstacles sont si grands que l'enfant ne peut pas passer. Il en résulte que la mère et le fœtus périssent pendant le travail, ou que, la gestation se prolongeant au delà de son terme normal, la mort survient à la longue sans qu'aucun effort décisif ait été fait par la matrice pour expulser son contenu [1].

Tableau montrant le résultat de soixante-quinze cas de cancer du col compliquant le travail.

AUTEURS.	TOTAL DES CAS.	MORT PENDANT OU PEU DE TEMPS APRÈS LE TRAVAIL.	GUÉRISON DES ACCIDENTS DU TRAVAIL.
[2] Puchelt.	51	18	13
[3] Oldham.	5	2	3
[4] Cormack.	1	»	1
[5] Simpson.	2	2	4
[6] Arnott	6	»	2
[7] Scanzoni.	4	4	»
[8] Dorrington.	1	1	»
[9] Kiwisch.	4	4	»
[10] Menzies.	20	10	10
[11] Spiegelberg . . .	1	»	1
TOTAUX.	75	41	34

[1] Comme dans le cas remarquable du docteur Menzies, relaté dans *Glasgow Medical Journal*, vol. I, p. 129, juillet 1853.

[2] *De tumoribus in pelvi*, etc., in-8, 1840, cap. III et IV.

[3] *London Journal of Medicine*, 1851, p. 204, et *Guy's Hospital Reports*. 2e série, vol. VI, p. 427.

[4] *London Journal of Medecine*, 1851, p. 212.

[5] *Op. cit.*, p. 648.

[6] *Med. Chir. Trans.*, vol. XXXI, p. 37.

[7] *Lehrbuch der Geburtshülfe*, vol. II, 258.

[8] *Prov. Med. Journal*, octobre 7, 14, 21 1843.

[9] *Op. cit.*, vol. I, p. 549.

[10] Menzies, *loc. cit.* Dans le tableau des 27 cas de Menzies sont compris ceux de Denman, contenus dans le tableau de Puchelt, et quelques cas d'Oldham et de Simpson que j'ai mis à part. En les omettant, restent 20 cas.

[11] *Monatsschrift f. Geburtsk.*, février 1858, vol. XI, p. 110.

(Notes de l'Auteur.)

Dans soixante-douze cas le sort des enfants est mentionné.

AUTEURS.	TOTAL DES CAS.	MORTS.	NÉS VIABLES.
Puchelt.	30	19	11
Oldham.	5	4	1
Cormack	1	»	1
Simpson.	6	2	4
Arnott	2	2 jumeaux.	1
Scanzoni	4	4	»
Dorrington.	1	1	»
Kiwisch.	4	4	»
Menzies.	18	11	7
Spiegelberg. . . .	1	»	1
Totaux.	72	47	26

Plus tard, nous reviendrons sur ce sujet pour rechercher les moyens qui offrent le plus de chance de faire traverser en sûreté tous ces dangers à la mère et à l'enfant. Pour le moment, contentons-nous de les avoir signalés et d'avoir montré leur nature et leur étendue.

Dans les précédentes leçons, j'ai eu l'occasion d'indiquer les principaux signes distinctifs qui existent entre les maladies bénignes et les maladies malignes de la matrice. A première vue, il paraît donc inutile d'entrer dans des détails au sujet du diagnostic du cancer utérin, puisque ses symptômes sont assez caractéristiques pour laisser peu de place au doute et à l'erreur, à moins d'ignorance grossière ou d'inattention volontaire.

Cependant, l'erreur est quelquefois possible, même pour les personnes qui ne pèchent ni par négligence ni par ignorance ; et, la plupart du temps, elle consiste à considérer comme maligne une maladie inoffensive et à alarmer inutilement la malade et ses proches. Autrefois, lorsqu'on supposait que l'induration du col était due au squirrhe, l'erreur était beaucoup plus fréquente qu'aujourd'hui ; maintenant elle survit encore, dans la pratique, à la fausseté de la conception pathologique qui lui avait donné naissance.

Il n'est donc pas superflu de poser, comme une règle presque sans exception, qu'une induration et une hypertrophie du col utérin de longue durée, avec ou sans exulcération, mais sans épaississement du plafond vaginal et sans diminution de la mobilité de l'utérus, dépendent d'une inflammation chronique et non d'un dépôt cancéreux.

Le diagnostic différentiel de ces deux maladies est si important, qu'au risque de paraître ennuyeux, je vais mettre en regard les uns des autres les phénomènes qui leur sont propres :

<table>
<tr><td>

DANS L'INDURATION INFLAMMATOIRE.

L'histoire des souffrances de la malade remonte à plusieurs années, et les symptômes ont augmenté progressivement.

Presque toujours le commencement de l'affection est rapporté par la malade à un travail pénible ou à la convalescence imparfaite d'un accouchement ou d'une fausse couche.

La douleur est plus constante et plus précoce que l'hémorrhagie. La menstruation est souvent peu abondante. L'hémorrhagie, quand elle se produit, revient tous les mois ou tous les quinze jours ; elle est rarement persistante et presque toujours accompagnée de grandes douleurs.

Le col de l'utérus est toujours et quelquefois extraordinairement sensible ; la mobilité de l'utérus n'est que peu modifiée. Les lobules élargis de ses lèvres s'irradient à partir de l'orifice.

L'ulcération de l'orifice utérin est, soit une simple abrasion de l'épithélium, soit une surface rouge finement granuleuse, veloutée, quelquefois un peu élevée au-dessus du niveau des parties adjacentes et jamais creusée dans leur épaisseur. Les bords de l'ulcération sont toujours doux et réguliers. L'écoulement est quelquefois purulent, plus souvent glaireux, un peu strié de sang et presque inodore ; il provient de l'intérieur de l'utérus plutôt que de la surface ulcérée.

</td><td>

DANS LE CANCER UTÉRIN.

La durée moyenne du cancer n'excède pas dix-huit mois, et les premiers symptômes sont en général survenus soudainement.

Le cancer est quelquefois consécutif à l'accouchement ou à l'avortement ; mais alors la marche de la maladie est si aiguë qu'elle rend toute méprise impossible.

L'hémorrhagie, pendant les premières périodes, est un symptôme plus précoce et plus grave que la douleur. Elle survient soudainement sans cause ; souvent elle persiste ; elle n'obéit point au type menstruel. Pendant l'écoulement, la douleur est en général mitigée.

Le col cancéreux n'est souvent que peu sensible. La mobilité de l'utérus est toujours compromise. Les lobules élargis de ses lèvres sont irréguliers dans leur situation et non séparés par des fissures s'irradiant à partir de l'orifice.

L'ulcération cancéreuse n'est jamais une simple abrasion, mais soit une végétation, une excroissance rugueuse à bords renversés, soit une excavation ulcéreuse à surface noirâtre, à bords déchiquetés, souvent recouverte en partie de détritus gangréneux d'un gris noirâtre. L'écoulement qui provient de la surface malade, bien plus que de la cavité utérine, est jaune, purulent, très-fétide, ou fluide, séreux, sanguinolent, ni transparent, ni albumineux.

</td></tr>
</table>

Ces caractères diagnostiques empêcheront presque toujours, je l'espère, de confondre une simple induration chronique et l'hypertrophie consécutive de l'utérus avec l'affection cancéreuse. J'ai pourtant rencontré deux cas où le diagnostic de ces deux maladies était si difficile, que le temps seul put dissiper des soupçons inquiétants qui ne paraissaient que trop justifiés. Ces deux cas avaient une remarquable analogie ; les symptômes qu'ils présentaient, quelques mois après la parturition, étaient probablement dus, en réalité, à un état imparfait de l'involution utérine. Dans les deux, une hémorrhagie profuse, mettant en danger la vie des malades, survint brusquement ; chez une de ces femmes, on ne put l'arrêter que par le tamponnement. Dans les deux cas, la matrice était très-volumineuse ; ses lèvres tuméfiées, renversées en dehors, circonscrivaient un orifice béant et donnaient au col l'aspect qu'il présente dans le cancer fongoïde. Enfin la sérosité qui fluait dans l'intervalle des attaques d'hémorrhagie avait cette fétidité qu'on regarde comme propre à la maladie cancéreuse. Ce qui rendait encore plus douteuse la nature de l'affection chez une de ces malades, c'est qu'elle avait dépassé la quarantaine, qu'elle avait eu son dernier enfant dix-huit mois auparavant, qu'elle l'avait sevré depuis sept mois, que la menstruation n'était pas revenue, qu'en même temps sa santé générale avait décliné et qu'elle avait éprouvé de violentes douleurs lombaires. Dans ce cas, que j'ai suivi avec attention, l'hémorrhagie se reproduisait à des intervalles de deux ou trois mois ; et quand elle cessait, elle laissait la malade dans un état d'épuisement complet. Peu à peu les forces revinrent, et, au bout de trois autres mois, le flux menstruel avait repris sa périodicité régulière ! Mais après deux retours, les menstrues disparurent de nouveau ; la malade était enceinte ; elle donna le jour, au septième mois de sa grossesse, à un enfant viable. Des hémorrhagies graves survinrent pendant le travail ; cependant la convalescence n'en fut pas interrompue ; on ne constata point de nouveau aucun signe de maladie cancéreuse ou autre de la matrice, quoique la malade fut entrée dans sa quarante-neuvième année et que l'irrégularité du flux menstruel annonçât sa cessation définitive.

Je n'étais pas le seul à porter un jugement défavorable sur la maladie de cette femme. En me reportant à ce cas, aujourd'hui que le temps a augmenté mon expérience, je me rappelle que la tuméfaction des lèvres utérines était uniforme, qu'elles n'avaient point la dureté du cancer fongoïde, ni ces nodosités si communes dans les affections malignes de l'utérus.

L'examen vaginal nous permet, en général, de distinguer les tumeurs fibreuses de l'utérus des maladies malignes de cet organe. Il ne faut pas oublier cependant que, dans les cas, relativement rares du reste, où le cancer n'occupe que le corps de la matrice, tandis que l'orifice est sain, on peut constater dans l'abdomen une tumeur résultant de la dilatation de la cavité utérine, de l'épaississement irrégulier de l'une ou l'autre de ses parois, tumeur qui ressemble d'autant plus à celle produite par la présence d'un polype qu'on sent quelquefois une excroissance distincte à travers l'orifice utérin. Ce qui éclaire en pareil cas le diagnostic, c'est que la santé est plus compromise et les souffrances plus persistantes dans le cancer que dans les polypes fibreux, la perte de la mobilité de l'organe plus grande que ne le ferait supposer son volume; enfin il est impossible, dans le cancer, de délimiter d'une manière précise aucune tumeur partielle provenant des parois utérines.

Nous avons déjà fait allusion[1] à la possibilité de prendre pour une maladie cancéreuse de l'organe des tumeurs fibreuses engagées dans l'orifice utérin. J'ai vu des cas où des tumeurs fibreuses pédonculées et à surface désorganisée par la gangrène, des polypes descendus dans le vagin avaient été pris pour un cancer ulcéré du col. Une exploration attentive préviendra une pareille erreur; l'absence de l'orifice à la partie inférieure de la tumeur, sa forme ovoïde ou pyriforme, l'état lisse et uniforme de sa surface sur les points qui ne sont pas ulcérés, la possibilité, dans presque tous les cas, d'atteindre l'une au l'autre lèvre, si le doigt se porte assez haut le long de la tumeur, telles sont les principales circonstances qui décèleront la nature réelle de la maladie.

Pour compléter notre histoire du cancer de la matrice, il ne me reste qu'à parler de sa durée, qui paraît être plus courte que la même affection dans les autres organes.

Dans 22 cas, j'ai pu fixer avec soin la durée de la maladie, et j'ai trouvé qu'elle était :

De	4 mois. . . . . dans	1 cas
	5	3
	6	1
	9	1
	12	3
Exactement de	1 année..	2
—	13 mois.	1
De	1 à 2 ans.	5
	2 à 2 1/2.	2
	2 1/2 à 3.	1
Exactement de	3 1/4.	1
De	5 mois, c'est douteux. .	1
	Durée moyenne, 17,3 mois.	22

[1] Voy. p. 345.

La moyenne des 59 cas cités par Lebert [1] est de seize mois et une fraction. Ce résultat est, à peu de chose près, le même que le mien. Cette durée moyenne est plus courte que celle du cancer des autres organes, évaluée par le même auteur à dix-huit mois. Ainsi le cancer marche plus lentement dans le sein, le testicule, l'œil, les os, les lymphatiques, le canal intestinal. Dans le sein et le testicule, où la marche du cancer présente le plus de lenteur, la durée de la maladie n'excède pourtant pas trois ans et demi [2].

Dans la prochaine leçon, nous passerons en revue les moyens, soit médicaux, soit chirurgicaux, qui peuvent nous donner l'espoir (malheureusement trop incertain) de retarder la marche, de calmer les souffrances du cancer, et peut-être de le guérir.

[1] *Op. cit.*, p. 270.
[2] *Ibid.*, p. 122.

Comme il existe beaucoup d'incertitude sur l'époque précise de l'origine du cancer utérin, on comprend qu'il est très-difficile de déterminer sa durée. M. Courty rapporte qu'il a vu très-positivement des femmes ne succomber aux progrès de leur cancer utérin que plusieurs années, parfois même sept à huit ans après l'époque probable où il avait commencé à se développer. (Courty, *Maladies utérines*, p. 864.)

(Note du Trad.)

LEÇON XXI

MALADIES MALIGNES OU CANCÉREUSES DE L'UTÉRUS

Traitement : opinions variées dont il a été l'objet à diverses époques. — *Traitement palliatif :* des hémorrhagies, de la douleur, des écoulements ; direction de la santé générale et traitement des symptômes de la cachexie cancéreuse. — Grossesse et travail compliqués de cancer utérin.— De l'accouchement prématuré. — Ce qu'il faut faire pendant le travail. — *Traitement curatif :* extirpation de tout l'utérus ; résultat de l'opération ; pourquoi il faut la rejeter. — Excision du col de la matrice ; erreurs qui l'ont discréditée ; cas où il faut la pratiquer ; procédés opératoires ; leurs dangers : le principal, c'est l'hémorrhagie. — Avantages comparatifs de l'excision et de la ligature. — Examen des autres moyens thérapeutiques ; emploi du froid, des caustiques, du cautère actuel ; critique de chacun de ces moyens.

De nombreuses manières de voir se sont produites relativement au traitement du cancer utérin. Lorsqu'on ne connaissait qu'imparfaitement cette affection, il y avait abondance de remèdes et de médications variés, destinés à éliminer le poison morbide, et à agir sur la maladie locale, par l'intermédiaire de l'organisme, pour la faire disparaître. Vint ensuite une période de chirurgie aventureuse et de tentatives pour extirper le mal, du moment qu'il fut bien prouvé que les moyens internes étaient impuissants. Bientôt cependant les praticiens furent effrayés des difficultés et des dangers de pareilles opérations ; ils combinèrent le traitement général et le traitement local et, s'imaginant qu'il existait quelques rapports de causalité entre l'induration inflammatoire et le cancer, ils s'efforcèrent de tenir le cancer en échec par la déplétion et d'autres moyens propres à enrayer le processus inflammatoire. Quand la médecine était impuissante, on avait recours à la chirurgie, et pendant quelque temps l'amputation du col squirrheux de la matrice fut vantée comme le moyen le plus infaillible pour arrêter un danger inévitable. Nos connaissances, plus précises, nous ont permis d'élever des doutes sur des méthodes de traitement que nos prédécesseurs regardaient comme certaines. Ainsi, nous n'avons plus aucune confiance dans les prétendus spécifiques ; nous avons abandonné, comme trop dangereuse, l'extirpation de la totalité de l'utérus ; nous n'établissons plus aucune relation entre l'inflammation et le cancer de l'utérus ; nous ne croyons plus que les moyens antiphlogistiques qui font disparaître la première puissent arrêter le second ; les triomphes de la chirurgie qui prétendait couper court à la maladie en enlevant cette petite partie de l'organe d'où se propageait le mal dans les parties voisines, nous paraissent en grande partie imaginaires ; les trophées étalés autrefois dans nos muséums sont maintenant cachés à tous les yeux, parce qu'ils attestaient l'erreur pathologique et l'inutilité de l'opération.

Il semble donc que, dans le plus grand nombre des cas, notre tâche, quand il s'agit de *traiter le cancer utérin*, se réduit à calmer les souffrances que nous ne pouvons faire disparaître, et à enlever quelques-unes de ses angoisses à une mort que nous ne pouvons empêcher. Pour remplir religieusement cette tâche, il faut une attention soutenue et une patience infatigable. Mais il y a aussi des cas où l'on peut espérer une terminaison moins fatale. Nous nous efforcerons de rechercher les moyens de guérison, maintenant que nous pouvons distinguer avec plus de certitude qu'auparavant les différentes variétés de cancer, sous le rapport de leur curabilité.

Je me propose de passer d'abord en revue les moyens propres à soulager les malades en proie au cancer utérin ; puis d'examiner dans les cas exceptionnels où l'on peut tenter quelque chose de plus, le mérite des divers procédés auxquels on a eu recours pour essayer de guérir radicalement, ou pour guérir radicalement cette maladie.

Dans les cas de cancer, l'attention doit se porter sur le soulagement des symptômes locaux, et sur l'amélioration de la santé générale. Je ne connais pas de moyen qui puisse arrêter la marche du cancer dans ses premières périodes et le rendre stationnaire. A ce moment il existe peu de malaise, et le danger immédiat est nul. Presque tous les poisons minéraux et végétaux ont été tour à tour essayés, loués outre mesure et puis mis de côté. On a administré des toniques ; on a aussi traité les malades par la faim (*so called hunger cure*), c'est-à-dire qu'on a réduit leur alimentation à la plus petite quantité possible, à ce qui était strictement nécessaire pour maintenir la vie. Les résultats ont été ceux que tous les remèdes empiriques méritent et atteignent presque toujours.

L'*hémorrhagie* est le premier accident qui alarme la malade et la détermine à se faire soigner. Malheureusement la maladie a souvent fait déjà beaucoup de progrès et sa nature n'est que trop évidente. L'hémorrhagie, au début, étant, comme je l'ai déjà dit, causée par la congestion de la matrice, nous devons nous efforcer de combattre cette dernière condition morbide, afin de prévenir, s'il est possible, le retour du flux sanguin. Il saute aux yeux que toute excitation directe des organes sexuels doit être nuisible. Aussi faut-il, sans exception, interdire absolument les rapports conjugaux, chaque fois qu'on soupçonne l'existence d'une maladie cancéreuse. C'est ensuite l'état des intestins qui nous préoccupera ; on entretiendra leur liberté, autant que possible, au moyen d'apéritifs salins propres tout à la fois à débarrasser les vaisseaux hémorrhoïdaux et à prévenir l'accumulation des fèces dans le canal intestinal. Un régime doux, non stimulant, a aussi son importance ; et je ne doute pas que, dans les premières phases du cancer, un traitement tout opposé ne soit préjudiciable à la santé générale et n'accélère indirectement les progrès de la maladie. Lorsqu'à ces précautions on ajoute l'abstention de tout exercice exagéré et le repos le plus complet, au retour de chaque époque menstruelle, on a fait je crois tout ce qui convient en pareil cas. Les déplétions locales recommandées dans les premières périodes du cancer sont rarement indiquées ; je crois même qu'on ne devra jamais retirer du sang de l'utérus lui-même mais plutôt de l'hypogastre ou des aines ; car j'ai vu arrêter avec la plus grande difficulté une hémorrhagie consécutive à l'application de sangsues sur un col cancéreux.

A une période plus avancée, l'hémorrhagie peut être assez profuse pour nécessiter l'emploi direct des hémostatiques. La nécessité de l'arrêter est d'autant plus urgente que l'anémie est plus prononcée. L'acide gallique est de tous les astringents celui qui a le moins souvent trompé mon attente ; pour en obtenir des effets certains, il faut le donner à la dose de 6 ou 8 grains toutes les quatre heures. L'infusion de matico en applications locales est aussi très-utile en pareil cas ; mais il ne faut pas confier aux malades le soin de pratiquer elles-mêmes les injections, soit parce qu'elles ne savent pas les faire pénétrer, soit parce qu'en s'efforçant d'introduire l'instrument assez loin dans le vagin, elles courent le risque de blesser le col de la matrice. Il est difficile de tamponner le vagin dans les cas de carcinome ulcéré. Du reste ce procédé ne servirait guère dans des hémorrhagies profuses qui sont caractérisées par une irruption soudaine de sang, suivie d'un arrêt ordinairement long. Dans quelques cas de cancer médullaire mou ou de cancer épithélial, lorsque la continuité de l'hémorrhagie devient une source de danger sérieux pour la malade, on peut broyer les tissus avec le doigt et injecter au milieu de la teinture de sesquichlorure de fer. Les vaisseaux qui fournissaient le sang sont ainsi détruits, et la coagulation, par l'agent chimique, du liquide sanguin extravasé prévient l'invasion d'une nouvelle hémorrhagie. Après, toute la masse qui a été traitée de la sorte est éliminée dans l'espace de quelques jours et laisse derrière elle une surface plus saine et moins disposée à saigner. Ce procédé, recommandé, je crois, pour la première fois par Kiwisch[1], cause peu de douleur, et n'a jamais été suivi, que je sache, d'aucun trouble constitutionnel ; bien au contraire, l'amendement qui résulte pour tout le système de l'arrêt de l'écoulement, est des plus remarquables[2]. Kiwisch parle aussi de l'emploi du cautère actuel comme très-efficace pour arrêter l'hémorrhagie dans les cas où la surface malade est d'une texture trop ferme pour être broyée facilement. Je ne me suis pas servi dans ce but du cautère actuel ; mais, dans quelques cas de cancer, j'ai retiré de son emploi une amélioration temporaire de l'état général et de l'ulcération. Nous nous occuperons plus tard de cette question.

De tous les symptômes, la douleur est celui dont les malades demandent le soulagement avec le plus d'instance ; malheureusement nous sommes souvent incapables de le leur procurer. Il y a une douleur permanente ou au moins une sensation permanente de malaise qu'un grand nombre de femmes éprouvent : mais en outre, il existe des paroxysmes accidentels de douleur violente, dont quelques-unes sont heureusement exemptes. La douleur de rein, la douleur pendant la miction et la défécation sont calmées plus habituellement par le soin qu'on donne à l'accomplissement régulier des fonctions de la vessie et du canal intestinal, que par l'emploi des anodins. L'eau de

---

[1] *Op. cit.*, vol. I, p. 547.

[2] Dans *The Lancet* du 29 décembre 1855, on trouve un cas remarquable rapporté par le docteur Boulton, d'Horncastle : Le broiement d'un gros cancer épithélial du col utérin et l'injection de teinture muriatique de fer produisirent un arrêt de l'hémorrhagie qui persévéra cinq ans ; non-seulement la santé générale fut améliorée, mais il paraîtrait que la maladie locale fut complétement détruite, car seize mois avant cette communication il n'en existait plus aucune trace. Dans un second mémoire, daté d'octobre 1857, M. Boulton ajoute que, trois ans après l'opération, la malade allait parfaitement bien ; que depuis douze mois tout écoulement avait cessé et que l'état de l'orifice du col était parfaitement normal. (*Note de l'Auteur.*)

Vichy pour boisson, l'extrait et la décoction d'uva ursi, avec de petites doses de liqueur de potasse et de teinture de jusquiame, apaisent souvent cette irritabilité de la vessie qui tourmente les malades pendant les premières périodes du cancer. Plus tard, quand la lésion cancéreuse a envahi l'organe et que l'urine est chargée de phosphates, de petites doses d'acide hydrochlorique, avec l'extrait et la décoction de *pareira*, pourront rendre des services. La régularité des fonctions intestinales débarrassera la malade des sensations de pesanteur et d'abaissement qui sont si incommodes. Des laxatifs doux, tels que la confection de séné, ou de petites doses d'huile de ricin remplissent très-bien cette indication. Les lavements ne réussissent pas, car leur administration est souvent douloureuse, à cause de la présence d'hémorrhoïdes, et la distension du rectum peut provoquer des souffrances dans la matrice. Des emplâtres de belladone ou d'opium, appliqués sur les reins ou au-dessus du pubis, soulagent quelquefois la douleur permanente qui existe en ces points; mais, si elle s'aggrave, il faut avoir recours aux applications de chloroforme ou de coton trempé dans un mélange à parties égales d'huile et de chloroforme, qu'on recouvrira de soie huilée pour prévenir l'évaporation.

Plus longtemps les malades peuvent se dispenser de recourir habituellement aux anodins, et mieux cela vaut pour leur santé générale. Il arrive cependant un moment, et c'est surtout pendant la nuit, parce que la douleur est plus vive que pendant le jour, où ces médicaments deviennent nécessaires. A quelque heure qu'on les administre, il est toujours bon de commencer par les narcotiques les plus doux et de ne passer que graduellement, et à mesure que chacun d'eux cesse d'être efficace, à ceux qui sont plus énergiques et aux préparations d'opium. Je débute en général par le camphre et la jusquiame sous forme de pilules et à la dose de cinq grains de chacun, au moment du coucher. La jusquiame me paraît plus sûre et plus efficace que la ciguë. Lorsque la vertu d'un anodin s'affaiblit, il n'est pas toujours nécessaire d'élever la dose; la même quantité produira l'action voulue, si on la combine avec une boisson contenant de l'éther ou quelque autre stimulant diffusible. Vingt *minimes* (20 gouttes) d'esprit composé d'éther et quinze (gouttes) d'éther chlorique, ajoutés à une substance calmante suffiront souvent pour calmer la douleur et procurer à la malade le sommeil dont elle était privée. Cette médication est applicable à toutes les périodes de la maladie, même quand l'opium à doses copieuses et répétées est devenu absolument nécessaire. Après la jusquiame, j'ai recours en général au chanvre indien ; quoique ce soit un médicament incertain, dont l'effet varie beaucoup suivant les idiosyncrasies des malades, il a l'avantage de ne pas constiper et de ne pas produire comme l'opium des maux de tête et des désordres de la digestion. La chlorodyne possède aussi beaucoup de ces avantages, et quoiqu'elle constipe peut-être plus que le chanvre indien seul, son action est plus fixe et moins-rapidement épuisée. La belladone ne constipe pas, mais elle occasionne des maux de tête ; et, si on la donne à des doses assez élevées pour calmer la douleur du cancer, elle peut produire un état alarmant de dépression. Nous arrivons à l'opium et à ses diverses préparations. De toutes, la teinture est la plus calmante et la mieux tolérée. Il y a pourtant, dans les divers cas, quelques particularités qui doivent nous faire préférer telle forme de ce médicament plutôt que telle autre. Les gouttes noires causent moins de malaise que les autres préparations d'opium, sans en excepter la morphine ; mais, en dépit des recommandations d'une médecine ancienne, nous sommes quelquefois obligés de nous en abstenir, parce qu'elles aggravent l'irritabilité de la peau et la disposition à l'urticaire qui est assez fréquente dans le cancer utérin. L'usage des suppositoires opiacés ou des lavements d'opium ne m'a pas donnée des résultats assez avantageux pour que je puisse préférer ce mode d'administration à celui par la bouche. Je dois ajouter que l'emploi des vapeurs de chloroforme en injection au moyen de l'instrument ingénieux de Hardy ne m'a paru soulager que médiocrement les malades. Un autre anesthésique local qui m'a causé une déception lorsque je l'ai eu expérimenté moi-même, c'est le courant de gaz acide carbonique dirigé sur les surfaces ulcérées. Cet agent avait été employé à diverses époques, durant les trente dernières années, pour calmer la douleur utérine ; mais ces tentatives isolées avaient peu attiré l'attention, jusqu'au moment où le professeur Simpson (d'Edimbourg)[1] fit connaître les résultats qu'il avait obtenus. D'après lui, ils sont incertains, puisque, dans quelques cas, ils ont été complétement nuls, et dans d'autres immédiats et frappants ; mais son mémoire contient peu de détails précis, concernant le mode d'administration. Depuis, quelques essais ont été faits à Paris : l'action du

---

[1] *Obstetric Works*, vol. II, p. 769.

remède a encore paru incertaine ; quelquefois même il a aggravé les souffrances au lieu de les soulager ; d'autrefois il a provoqué des maux de tête, de la somnolence et de la prostration, mais à un degré modéré, et seulement pendant quelques instants. D'après M. Bernard, qui a longuement traité cette question, les phénomènes morbides étaient moins fréquents et plus légers dans les cas de carcinome utérin que dans ceux où on se servait de l'acide carbonique pour calmer les douleurs consécutives à la congestion et à l'inflammation de la matrice. Quelquefois l'usage du gaz continué dix minutes, deux fois par jour, pendant plusieurs semaines, a produit, non-seulement une grande diminution des souffrances, mais aussi une amélioration dans l'état de l'utérus caractérisée par une cicatrisation partielle de l'ulcère. Dans d'autres cas, l'état local n'a pas été modifié ; mais la santé générale s'améliorait momentanément et en proportion de la diminution des douleurs.

Rien de plus simple que la manière d'employer ce gaz. Dans un vase en verre capable de contenir une pinte et semblable à ceux dont on se sert pour fabriquer des gaz, on peut mettre, soit du carbonate de soude et de l'acide tartrique, soit du carbonate de chaux et de l'acide sulfurique ou muriatique, soit du carbonate de soude et du bisulfate de potasse ; on y ajoute de l'eau en quantité suffisante pour recouvrir ces substances, et, au moyen d'un tube élastique, on dirige le gaz dans le vagin et on applique sur la vulve des compresses pour l'empêcher de sortir trop vite. M. Bernard, qui emploie 25 grammes de bicarbonate de soude et 20 grammes de bisulfate de potasse ou environ ʒvı du premier sel pour ʒv du second, évalue à quatre pintes la quantité totale du gaz qui se dégage en 10 ou 15 minutes[1].

Je n'ai employé que dix fois le gaz acide carbonique dans le cancer, trois fois avec succès et deux fois avec augmentation plutôt que diminution des souffrances. Dans les cinq autres cas, le soulagement fut peu marqué, et pas beaucoup plus grand que celui qu'on obtient avec de petites doses d'anodins. L'état général ne présenta d'autre amélioration que celle qu'on peut attendre du repos et du régime de l'hôpital, mais le gaz ne produisit sur l'économie aucun de ses effets toniques[2].

<hr>

[1] Voy. le mémoire de M. Follin dans les *Archives générales de médecine*, novembre 1856, p. 608, et M. Bernard, *ibid.*, novembre 1857, p. 520.

[2] Un cas de mort résultant de l'injection du gaz acide carbonique dans la cavité utérine est relaté par Scanzoni, p. 181, vol. III de ses *Beiträge zur Geburtskunde und Gynäkologie*, in-8, Würzburg, 1858. Il ne s'agissait pas d'un cancer, et les circonstances

L'idée d'employer les inhalations de chloroforme pour calmer les violents paroxysmes de douleur utérine devait se présenter naturellement à l'esprit. Les services qu'elles peuvent rendre ne sont pas aussi grands qu'on l'avait supposé. Quelquefois la douleur est si violente que le chloroforme parvient à peine à la calmer; assez souvent les nausées et les vomissements se manifestent avant que la malade soit complétement anesthésiée. Dans le plus grand nombre des cas, la dépression consécutive est si forte et l'irritabilité de l'estomac si persistante, que la malade refuse elle-même d'acheter à un pareil prix un soulagement très-court et quelquefois très-incomplet. C'est un moyen qu'on peut cependant essayer; dans quelques cas, il est bien toléré et améliore beaucoup mais momentanément la position [1].

qui accompagnent le fait sont d'une nature si exceptionnelle que l'on n'en peut tirer d'autre conclusion que la possibilité de la mort quand on fait usage de cet agent.

(Note de l'Auteur.)

[1] En 1866, le docteur Greenhalgh a eu l'idée de prescrire l'*iodoforme* contre les douleurs causées par le cancer de l'utérus. Puis il en a étendu l'usage à d'autres maladies telles que le rhumatisme goutteux, les névralgies et autres affections douloureuses. Dans le plus grand nombre des cas, il en a obtenu, paraît-il, de très-bons effets.

Après l'avoir essayé d'abord à des doses d'un quart de grain, le docteur Greenhalgh n'a pas tardé à reconnaître qu'on pouvait l'administrer plus largement, et il le donne maintenant sous forme de pilules contenant chacune de 15 à 25 centigrammes d'iodoforme. Il fait prendre jusqu'à trois de ces pilules dans une journée.

L'iodoforme donné à forte dose d'un seul coup peut, suivant les remarques du même observateur, déterminer des nausées et des vomissements; à part cela, il est exempt d'inconvénients. Il aurait en outre l'avantage de ne donner lieu à aucun de ces symptômes fâcheux qui suivent si souvent l'administration de l'opium.

— C'est aussi contre les douleurs causées par le cancer utérin que M. Eastlake a eu recours à l'iodoforme; mais au lieu de le faire prendre à l'intérieur il l'a appliqué topiquement, en le portant sous forme de pessaire médicamenteux jusque sur la partie malade. Le docteur Eastlake dit avoir obtenu de ces pansements les meilleurs résultats.

Voyez, *Compte rendu des séances de la Société obstétricale de Londres*, 3 janvier 1866 ;

British Med. Journal, janvier 1866 ;

Demarquay, *Recherches cliniques sur l'application de l'iodoforme au traitement du cancer de l'utérus, des maladies de la vessie et de la prostate.* (*Bulletin général de thérapeutique*, année 1867, t. I, p. 399). — M. Demarquay emploie l'iodoforme en suppositaire: il l'incorpore au beurre de cacao à la dose de 0^{gr},50 à 1 gramme. Il prétend en avoir retiré de bons effets comme sédatif de la douleur ;

G. Vollker : *Note sur l'action thérapeutique de l'iodoforme dans le traitement du cancer ulcéré de l'utérus* (*Bulletin général de thérapeutique*, 1867, t. II, p. 493).

— L'*iodoforme* est un composé découvert par Sérullas en 1822. Sa formule est C^2HI^3, c'est à dire que ses éléments sont groupés de manière à représenter ceux de l'*acide formique*, l'oxygène de celui-ci étant remplacé par un équivalent d'iode.—Sa couleur est d'un beau jaune. Son odeur est safranée, forte, pénétrante, désagréable. Il se présente sous la forme de paillettes ou écailles cristallines. Sa saveur est aromatique et sucrée. Il est légèrement soluble dans l'eau et facilement soluble dans l'alcool et l'éther.

(Note du Trad.)

Les *écoulements* qui se manifestent dans le cours du cancer utérin nécessitent l'intervention médicale qui a pour but de diminuer leur abondance ou de faire disparaître leur fétidité. En l'absence de ces indications, les soins de propreté suffisent, et l'eau tiède est préférable à toute injection médicamenteuse. Les astringents directs, tels que le matico, le tannin, la décoction d'écorce de chêne, sont utiles pour arrêter les écoulements séreux profus qui surviennent dans quelques cas de cancer épithélial, et je les préfère aux lotions de plomb, de zinc ou d'alun, qui produisent de la douleur et n'arrêtent pas aussi bien l'hypersécrétion. Quelquefois le flux, quoique muqueux ou mucoso-purulent, est très-abondant; souvent on le diminue et on améliore, en même temps, l'état de la surface ulcérée qui le sécrète au moyen d'une faible lotion acide, telle que 3j (4 grammes) d'acide nitrique dilué dans Oj (1 once) d'eau. Les astringents plus actifs ou bien ne produisent pas l'effet voulu, ou bien augmentent la douleur. Quelquefois cependant, l'abondante sécrétion, provenant d'une surface ulcérée, est arrêtée, et la sensibilité des parties malades diminuée par l'usage d'une injection de 3j (4 grammes) de sulfate de fer et 3iij (12) d'extrait de conium (ciguë) pour une pinte d'eau. Quelquefois aussi l'extrême sensibilité de la surface ulcérée est émoussée par une lotion de 3ss (2 grammes) d'opium pour une pinte de *Lead-wash* (eau de Goulard); mais, règle générale, l'application des anodins sur les surfaces malades n'est pas efficace; on obtient de meilleurs résultats de l'usage d'agents plus actifs et pouvant modifier directement l'état des parties. En pareil cas, on se trouve bien d'une solution concentrée de caustique, qui fait disparaître en même temps l'horrible fétidité produite par la gangrène et favorise l'élimination des excroissances cancéreuses. Une solution de Ɔj (1,20) à 3ss (2 grammes) de nitrate d'argent, dans 3j (30 gramme) d'eau, injectée au sein des tissus malades, détruit l'odeur infecte et hâte l'élimination des parties mortes. Son emploi, continué pendant un ou deux jours, suffit en général; une faible solution de chlorure de chaux, telle que 3ij (8 grammes) de solution pour Oj (32 grammes) d'eau, ou la même quantité de la liqueur de Condy, doit être injectée plusieurs fois par jour, afin de diminuer la fétidité et d'améliorer l'état de la surface ulcérée. Dans le carcinome très-avancé, ces remèdes deviennent inutiles ou impossibles; mais les lotions de créosote, faites avec 3j (4 grammes) de créosote pour Oj (32 grammes) de quelque liquide mucilagineux, font disparaître, d'une façon remarquable, la mauvaise odeur qui augmente tant les souffrances des malades. Lorsque la vessie et le rectum ont été envahis par la lésion cancéreuse, nous ne pouvons malheureusement avoir recours qu'à de simples lotions d'eau chaude. Quand cette complication ne survient pas, il arrive heureusement quelquefois, comme nous l'avons déjà dit, que la maladie de la matrice reste stationnaire pendant des mois entiers, et que la malade, vers la fin de sa vie, est exempte de ces douleurs locales qui la tourmentaient tant pendant les premières périodes de la maladie.

J'arrive au traitement de la cachexie cancéreuse, de ces désordres constitutionnels qui, ayant leur source dans une cause irremédiable, déjouent à la longue toute notre habileté. Les symptômes les plus pénibles pour les malades se rapportent à l'état des fonctions digestives qui s'altèrent, en général, à mesure que les forces diminuent par le fait des hémorrhagies. Dans quelques cas, comme dans ceux de cancer épithélial, où les symptômes les plus prononcés sont ceux de l'anémie simple, le fer est bien toléré et peut rendre beaucoup de services. J'emploie habituellement le citrate de fer ammoniacal, à la dose de 5 grains, donnés trois fois par jour dans une médecine effervescente, telle que le citrate d'ammoniaque. Les préparations chalybées plus fortes, ou des quantités plus considérables de celles qui sont douces, produisent quelquefois de la céphalalgie et de la fièvre. La perte de l'appétit est quelquefois heureusement combattue par des préparations de quinquina, mais plus sûrement par l'infusion ou par de petites doses de la liqueur de cinchona combinée avec les acides, que par la quinine qui n'est pas toujours tolérée. Une combinaison qui convient souvent est l'acide nitro-muriatique dans l'infusion de clous de girofle et d'écorces d'oranges. Pendant toute la durée du traitement, il faut que nos remèdes soient administrés à petites doses et sous leur forme la plus adoucie.

Souvent l'estomac, au bout d'un certain temps, devient irritable et la langue alors est rouge, rugueuse et aphtheuse. Cette irritabilité gastrique est calmée par la température froide de tous les aliments et des boissons, par la succion de petits fragments de glace, de faibles quantités de liquides effervescents ou de vins mousseux, tels que le champagne. Quelquefois on procure un grand soulagement en faisant appliquer sur l'épigastre un cataplasme de moutarde, un petit vésicatoire ou de la charpie imbibée d'opium acétique. On peut aussi essayer l'acide hydrocyanique, dont les heureux effets sont habituellement plus marqués, si on le combine avec l'éther. Les nausées et les lipothymies sans vomissements, qui souvent causent beaucoup d'angoisses, à mesure que la maladie fait des progrès, sont calmées, dans beaucoup de cas, par des sels volatils, à la dose de 40 ou 60 gouttes, ou par la teinture d'ammoniaque composée[1].

L'état morbide de la cavité buccale contre-indique quelquefois l'usage des stimulants, et même rend très-douloureuse l'ingestion des aliments. Le chlorate de potasse, en pareil cas, est très-utile; on en peut prendre le quart ou la moitié d'une once par jour dans une pinte d'eau d'orge, aromatisée avec un peu d'écorce d'orange ou de citron; mais sa saveur alcaline dégoûte souvent les malades et empêche d'en continuer l'usage. Dans quelques cas, l'état morbide de la bouche et la sensation de brûlure à la gorge sont améliorés par une boisson de sperma ceti[2] qui constitue aussi un excellent véhicule pour les préparations opiacées, lorsqu'il existe de la diarrhée. La diarrhée est habituellement un symptôme de peu de durée, qui cède assez vite aux aromatiques et aux opiacés; mais, à une période avancée de la maladie, et lorsque les forces vitales sont très-affaiblies, elle emporte quelquefois les malades. La constipation est une cause plus fréquente de malaise; il est très-important de ne pas laisser les intestins surchargés pendant plusieurs jours. Dans un cas que j'ai observé, on avait négligé de traiter une constipation qui dura dix-huit jours. La malade mourut; l'abdomen était énormément distendu et il existait des symptômes vagues de péritonite. Ce n'était point un obstacle mécanique qui s'opposait à la circulation des fèces; elles s'étaient accumulées dans l'intestin, parce que sa force musculaire était devenue trop faible pour les expulser. Les purgatifs irritaient l'estomac et causaient des vomissements sans agir sur le tube intestinal; à la longue, il survint une péritonite comme dans les cas d'étranglement.

Je ne connais point d'autres circonstances qui méritent, dans le

[1] Voy. sa formule n° 9, p. 105.

[2]

N° 11.

℞ Cetacei,
Pulveris Tragacanthæ, } aa . . . $\ni$j = 1 gr. 20
Sirupi Papaveris albi . . . . . ʒj = 4   »
Aquæ distillatæ . . . . ʒxj = 44   »

M. f. Haustus.

cancer utérin, d'être spécialement signalées. Rappelez-vous que, quoique la guérison soit désespérée, nous pouvons souvent soulager les malades et calmer des souffrances qui autrement seraient intolérables.

Nous avons parlé, dans la dernière leçon, des dangers qui accompagnent la grossesse et le travail, lorsqu'il existe une affection cancéreuse du col de la matrice. Souvent, en pareil cas, l'avortement ou un travail prématuré surviennent, parce que les modifications qu'entraîne la grossesse ne peuvent pas s'accomplir dans le segment inférieur de l'utérus. Les souffrances sont alors plus vives et les hémorrhagies plus abondantes que dans un avortement ordinaire. J'ai observé un cas où la perte de sang fut si considérable qu'elle entraîna la mort en quelques jours. Mais, quand même les malades survivent à ce danger et échappent aux risques d'une inflammation péritonéale consécutive, l'affection prend généralement une marche plus accélérée qu'auparavant. Les dangers de l'avortement ne peuvent pas être comparés à ceux qui accompagnent le travail, au terme ou près du terme de la grossesse. Dans quelques cas, les douleurs expulsives se produisent parce que l'orifice utérin ne cède pas, les contractions de l'organe finissent par s'épuiser, et la malade meurt après une grossesse prolongée plusieurs mois au delà de sa durée normale. Plus communément, la matrice permet le passage du fœtus; mais la violence que subit l'organe, par le fait ou par la nécessité de recourir à l'emploi du forceps, devient immédiatement ou rapidement fatale aux malades. Aussi vaut-il mieux généralement, en pareille occurrence, provoquer l'avortement ou l'accouchement prématuré. Mais, dans l'application de cette règle, il faut consulter l'étendue de la lésion et l'époque de la grossesse. Si l'affection est à un degré assez avancé pour enlever tout espoir de prolonger la vie à l'aide d'un traitement médical ou chirurgical, si, en même temps, l'obstacle que doit franchir le fœtus ne paraît pas insurmontable, il vaut mieux ne pas interrompre le cours de la grossesse. En agissant ainsi, on ne compromet pas la vie de l'enfant; et puis, pendant les derniers jours de la gestation, la mère jouit d'une meilleure santé et sa maladie fait moins de progrès qu'on ne pourrait l'espérer, pour le même laps de temps, après l'évacuation de la matrice. Dans quelques cas aussi, l'affection est si étendue, qu'il paraît presque impossible de rompre les membranes et de provoquer de quelque manière que ce soit, l'avortement. Le danger de l'intervention est alors si immédiat, qu'il contre-balance les risques plus éloignés que fait courir l'expectation.

Quand le travail est en train, il est souvent indiqué de pratiquer de larges incisions sur le col et dans le canal cervical ; c'est souvent le seul moyen d'obtenir une dilatation assez grande pour laisser passer l'enfant ; mais il ne faut pas trop se hâter d'agir. Je me rappelle qu'à l'époque où j'étudiais la médecine à Paris, on reçut, à une phase avancée de sa grossesse, une femme qui avait un cancer étendu de la matrice. Le professeur Dubois en fit le sujet de sa clinique et parla de la nécessité presque certaine d'inciser le col utérin au moment du travail. Cependant, contrairement à toute attente, l'orifice se dilata très-vite et assez largement pour permettre le passage de l'enfant, et le travail ne dura que quelques heures. J'ai moi-même observé pareille chose dans un autre cas : une partie, relativement peu étendue du segment inférieur de la matrice, qui n'avait pas été envahie par le cancer, se dilata plus qu'on n'aurait pu le soupçonner et, en dépit de la résistance du col, permit à l'enfant de sortir. Mais du moment que le travail est assez avancé pour ne laisser aucun doute sur la nécessité d'agir et pour indiquer la direction et l'étendue qu'il faut donner aux incisions, un retard plus prolongé pourrait augmenter les dangers de la malade, sans être compensé par aucun avantage.

On s'est demandé, si dans les cas où la maladie est très-étendue, l'obstacle au passage de l'enfant considérable, et l'emploi des instruments pour son extraction nécessaire, il n'y aurait pas avantage à pratiquer l'opération césarienne. Le docteur Oldham [1] est, à ma connaissance, le seul qui ait mis cette idée en pratique, et le résultat favorable, du moins en ce qui concerne l'issue du travail, prouve la sagesse de sa détermination. Mais il faut convenir que l'état d'une malade est bien désespéré quand, de deux alternatives, l'opération césarienne paraît la moins dangereuse.

Maintenant que nous avons étudié les indications à remplir dans la grande majorité des cas de cancer utérin, ainsi que la meilleure manière de les remplir, examinons les différents procédés qu'on a proposés, soit pour l'extirpation de l'organe malade, soit pour l'ablation de la partie affectée, soit pour arrêter localement les rapides progrès de la maladie.

[1] *Guy's Hospital Reports*, 1851, 2ᵉ série, vol. XI, p. 426.

Occupons-nous d'abord de l'ablation de tout l'utérus. En dépit de deux ou trois succès temporaires, cette opération est unanimement regardée comme téméraire et rejetée du cadre des opérations chirurgicales classiques[1].

Je ne connais qu'un cas où l'extirpation de tout l'utérus a été suivie d'une guérison complète. C'est celui de Langenbeck aîné : l'utérus, depuis longtemps en procidence, fut enlevé chez une femme qui n'eut ensuite aucune maladie pendant vingt-six ans[2]. Mais d'abord, il n'est pas certain que l'induration et l'ulcération fussent dues à autre chose qu'à l'irritation résultant de l'exposition des parties aux violences extérieures. En serait-il autrement, il ne faut pas oublier que la sensibilité utérine s'émousse à la suite du long séjour de l'organe en dehors du bassin, et on ne peut conclure que les résultats auraient été les mêmes, si l'organe avait occupé sa position normale. Le cas de Langenbeck présentait une rare réunion de circonstances qui facilitaient l'énucléation de l'organe hors du péritoine ; on trouverait peu de cas aussi favorables sous ce rapport[3].

On a fait, mais avec peu de succès, des tentatives pour reproduire artificiellement l'état de prolapsus utérin et rapprocher les organes des conditions qui rendaient le cas de Langenbeck si favorable. D'autres chirurgiens ont enlevé l'organe par le vagin, sans avoir modifié préalablement sa position. Dans un cas, la cavité abdominale a été ouverte et la matrice extirpée à travers l'incision. Je n'aurai pas besoin de critiquer longuement ces procédés opératoires, quand je vous aurai dit que sur 25 cas, 22 fois l'opération se ter-

---

[1] En pratiquant l'ovariotomie, les opérateurs ont été quelquefois obligés d'enlever l'utérus, parce qu'il était englobé dans la production morbide. Cette ablation forcée compte en France et à l'étranger quelques succès encourageants. J'y reviendrai plus loin.

(Note du Trad.)

[2] On trouve les détails de ce fait, ainsi que les planches dessinées après la mort et toutes les particularités importantes de l'opération dans la dissertation inaugurale du professeur actuel Langenbeck. (*De totius uteri extirpatione*, in-4, Gœttingue, 1842.)

[3] On trouve un cas d'extirpation de l'utérus suivie de succès et pratiquée dans un prétendu cas de cancer avec la ligature et le couteau, en l'an 1783, par Marschall, de Strasbourg (*Salzb. Med. Zeitung*, 1794, vol. I, p. 136). Il en existe un plus récent de Bellini dans *Omodei Annali universali* pour 1828, vol. XLVIII, p. 355. — Mais dans ce dernier cas l'ablation de l'utérus ne fut que partielle. — Dans le cas de Paletta, la malade mourut le troisième jour (*Omodei Annali*, 1822, vol. XXIV, p. 43), on ne peut guère comprendre ce cas parmi ceux qui précèdent, d'autant plus que l'ablation de l'utérus fut faite sans intention, et il s'agissait, non d'un cancer, mais d'une grosse tumeur fibreuse qui avait entraîné l'utérus en dehors des parties externes de la génération. — Récamier (*Archives de méd.*, vol. XXII) a extirpé un utérus cancéreux en procidence au moyen de la ligature. La malade guérit de l'opération, mais au bout de trois mois, elle mourut de dysenterie. (*Note de l'Auteur.*)

mina par la mort, et que les malades, chez lesquelles elle fut heureuse, ne vécurent que 2 mois, 4 mois, 1 an.

Dans les 22 cas fatals, la mort survint 4 fois en 6 heures; 4 fois
au bout de 24 heures; 7 fois, en 2 jours; 2 fois, en 3 jours; 2 fois,
en 4 jours; 1 fois, en peu de jours; 1 fois, en 10 jours; dans 1 cas,
la durée de la vie n'est pas mentionnée; on se borne à dire que la
malade mourut des suites de l'opération.

Dans 21 cas, la cause de la mort est signalée; c'était, dans 8 cas,
la douleur et le choc de l'opération[1]; dans 3, l'hémorrhagie; dans
2, l'hémorrhagie et le choc; dans 6, le péritonite; dans 1, le choc
et la péritonite, et dans le dernier, une prétendue fièvre nerveuse.

Mais si les faits[2] justifient amplement la condamnation prononcée
par les chirurgiens contre l'extirpation en totalité de la matrice cancéreuse, il n'en est plus de même quand il s'agit de guérir la maladie, dans ses premières phases, au moyen d'une opération moins
dangereuse, qui se borne à enlever les parties affectées. Sans entrer
dans des considérations historiques inutiles, disons que le classement de l'*amputation du col cancéreux* de la matrice, parmi les
opérations chirurgicales, date de 1802, époque à laquelle cette opération fut heureusement exécutée par feu le professeur Osiander (de
Gœttingue). Depuis cette époque jusqu'en l'an 1816, Osiander am-

---

[1] Je traduis littéralement *shock of the operation*. Il faut entendre par là l'ébranlement profond du système nerveux que produisent quelques grands traumatismes. Cet
ébranlement entraîne parfois une sidération très-rapide de toutes les forces vives de l'é-
conomie. (*Note du Trad.*)

[2] La table ci-jointe donne, je crois, une statistique fidèle de tous les cas d'extirpation
totale de l'utérus pratiquée dans le cas de cancer :

CAS HEUREUX.

OPÉRATEURS.	BIBLIOGRAPHIE.	DURÉE PENDANT LAQUELLE LES MALADES ONT SURVÉCU.
Récamier. .	*Recherches sur le traitement du cancer*, 1829, vol. I, p. 519.	2 mois.
Sauter. . .	*Die gänzliche Extirpation d. Carc. Gebärmutter*, 1822	4 mois.
Blundell . .	*Lancet*, oct. 1828. *Med. Gazette*, vol. II, p. 294, et vol. III, p. 797, et MS note au commencement de ses *Recherches*, etc., *in Royal College of Surgeons*	1 an moins quelques jours.

puta le col de la matrice dans 25 cas[1], et une innovation aussi frappante excita vivement l'attention en Allemagne. Toutefois, Osiander ne trouva pas beaucoup d'imitateurs parmi ses compatriotes ; les hémorrhagies souvent formidables et quelquefois fatales, qui accompagnaient l'opération, causaient une terreur assez naturelle ; et puis on alléguait que, même entre les mains de l'inventeur, les insuccès étaient plus fréquents que les succès. La malignité stimulait aussi l'activité de la critique ; toujours est-il que, jusque dans ces derniers temps, il y avait peu de cas où l'amputa-

CAS DÉFAVORABLES.

OPÉRATEURS.	BIBLIOGRAPHIE.	DATE DE LA MORT APRÈS L'OPÉRATION.	CAUSE SUPPOSÉE DE LA MORT.
Blundell . .	*Lancet*, nov. 1828, vol. XI, p. 255.. .	2 heures 1/2	Choc.
—	*Ibid.*	9 —	—
—	*Ibid.*	39 —	—
Langenbeck .	Langenbeck jeune, *Dissertation*, p. 52.	24 —	Péritonite.
—	*Ibid.*, p. 55.	2 jours.	—
—	*Ibid.*, p. 58.	10 —	Fièv. nerveuse
Holscher . .	*Gräfe u. Walter's Journal*, vol. VI, p. 638	24 heures.	Choc.
Wolff. . . .	*Ibid.*, vol. II, p. 478.	2 jours.	Péritonite.
Siebold. . .	*Journal f. Geburtshülfe*, vol. IV, p. 507.	65 heures.	—
—	*Ibid.*, vol. VII, p. 600.	2 jours.	—
Banner . . .	*Lancet*, oct. 11, 1828, vol. XV, p. 57.	4 —	—
Lizars . . .	*Ibid.*, nov. 29, 1828, vol. XV, p. 269.	32 heures.	Hémorrhagie et choc.
Roux. . . .	*Archives générales de médecine*, oct. 1829, p. 258.	33 —	Choc.
—	*Ibid.*, p. 241.	24 —	Hémorrhagie, douleur, choc.
Récamier . .	*Journal hebdom.*, vol, VI, p. 120. .	2 jours.	Hémorrhagie.
Dubled . . .	*Ibid.*, vol. VIII, p. 125.	22 heures.	—
Dieffenbach .	*Operative Chirurgie*, vol. II, p. 800. .	4 jours.	Choc, périton.
Delpech. . .	Boivin et Dugés, *Maladies de l'utérus*, vol. II, p. 55.	3 —	Douleur et choc
Walther. . .	Kilian's *Operations Lehre*, etc., vol. III, 2ᵉ édit., p. 261, note.	Immédiate.	—
Warren. . .	*Am. Journal of Med. Sciences*. 1829, vol. IV, p. 536	5 jours.	Hémorrhagie.
Bodenstad. .	*Neue Zeitschrift f. Geburtskunde*, vol. XVIII, p. 232. . . . . . , . . .	Immédiate.	Choc.
Fabri. . . .	Froriep's *Notizen*, vol. XII, n° 20, p. 319.	Aucun renseignement.	

(Note de l'Auteur.)

[1] On trouve ces indications dans Langenbeck, *op. cit.*, p. 26, note 5.

tion de la matrice fût pratiquée en Allemagne. Mais, en France, où les mêmes causes d'hostilité n'existaient pas, l'opération trouva de nombreux défenseurs et fut sanctionnée par Dupuytren qui l'exécuta plusieurs fois. Les remarquables résultats obtenus par Lisfranc, qui prétendait avoir fait l'opération 99 fois et avoir obtenu 84 fois un succès durable, eurent une grande notoriété à cause du procédé lui-même, et aussi à cause du chirurgien qui s'en était fait le bruyant champion. Mais, peu de temps après, on éleva des doutes trop fondés sur l'exactitude des statistiques de Lisfranc; et son ancien élève, M. Pauly, publia un livre où il affirmait, et son assertion n'a jamais été démentie[1], qu'on avait surfait le nombre des opérations exécutées et falsifié leurs résultats; et que, de plus, dans beaucoup de cas d'ablation du col, la maladie n'était point un cancer, mais une simple induration de cette partie de la matrice.

Quoique cette opération n'eût été complétement abandonnée ni en France ni en Angleterre, où on la pratiquait de temps en temps, elle était pourtant un peu tombée en désuétude; mais, tout récemment, une connaissance plus approfondie du sujet, une appréciation plus exacte des faits qui lui conviennent et auxquelles elle convient, l'ont remise en honneur.

Il n'est pas douteux qu'autrefois, dans beaucoup de cas où on amputait le col de la matrice, il n'existait aucune affection cancéreuse. J'ai vu moi-même exciser un col utérin, et exposer la malade aux dangers immédiats de l'hémorrhagie, et aux conséquences d'une inflammation utérine dans une simple induration de l'organe. D'un autre côté, l'excision du col de la matrice a été surtout faite dans des cas de cancer fongoïde; or cette forme de cancer a déjà fait de grands progrès au sein des tissus, où elle débute avant d'atteindre leur surface et de révéler sa présence par des symptômes positifs; de telle sorte que toute tentative d'extirpation est toujours trop tardive et par conséquent au moins inutile.

Ce sont là les deux erreurs qui ont discrédité l'opération; les uns la pratiquant quand elle n'était pas nécessaire, et les autres quand elle était devenue inutile. J'ai décrit une variété de maladie maligne où elle est indiquée et suivie d'heureux résultats. Il y a longtemps

---

[1] Ceux qui voudront lire les détails de cette querelle peu honorable pour les deux, surtout pour Lisfranc, les trouveront dans Pauly, *Maladies de l'utérus*, in-8, Paris, 1836, p. 427-481, et dans Lisfranc, *Clinique chirurgicale*, in-8, Paris, 1843, vol. III, p. 655-657. La faible défense de Lisfranc est presque un aveu de culpabilité. (*Note de l'Auteur.*)

qu'on cite des cas où l'extirpation d'excroissances utérines en choux-fleurs a réussi complétement; mais il y a aussi d'autres formes de la maladie qui, avec une texture plus ferme, une vascularité moindre, commencent aussi sur la surface de l'orifice utérin et ne se propagent que lentement dans la profondeur des tissus. Eh bien, ce sont précisément ces cancers épithéliaux de l'utérus, qui ont été guéris par l'ablation des parties affectées, et c'est à eux que, d'après moi, l'opération doit être exclusivement réservée. Ce qui est à craindre, c'est que les conditions qui, même dans cette forme de la maladie, doivent être exigées, pour que l'opération soit exécutée, ne se rencontrent que rarement. Quoique je recherche avec soin les cas favorables, je n'en ai trouvé encore que deux où on pouvait opérer sans hésitation. Une de ces malades fut opérée par M. Arnott, à Middlesex Hospital. Dans ce cas, la mobilité de l'utérus était parfaite; aussi eut-on peu de peine à attirer l'organe en dehors des parties externes; d'un autre côté, le col de la matrice était assez long pour permettre de faire des incisions dans les tissus sains, afin d'enlever complétement les tissus malades. L'hémorrhagie fut formidable, à cause de la section d'un tronc artériel volumineux. On ne put l'arrêter qu'au moyen du cautère actuel; et puis, pendant l'élimination de l'eschare, une seconde perte de sang rendit nécessaire le tamponnement du vagin. Ces dangers surmontés, la malade guérit très-rapidement; elle reprit de l'embonpoint et des forces, et, pendant près de six mois, elle jouit d'une santé parfaite. Mais alors réapparurent les symptômes de sa maladie, et au bout de deux mois, elle mourut, c'est-à-dire huit mois après l'opération. Six mois de vie, d'espoir, d'absence de douleur, de santé, de bonheur, ne sont pas achetés trop cher par une opération qui, sans le secours du chloroforme, est peu douloureuse, et dont le principal danger, l'hémorrhagie, peut être arrêté et prévenu au moyen du tamponnement. Le second cas fut encore plus heureux, car la vie se prolongea plus d'un an, et la mort fut la conséquence d'une attaque de bronchite. Aucun symptôme n'indiquait que la maladie se fût reproduite; l'emploi de l'écraseur avait empêché l'hémorrhagie, si redoutable dans le premier cas.

Il y a plusieurs procédés opératoires : On peut abaisser l'utérus avec des crochets, jusqu'à ce que la partie malade soit hors de la vulve, comme dans l'excision des polypes; ou bien, sans déplacer l'organe, et avec ou sans spéculum, on peut porter sur les parties malades un bistouri courbe, une paire de ciseaux ou un instrument spécial, tel que l'hystérotome de Colombat[1], qui est le meilleur en pareil cas. Je ne sais si un spéculum pourrait embrasser la totalité du col malade et laisser, en même temps, assez de place pour manipuler sans gêne un bistouri ou une paire de ciseaux. Tous les instruments compliqués, comme celui de Colombat, sont, dans la pratique, passibles d'objections que leur inventeur n'avait pas prévues ; et, en dépit des avantages qu'ils doivent à leur destination unique et spéciale, je préfère abaisser l'utérus avant de diviser le col, toutes les fois qu'on peut y arriver sans difficulté et sans violence[2]. On se sert de pinces crochues qu'on enfonce dans le col, comme dans un polype qu'on voudrait extirper ; on divise les tissus à l'aide de ciseaux à pointes mousses, recourbés dans le sens des lames et non des bords tranchants, et tels que ceux d'Osiander dont on s'est beaucoup servi pour cette opération. La position de la malade doit être celle adoptée pour la lithotomie. Toutefois, le docteur Simpson[3] recommande de la faire coucher sur le ventre, les cuisses hors du lit, comme quand il s'agit d'opérer des hémorrhoïdes. La raison qu'il donne est plausible ; c'est probablement la même qui faisait pratiquer à Lisfranc[4] l'incision d'arrière en avant ; cette raison, c'est que le péritoine descendant plus bas à la partie postérieure du col qu'à sa partie antérieure, on court moins risque de la blesser quand on fait l'incision d'arrière en avant, que si on la faisait dans le sens opposé. Je crois néanmoins que, si ce danger est présent à l'esprit, il ne sera pas difficile de l'éviter, sans placer la malade dans une attitude forcée qui, entre autres inconvénients, a celui d'empêcher de donner librement du chloroforme.

---

[1] Pour la description et le dessin de l'instrument, voy. la traduction de l'ouvrage de Colombat sur les *Maladies des femmes*, faite par Meig, in-8°, Philadelphie, 1845, p. 351.
(Note de l'Auteur.)

[2] On doit prendre beaucoup de précautions pour abaisser l'utérus, parce que, ainsi que l'établit Scanzoni, *op. cit.*, p. 254, il n'est pas rare que des adhésions, suite de péritonite, unissent l'utérus aux parties adjacentes, dès les premières périodes de la maladie cancéreuse. Si ces adhérences étaient déchirées ou violemment distendues, une inflammation aiguë ne tarderait pas à se manifester. Scanzoni rapporte un cas où la déchirure du péritoine, derrière l'utérus, dans une longueur de 2 pouces, se produisit pendant des efforts de traction pour abaisser l'utérus avant d'amputer son col. (*Note de l'Auteur.*)

[3] *Obstetric Memoirs*, p. 180.

[4] Pauly, *op. cit.*, p. 473, assure que l'hémorrhagie fut fatale 3 fois dans vingt-quatre heures, 3 fois sur les 9 cas où il servit d'aide à Lisfranc. Une pareille proportion ne concorde pas avec les résultats donnés par les autres observateurs.
(Note de l'Auteur.)

Quoique l'hémorrhagie consécutive à l'opération soit quelquefois redoutable, et qu'elle ait été fatale dans beaucoup de cas, je suis porté à croire qu'on en a exagéré les dangers. En réalité, la phlébite et l'inflammation du péritoine sont beaucoup plus à craindre. Il faut attribuer, en partie, le risque d'une hémorrhagie à l'imperfection avec laquelle on pratique trop souvent le tamponnement du vagin. Excepté pendant le travail, on ne peut le faire complétement qu'avec le secours du spéculum. L'étroitesse relative de la vulve rend difficile l'introduction de la charpie ou du coton; la partie inférieure du canal vaginal est remplie, et la portion supérieure, beaucoup plus large et plus extensible, est à peine distendue. Il résulte de là qu'un vaste espace laisse le sang s'accumuler entre l'utérus et le tampon, jusqu'à ce que à la longue, un effort de vomissement ou tout autre mouvement violent, expulsant tout à la fois le caillot et le tampon, permette à l'hémorrhagie de se reproduire.

La question toutefois n'est pas de savoir si l'excision du col de la matrice, dans ce cas, est ou non accompagnée immédiatement d'hémorrhagie, mais si le danger de cet accident n'est pas plus grand à la suite de cette opération qu'à la suite de toute autre pratiquée pour le même but. La crainte de l'hémorrhagie, qui a fait préférer à quelques praticiens la ligature à l'incision, dans l'ablation des polypes, les a aussi empêchés souvent de pratiquer l'excision du col, et les a conduits à recourir à la ligature, qui est très-avantageuse dans ces formes bénignes du cancer épithélial avec excroissances en chou-fleur. Je me suis avantageusement, et sans presque aucun symptôme alarmant, servi de la ligature, non pour guérir la maladie, mais pour enlever une masse énorme de cancer épithélial qui, sortant de l'orifice du col, occupait et distendait tout le canal vaginal. Dans un autre cas de cancer moins étendu, où la ligature avait été employée dans un but curatif, la malade mourut de phlébite. Le docteur Watson[1] qui a fait une statistique sur un petit nombre de cas, que nous possédons, sur ce sujet, donne les résultats suivants : sur 7 malades opérées par la ligature, 1 mourut, quatre mois après, d'une inflammation de la matrice qui menaçait de devenir immédiatement fatale, et l'aurait sans doute été, si on n'avait enlevé la ligature six jours après l'avoir appliquée. Dans tous les autres cas, la maladie reparut; sur le nombre, 1 fut sauvée

Monthly Journal, novembre 1849, p. 1185.

par l'excision de ce qui restait du col, opération qui fut exécutée par
le docteur Montgomery de Dublin. Des 9 malades chez lesquelles
le col de l'utérus fut excisé, aucune ne mourut des suites immé-
diates de l'opération ; la maladie se reproduisit dans 3 cas ; dans
5, la guérison fut permanente ; le résultat fut douteux chez une malade dont l'histoire ne va pas au delà du onzième jour. L'excision
me semble devoir être préférée, parce qu'elle convient à des cas où
la ligature ne peut pas être employée, et parce que les dangers
qu'elle entraîne immédiatement n'étant pas beaucoup plus grands
que dans le dernier procédé, elle donne beaucoup plus de chances
d'une guérison permanente. Cette opinion, du reste, est la plus
répandue ; car, à ma connaissance du moins, il n'y a eu aucun nouveau cas de ligature depuis le mémoire de Watson, tandis qu'on en
compte beaucoup où l'excision du col a été pratiquée.

Depuis la publication du mémoire de Watson, on a essayé de
combiner, au moyen de l'écraseur, les avantages permanents de l'opération par excision et la sécurité immédiate de la ligature. Mais il
semble que ce nouveau procédé n'a fait que substituer de nouveaux
dangers aux anciens, et des dangers tels qu'ils contre-balancent la
sauvegarde de l'hémorrhagie. Cet instrument, en effet, attaque avec
sa chaîne des parties qu'elle n'embrassait pas au début de l'opération ; il en résulte que, plusieurs fois, le péritoine a été compromis.
C'est l'objection qu'a élevée contre lui le Dr Mayer dans un meeting
de la société obstétricale de Berlin, en relatant un cas où cet accident
était arrivé chez une malade opérée par le professeur Langenbeck.
Dans la même séance, le Dr Biefel fit connaître un cas où une blessure mortelle de la vessie et du péritoine avait été faite par cet
instrument[1]. Une blessure de la vessie, à travers laquelle l'intestin
fit hernie, est aussi rapportée par le Dr Breslaw[2] ; heureusement cette
malade n'en mourut pas, comme une autre que je connais chez laquelle une portion du péritoine retro-utérin fut enlevée avec le col.
Pour éviter un pareil danger, le Dr Simon de Darmstadt[3] a proposé,
toutes les fois que l'utérus peut être attiré en dehors des parties externes, d'enfoncer dans le col de la matrice une ou deux aiguilles,
au-dessous desquelles on appliquera l'écraseur. Mais il repousse
l'écraseur, absolument dans tous les cas où l'abaissement de l'utérus

---

[1] *Monatsschr. f. Geburtsk.*, mars 1858, p. 169.
[2] Scanzoni's *Beiträge*, vol. III, Würzbourg, 1858, p. 80.
[3] *Monatsschrift f. Geburtskunde*, vol. XIII, p. 418-434.

est impossible. Peut-être en pareil cas, le fil de fer écraseur du Dr Baxton Hick ou le fil galvanisé à rouge de Middledorff pourraient-ils empêcher l'hémorrhagie, sans faire naître de nouveaux dangers[1].

Les cas qui se prêtent à de pareilles opérations sont relativement rares et exceptionnels, puisque les parties affectées ne peuvent être

---

[1] Dans son très-intéressant ouvrage sur la *Chirurgie utérine*, le docteur Marion Sims rapporte un cas bien propre à faire voir les dangers de l'écraseur. « Une dame du Connecticut, dit le docteur Sims, me fut envoyée à l'hôpital des femmes, en octobre 1860, avec une tumeur cancéreuse du col; elle avait environ la grosseur d'une orange de Sicile, et elle couvrait entièrement le museau de tanche. Il n'y avait aucun doute quant à la nature de cette tumeur; néanmoins son ablation fut décidée. La malade éthérisée et placée sur le côté gauche, comme dans toutes ces sortes d'opérations, le spéculum fut introduit et la chaîne de l'écraseur placée autour de la base de la tumeur, au point de duplicata du cul-de-sac vaginal antéro-postérieur, les autres parties restant en place. — L'écraseur fut manœuvré de la manière ordinaire. Feu le professeur V. Mott était assis à ma droite et en examinait la marche. Il faisait à l'instrument beaucoup d'objections fondées sur des principes philosophiques, et je cherchais à lui prouver que nous devions l'accueillir comme un auxiliaire précieux, mais je n'y réussis pas. Il allait me quitter avant que l'opération fût finie : « Veuillez, lui dis-je, docteur, attendre quelques minutes, c'est presque fait. » Il s'assit de nouveau, et, bientôt après, je fus surpris d'entendre l'air pénétrer dans le vagin et en sortir avec toute la régularité et le synchronisme des mouvements d'inspiration et d'expiration, au moment où la tumeur, cédant à une légère traction opérée sur l'écraseur venait sans la moindre résistance à l'orifice du vagin. Deux ou trois tours de chaîne la tranchèrent entièrement, et quand elle fut retirée, je fus épouvanté de trouver dans le cul-de-sac du vagin un immense trou de forme semi-lunaire, par lequel nous pûmes voir à une profondeur de 3 ou 4 pouces dans la cavité du péritoine et observer les mouvements des viscères à chaque acte respiratoire. »

Dans une conjoncture aussi grave, le docteur Marion Sims fit preuve d'une grande présence d'esprit et d'un sang-froid tout à fait chirurgical. « Pour fermer convenablement cette ouverture, dit-il, nous aurions dû rapprocher le bord du cul-de-sac postérieur, de la portion postérieure de l'utérus dont il était séparé; mais comme ce cas nous paraissait devoir se terminer nécessairement d'une manière fatale et que la réunion exacte des parties séparées eût été fort difficile et nous eût forcés de tenir l'opérée sous l'influence de l'éther plus longtemps que nous ne le voulions, nous résolûmes d'en finir au plus vite. Nous dénudâmes rapidement les bords du vagin antérieurement ainsi que tout le pourtour; nous y passâmes six sutures d'argent comme dans l'opération de la fistule vésico-vaginale, et nous rapprochâmes soigneusement les deux bords opposés du vagin, en laissant le col de l'utérus dans la cavité du péritoine. Mais, pour donner issue aux sécrétions, nous introduisîmes un cathéter dans cette cavité au point central de réunion où fut laissée, dans ce but, une petite ouverture. Une péritonite aiguë survint, mais la malade eut le bonheur de guérir. — Cette opération eut pour témoin un grand nombre de médecins parmi lesquels se trouvaient le vénérable docteur Mott, les docteurs Emmet et Pratt, le docteur Rives, chirurgien alors attaché à l'hôpital et plusieurs autres. C'est le seul exemple que j'aie vu d'un accident résultant de l'usage de l'écraseur. On pense bien que l'emprisonnement du col dans la cavité du péritoine fut faite à tort et que pareille chose ne devrait pas se renouveler; nous n'aurions certainement pas agi ainsi si nous avions eu la moindre idée que la malade pût en revenir. La cavité du péritoine fut constamment tenue ouverte aux sécrétions au moyen d'un tube par lequel nous faisions de fréquentes injections d'eau tiède, ce qui procurait à la malade un grand soulagement. » (*Notes cliniques sur la chirurgie utérine dans ses rapports avec le traitement de la stérilité*, par J. Marion Sims, traduit de l'anglais par le docteur Lhéritier, p. 240.)

(*Note du Trad.*)

extirpées que lorsque la maladie y est peu avancée et dans sa première période. N'y a-t-il d'autre ressource, dans cette occurrence, que de surveiller chaque jour les progrès de la maladie? N'y a-t-il rien à faire, sinon pour guérir la maladie, du moins pour soulager les souffrances qu'elle cause et retarder de quelques semaines ou de quelques mois le résultat fatal? L'ingénieux Dr James Arnott, à qui nous devons d'importantes inventions en médecine et en chirurgie, croit et prouve d'une manière évidente, que l'application méthodique d'une température très-basse, aux parties affectées de cancer, diminue la douleur dont elles sont le siége, retarde les progrès de la maladie et améliore l'état des surfaces ulcérées. La difficulté d'appliquer aussi souvent qu'il le faudrait des mélanges réfrigérants a empêché d'expérimenter ce traitement sur une large échelle dans les salles d'hôpital. D'un autre côté, on a été un peu découragé en voyant que le froid était, sauf quelques exceptions, impuissant à produire une anesthésie suffisante, même dans les opérations les plus simples. Malgré une lettre d'explication que le Dr Arnott a eu l'obligeance de m'envoyer, je trouve encore les plus grandes difficultés à employer les mélanges réfrigérants dans les cas de carcinome utérin. La nécessité de changer de lit, l'incommodité de la position, la presque impossibilité d'empêcher la malade d'être mouillée, la sensibilité du vagin et de la vulve causée par la fréquente introduction d'un large spéculum, presque toujours incapable, malgré ses dimensions, d'embrasser complétement le col, toutes ces circonstances m'ont empêché d'expérimenter sur un nombre de cas assez grand pour me permettre de parler de cette médication avec quelque autorité[1].

D'autres agents plus actifs et d'une application moins difficile ont été essayés dans les cas de cancer utérin, mais avec des résultats si indécis que les opinions sont encore très-divisés relativement à l'efficacité de leur emploi. Il ne faut jamais perdre de vue le but qu'on se propose dans chaque cas en y ayant recours. J'ai déjà dit qu'une forte solution de nitrate d'argent diminue quelquefois, dans le cancer de la matrice, la fétidité des écoulements et hâte l'élimination des eschares, aidant par là les velléités de guérison spontanée, qui avortent toujours, mais n'en procurent pas moins beaucoup de bien-être aux malades. Je crois qu'une solution concentrée est beau-

---

[1] *On the Treatment of Cancer by the regulated application of an Anæsthetic Temperature*, in-8°, Londres, 1851.

coup plus utile que le nitrate d'argent solide, parce qu'elle pénètre plus profondément dans les tissus affectés. Je me suis aussi servi du nitrate acide de mercure pour réprimer ces granulations, qui assez souvent font saillie dans l'intérieur du col. Je crois, en somme, que l'usage des caustiques est utile comme moyen palliatif, mais non comme procédé curatif[1].

[1] On a vu plus haut, p. 449, que Kiwisch injectait quelquefois, au milieu du tissu cancéreux ramolli et fongueux, de la teinture de sesquichlorure de fer. Mon collègue et ami le docteur Gallard, médecin de l'hôpital de la Pitié, s'inspirant de cette pratique, a fait des injections de perchlorure de fer au pourtour de la tumeur et dans l'épaisseur des tissus sains, au moyen de la seringue de Pravaz perfectionnée et modifiée. (*Société de médecine de Paris*, 1867.) — Le docteur Gallard n'a eu en vue que d'appeler l'attention des observateurs sur un traitement qui pourrait retarder l'issue funeste ; il ne croit pas à la curabilité du cancer, mais il croit que l'on pourrait peut-être remédier à plusieurs accidents qui accompagnent l'évolution de cette maladie.

Le docteur Broadbent, qui occupe un rang distingué dans le corps médical de Londres, a proposé et pratiqué contre le cancer les injections d'acide acétique dilué. Pour lui, ces injections constituent un bon traitement palliatif sinon curatif dans quelques circonstances, et généralement préférable au bistouri et aux caustiques, parce qu'il est d'un emploi peu douloureux, peu dangereux, et parce qu'il atteint plus sûrement les limites du mal. — Les faits favorables cités par M. Broadbent sont au nombre de quatre. L'auteur a été conduit à employer l'acide acétique par les considérations suivantes :

1° Cet acide ne coagule pas l'albumine ; il doit en conséquence se répandre dans les tissus malades, et son action s'étendre au delà des points injectés ;

2° Sa pénétration dans les voies circulatoires n'est pas dangereuse : on n'a à redouter ni l'intoxication, ni la coagulation et les embolies ;

3° L'action rapide de l'acide acétique sur les cellules et les noyaux, dans le champ du microscope, autorise l'hypothèse d'une action analogue sur les cellules et les noyaux des tissus pathologiques vivants.

L'emploi de l'acide acétique dilué en injections peut conduire à deux résultats différents, savoir : la résorption ou la destruction de la tumeur cancéreuse.

Dans une des observations de M. Broadbent et dans la pièce que le docteur Moore a présentée à la Société pathologique de Londres, la résorption partielle ou complète a été obtenue. C'est un heureux résultat que l'on peut espérer quand la tumeur est peu volumineuse et qu'elle se développe lentement. En pareil cas, pour éviter l'inflammation, M. Broadbent conseille de se servir d'acide acétique très-dilué, dans la proportion d'une partie d'acide pour cinq ou six d'eau.

Pour obtenir la destruction partielle ou totale des tumeurs volumineuses à marche rapide, M. Broadbent emploie l'acide acétique moins dilué (1 partie pour 2 ou 3 d'eau) et combine les injections avec les applications extérieures d'acide pur. Il favorise par là l'inflammation suppurative et répète les injections jusqu'à ce qu'il pense avoir atteint les dernières limites du mal.

— Malgré les expériences qui ont été faites avec les applications locales ou les injections d'acide acétique, dans presque toutes les formes de tumeurs épithéliales ou cancéreuses, nous sommes loin d'être encore bien édifiés sur la valeur réelle de cet agent thérapeutique.

En ce qui concerne le cancer de l'utérus, il n'est pas sans danger. Ainsi, M. Gallard raconte que, dans un cas où il a injecté de l'acide acétique au milieu d'une tumeur cancéreuse du col, il s'est développé une péritonite mortelle. L'autopsie a montré que dans les points où l'injection avait été faite, il y avait de petites lacunes, de petites loges qui indiquaient un commencement d'élimination spontanée. M. Gallard craint, dans le cas présent, de s'être trop hâté : il injectait 25 centigrammes d'acide acétique, mais à des intervalles trop rapprochés, peut-être tous les trois ou quatre jours.

Avant de tenter les injections d'acide acétique, il serait nécessaire de délimiter d'une

Il y a des carcinomes externes où l'emploi d'escharotiques plus puissants, tels que le chlorure de zinc, rend de grands services. J'ai à peine besoin de vous dire que ces agents n'agissent avec efficacité qu'à la condition de détruire complétement les tissus affectés et que, en général, la destruction partielle n'a d'autre effet que d'entraîner un développement plus rapide de la maladie. Quand il s'agit de l'utérus, il est clair que l'application d'une substance déliquescente ne peut s'exécuter qu'incomplétement, à cause du danger qu'on court de compromettre les parties adjacentes ; la maladie s'aggrave par conséquent, loin de s'amender. Nous n'avons alors d'autre ressource que le cautère actuel pour modifier l'état des surfaces affectées. L'opération paraît plus formidable qu'elle ne l'est en réalité. Outre qu'elle cause peu de douleur, on peut toujours se servir du chloroforme ; et puis la lésion des parties adjacentes par le rayonnement de la chaleur peut toujours être évitée, si on se sert d'un spéculum en bois.

Je n'ai pas employé ou vu employer ce moyen assez souvent pour me rendre compte pertinemment du bénéfice qu'on en peut retirer ; mais je crois qu'il est peu dangereux et qu'il ne tend pas à empirer l'état des malades. En général, il calme, d'une manière évidente, les souffrances des malades, il est vrai que l'amélioration ne se prolonge pas au delà de la chute de l'eschare. La fétidité et l'abondance de l'écoulement diminuent pendant un assez long espace de temps. Je ne puis pas dire si la marche de la maladie est retardée ; cela tient à ce que je n'ai pas expérimenté ce procédé assez souvent, ou à ce que je ne l'ai employé que dans des cas où la maladie était très-avancée. Je crois cependant que, comme traitement curatif du cancer, le cautère actuel est rarement indiqué, excepté dans les formes épithéliales. Alors seulement la lésion ne sort pas des limites qu'on peut espérer atteindre au moyen d'un traitement local.

---

manière exacte l'étendue de la tumeur cancéreuse. Si elle a envahi une partie ou la totalité de la portion sus-vaginale du col, et à plus forte raison si elle s'est propagée à l'intérieur de la cavité utérine et dans l'épaisseur des parois du corps de l'organe, il faut renoncer à toute injection parenchymateuse, quelle que soit sa nature. La proximité du péritoine rend trop dangereuse toute inflammation éliminatrice de quelque étendue. Qui peut se promettre, au surplus, de mesurer la sphère d'action, au sein des tissus morbides, d'une substance aussi dissolvante que l'acide acétique ? — Le perchlorure de fer, dont les propriétés styptiques et coagulantes sont si précieuses, me paraît moins dangereux que cet acide. — Mais, je le répète encore, l'un et l'autre ne me paraissent indiqués que dans les cas où la tumeur cancéreuse est peu volumineuse et n'a envahi qu'une faible étendue de la portion intra-vaginale du col utérin. (*Note du Trad.*)

Ces remarques, je le sais, ne sont pas assez détaillées pour indiquer d'une manière positive les circonstances qui peuvent rendre ce mode d'intervention utile ou même curatif. Elles montrent simplement la direction que doivent suivre nos tentatives. Votre devoir et le mien n'est pas de rester dans une indifférence apathique, sans rien faire, sans rien essayer, parce que la maladie est une des plus fatalement mortelles ; nous devons bien plutôt, sans nous illusionner sur nos moyens d'action, poursuivre avec patience et persévérance la découverte de ceux qui peuvent adoucir et prolonger la vie des malades. L'humanité et notre profession de médecin nous y obligent. Nous manquerions gravement aux deux devoirs qu'elles nous imposent, si nous ne faisions rien ou si nous nous laissions arrêter par les critiques peu charitables de ceux qui agissent autrement que nous.

NOTES DU TRADUCTEUR

Note 1. — Sur les tumeurs épithéliales de l'utérus.

Pour compléter les trois leçons du docteur West sur le cancer de l'utérus, je ne saurais mieux faire que de donner un résumé du remarquable mémoire de mon savant ami le docteur Cornil, publié dans le *Journal de l'anatomie et de la physiologie normales et pathologiques de l'homme et des animaux*, du professeur Robin (année 1864) ; ce mémoire a pour titre : *Des tumeurs épithéliales du col utérin.*

Le docteur Cornil ne se sert plus des mots *cancer* ni *cancroïde*, et il en donne les raisons suivantes :

« Au col utérin, en effet, dit-il, plus que dans toute autre région, la distinction est impossible à l'œil nu : toutes les tumeurs, cancroïde ou cancer, ont une marche aussi rapidement fatale, et la distinction microscopique qu'on tenterait, à l'aide des caractères dont nous avons fait plus haut la critique, est si difficile à apprécier, que les auteurs qui ont le mieux étudié ces affections graves de l'utérus, appellent les uns cancer ce que les autres nomment cancroïde. De plus, dans l'état actuel de nos connaissances sur ce point, il faudrait en effet appeler uniquement cancroïde (comme on commence du reste à le faire en Allemagne) les *tumeurs épithéliales à forme glandulaire*, et alors nous préférons nous servir du mot *tissu hétéradénique* qui a un sens bien déterminé et n'a pas l'inconvénient de faire croire que ce sont des tumeurs bénignes. Quant aux autres tumeurs de nature épithéliale qu'on a l'habitude d'appeler cancer et qui ont presque toujours à l'œil nu l'apparence de l'encéphaloïde, nous les caractériserons par la forme de leur trame et de leur épithélium. »

Sur un total de 55 faits, dont 52 avec autopsie complète, Cornil n'en a trouvé aucun qui présentât les caractères du squirrhe ni du cancer colloïde. La portion vaginale du col avait toujours été la première envahie.

Ces 55 cas sont classés de la façon suivante par l'auteur :

Tumeurs hétéradéniques (3° variété de Robin) avec ou sans globes épidermiques. . . . . 18 cas

I. *Tumeurs hétéradéniques.* — Elles offrent à la simple vue les caractères suivants : lèvres du col ou l'une d'elles tuméfiées, bourgeonnantes, renversées en dehors, irrégulières, volumineuses, d'une couleur blanchâtre ayant une certaine transparence comme la cire vierge, d'une consistance assez friable pour être écrasées ou pénétrées avec le bout du doigt. — La surface de section de ces tumeurs est sèche et non imbibée de suc laiteux comme l'encéphaloïde, mais se couvrant, quand on la presse, de petits grumeaux difficiles à désagréger ou de filaments blancs opaques ayant 1 ou 2 millimètres de longueur, quelquefois même 1 centimètre, vermiformes, qui sortent des cavités cylindriques visibles à l'œil nu. Ces filaments sont tantôt disposés sans ordre, tantôt parallèles les uns aux autres ou disposés en éventail dans les gros bourgeons saillants. Ces éléments sont au milieu d'un suc transparent.

Au microscope, on voit qu'ils sont gonflés de distance en distance par des dilatations acineuses, qu'ils s'anastomosent fréquemment et se terminent par une ou plusieurs ramifications, comme les glandes de la prostate ou les glandes composées du col utérin. Ils sont séparés par de minces couches du tissu dans lequel ils se sont développés. — Ils sont constitués par des cylindres pleins, formés de cellules nucléaires prismatiques pavimenteuses agglutinées entre elles par une substance granuleuse amorphe. A leur centre, il n'existe jamais de cavité libre comme dans les glandes tubulaires normales. Les tubes les plus volumineux se rencontrent dans les parties de la tumeur les plus anciennes et déjà ulcérées. Aucun d'eux ne présente de paroi ou gaîne propre. Ils sont exactement remplis d'épithélium, et les cellules périphériques sont implantées perpendiculairement à leurs parois. — Les loges cylindriques de ces productions glandulaires ne possèdent pas de membrane spéciale à leur surface interne. Il est difficile de décider si les glandes normales du col sont ou non le point de départ du produit morbide. L'accroissement de la tumeur se fait par l'adjonction de petites masses, îlots ou granulations de même nature qu'elle, qui se développent isolément à sa circonférence. — On trouve des granulations isolées dans des parties où il n'existe pas de glandes à l'état normal, telles, par exemple, que la surface péritonéale de l'utérus. C'est ce qui justifie le nom d'hétéradénique que leur a donné Robin.

L'hypothèse la plus probable est celle d'une genèse spontanée d'éléments épithéliaux nucléaires d'abord, puis pavimenteux, disposés sous forme de cylindre, ressemblant aux glandes, genèse qui reproduit pathologiquement chez l'adulte ce qui se passe à l'état physiologique dans l'embryon,

Les altérations que subit la tumeur se rapportent à trois chefs principaux :

1° *Lésions des cellules épithéliales.* — Elles subissent la dégénération muqueuse ou colloïde décrite par Virchow en 1849, dégénération qui donne à la tumeur une apparence gélatiniforme d'où lui est venu le nom de cancer colloïde. Ce processus régressif consiste dans la production de grandes cavités très-régulièrement sphériques, remplies d'un liquide contenant des granulations. Cet état vésiculeux est toujours partiel dans les tumeurs hétéradéniques et borné à quelques cellules de l'intérieur des tubes glanduliformes.

Dans une autre forme de métamorphose régressive, les cellules prennent l'apparence cornée de la couche superficielle de l'épiderme et se réunissent en sphères à couches concentriques ou globes épidermiques. Ces globes épidermiques sont situés au centre des tubes glanduliformes.

2° *Destruction des tubes glanduliformes. Ulcération.* — L'ulcération commence d'abord par la chute de l'épithélium pavimenteux du col. Les bourgeons blanchâtres du tissu hétéradénique font alors saillie en toute liberté. En même temps que les cellules passent à l'état vésiculeux, graisseux ou épidermique, la matière amorphe se liquéfie, et les cellules devenues libres forment avec elle un liquide blanchâtre qui est le suc sécrété à la surface de l'ulcération. C'est un processus analogue à celui qui se passe dans les

glandes normales au moment de la sécrétion. La seule différence est que la sécrétion des
glandes hétéradéniques les détruit en les ulcérant. Lorsque les cellules épithéliales se sont
désagrégées, il ne reste plus que les cloisons minces de tissu conjonctif qui proéminent
à la surface de l'ulcération comme des franges minces, flottantes, vasculaires.

3° *Altérations des vaisseaux sanguins.* — Elles sont actives ou passives. Quand elles
sont actives, voici ce que l'on observe : Multiplication des noyaux des capillaires suivie
d'un épaississement de la paroi qui peut aller jusqu'à effacer la lumière du vaisseau. Les
anses des vaisseaux capillaires se recouvrent d'une ou de plusieurs couches épithéliales
et constituent les fongosités capillaires visibles à l'œil nu. Ces lésions s'observent sur les
artères aussi bien que sur les veines. Dans ces dernières, il se forme en outre des accu-
mulations de cellules épithéliales sous forme de fongosité bourgeonnante au sein des petites veines qui en sont souvent remplies. Cette genèse intra-veineuse des cellules épithéliales se fait sans solution de continuité des parois du vaisseau.

Les lésions passives résultent de l'arrêt du sang dans les vaisseaux et de la formation de
caillots fibrineux. La fibrine contenue dans les vaisseaux passe par des métamorphoses
régressives habituelles, et bientôt les parois mêmes des petits vaisseaux et des capillaires
subissent une dégénération granulo-graisseuse, moléculaire, qui les assimile complétement
aux tissus sphacélés.

Le tableau suivant résume les lésions trouvées dans différents organes, dans 17 autopsies complètes de tumeurs hétéradéniques.

Production de tissu hétéradénique :

Dans les ganglions.	Dans près de la moitié des cas.
Sur la muqueuse vaginale.	Presque constante.
Sur la muqueuse vésicale.	6 fois, dont 2 fois avec perforation de la cloi-son vésico-vaginale.
Sur la muqueuse rectale.	1 cas avec perforation de la cloison recto-vaginale.
Sur les membranes séreuses et les autres organes.	0
Rétention de mucus dans le corps utérin dilaté:.	2 fois.
Catarrhe du rectum. — Cystite. — Disten-sion des uretères et des bassinets — Hy-dronéphrose..	Presque constan s.
Infarctus fibrineux du rein.	1 cas.
Néphrite suppurée	1 cas.
Néphrite albumineuse ou parenchyma-teuse.	2 fois.
Pelvi-péritonite avec adhérences.	Très-fréquente.
Péritonite généralisée et purulente. . . .	5 fois, dont 2 fois avec perforation
Dégénération graisseuse avec hypertrophie du foie.	Fréquente.
Anémie et emphysème du poumon. . . .	Fréquente,
Œdème des extrémités, cachexie.	Très-fréquente.

Ce relevé statistique prouve que les membranes séreuses et les organes éloignés de
l'utérus ne présentaient dans aucun cas des dépôts secondaires cancéreux et que la maladie est restée localisée aux points primitivement envahis et à leur voisinage, et n'a pas
dépassé les ganglions pelviens et lombaires. — Förster (*Handbuch der path. Anat.*,
1863, p. 435), sur 42 autopsies de cancer épithélial (*epithélioma glandulaire*) de l'utérus, n'a constaté qu'une seule fois la généralisation au poumon, à la plèvre, au foie (cas
cité par Virchow, *Gaz. méd. de Paris*, 1855, 7 avril).

II. *Tumeurs épithéliales à alvéoles visibles à l'œil nu et à cellules cylindriques*
(*cylindroma*). — Structure : cavités alvéolaires généralement visibles à l'œil nu, creusées dans l'épaisseur des tissus préexistants, soit de l'utérus, soit des parties voisines. —

Pas de trame de tissu conjonctif de nouvelle formation. — Alvéoles plus ou moins sphériques remplis de cellules épithéliales cylindriques à noyaux ovoïdes, implantées perpendiculairement à la paroi de l'alvéole dans les couches pariétales et avec la même disposition que les cellules d'une membrane muqueuse à épithélium cylindrique. Au centre de l'alvéole, les cellules sont irrégulières dans leur forme, libres et sphériques, souvent granuleuses et transformées en corps granuleux. Il suinte à la surface des coupes un liquide lactescent et miscible à l'eau. — Absence d'acini glanduliformes et de globes épidermiques. Caractères extérieurs du cancer encéphaloïde ou médullaire : mollesse, friabilité, suc laiteux.

Au microscope, ces tumeurs se distinguent de la troisième forme des productions épithéliales du col utérin par leurs cellules qui sont presque toutes cylindriques, par la grosseur des alvéoles et par l'absence de tissu conjonctif de nouvelle formation.

Dans les trois faits qu'il a observés, Cornil a trouvé que la néoplasie née au col utérin s'est propagée :

Aux ganglions lymphatiques. . . . . 2 fois.
Aux vaisseaux lymphatiques. 1
Au psoas et aux nerfs sciatique et crural.. 1
A la vessie. 1
Au rectum. 1

Dans un cas, péritonite purulente mortelle avec pyélo-néphrite.

III. *Tumeurs épithéliales possédant une trame à mailles fines et des cellules de formes très-variées où la forme prismatique domine (Cancer encéphaloïde, carcinoma medullare, Markschwamm).* — C'est la variété la plus commune. Tissu blanchâtre, mou, bourgeonnant, contenant un suc lactescent très-abondant, miscible à l'eau. — Très-vasculaires. — Ce qui les distingue au microscope des deux variétés précédentes, c'est la formation nouvelle d'une trame de tissu conjonctif servant de soutien aux vaisseaux et formant des cavités alvéolaires généralement microscopiques, remplies de cellules épithéliales.

« Les tumeurs de cette troisième variété commencent à se développer dans le tissu cellulaire sous-muqueux du museau de tanche par des noyaux épithéliaux logés dans de petites cavités alvéolaires qui deviennent bientôt le réceptacle de plusieurs noyaux de même nature. Ces noyaux s'entourent d'une atmosphère granuleuse amorphe et d'une membrane cellulaire, et alors le néoplasme est complétement formé avec ses caractères distinctifs, c'est-à-dire une trame de tissu conjonctif où passent les vaisseaux, et des cellules agglomérées par petits amas dans les cavités alvéolaires de cette trame. Dans cette conversion du tissu cellulaire sous-muqueux en tissu nouveau, les papilles envahies comme le reste du tissu conjonctif deviennent très-grosses par l'entrée de cellules épithéliales entre leurs éléments et proéminent à la surface de la muqueuse qui devient bourgeonnante ; leurs vaisseaux se multiplient, elles compriment les couches superficielles de cellules de la muqueuse intra-vaginale du col qui est soulevée et finit toujours par s'ulcérer après la destruction de son épithélium normal. Alors les bourgeons du tissu nouveau se développent en toute liberté dans la cavité vaginale. »

Depuis leur origine jusqu'à leur destruction, ces tumeurs présentent deux parties constituantes : des cellules épithéliales et une trame de tissu conjonctif contenant des vaisseaux. — Les cellules épithéliales sont libres et sortent de leurs alvéoles sous la forme d'un liquide blanchâtre, lactescent, miscible à l'eau. Les éléments de ce liquide sont : 1° des noyaux ovoïdes en très-grand nombre ; 2° des cellules prismatiques possédant un noyau ovoïde et le plus souvent aussi un nucléole. Elles peuvent offrir plusieurs prolongements et, lorsqu'elles en ont deux en fuseau, on est tenté de les appeler cellules fusiformes ; 3° des cellules fibro-plastiques ; 4° des cellules sphériques à gros noyau ; 5° des cellules en raquette et des cellules-mères à plusieurs noyaux ; 6° des cellules en dégénération graisseuse ; 7° des leucocytes. Une trame de tissu conjonctif nouveau existe dès le début. Les noyaux et cellules s'y creusent des cavités microscopiques, bien isolées les unes des autres, et qui s'agrandissent à mesure que les cellules augmentent de nombre. Ces cellules sont sans aucun ordre au contact les unes des autres. Quand la tumeur se ramollit par suite de la prolifération cellulaire, les noyaux de tissu conjonctif des parois alvéolaires subissent une dégénération granulo-graisseuse qui fait communiquer deux ou plusieurs alvéoles les uns avec les autres. Les vaisseaux se trouvent alors isolés, en contact direct avec les cellules au milieu de cavités anfractueuses visibles à l'œil nu, et ils subissent une série d'altérations : hypergenèse des noyaux, rétrécissement ou dilatation ectasique de leur cavité, dégénération graisseuse, rupture des parois, mortification.

A un degré avancé d'altération, les veines et les sinus veineux sont toujours remplis par des masses épithéliales mélangées avec de la fibrine. Les veines hypogastrique, iliaque et crurale sont alors oblitérées par des caillots de même nature ou purement fibrineux. On peut même rencontrer des granulations secondaires dans l'intérieur d'une grosse veine, développées de la façon suivante, qui est fort curieuse : un caillot fibrineux se prolonge dans une grosse veine ; entre lui et la paroi de la veine, une membrane celluleuse, vascularisée même, s'organise, et dans cette membrane se forment des granulations secondaires.

— Les organes pelviens ont été envahis par les progrès de la tumeur utérine :

L'ovaire.	1 fois.
Le vagin.	Presque toujours.
Les ganglions lymphatiques pelviens.	16 fois sur 26 cas indiqués.
— lombaires.	Rarement.
— inguinaux.	Très-rarement.
La vessie.	14 fois
La vessie avec perforation.	9 fois
L'uretère.	1 fois } sur 32 cas.
Le rectum.	3 fois
Le rectum avec perforation.	2 fois
L'urèthre.	Très-rarement.
Les veines.	Très-souvent.
Le muscle psoas.	2 fois.
L'os des iles.	1 fois.
La colonne vertébrale.	1 fois.
La peau.	1 fois.

Tandis que dans les deux premières variétés de tumeurs il n'y a pas eu d'exemple de généralisation du produit morbide, dans cette troisième variété, le docteur Cornil l'a observée cinq fois. Les granulations siégeaient dans les organes suivants :

Au péritoine.	3 fois.
Aux plèvres	3
Au foie.	2
Au poumon.	2

Les complications dépendant de l'affection utérine, mais non de la même nature qu'elle, étaient les suivantes :

Péritonite purulente.	7 fois ; avec perforation, 4 fois.
Phlegmon des fosses iliaques et du psoas.	2 fois.
Phlegmon des ligaments larges.	1 fois.
Abcès du rein et pyélo-néphrite.	4 fois ; une seule foi avec péritonite purulente.
Hydro-néphrose, distension des uretères.	Presque constantes.
Néphrite parenchymateuse.	2 fois.
Cystite.	Très-fréquente.
Ulcérations du gros intestin analogues à celles de la dysenterie.	1 fois.

Hypérémie du rectum. . . . . Très-fréquente.
Rate. . . . . Presque toujours hypertrophiée.
Dégénération graisseuse avec hypertrophie
   du foie. . . . . Très-souvent.
Abcès métastatiques du foie. . . . . 1 cas en coïncidence avec une péritonite
                         purulente.
Thrombose des veines hypogastrique, iliaque
   et crurale. . . . . Assez fréquente.
Embolie de l'artère pulmonaire. . . . . . 1 cas.
Bourgeons durs fibro-vasculaires du vagin. . Fréquents.
Kystes du vagin. . . . . 2 cas.

Les bourgeons fibro-vasculaires et les kystes du vagin sont dus au passage des pertes blanches et ichoreuses. On pourrait les prendre pour des productions de même nature que la tumeur utérine, mais ils proviennent d'une hypertrophie simple des papilles recouvertes de la membrane muqueuse normale par un processus analogue aux choux-fleurs syphilitiques ou à ceux de la grossesse. Dans toutes les variétés de tumeurs épithéliales du col, les lésions les plus constantes, sont celles des reins et des conduits excréteurs de l'urine. L'hydronéphrose est constante, à de très-rares exceptions près.

Les lésions organiques rencontrées par Cornil et dont la cause n'était pas la tumeur épithéliale du col, ont été par ordre de fréquence : l'emphysème et la tuberculose pulmonaire qui, dans 32 autopsies de la troisième variété, s'est montrée 6 fois. Cette tuberculose pulmonaire était constituée par des granulations miliaires, semi-transparentes de la plèvre et du parenchyme, des masses lobulaires et lobaires de tuberculose infiltrée (pneumonie tuberculeuse et caséeuse) et des cavernes.

« Nous avons cru intéressant, dit Cornil, de rapporter ces faits de tuberculose en coïncidence avec les tumeurs dites cancéreuses; on sait, en effet, que Jenning et Carswel avaient cru à l'antagonisme de ces deux néoplasies. Nos faits viennent donc à l'appui de ceux publiés par Rokitansky, Broca et E. Wagner contre cette prétendue incompatibilité. » (*Note du Trad.*)

Note 2. — Sur un cas de chancre mou développé sur un cancer épithélial du col utérin.

Dans la 2ᵉ livraison des *Archiv der Heilkunde*, 1861, le professeur Breslaw, de Zurich, a publié la curieuse observation d'une femme âgée de 34 ans qui, sujette, depuis quelque temps, à des pertes sanguines et à un écoulement vaginal fétide, présentait des chancres mous superficiels et folliculaires au niveau du vestibule. — En l'examinant au spéculum, on constata que la lèvre inférieure du museau de tanche était très-volumineuse et occupée presque en entier par une ulcération à coloration jaunâtre et à aspect lardacé dans une grande partie de son étendue, bleu grisâtre ailleurs, et laissant suinter du sang sous l'influence du plus léger contact. La surface de l'ulcération, dépouillée d'épithélium, était mamelonnée et recouverte de papilles hypertrophiées, étroitement serrées les unes contre les autres. A part ces caractères, l'ulcération présentait la plus frappante analogie avec celles qui siégeaient à l'entrée du vagin.

On fit sur la cuisse quatre inoculations, dont deux avec du pus provenant de l'ulcération du museau de tanche, et deux avec la matière prise sur le chancre le plus volumineux du vestibule. Au bout de quarante-huit heures, il s'était formé quatre pustules bien développées dont une provenant de l'inoculation du chancre utérin ressemblait assez à une bulle de pemphigus. — Ces pustules se rompirent et laissèrent à découvert des chancres dont la guérison fut très-longue.

Comme la lèvre antérieure du museau de tanche augmentait de volume, M. Breslaw eut recours à l'amputation du col à l'aide de l'écraseur linéaire. Il avait diagnostiqué un carcinome épithélial du col dont l'aspect chancreux ne tenait plus qu'à une infiltration purulente des papilles hypertrophiées. L'examen microscopique fait par le professeur Billroth démontra qu'il s'agissait en effet d'un cancer épithélial des mieux caractérisés ; la cicatrisation de la plaie eut lieu après deux cautérisations avec le fer rouge.— M. Breslaw a revu cette malade à plusieurs reprises et il a pu constater qu'elle ne présentait aucun signe de vérole ni de récidive du cancer.

« En somme, dit M. Breslaw, il me paraît légitime de conclure de ce fait : 1° qu'un chancre mou peut être inoculé sur un cancer épithélial et rester inoculable ; 2° que l'épithélioma n'est pas détruit par le chancre, mais qu'il continue à se développer au-dessous et autour de l'ulcération. » (*Note du Trad.*)

Note 3. — Sur un cas d'hémorrhagie symptomatique du cancer de l'utérus.

Le 25 janvier 1867, je reçus dans mon service, à l'infirmerie de l'hospice des Ménages, madame veuve C..., âgée de 76 ans, qui venait demander des soins pour un catarrhe pulmonaire chronique, accompagné de palpitations de cœur et d'accidents dyspnéiques. Je ne trouvai dans ses antécédents aucune manifestation constitutionnelle. Elle présentait les signes et les symptômes d'une de ces affections cardio-pulmonaires qui s'observent fréquemment chez les vieillards et sont remarquables par la lenteur de leur évolution. Ainsi, il y avait plus de huit ans que madame C... toussait et était oppressée ; cependant, malgré l'abondance d'une expectoration presque puriforme, la phase cachectique n'était pas encore arrivée.

Madame C., réglée pour la première fois à l'âge de 20 ans et mariée à 25 ans, avait eu deux enfants : le premier à l'âge de 38 et le second à l'âge de 42 ans. Les grossesses et les accouchements avaient été très-naturels. Jamais aucun symptôme de maladie utérine fonctionnelle ou organique ne s'était manifesté.

A 58 ans, les règles cessèrent de paraître tout à coup. Mais voici le côté curieux et étrange de cette observation : Quinze ans plus tard, c'est-à-dire à l'âge de 73 ans, madame C..., sans cause appréciable et sans aucun phénomène précurseur, vit survenir une sorte d'hémorrhagie menstruelle peu abondante qui dura trois jours, comme ses règles d'autrefois. — Un mois après, même apparition du flux menstruel et dans les mêmes conditions négatives de toute influence provocatrice. — A partir de cette époque, madame C... vit tous les mois survenir cet écoulement sanguin, dans les limites et avec tous les caractères des règles les plus normales. Il n'existait pourtant aucun trouble indiquant une maladie organique de l'utérus.

— Je fus plusieurs fois témoin de ces pertes périodiques de sang, pendant l'année 1867. Il y avait alors deux ans et demi à peu près qu'elles se reproduisaient, suivant le type le plus normal de l'écoulement menstruel.

En juin 67, il y eut de la leucorrhée inodore dans l'intervalle des époques. Vers la fin de 1867 et en janvier 1868, les règles se convertirent en un écoulement presque continu, mais peu abondant. C'était la première fois que ces règles, survenues quinze ans après la ménopause, présentaient de l'irrégularité. A partir de cette époque, la leucorrhée augmenta et il devint évident que l'utérus était réellement malade.

Le 28 février 1868, je notai : coliques vagues, sans douleur utérine. — Miction normale, un peu de constipation. — Absence de tumeur abdominale. — Le vagin et le col de l'utérus étaient couverts de végétations cancéreuses ; l'organe était complétement immobilisé dans le bassin. — Orifice très-dilaté et rempli de fongosités saignant au moindre contact. — Écoulement non fétide.

La malade ne présentait pas cependant les signes de la cachexie cancéreuse. J'ai toujours été étonné de la voir résister comme elle a fait à son affection cardio-pulmonaire et à son cancer vagino-utérin.

Le 24 novembre 1868, son état général s'était, il est vrai, un peu affaibli, mais d'une façon très-lente, eu égard surtout à l'accroissement du carcinome et à la généralisation du catarrhe pulmonaire. L'écoulement sanguin continu s'était arrêté depuis quelque temps, et le flux leucorrhéique, après avoir été très-profus, avait presque entièrement disparu.

C'est à peu près vers cette époque que la malade commença à éprouver des douleurs excessivement vives dans les reins, dans la fesse droite et dans le membre inférieur correspondant. Ces dernières douleurs, qui s'irradiaient, comme les douleurs névralgiques de la sciatique, tout le long de la cuisse et de la jambe jusqu'au pied, étaient continues, mais présentaient de temps en temps des exacerbations irrégulières.

Quand je quittai l'hospice des Ménages, en décembre 1868, la malade commençait à éprouver de la difficulté pour uriner et aller à la garde-robe. Il n'existait pas d'œdème des extrémités inférieures. L'écoulement sanguin ne s'était pas reproduit.

J'ai appris que madame C. était morte le 4 février 1869, c'est-à-dire 5 ans environ après l'apparition des fausses menstrues.

— Cette seconde menstruation, si parfaite, est un phénomène très-curieux, surtout à l'âge de 73, ans et quinze ans après la ménopause. L'événement a prouvé qu'elle avait été provoquée par une affection cancéreuse du vagin et du col de l'utérus. Je ne sais pas si l'exploration physique eût permis de constater, dès le début de cette seconde menstruation, l'existence des productions cancéreuses qui devinrent plus tard si évidentes. Il est permis d'en douter, quand on voit ces règles symptomatiques persister pendant près de trois ans sans être accompagnées d'aucun des troubles fonctionnels, d'aucun des désordres locaux ou constitutionnels qui appartiennent au cancer utérin ou à la cachexie cancéreuse.

Quoi qu'il en soit, ces hémorrhagies périodiques ne sont pas survenues sans cause. Cette cause, c'est, à n'en pas douter, un trouble de la circulation produit et entretenu par une modification organique de l'appareil génital.

Certes on ne peut pas invoquer un réveil de l'ovulation à l'âge de 73 ans. Une fois que les ovaires sont entrés dans la phase de repos et de régression organique, ils perdent définitivement leur activité fonctionnelle et leur structure normale. Ils restent dès lors absolument étrangers aux flux de sang qui surviennent à la surface de la muqueuse utérine.— Pourquoi donc, dans le cas précédent, ce flux sanguin, qui n'avait rien à voir avec la déhiscence des vésicules de Graaf et l'émission d'un ovule, phénomènes essentiels de l'activité sexuelle chez la femme, pourquoi ce flux sanguin s'est-il reproduit pendant deux ans et demi, suivant le type de la menstruation la plus normale? A une pareille question, il n'est pas facile de répondre. Faut-il voir là l'influence d'une habitude fonctionnelle que quinze années de repos n'ont pu effacer et qui se réveille dès qu'une cause excitante vient troubler le nouvel équilibre de la circulation sanguine dans l'utérus et ses annexes, consécutif à l'âge de retour?

Une autre circonstance remarquable dans cette observation, c'est la lenteur avec laquelle a marché l'affection carcinomateuse, et le peu de retentissement qu'elle a eu pendant longtemps sur les principales fonctions organiques. En admettant qu'elle ait débuté à l'époque où s'est établie la seconde menstruation, elle aurait duré environ cinq ans.

Enfin, je veux signaler l'apparition de la sciatique du côté droit, qui fut une des premières souffrances occasionnées à la malade par son affection cancéreuse. — Ces sciatiques symptomatiques d'une production morbide de mauvaise nature dans le bassin sont loin d'être rares chez les vieillards. Aussi cette névralgie est-elle à cet âge d'un pronostic plus grave qu'à une époque moins avancée de la vie.

(Note du Trad.)

LEÇON XXII

MALADIES DES PARTIES EN RAPPORT AVEC L'UTÉRUS. — INFLAMMATION
ET SES CONSÉQUENCES.

Inflammation des annexes de l'utérus : Du tissu cellulaire. — Causes de l'affection ;
elle est, en général, consécutive à l'accouchement ou à une fausse couche ; ses différents siéges ; ses modes de terminaison ; affection du péritoine ; sa tendance à se terminer en suppuration. — Symptômes morbides. — Rapports de cette affection avec
l'inflammation des ovaires ; son analogie avec d'autres inflammations du tissu cellulaire.
— Symptômes : deux modes d'invasion. — Formation d'une tumeur abdominale ; suppuration ; caractère chronique des abcès ; issues variées par lesquelles s'écoule le pus.
— Diagnostic de l'affection. — Caractères de la tumeur intrapelvienne ; son analogie
avec l'hématocèle utérine. — Esquisse générale de ses symptômes et de sa marche.

On emploie journellement encore, dans les écrits médicaux, des
phrases qui n'expriment pas simplement les opinions, mais aussi les
erreurs d'un temps qui n'est plus. Il en est ainsi de l'expression *annexes de l'utérus*, depuis longtemps appliquée aux parties qui sont
en connexion avec la matrice. Quelques-unes de ces parties sont d'une
importance secondaire et ne remplissent que des fonctions subsidiaires : mais d'autres jouent physiologiquement un rôle plus élevé que
l'utérus lui-même, et produisent ces actes à l'accomplissement parfait desquels l'utérus ne sert que d'instrument. Toutefois je ne crains
pas, en conservant l'expression *annexes de l'utérus* et en vous parlant de leurs maladies, d'être suspecté d'ignorance relativement au
rôle des ovaires, ou de laisser supposer qu'ils ont moins d'importance que la matrice dans le système sexuel de la femme. Qu'il soit
bien entendu que j'emploie cette dénomination pour éviter d'énumérer les ligaments larges de l'utérus et toutes ces parties variées
contenues dans leur intérieur et qui sont intimement unies à eux,
parties dont le rôle physiologique nous intéresse moins maintenant
que les maladies dont elles peuvent être le siége.

En parlant des maladies de l'utérus, nous avons étudié d'abord
celles qui sont le résultat de l'inflammation ; je pense qu'il est en-

core convenable de garder la même disposition, et, avant de passer
à d'autres sujets, d'étudier les affections inflammatoires des annexes
de la matrice. On doit les ranger sous deux chefs, suivant que l'inflammation attaque les ovaires eux-mêmes ou se concentre dans le
tissu cellulaire immédiatement situé autour de la matrice. Dans ce
dernier cas, les symptômes se modifient suivant le siége précis du
mal. Quoique, la plupart du temps, le foyer inflammatoire envahisse
le tissu cellulaire compris entre les feuillets des ligaments larges,
quelquefois il occupe celui qui est situé entre la matrice et les viscères adjacents ; ou bien il se propage à celui qui recouvre les parois
pelviennes, ou même à celui qui est placé entre la surface externe
du péritoine et les muscles abdominaux.

L'inflammation du tissu cellulaire, dans le voisinage de la matrice, survient comme une conséquence de l'avortement ou de la
délivrance bien plus souvent que comme le résultat de toute autre
cause. Sa grande tendance à se terminer par suppuration l'avait
rendue depuis longtemps familière aux accoucheurs. Ils connaissaient surtout les abcès qu'elle engendre, mais ils étaient dans l'erreur relativement à leur nature. On croyait, en général, que ces
abcès n'étaient que les dépôts secondaires d'une prétendue métastase laiteuse, ou d'une irruption des éléments du lait, lorsqu'il se
trouvait en trop grande abondance dans le sang. On supposait aussi
que ce lait se déposait tantôt dans un lieu, tantôt dans un autre, et on
lui attribuait les conséquences variées de la délivrance. Cette théorie erronée n'empêcha pas les auteurs, comme le prouve surabondamment l'essai de Puzos sur les *Dépôts laiteux*[1], de nous donner
une description très-bonne de quelques-unes des maladies les plus
importantes de l'état puerpéral.

Des connaissances plus avancées firent disparaître cette théorie
erronée, mais les affections inflammatoires des annexes de l'utérus
cessèrent d'attirer l'attention ou furent regardées comme une complication accidentelle de la fièvre puerpérale, jusqu'au moment où
on s'en occupa de nouveau, grâce aux essais de Doherty, Churchill et
Lever[2], dans notre pays, et à ceux de Grisolle, Marchal (de Calvi)[3]

---

[1] Dans son *Traité des accouchements*, in-4, Paris, 1759, voy. spécialement p. 356-
366.

[2] *Dublin Journal*, vol. XXII, 1843, p. 199 ; *ibid.*, vol. XXIV, 1844, p. 1, et *Guy's
Hospital Reports*, 2ᵉ série, vol. II, 1844, p. 5.

[3] *Archives gén. de médecine*, 3ᵉ série, 1839, vol. IV, p. 34, 137, 293, et *Des abcès
phlegmoneux intra-pelviens*, in-8, Paris, 1844.

et autres écrivains, en France. Aujourd'hui cependant, en dépit de ce fait reconnu, que ces maladies accompagnent l'état puerpéral, leur occurrence, indépendamment de la grossesse et de ses conséquences, a été à peine appréciée dans sa généralité, et c'est cette circonstance qui me porte principalement à m'occuper de ce sujet.

Quelques écrivains ont essayé d'établir une distinction entre l'inflammation des annexes de l'utérus survenant après la délivrance, et la même affection lorsqu'elle se produit dans d'autres circonstances. Je ne pense pas que cette distinction soit justifiée par les symptômes de la maladie ou par le traitement qu'elle requiert dans l'état puerpéral, bien qu'alors la condition spéciale de l'utérus imprime à l'affection qui siége dans son voisinage un caractère plus aigu qu'à tout autre moment. Le tableau ci-dessous démontre clairement l'influence du travail sur l'inflammation des annexes de l'utérus et du tissu cellulaire qui l'environne. Il prouve aussi que, presque invariablement, même lorsque le travail n'a pas précédé l'attaque, quelque accident qui intéressait directement la matrice lui a donné naissance, comme, par exemple, un avortement ou des troubles de la menstruation. Sept fois seulement, sur cinquante-neuf cas, l'attaque eut lieu sans être précédée d'une souffrance locale du système sexuel.

Survenue après l'accouchement, dans.	32 cas
—	l'avortement.	11
—	des troubles cataméniaux.	7
—	un viol ou quelques violences probables de l'utérus.	1
—	l'ulcération et inflammation utérines.	1
—	sans souffrances de l'utérus.	7
		59 cas

Dix fois, sur les 32 cas où l'affection fut la conséquence de l'accouchement, les malades étaient primipares. Si, aux faits qui me sont personnels, j'ajoute ceux de Marchal (de Calvi) et de M. Clintock[1], c'est cinquante-six fois sur 122 cas, que les femmes furent atteintes après leur première grossesse. Ce fait porterait à croire qu'un travail prolongé et difficile prédispose spécialement à cette maladie ; mais une investigation plus approfondie ne justifie pas cette hypothèse, puisque, dans 21 de mes 32 cas et dans 7 des 8 qui appartiennent au docteur Lever, le travail fut tout à fait normal. Dans

---

[1] *Op. cit.*, p. 3.

4 de mes cas, il fut prolongé sans nécessiter toutefois l'usage des instruments. Dans le cas de Lever, la version fut pratiquée à cause d'une présentation du bras ; dans un de mes cas, une lacération étendue du péritoine semblait avoir été le point de départ de l'inflammation ; et, dans les quatre autres, le travail fut accompagné d'une hémorrhagie profuse, accident qui compliqua aussi l'un des cas d'accouchement laborieux. Il résulte de là que nous ne pouvons affirmer qu'une chose : la fréquence plus grande de l'accident chez les primipares et son opportunité lorsque le travail est plus prolongé que d'habitude, ou même lorsqu'il est accompagné d'hémorrhagie. M. Grisolle pense que l'omission, de la part de la mère, d'allaiter son enfant est une des causes prédisposantes les plus puissantes de la maladie. Cette opinion a un haut degré de probabilité ; mais, dans notre contrée, l'allaitement par les mères est si universellement pratiqué, surtout parmi les pauvres, qu'aucune de mes observations ne porte sur ce point.

L'influence de l'avortement, de désordres catéméniaux ou d'autres accidents qui intéressent directement les organes sexuels, est trop évidente pour exiger des explications ; mais il est peut-être impossible de dire pourquoi une femme, dans un cas, sera prise d'une péritonite générale violente, et, dans un autre, d'une maladie à marche chronique et rarement dangereuse pour la vie. Il faut se rappeler toutefois que l'affection qui est la conséquence du travail est essentiellement différente des complications ou des suites de l'état puerpéral. La fièvre puerpérale est une maladie de toute la constitution, accompagnée de changements notables dans le système circulatoire, et probablement aussi d'une altération que nous n'avons pas eu jusqu'ici l'habileté de découvrir. La lésion locale qu'on trouve après la mort n'est pas plus sa cause que les ulcérations des glandes de Peyer ne sont la cause de la fièvre typhoïde. Dans la fièvre puerpérale, il peut y avoir lésion manifeste de l'utérus, de ses annexes, de ses vaisseaux ou du péritoine ; mais il y a aussi quelque chose de plus, et ce quelque chose de plus, le *divinum aliquid*, le τὸ θεῖον d'Hippocrate, a embarrassé notre philosophie, éludé nos recherches et épuisé les spéculations des plus ingénieux théoriciens qui se sont vainement fatigués à débrouiller sa nature.

Il est constant que ces inflammations des annexes de l'utérus ou du tissu cellulaire adjacent ne se montrent pas communément dans les cas où la fièvre puerpérale a menacé la vie, soit parce que la maladie fait rapidement périr, soit parce que, au milieu de la prostration générale de l'économie, la lésion locale, à moins qu'elle ne soit irrémédiable, s'efface et disparaît complétement. D'un autre côté, cette affection commence comme une maladie locale : ses premiers symptômes sont souvent si légers qu'on les néglige pendant des jours ou des semaines, la constitution ne souffrant que dans la mesure exacte de l'étendue et de l'intensité du mal, et la santé générale se rétablissant en même temps que l'état local s'améliore et se guérit.

Il semble qu'il n'y ait aucune règle qui permette de déterminer d'une manière absolue le siége de l'inflammation, la marche qu'elle prendra, sa terminaison par suppuration ou son heureuse résolution. Tous les points du tissu cellulaire qui environne la matrice peuvent être le siége de la lésion ; mais celui qui est contenu dans les replis du ligament large est attaqué bien plus souvent que celui qui est placé dans d'autres régions, et cela dans la proportion de 38 pour 59, ainsi que le démontre le tableau ci-après[1].

Les investigations récentes ont prouvé que là, ou plutôt dans l'ovaire et les tubes de Fallope de l'un ou de l'autre côté, réside presque invariablement le point de départ de la maladie, quelles que soient les parties qu'elle attaquera ultérieurement. L'inflammation s'étend aussi des annexes de la matrice à la membrane péritonéale qui tapisse le bassin. Elle établit souvent des adhérences entre ces annexes, la face postérieure de l'utérus et les anses intestinales ; ou bien elle réunit les anses intestinales entre elles. Elle forme aussi quelquefois des cavités irrégulières entre les surfaces adjacentes du péritoine et les fausses membranes qui unissent ces différentes parties. L'importance de cette pelvi-péritonite, comme on l'appelle, a été bien établie par M. Bernutz qui cherche à expliquer par elle tous les phénomènes locaux ou généraux qu'on rattachait habituellement à l'inflammation du tissu cellulaire péri-utérin. Il interprète ainsi non-seulement les cas où les côtés de la matrice sont le siége de l'affection, mais ceux aussi (14 sur 59) dans lesquels l'inflammation est située entre l'utérus et le rectum[2]. Là, en effet, les adhé-

---

[1] Je dois corriger une inadvertance de M. Aran qui (*op. cit.*, p. 680, note) me fait dire que le tissu situé entre l'utérus et le rectum est le siége le plus fréquent de l'affection. Ma proposition est dans le texte, mot pour mot, la même que dans la précédente édition.

[2] Dans les *Archives de médecine*, mars et avril 1857, et plus tard tout au long, vol. II de son livre fait en collaboration avec M. Goupil, *Sur les maladies des femmes*, que nous avons déjà cité. (*Note de l'Auteur.*)

TABLEAU DES CAS D'INFLAMMATION DU TISSU CELLULAIRE DANS LE VOISINAGE DE LA MATRICE.

PARTIES AFFECTÉES.	APRÈS LA DÉLIVRANCE.	APRÈS L'AVORTEMENT.	APRÈS LES DÉSORDRES CATAMÉNIAUX.	APRÈS LE VIOL.	APRÈS L'INFLAMMATION ET L'ULCÉRATION DE L'UTÉRUS.	INDÉPENDAMMENT DES CAUSES QUI AGISSENT SPÉCIALEMENT SUR L'UTÉRUS.	TOTAL.
Côté droit : sans tumeur abdominale	2	2	»	»	»	2	6
— avec tumeur abdominale	»	1	»	»	»	»	1
— avec tumeur abdominale et suppuration	1	»	»	»	»	»	1
— avec tumeur abdominale suppurée et péritonite externe	»	»	1	»	»	»	1
Côté gauche : sans tumeur abdominale	6	1	1	»	»	1	9
— sans tumeur abdominale, mais avec suppuration	1	»	1	»	»	»	2
— avec tumeur abdominale	2	»	»	»	»	»	2
— avec tumeur abdominale et péritonite externe	1	»	»	»	»	»	1
— avec tumeur abdominale et suppuration	2	»	3	»	»	»	5
— avec tumeur abdominale suppurée et péritonite externe	5	1	»	»	»	»	6
Les deux côtés : sans tumeur abdominale	1	1	»	»	»	1	3
— sans tumeur abdominale suppurée et avec tumeur dans le fessier?	1	»	»	»	»	»	1
Tissu entre l'utérus et le rectum	2	»	»	»	»	1	3
— entre l'utérus et le rectum et avec suppuration	3	3	1	1	1	2	11
— entre l'utérus et la vessie	2	1	»	»	»	»	1
— entre l'utérus et la vessie et avec suppuration	2	»	»	»	»	»	2
— entre l'utérus et la vessie, suppuration et péritonite externe	1	»	»	»	»	»	1
Péritonite externe seule, suppurée	3	»	»	»	»	»	3
	33	10	7	1	1	7	59

rences de l'intestin peuvent former dans la poche recto-vaginale une tumeur qui présente les caractères appartenant aux abcès du bassin. Toutefois, lorsque cet auteur nie la possibilité de l'inflammation du tissu cellulaire péri-utérin, à l'exception de celui qui occupe les replis du ligament large, il va plus loin que je ne pourrais le suivre pour le moment. Quatre fois, dans mes 59 cas, le tissu interposé entre l'utérus et la vessie était le siége de l'inflammation, qui trois fois se termina par suppuration. Deux fois le pus ainsi formé s'échappa spontanément, et une fois il fut évacué à l'aide d'un trocart introduit dans la paroi antérieure du vagin. Il est évident que l'explication de M. Bernutz ne peut pas s'appliquer à des cas semblables. Il y a beaucoup d'exemples de tumeurs rétro-utérines. Quant au ligament large lui-même, M. Bernutz admet la possibilité de l'inflammation suppurative du tissu situé dans ses replis.

L'inflammation est rarement limitée à son siége primitif : elle s'étend souvent par continuité au tissu cellulaire qui recouvre le bassin ou à celui qui est interposé entre les muscles abdominaux et le péritoine ; elle constitue ainsi la *péritonite externe* de quelques écrivains. En pareil cas, la lésion peut quitter les parties qu'elle avait primitivement attaquées ; la gravité de l'affection secondaire obscurcit alors entièrement la maladie transitoire qui lui a donné naissance. C'est ce qui arrive probablement dans beaucoup de ces cas, ou l'inflammation du tissu cellulaire pelvien et sous-péritonéal semble être idiopathique.

Comme les autres inflammations, celle dont nous parlons peut se résoudre sans laisser de traces. Plus souvent elle se termine par la production d'un gonflement permanent avec induration, provenant soit d'une péritonite locale, soit d'un épaississement du tissu cellulaire qui a été le siége de l'attaque. Enfin elle peut aboutir à la formation du pus et à son évacuation par le rectum, le vagin, la vessie, et de temps en temps à son irruption dans la cavité abdominale. Cette terminaison par suppuration semble être très-fréquente, lorsque l'inflammation succède à la délivrance ou à l'avortement. Elle est arrivée vingt-trois fois sur 43 cas d'inflammation survenue après la délivrance ou l'avortement. La grande expérience du docteur Clintock[1] l'a conduit au même résultat, puisqu'il a observé la suppuration trente-sept fois sur 70 cas. Ma propre impression, basée

[1] *Op. cit.*, p. 9,

principalement sur la pratique de l'hôpital, est que la même règle s'applique aussi aux cas où la maladie survient indépendamment de causes puerpérales. Mon tableau montre que, neuf fois sur 16 cas, la suppuration a eu lieu, et concorde sous ce rapport avec les résultats de M. Grisolle qui l'a constatée trente-huit fois sur 51 cas. Il faut avouer toutefois que l'expérience générale ne confirme pas l'exactitude de ces conclusions. M. Aran[1] la conteste, et M. Gallard[2], dans un essai fait avec soin, regarde la suppuration, en dehors de l'état puerpéral, comme si rare qu'il ne l'a rencontrée que quatre fois sur 55 cas. La pratique de l'hôpital ne m'a pas encore fourni l'occasion de contrôler ou de corriger ma première impression. Mais il me paraît probable que les cas que j'ai observés dans une petite salle d'admission de St-Bartholomew's Hospital, où il y avait beaucoup de malades qui voulaient entrer, étaient d'une espèce plus grave que ceux qui ont servi de base à la thèse de M. Gallard; et que plusieurs des formes plus légères, désignées par M. Bernutz sous le nom de pelvi-péritonite, ont été récemment comptées par des observateurs qui ne les auraient pas comprises dans leurs calculs quelques années auparavant.

En indiquant, comme je l'ai déjà fait pour d'autres questions, les différentes opinions qui ont cours, je ne suis pas en mesure, pour le moment, de modifier mes conclusions originales, à savoir que la suppuration, ou au moins l'œdème, accompagnée d'infiltrations d'un liquide séro-purulent, est dans tous les cas la règle plutôt que l'exception, alors même qu'il ne survient aucun écoulement de produits morbides à l'extérieur. L'extrême rapidité avec laquelle se forme une tumeur assez volumineuse pour être perçue à travers les parois abdominales ou sentie dans le vagin ne s'explique que par l'épanchement soudain d'un liquide, au sein d'un tissu cellulaire lâche. Ses variations d'étendue, ses bords mal délimités, sa disparition d'un côté et sa réapparition du côté opposé, toutes ces circonstances concourent à démontrer en outre que, quel que soit son point de départ, le mal n'attaque pas en général sérieusement la substance d'un organe aussi solide que l'ovaire. C'est ainsi qu'on peut expliquer la guérison complète des malades, avec intégrité de toutes les fonctions sexuelles, même quand l'attaque a été très-grave et accompagnée des symptômes les plus formidables en apparence.

[1] *Op. cit.*, p. 707.
[2] *Du phlegmon péri-utérin*, in-4, Paris, 1855.

Le siége primitif de la lésion dans le tissu cellulaire qui entoure immédiatement l'utérus est démontré par le cas suivant qui m'a permis de constater, après la mort, le processus qu'employa la nature pour guérir l'inflammation du tissu connectif contenu dans les replis du ligament large gauche.

Il s'agit d'une jeune femme qui mourut d'abcès du foie, quatorze mois après être guérie d'une inflammation des annexes gauches de l'utérus. L'examen, lors de son admission à l'hôpital, six semaines après son accouchement, donna les résultats suivants :

L'abdomen était mou et indolent ; mais immédiatement au-dessus de la symphyse, dans une étendue d'environ 2 pouces en largeur et en hauteur, existait une tumeur solide, globuleuse, légèrement mobile, sensible à une forte pression. Le vagin était chaud ; sa paroi antérieure, à la distance de 1 pouce 1/2 environ de l'orifice de l'urèthre, se gonflait en une tumeur élastique, distincte, donnant une sensation de fluctuation et diminuant de moitié le calibre normal du canal. Dans cette tumeur que ne modifiait pas l'introduction du cathéter, se perdait la lèvre antérieure de l'utérus, tandis que la postérieure était petite et normale. Le côté droit de l'utérus était intact ; la tumeur n'existait qu'à gauche et antérieurement. L'utérus, et la tumeur, lorsqu'on les pressait, se mouvaient simultanément et leur mobilité était médiocre. Peu de jours après, la tumeur sentie dans le vagin diminua beaucoup, à la suite d'un écoulement de pus ; et, au bout de six semaines, lorsque la malade quitta l'hôpital, il ne restait, comme lésion morbide, qu'un épaississement sur le côté gauche de la matrice, qui la fixait complétement à l'intérieur du bassin.

Les lésions trouvées à l'autopsie expliquaient cet épaississement, et rendaient compte de l'immobilité de la matrice : les replis du ligament large en effet, depuis la partie supérieure du vagin jusqu'au pédicule de l'ovaire, contenaient une masse de tissu cellulaire dense, presque cartilagineux, criant sous le scalpel, composé de faisceaux blanchâtres s'entre-croisant dans toutes les directions et contenant dans ses mailles de la graisse solide et jaune. Cette masse adhérait étroitement à tout le côté gauche de l'utérus dont le tissu n'était nullement lésé. Le tube de Fallope gauche était uni en deux ou trois points, par de longues adhésions à l'ovaire et à son ligament ; l'aileron de ce côté était épaissi et inégal, comme s'il y avait eu d'anciens dépôts de lymphe plastique. Les tubes de Fallope étaient

perméables, et les ovaires presque sains contenaient plusieurs vésicules de Graaf.

Entre l'affection que nous étudions en ce moment et l'inflammation de la substance des ovaires, les différences sont nombreuses et
manifestes. La rapidité extrême avec laquelle se forme la matière
morbide et la quantité considérable qui en est sécrétée en peu de
temps, sont incompatibles avec l'hypothèse qui ferait résider la
lésion dans la substance d'un organe pourvu comme l'ovaire d'une
capsule dense et fibreuse, qui, bien qu'élastique et capable de
prendre à la longue une énorme extension, n'est pourtant pas
susceptible de se prêter à un accumulation aussi considérable de pus
en quelques jours. La terminaison de l'ovarite par suppuration est,
je crois, tout à fait exceptionnelle. Dans l'état puerpéral, c'est le
revêtement péritonéal des ovaires qui est habituellement affecté ;
tandis que, quand une inflammation même très-aiguë attaque la
substance de ces organes, aboutit à la suppuration et devient rapidement fatale, il n'en résulte pas un grand accroissement de volume,
mais un ramollissement avec complète désorganisation du parenchyme. D'autres fois les grandes collections de pus contenues dans
l'intérieur de l'ovaire, proviennent de quelques kystes dont les
parois se sont accidentellement enflammées ; ces abcès de l'ovaire
restent en général pendant longtemps à l'état de tumeurs distinctes
et bien circonscrites dont le contenu ne s'ouvre que très-lentement
une voie vers l'extérieur. En général l'*ovaritis* est non-seulement
une maladie plus chronique que l'inflammation cellulaire du tissu
péri-utérin, mais elle est accompagnée de douleurs d'un tout autre
caractère. En outre la dilatation de l'organe est toujours peu considérable ; sa situation est plus souvent révélée par la douleur que
produit la pression à son niveau, que clairement indiquée par une
augmentation sensible de volume. Enfin l'épaississement et l'endur-
cissement des parois du vagin, qui existent presque toujours dans le
côté du canal qui correspond au siége de l'inflammation cellulaire
péri-utérine, ne se rencontrent presque jamais dans les cas d'une
inflammation de l'ovaire seul.

Ce qui présente, je crois, le plus d'analogie avec l'affection qui
nous occupe, ce sont ces inflammations du tissu cellulaire consécutives à des opérations, qui marchent avec tant de rapidité et se terminent bientôt par la formation d'énormes quantités de pus, donnant ainsi lieu à des accidents qui déjouent l'habileté du chirurgien

et le privent du succès le mieux mérité. La formation rapide et la disparition également rapide du gonflement montre, si on a besoin d'une autre preuve, que l'affection n'est pas due aux changements d'un tissu solide, mais plutôt à l'œdème et à l'infiltration d'un tissu cellulaire lâche. Ce liquide, comme celui qui se forme dans les autres parties du tissu cellulaire enflammé, n'est pas d'abord du pus à l'état de pureté, mais une matière séro-purulente qui garde ses caractères même longtemps après s'être épanchée en quantité suffisante, pour donner aux doigts une sensation marquée de fluctuation.

Les caractères de la maladie correspondent à ceux de l'inflammation diffuse du tissu cellulaire ou de l'œdème purulent aigu, ainsi que l'appelle très-bien un chirurgien russe distingué, Pirogoff[1]. Si nous nous plaçons au point de vue qu'il indique, les traits les plus irréguliers de l'affection deviendront comparativement faciles à saisir. Nous ne serons pas surpris que la maladie survienne chez les personnes faibles plutôt que chez les personnes fortes ; que son développement soit favorisé par une hémorrhagie antérieure ou autre cause débilitante ; qu'elle soit accompagnée de peu de souffrances locales ; et que, parcourant assez rapidement cette première période, elle s'arrête quelquefois soudainement et elle disparaisse vite sans laisser aucune trace. Puisque nous savons que le siége de la maladie n'est pas dans les organes sexuels eux-mêmes, mais seulement dans leur tissu connectif, nous ne trouverons aucune difficulté à expliquer le rétablissement de la menstruation ou la possibilité de la grossesse ou le retour régulier de toutes les fonctions génératrices, même après les symptômes d'une nature si formidable en apparence, qu'ils semblaient impliquer des lésions au-dessus du pouvoir réparateur de la nature.

Dans les cas où l'affection succède à l'accouchement ou à une fausse couche, son mode d'invasion *paraît se faire de deux manières.* Tantôt elle se manifeste par des symptômes bien caractérisés de désordre constitutionnel, tels que fièvre générale et chaleur de la peau, quelquefois, mais non toujours précédées de frissons et accompagnées d'une douleur abdominale peu intense ; tantôt elle survient graduellement, la lésion locale se produisant d'une façon presque imperceptible, au milieu d'un état de convalescence incomplète.

---

[1] *Klinische Chirurgie*, Drittes Heft, in-8° Leipzig 1854, p. 50-54.

Enfin il est presque exceptionnel de voir une péritonite puerpérale grave précéder l'inflammation du tissu cellulaire péri-utérin. Dans la grande majorité des cas, la sensibilité et la douleur, quoique rapportées principalement à la partie inférieure de l'abdomen, ne sont pas, dès le début, distinctement limitées à l'un ou l'autre côté ; si bien que, assez souvent, la découverte d'une tuméfaction, d'une induration ou même d'une tumeur circonscrite dans l'une ou l'autre région iliaque est la première circonstance qui dirige l'attention de la malade sur le siége précis et la source de ses souffrances. Les symptômes d'un désordre constitutionnel général, même lorsqu'ils sont le plus marqués au début, augmentent rarement de gravité avec le progrès de la lésion locale. Ils surviennent deux ou trois jours après l'accouchement et cèdent au bout de quinze jours ou trois semaines. Leur disparition se produit assez souvent indépendamment de tout traitement médical. La convalescence apparente qui en résulte est non-seulement imparfaite, mais interrompue chaque jour et de plus en plus par le processus de la maladie locale qui se manifeste alors distinctement par une douleur abdominale, une miction ou une défécation difficiles, ou d'autres symptômes indiquant clairement le siége de l'affection.

La situation des parties affectées explique pourquoi la tumeur peut être ou ne pas être perçue à l'extérieur. Plus ou moins manifeste lorsque le ligament large est le siége de l'inflammation, elle ne se laisse pas, en général, percevoir quand la lésion est limitée au tissu cellulaire situé entre l'utérus et la vessie, et jamais lorsqu'elle est confinée dans le septum recto-vaginal. Les caractères quelque peu vagues dans beaucoup de cas, et la négligence trop commune de l'examen vaginal conduisent à de fréquentes méprises sur la nature de la maladie. L'erreur est d'autant moins excusable qu'il y a peu d'affections dont le diagnostic soit plus simple si l'investigation est faite avec soin. Il n'est pas aisé de dire au bout de combien de temps le gonflement devient appréciable à l'examen ; j'ai dans l'idée que, quoiqu'on ne puisse le découvrir qu'au bout de quelques jours, il se forme en général très-rapidement. Une exploration attentive, deux ou trois jours après le début des premiers symptômes, permettra presque toujours de constater l'existence d'une plénitude insolite dans l'une ou l'autre région iliaque, de reconnaître que la pression y est plus douloureuse qu'ailleurs, que la percussion y produit un son plus obscur, et donne une sensation de résistance

qui n'est pas perçue du côté opposé. En pareille circonstance, une
déplétion locale soulagera immédiatement les souffrances de la malade et produira en outre une diminution du gonflement si rapide
et si complète, qu'on pourra se demander parfois si l'existence de la
tumeur n'était pas l'effet d'une illusion. Mais le doute n'était pas
fondé : le gonflement était réel et dû probablement à l'œdème du tissu
cellulaire, qui, sans le traitement, aurait tourné à la suppuration,
comme il le fait dans la grande majorité des cas, condamnant ainsi
la malade à une affection pénible suivie d'une longue convalescence.
La formation et la disparition rapides du gonflement se montrent
aussi lorsqu'une sorte de métastase de l'inflammation survient, ou
lorsque, pour parler plus correctement, la lésion située primitivement d'un côté attaque, sans cause apparente, le côté opposé. La
douleur, dans ce nouveau siége, précède la tuméfaction, qui peut
n'être que temporaire ou bien devenir solide et permanente comme
celle du côté opposé, si l'inflammation fait des progrès. Il n'est
pas possible de fixer d'une manière précise le temps qu'exige la
résolution de la tumeur. Toutefois je crois que cette période est
très-courte. Après un laps de quelques jours au plus, les changements sont déjà trop considérables pour que la guérison soit rapide; le pus, en effet, se forme vite, mais les processus par lesquels
il se fraye une voie à l'extérieur sont généralement lents ; plus lente
encore est la complète absorption qui s'effectue de temps en temps,
sans évacuatoin de la matière morbide. La formation du pus ne
provoque pas invariablement un accroissement marqué dans les
souffrances de la malade. Il est surprenant de voir quelle énorme
quantité de pus la constitution peut produire. Les inconvénients mécaniques résultant de la présence des abcès sont assez souvent la
seule source des souffrances, et c'est pour y remédier que les malades ont recours aux médecins. Ainsi une jeune femme, âgée de
35 ans, fut admise, en 1849, à Saint-Bartholomew's Hospital. Elle
souffrait depuis son accouchement qui avait eu lieu sept mois auparavant. Le neuvième jour après la délivrance, elle avait été prise
d'une inflammation abdominale dont les symptômes les plus aigus
cédèrent à une déplétion sanguine et amenèrent un état de convalescence imparfait. Elle reprit ses occupations domestiques, quoique
avec difficulté, et cohabita même avec son mari, en dépit de la douleur qui accompagnait les rapports sexuels. Elle se décida à entrer à
l'hôpital à cause d'une difficulté plus grande de la miction, suivie

d'un fréquent besoin d'uriner. En examinant l'abdomen, on découvrit sur la ligne médiane une tumeur ovale occupant la moitié de l'espace compris entre la symphyse du pubis et l'ombilic ; elle était produite par une collection de pus située dans le tissu cellulaire interutéro-vésical. Dix onces de pus furent retirées par une ponction pratiquée à travers la paroi vaginale. La malade alléguait que la tumeur ne s'était formée que depuis trois semaines, ce qu'il est difficile d'admettre, puisqu'elle n'avait jamais bien guéri de la maladie qui suivit sa délivrance. Mais il faut admettre, en revanche, que l'abcès n'avait produit aucun trouble spécial jusqu'au moment où son volume devint assez considérable pour gêner mécaniquement les fonctions de la vessie.

Un autre exemple du même fait nous est fourni par une jeune femme chez laquelle la constipation, depuis le quatrième jusqu'au dix-huitième jour après son premier accouchement, fut suivie d'une inflammation du tissu cellulaire situé derrière le rectum. Les fonctions de cet intestin furent, à partir de ce moment, accompagnées d'une vive douleur; le resserrement alternait avec la diarrhée, et les évacuations étaient assez souvent mêlées de pus. Toutefois, en dépit de ces symptômes, la santé générale se rétablit, ainsi que la menstruation qui fut cependant irrégulière. Dix-sept mois après son accouchement, elle visita le Palais de cristal, à Hyde-Park, et, en rentrant chez elle en omnibus, le cahotement de la voiture occasionna la rupture soudaine d'un abcès et l'écoulement par l'anus d'environ trois pintes de pus strié de sang. A partir de ce moment, pendant trois mois environ, un écoulement plus ou moins copieux de pus se produisit par le rectum, derrière lequel était situé l'abcès qui formait là une tumeur ayant à peu près le volume d'une petite pomme. Quelques applications de sangsues et la plus stricte attention à l'état de l'intestin firent arrêter cet écoulement et disparaître complétement la tumeur, dont il ne restait aucune trace six ans après.

La présence d'une collection de pus aussi considérable que celle qui existait dans ces deux cas n'est pas commune ; mais, quoique l'abcès ne soit pas en général très-grand, il passe souvent à l'état chronique et se vide en partie à travers un étroit passage qui le fait communiquer avec l'intestin, et la malade continue pendant des mois ou des années à rendre, par l'anus, du pus dont la formation première remonte à quelque inflammation du tissu cellulaire survenue des années auparavant. Chez une pauvre femme qui mourut à la suite de longues souffrances causées par une sorte d'ulcération maligne de l'urèthre et du rectum, on trouva une collection de pus dans le tissu cellulaire épaissi et condensé qui est situé sur le côté du rectum et entre cet organe et l'utérus. L'abcès était tapissé par une membrane si distincte et d'une surface si polie, qu'on se demanda un moment s'il ne s'agissait pas d'un kyste accidentellement entré en suppuration. Chez une malade soignée par moi il y a quelques années, l'inflammation du tissu cellulaire situé entre l'utérus et le rectum s'étant terminée par suppuration, on jugea opportun de ponctionner la tumeur, qui existait dans le vagin. On ne retira, par cette opération, que deux onces de fluide séro-purulent ; mais il s'écoula pendant plus de sept semaines, à partir de la ponction, plusieurs onces de pus chaque jour, quantité qui diminua et cessa à la longue complétement, à mesure que la malade marchait vers la guérison et que la tumeur postérieure de la matrice disparaissait. Dans un autre cas, il survint accidentellement un écoulement ayant son point de départ dans le rectum, le pus était mêlé aux matières fécales. Ces accidents se manifestèrent cinq ans après le début d'une inflammation du tissu cellulaire péri-utérin dont les résultats chroniques se traduisaient encore d'une manière évidente par l'existence d'une tumeur en connexion étroite avec le rectum et la matrice. Ces abcès chroniques se rétrécissent graduellement, et les trajets fistuleux qui conduisent dans leur intérieur s'oblitèrent peu à peu. Mais on rencontre de temps en temps des exceptions : j'en ai eu deux dans ma pratique, et le docteur Simpson[1] a relaté quelques cas intéressants de communications fistuleuses permanentes qui s'étaient établies entre des abcès résultant d'une inflammation cellulaire péri-utérine et la vessie, l'utérus ou le canal intestinal.

Souvent, mais peut-être pas toujours, la formation d'abcès ayant le caractère chronique que nous venons d'indiquer pourrait être prévenue, si la nature de la maladie était reconnue dès le début. Le diagnostic ne présente pas beaucoup de difficultés. On se rappelle que, quels que soient les symptômes fébriles mal définis qui surviennent après la délivrance ou l'avortement, avec accompagnement de douleurs abdominales, ils sont probablement l'indice d'une inflammation située dans le voisinage de l'utérus, et qu'il n'est pas nécessaire

---

[1] *Obstetric Memoirs*, vol. 1, p. 252.

que les troubles constitutionnels soient très-considérables ni que la douleur présente un haut degré d'acuïté. Si l'inflammation est située dans le ligament large, on trouvera dès le début, dans l'une ou l'autre région iliaque, une sensation vague de plénitude , la percussion y fera percevoir de la matité, et la pression une sensation douloureuse. Plus tard on constatera une tuméfaction mieux délimitée. A aucune époque cependant cette tuméfaction n'est assez bien circonscrite pour qu'on puisse sentir distinctement ses bords ; elle n'est pas mobile comme une tumeur fibreuse de la matrice ou de l'ovaire ; elle donne la sensation d'une masse dure s'étendant sur les côtés de l'utérus jusqu'à la surface interne de la paroi pelvienne, à laquelle elle adhère solidement, et plongeant dans la cavité du bassin si profondément qu'on ne peut atteindre son extrémité inférieure. Son extrémité supérieure et son bord interne sont vaguement dessinés, et de ce côté le gonflement paraît diminuer plutôt par degrés que cesser tout à coup. Les dimensions de ce gonflement sont toujours plus considérables d'un côté à l'autre que de haut en bas, circonstance qui le différencie des tumeurs de l'utérus ou des ovaires. Sa surface est unie, mais extrêmement résistante ; elle paraît très-superficielle. La paroi abdominale ne glisse pas facilement sur elle, et souvent elle paraît lui adhérer dans toute son épaisseur. Il en est ainsi, sans aucun doute, dans quelques cas ; mais la même sensation est souvent perçue par la main dans des cas où il n'y a aucune raison de supposer que les surfaces opposées du péritoine sont adhérentes, tandis que, dans quelques cas, la rapidité avec laquelle cette union apparente est détruite, prouve qu'elle se rattachait à une cause d'une nature plus temporaire. Mon avis est que le gonflement provient en partie de l'œdème du tissu cellulaire situé entre les muscles abdominaux et le péritoine. Cet œdème qui se termine assez souvent par suppuration et constitue ainsi ce qui a été nommé *péritonite externe*, n'est dans beaucoup de cas que la conséquence d'une inflammation profondément située ; il augmente, reste stationnaire ou diminue rapidement, suivant que cette inflammation s'accroît, est à sa période d'état ou en voie de disparition. Une diminution manifeste de la plénitude générale de l'abdomen, une sensation de mobilité des parois abdominales au-dessus de la tumeur, constituent un des premiers signes d'amélioration et précèdent souvent de beaucoup toute modification dans le volume ou la configuration de la tumeur. En même temps et à mesure que cette diminution s'effectue, l'adhésion avec la paroi pelvienne devient moins ferme, et il semble que la principale connexion de la tumeur n'est plus avec le côté du bassin, mais avec quelques corps occupant le centre de la cavité ou avec l'utérus lui-même. Jusqu'à la fin, le défaut de netteté dans la délimitation de la tumeur, que nous avons donné comme un de ses signes caractéristiques, continue à rester le même, et la sensation vague de plénitude dans la région iliaque persiste longtemps après que toute autre trace de ce gonflement a cessé.

Lorsque la suppuration s'est produite, le pus se fraye une voie à l'extérieur par le vagin et le tube intestinal, dans presque tous les cas où l'inflammation est limitée aux parties contenues dans l'épaisseur des ligaments larges. Toutefois, dans les cas où le tissu cellulaire du bassin est envahi, la matière purulente chemine assez souvent entre les muscles du bassin et la surface externe du péritoine, et l'abcès proémine et sourd à travers les parois abdominales, aux environs du ligament de Poupart, ou un peu au-dessous. Il arrive quelquefois que, même après que la fluctuation s'est fait sentir d'une façon distincte à travers les parois abdominales, l'abcès fait irruption accidentellement dans le vagin ou le rectum. Dans un cas, la communication s'était effectuée vers la flexion sygmoïde du côlon, et après que le pus se fut évacué par l'intestin, on perçut, pendant plusieurs jours, la présence du gaz dans la cavité de l'abcès.

Dans le cas de péritonite externe simple, et dans ceux où cette inflammation accompagne celle qui est plus profondément située, la tendance naturelle du pus est de sortir à l'extérieur. Le gonflement, lorsqu'il existe une péritonite externe, est plus dur et plus tendu que lorsque le mal est situé plus bas ; la peau devient rouge, brillante et épaisse. Ces modifications occupent une plus large surface que lorsque l'inflammation est située dans les replis du ligament large, et elles peuvent atteindre la région inguinale. La quantité de pus formée en pareil cas s'élève à plusieurs onces. L'abcès pointe en un seul endroit, et tout son contenu s'échappe par une seule ouverture. Quelquefois cependant, lorsqu'il y a inflammation du tissu cellulaire utérin ou pelvien, le tissu extérieur au péritoine s'affecte secondairement, moins par propagation directe que par une sorte de sympathie ; et alors deux ou trois petites collections purulentes circonscrites se forment assez souvent. Il faut évacuer chacune d'elles à part. — L'exploration par le vagin éclaire de pareils cas, excepté toutefois lorsque la surface externe du péritoine est seule affectée.

Le vagin est chaud, boursouflé et sensible. Suivant le siége de l'inflammation, sa paroi antérieure ou postérieure est épaissie et d'une dureté musculaire. L'utérus lui-même est fixé par cet épaississement du vagin d'une manière plus ou moins complète dans le pelvis; il est placé plus haut qu'à l'état normal, si bien qu'il est difficile de l'atteindre avec le doigt. Comme c'est le tissu cellulaire des ligaments larges qui est plus souvent affecté que tout autre, c'est vers le plafond du vagin, de l'un ou de l'autre côté, que ces caractères sont plus marqués; ordinairement ils se continuent jusque derrière l'utérus. Bientôt après, une tumeur distincte se perçoit au milieu de l'épaississement et de la dureté des parois vaginales. Si elle est considérable, elle repousse en haut l'utérus vers la partie du bassin qui lui est opposée; si elle est située sur les côtés, elle ne plonge pas, en général, profondément dans la cavité pelvienne; on peut la saisir entre la main placée sur l'abdomen et le doigt introduit dans le vagin. Mais l'état des parois abdominales et l'épaississement du plafond du vagin empêchent de déterminer, d'une manière précise, son volume et sa configuration. Si l'affection s'étend, comme cela arrive souvent, soit en avant soit en arrière, il peut se former un gonflement à contours nets, et ce gonflement est, en général, plus volumineux et mieux circonscrit lorsqu'il occupe la région postérieure de l'utérus que lorsqu'il est situé en avant de cet organe. Si le tissu cellulaire, situé entre l'utérus et la vessie, le long de la paroi antérieure du vagin, est le siége de l'inflammation, on trouve une dureté, un épaississement, une tuméfaction du canal vaginal jusqu'à son orifice inférieur. Le gonflement des parties situées au-devant de l'utérus pousse le col de cet organe jusques hors de l'atteinte du doigt; ce gonflement est mal circonscrit et se confond presque avec la paroi antérieure du vagin. Quand du pus se forme dans cette région, le volume de la tumeur pelvienne n'en est pas considérablement augmenté; mais elle devient plus distincte, mieux circonscrite, et, s'élevant au-dessus du pubis, elle peut être sentie à travers les parois abdominales, où elle occupe la position et présente les contours d'une vessie à moitié distendue. C'est lorsque le phlegmon est situé derrière l'utérus que la suppuration donne lieu à une tumeur pelvienne bien délimitée, car, si dans cette position le gonflement trouve un plus grand obstacle à s'élever au-dessus du bassin, d'un autre côté, le tissu cellulaire du septum recto-utérin est plus lâche et plus abondant qu'en toute autre région voisine de l'utérus. En ce point donc, le pus se forme très-rapidement et donne lieu à un gonflement qui occupe toute la partie postérieure du pelvis, où elle bombe comme une tumeur ovarienne située dans la poche recto-vaginale. Mais sa forme est plus allongée, moins globuleuse, et, quoique tendue dans toutes ses parties, elle donne généralement, sur un point perceptible à travers le vagin ou le rectum, une sensation spéciale de mollesse qui indique un ramollissement des parois et l'imminence de l'évacuation du pus. On constate aussi que l'orifice utérin est plus en dehors de l'atteinte du doigt que dans un kyste ovarique de mêmes dimensions, et que la tumeur elle-même descend plus bas et est plus rapprochée de l'orifice vulvaire, ce qui tient à ce qu'elle n'est pas simplement située dans la poche recto-vaginale, mais dans l'épaisseur du septum où le pus tend à descendre de plus en plus.

Je crois qu'avec un peu d'attention, on peut toujours déterminer la nature de ce gonflement, excepté dans les cas rares d'*hématocèle utérine* où une extravasation sanguine s'est effectuée dans le tissu cellulaire rétro-utérin. La tumeur ressemble alors beaucoup à celle que produit la suppuration dans les mêmes points. La soudaineté de l'attaque d'hématocèle utérine, son étiologie indépendante de l'accouchement ou d'une fausse couche, l'absence d'épaississement et d'induration des parois vaginales à sa périphérie, nous permettront, je crois, de distinguer ces deux tumeurs l'une de l'autre. Du reste, une erreur de diagnostic n'aurait pas de conséquences pratiques sérieuses.

Il est à peine nécessaire de tracer le processus ultérieur de ces tumeurs, si ce n'est peut-être pour faire deux remarques. La première, c'est que la sensation d'un fluide contenu dans leur intérieur est quelquefois décevante, si bien que, dans beaucoup de cas, on croirait qu'il existe un état général d'œdème du tissu cellulaire plutôt qu'une collection purulente bien délimitée et susceptible d'être évacuée par le trocart; la seconde, c'est que l'évacuation du pus produit rarement une diminution de la tumeur aussi grande qu'on pourrait le présumer; l'épaississement du tissu cellulaire, qui persiste, est toujours considérable et ne disparaît qu'au bout de plusieurs mois.

Les symptômes de la maladie, même lorsqu'elle est bien confirmée et qu'une tumeur distincte s'est établie, ne présentent pas des caractères nettement définis. L'état morbide se traduit par de la faiblesse, du malaise général, de la fièvre avec exacerbations vespérales, de l'insomnie, des rémissions le matin, plutôt que par des souffrances locales intenses et de grands toubles constitutionnels. Mais lorsque l'affection a été de longue durée, et a compromis les forces de la malade, on observe assez souvent de la diarrhée et une fièvre qui prend la forme hectique. Les souffrances locales varient beaucoup, suivant que telle ou telle partie est principalement affectée. La sensation de pesanteur et d'abaissement est plus prononcée lorsque le phlegmon occupe le tissu cellulaire recto-vaginal ; les besoins fréquents d'uriner sont plus pénibles lorsque c'est dans le tissu cellulaire utéro-vésical que l'inflammation s'est développée. Mais, dans tous les cas, la vessie souffre par sympathie de l'inflammation survenue dans son voisinage, et la dysurie ou de fréquents besoins d'uriner font rarement défaut. Presque toujours, quel que soit le siége précis de la lésion, il y a plus ou moins de douleur dans la région pelvienne, plus ou moins de sensibilité à la pression dans l'abdomen. Mais l'intensité des souffrances présente, sans cause appréciable, de grandes variétés. Une douleur sourde, une sensation de poids et de chaleur paraissent être constantes ; des souffrances aiguës sont souvent provoquées par la station debout ou assise. Quelquefois aussi, indépendamment de toute cause excitante, il survient des paroxysmes de douleur, d'une extrême violence, qui durent une heure ou deux, puis se calment, reviennent le lendemain ou plus tôt, avec la même intensité, pour disparaître ensuite spontanément. Les souffrances les plus sévères se manifestent, en général, avant que le pus soit distinctement perçu dans la tumeur ; tandis que, plus tard, dans la longue période qui suit sa formation et précède quelquefois son évacuation, elles se calment alors même que les troubles constitutionnels deviennent plus sérieux. L'évacuation du pus ne détermine pas un mieux très-sensible, parce qu'elle a rarement lieu avec abondance. L'ouverture de l'abcès étant très-petite, le pus ne sort que peu à peu, ou bien quelques onces s'accumulent dans le rectum et ne sont expulsées que par des efforts de défécation. Pendant des semaines et des mois, ce pus est mêlé aux matières fécales ou expulsé un peu avant elles. Lorsque le tissu cellulaire des ligaments larges, ou celui qui est situé derrière l'utérus, est le siége de l'inflammation, le pus se fraye généralement une issue par le rectum, beaucoup plus rarement par le vagin. L'ouverture de communication est située, le plus souvent, à la partie in-

férieure de l'intestin, au-dessus du sphincter interne. Elle est si
petite qu'il est difficile de la découvrir; mais il est possible de déterminer à peu près sa situation en cherchant, sous le doigt, le point
où la paroi de la tumeur est molle et cède à la pression. Dans un
cas d'abcès iliaque du côté gauche, la fluctuation était perçue distinctement; les téguments abdominaux, immédiatement situés au-
dessus d'elle, étaient rouges, et on pouvait croire que l'évacuation
du pus se ferait à l'extérieur; mais elle eut lieu dans l'intestin et
par une ouverture assez large pour permettre l'entrée dans le sac
d'une quantité considérable d'air qui y produisit, pendant plusieurs
jours, une crépitation distincte. La suppuration gagna aussi le tissu
cellulaire derrière les muscles abdominaux, et y forma un abcès
distinct, qu'on ouvrit plus tard avec le bistouri. J'ai vu deux fois
un abcès faire irruption dans la vessie. Ce ne fut pas tout : dans le
premier cas, un abcès se forma également à l'extérieur; dans le
second, l'évacuation eut lieu aussi par le canal intestinal, et la malade souffrit pendant plusieurs mois de diarrhée avec écoulement
purulent par l'anus. Dans ces cas, comme dans tous ceux où l'évacuation du pus, ayant eu lieu sur un point, s'effectue ensuite sur un
autre, je ne sais si le liquide morbide provient de la même source,
ou s'il n'a pas existé deux foyers distincts, dont la formation remontait à une époque différente. La disposition de la maladie, non
pas à s'étendre simplement par continuité de tissu, mais à attaquer
simultanément plusieurs points qui ne sont pas en connexion directe, est un caractère sur lequel j'ai déjà insisté. Cette particularité rend la maladie beaucoup plus grave et nous impose la nécessité de surveiller très-assidûment nos malades, longtemps après
qu'elles paraissent en bonne voie de convalescence.

Le retour graduel à la santé pendant l'évacuation du pus, la disparition lente de l'épaississement et de l'induration, ne présentent
pas de symptômes dignes d'être notés. La convalescence est quelquefois pénible et lente, et d'autres fois, lorsque la maladie a été
reconnue de bonne heure et traitée convenablement, la guérison
s'effectue avec une rapidité surprenante. La tendance aux rechutes,
à la reproduction d'un nouveau foyer là où siégeait l'ancien, ou
dans une autre partie qui n'avait pas été jusqu'alors enflammée,
doit toujours être présente à l'esprit pour guider notre pronostic et
inspirer notre traitement.

NOTE DU TRADUCTEUR

Note sur le phlegmon des ligaments larges.

Ceux qui ont suivi les nombreux travaux faits en France, dans ces dernières années, sur les phlegmasies péri-utérines, trouveront sans doute que M. West fait la part trop large aux phlegmons du tissu cellulaire qui tapisse le bassin ou entoure l'utérus. C'est en 1857 que le docteur Bernutz et son collaborateur Goupil démontrèrent, par des autopsies probantes, que le phlegmon péri-utérin n'est en réalité qu'une péritonite partielle située au voisinage de l'utérus. Mais si M. Bernutz nie qu'un phlegmon puisse se produire entre les faces antérieure et postérieure de l'utérus et leur enveloppe péritonéale, il croit fermement à la possibilité du phlegmon des ligaments larges, auquel il a consacré de longs détails dans son *Traité de la pelvi-péritonite*. Un de ses élèves, M. le docteur Frarier, a publié sous son inspiration, en 1866, une excellente monographie de cette affection; je vais résumer quelques-uns des points qui y sont traités.

En premier lieu se présente la question suivante : La zone celluleuse qui enveloppe le col utérin peut-elle s'enflammer? Sans aucun doute, comme l'a fort bien remarqué Aran. Mais jamais tumeur inflammatoire ayant les caractères attribués au phlegmon péri-utérin n'a été formée dans le bassin aux dépens du tissu cellulaire péri-utérin seulement. Il n'existe que deux cas de phlegmon péri-utérin dégagé de toute complication péritonéale. L'un publié par M. S. Simon (*Bull. de la Soc. anat.*, 1858), était survenu dans le cours d'une variole maligne au milieu des signes de l'infection purulente; l'autre porté plus récemment devant la Société de chirurgie par M. Alphonse Guérin, s'était formé à la suite de l'ablation d'un polype situé dans la paroi antérieure du col. Comme ces deux faits se sont produits en dehors des conditions habituelles, on ne doit admettre jusqu'à preuve du contraire, en fait de phlegmon utérin, que le phlegmon des ligaments larges.

Après avoir ainsi limité nettement la question, M. Frarier, passant à l'étude de l'étiologie, dit que, abstraction faite des collections purulentes secondaires qui peuvent se former dans les ligaments larges, soit par le fait de la maladie d'un organe voisin ou d'une région peu éloignée, comme la fosse iliaque, soit sous l'influence de l'infection purulente, etc., il n'existe pas dans la science un seul cas de phlegmon des ligaments larges primitif, survenu en dehors de la puerpéralité. Ainsi, il n'y a pas d'exemple de phlegmons des ligaments larges produits, soit par un trouble menstruel, soit par une blennorrhagie utérine, soit par des excès de coït, etc., en un mot, par les causes qui produisent si fréquemment la pelvi-péritonite. — Les affections de l'utérus et de ses annexes retentissent de préférence sur le péritoine, et très-exceptionnellement sur le tissu cellulaire des ligaments larges. L'inflammation de la trompe, d'après M. Bernutz, aurait plus d'aptitude que l'inflammation de l'ovaire et de l'utérus à produire le phlegmon du ligament large qui se développerait habituellement alors dans la partie sous-jacente à l'aponévrose décrite par Goupil, et qui comprend dans son dédoublement l'ovaire, la trompe et le ligament rond.

Trousseau attache une grande importance à la phlébite, aux abcès intra-veineux comme origine du phlegmon du ligament large.

La primiparité semble avoir une certaine part dans l'étiologie de cette affection.

Les avortements ne seraient que par exception l'occasion de son développement.

Les causes ayant une importance réelle sont les imprudences commises par les nouvelles accouchées qui se lèvent généralement beaucoup trop tôt après leurs couches. — La suppression des lochies n'est pour rien dans le développement du phlegmon des ligaments larges, car elle en est l'effet et non point la cause.

— En se plaçant au point de vue anatomique, le docteur Frarier distingue deux variétés du phlegmon des ligaments larges : 1° celle où l'inflammation se propage jusque dans le tissu cellulaire de la paroi abdominale antérieure : c'est la plus commune ;. 2° celle dans laquelle la phlegmasie s'étend vers la fosse iliaque interne et devient ainsi l'origine de cette variété de phlegmon de la fosse iliaque signalée et décrite par Grisolle —A la rigueur, il y aurait encore deux autres variétés infiniment plus rares : une première où le phlegmon serait exclusivement limité au tissu du ligament large ; une seconde où il offrirait de la tendance à envahir en bas le tissu cellulaire qui double les parois du vagin.

« En résumé, dit le docteur Frarier, dans la période confirmée du phlegmon, par le palper abdominal, on trouve soit une induration plus ou moins largement établie dans l'épaisseur de la paroi abdominale, soit une tumeur douée de caractères particuliers, plus profonde, indépendante de cette paroi, et qui d'ailleurs peut être limitée au petit bassin ou se prolonger aussi dans la fosse iliaque interne.

« Par le toucher vaginal, tantôt on ne perçoit rien, ce qui est rare, tantôt on constate une plaque indurée spéciale se moulant sur le fond du cul-de-sac latéral, ou cette même plaque, se continuant, en outre, avec une induration qui double plus ou moins largement les parois du vagin.

« Par le palper et le toucher combinés, on reconnaît, d'une part, la fixité de la tumeur du ligament large, qui adhère étroitement à l'enceinte pelvienne ; d'autre part, la mobilité à peu près complète de l'utérus en avant et en arrière ; enfin on se rend compte des connexions intimes qui relient ce dernier organe à la tumeur.

« Quel que soit le nombre de ces signes que l'on rencontre associés, ils se trouvent toujours groupés de manière à assurer le diagnostic. Ainsi : 1° la phlegmasie s'étend-elle de son siége primitif dans la paroi antérieure du ventre : nous aurons nécessairement le plastron induré superficiel au-dessus de l'arcade crurale, avec ou sans l'induration qui double le cul-de-sac latéral et les parois du vagin. C'est le cas le plus fréquent ; 2° Envahit-elle de proche en proche le tissu cellulaire de la fosse iliaque interne : nous pouvons voir manquer l'induration dans le cul-de-sac latéral et autour du vagin, mais nous aurons nécessairement d'abord la variété de tumeur du ligament large indépendante de la paroi du ventre, que nous avons indiquée à propos de cette forme du phlegmon, et secondairement les signes de l'inflammation du tissu de la fosse iliaque interne décrite par M. Grisolle ; 3° Reste-t-elle bornée au tissu du ligament large : nous aurons inévitablement la plaque indurée du cul-de-sac vaginal et la tumeur profonde post-pubienne dont nous venons de parler ; 4° Se propage-t-elle principalement autour du vagin : nous en sommes avertis par l'induration du cul-de-sac associée en outre à cette sorte de cuirasse qui enveloppe la surface extérieure du conduit vaginal.

« On voit donc que tous ces symptômes, même isolés, ont une grande valeur pour le diagnostic, mais que, combinés de ces différentes façons, ils donnent à ce dernier une certitude absolue presque dans tous les cas. » (*Étude sur le phlegmon des ligaments larges*, par Abel Frarier. Paris, 1866.)

—Un observateur du plus grand mérite, M. le docteur Noël Guéneau de Mussy, qui a publié une très-bonne étude sur les phlegmons du ligament large dans les *Archives générales de médecine*, août 1867, ne partage pas l'opinion de Trousseau ni de M. Frarier sur le rôle que jouent la phlébite et la lymphangite dans l'évolution de ce phlegmon. Il pense qu'après la parturition, le passage de l'acte physiologique à l'état morbide trouve une explication plus plausible dans la déchirure du col pendant l'accouchement et dans le travail réparateur qui succède à ce traumatisme. Il y a plus de vingt ans que M. Noël Guéneau de Mussy a signalé chez les femmes qui ont eu des enfants l'existence habituelle de brides s'étendant des commissures du col aux parois correspondantes du bassin. Chez les primipares surtout, c'est presque toujours la commissure gauche qui se déchire pendant le travail, ce qu'on a expliqué par l'inclinaison légère de l'utérus à droite durant la grossesse. Une cicatrice indélébile conserve la trace de cette déchirure et constitue une petite rénitence transversale qui déprime en ce point le plafond du vagin et unit la commissure déchirée à la paroi correspondante du vagin. M. Guéneau de Mussy pense que le travail inflammatoire qui succède au traumatisme dans le col et dans l'anneau celluleux qui l'entoure peut, lorsqu'il dépasse ses limites habituelles, provoquer le phlegmon du ligament large. Par là s'explique la prédilection de ce phlegmon pour le ligament large du côté gauche, puisque la déchirure du col est beaucoup plus commune de ce côté.

Le mémoire de M. Guéneau de Mussy contient des idées médicales d'un ordre très-élevé, comme le prouvent les extraits suivants :

« Le phlegmon iliaque peut se terminer par suppuration et alors, suivant la situation et l'étendue du foyer, suivant la direction que suivra le pus pour s'ouvrir une issue au dehors, suivant l'état de la constitution, le travail réparateur exigera un temps plus ou moins considérable; l'affection locale aura des retentissements plus ou moins profonds sur l'ensemble de l'organisme. Quand la phlegmasie présente une marche très-aiguë, elle aboutit rapidement à la résolution ou à la suppuration ; mais cette forme est la plus rare; à Paris, du moins, chez cette race épuisée, dans des conditions de puerpéralité qui ont ajouté à la faiblesse originelle, l'inflammation revêt le plus souvent la forme subaiguë, quelquefois même la forme chronique ; car, dans presque toutes les maladies à mode inflammatoire, la chronicité, la subacuïté supposent un substratum constitutionnel ; ou, en d'autres termes, quand l'activité nutritive est affaiblie par un état morbide général ou par des conditions morales ou physiques dépressives, les anomalies de nutrition, comme la nutrition normale, ne s'accomplissent pas d'une manière régulière; les maladies qui, par leur nature, tendraient à une solution rapide, revêtent une forme chronique. C'est là l'élément pathogénique dominant des inflammations chroniques; c'est là l'indication fondamentale dans le traitement qu'on leur doit opposer.

« ...L'état constitutionnel est l'élément le plus important du pronostic. C'est lui qui imprime à la lésion locale sa marche et ses tendances spéciales ; et, d'une autre part, par un de ces cercles vicieux en présence desquels nous nous trouvons si souvent, ce travail morbide local prolongé réagit sur l'état général, favorise l'éclosion des germes diathésiques ou aggrave les affections préexistantes et en précipite la marche. Chez les sujets originairement débiles ou affaiblis par des circonstances accidentelles, il faudra redouter la suppuration et la chronicité. La suppuration indique un affaiblissement de la force plastique, une formation anormale non viable qui ne peut être organisée, c'est-à-dire entrer dans le cercle de la vie et qui doit être rejetée au dehors. A plus forte raison les signes de la tuberculisation pulmonaire devront-ils aggraver le pronostic, quoique, même avec une complication aussi redoutable, un traitement bien institué puisse quelquefois amener le travail local à guérison. »

(Étude sur les phlegmons des ligaments larges, par le docteur Noël Guéneau
de Mussy. Archives générales de médecine, août 1867, p. 157, 141.)
(Note du Trad.)

LEÇON XXIII

Inflammation des annexes de l'utérus : — Du tissu cellulaire. — Cas exceptionne.s
provenant d'une péritonite, sans désordre spécial de l'utérus ; leur importance peut être
méconnue. — Traitement dans l'état aigu ; soins à donner pendant la convalescence ;
traitement dans l'état chronique. — Ponction : on peut en général l'ajourner. —
Traitement des suites. — *Hémorrhagie péri–utérine ou hématocèle utérine.* — Siége
et causes de l'extravasation du sang. — Symptômes et marche ; changements que subit
le sang épanché. — Observations. — Diagnostic de cette affection d'avec la grossesse
extra-utérine, la rétroversion de l'utérus, les abcès pelviens, les tumeurs fibreuses de
l'utérus. — Pronostic et causes de la mort. — Traitement : comparaison entre l'intervention et l'expectation.

Dans tous les cas d'inflammation du tissu cellulaire péri-utérin
dont nous avons parlé jusqu'à présent, la maladie était consécutive
à l'accouchement ou à une fausse couche. Le désordre du processus
puerpéral, qui l'accompagne habituellement, met l'observateur attentif sur la voie de sa découverte. L'affection peut cependant survenir indépendamment d'une cause puerpérale, et même, quoique
le fait soit rare, sans être précédée d'une maladie de l'utérus ou d'un
trouble de ses fonctions.

En pareil cas, la lésion locale se manifeste par les symptômes
d'une péritonite générale peu intense qui, améliorée par un traitement, n'a pas complétement disparu, mais s'est concentrée dans la
région pelvienne, où un examen attentif peut alors faire découvrir
des changements analogues à ceux que produit l'inflammation puerpérale.

Une femme, âgée de 39 ans, mariée à l'âge de 21 ans, ayant eu
trois grossesses dont la dernière remontait à onze ans, fut prise tout
à coup, tandis qu'elle était occupée à calendrer, de nausées, de vomissements et d'une douleur abdominale très-vive, surtout dans les

régions inférieures du ventre. Elle garda le lit pendant une semaine,
puis suivit pendant dix jours la consultation de l'hôpital. On lui fit
appliquer des sangsues sur l'abdomen. Plus tard on la reçut dans
les salles ; les déplétions sanguines furent répétées, et elle subit un
traitement mercuriel jusqu'à légère salivation. Ces moyens amélio-
rèrent les accidents les plus graves ; mais, comme elle ne se réta-
blissait pas, on la transféra dans mon service au bout de dix jours,
juste un mois après le début de sa maladie. Elle se plaignait alors
d'une douleur aiguë dans la partie inférieure de l'abdomen, s'irradiant dans les reins et survenant sans cause, sous forme paroxystique ; elle éprouvait aussi des nausées continuelles après avoir bu
ou mangé, et une diarrhée fatigante. L'abdomen était distendu et
tympanique dans toute son étendue, excepté dans la région iliaque
droite, où la percussion ne donnait qu'un son mat, bien qu'on n'y pût
constater aucune tumeur distincte. L'examen vaginal fit découvrir
une tumeur qui avait poussé l'utérus en avant et à droite. Elle présentait une dureté pierreuse, une surface lisse, une forme globuleuse ; elle était située au niveau de la synchondrose sacro-iliaque
gauche, poussait le rectum au-devant d'elle et occupait une grande
partie du détroit pelvien. Le ténesme et la douleur qui accompagnaient les fréquents efforts de défécation, causaient beaucoup d'angoisses. Au bout d'une semaine, cet état fut très-amélioré par l'évacuation du pus qui sortait seul ou mêlé aux matières fécales. Six
semaines après, la malade quitta l'hôpital ; la tumeur était très-
diminuée de volume ; l'utérus avait à peu près repris sa position
normale, mais il était encore et il resta pendant treize mois immobilisé dans le bassin.

Dans ce cas, il a été possible de suivre la marche de la maladie ;
mais quelquefois la lésion est déjà très-étendue quand nous sommes
consultés, et il nous est impossible de préciser les circonstances qui
ont accompagné son début. Nos recherches ne nous font découvrir
qu'une vague histoire de fièvre, de malaise général accompagné de
troubles intestinaux, sans souffrance utérine préalable ; et pourtant
la matrice est solidement fixée dans le bassin, et l'induration de ses
parties adjacentes montre de la manière la plus évidente qu'à une
époque déjà éloignée le tissu cellulaire péri-utérin a été le siége
d'une inflammation sévère. En pareil cas, il n'y a aucune raison de
suspecter la véracité des malades. Les symptômes de la maladie locale ont été masqués par ceux d'une affection plus grave, ou peut-être

aussi étant légers ont-ils été regardés comme les malaises qui accompagnent ordinairement une convalescence pénible. Une conséquence pratique importante à déduire de semblables faits, c'est la nécessité de surveiller avec soin la convalescence des malades qui sont atteintes d'une affection quelconque dans le cours de laquelle peut se développer l'inflammation abdominale. Cette inflammation, en effet, ne disparaît pas entièrement : elle laisse des traces de son existence, qu'on découvre dans l'intérieur du pelvis. Elle n'attaque quelquefois que la surface péritonéale des viscères ; elle les réunit par des adhérences solides qui s'opposent à la sortie de l'utérus hors de la cavité pelvienne et, dans le cas d'une grossesse, provoquent un accouchement prématuré. Il est vrai que la maladie cause souvent une stérilité absolue. D'autres fois, au lieu de rester limitée au péritoine, l'inflammation se développe principalement dans le tissu cellulaire voisin de l'utérus et se termine par la suppuration ou un épaississement permanent qui peut persister longtemps après la disparition de la maladie aiguë dont les malades ont quelquefois perdu le souvenir. N'oublions pas de pareils faits, afin que le déclin des accidents ne nous fasse pas croire à une guérison complète. Aussi longtemps qu'il existe de la douleur ou du malaise dans la partie inférieure de l'abdomen ou au voisinage de l'utérus, nous devons craindre soit une péritonite circonscrite, soit une inflammation du tissu cellulaire qui environne la matrice et ses annexes.

Dans la question du traitement, il faut considérer séparément les résultats qu'on peut obtenir avant ou après la suppuration. Dans le premier cas, quelques jours suffisent pour faire disparaître complétement toute trace de la maladie ; dans le second, il faut des semaines et des mois pour obtenir une guérison même incomplète. Mais qu'il s'agisse de l'état aigu ou de l'état chronique, le pronostic est toujours favorable, du moins quant à la vie des malades. Lorsque la maladie existe depuis longtemps, on tenterait vainement de lui assigner une durée probable ou de calculer le temps qu'il faudra aux organes pelviens pour revenir à leur premier état et recouvrer l'intégrité de leurs fonctions.

Ce n'est pas à un traitement héroïque qu'il faut avoir recours au début de la maladie, pour couper court à son développement. Une douzaine de sangsues appliquées sur la partie douloureuse de la région iliaque ; des cataplasmes chauds fréquemment renouvelés et laissés en place sans discontinuité pendant trente-six ou quarante-huit

heures; un apéritif doux, un léger fébrifuge, quelques opiacés pour
calmer la douleur et procurer du sommeil pendant la nuit; un régime
tenu et non excitant, tels sont les moyens qui suffisent, en général, à
combattre les accidents. Si la douleur ou la sensibilité à la pression
résistent à une première déplétion sanguine, on fera une nouvelle
application de sangsues, au bout de vingt-quatre heures; mais il faut
éviter, en général, de retirer trop de sang. La sensibilité et la douleur
qui persistent quelquefois après des émissions sanguines faites dans
une mesure convenable, et qui sont accompagnées d'une plénitude
du côté affecté, peuvent être calmées ou même enlevées par l'application d'une pommade composée de 2 drachmes (8 grammes) d'extrait de belladone et de 6 drachmes (24 grammes) d'onguent mercuriel; on étale ce topique en couches épaisses sur de la charpie ; on
recouvre les parties de soie huilée, et on renouvelle le pansement
toutes les vingt-quatre heures. Le soulagement s'opère indépendamment de toute action spécifique du mercure sur la constitution.
Si, outre la douleur sur l'un ou l'autre côté de l'abdomen, il existe
de la difficulté dans la miction, du ténesme, de la pesanteur, de la
douleur ou du malaise dans le bassin, il est probable que l'examen
vaginal fera constater que la lésion n'est pas limitée aux annexes de
l'utérus, mais intéresse le tissu cellulaire utéro-rectal ou utéro-vésical.
En pareil cas, l'application de quatre ou six sangsues sur l'utérus
lui-même, au moyen du spéculum, produira un soulagement qu'on
demanderait vainement à quatre fois le même nombre d'annélides
appliquées extérieurement.

Quand les phénomènes fébriles ont cédé et qu'il ne reste plus
qu'un peu de douleur et de sensibilité, ou même quelque roideur
dans le membre inférieur du côté affecté, l'application d'un petit
vésicatoire, jusqu'à vésication très-légère, produira un grand soulagement. On pourra le répéter deux ou trois fois, à plusieurs jours
d'intervalle, en ayant soin de changer un peu le lieu d'application,
afin d'éviter une exulcération incommode. Dans beaucoup de cas, si
la maladie est tout à fait à son début, les symptômes disparaissent
immédiatement après une seule application de sangsues, et la principale difficulté consiste alors à persuader aux malades de prendre
ces précautions restrictives que la prudence exige alors plutôt que
la maladie elle-même. Pendant toute la convalescence, il faut éviter
avec le plus grand soin les changements de température et tout exercice prématuré. Aussi longtemps qu'il reste de la douleur, de la

sensibilité à la pression dans la région iliaque ou au-dessus du pubis, il est dangereux pour la malade de quitter le lit ou même de prendre toute position autre que le décubitus dorsal. Car il faut craindre non-seulement de produire une simple exacerbation dans le siége primitif de la lésion, mais de provoquer une semblable inflammation dans le côté opposé. Parfois j'ai observé la *phlegmatia alba dolens* dans des cas où tous les phénomènes actifs avaient disparu, et où on ne pouvait assigner aucune cause à cette complication. Même après la guérison complète, le rétablissement de la menstruation ou les périodes auxquelles les règles auraient dû apparaître doivent appeler toute notre sollicitude ; le retour de la douleur, du malaise général, de la fièvre, doivent faire revenir aux émissions sanguines locales et à toutes les précautions du traitement déjà institué.

Malheureusement, dans la grande majorité des cas, le mal, avant d'attirer l'attention et d'être convenablement traité, a fait de grands progrès, et ce n'est pas une sensation de plénitude que la main perçoit sur le côté de l'abdomen où existe la douleur, mais une tumeur distincte que le toucher et le palper permettent de délimiter. En pareille circonstance, une prompte guérison n'est pas possible ; il faut pourtant faire quelque chose pour prévenir une abondante formation de pus, pour favoriser l'absorption du fluide séro-purulent déjà infiltré et favoriser la résolution de la tumeur. L'application de sangsues est aussi indiquée que dans la première phase de la maladie ; et comme on est, en général, forcé de la répéter plusieurs fois, il est rarement nécessaire d'en appliquer plus de six ou huit à la fois. La chaleur du cataplasme calme comme au début de l'affection ; si la douleur est très-sévère, on se sert, pour le faire, de laudanum au lieu d'eau, et on le rend ainsi puissamment sédatif ; on peut recourir en même temps à l'onguent mercuriel belladoné. Lorsque la tumeur est définitivement constituée, je ne me contente pas des déplétions sanguines et d'une hygiène ordinaire ; mais je donne habituellement de petites doses de quelque préparation mercurielle douce, et j'en continue l'usage jusqu'à légère salivation. Une pilule de cinq grains, composée de parties égales de poudre de Dower et de poudre grise, donnée deux fois par jour, produit cet effet au bout de huit ou dix jours, et elle paraît avoir le double résultat d'empêcher l'inflammation de s'étendre, et de faciliter l'absorption des produits inflammatoires. Quand les symptômes sont menaçants, je prescris une pilule toutes les six heures ; mais je n'ai pas recours au calomel et je ne pousse pas plus loin l'usage de la poudre grise si elle paraît irriter les intestins. Comme dans beaucoup d'inflammations locales, c'est pendant la nuit qu'ont lieu les plus grandes souffrances, et il faut donner un calmant dans la soirée. Le camphre, à la dose de cinq grains, peut être utilement associé à une préparation opiacée quelconque.

Il est rare qu'un traitement antiphlogistique rigoureux convienne à cette période de la maladie. Du thé de bœuf, du vin et des toniques sont, en général, indispensables. Une prédisposition à l'irritabilité des intestins contre-indique l'usage de la quinine ; je préfère la liqueur de cinchona, qui ne présente pas les inconvénients des autres préparations de quinquina.

Lentement et d'une façon presque imperceptible, à mesure que les phénomènes constitutionnels s'atténuent, le gonflement lui-même diminue de volume, jusqu'à se réduire à un épaississement indistinct. Mais c'est là une terminaison rare et sur laquelle il ne faut pas compter, quand il s'est formé une tumeur bien définie. Souvent, en effet, malgré l'apaisement des symptômes généraux, la tumeur augmente de volume, devient plus tendue et plus élastique. Une sensation vague de fluctuation profonde est perçue par le doigt, sans augmenter pendant plusieurs semaines, jusqu'à ce que l'abcès s'ouvre dans un des canaux dont nous avons parlé précédemment. Nous devons nous demander maintenant si, la suppuration une fois formée, on ne doit pas favoriser la sortie du pus pour hâter la guérison des malades. Je crois que, règle générale, il vaut mieux abandonner à la nature le soin d'évacuer la matière purulente que de l'aider par une ponction. Exceptons toutefois les cas où l'abcès, siégeant dans le tissu sous-péritonéal, vient faire saillie à l'extérieur sous la paroi abdominale[1]. Dans ces cas, l'acheminement tardif du pus vers la surface externe pourrait quelquefois être hâté par l'application d'un

---

[1] Il y a peu de points de pratique où on soit mieux d'accord que sur la contre-indication d'une ponction prématurée dans les cas de ce genre. Bernutz, *op. cit.*, p. 454-6, accepte le principe ; Aran, *op. cit.*, p. 740, y insiste fortement : « Rien ne prouve, dit-il, que l'on puisse s'opposer par l'ouverture artificielle à d'autres ouvertures spontanées vers d'autres points, et principalement vers le péritoine. La science contient, au contraire, bon nombre d'exemples de ces perforations survenues un ou plusieurs jours après la ponction de l'abcès. » Becquerel, *Traité des maladies de l'utérus*, Paris, 1859, vol. I, p. 464, exprime la même opinion d'une manière plus absolue, et formule le précepte « de ne jamais ouvrir l'abcès alors même que sa saillie dans un point donné semblerait y inviter. » (*Note de l'Auteur.*)

vésicatoire, car il n'est jamais opportun de faire une incision, même
en ces points, tant que les parties qui recouvrent l'abcès présentent
un épaississement considérable. Presque toujours, quand la lésion
siége dans l'intérieur de la cavité pelvienne, le pus tend à s'échapper soit par le vagin, soit par le rectum. Les tentatives pour lui faire
prendre, par la ponction, telle ou telle autre voie, réussiraient rarement et ne seraient pas sans danger. Ajoutons qu'on ne conjure-
rait point, comme on pourrait le supposer, les risques d'une rupture
dans la cavité péritonéale en pratiquant une autre ouverture. J'ai vu
un cas, et ce n'est pas le seul, où une libre communication de l'abcès avec le vagin ne prévint pas cet accident. Les rapports normaux
des parties sont modifiés par l'inflammation. Le gonflement et la
tension des parois vaginales s'étendent beaucoup au delà des limites
de la collection purulente, et il est probable que le trocart, au lieu de
pénétrer dans le foyer, passerait à côté et s'enfoncerait au milieu
des parties indurées. L'étendue et les rapports de la tumeur peuvent
être précisés avec plus de soin, et la ponction peut être pratiquée
plus sûrement, quand c'est le tissu cellulaire recto-vaginal qui est le
siége de l'inflammation ; et, si on est certain de l'existence d'un
foyer, un trocart de Pouteau, introduit par le vagin, pourra facilement y pénétrer. Dans un cas où l'inflammation du tissu cellulaire
utéro-vésical avait abouti à la suppuration, dix onces de pus évacué
par la ponction montrèrent l'utilité de l'opération. Mais, en quelques jours, la tumeur vaginale avait repris ses dimensions ; on répéta la ponction sans donner cette fois issue à du pus; l'instrument
avait pénétré dans la vessie à travers les parois vaginales fermes et
œdémateuses ; heureusement que cet accident n'eut aucune conséquence fâcheuse. L'introduction préalable d'un cathéter en argent
dans la vessie et l'exploration simultanée du rectum et du vagin avec
le doigt préviendront une erreur qu'il est plus facile de commettre
qu'on ne pourrait le croire.

Le traitement de la malade, après l'évacuation de l'abcès, n'a
rien de spécial. La principale différence entre les cas où la suppuration se produit et ceux où le pus n'est pas sécrété ou est résorbé,
consiste en une débilité plus grande pour la malade dans le premier
cas, débilité qui peut devenir extrême, si la suppuration est abondante et de longue durée. Et même alors, en dépit d'une fièvre hectique bien marquée et de sueurs alternant avec une diarrhée colliquative, phénomènes qui semblent menacer sérieusement la vie,

l'affection ne s'est terminée fatalement que 3 fois sur 99 malades qui présentaient ces accidents.

Quant à l'épaississement, qui persiste après la cessation de tout processus inflammatoire actif, il faut laisser au temps le soin de le faire disparaître entièrement ou en partie. Cependant des vésicatoires appliqués sur la région iliaque calment la douleur et les sensations incommodes qui survivent aux autres symptômes, et ils peuvent peut-être accélérer un peu la résolution de l'épaississement dans les ligaments larges. J'ai peu de confiance dans l'application externe de l'iode ou dans l'introduction d'onguents dans le vagin, et je ne pense pas qu'un traitement iodé ou mercuriel puisse compenser par une amélioration locale l'altération des forces générales que de pareils remèdes manquent rarement de produire.

Dans ces quinze dernières années l'attention a été dirigée, principalement par les écrivains français[1], sur les *Tumeurs formées par*

---

[1] Les cas de tumeur pelvienne ne donnant issue qu'à une matière uniquement composée de sang plus ou moins altéré sont disséminés dans nos mémoires médicaux ; quelques-uns sont relatés par M. Huguier dans une lecture sur l'hématocèle utérine, faite à la Société de chirurgie de Paris, le 28 mai 1851. Dès 1843, M. Velpeau, à la page 125 de ses *Recherches sur les cavités closes*, avait donné le récit d'un cas où, après avoir évacué le sang contenu dans une de ces tumeurs, il injecta une solution d'iode dans cette cavité. Il semble s'être fait une juste idée de la nature de l'affection. Mais ce sujet n'avait que médiocrement attiré l'attention des observateurs, et, ce qui le prouve, c'est l'erreur commise par M. Malgaigne en 1850 : croyant énucléer une tumeur fibreuse de la paroi postérieure de l'utérus, il ouvrit une de ces collections sanguines située derrière l'utérus et provoqua ainsi une hémorrhagie mortelle.

En 1851, M. Nélaton fit quelques leçons publiées dans la *Gazette des hôpitaux*, 11 et 13 décembre 1854, sur ces hématocèles utérines, qu'il nomma rétro-utérines à cause de leur situation habituelle. Il y mentionne 15 cas : 6 qui lui appartiennent ; 2 recueillis par Bourdon dans la pratique de M. Récamier ; 1 rapporté par M. Laugier, vol. V du *Dictionnaire en 30 volumes* ; 2 observés par M. Nélaton dans le service de M. Beau ; le cas malheureux de Malgaigne ; 1 de M. Dufraigne ; 1 de M. Latis ; 1 de M. Huguier. Depuis, il a relaté un autre cas dans le *Moniteur des hôpitaux*, 23 août 1856, et a ajouté quelques remarques sur cette affection dans la *Gazette des hôpitaux*, 1855, n° 23, où il préconise l'expectation. D'autres cas ont été publiés par M. Gallard, *Union médicale*, 1855, et *Gazette hebdomadaire*, 9 octobre 1857 ; par M. Laborderie, *Gazette des hôpitaux*, 1854, n° 149 ; par M. Bernutz, *Archives de médecine*, juin 1848, p. 133 ; par M. Piogey, *Bulletin de la Société anatomique*, 1850, p. 94 ; par M. Robert, *Bulletin de la Société de chirurgie*, 22 mai 1851, p. 136, et *Gazette des hôpitaux*, 5 mai 1855, p. 204 ; par M. Follin, *Gazette des hôpitaux*, 5 juin 1855, p. 260 ; par M. Laborderie, *ibid.*, 1854, n° 149 ; par M. Monod, *Bulletin de la Société de chirurgie*, 4 juin 1851, p. 154, par M. Marotte, *ibid.*, p. 152, et par Engelhard, *Archives de médecine*, juin 1857. On trouvera en outre des renseignements très-précieux dans la discussion qui s'ouvrit sur ce sujet à la Société de chirurgie, 14 et 21 mai et 4 juin 1854, p, 152, 154 et 151 du *Bulletin*, et sur la thèse inaugurale de M. Viguès, *Des tumeurs sanguines de l'excavation pelvienne chez la femme*, in-4, Paris, 1850, que je ne connais que par un extrait du *Jahrbücher*, de Schmidt. Outre ces communications qui ont un caractère pra-

une effusion de sang dans le voisinage de l'utérus. Les noms de *hématocèle utérine*, *rétro-utérine* ou *péri-utérine* ont été employés pour désigner ces effusions qui se font habituellement dans le cul-de-sac utéro-rectal et sont la conséquence ordinaire de quelque désordre des fonctions menstruelles, le plus habituellement, de leur suppression.

La source et le siége de l'hémorrhagie, dans ces cas, ont donné lieu à de grandes divergences d'opinion. Tandis que quelques écrivains pensent que l'hémorrhagie peut se faire indistinctement dans la cavité péritonéale et dans le tissu cellulaire qui recouvre l'utérus et tapisse le pelvis, d'autres croient qu'elle occupe invariablement la cavité du péritoine. Cette dernière manière de voir est la meilleure ; elle a été adoptée par Virchow, par Bernutz et par Aran. Je ne connais pas d'autopsie faite avec soin où l'on ait trouvé, à n'en pas douter, que l'hémorrhagie était extra-péritonéale. Le sang paraît provenir dans la grande majorité des cas, soit de la rupture d'un ovaire congestionné, soit des franges des tubes de Fallope. De là il descend dans la poche rétro-utérine, où il forme une tumeur distincte, qui pousse l'utérus en avant et un peu en haut. On cite des cas où l'hémorrhagie a été assez considérable pour faire périr presque instantanément la malade. Parmi eux, il y avait bien des cas

tique, une de théorie pure fut adressée par M. Laugier à l'Académie des sciences et publiée p. 455 du vol. XL des *Comptes rendus*. Il établit les rapports qui existent entre l'effusion du sang et l'expulsion de l'ovule pendant la période menstruelle. Ces détails historiques sont presque superflus depuis la publication des livres de MM. Becquerel, Aran et Nonat, où sont traitées toutes les questions qui ont trait à cette maladie. M. Voisin en augmentant sa thèse inaugurale, a publié sous le titre : *De l'hématocèle rétro-utérine*, in-8, Paris, 1860, un essai qui renferme en grande partie les opinions de M. Nélaton, et M. Bernutz, qui réclame sur ce point une priorité que je ne puis admettre, a traité ce sujet avec le soin qui lui est habituel dans le premier volume de son ouvrage sur les *Maladies des femmes*.

Ces effusions de sang ont été moins bien étudiées en Allemagne qu'en France. Scanzoni avoue que sa description est empruntée à des écrivains français, et il croit que la fréquence de la maladie a été surfaite. Il en est parlé par Crédé, *Monatsschrift f. Geburtskunde*, vol. IX, p. 1 ; par Breslau. *ibid.*, p. 455 ; par Hirtzfelder, *ibid.*, vol. X, p. 512 : par Hegar, vol. XVII, p. 418, et aussi par Braun, de Vienne, dont je ne connais le mémoire qu'indirectement. Virchow dans son nouvel ouvrage, *Die Krankhaften Geschwülste*, in-8, Berlin, 1863, en a aussi étudié l'anatomie pathologique.

Le docteur Tilt est le premier écrivain qui ait mentionné cette affection dans la seconde édition de son ouvrage sur les *Maladies des femmes*, p. 261. Depuis cette époque, on s'en est beaucoup occupé. Les leçons du docteur Simpson et les traités du docteur Clintock et du docteur Graily Hewitt en parlent. Le cas intéressant publié par le docteur Medge, vol. III des *Transactions on the Obstetrical Society*, et l'important mémoire du docteur Matthews Duncan dans *The Edinburgh Medical Journal*, novembre 1862, doivent être signalés, ainsi que la bonne thèse du docteur Tuckwell, d'Oxford, *On Effusions of Blood in the Neighbourhood of the Uterus*, in-8, Oxford, 1863. (*Note de l'Auteur.*)

de grossesse extra-utérine et de rupture des tubes de Fallope. Ils n'expliquent pas à eux seuls l'accident fatal, et il reste établi qu'en dehors de la grossesse, l'hémorrhagie qui provient des annexes de l'utérus et se fait dans le péritoine a pu causer presque subitement la mort. Mais ces hémorrhagies si rapidement mortelles sont rares, et habituellement le sang versé se coagule vite. Il se fait autour de ce sang épanché un travail inflammatoire qui, par les adhésions qu'il produit entre les intestins et les annexes, l'enferme dans une cavité pseudo-membraneuse. Dans l'intérieur de ce sac, s'effectuent les changements qui ont lieu partout où du sang est épanché. Parfois, et c'est le cas le plus favorable, ce liquide est graduellement résorbé; d'autres fois, l'inflammation s'empare du kyste; en général, c'est quand la congestion locale est augmentée et qu'il s'est produit une nouvelle hémorrhagie. Du pus se mêle au sang, la résorption ne se fait pas et le produit morbide se vide dans le rectum, le vagin et malheureusement quelquefois aussi dans la cavité péritonéale.

Il est parfois de toute évidence que l'hémorrhagie provient des annexes de l'utérus, comme dans ce cas où les deux tubes de Fallope furent trouvés distendus par ce liquide et avec un caillot décoloré appendu à l'extrémité de l'un d'eux. Dans d'autres cas, on a observé une rupture manifeste de l'ovaire dont l'état congestif et apoplectique ne pouvait laisser aucun doute sur la source de l'hémorrhagie. D'autres fois, quand il s'était écoulé un long espace de temps depuis l'hémorrhagie, sa provenance était moins évidente; mais les graves altérations que présentaient les annexes, ou l'impossibilité absolue de découvrir l'ovaire ou le tube de Fallope d'un côté, montraient clairement qu'ils étaient l'origine de la maladie. Ainsi dans un cas où l'autopsie de la malade fut faite un an après l'apparition des symptômes de l'hématocèle utérine, il fut impossible de découvrir un des ovaires, et l'autre, outre un kyste séreux du volume d'un petit œuf de poule, présentait une extravasation de sang grosse comme une praline. — L'hémorrhagie provient alors de l'ovaire lui-même ou de la trompe. Peut-être, dans ce dernier cas, le sang refluc-t-il, parce qu'un obstacle l'empêche de pénétrer dans l'utérus; peut-être aussi est-ce sa muqueuse congestionnée qui donne lieu le plus souvent à l'hémorrhagie.

Du sang, provenant de sources autres que celles que nous venons d'indiquer, peut se collecter au voisinage de l'utérus, en vertu des seules lois de la pesanteur; mais je crois qu'il serait erroné de don-

ner à de pareils faits le nom d'hématocèle utérine. Il faut mentionner une théorie de la source de ces hémorrhagies, quand ce ne
serait qu'à cause de la réputation de son auteur. Virchow[1] dit :
« Dans mon opinion, le sang, en pareil cas, provient presque tout
des vaisseaux de nouvelle formation, appartenant aux fausses membranes résultant d'une pelvi-péritonite antérieure. » Mais les théories de Virchow lui-même doivent reposer sur des faits ; et je n'en
connais aucun qui prouve que la pelvi-péritonite précède habituellement l'hématocèle utérine.

Ainsi l'observation a fait connaître une maladie du système
sexuel de la femme qui était autrefois ignorée ; elle a montré
qu'une congestion violente peut produire, non-seulement des pertes
sanguines dangereuses ou des troubles fonctionnels et inflammatoires dans le voisinage de l'u'érus, mais occasionner aussi des
hémorrhagies internes qu'il est difficile de découvrir et plus difficile
encore d'arrêter. Comme on devait s'y attendre, cet accident ne
survient que pendant la période d'activité sexuelle[2] ; dans 79 cas il
a eu lieu aux âges suivants :

```
            A 20 ans, dans    4
Entre  20  et 30     —       51
       30  —  35     —       17
       35  —  40     —        6
           A 40      —        1
                            ____
                             79
```

Nous ne possédons pas encore assez de faits pour apprécier l'influence du mariage et de la grossesse comme cause de cette affection. Il semble toutefois qu'elle est rarement en relation directe
avec la grossesse et l'avortement. Le fait qu'elle est quelquefois
produite par des excès sexuels contribue, pour sa part, à confirmer
la connexion qui existe entre la congestion des organes pelviens et
l'effusion du sang au voisinage de la matrice. La congestion spéciale
qui se reproduit périodiquement, à chaque époque menstruelle,
constitue, pour tous les auteurs, la cause occasionnelle la plus fréquente de l'hémorrhagie. On est moins unanime sur l'influence
respective de la ménorrhagie ou de la dysménorrhée. L'irrégularité
menstruelle, de quelque nature qu'elle soit, se retrouve dans les

[1] *Die Krankaften Geschwülste,* in-8, Berlin, 1863, vol. I, p. 152.
[2] Voy. les tables annexées à la thèse de Tuckwell. (*Note de l'Auteur.*)

antécédents du plus grand nombre des malades. L'aptitude aux troubles de la menstruation, par excès ou par défaut de l'écoulement sanguin, indique ordinairement un mauvais état de la santé générale ; et, de même que des attaques de ménorrhagie peuvent survenir chez des jeunes filles chlorotiques, de même, sous l'action de causes constitutionnelles identiques, peut se produire un épanchement sanguin dans la cavité péritonéale. Les hémorrhagies profuses et quelquefois mortelles, par la vulve ou dans le péritoine, que présentent quelques cas de purpura ou de fièvres éruptives ne sont que l'exagération de ce fait[1]. Aussi ma propre expérience ne me conduit-elle nullement à cette conclusion que les femmes sujettes à ces accidents sont bien portantes et robustes[2].

Quelles que soient, du reste, les circonstances qui préparent ces hémorrhagies, elles présentent toutes un certain air de famille, qui permettra toujours à un observateur attentif de reconnaître leur nature, ou qui du moins éveillera ses soupçons sur ce point. Après un désordre quelconque de la menstruation, quelquefois après sa suppression temporaire à la suite d'un refroidissement, d'une fatigue ou d'une émotion violente, il survient une vive douleur abdominale, habituellement dans l'une des deux régions iliaques. Les règles ne se suspendent point immédiatement après cette douleur, qui indique que le sang s'est épanché dans le péritoine ; mais elles continuent à couler, avec moins d'abondance toutefois qu'auparavant ; et même de temps en temps, malgré l'hémorrhagie interne, il se

---

[1] Il est une espèce d'hématocèle, dit Trousseau, qui mérite une mention spéciale, bien que souvent l'hémorrhagie, dans les observations qui lui servent de base, ait été incomplète, ne se soit point déversée dans le péritoine et soit restée limitée aux cavités tubaires. — Cette espèce mérite le nom de *cachectique*, parce qu'elle se rencontre dans les cas de purpura, d'ictère malin, de scarlatine, de rougeole, de variole, c'est-à-dire dans des circonstances où le sang modifié dans sa composition a une grande tendance à s'épancher par les membranes muqueuses. — Que ces tumeurs sanguines intra-tubaires, indépendantes de toute fécondation, aient été observées pendant la menstruation ou à une époque plus ou moins éloignée de l'écoulement menstruel, ne témoignent-elles pas de la facilité avec laquelle la membrane muqueuse des trompes pourra être le siége d'hémorrhagie? Les observations de Barlow et Simpson, de M. Hélie (de Nantes) et du docteur Laboulbène, sont autant d'exemples d'hémorrhagies tubaires cachectiques, qui toutes auraient pu se déverser dans la cavité péritonéale, comme cela a été observé dans les cas rapportés par Scanzoni et Barlow.
— *On vesico-uterine, vesico-intestinal and utero-intestinal fistulæ as results of pelvic absess* (*Edinburgh Monthly Journal*, octobre 1852).
Traité pratique des maladies des organes sexuels de la femme. Paris, 1858, p. 504.
(Note du Trad.)

[2] Voy. Bernutz, *op. cit*, vol. I, p. 441-460. (Note de l'Auteur.)

fait par le vagin une hémorrhagie profuse. La douleur, quoique vive
est rarement très-intense ; elle n'est nullement comparable au choc,
suivi d'une dépression extrême, qui indique une perforation intestinale ou la rupture du sac dans une grossesse extra-utérine. Je ne
sais combien de temps après le choc et la douleur, la tuméfaction
abdominale devient perceptible, ni dans combien de cas cette tuméfaction fait totalement défaut, ce qui est rare, du reste. J'ai découvert
le gonflement dans les quarante-huit heures qui ont suivi les premiers
symptômes ; c'était une sorte de saillie dure, de la grosseur du poignet, inégale, immobile, sensible à la pression et si semblable au
gonflement qu'on perçoit dans les cas d'inflammation des annexes
de l'utérus que, sans l'historique, on courrait grand risque de confondre les deux affections.

Une douleur s'exaspérant à des intervalles inégaux, comme toute
douleur symptomatique d'une maladie utérine, de la sensibilité à la
pression, limitée au voisinage de la partie spontanément douloureuse,
une fièvre habituellement peu intense, tels sont les phénomènes qui
persistent plus ou moins longtemps, et s'accompagnent de difficulté
et de douleur dans la miction, dans la défécation, et d'une augmentation de la douleur si la malade remue la cuisse du côté affecté ou
essaye de s'asseoir. Les symptômes fébriles tombent d'eux-mêmes,
la douleur diminue ; mais la sensation de poids et l'abaissement dans
le bassin, la dysurie et la difficulté de la défécation persistent accompagnées de malaise et de gêne pendant la marche. Ce sont ces phénomènes locaux qui portent à explorer le vagin et font découvrir la
tumeur pelvienne.

Cette tumeur présente de grandes différences sous le rapport du
volume, de la situation et de ses autres caractères. Dans quelques
cas, où tous les symptômes indiquaient, à n'en pas douter, l'existence
d'une hématocèle, on ne constatait aucune saillie à travers les parois
vaginales[1]. Je ne sais comment expliquer cette absence de tumeur
pelvienne ; je crois qu'elle est plus fréquente lorsque l'effusion du
sang a été considérable. Ce fait a son importance et ne doit pas être
oublié, afin d'éviter les erreurs de diagnostic qu'on ne manquerait
pas de commettre si on regardait la tumeur pelvienne comme un

---

[1] Comme dans l'obs. 1 du mémoire de Duncan. Je me rappelle deux cas où l'absence de
tout gonflement dans le vagin me dérouta et m'empêcha de porter un diagnostic satisfaisant. Je crois qu'il s'agissait d'hématocèle utérine. — Aujourd'hui que j'ai plus d'expérience, je serais moins embarrassé. (*Note de l'Auteur.*)

symptôme invariable en pareil cas. Habituellement, il est vrai, cette tumeur existe et elle ressemble étroitement à celle qu'on observe dans l'inflammation des annexes de l'utérus. Elle est consistante comme elle, intimement unie à l'utérus et globuleuse; elle ne diffère peut-être du phlegmon qu'en ce que, à volume égal, elle produit un déplacement plus considérable de la matrice. Cette circonstance s'explique facilement, je crois, par la rapidité avec laquelle le sang est versé, comparée à la lenteur des modifications que produit le travail inflammatoire, et qui ont pour effet de fixer la matrice et de la rendre moins facile à déplacer. Les changements qui surviennent dans la tumeur ne paraissent obéir à aucune loi invariable. Souvent elle devient très-dure, ce qui tient sans doute à la résorption des parties les plus fluides; aussi l'a-t-on prise quelquefois pour une tumeur fibreuse. Mais si on surveille avec soin cette prétendue tumeur solide, on verra qu'elle décroît par degrés et disparaît à la longue, ne laissant après elle qu'un peu d'épaississement et de résistance à la partie supérieure du vagin. Si, comme c'est le cas le plus commun, il existait aussi une tuméfaction dans la région iliaque, elle diminue en même temps que celle du vagin et même quelquefois plus vite. Dans d'autres cas, la tumeur s'étant rapetissée peu à peu, pourra augmenter tout à coup; cette augmentation coïncidera avec un effort menstruel plus ou moins net, et souvent avec l'apparition des règles. Rien n'indique plus clairement la nature de la maladie que cette subite augmentation de volume au moment des menstrues.

La résorption graduelle du sang et la disparition de la tumeur, à mesure que la malade entre en convalescence, est un des modes de terminaison de la maladie; mais ce n'est pas le plus commun. Parmi les huit cas que j'ai recueillis, il n'y en a eu qu'un où la tumeur ait présenté le processus de résolution; le gonflement était limité à la région iliaque droite et ne faisait pas saillie dans le vagin. Dans deux cas, l'évacuation du sang, en partie liquide et en partie coagulé, se fit par le rectum. Dans un quatrième, la suppuration précéda l'ouverture du foyer, et il sortit par le rectum un mélange de sang et de pus. Dans le cinquième, le sac se rompit dans le péritoine et la malade mourut. Dans les trois derniers cas, on pratiqua la ponction de la tumeur par le vagin; dans le dernier, la maladie était déjà à l'état chronique, et le foyer sanguin s'était converti en foyer purulent, bien avant que la malade fût traitée par moi.

Ces cas méritent d'être brièvement rapportés; les circonstances variées dans lesquelles ils se sont produits, leur marche et leur terminaison peuvent servir à éclairer plus complétement l'histoire de cette affection. Dans tous, excepté un, les femmes étaient mariées; trois étaient restées stériles, quatre avaient eu des enfants. La femme non mariée était âgée de 22 ans; elle souffrait depuis longtemps d'attaques de douleurs à forme paroxystique, siégeant dans la région iliaque gauche, lorsqu'elle eut tout à coup, à l'âge de 19 ans, un écoulement vaginal abondant, d'une couleur brun noirâtre, qui persista, en quantité variable, pendant plusieurs semaines, et fut remplacé par un écoulement puriforme survenant par flots, et qui durait encore lorsqu'elle se confia à mes soins. Une tumeur dans la région iliaque, une autre située derrière l'utérus qu'elle immobilisait, attestaient l'inflammation antérieure d'un ancien abcès pelvien, dont l'origine sanguine était démontrée par le récit de la malade plutôt que par les phénomènes actuels. La ponction de l'abcès et l'injection d'une solution iodée dans sa cavité, produisirent une guérison complète. La malade se maria plus tard, mais elle n'eut jamais d'enfants. — Dans le second cas, l'affection se termina vraisemblablement par suppuration; mais la marche fut si rapide qu'on ne put recueillir la matière purulente qui fut évacuée par le rectum. La malade était âgée de 34 ans; quoique mariée depuis 14 ans, elle n'avait jamais eu d'enfants. Depuis deux ans, ses règles étaient devenues très-abondantes, et, depuis deux mois, elles avaient le caractère d'une ménorrhagie; mais au retour du troisième mois, la perte de sang fut médiocre, et la malade éprouva une douleur vive dans le dos et dans les cuisses, accompagnée de sensibilité à la pression et de difficulté pour uriner. La menstruation avait encore été très-peu abondante, quelques jours avant que la malade se fît traiter par moi. Il existait alors un tuméfaction distincte dans la région iliaque gauche, avec épaississement de la poche recto-vaginale. En quatorze jours, cet épaississement et cette plénitude prirent le caractère d'une tumeur définie, qui augmenta de volume jusqu'au moment où, six semaines après, elle se rompit et versa dans le rectum du pus décoloré. Une semaine après, la malade sortait guérie de l'hôpital. L'histoire de la malade, la nature des symptômes, l'évacuation dans l'intestin d'un pus décoloré, suffisent, je pense, à montrer que l'abcès pelvien avait pour origine une effusion de sang autour de l'utérus. — Je n'ai vu qu'une fois la troisième malade; mais on m'a raconté son histoire que je place ici pour

montrer la terminaison favorable que peuvent présenter ces cas dans
eur forme la plus sévère. Une dame, entre 20 et 30 ans, qui avait
eu plusieurs enfants, prit froid pendant la période menstruelle, et
immédiatement les règles, sans se supprimer tout à fait, diminuèrent
beaucoup de quantité. En même temps, survint une douleur abdominale, sous forme paroxystique. A la fin du troisième jour, il existait une tumeur distincte dans la région iliaque droite. Cette tumeur,
lorsque je vis la malade, quatre jours environ après le début de sa
maladie, était au-dessus du ligament de Poupart et dans la même
direction que lui ; elle avait à peu près le volume du poing, était
oblongue, immobile, peu sensible à la pression ; il n'existait pas de
déplacement de l'utérus, et on ne percevait qu'une vague sensation
de plénitude dans les culs-de-sac vaginaux. Le repos absolu et un
traitement expectant firent complétement disparaître cette tuméfaction et la malade se rétablit parfaitement. — Le quatrième cas présente un intérêt spécial, parce que les accidents furent la suite
d'une fausse couche et non d'un trouble de la période menstruelle.
La malade, âgée de 33 ans, avait fait une fausse couche à la sixième
semaine ; elle n'en avait pas moins continué ses occupations de
blanchisseuse ; mais il en résulta une grande augmentation de l'é-
coulement sanguin, qui dura douze semaines. Au bout de ce temps,
l'examen vaginal fit découvrir, derrière l'utérus, une tumeur du
volume d'une pomme. La ponction en fit sortir un liquide d'un
rouge brun qui coula pendant trois semaines ; la tumeur disparut
complétement. — Chez la cinquième malade, âgée de 24 ans, qui
depuis cinq ans était mariée et n'avait point eu d'enfants, les symptômes se produisirent pendant un écoulement sanguin qu'on supposait menstruel et qui dura deux mois. Là aussi une tumeur, située
derrière l'utérus, donna issue par la ponction à un écoulement infect et noirâtre qui résultait évidemment d'un sang décomposé ; après
avoir résisté à une attaque de péritonite, la malade guérit parfaitement. — Le sixième cas montre si bien les symptômes et les dangers de la maladie qu'il mérite d'être raconté en détail.

Une femme grande, vigoureuse et bien portante en apparence,
âgée de 25 ans, mariée depuis sept ans, qui avait eu quatre grossesses
et donné naissance à trois enfants viables, dont le plus jeune avait
12 mois, fut admise à St-Bartholomew's Hospital, le 22 février 1851.
Sa santé générale avait toujours été bonne, ses couches heureuses,
et, après chacune d'elles, elle avait été régulièrement menstruée

pendant toute la période de la lactation. Après le troisième accouchement, les lochies coulèrent comme d'habitude jusqu'à Noël, époque à laquelle la menstruation revint naturellement. Depuis cette époque, il avait toujours existé un écoulement sanguin peu abondant et sans caillots. Pendant un mois, elle avait eu des douleurs avec sensation d'abaissement; l'exercice les aggravait, et pourtant ni le repos, ni aucune position ne pouvaient les calmer. Depuis la même époque, elle était sujette à des évanouissements. La miction était fréquente et douloureuse; l'urine était rare et très-colorée. Un médecin qui fut consulté lui dit que sa matrice était abaissée.

L'abdomen était volumineux et un peu tendu. Cette augmentation de volume était produite par la présence d'une tumeur à surface inégale, occupant tout le côté gauche, remontant à trois travers de doigt au-dessus de l'ombilic, dépassant de deux pouces la ligne médiane, puis s'inclinant graduellement en bas de telle sorte que son bord supérieur était à un pouce et demi au-dessous de l'ombilic. Cette tumeur était dure, non fluctuante, très-sensible au toucher, principalement dans la région iliaque gauche.

Le doigt introduit dans le vagin rencontrait presque aussitôt une tumeur solide, élastique, ovalaire, du volume du poignet, qui avait poussé devant elle la paroi postérieure du vagin. Cette tumeur dépassait inférieurement d'un demi-pouce l'orifice utérin; l'organe avait subi, dans sa totalité, un déplacement tel que son orifice était situé immédiatement derrière la symphyse pubienne. A droite et et en avant, le doigt ne rencontrait aucune résistance; mais à gauche et en arrière du bassin, il percevait une tumeur solide qui se continuait avec celle située derrière l'utérus. Les vaisseaux de cette tumeur étaient le siége de pulsations énergiques.

Trois onces environ de sang liquide furent retirées de la tumeur par une ponction pratiquée dans le vagin avec une aiguille cannelée. Le microscope ne fit découvrir dans le liquide que des corpuscules du sang. Pour vider complétement la tumeur et faire disparaître la pression qu'elle exerçait sur le rectum et qui causait beaucoup de malaise, on introduisit le trocart de Pouteau, qui ne donna issue qu'à 4 onces de liquide, ayant les mêmes caractères que celui retiré par la première ponction. Le volume de la tumeur n'en fut pas de beaucoup diminué, et les douleurs persistèrent. Le 27 février, sans que aucune autre tentative eût été faite, la malade fut prise d'une péritonite, pendant le cours de laquelle la tumeur augmenta manifestément de volume en s'étendant surtout vers le côté droit de l'abdomen. Le 5 mars, tous les symptômes aigus ayant cédé, la malade eut deux copieuses évacuations parfaitement noires et entièrement composées de sang altéré. Le même jour, dans l'après-midi, elle eut la sensation d'une rupture interne, et un flot de liquide fétide, ressemblant à du marc de café, sortit par le vagin. Ce liquide coula en grande abondance jusqu'au matin, puis il s'arrêta. Mais le lendemain, il se reproduisit tout à coup; il en fut de même pendant plusieurs jours; peu à peu sa couleur devint moins foncée, et il ne consista plus, vers la fin, qu'en une matière séro-purulente. La santé de la malade s'améliora très-lentement; en même temps, l'abdomen diminua de volume; après avoir mesuré quarante-six pouces lors de son entrée, il descendit à quarante vers le 24 mars. A la même époque, la tumeur hypogastrique gauche, manifestement diminuée, était moins médiane; le 5 avril, l'utérus avait presque repris sa position normale. Au lieu d'une tumeur distincte, on ne sentait plus derrière lui qu'un épaississement dur, semi-cartilagineux, assez mal délimité dans ses rapports et son étendue. Le 17 avril, l'écoulement vaginal cessa définitivement; le 5 mai, toute trace de tumeur abdominale avait disparu; l'utérus avait repris sa position normale; l'épaississement, placé derrière lui, avait beaucoup diminué. Peu après, je revis cette femme; sa santé était parfaite; la menstruation s'effectuait régulièrement; il n'y avait pas trace de tumeur abdominale; l'utérus était parfaitement mobile, et à peine percevait-on un peu d'épaississement en arrière et à gauche de l'organe.

— Le septième cas est important à beaucoup d'égards, mais surtout parce que l'extrême dureté de la tumeur vaginale fit croire, plus d'une fois, qu'il s'agissait d'une tumeur fibreuse, située derrière l'utérus. La malade était âgée de 26 ans; depuis son mariage qui remontait à sept ans, elle avait eu trois enfants. Quatre mois avant de me consulter, elle avait été prise, pendant ses règles, d'une douleur abdominale, accompagnée d'efforts expulsifs si violents que son médecin avait cru à un avortement. La douleur se calma peu à peu, et l'écoulement menstruel ne fut ni augmenté ni diminué. Les deux époques suivantes revinrent régulièrement, mais avec des douleurs plus grandes qu'à l'ordinaire. La troisième époque menstruelle fut retardée d'environ trois semaines, et, deux jours avant l'apparition des règles, la malade éprouva des douleurs comme auparavant,

mais beaucoup plus vives. Les règles cette fois furent très-peu abondantes; la douleur augmenta; il y eut des nausées et une si grande
difficulté dans la miction qu'il fut plus d'une fois nécessaire de recourir au cathétérisme; la défécation exaspérait les souffrances. Ce
fut six jours après le début de ces accidents que la malade se confia
à mes soins. L'utérus était alors porté en avant et à droite par une
tumeur qui occupait les deux tiers de la partie gauche et postérieure
du bassin. Cette tumeur était dure, mais élastique; elle avait une
surface lisse; ses vaisseaux ne battaient pas; la température du
vagin n'était pas augmentée. Ce ne fut qu'une semaine après qu'on
découvrit dans l'abdomen une tumeur qu'on avait jusqu'alors
cherché inutilement; peut-être la sensibilité très-vive de cette région
avait-elle rendu l'exploration imparfaite et infructueuse. Cette tuméfaction était située dans la région iliaque gauche; elle s'élevait à
trois travers de doigt au-dessus du ligament de Poupart et s'étendait
du pubis à l'épine iliaque; elle était difficile à délimiter. En quatorze
jours, cette tumeur abdominale doubla presque de volume; en
même temps, son bord supérieur devint plus distinct; quant à la
tumeur pelvienne, elle ne présenta d'autre changement qu'une diminution de plus en plus marquée de son élasticité qui était si distincte au début. A partir de ce moment, sans qu'aucune évacuation
survînt, la tumeur abdominale commença à s'affaisser; les lèvres et
le col de l'utérus qui, lors de l'entrée de la malade, étaient bour-
soufflés, perdirent ce caractère; et la dureté de la tumeur lui donna
une ressemblance trompeuse avec une tumeur fibreuse. Une semaine
après, et juste trente jours après l'admission de la malade à l'hôpital, et trente-six jours à partir du début des accidents, un écoulement de sang, en partie liquide, en partie coagulé, s'effectua par
le rectum et se reproduisit plusieurs fois. Trois jours après, on
constata que la tumeur abdominale avait beaucoup diminué, que
celle du bassin avait disparu presque complétement, et que l'utérus
avait repris sa position normale. Quatorze jours plus tard, la malade
quitta l'hôpital; une induration vague, au-dessus du ligament de
Poupart, indiquait le siége de la tumeur abdominale; un peu d'é-
paississement dans le cul-de-sac du vagin et au niveau du ligament
large, faisait encore obstacle à la mobilité de l'utérus.

— Je n'ai vu le huitième et dernier cas que de temps en temps
avec le docteur Kirby, de Gordon-square, à qui je dois les détails
qu'on va lire. La malade était une dame âgée de 52 ans qui, en neuf

ans de mariage, n'avait eu qu'un enfant, sept à huit ans auparavant, et n'était pas devenue grosse depuis. L'accouchement fut suivi, pendant quelque temps, d'une menstruation excessive et irrégulière qu'un traitement finit par arrêter. Puis, pendant plusieurs années, la menstruation devint rare, subit des retards et même manqua souvent tout à fait ; elle était toujours accompagnée de douleurs et de nausées. Quelquefois des désordres constitutionnels se manifestaient sans trouver leur crise dans la menstruation, et ils étaient soulagés par des vomissements de sang. Peu à peu les symptômes les plus graves s'amendèrent ; mais, deux ou trois ans avant le début de sa maladie mortelle, elle eut beaucoup de dysménorrhée, de la sensibilité dans les ovaires, de la douleur utérine, sans qu'il fût possible de découvrir aucune lésion par l'examen vaginal. Le 19 octobre 1862, les règles furent abondantes et de longue durée ; l'écoulement contenait de petits caillots et une matière semblable à des membranes dysménorrhéiques. Au retour de l'époque menstruelle suivante, quoique l'écoulement n'eût pas commencé, la malade se plaignit subitement d'une sensation de plénitude et d'abaissement, de nausées et de difficulté pour uriner ; on découvrit une tumeur dans la région iliaque droite et à l'hypogastre ; l'utérus était poussé en avant par une tuméfaction qui siégeait entre cet organe et le rectum. Ces deux tumeurs présentèrent des variations sous le rapport du volume et de la sensibilité dont elles étaient le siége. On distinguait quelquefois difficilement la tumeur abdominale ; celle du vagin subissait moins de changements. La malade éprouvait de violentes attaques de douleurs qui accompagnaient la menstruation dont le retour était assez régulier. La sensibilité de la tumeur s'opposait à tout mouvement, et on ne pouvait procurer du sommeil qu'en donnant beaucoup d'opium. En avril 1863, cinq mois après le commencement de sa maladie, la malade eut de fréquentes attaques de frisson, avec un pouls rapide, des sueurs nocturnes, et autres symptômes hectiques qui altérèrent progressivement sa santé, bien qu'une amélioration passagère se manifestât de temps en temps.

La tumeur abdominale n'augmenta pas notablement : son volume était environ moitié moins considérable qu'au début. La tumeur interne ne subit aucun changement : elle n'était pas tout à fait solide et pourtant ne donnait aucune sensation de fluctuation.

Au bout de huit mois on se décida à faire une ponction exploratrice avec un trocart capillaire ; on devait l'agrandir si elle ne laissait aucun doute sur l'existence d'une collection purulente ou sanguine. L'opération fut pratiquée par M. Paget ; mais bien qu'il lui eût semblé, ainsi qu'aux assistants, que le trocart avait pénétré dans une cavité, il ne sortit qu'une goutte de sang. Cette ponction, qui fut faite le 4 juillet, donna lieu à des troubles généraux, à des nausées et à une grande sensibilité abdominale, sans douleurs aiguës. Le pouls de la malade augmenta de fréquence, et son état général, sans indiquer un danger immédiat, excitait des craintes, parce qu'il dénotait l'existence d'un kyste enflammé. Dans la matinée du 20 juillet, les phénomènes ci-dessus indiqués ne s'étant point aggravés, la malade essaya d'uriner ; mais, ne pouvant vider sa vessie, elle fit appeler le docteur Kirby qui la trouva plongée dans un grand état de collapsus. Elle mourut le même jour, à 4 heures de l'après-midi, en présentant les symptômes qui accompagnent d'ordinaire la perforation d'un viscère important.

L'abdomen contenait un liquide trouble et brun, mélangé de pus et de sang, qui s'était répandu de la cavité pelvienne sur les masses intestinales. Les vaisseaux des deux surfaces péritonéales et des intestins étaient très-congestionnés ; il y avait çà et là de minces dépôts de lymphe plastique nouvellement formée. En outre, au-dessous de l'ombilic et spécialement dans la région iliaque gauche, le péritoine était très-rugueux, comme à la suite d'une ancienne péritonite, et sur cette surface rugueuse se trouvaient de petites taches noirâtres constituées par de vieilles ecchymoses. Les organes contenus dans le bassin étaient renfermés dans cette cavité par la masse intestinale, qui adhérait à leur surface supérieure et formait ainsi une espèce de kyste ou sac dans le côté gauche du bassin. On trouvait là une petite fente triangulaire, d'un demi-pouce de largeur, par laquelle les liquides de la cavité avaient fait irruption dans l'abdomen. Ce sac, qui était limité par le côté gauche de l'utérus, contenait encore huit onces de pus brunâtre semblable à celui de l'abdomen. On rechercha pourquoi la ponction n'avait donné issue à aucun liquide, et on en trouva la raison dans la présence d'un caillot noir, épais d'un huitième de pouce, qui tapissait la partie inférieure du sac et était presque aussi ferme et aussi dur qu'un morceau de cuir, si bien que le trocart n'avait pu le percer et n'avait fait, en le poussant au-devant de lui, que le détacher en partie des parois du sac.

L'ovaire droit contenait un kyste du volume d'un petit œuf de poule et un caillot récemment formé, gros comme une amande. Il n'existait aucune communication entre les trompes et le sac. L'ovaire gauche, malgré les recherches les plus minutieuses, ne put être découvert au milieu des replis du ligament large altéré et épaissi. La tumeur pelvienne avait complétement disparu après la mort.

Ce cas n'a pas besoin de commentaires ; il résume les traits les plus caractéristiques de l'hématocèle utérine. Les troubles de la menstruation et les douleurs qui l'accompagnaient, l'apparition d'une tumeur pelvienne, sa dureté, qui, si l'on n'avait connu préalablement l'état de la matrice, aurait pu faire croire à l'existence d'une tumeur fibreuse, tels sont les phénomènes que nous pûmes constater en premier lieu. Puis vint la découverte d'une tuméfaction dans la région iliaque, toujours sensible à la pression, présentant quelquefois des douleurs paroxystiques extrêmement vives, qui augmentaient aux époques menstruelles et se rattachaient sans doute à une vieille péritonite. Plus tard, on observa des changements de volume dans la tumeur interne et dans la tumeur externe, coïncidant sans aucun doute avec une nouvelle effusion de sang ou avec sa résorption partielle ; le doigt percevait en même temps dans la tumeur pelvienne diverses sensations de dureté et d'élasticité également très-variables. Enfin, il y eut des frissons, une fièvre hectique bien marquée et des tentatives de convalescence toujours avortées. La chirurgie intervint et n'aboutit qu'à mettre en activité la lésion qui sommeillait et à disposer à une rupture la néo-membrane qui se déchira en effet pendant les efforts que fit la malade pour uriner.

Il y a plusieurs affections avec lesquelles *on peut confondre l'hématocèle utérine*, à savoir : la grossesse extra-utérine, la rétroversion d'un utérus gravide, l'inflammation du tissu cellulaire utéro-rectal, une tumeur fibreuse ou ovarique. Les points de similitude qui existent entre ces diverses lésions peuvent facilement conduire à un diagnostic erronné. La suppression des menstrues, le malaise abdominal ou pelvien, la sensation de pesanteur et d'abaissement sont des phénomènes communs à l'effusion de sang derrière l'utérus et à une grossesse extra-utérine entre le second et le quatrième mois. Les contours de la tumeur sont à peu près les mêmes dans les deux cas ; dans les deux il existe aussi des pulsations vasculaires, mais je ne les crois pas aussi fréquentes dans l'hématocèle que dans la grossesse extra-utérine. Les attaques de douleur dans la grossesse extra-utérine sont habituellement plus intenses et plus paroxystiques; mais, dans leurs intervalles, le malaise continu est moindre ; il n'y a pas d'écoulement sanguin ; si on explore l'utérus avec la sonde[1], on peut s'assurer qu'il est augmenté de volume ; en outre, le gonflement, le boursouflement des lèvres et du col qu'on constate en pareil cas diffèrent beaucoup de l'état presque normal de ces parties dans l'hématocèle péri-utérine.

L'épanchement de sang, lorsqu'il est considérable, peut causer, comme dans le cas que j'ai rapporté, une complète rétroversion de la matrice ; et, lorsque ce déplacement coïncide avec une suppression des règles pendant deux ou trois mois, on peut soupçonner une grossesse et croire que la tumeur n'est autre chose que le fond de l'utérus augmenté de volume. Le professeur Crédé (de Berlin), relate un cas dans lequel ces circonstances lui firent commettre momentanément une erreur. Il fit de vaines tentatives pour remettre en place une matrice qu'il supposait gravide et rétroversée. Une observation plus attentive rectifia son erreur de diagnostic. Le col et l'orifice utérin ne présentaient aucune des modifications de la grossesse. La vessie n'était pas affectée. La sonde utérine qui pénétrait facilement suivant la direction naturelle, ne pouvait pas, une fois introduite, subir le mouvement de rotation qui avait pour effet de porter sa concavité en arrière ; elle ne pénétrait pas dans la tumeur, bien que celle-ci parût être en connexion intime avec la matrice.

Les caractères de la tumeur, dans les cas d'inflammation du tissu cellulaire péri-utérin, ressemblent étroitement à ceux d'une hématocèle utérine ; l'historique et les symptômes présentent une grande analogie dans les deux affections. Il y a pourtant entre elles quelques différences qui empêcheront en général un observateur attentif de les confondre. L'abcès pelvien est la plupart du temps la conséquence d'un accouchement ou d'une fausse couche, et les troubles menstruels qui le précèdent, ne consistent presque toujours qu'en une suppression subite des règles, à la suite de laquelle se développent immédiatement les accidents inflammatoires. L'hématocèle utérine au contraire est rarement la conséquence immédiate d'une seule suppression des règles ; assez souvent elle est précédée par des ménorrhagies et accompagnée pendant quelque temps d'un écoulement sanguin abondant, symptôme qu'on n'observe jamais dans

---

[1] Relativement aux conclusions à tirer de la mensuration utérine au moyen de la sonde, il ne faut pas oublier ce que le docteur Matthews Duncan a établi, à savoir « que la cavité utérine était allongée dans tous les cas qu'il avait rapportés, lorsque l'hématocèle était considérable, et qu'elle diminuait de volume en même temps que le foyer sanguin. »

(Note de l'Auteur.)

l'inflammation du tissu cellulaire péri-utérin. Je ne pense pas que la consistance de la tumeur puisse fournir des données positives pour le diagnostic, puisque le degré de fermeté de l'hématocèle utérine est susceptible de grandes variations ; mais il importe beaucoup de remarquer qu'à aucune période de cette maladie, on n'observe l'épaississement et l'induration des parois vaginales, qui sont si prononcés au voisinage de la collection purulente.

Les kystes ovariques, lorsqu'ils sont petits, peuvent occuper la même situation que l'hématocèle utérine ; mais ils ne sont pas aussi soudains dans leur apparition, aussi rapides dans leur accroissement ; et, bien que leur développement coïncide avec des irrégularités de la menstruation, ils ne sont pas accompagnés de pertes sanguines. Les tumeurs ovariennes ne descendent pas aussi bas dans la poche recto-vaginale et ne produisent pas la même difficulté dans la défécation ; enfin elles ne sont pas aussi intimement unies aux parois utérines, et la matrice peut être, au moyen de la sonde, complétement isolée de la tumeur adjacente.

Il ne faut pas oublier que l'existence d'une tumeur ovarique est quelquefois découverte tout à coup, parce que un malaise, une douleur, ou quelque trouble insolite des fonctions menstruelles appellent l'attention sur elle. Ces deux espèces de tumeurs peuvent coexister ; enfin la tuméfaction recto-vaginale, dans les cas d'hématocèle, quoique habituellement très-prononcée, est quelquefois absente et cela, alors même que la collection sanguine est très-abondante et que la tumeur abdominale a atteint un volume considérable. Dans le premier cas rapporté par le docteur Duncan, quoique la tumeur remontât jusqu'à l'ombilic, si bien qu'on évacua son contenu par la ponction abdominale, il n'est pas évident pour moi, ni pour lui non plus que la collection sanguine fût contenue dans un kyste ovarique. Plusieurs cas analogues ont été rapportés ; j'en ai observé un, mais je ne l'ai pas compris parmi ceux que j'ai cités ; les dimensions considérables de la tumeur, qui coïncidaient avec l'absence de tumeur recto-vaginale, me portèrent à croire qu'il s'agissait d'un kyste ovarique ; depuis j'ai élevé beaucoup de doutes sur l'exactitude de cette manière de voir.

Dans la grande majorité des cas, la distinction entre une tumeur fibreuse et l'hématocèle utérine ne présente que peu de difficultés. Nous connaissons cependant des hommes instruits qui ont confondu les deux lésions. Il ne faut pas oublier que le récit des malades est souvent incomplet, exagéré ou même inexact à beaucoup d'égards. La présence d'une tumeur dans la région iliaque ne lève pas les difficultés relativement à la nature de celle qu'on observe dans le vagin, car toutes les deux peuvent être fibreuses ou peuvent être produites par un épanchement de sang. Les mêmes irrégularités menstruelles peuvent accompagner les deux affections. Le degré de consistance de la tumeur est une mauvaise base pour asseoir le diagnostic et c'est elle qui a toujours été la cause principale d'erreur. Je crois qu'une tumeur fibreuse, située de façon à être prise pour une hématocèle, doit déplacer l'utérus beaucoup plus qu'un épanchement de sang dans les mêmes points, et que ce déplacement restera rarement limité à une simple élévation de la matrice ou à sa déviation latérale ; mais il existera alors aussi une rétroversion ou tout autre changement de position manifeste. Du reste le temps fera disparaître tous les doutes ; la solution du problème n'est pas très-urgente. N'oublions pas que les trois quarts de nos erreurs de diagnostic proviennent d'une décision inutile et trop hâtive.

Outre mes 8 cas, j'ai réuni 103 cas d'hématocèle utérine, dont 20, c'est-à-dire à peu près un cinquième, se sont terminés par la mort. Il n'est pas douteux, je pense, que la mortalité est moins considérable que ne le ferait supposer cette statistique incomplète ; d'une part, en effet, quelques-uns de ces cas ont été rapportés comme des raretés pathologiques, et d'un autre côté, on en a omis qui s'étaient favorablement terminés. Certainement plusieurs ont été méconnus, car la disposition à la résorption spontanée du sang épanché est très-grande, à moins que l'hémorrhagie ne soit énorme. Le désordre menstruel et la douleur abdominale peuvent disparaître sans faire soupçonner qu'ils étaient en connexion avec une hémorrhagie intra-péritonéale et péri-utérine.

Les tableaux suivants jetteront quelque lumière sur plusieurs points de la pathologie et du traitement de l'affection :

Sur 55 cas d'hématocèle utérine traités par l'expectation, 43 guérirent et 12 moururent.

Parmi les premiers :

Le sang fut résorbé dans..		30
— évacué par le rectum dans.		7
— — vagin		4
— — utérus		1
— versé dans le péritoine, dans..		1
		43

Dans les 12 cas mortels la mort eut lieu :

    1 fois par phthisie.
    1   —   phthisie et albuminerie.
    1   —   dysenterie.
    1   —   grande débilité et extension des abcès dans la cuisse.

C'est-à-dire qu'elle ne fut causée qu'indirectement par l'épanchement sanguin.

Dans les 8 autres, la mort eut lieu :

    1 fois par pyohémie après que la tumeur se fut ouverte dans le rectum.
    1   —   hémorrhagie intestinale.
    2   —   hémorrhagie dans la cavité kystique.
    1   —   hémorrhagie vaginale.
    1   —   rupture du kyste dans l'abdomen et péritonite.
    2   —   péritonite sans rupture du kyste, l'inflammation étant aiguë dans un cas et chronique dans l'autre.
    ——
    8

Dans les 48 cas où la chirurgie intervint, il y eut 40 guérisons et 8 morts.

Dans les 40 guérisons, 38 fois la ponction fut faite par le vagin ; dans les deux autres, par l'abdomen.

Dans les 8 cas mortels :

    1 fois la mort eut lieu par péritonite après la ponction de l'abdomen ; dans l'autre cas, la ponction fut faite par le vagin.
    1   —   rupture du kyste après une ponction sèche.
    1   —   une pyohémie dont les symptômes avaient précédé la ponction.
    1   —   pyohémie consécutive à la ponction.
    2   —   hémorrhagie à travers la blessure.
    1   —   hémorrhagie dans le sac après l'oblitération de la ponction.
    1   —   péritonite.
    ——
    8

Nous touchons enfin à l'importante question du traitement de la maladie. Il arrive rarement, mais quelquefois cependant, à n'en pas douter, que le sang est versé en telle abondance qu'il compromet immédiatement la vie des malades. En pareille circonstance, l'application locale du froid, l'emploi des stimulants, l'usage de l'opium administré comme dans les cas de perforation intestinale, à titre de stimulant plutôt que de sédatif sont clairement indiqués[1]. Une fois j'ai observé un cas semblable. Il survint chez une femme de 30 à 40 ans, qui n'avait eu qu'un enfant et qui depuis peu était irrégulièrement menstruée. Le troisième jour d'une menstruation très-abondante, elle tomba soudainement dans un grand état d'épuisement que l'hémorrhagie externe ne suffisait pas à expliquer. Elle s'évanouit, et sa syncope dura longtemps ; le pouls était presque imperceptible ; la peau était aussi froide que dans la période algide du choléra ; je pensai qu'elle allait mourir, quand je la vis cinq heures environ après l'invasion de ces accidents. L'examen vaginal n'éclaira point le cas ; on ne découvrit aucune tumeur dans le pelvis : on craignait que le sac d'une grossesse extra-utérine se fût ouvert dans le péritoine. De la glace fut appliquée sur la vulve et le pubis ; on donna de l'opium et des stimulants et on s'efforça de ramener la chaleur à la peau. Le jour suivant, je revis la malade, après un intervalle de dix-huit heures. Elle était revenue peu à peu à elle ; j'ai appris, car je ne l'ai pas revue depuis, qu'elle a guéri lentement, mais sans présenter à aucun moment des symptômes d'inflammation péritonéale.

De pareils faits sont rares ; habituellement les symptômes ressemblent à ceux de l'inflammation des annexes de l'utérus, et il faut les traiter comme eux par le repos absolu, des cataplasmes, des sédatifs et des mercuriaux à petite dose. Au retour de chaque période menstruelle, il faut redoubler de précautions, parce que l'excitation de la circulation générale et la congestion spéciale des organes sexuels, qui existe alors, peuvent donner lieu à une nouvelle hémorrhagie. J'ai quelquefois appliqué un petit nombre de sangsues dans la région iliaque, lorsque la tension des parois était très-considérable et la sensibilité extrême ; mais je n'ai jamais eu recours à d'abondantes déplétions sanguines pour hâter l'absorption du sang déjà épanché.

M. Aran[2] a adopté un plan de traitement plus actif qui donne, prétend-il, les résultats les plus remarquables. Lorsque l'hémorrhagie est récente, il applique de 20 à 30 sangsues sur la tumeur ab-

---

[1] Dans un livre beaucoup moins connu qu'il ne le mérite, *Medical Problems*, par M. Griffin, de Limerick, il y a un chapitre sur l'usage de l'opium comme stimulant qui devrait être étudié spécialement par tous ceux qui s'occupent d'obstétrique.

(Note de l'Auteur.)

[2] *Op. cit.*, p. 817-822.

dominale, si l'état général de la malade ne s'y oppose pas ; le jour suivant, il fait une nouvelle application de 15 à 20 sur le même endroit; une de 12 à 15, le troisième jour, si les forces de la malade le permettent; rarement il y a lieu de recourir à une quatrième application. La malade est soumise à un régime nourrissant, pendant qu'on pratique ces déplétions sanguines qu'il faut remplacer aussitôt que possible par des vésicatoires et des badigeonnages de teinture d'iode sur l'abdomen. « Grâce à ces moyens, dit M. Aran, qui cite des cas à l'appui, j'ai réduit à 15 jours dans quelques cas, à 20 ou 30 dans les cas les moins favorables, la durée d'une affection que les auteurs prétendent être de plusieurs.mois. »

La pratique d'un homme aussi expérimenté et aussi digne de confiance que M. Aran mérite d'être prise en considération.

Mais que le traitement antiphlogistique soit poussé avec plus ou moins d'activité, la grande question qui se présente, dans le plus grand nombre des cas, est celle de savoir s'il faut ou non avoir recours à l'intervention chirurgicale. Les opinions sur ce point étaient beaucoup plus divergentes autrefois qu'aujourd'hui. Presque tous les écrivains français sont maintenant unanimes à reconnaître la nécessité de l'abstention chirurgicale dans ces collections sanguines. Les cas que j'ai puisés à toutes les sources, en ayant soin de ne pas compter deux fois le même fait, ne permettent pas de résoudre cette question. Je pense toutefois qu'ils tendent à prouver que la ponction est moins dangereuse qu'on ne le suppose, et même qu'elle donne les mêmes résultats que l'expectation[1].

L'hémorrhagie traumatique, si à craindre en pareil cas, est évidemment un fait exceptionnel; d'un autre côté, la pyohémie et la péritonite se montrent aussi dans des cas où la chirurgie n'est pas intervenue. Mais reconnaissons que la ponction ne produit qu'un médiocre soulagement, même dans les cas suivis de guérison, et qu'elle ne prévient point la rupture du sac dans le péritoine. Dans 3 de nos 4 cas, où le kyste fut ponctionné par le vagin, la ponction fut suivie d'une violente inflammation péritonéale; l'ouverture vaginale n'empêcha pas l'établissement d'une voie de communication avec le rectum par où s'écoula une grande quantité de sang. La ponction exploratrice elle-même n'est pas exempte de dangers,

---

[1] Les cas du docteur Duncan montrent l'utilité de la ponction dans ces collections sanguines, soit qu'on accepte, soit qu'on rejette sa manière de voir relativement au siége extra-péritonéal de l'épanchement. (*Note de l'Auteur.*)

comme le montre mon huitième cas, et quelquefois elle ne donne issue à aucun liquide, parce qu'une couche épaisse de fibrine coagulée s'oppose à sa pénétration dans le sac et à la sortie des produits morbides.

Réunissant les résultats de ma propre expérience à ceux obtenus par d'autres chirurgiens, je serais disposé :

A ne pas ponctionner le sac :

1° Lorsque l'hémorrhagie est récente et susceptible, par conséquent, d'être résorbée;

2° Lorsque l'hémorrhagie, quoique ancienne, diminue graduellement et lentement;

3° Lorsque l'augmentation de l'épanchement, au retour de chaque période menstruelle, montre que les causes qui l'ont produite sont encore en activité.

A ponctionner le sac :

1° Lorsqu'un épanchement ancien manifeste peu ou point de tendance à la résorption;

2° Lorsque des frissons et des symptômes hectiques montrent que la suppuration a eu lieu. En pareille occurrence, je ferais la ponction à travers les parois abdominales, si la tumeur n'était pas facilement accessible par le vagin.

NOTE DU TRADUCTEUR

Note sur les diverses espèces d'hématocèles péri-utérines.

C'est à M. Bernutz que l'on doit la monographie la plus complète de cette affection. J'en vais donner le résumé, avec le sommaire des principales observations qui y sont relatées.

Après avoir établi que l'hématocèle n'est pas une maladie, mais seulement une affection symptomatique, M. Bernutz montre les analogies et les différences des organes génitaux dans les deux sexes, en comparant l'hématocèle péri-utérine et l'hématocèle de la tunique vaginale.

Le nom d'*hématocèle* doit être réservé aux tumeurs sanguines qui occupent le péritoine pelvien. Les épanchements sanguins qui se font dans le tissu cellulaire pelvien doivent conserver le nom de *thrombus*. — On n'a jusqu'à présent observé les thrombus que dans l'état puerpéral. Aucune des observations d'hématocèle sous-péritonéale dans l'état de vacuité n'est probante.

— Cette dernière proposition de M. Bernutz, quoique vraie dans la généralité des cas, ne doit pas être prise dans un sens trop absolu. Ainsi, mon ami le docteur Benjamin Ball a observé en 1858, dans le service du docteur Becquerel, un fait qui prouve de la manière la plus évidente que l'épanchement sanguin peut se faire, en dehors de l'état puerpéral, dans le tissu cellulaire du bassin *situé au-dessous du péritoine*. Cette observation, citée par M. Trousseau dans ses *Leçons cliniques*, est assez rare pour que je la reproduise ici *in extenso* :

« Une femme âgée de 44 ans, non mariée, entre le 18 janvier 1858 dans le service de M. le docteur Becquerel. Cette femme est apportée à l'hôpital sur un brancard, dans un état comateux des plus prononcés. J'apprends toutefois que, deux jours auparavant, cette femme ayant éprouvé un refroidissement à l'époque de ses règles, avait été obligée de se mettre au lit. Les accidents s'étant promptement aggravés, on a jugé nécessaire de la transporter à l'hôpital le troisième jour de la maladie. Elle offrait tous les symptômes d'un état des plus graves. La face était pâle, les traits contractés, une transpiration abondante lui coulait sur le front ; les lèvres étaient blanches, les extrémités froides, les pupilles dilatées ; la respiration était stertoreuse, et l'on voyait paraître un peu d'écume sanguinolente à la bouche ; enfin, il existait une insensibilité cutanée presque absolue. Le pouls était filiforme, irrégulier, très-rapide, environ 140 pulsations par minute ; le bruit de la respiration ne permettait pas d'ausculter le cœur. L'application du marteau de Mayor étant restée sans effet, la malade a succombé une heure plus tard. — Autopsie le 20 janvier (quarante-quatre heures après la mort), par un temps froid et sec. — État extérieur du cadavre : pâleur extrême de la face, traits bouffis, lèvres blanches ; un peu d'œdème des paupières, abdomen tuméfié, rigidité cadavérique peu prononcée. A l'ouverture du thorax, il ne s'écoule aucun liquide. Le lobe supérieur du poumon gauche est induré, friable et d'un rouge vineux ; il offre une densité supérieure à celle de l'eau ; des adhérences faciles à déchirer avec le doigt l'unissent au lobe voisin. Le poumon droit, ainsi que le lobe inférieur du poumon gauche, ne présentent rien de particulier. Le cœur est petit, flasque et surchargé de graisse ; le ventricule droit renferme un petit caillot fibrineux, blanc assez résistant ; le ventricule gauche est vide. A l'ouverture de l'abdomen, il ne s'écoule aucun liquide ; on ne constate aucun épanchement sanguin à l'intérieur de la cavité péritonéale : il n'existe point de pseudo-membranes et les anses intestinales ne sont point adhérentes entre elles. Après avoir soulevé et détaché la masse des intestins grêles, on découvre une vaste accumulation sanguine qui proémine sur les côtés de l'utérus ; cet organe, refoulé vers le pubis, a laissé son empreinte sur la masse coagulée ; en le soulevant, on constate que l'épanchement s'est produit dans le tissu cellulaire péri-utérin, au-dessous du péritoine, entre l'utérus et le rectum. La masse coagulée descend jusqu'au voisinage de l'anus, en repoussant en avant et en haut la paroi postérieure du vagin ; la tumeur remplit presque toute l'excavation du petit bassin, dont le tissu cellulaire est détruit ; les ligaments larges renferment également du sang coagulé. Le péritoine qui revêt la face postérieure de la matrice, est décollé en partie par l'infiltration, qui remonte jusqu'à la partie moyenne du corps de l'utérus ; on le voit passer au-dessus de la masse coagulée et se continuer avec le feuillet qui recouvre la face antérieure du rectum. Les trompes utérines sont ensevelies dans la tumeur ; elles *renferment des caillots rouges et mous*. Après en avoir débarrassé leur cavité par le lavage, nous trouvons la *muqueuse rouge, tuméfiée, vascularisée*. L'ovaire gauche, complétement infiltré de sang, se trouve converti en une bouillie noirâtre au sein de laquelle il est impossible de distinguer aucun vestige d'organisation. L'ovaire droit ne présente aucune altération appréciable. La consistance de la masse épanchée est celle de la gelée de groseilles ; sa couleur est d'un rouge noirâtre. Aucune membrane d'enveloppe ne vient enkyster la tumeur ; aucun liquide ne séjourne dans son intérieur. L'utérus, bien que ses dimensions n'aient pas été exactement mesurées, présente un volume ordinaire. Point de caillots sanguins dans la cavité de l'organe, mais la muqueuse qui en revêt la *surface est parsemée d'arborisations vasculaires*. Le museau de tanche est épais ; les lèvres sont fendillées en divers sens ; l'*orifice utérin est entr'ouvert*. Les autres viscères abdominaux sont sains. Les centres nerveux n'ont pas été examinés. »

— Pour qu'un épanchement sanguin intra-pelvien mérite le nom d'hématocèle, il faut que le sang épanché provienne d'un point quelconque des organes génitaux. Les épanchements sanguins intra-pelviens symptomatiques d'une grossesse extra-utérine doivent être séparés des autres hématocèles.

— Parmi les hématocèles rétro-utérines qui ressemblent aux hématocèles de la tunique vaginale chez l'homme, M. Bernutz établit deux espèces :

1° Hématocèle par rupture d'un varicocèle tubo-ovarien ;

2° Hématocèle par exhalation sanguine du péritoine ;

Quant aux hématocèles féminines qui n'ont pas d'analogues dans le sexe masculin, l'auteur les partage en trois espèces :

1° Hématocèle par rupture de la trompe ou de l'ovaire ;

2° Hématocèles consécutives à un vice d'excrétion ;

3° Hématocèles métrorrhagiques par erreur de lieu d'un flux métrorrhagique.

I

Hématocèles symptomatiques d'une rupture de varices utéro-tubaires dans l'état de vacuité.

Deux grossesses antécédentes. — Rupture du plexus veineux pampiniforme droit variqueux. — Mort une demi-heure après, par suite d'une hémorrhagie intra-péritonéale très-considérable. — *Obs.* d'Ollivier d'Angers.

Douleurs hypogastriques mal dessinées, consécutives à un coup. — Grossesse. — Retour, à la suite de l'accouchement, des douleurs sourdes, mais ressenties alors dans la région inguinale. — Après quelque temps de calme, retour des douleurs. — Menstruation excessive après quelques jours de retard dans la manifestation du flux périodique. — Nouveau retard. — Douleur vive après un effort. — Le lendemain, syncope suivie bientôt de tous les symptômes d'une hémorrhagie intra-abdominale. — Mort cinq ou six heures après la syncope. — A l'autopsie, épanchement sanguin provenant de la rupture d'une tumeur sanguine d'ancienne date, occupant l'aileron antérieur du ligament large gauche. — *Obs.* de Leclerc.

Mariage à 18 ans.— De 18 à 21 ans, une fausse couche de deux jumeaux, à six mois de grossesse, et deux accouchements à terme, dont le dernier a été assez long. — A la suite de cette couche, métrorrhagies ; ulcération pour laquelle on cautérise le col de l'utérus pendant près de trois mois. — Persistance, depuis cette couche, de varices considérables des deux jambes et de varices de la grande lèvre droite qui se prolongent dans la paroi vaginale. — Deux années après le dernier accouchement, pendant lesquelles cette femme s'est livrée à un travail très-fatigant, développement, à la suite d'une longue promenade dans une voiture mal suspendue, d'une hématocèle qui se produit en dehors d'une époque menstruelle et sans être accompagnée de métrorrhagie. — Guérison. — *Obs.* de M. Durante.

On peut consulter sur cette question :

M. Richet, *Traité d'anatomie chirurgicale*, p. 735, 1re édit. Paris, 1857 ;

M. Devalz, thèse inaugurale, Paris, 1858 : *Du varicocèle ovarien et de son influence sur le développement de l'hématocèle rétro-utérine.*

II

Hématocèles symptomatiques d'une exhalation sanguine du péritoine pelvien.
Cette espèce est loin d'être démontrée.

III

Hématocèles symptomatiques de rupture de l'ovaire et de la trompe.

1re variété : *Hématocèle par rupture de l'ovaire.* — On ne doit pas considérer comme stigmate d'une rupture pathologique de l'ovaire la cicatricule résultant du travail ovulaire.

Épanchement de sang intra-pelvien provenant d'une espèce d'anévrysme ou de varicocèle de l'ovaire. — *Obs.* de Pelletan rapportée par M. Bernutz, *loc. cit.*, t. I, p. 389.

Mort subite par insolation, survenue chez une femme pendant la période menstruelle, mais dont le flux ne s'était pas encore produit au dehors. — Congestion intense de tous les organes génitaux. — Tuméfaction de l'utérus et dilatation de sa cavité qui contenait une certaine quantité de sang. — Adhérence de la trompe droite à l'ovaire correspondant. Défaut de rapport de la trompe gauche et de l'ovaire correspondant qui présente une déchirure pathologique — Présence de 2 onces de sang dans le bassin. — *Journal de Hufeland*, novembre 1819.

Anémie antécédente. — Depuis trois mois, menstruation tous les quinze à vingt jours sans cause appréciable. — Début subit d'une péritonite excessivement grave, accompagnée des symptômes habituels d'une hémorrhagie interne. — Absence de métrorrhagie concomitante à cette péritonite. — Mort trente heures environ après le début des accidents. — Hémorrhagie intra-abdominale très-abondante. — Rupture de l'ovaire droit, énormément augmenté de volume et dont le tissu parenchymateux ressemblait parfaitement à celui de la rate d'un individu mort du scorbut. — *Obs.* de M. Drecq.

Pelvi-péritonite antécédente symptomatique d'une ovarite. — Métrorrhagies. — Cautérisations. — Une quinzaine de jours après la dernière de ces cautérisations, début d'une péritonite qui bientôt se généralise. — A l'autopsie, épanchement sanguin intra-abdominal. — Adhérences anciennes du péritoine pelvien. — Ovaires infiltrés de pus. — Au centre de l'ovaire droit, complétement ramolli, foyer hémorrhagique qui arrive par une de ses extrémités à la surface de l'organe qui, en ce point, présente une déchirure. — *Obs.* de M. Luton.

Suppression brusque des règles à la suite d'une émotion morale. — Depuis cette époque, menstruations plus fréquentes. — Quatre mois après la suppression des règles, manifestation d'une péritonite généralisée, sans flux métrorrhagique. — Mort le troisième jour. — Épanchement sanguin intra abdominal provenant de la rupture de l'ovaire qui présente des caillots anciens et des caillots récents semblables à ceux qu'on trouve dans un anévrysme. — *Obs.* de A. Puech.

Dans les hématocèles par rupture de l'ovaire, on trouve réunis les symptômes d'une hémorrhagie interne et ceux d'une péritonite.

2ᵉ variété : *Hématocèle par rupture pathologique de la trompe.* — Elle est très-rare lorsqu'on n'y fait pas rentrer les faits de rupture de l'oviducte symptomatique de grossesse tubaire.

Flueurs blanches, coliques utérines, métrorrhagies antécédentes. — Sans cause appréciable, apparition, quelques jours après une perte assez abondante, des symptômes habituels des hémorrhagies intra-abdominales. — Mort vingt heures après le début des accidents. — Épanchement sanguin intra-pelvien considérable. — Augmentation de volume de la trompe droite qui, dans toute son étendue offre le volume d'un doigt médius assez fort. — Hypertrophie considérable de ses parois. — Caillot sanguin limité à une partie de la trompe, qui en ce point est ramollie et offre là une déchirure transversale déchiquetée, frangée, de 0ᵐ,015 sur 0ᵐ,001, située à 1 centimètre de l'extrémité terminale du pavillon. — *Obs.* de M. Pauli.

IV

Hématocèles symptomatiques d'un trouble de l'excrétion cataméniale.
Hématocèles symptomatiques d'une hypersécrétion sanguine des organes génitaux
(hématocèles métrorrhagiques).

Cette espèce d'hématocèle ne mérite pas plus que les autres le nom de maladie. — Elle peut être symptomatique d'une foule d'états morbides fort divers.

Ce qui importe surtout dans cette espèce, c'est la détermination de la maladie dont l'épanchement sanguin est une manifestation symptomatique.

Les hématocèles de cette espèce se divisent en quatre variétés.

1re variété : *Hématocèles symptomatiques d'une pyrexie.*

Rougeole. — Écoulement sanguin par la vulve. — Péritonite très-intense. — Mort. — Épanchement de 500 grammes de sang dans le bassin, communiquant par l'orifice abdominal de la trompe gauche avec un épanchement sanguin intra-tubaire de 60 grammes environ. — *Obs.* de M. de Scanzoni.

Avortement à six mois de grossesse. — Métrorrhagie considérable. — Purpura. — Douleur abdominale très-violente. — Vomissements incoercibles. — Mort cinq jours après la fausse couche. — Ecchymoses sous-cutanées, sous-muqueuses et sous-séreuses. — Épanchement sanguin intra-abdominal très-considérable. — Caillot sanguin solide faisant saillie hors de l'extrémité évasée de chacune des trompes distendues par du sang. — Caillot sanguin contenu dans la cavité utérine. — *Obs.* de William Barlow.

2e variété : *Hématocèles symptomatiques de l'état puerpéral.*

Accouchement prématuré. — Deux jours après la fausse couche, effort. — Six semaines après celle-ci, augmentation considérable de l'écoulement sanguin qui n'avait pas cessé d'exister depuis l'accouchement. — Tumeur sanguine rétro-utérine. — Ponction. — Guérison. — *Obs.* de M. West.

3e variété : *Hématocèles symptomatiques d'une affection d'un des organes génitaux.*

Avortement à deux mois de grossesse. — Huit jours après l'avortement, début des douleurs abdominales. — Un mois après, exacerbation des accidents, qui persiste jusqu'au moment de l'entrée de la malade, où l'on constate cinq semaines après la fausse couche l'existence d'une tumeur sanguine située dans le cul-de-sac utéro-rectal. — Incision de la tumeur par le vagin. — Guérison. — *Obs.* de M. Viguès rapportée par M. Bernutz, *loc. cit.*, t. I, p. 464.

Accouchement modérément laborieux. — Depuis cette époque, ménorrhagies telles que la malade reste à peine huit jours sans écoulement sanguin. — Douleurs pelviennes. — Le quatorzième jour d'une de ces ménorrhagies, cessation de l'écoulement, douleurs abdominales très-vives qui forcent la malade à garder le lit jusqu'à son entrée à l'hôpital qui a lieu un mois après le début de la ménorrhagie. Douze jours après le début des douleurs péritonéales, constatation d'une hématocèle considérable. — Ponction. — Trois semaines après celle-ci, évacuation sanguine très-abondante par le vagin. — Ultérieurement, nouvelles évacuations sanguine et purulente. — Guérison de l'hématocèle, mais persistance des ménorrhagies. — *Obs.* de M. Voisin.

4e variété : *Hématocèles symptomatiques d'états cachectiques.*

Excellente santé jusqu'à l'arrivée à Paris où une vie sédentaire, un travail à l'aiguille succèdent à la vie des champs et à un régime substantiel. — Deux mois après ce changement d'habitation et de vie, diminution de l'écoulement menstruel pendant deux mois. — Au troisième mois, ménorrhagie très-abondante. — Signes d'anémie très-caractérisés qui persistent très-marqués lorsque, six mois et demi après la ménorrhagie, se manifestent pendant deux jours les signes d'une ménorrhagie interne. — Au bout de deux jours de douleurs, apparition d'un flux sanguin extérieur très-abondant. — Soulagement momentané. — Le quatrième jour de celui-ci, début de l'hématocèle. Entrée de cette malade à l'hôpital, quinze jours après l'écoulement sanguin. Trois semaines après l'entrée à l'hôpital, expulsion sanguine par le rectum. — Guérison. — *Obs.* de M. Heurtaux. (Voy. Bernutz, *loc. cit.*, t. I, p. 475.)

Affection pelvienne antécédente survenue huit jours après le mariage. — Cinq ans après, métrorrhagie. — A la fin de l'époque menstruelle suivante, après une émotion morale, hématocèle. — Guérison par résolution lente. — *Obs.* de M. Viguès. (Voy. Bernutz, *loc cit.*, t. I, p. 488.)

« L'ensemble symptomatique, dit M. Bernutz, particulier aux hématocèles métrorrhagiques et spécialement celui qui est propre à la quatrième variété, est caractérisé : par l'existence d'un flux sanguin extérieur au moment où l'hématocèle se produit ; par le peu de gravité de la péritonite que détermine la migration intra-abdominale du sang, qui est telle parfois que M. Trousseau a pu mettre en doute son existence ; par l'aspect cachectique, anémique des malades ; par le retour excessivement fréquent, au bout de quelques jours ou de quelques heures après le début de l'hématocèle, d'une métrorrhagie qui, presque intarissable, persiste tant que l'épanchement sanguin ne commence pas à se résorber ; caractérisé enfin par le défaut ou le peu d'intensité, dans la généralité des cas, d'exacerbations mensuellement périodiques correspondantes aux époques menstruelles suivantes, qui existent au contraire si marquées dans les rétentions menstruelles. » (*Loc. cit.*, t. I, p. 496.)

Des hémorrhagies intra-pelviennes dans les grossesses extra-utérines.

1re espèce : *Hémorrhagies intra-pelviennes par rupture veineuse.*

État de santé mauvais. — Métrorrhagie pendant six semaines, puis tout à coup douleurs de ventre, syncope, symptômes d'hémorrhagie interne. — Mort sept heures après le début des accidents. — A l'autopsie, énorme caillot remplissant le petit bassin. — Légère dilatation de l'utérus. — Grossesse tubaire. — Rupture des veines ovariennes. — *Obs.* d'Ollivier d'Angers.

2e espèce : *Hémorrhagies par lésions des ovaires.*

Hématocèle intra et extra-péritonéale. — Grossesse extra-utérine. — Oblitération des deux trompes de Fallope. — Métrorrhagie. — Mort avec les signes d'une péritonite suraiguë. — Autopsie. — *Obs.* de M. Fleuriot.

3e espèce : *Hémorrhagies intra-pelviennes par perforation de la trompe, sans rupture du kyste fœtal.*

Grossesse de six semaines. — Chute sur les genoux. — Six heures après, douleurs vives dans le bas-ventre du côté gauche, pendant vingt-huit heures. — Métrorrhagie. — Puis ventre gros, tendu ; nausées, sueurs froides, pâleur extrême, lipothymies, dyspnée, intelligence parfaite. — Mort le troisième jour. — Sang épanché dans l'hypogastre. — Rupture de la trompe, siége d'une grossesse tubaire. — *Obs.* de Littré.

Grossesse supposée de deux mois environ. — Métrorrhagie peu abondante, mais persistante. — Huit jours après, diarrhée, vomissements. — Douleurs dans le bas-ventre et les cuisses, refroidissement, faiblesse extrême ; expulsion d'un corps assez volumineux en allant à la selle ; refroidissement, lipothymies. — Mort. — Épanchement sanguin dans tout l'hypogastre. — Déchirure de la trompe gauche qui contenait un fœtus avec son placenta ; second placenta contenu dans l'utérus et dont le cordon était rompu. — *Obs.* de Duverney.

Grossesse de trois mois. — Douleur vive dans l'abdomen, particulièrement dans la région ombilicale ; pâleur et lividité du visage ; pouls petit et fréquent. — Mort en pleine connaissance le même jour. — Rupture de la trompe, siége d'une grossesse intra-utérine. — *Obs.* d'Albers de Bresme. (Voy. Bernutz, t. I, p. 529.)

4ᵉ espèce : *Hémorrhagies intra-pelviennes par rupture du kyste fœtal.*

La rupture du kyste fœtal est rare dans les grossesses tubo-abdominales et dans les grossesses tubo-ovariques.

Grossesse extra-utérine de six mois. — Métrorrhagie et douleurs abdominales pendant tout le temps de la grossesse. — Douleurs abdominales vives ; développement de l'abdomen ; légère métrorrhagie ; pâleur extrême, refroidissement, syncope et mort. — A l'autopsie, épanchement sanguin intra-péritonéal ; kyste fœtal tubo-abdominal, dont la déchirure a livré passage à l'enfant. — *Obs.* de madame Lachapelle.

Sixième grossesse. — Coups sur l'abdomen ; syncope, accidents inflammatoires. — Métrorrhagie. — Mort. — Épanchement de sang trouvé dans l'abdomen ; fœtus trouvé au milieu des caillots ; kyste fœtal tubo-ovarique rompu. — *Obs.* de M. Moreau. (Voy. Bernutz, t. I, p. 594.)

Quatrième grossesse. — Langueur générale, faiblesse, douleur hypogastrique droite. — Au troisième mois, douleur intolérable, vomissement, lipothymies effrayantes.—Mort. — Fœtus trouvé dans l'abdomen, tenant encore par le cordon à l'ovaire droit déchiré.— *Obs.* du profess. Ucelli. (Voy. Bernutz, t. I, p. 535.)

Une femme de 20 ans, reçue à l'hôpital de Guy, à Londres, présentait des symptômes qu'on ne savait à quoi rapporter, quoiqu'on vît bien qu'ils ne dépendaient de la désorganisation d'aucun viscère de la poitrine ou de l'abdomen, Sa maladie datait de six mois, elle avait pris depuis trois semaines un caractère plus violent. Le symptôme le plus constant était une évacuation fréquente d'une substance coagulée brune. Il y avait aussi de la dyspnée et assez souvent une vive sensibilité de l'abdomen. La malade mourut dix-sept jours après son entrée à l'hôpital. A l'autopsie, on trouva dans l'abdomen de nombreuses adhérences qu'on reconnaissait pour être plus ou moins anciennes les unes que les autres. Dans le côté gauche de la région inférieure de cette cavité, les adhérences étaient si nombreuses et si étendues qu'elles circonscrivaient une cavité complète entre la courbure iliaque du côlon, le rectum, la vessie et les parois antérieure et latérale de l'abdomen, cavité dans laquelle se trouvait un fœtus bien conformé, d'environ trois mois, avec son placenta. Cette cavité communiquait par deux ouvertures avec le rectum et la courbure iliaque du côlon. L'utérus était sain et sans vestige d'épichorion : l'une des trompes formait un sac à parois minces, déchirées et affaissées sur elles-mêmes, traces évidentes du séjour dans lequel s'était antérieurement développé le fœtus. — *Obs.* de Bright. (Voy. Bernutz, *loc. cit.*, p. 537.)

Périmétrite ancienne. — Grossesse tubaire. — Excès vénériens. — Hémorrhagie intrapéritonéale. — Mort après quarante-huit heures. — *Obs.* de Siredey, thèse inaugurale, 1860, Paris, p. 98.

Grossesse au troisième mois, chute dans un escalier. — Vives douleurs. — Le soir, syncope, refroidissement. — Mort. — Grossesse tubo-interstitielle. — Épanchement de sang dans la cavité abdominale, fœtus trouvé au milieu de caillots. — *Obs.* d'Albers de Bresme.

Dans cette quatrième espèce, presque constamment les grossesses anormales étaient soupçonnées par les malades et présentaient des phénomènes anormaux, surtout des métrorrhagies.

5ᵉ espèce : *Hémorrhagie à l'intérieur du kyste fœtal.*

Grossesse extra-utérine. — Métrorrhagies multiples. — Tumeur rétro-utérine.—Ponction de la tumeur, injection. — Péritonite. — Mort. — Autopsie. — *Obs.* de M. Gallard. (Voy. Bernutz, p. 547.)

Grossesse extra-utérine de dix semaines environ. — Symptômes de péritonite aiguë. — Tumeur dans la fosse iliaque droite. — Sang épanché dans le péritoine. — Tumeur siégeant à la région ovarique droite, formée par le placenta et des caillots stratifiés, rompue en un point et repoussant une poche constituée par l'amnios et contenant un fœtus de dix semaines. — *Obs.* de M. Pize. (Voy. Bernutz, t. I, p. 554.)

Grossesse tubo-abdominale. — Métrorrhagie. — Hémorrhagies successives dans le kyste fœtal. — Péritonite. — Rupture probable du kyste et hémorrhagie mortelle. — *Obs.* de M. Gaube. (Bernutz, t. I, p 556.)

Diagnostic. — Les signes suivants permettent par leur réunion de soupçonner l'existence des grossesses extra-utérines : 1° signes rationnels de la grossesse et surtout suppression des règles ; 2° métrorrhagies ordinairement de longue durée ; 5° augmentation de volume de l'utérus ; 4° présence d'une tumeur utérine.

Il existe toujours une *douleur* horrible, sans caractère spécial, qui précède quelquefois d'une ou de plusieurs heures la rupture du kyste fœtal, mais qui, le plus souvent, semble indiquer le moment où s'opère la solution de continuité. Elle s'accompagne alors d'un accident qui paraît constant, quel que soit le siége de la rupture, ovaire, trompe ou kyste fœtal. Cet accident, c'est la *syncope.* Cette syncope est quelquefois unique, mais le plus souvent elle est répétée, effrayante, souvent très-prolongée, entremêlée de défaillances, de lipothymies, etc. On ne l'observe pas dans les hémorrhagies intra-kystiques.

Quand la prolongation de la vie à la suite de la rupture permet aux phénomènes inflammatoires péritonitiques de se produire, il se forme autour du sang et du fœtus lui-même une tumeur qui, par son siége, sa configuration et ses caractères physiques, ressemble à celle qui résulte de l'hématocèle ordinaire. Pour poser le diagnostic, il faut donc surtout tenir compte des antécédents et de la marche de la maladie.

— La mort paraît être la terminaison constante dans ces sortes d'hémorrhagies.

Principaux ouvrages à consulter :

Albert Puech, *De l'hématurie péri-utérine et de ses sources,* Montpellier, 1858.
Aran, *Leçons sur les tumeurs sanguines péri-utérines,* loc. cit., p. 751.
Voisin, *De l'hématocèle rétro-utérine,* thèse de Paris, 1858.
Trousseau, *De l'hématocèle pelvienne,* — *Clinique médicale de l'Hôtel-Dieu,* 2ᵉ éd., t. III, p. 591. Paris, 1865.

(Note du Trad.)

LEÇON XXIV

MALADIES DES PARTIES EN CONNEXION AVEC L'UTÉRUS. — RÉSULTATS
DE L'INFLAMMATION ET DES PROCESSUS ANALOGUES

Inflammation des annexes de l'utérus: — Des ovaires. — Inflammation des ovaires ;
état imparfait de nos connaissances. — Anatomie pathologique : l'inflammation de leur
surface péritonéale est fréquente ; celle de leur substance propre est rare. — Changements produits par l'inflammation dans les vésicules de Graaf ; suppuration et abcès
des ovaires. — Symptômes de l'inflammation ovarique ; de la forme aiguë des abcès de
l'ovaire. — Observations. — Inflammation chronique de l'ovaire : sa fréquence a été
exagérée ; caractère névralgique des phénomènes qu'on lui attribue. — Ovarite subaiguë ; ses rapports avec ce qu'on appelle le déplacement de l'ovaire. — Note sur une
hernie de l'ovaire et sur les kystes séreux de l'utérus.

Fréquemment, dans le cours de ces leçons, je me suis plaint de
l'état imparfait et incomplet de nos connaissances. Je me suis souvent contenté d'hypothèses et de fragments d'informations, quand
il aurait fallu des propositions et des règles positives.

Je crains bien qu'il en soit de même dans la leçon actuelle, si je
veux rester dans la limite des choses acquises à la science, et ne pas
prendre un ton affirmatif dans des questions qui ne sont pas encore
résolues. Quelques faits pourtant sont bien connus et universellement admis, entre autres la fréquence de l'inflammation aiguë de
l'ovaire, comme complication de la péritonite puerpérale et sa rareté dans d'autres circonstances. Mais la fréquence, les symptômes
et l'importance des formes chroniques de l'inflammation ovarique
sont encore l'objet d'opinions contradictoires, et nous manquons
de documents pour élucider les questions qui se rattachent à ce
sujet.

La difficulté ne provient pas de la rareté des lésions morbides
qu'on découvre dans les ovaires, mais plutôt de l'incertitude qui
règne relativement à leur nature et à leur importance. Dans 21 cas
sur 66, où j'ai examiné chez l'adulte l'utérus et ses annexes, les

ovaires eux-mêmes ou les parties adjacentes présentaient des modifications produites, sans aucun doute, par un travail inflammatoire. Dix fois, dans ces 21 cas, l'inflammation se révélait par des traces d'ancienne péritonite, siégeant sur les annexes ; dans 5 cas, on ne constatait point de lésion plus récente. L'étendue de cette péritonite était très-variable. Dans quelques cas, elle était limitée à un côté et ne consistait qu'en quelques fausses membranes peu épaisses, disséminées sur la surface de l'un ou l'autre ovaire, ou en longues adhésions filamenteuses entre les ovaires et les trompes. D'autres fois, une fausse membrane enveloppait complétement les ovaires, tapissait les ligaments larges, raccourcissait par ses rétractions les ligaments de l'ovaire qui se trouvait ainsi appliqué sur les côtés de l'utérus et adhérait solidement aux trompes de Fallope. Parfois les ovaires n'étaient pas seulement rapprochés de l'utérus, mais leur position était modifiée d'une autre façon ; ils se trouvaient fixés à sa partie postérieure, ainsi qu'on le constata à l'autopsie suivante d'une femme morte, à l'âge de 37 ans, d'une bronchite chronique avec emphysème, et dont les quatre couches, au dire de son mari, avaient été parfaitement normales. Les annexes de l'utérus, des deux côtés, étaient fixées derrière la matrice par des adhérences solides et anciennes dont le tissu cellulaire contenait une grande quantité de granulations graisseuses. Les tubes de Fallope, des deux côtés, étaient enroulés sur eux-mêmes, gros comme le petit doigt et dilatés par la présence, dans leur intérieur, d'une sécrétion rouge et épaisse, semblable à un mélange de sang et de mucus. Chacun d'eux adhérait solidement à l'ovaire correspondant, de telle sorte qu'il était impossible d'en faire la dissection. Ils ne dépassaient pas la ligne médiane et étaient appliqués sur les deux côtés de l'utérus. Leur cavité était divisée par un grand nombre de petits sacs communiquant librement entre eux, comme on l'observe sur une section du *fucus marinus*. Le droit, qui était le plus dilaté des deux, mesurait, dans sa plus grande largeur, à un pouce de l'utérus, un pouce et une ligne de circonférence. Cette dilatation persistait, mais en diminuant un peu, jusqu'à un quart de pouce de l'utérus où elle cessait ; le reste du tube était perméable, bien que son calibre fût le même qu'à l'état normal. Les parois des tubes étaient denses et leur structure musculaire très-évidente. La membrane qui les tapissait était résistante et se détachait facilement des tissus sous-jacents ; sa surface était unie.

L'ovaire gauche, très-atrophié, se distinguait à peine au milieu du tissu cellulaire et graisseux qui abondait sur les côtés de l'utérus et dans l'épaisseur du ligament large. L'ovaire droit était plus volumineux qu'à l'état normal ; mais il était difficile de reconnaître sa substance propre dans la tumeur qu'il formait. Son volume, qui égalait celui d'une noix recouverte de sa coque, était dû principalement à un kyste dont la membrane interne était unie, et la cavité, remplie d'un sang épais, grumeux et de quelques vieux caillots faciles à détacher.

Dans d'autres cas, j'ai trouvé des lésions moins prononcées sur les annexes de l'utérus ; j'ai vu des ovaires atrophiés par la compression qu'exerçait sur eux la fausse membrane qui les recouvrait, circonstance à laquelle il faut, sans doute, attribuer la stérilité qui est souvent consécutive à une attaque de péritonite, et la suppression des menstrues qui quelquefois, mais moins souvent, succède à la même cause.

Mais les altérations de la substance propre des ovaires, et spécialement des vésicules de Graaf, sont plus importantes que les modifications produites à leur surface par l'inflammation. Leur substance propre, sauf dans l'état puerpéral, présente rarement des lésions de nature manifestement inflammatoire. Le ramollissement de leur tissu, avec infiltration purulente assez abondante et assez soudaine pour produire la rupture de l'organe, leur gangrène, observée chez des femmes mortes d'une fièvre puerpérale épidémique, constituent des lésions qu'à ma connaissance on ne rencontre point dans l'état de vacuité. Les affections du tissu propre de l'ovaire, en dehors de l'état puerpéral, sont toujours secondaires et subordonnées à celles des vésicules de Graaf. Ainsi, lorsque les fonctions des ovaires sont abolies et que les ovules ne sont plus produits, ou n'arrivent plus à maturation, on trouve la substance de ces organes ratatinée, dense et entrecoupée de lignes blanchâtres d'un tissu cellulo-fibreux. Par contre, lorsque les vésicules de Graaf sont congestionnées ou enflammées, le tissu ovarique devient turgide, hypérémié et infiltré. On trouve alors que l'ovaire en totalité a augmenté de volume. Ma propre expérience, sur ce point, confirme celle de Kiwish, qui dit que très-rarement, en dehors de l'état puerpéral, le volume de l'organe enflammé dépasse du double celui de l'organe sain [1].

[1] *Op. cit.*, vol. II, seconde édit., p. 47.

C'est, comme on pouvait du reste s'y attendre, dans les vésicules de Graaf qu'on trouve les lésions inflammatoires les plus importantes. Cette inflammation est probablement, dans beaucoup de cas, l'origine de l'hydropisie des ovaires. Chez les femmes, qui meurent pendant ou peu de temps après la menstruation, vous savez qu'on constate ordinairement un état de turgescence de l'un ou l'autre ovaire, avec proéminence de quelque vésicule de Graaf, injection de sa membrane interne et présence d'un caillot volumineux dans sa cavité d'où vient de sortir un ovule. Un pareil état des ovaires est physiologique et disparaît avec la congestion périodique qui la produit; le caillot se résorbe graduellement, et la vésicule rétractée disparaît par degrés. Mais on rencontre quelquefois pareilles altérations en dehors de la période menstruelle et dans des circonstances qui semblent leur assigner pour cause un travail inflammatoire. Ainsi, chez une prostituée, âgée de 20 ans, qui souffrait d'une gonorrhée intense, lorsqu'elle mourut de pleuro-pneumonie, toute la cavité utérine était tapissée d'une abondante sécrétion puriforme, et la surface sous-jacente était d'un rouge éclatant comme du velours rouge. Cet état congestif cessait brusquement à l'orifice interne du col utérin, mais se continuait dans toute l'étendue des trompes de Fallope. Elles étaient perméables à leur extrémité utérine, oblitérées à leur extrémité frangée, et remplies d'un pus épais qui avait dilaté les franges en petites ampoules; leur membrane interne était tomenteuse et d'un rouge vif. Les ovaires avaient augmenté de volume; ils étaient hypérémiés. Les vésicules de Graaf étaient nombreuses et turgides; leur membrane présentait une injection de petits vaisseaux aussi belle que si elle avait été faite avec du vermillon.

Je ne sais pas ce que serait devenue cette maladie utérine, si une pneumonie n'avait pas fait périr la malade. Probablement le contenu des vésicules aurait été modifié et se serait converti en pus. Tel était du reste le contenu des vésicules de Graaf dans l'ovaire droit d'une jeune fille qui mourut d'une péritonite suraiguë; on y trouva un kyste purulent du volume d'une orange; d'autres vésicules contenaient aussi quelques gouttes de pus; mais le tissu intermédiaire n'en était pas infiltré, et l'autre ovaire était entièrement sain.

Dans ce cas, le kyste volumineux existait sans doute depuis longtemps, quand la malade a succombé, et l'inflammation, qui s'en était emparée, avait été probablement le point de départ de cette affection mortelle. Comme nous aurons l'occasion de le voir plus tard, l'inflammation et la suppuration d'un kyste ovarique ne sont pas rares, et ces phénomènes surviennent quelquefois sans donner lieu à des symptômes aussi graves qu'on pourrait le croire. De pareils cas sont très-distincts de ceux d'un abcès ovarique primitif, qui présente, je crois, beaucoup plus de gravité. La plupart du temps, ces abcès se développent avec lenteur, et les troubles constitutionnels qui en sont la conséquence sont plus sérieux que quand il s'agit de kystes ovariques ordinaires ; avec le temps, cependant, ils finissent par rester stationnaires pendant des années. Ainsi, chez une malade qui mourut douze ans après la première attaque inflammatoire des annexes de l'utérus et quatre ans après la seconde, on trouva l'ovaire droit rempli de nombreux dépôts d'une matière jaunâtre, semblable à du fromage mou et provenant, sans doute, des modifications qui s'étaient opérées dans le contenu des vésicules de Graaf; l'ovaire gauche, auquel adhérait la trompe correspondante, consistait en un abcès du volume d'une orange, rempli de pus. La cavité de cet abcès était sinueuse, comme si plusieurs collections de pus s'étaient réunies par rupture de leurs cloisons; à sa partie inférieure, il y avait une masse de matière crétacée, grosse comme une châtaigne.

On rencontre, en outre, assez souvent des lésions des vésicules de Graaf, qui résultent, selon toute probabilité, d'une inflammation chronique ou d'une inflammation disparue. Telle est la perte de transparence de la paroi des vésicules, et spécialement leur entière transformation en corpuscules fermes, blanchâtres ou d'un blanc jaunâtre, du volume d'un petit pois et d'une texture friable et homogène. Dans quelques cas, le stroma des ovaires paraît intact autour de ces corpuscules, mais quelquefois on y trouve une sorte de matière jaunâtre, analogue à de la fibrine, et qui est infiltrée dans le centre de l'organe, ou disposée par stries dans son épaisseur. Cet état coïncide toujours avec un épaississement considérable de la capsule ovarique et avec une couleur blanche et opaque de sa surface. Les ovaires sont généralement alors petits et ratatinés; ils ne contiennent que quelques vésicules, et parfois que celles qui ont subi les altérations ci-dessus indiquées. Mais ce n'est pas là, comme on pourrait le supposer, le simple résultat d'une atrophie occasionnée par l'âge et par la cessation des fonctions sexuelles, car j'ai rencontré cette lésion dans le corps d'une femme qui mourut à l'âge de 25 ans, et dans les ovaires de laquelle il y avait, non-seulement des vésicules de Graaf saines, mais aussi un gros caillot menstruel et autres indices d'une menstruation récente.

L'*inflammation aiguë* de la substance des ovaires, en dehors de l'état puerpéral, est si rare que je n'en ai soigné aucune, et je n'en ai observé qu'un seul cas, que j'ai déjà mentionné, comme un exemple de la suppuration des follicules de Graaf; la mort survint par le fait d'une péritonite généralisée.

L'histoire de la malade ne faisait point découvrir la cause de son affection; c'était une jeune femme, non mariée, âgée de 18 ans, vivant dans de bonnes conditions de domesticité et n'ayant jamais eu aucun désordre cataménial, ni aucune affection utérine. Sa maladie était survenue spontanément, quatre ou cinq jours avant son entrée à l'hôpital, dans l'intervalle des règles, avec douleur dans le dos et dans l'abdomen, fièvre, langueur, accidents qu'on n'avait jusqu'alors combattus par aucun traitement. Les symptômes étaient ceux d'une péritonite généralisée : peau sèche, pouls petit et à 120, soif vive, nausées continuelles, céphalalgie vive, abdomen tendu et sensible, douleur abdomino-dorsale intense. L'état des forces ne permettait pas de recourir à un traitement actif; le jour suivant, le pouls s'était élevé à 160; les nausées étaient continuelles; il y avait des vomissements d'une matière d'un gris noirâtre; l'abdomen était plus tendu, sa sensibilité était diminuée; mais la douleur revenait sous forme de paroxysmes, dans l'intervalle desquels la malade se trouvait bien. Au bout de 18 heures, elle mourut, 14 heures après son entrée à l'hôpital.

Il existait une péritonite généralisée. La cavité abdominale contenait deux pintes d'un liquide purulent; l'inflammation s'était étendue à la plèvre diaphragmatique. L'utérus et l'ovaire gauche étaient parfaitement sains; sur l'ovaire droit, il y avait un kyste rempli de pus qui s'élevait à la hauteur du détroit supérieur; le pus recouvrait la surface externe de l'ovaire et remplissait les vésicules de Graaf.

Une marche aussi rapide et cette terminaison fatale sont très-rares. l'inflammation, qui commence dans les annexes de l'un ou l'autre côté, ne se propage, en général, que dans le péritoine qui tapisse les parties voisines de l'utérus; et même, lorsque la substance de l'ovaire est affectée et que l'inflammation aboutit à la suppuration, la malade n'éprouve que des troubles à processus lent, car l'abcès peut acquérir un volume considérable et persister dans cet état pendant des années. C'est à cette conclusion que la pratique a conduit

Kiwisch[1], dont mon expérience plus limitée me fait partager les opinions. Il a remarqué la tendance des symptômes à rester stationnaires ; si bien que la malade ne souffre quelquefois que de la gêne mécanique causée par la tumeur. Mais, d'autres fois, les accidents ne présentent pas un arrêt aussi parfait ; la malade continue à maigrir ; elle a de temps en temps des attaques d'une fièvre qui finit par prendre le caractère hectique, et qui indique qu'une décomposition s'effectue dans le contenu de l'abcès ; la mort survient, soit avant, soit seulement après l'évacuation du foyer morbide. J'ai observé toutes ces circonstances dans des cas de kyste ovarique dont l'inflammation avait converti le contenu en pus ; mais je n'ai vu qu'un cas où il y avait quelque raison de croire que la tumeur était constituée, dès le début, par un abcès et ne provenait pas de l'inflammation des parois d'un kyste hydropique de l'ovaire. L'affection commença, chez cette malade, par la suppression des règles, cinq mois après son mariage ; elle avait alors 26 ans. La suppression des règles fut suivie de douleurs dans le côté droit de l'abdomen, au voisinage de la crête iliaque, douleurs s'irradiant dans le côté opposé, aggravées par les mouvements et forçant, par leur intensité et par les désordres constitutionnels qui les accompagnaient, la malade à garder presque constamment le lit pendant les six mois qui précédèrent son entrée à l'hôpital. Peu de temps après le début de sa maladie, il survint, dans la région iliaque, une tumeur que le médecin déclara être un abcès. Un mois après l'apparition de cette tumeur, un écoulement de pus se fit par l'urèthre et se reproduisit à des intervalles divers durant quelques semaines, sans produire aucun changement marqué dans la tumeur. Cet écoulement cessa pendant quelque temps ; mais, au bout de trois mois, il revint et continua jusqu'au moment où la malade se confia à mes soins. La tumeur n'en avait pas moins augmenté lentement de volume.

A son entrée, cette femme semblait très-malade ; sa figure était anxieuse, son pouls avait de la fréquence, sa langue, rouge à la pointe et sur les bords, était recouverte d'aphthes confluents. L'ab-

---

[1] Kiwisch, *op. cit.*, vol. II, p. 67, dit avoir vu un abcès de l'ovaire qui contenait 16 pintes de pus. J'ai vu retirer d'un kyste ovarique 3,5 pintes de pus de bonne nature, mais c'était dans un cas d'hydropisie de l'ovaire ; l'inflammation s'était emparée du kyste ; c'est un accident dont je parlerai dans une des leçons suivantes.

(Note de l'Auteur.)

domen mesurait 28 pouces de circonférence à l'ombilic; son volume était dû à l'existence, sur la ligne médiane, d'une tumeur pyriforme qui occupait l'hypogastre, l'ombilic, la partie inférieure de l'épigastre et s'étendait latéralement presqu'aux lombes et à la partie inférieure des hypochondres. La tumeur donnait une sensation distincte de fluctuation; elle était très-sensible à la pression, spécialement dans la région hypogastrique. L'utérus était abaissé et porté en avant; il ne paraissait ni altéré, ni dilaté, ni immobilisé dans le bassin. Les parois vaginales n'étaient pas épaissies. Les mouvements de l'organe étaient pourtant contrariés par une tumeur qui, sans plonger profondément dans la cavité pelvienne, sans présenter une ligne de démarcation bien nette, donnait au doigt une sensation de résistance, lorsqu'on le portait dans la direction des culs-de-sacs vaginaux.

Trois mois après l'admission de la malade, le pus commença à sortir par l'intestin, et, en moins de quinze jours, cet écoulement continu fit presque entièrement disparaître la tumeur. Mais il restait de la douleur dans la région iliaque droite; du pus se collectait de temps en temps dans le foyer de l'abcès, puis était évacué par le rectum. La guérison fut retardée par une attaque de *phlegmatia dolens* avec douleur dans la cuisse gauche; cependant deux mois après son entrée à l'hôpital, la malade sortit parfaitement bien portante et sans trace de tumeur dans la cavité abdominale.

Dans ce cas, la soudaineté de l'attaque, le caractère aigu des phénomènes dès leur début, la rapide formation de la tumeur sont incompatibles avec l'hypothèse d'une hydropisie de l'ovaire. D'un autre côté, la situation de la tumeur dans l'abdomen, la mobilité de l'utérus et l'absence d'épaississement sur ses côtés et dans les culs-de-sac montrent clairement qu'il ne s'agissait pas d'un abcès pelvien ou d'une inflammation du tissu cellulaire du ligament large[1]. Nous

---

[1] Je ne puis partager la manière de voir de M. West relativement au diagnostic de cette tumeur purulente du petit bassin. Aran a dit avec raison que les collections purulentes qui résultent de l'ovarite aiguë comme de l'ovarite chronique sont rarement plus grosses que le poing, et que le plus grand nombre n'atteint pas le tiers ou la moitié au plus de ce volume. — Or, dans le cas précédent, le foyer morbide était énorme, puisque la tumeur occupait toute la moitié inférieure de l'abdomen dans tous les sens, et empiétait même sur la région sus-ombilicale. Il est donc très-probable qu'il s'agissait d'une de ces collections purulentes quelquefois si volumineuses qui se forment dans le péritoine consécutivement à une attaque de pelvi-péritonite. Je crois du reste que cette pelvi-péritonite, qui ne s'est manifestée que dans la seconde phase de la maladie, était secondaire à une inflammation tubo-ovarique. En effet, peu de temps après le début brusque des accidents locaux et

arrivons ainsi à conclure que le pus provenait d'un abcès de l'ovaire, résultant lui-même, selon toute probabilité, d'une inflammation consécutive à la suppression subite des règles qui signala le commencement de la maladie.

Les détails du cas précédent ne nous enseignent qu'une chose au point de vue pratique, c'est que l'ovarite aiguë peut survenir sans cause apparente, et former une tumeur dont le volume considérable et tous les autres caractères la font ressembler à une hydropisie de l'ovaire. Quant au traitement, je crois qu'on aurait bien fait d'évacuer le pus par la ponction aussitôt après l'admission de la malade.

Ce n'est pas l'observation de cas semblables à ceux que nous avons rapportés, cas très-rares, il faut l'avouer, et d'une haute gravité, qui a donné l'idée de l'importance et de la fréquence de l'inflammation ovarique. L'ovarite dont se sont occupés les auteurs est presque toujours subaiguë ou chronique. On suppose que l'affection peut se prolonger pendant plusieurs années sans produire aucune grave altération de structure, bien qu'elle occasionne des troubles fonctionnels et des souffrances locales considérables. Des désordres menstruels variés, la stérilité, une douleur abdominale siégeant dans l'une ou l'autre région iliaque, tels sont les symptômes qu'on attribue en général à cette ovarite chronique. Un grand nombre des phénomènes morbides rapportés par quelques auteurs à l'inflammation du col utérin et à l'ulcération de son orifice, ont été assignés par d'autres, sur parole, à l'inflammation chronique de l'ovaire.

D'après moi, on a fait jouer un rôle très-exagéré à l'inflammation chronique dans la genèse de ces accidents. Il n'y a pas de classe de maladie où la douleur soit un indice plus trompeur de la nature et de l'importance du processus morbide que dans les désordres du système sexuel de la femme. D'un côté les affections les plus formidables peuvent parcourir toutes leurs périodes, sans produire aucune souffrance jusqu'au moment où elles sont sans remède; d'un

constitutionnels qui indiquaient l'invasion d'une phlegmasie de l'utérus et de ses annexes, il se produisit une tumeur dans la région iliaque droite. Cette tumeur devint purulente et se vida par l'urèthre. — Il est possible qu'elle fût constituée par l'ovaire enflammé; cependant, cet organe proémine rarement, lorsqu'il est enflammé, dans l'une ou l'autre fosse iliaque, à moins d'y avoir été fixé préalablement par des adhérences. Son augmentation de poids l'entraîne vers le plancher du petit bassin; il vient se fixer alors soit sur les côtés, soit sur la face postérieure de la matrice; c'est là qu'il est accessible à l'exploration par le toucher vaginal ou mieux encore par le toucher rectal. Mais la main le sent rarement à travers les parois abdominales. (*Note du Trad.*)

autre côté, les douleurs les plus aiguës peuvent survenir pendant des semaines et des mois ou même des années, et on ne trouve pourtant, ni pendant la vie, ni après la mort, aucune explication satisfaisante de leur invasion et de leur persistance. Il semble, en vérité, que les souffrances auxquelles les femmes sont particulièrement sujettes ne se limitent pas au temps de la parturition, mais qu'elles s'étendent, jusqu'à un certain point, à l'accomplissement de toutes les fonctions sexuelles. La grossesse et la menstruation, ainsi que l'accouchement, sont des époques douloureuses ; les rapports sexuels eux-mêmes sont souvent accompagnés d'une sorte de douleur assez semblable à celle que l'on attribue à l'inflammation de l'ovaire. La douleur ovarique se produit dans le prolapsus de la matrice, et il suffit d'introduire une sonde dans la cavité utérine pour produire une douleur quelquefois très-vive dans la région des ovaires.

Les recherches des anatomo-pathologistes ne nous ont pas fait connaître, comme on devait s'y attendre, les modifications de l'ovaire correspondant à ces symptômes si fréquents qui persistent ou disparaissent sans cause appréciable. On trouve, il est vrai, des traces évidentes de péritonite circonscrite autour des ovaires, mais dans des cas où il n'y a pas eu de phénomènes bien accusés pendant la vie, et même en l'absence de toute manifestation morbide. Malgré l'évidence d'un travail inflammatoire sur la surface séreuse des ovaires, l'autopsie fait constater peu d'altérations dans ces organes; et quand elles existent, elles sont presque toujours limitées à un petit nombre des vésicules de Graaf. Dans beaucoup de cas où ces lésions ont été découvertes, il a été mis hors de doute que toutes les fonctions sexuelles s'étaient accomplies pendant la vie avec régularité et sans aucune souffrance. Je ne puis partager l'opinion de ceux qui croient que presque toutes les maladies de la femme sont produites par l'inflammation du col de l'utérus. Je ne puis pas non plus les attribuer à une inflammation de l'ovaire, et je crois que, dans 19 cas sur 20 où les régions de l'ovaire sont le siège d'une douleur profonde, sourde ou aiguë et paraissent tendues et tuméfiées, il n'existe aucune affection actuelle des ovaires [1]. Mais je ne puis admettre, avec M. Bennet, que ces symptômes soient presque toujours le résultat de quelque lésion utérine, car je crois

____

[1] Dr H. Bennet, *op. cit.*, p. 222.

que, la plupart du temps, ils sont purement névralgiques, indépendants de toute lésion locale, et qu'on les guérit moins par un traitement local que par des moyens thérapeutiques s'adressant à l'état
général de la constitution [1].

Mon opinion, sur ce point, est exactement la même que celle
formulée par le docteur Churchill [2], de Dublin, qui a décrit cette
classe d'affections comme le résultat d'une *irritation ovarienne*. Je
ne vois, pour ma part, aucune objection à faire à cette dénomination; peut-être, cependant, la désignation plus simple de *douleur
ovarique* répondrait-elle au même but, et ferait-elle mieux sentir
que ces souffrances n'impliquent en rien l'existence d'une inflammation actuelle ou ancienne. La douleur constitue à elle seule la
maladie même; elle varie beaucoup suivant les sujets, et, chez la
même personne, ses retours, ses caractères, son intensité présentent,
sans cause saisissable, de grandes différences. Cette douleur obtuse
ou aiguë est accompagnée de sensibilité à la pression, dans la région
iliaque, où existe surtout un certain degré de plénitude qui résulte,
ainsi que l'indique la percussion, plutôt de la présence de gaz dans
l'intestin que de l'existence d'une tumeur solide. Quoique cette
douleur disparaisse rarement tout à fait, elle prend la forme paroxystique. La marche, l'équitation, un exercice quelconque, la
station debout longtemps prolongée l'exaspèrent considérablement;
la menstruation l'aggrave presque toujours; les rapports sexuels ont
inévitablement le même effet et provoquent parfois des paroxysmes

---

[1] Je ne puis encore partager l'opinion de l'auteur sur ce point. Les douleurs qui se manifestent si fréquemment chez les femmes, soit dans le plexus lombaire, soit dans le
plexus sacré, ne sont point essentielles. Ici comme ailleurs, l'essentialité des douleurs est
rare et peut-être même n'existe pas. Ce n'est pas à dire que les nerfs qui sont le siége de
la douleur soient matériellement altérés : non; mais ils deviennent les conducteurs d'une
impression morbide élaborée dans les cellules grises de la moelle, sous l'influence d'une
autre impression primitive, suscitée dans les organes génitaux par une lésion organique, et
transmise aux centres nerveux au moyen des nerfs centripètes ou sensitifs. En un mot,
les douleurs dont il s'agit sont des douleurs réflexes. Cette classe d'algies occupe une
large place dans la pathologie du système utéro-ovarique de la femme. — L'irradiation
algique peut s'étendre très-loin; et ses effets si bizarres quelquefois seraient inexplicables, si
on ne faisait pas intervenir dans leur production : 1° le pouvoir excito-sensitif de la moelle
épinière mis en jeu par une impression partie d'un foyer morbide; 2° la loi du périphé-
risme des sensations en vertu de laquelle certaines impressions morbides élaborées dans
ces centres se réfléchissent à l'extrémité des nerfs sous forme de douleurs.
Dans un mémoire intitulé : *Étude sur les névralgies réflexes symptomatiques de
l'orchi-épididymite blennorrhagique* (*Gazette médicale de Paris*, 1869 et 1870), j'ai
développé longuement ces vues de physiologie pathologique, qui trouvent une large
application dans la pathologie de la femme. (*Note du Trad.*)
[2] *Dublin Medical Journal*, vol. XII, août 1851, p. 82.

d'une grande violence. L'étendue de la douleur est très-variable. Presque toujours plus intense au niveau de l'un ou l'autre ovaire (c'est généralement dans la gauche qu'elle siége, sans qu'on en sache la raison), elle reste quelquefois limitée dans ces points ; mais d'autre fois elle irradie vers les autres viscères pelviens ; la miction est alors difficile, fréquente et douloureuse ; la défécation est souvent aussi accompagnée de sévères souffrances. Tandis que la pression sur la région iliaque est toujours pénible, l'examen vaginal ne cause que peu de douleur ; quelquefois, cependant, il provoque une douleur qui peut durer plusieurs heures, bien qu'il n'existe aucune trace de maladie. Dans quelque cas où cette exploration avait causé le plus de souffrances, l'utérus était plus petit qu'à l'état normal, condition qui, réunie à la stérilité, semblait indiquer un développement imparfait de tout le système sexuel. Lorsque les douleurs des malades atteignaient leur plus haut degré d'intensité, il existait souvent, à n'en pas douter, des signes du tempérament hystérique et même des symptômes actuels d'hystérie ; quand les phénomènes hystériques faisaient défaut, l'aggravation et la cessation subite de la douleur en accusaient suffisamment le caractère névralgique.

Quoique fréquemment indépendante de toute maladie actuelle, la douleur que nous venons de décrire est, dans bon nombre de cas, l'expression de maladies utérines variées. En pareil cas, notre premier devoir est d'attaquer cette maladie quelle qu'elle soit. Mais il arrive souvent que la douleur survit à la cause qui l'a produite, ou bien, quand on croit qu'elle a complétement disparu, elle revient, provoquée, soit par la menstruation, soit par l'exercice, soit par les rapports sexuels.

Semblable à ces maux de reins qui occupent une si grande place parmi les indispositions peu graves de la femme, la douleur ovarique est facile à calmer, mais très-difficile à guérir. Les sangsues ne la soulagent pas, ou, si elles la soulagent pendant quelques heures, elles ne l'empêchent pas de revenir avec la même intensité qu'auparavant. On retire quelque bénéfice des vésicatoires, rarement, il est vrai, lorsque la douleur est très-vive ; ils l'aggravent même quelquefois en mettant le derme à nu. Dans quelques cas, j'ai procuré un grand bien-être en faisant appliquer constamment une compresse humide sur le côté douloureux de l'abdomen. Le chloroforme, en applications locales, produit aussi un soulagement temporaire, même lorsque les paroxysmes de douleur sont le plus sévères ; un plumasseau de charpie imbibé d'un mélange à parties égales d'huile et de chloroforme, et recouvert d'un morceau de flanelle huilée, est très-efficace et d'une application facile, lorsque la malade est couchée. Le liniment camphré avec extrait de belladone, ou le liniment belladonné de la nouvelle Pharmacopée, constituent des topiques dont je n'ai eu qu'à me louer. Quand ces moyens sont infructueux, j'emploie avec avantage la teinture d'aconit non diluée qu'on étend avec un pinceau sur la peau ou dont on imbibe un plumasseau de charpie qui est ensuite appliqué sur la partie douloureuse.

Ces phénomènes s'usent quelquefois d'eux-mêmes et la douleur s'atténue par degrés, à mesure que la santé générale s'améliore ; mais je n'ai jamais constaté une cessation permanente de la douleur par l'action seule des moyens locaux. Quelques ménagements dans leur emploi sont nécessaires, car, dans beaucoup de douleurs névralgiques et dans presque toutes les douleurs hystériques, un traitement local, quel qu'il soit, peut, en fixant l'attention de la malade sur le siége de la souffrance, aller à l'encontre de son but et perpétuer le mal au lieu de le faire disparaître. Le traitement général doit marcher de pair avec le traitement local ; je pense même qu'il doit occuper la première place. Il serait inutile d'entrer dans de longs détails sur ce sujet. Je ferai observer seulement qu'il y a deux toniques dont on peut attendre les plus grands services : l'un est le sulfate de quinine qui, lorsqu'il est toléré par les malades, agit comme dans les autres névralgies, mais avec un peu moins d'efficacité et de certitude ; l'autre est le valérianate de zinc auquel j'ai généralement recours quand le sulfate de quinine est contre-indiqué ou n'est pas toléré. Je ne connais qu'un inconvénient à son emploi, c'est le goût permanent qu'il laisse dans la bouche et les éructations désagréables qui fatiguent les malades pendant plusieurs heures après son ingestion, on peut obvier à cet inconvénient en administrant le remède sous forme de pilules argentées.

Il y a des cas, en nombre peu considérable, où l'existence d'une inflammation des ovaires ne peut guère être mise en doute. L'attaque est alors caractérisée dès son début, et la plupart du temps elle succède à la suppression subite des règles ou à quelque trouble notable des fonctions menstruelles, ou elle survient peu de temps après un avortement. Une ou deux fois il m'a été impossible de lui assigner aucune cause probable : un trouble fébrile habituellement peu intense

et qui n'est pas toujours précédé d'un frisson, une douleur siégeant
à l'hypogastre ou dans l'une des régions iliaques, un fréquent besoin d'uriner, des urines colorées et chargées de sels, telles sont les
premières manifestations de la maladie. En somme, ce sont là les
symptômes d'une inflammation utérine, excepté qu'ils sont peut-
être moins sévères. L'examen vaginal montre que l'utérus n'est pas
l'organe affecté, car, quoique la chaleur du vagin puisse être accrue,
la matrice n'est ni augmentée de volume ni sensible, et ses lèvres
ne sont pas tuméfiées; mais la pression dans les culs-de-sac vaginaux de l'un ou de l'autre côté de la matrice produit une douleur
très-vive, en même temps qu'elle permet souvent de sentir vaguement la tumeur constituée par l'ovaire. Quelquefois l'ovaire peut
être nettement perçu, surtout si, comme c'est le cas le plus habituel, il occupe le cul-de-sac utéro-rectal ; l'introduction du doigt dans
le rectum permet de l'atteindre encore plus facilement[1]. Les symptômes généraux, avec absence de toute affection utérine, la douleur à
la pression sur les côtés de la matrice montrent suffisamment que
l'ovaire est le siége de la maladie. Quand on peut découvrir la
tumeur, on reconnaît qu'elle est constituée par l'ovaire, à sa forme
ovale, sa surface lisse, son élasticité, un certain degré de mobilité
et une sensation particulière de nausée qu'on provoque en pressant
sur elle.

Ces symptômes sont suffisamment accusés pour attirer l'attention
de la malade, mais ils disparaissent facilement en quelques jours à
l'aide de sangsues, de bains de siége, d'anodins, de remèdes antiphlogistiques légers, d'un repos absolu, en un mot à l'aide de tous
les moyens qui conviennent à l'inflammation de l'utérus.

On rencontre cependant, de temps en temps, des cas exceptionnels où les symptômes ci-dessus mentionnés, dans leur forme la
plus adoucie, persistent pendant des mois et des années, et se rattachent à la présence, dans le cul-de-sac utéro-rectal, d'un ovaire congestionné. Feu le docteur Rigby[2] décrivit, je crois, le premier, cet
état morbide sous le nom de *déplacement de l'ovaire;* les cas que
j'ai pu observer attestent l'exactitude de sa description, sauf les

---

[1] Le docteur Löwenhardt attira le premier l'attention, dans son *Diagnostisch-prak-
tische Abhandlungen,* etc., in-8, Prenzlau, 1835, p, 297, sur les cas d'inflammation ovarique et sur l'importance de l'exploration rectale pour le diagnostic.

(Note de l'Auteur.)

[2] *Medical Times,* july 6, 1850.

paroxysmes de la douleur qui n'avaient pas le même degré d'intensité.

Cette affection est excessivement rare; je n'ai conservé des notes que sur 4 cas; mais j'en ai vu quelques autres dont j'ai négligé de prendre l'observation. Il s'agissait, dans tous, de femmes mariées; la plus âgée avait 32 et la plus jeune 23 ans; une des malades du docteur Rigby n'avait qu 18 ans et n'était pas mariée. Deux de mes malades étaient stériles; les deux autres avaient eu des enfants, et les accidents qu'elles éprouvaient remontaient à leur dernière grossesse. Chez toutes, la douleur produite par les rapports sexuels y avait fait renoncer, et c'est en grande partie pour cela qu'elles réclamaient des soins. En outre, elles se plaignaient de douleurs dans la partie inférieure et sur l'un des côtés de l'abdomen, douleurs aggravées par l'exercice, par la menstruation et souvent à un degré extrême par la défécation, plus intenses la nuit que le jour, et causant de l'insomnie ou un sommeil pénible. Chez une malade, la menstruation était naturelle, sauf qu'elle s'accompagnait de souffrances insolites; mais dans les trois autres, l'écoulement sanguin était excessif et en avance sur l'époque normale de son retour. La pression sur l'une des régions iliaques augmentait toujours la douleur; il y avait, en outre, une souffrance continue et des paroxysmes avec sensation pongitive et térébrante dans la matrice. Les paroxysmes se prolongeaient plusieurs heures, et survenaient sans cause appréciable.

Ces symptômes se montraient avec beaucoup d'uniformité, et dans tous les cas, l'examen vaginal faisait constater, derrière l'utérus ou sur ses côtés, tout à fait dans le cul-de-sac utéro-rectal, un corps ovoïde, peu mobile, élastique, très-sensible au toucher, et que la malade déclarait immédiatement être le point de départ de toutes ses souffrances.

Dans tous ces cas, le repos, l'abstention de tout rapport sexuel, l'application par le vagin de sangsues au voisinage de la partie douloureuse, produisirent la cessation graduelle des douleurs, la diminution de l'ovaire tuméfié et une disparition presque complète de sa sensibilité. Jamais la tumeur sentie dans les culs-de-sac vaginaux ne disparut assez complétement pour faire croire que la maladie dépendait surtout du déplacement de l'organe et que l'amélioration tenait à ce que l'ovaire avait regagné sa position normale.

Je crois qu'il faut voir là des cas de congestion chronique de l'ovaire avec augmentation lente de son volume plutôt que des exemples d'un simple changement dans sa position. L'ovaire grossi descend presque toujours dans le bassin, et, durant les premières phases de l'hydropisie ovarique, on peut le sentir par le vagin, alors qu'il n'y a encore aucune tumeur perceptible dans l'abdomen. Mais, quoique l'organe puisse ainsi changer de position en augmentant de volume, et quoique ses ligaments s'allongent beaucoup, comme on le voit lorsqu'un kyste ovarique remonte dans la cavité abdominale, on serait dans l'erreur, si on croyait qu'il est assez peu fixé dans sa position, pour tomber, sans altération préalable, entre le vagin et le rectum, et reprendre ensuite sa place normale pendant le décubitus à plat ventre. La persistance du gonflement qui, dans mes cas, restait perceptible, quoique le traitement l'eût diminué, semblerait indiquer que l'inflammation avait attaqué la surface péritonéale des ovaires et les avait soudés derrière l'utérus, comme dans les cas que j'ai rapportés au commencement de cette leçon. La résolution de l'état inflammatoire avait amené la diminution de l'ovaire et fait disparaître sa sensibilité exagérée, mais ne lui avait pas rendu sa position normale. Je pense que le soulagement que procure aux malades le décubitus à plat ventre, doit être attribué à ce que la masse intestinale pèse moins sur l'ovaire congestionné et douloureux que dans la position assise ou dorsale [1].

---

[1] Il existe encore deux états morbides que je ne veux pas entièrement passer sous silence, quoique je ne les aie pas observés. L'un d'eux est la *hernie de l'ovaire*, dont la meilleure histoire est encore celle qui a été donnée par Deneux dans ses *Recherches sur la hernie de l'ovaire*, in-8, Paris, 1813 ; il y a réuni tous les cas qui existaient avant la publication de son essai. Les auteurs de la *Bibliothèque du médecin praticien, Maladies des femmes*, vol. I, p. 643, ont consacré à ce sujet un long article emprunté presque tout entier à Deneux. L'ouvrage consciencieux de Meissner, vol. II, p. 240, contient quelques cas de déplacements de l'ovaire.

L'autre affection, dont nous devons entièrement la connaissance à M. Huguier, a été décrite par ce chirurgien dans les *Mémoires de la Société de chirurgie*, vol. I, p. 295, 1847, sous le titre de *Kystes séreux de la surface externe de l'utérus*. Dans la *Leçon sur les cancers*, p. 348, j'ai parlé de productions analogues que j'ai eu l'occasion d'observer ; elles me paraissent pourtant différer un peu de celles dont il est question dans le mémoire de M. Huguier. Pour lui, ces kystes se développent immédiatement au-dessous du péritoine, d'autres fois dans le tissu cellulaire sous-péritonéal, ou bien ils sont sous-jacents à cette couche de tissu cellulo-fibreux qui unit le revêtement péritonéal de l'utérus à la substance propre de l'organe. Leur siège le plus fréquent paraît être la face postérieure de la matrice, puisque sept fois sur treize ils occupaient cette position, tandis qu'ils n'étaient situés que quatre fois sur sa paroi antérieure et deux fois sur son fond. Quoique sessiles le plus souvent, ils sont quelquefois unis à l'utérus par un col étroit qui peut se convertir en un mince pédicule de tissu cellulaire. Leur volume varie depuis un grain de millet jusqu'à un œuf et même une orange. Les plus volumineux, surtout s'ils sont pédiculés, peuvent être facilement pris pour des kystes de l'ovaire. Leur diagnostic paraît à peine possible. Du reste, l'erreur n'aurait aucune conséquence pratique fâcheuse. M. Huguier les rapporte à une attaque antérieure de congestion utérine ou à une inflammation péritonéale, accidents si communs en comparaison de la rareté de ces kystes, qu'il est permis de mettre en doute l'influence étiologique qu'on leur attribue. Leurs symptômes, à en juger par les deux cas où on les diagnostiqua pendant la vie, paraissent résulter exclusivement de la pression mécanique qu'ils exercent sur les organes adjacents. Dans un cas, on fit la ponction par le vagin ; environ ʒij (60 grammes) de sérosité transparente furent évacués et la poche fut légèrement touchée avec du nitrate d'argent. Le liquide ne se reforma pas, et la ponction ne produisit aucun accident sérieux.

La principale importance de ces kystes consiste peut-être en ce qu'ils introduisent un nouvel élément d'incertitude dans le diagnostic des tumeurs ovariques à leur première période. (*Note de l'Auteur.*)

NOTES DU TRADUCTEUR

L'ovaire, organe sécréteur de l'ovule, occupe dans la hiérarchie fonctionnelle un rang supérieur à l'utérus. Comme le testicule chez l'homme, il est chez la femme la partie essentielle de l'appareil génital. Otez cette glande, et l'oviducte, l'utérus, le vagin, etc., n'ont plus de raison d'être. Contrairement au langage ordinaire, on devrait dire, ainsi que M. Négrier l'a fait remarquer depuis longtemps, au lieu de : *l'utérus et ses annexes, l'ovaire et ses annexes.*

Il était naturel de supposer que la prédominance physiologique de l'ovaire devait lui donner, dans l'ordre pathologique, une importance considérable, et lui subordonner des états morbides secondaires et des lésions de voisinage qui, sans lui, n'auraient pas existé. C'est à mon regretté maître, Aran, que la science et la pratique doivent, à mon avis, les vues les plus justes et les plus élevées sur la pathologie de l'ovaire et de son oviducte, et en particulier sur la portée pathogénique des processus inflammatoires actifs ou chroniques dont il devient le siége. — A l'aide de l'observation clinique et de l'anatomie pathologique, Aran a prouvé que les inflammations de l'utérus, autour desquelles on groupait, comme autour d'un centre, toutes les inflammations du petit bassin, ne jouaient souvent qu'un rôle secondaire, et que l'inflammation tubo-ovarique qu'on considérait comme secondaire était le point de départ, la cause active de tous les désordres. Ces idées d'Aran, que je lui ai entendu développer dans ses leçons cliniques et au lit du malade, lorsque j'avais l'honneur d'être son interne en 1858, ont été exposées avec beaucoup de lucidité par un autre de ses élèves, mon ami et collègue M. le docteur Siredey, dans une très-bonne thèse dont le titre indique l'esprit : *De la fréquence des altérations des annexes de l'utérus dans les affections dites utérines.* Paris, 1860.

Je vais donner une description succincte des tubo-ovarites ; je dirai aussi quelques mots des pelvi-péritonites qui ne me paraissent pas avoir reçu, dans les leçons du docteur West, les développements qu'elles méritent.

Note 1. — Sur les inflammations de l'ovaire.

I. A. Au point de vue anatomique, on peut distinguer l'*ovarite folliculaire ou folliculite, l'ovarite parenchymateuse, l'ovarite péritonéale,* suivant que le processus inflammatoire est plus développé dans les follicules de Graaf, dans le stroma ou dans l'enveloppe péritonéale de la glande. Mais au point de vue pratique, cette distinction n'a pas la moindre valeur. Boivin et Dugès, et depuis, M. Chéreau (*Mémoire pour servir à l'étude des maladies des ovaires,* Paris, 1844), établissent quatre degrés principaux dans les ulcérations anatomiques de l'ovarite aiguë : 1ᵉʳ degré : légère augmentation de volume de l'organe avec sensation vague de fluctuation; tissu plus rouge qu'à l'état normal et moins résistant. — 2e degré : organe doublé, triplé, quadruplé de volume, arrondi, ovalaire ou aplati, à tissu mou, friable, infiltré d'une sérosité jaunâtre ou violacée, avec quelques petits épanchements sanguins. C'est le *ramollissement rouge* — 3e degré : infiltration de pus ou sa collection en foyers. — 4e degré : *ramollissement gris* ou fonte putrilagineuse de l'organe, converti tout entier en une matière sanieuse, grisâtre et vineuse, presque diffluente. Aran fait remarquer que le premier, le second et même le troisième degré ne sont souvent autre chose que l'exagération du travail physiologique qui s'accomplit dans l'ovaire au. moment de la ponte, ou s'y concentre dans l'intervalle des menstrues, sous forme de congestion chronique.

— Le pus occupe un ou plusieurs follicules dont on distingue l'enveloppe fibro-séreuse ; il envahit aussi quelquefois tout le stroma. Il est en général phlegmoneux, jaunâtre et bien lié. La grosseur des abcès ovariques, dans la forme aiguë ou dans la forme chronique de la maladie, n'excède pas habituellement le volume du poing, et le plus grand nombre n'atteint pas le tiers ou la moitié au plus de ce volume.

L'ovaire enflammé descend presque toujours dans le cul-de-sac recto-utérin et on le trouve alors fixé le long du bord externe de la matrice, à peu près vers la réunion du corps avec le col. Cette descente de l'ovaire dépend de son augmentation de volume et de poids et du raccourcissement du cordon de l'ovaire aux dépens duquel s'effectue, d'après Aran, le développement de l'organe enflammé.

L'ovarite aiguë, comme l'ovarite chronique, est généralement double. Quand elle est unilatérale, on l'observe plus souvent à gauche qu'à droite.

La trompe, dans les ovarites, contracte en général des adhérences morbides avec l'ovaire ; on la trouve flexueuse, distendue, hypertrophiée en longueur et en largeur, remplie de mucosités, de muco-pus ou de pus.

— Presque toujours l'ovarite aiguë se complique de ce groupe de lésions décrites sous le nom de pelvi-péritonite, d'inflammation du ligament large.

Dans la description anatomique de l'ovarite chronique, il faut comprendre les collections purulentes de longue durée et une altération particulière du parenchyme qui, d'après Aran, commence à *l'hypertrophie du stroma* et aboutit comme dernier terme à *l'atrophie* la plus complète. — L'ovaire enflammé chroniquement augmente notablement de longueur et son pédicule présente toujours une rétraction remarquable. La tumeur est irrégulière et bosselée à sa surface ; elle est constituée par un tissu rougeâtre ou jaune rougeâtre, charnu, contenant beaucoup de tissu cellulaire, au milieu duquel sont disséminées de petites cavités folliculaires remplies de sang ou de sérosité, mais non point en voie de développement périphérique comme dans l'ovaire sain.

Au degré le plus élevé de ce processus, tout l'organe est converti en tissu cellulaire rougeâtre qui se condense et conduit à l'atrophie. C'est là, comme on le voit, une véritable *cirrhose de l'ovaire*.

La trompe correspondante est presque toujours flexueuse, allongée, dilatée, épaissie; en un mot hypertrophiée par inflammation chronique, et remplie de sérosité ou de pus.

La péritonite pelvienne périphérique englobe toutes ces parties au milieu d'adhérences plus ou moins nombreuses.

Il est extrêmement rare de ne pas trouver en même temps un catarrhe utérin, avec ou sans ulcération du col.

Scanzoni a rencontré par hasard, sur le cadavre d'une femme morte de pneumonie, un ovaire enflammé dont il a donné la description suivante qui mérite d'être rapportée en entier.

« L'autopsie démontra, dans le bassin, à droite de l'utérus, une masse de fibrine coagulée, de la grosseur du poing. facile à séparer des organes sous-jacents, et qui évidemment résultait d'un épanchement. Après l'avoir enlevée, l'on rencontra l'ovaire, qui présentait un diamètre longitudinal de 5 centimètres et demi, tandis que le transversal était de 3 centimètres et demi. L'ovaire avait une forme ovoïde ; il était considérablement grossi, comme le certifient du reste les mesures indiquées; sa surface était d'un bleu violacé, couverte de nombreuses veines dilatées, et vers l'angle externe de la face postérieure l'on remarquait, à sa coloration d'un rouge noirâtre, la place d'une vésicule ovarique, qui avait éclaté peu de temps auparavant. La consistance de l'organe était pâteuse, presque fluctuante en quelques endroits. En le coupant, il s'écoula une masse de sang considérable, et la tranche présentait la même coloration violacée et quelques vaisseaux veineux fortement engorgés. La vésicule en question, sur laquelle on reconnaissait parfaitement la place où la rupture avait eu lieu, avait la grosseur d'un pois ; elle renfermait encore dans son centre un peu de sang liquide et noir, tandis qu'une couche assez épaisse de fibrine en enduisait les parois. Deux vésicules voisines présentaient à peu près les mêmes dimensions et faisaient une légère saillie à la surface de l'ovaire et, en les ouvrant, on en fit sortir un liquide séreux et sanguinolent. Vers l'autre extrémité de l'organe, où la congestion était moins forte, la tranche d'un rouge moins intense, et la consistance un peu plus ferme, il se trouva, dans le parenchyme même, un abcès de la grosseur d'une fève, renfermant un pus sanieux mêlé de sang. A côté de cet abcès assez volumineux, il s'en trouvait d'autres plus petits dont la grosseur variait de celle d'un grain de millet à celle d'un petit pois ; tous étaient situés profondément dans le parenchyme et renfermaient aussi un pus sanieux. Le tissu tout entier était infiltré de sérosité, et la plupart des vésicules étaient visiblement grossies par une accumulation trop abondante de liquide. Les altérations pathologiques que nous avons rencontrées dans cet ovaire correspondent parfaitement au tableau qu'ont fait quelques auteurs de l'ovarite aiguë : augmentation considérable du volume de l'organe, hypérémie notable, traces d'épanchements dans les vésicules, foyers purulents dans le parenchyme et exsudation fibrineuse sur l'enveloppe péritonéale de l'organe.

(Scanzoni, Traité pratique des maladies des organes sexuels de la femme,
traduit par Dor et Socin, p. 535-536.)

B. L'état puerpéral est une des causes les plus fréquentes de l'ovarite. —Dans les deux tiers des cas, elle se développe à la suite de l'avortement, surtout de l'avortement provoqué, d'un accouchement laborieux, de manœuvres obstétricales, etc., d'imprudences commises après les couches, etc. — Dans plus d'un cinquième des cas, les malades attribuent le développement de cette affection à une perturbation de la fonction menstruelle. L'ovarite est la maladie principale des femmes qui n'ont pas eu de rapports sexuels (Aran). — D'après Bernutz et Ricord, la blennorrhagie serait une cause aussi fréquente de l'ovarite chez la femme qu'elle l'est de l'orchite chez l'homme. — Dans un petit nombre de cas, l'ovarite résulte de la propagation, à l'ovaire, de l'inflammation de l'utérus, de la trompe, du péritoine, du rectum atteint de dysenterie, du tissu cellulaire péri-utérin. — L'ovaire et l'utérus peuvent aussi être atteints simultanément.

C. L'ovarite aiguë peut se manifester sous deux formes différentes : l'une est remarquable par l'intensité des phénomènes locaux et réactionnels, l'autre par leur atténuation ou leur obscurité.

Première forme : Fièvre vive, nausées, vomissements, douleur aiguë, circonscrite ou diffuse dans la fosse iliaque correspondante, spontanée ou provoquée par la pression, continue avec des exacerbations, irradiante et avec spasmes hystériformes chez les névropathiques. Besoins fréquents d'uriner, constipation, douleurs dans la défécation. Difficulté de redresser le tronc et flexion forcée du membre inférieur correspondant au siége de la maladie. Suspension immédiate ou diminution notable des règles et de l'écoulement lochial.

Deuxième forme : Fièvre vespérale très-légère, inappétence, lenteur des digestions, constipation. Ce qui domine dans cette forme, c'est la douleur locale avec les irradiations réflexes, etc., et des troubles du mouvement caractérisés par une sorte d'engourdissement, d'appesantissement du membre correspondant, sans paralysie proprement dite, mais quelquefois avec refroidissement appréciable par le tact.

Signes fournis par l'exploration physique et communs aux deux formes. Il est exceptionnel que la palpation abdominale fasse percevoir profondément dans le petit bassin soit une espèce de rénitence diffuse, soit une véritable tumeur. L'utérus est mobile dans le sens antéro-postérieur ; mais le doigt sent qu'il résiste, quand on cherche à entraîner l'organe dans une direction opposée à celle de l'ovaire affecté. Dans le cul-de-sac qui correspond à la fixité anormale de l'utérus, le doigt perçoit en outre une rénitence marquée, quelquefois même une petite tumeur. Mais c'est en se portant dans le rectum qu'il peut constater le plus aisément, quand il explore la face postérieure et les bords de l'utérus, l'existence d'une petite tumeur arrondie ou ovalaire lisse à sa surface, un peu tendue et rénitente, du volume d'une noix ou d'un petit œuf de poule et très-sensible à la pression.

Je suis étonné que quelques médecins prétendent qu'il n'est pas possible de constater la présence de l'ovaire congestionné ou enflammé. Il me semble, malgré ce que m'a affirmé M. Bernutz, dont les assertions sont pour moi d'un grand poids, que l'organe en question échappera difficilement à ces trois moyens d'exploration combinés ou réunis : palpation ilio-hypogastrique profonde, toucher vaginal, toucher rectal, surtout aux deux derniers. Quant à moi, j'ai la certitude d'avoir senti plusieurs fois l'ovaire très-nettement avec le doigt introduit dans le rectum ou le vagin. J'ai rapporté succinctement, page 192, un cas où j'avais pu apprécier sa forme, sa mobilité et jusqu'à un certain point son volume. J'ai trouvé dans les Leçons de M. Gallard sur l'ovarite (*Gaz. des hôp.*, 1869), des faits où l'exploration conduisit aux mêmes résultats positifs. Mais je crois qu'on arrive bien plus facilement à ces résultats quand il n'existe qu'une congestion ou une inflammation du stroma. Du moment que le processus inflammatoire existe à la surface de l'organe et se propage aux parties voisines, il devient difficile de distinguer la glande au milieu des produits pseudo-membraneux qui l'englobent.

D. L'ovarite aiguë peut se terminer par résolution. Sa marche vers la guérison est entravée par les règles qui provoquent des exacerbations momentanées de moins en moins intenses. Ce processus régressif est très-long; il demande six ou huit mois pour arriver à son terme. Presque toujours, néanmoins, l'ovaire reste adhérent et augmenté de volume.

— La suppuration de l'ovaire est annoncée par une recrudescence dans les douleurs, par des frissons erratiques suivis de sueurs, à type quotidien vespéral. Quelquefois elle est tout à fait latente, au point de vue des accidents locaux seulement, car presque toujours les désordres constitutionnels de la fièvre hectique annoncent l'effort de l'organisme pour se débarrasser du produit morbide qui s'est formé dans l'ovaire. — L'exploration physique ne faisant point percevoir de fluctuation dans la petite tumeur située sur les côtés de l'utérus, est inutile au point de vue du diagnostic de la suppuration. — Le foyer purulent ovarique s'ouvre habituellement dans le rectum ou le vagin, presque jamais dans l'utérus et malheureusement quelquefois dans le péritoine. De là des accidents instantanés ou de longue durée qu'il est facile de prévoir ; de là aussi, dans les cas favorables, un amendement très-rapide des symptômes locaux ou constitutionnels.

— Dans l'ovarite chronique, qu'elle succède à l'ovarite aiguë ou qu'elle soit primitivement chronique, les phénomènes morbides sont à peu près les mêmes que dans l'ovarite aiguë, sauf qu'ils présentent moins d'acuité et se déroulent avec plus de lenteur. Les règles diminuent en général, mais il existe rarement une aménorrhée complète.

Il est inutile de m'étendre plus complétement sur la question des symptômes et de la marche. Je n'ai voulu que donner une esquisse rapide des principales circonstances qui caractérisent les ovarites dans quelques cas. — Je dois ajouter que *la plupart de leurs symptômes s'effacent et disparaissent au milieu de ceux de la pelvi-péritonite.*

II. Il importe, en terminant, de dire quelques mots des *diverses espèces d'ovarites.* L'espèce, en pathologie, se fonde sur la nature de la cause qui produit directement la maladie et lui imprime un caractère pour ainsi dire spécifique. En se plaçant à ce point de vue, il me semble qu'on peut établir l'existence de huit espèces d'ovarites, à savoir : 1° les *ovarites communes,* d'origine inflammatoire ou catarrhale ; 2° les *ovarites puerpérales ;* 3° les *ovarites blennorrhagiques ;* 4° les *ovarites rhumatismales ;* 5° les *ovarites ourleuses,* c'est-à-dire consécutives aux oreillons ; 6° les *ovarites tuberculeuses* ou *strumeuses ;* 7° les *ovarites varioliques ;* 8° les *ovarites syphilitiques.*

1°, 2°, 3° Il est inutile d'insister sur les deux premières espèces ; elles sont admises par tout le monde. On ne conteste pas non plus la possibilité de l'*orchite blennorrhagique ;* mais quelques écrivains trouvent, à tort, selon moi, qu'on a outrepassé les bornes de l'analogie clinique, quand on a comparé, du moins sous le rapport de la fréquence, *l'ovarite et l'orchite blennorrhagiques.* Peu importe, du reste, que cette affection complique plus ou moins souvent la blennorrhagie chez la femme, si on reconnaît qu'elle est imminente, du moment que le catarrhe spécifique envahit les cavités utérines ou les trompes. Mais peut-elle survenir sans cette propagation intermédiaire de la lésion primitive ? Sur ce point, on ne peut faire que des hypothèses.

4° L'ovarite peut se développer sous l'influence du *rhumatisme*. M. Chéreau rapporte deux cas d'*ovarite rhumatismale* empruntés à Copland ; Kruger et Murat l'admettent sans en citer d'exemple. M. Gallard dit avec raison que l'ovarite n'est rhumatismale que lorsqu'elle se développe chez un sujet rhumatisant, et qu'elle coïncide avec d'autres manifestations évidemment rhumatismales.—L'observation qu'il rapporte me paraît très-concluante. Il s'agit d'une femme âgée de 26 ans, n'ayant jamais éprouvé de symptômes morbides du côté des organes génitaux, chez laquelle les règles se supprimèrent le troisième jour à la suite d'une impression brusque de froid et d'humidité. Après neuf jours de maladie, éclate une violente attaque de rhumatisme articulaire aigu; un peu plus tard, douleurs vives dans le ventre au niveau de la région ovarienne gauche. Les manifestations articulaires s'atténuent peu à peu et disparaissent presque complétement ; la détermination rhumatismale du côté de l'ovaire persiste; et, seize jours après l'exposition au froid, M. Gallard constate, le long de la partie supérieure du bord gauche de l'utérus une petite tumeur arrondie, un peu plus volumineuse que le pouce, mobile et fuyant sous le doigt, très-douloureuse à la pression. La malade avait en outre une pleurésie gauche. On pourrait peut-être objecter que la suppression brusque des règles, quoique antérieure de plusieurs jours à l'apparition de la douleur abdominale, n'a pas été sans influence sur le développement de l'ovarite.

5° Les *oreillons* se métastasent sur les organes génitaux, chez la femme comme chez l'homme. Les mamelles et les grandes lèvres sont le siége le plus ordinaire de cette détermination morbide qui n'excède pas les limites d'un simple mouvement congestif. — Quoique plus rare sur les ovaires que sur les testicules, la *métastase ourleuse* s'y effectue cependant, comme l'indiquent les tumeurs ovariques et la sensibilité ilio-hypogastrique qu'on voit survenir quelquefois au déclin de la maladie. Nous n'avons, il faut l'avouer, que des notions vagues et plus hypothétiques que positives sur cet accident des oreillons. Nous ne pourrions pas affirmer, par exemple, que l'*ovarite ourleuse* entraîne quelquefois l'atrophie de l'organe. Ce fait si curieux d'atrophie consécutive à la congestion métastatique produite par les oreillons, a été mis hors de doute pour le testicule, par les recherches de mon excellent et regretté maître le professeur Grisolle. Nous ne pouvons que supposer, par analogie, qu'il doit en être de même pour l'ovarite ourleuse.

6° Sur 45 cas de tuberculisation des organes génitaux chez la femme où les lésions se trouvent relatées avec des détails suffisants, on a trouvé (voy. ma note, p. 595) que l'ovaire avait été envahi seul par les tubercules quatre fois ; avec les trompes, sept fois ; avec l'utérus, trois fois ; avec les trompes et l'utérus, cinq fois ; avec l'utérus, les trompes et le col, une fois. On voit, d'après cette statistique, que l'*ovarite tuberculeuse* est rarement isolée. Les dépôts de matière tuberculeuse qui ont lieu dans le stroma de l'ovaire, passent par les mêmes phases que dans les autres organes : ils se ramollissent, provoquent une inflammation chronique dans le tissu qui les entoure et se convertissent en foyers purulents. C'est par ce processus que se forme peut-être le plus grand nombre d'abcès chroniques de l'ovaire, quand ils ne proviennent pas de l'inflammation suppurative d'une poche kystique. L'inflammation puerpérale et l'inflammation tuberculeuse de l'ovaire sont celles qui aboutissent le plus facilement à la suppuration, la première très-vite et pour ainsi dire d'emblée, l'autre peu à peu et très-lentement.

7° L'existence de l'*ovarite variolique*, de même que celle de l'*orchite variolique*, a été démontrée par les recherches de Béraud (*Archiv. gén. de méd.*, 1859, vol. I). Sur le cadavre d'une femme de 50 ans, morte de variole, Béraud trouva les deux ovaires injectés à leur surface et dans leur épaisseur, et recouverts de fausses membranes récentes qui les faisaient adhérer aux parties ambiantes telles que le pavillon de la trompe et la masse intestinale. Ces lésions étaient plus prononcées à droite qu'à gauche. — Sur le cadavre d'une autre femme âgée de 40 ans environ, enlevée par une variole très-confluente, l'ovaire droit était pour ainsi dire perdu au milieu des produits plastiques de l'inflammation;

le péritoine qui recouvre cet organe était fortement injecté ; il n'existait qu'une simple congestion ovarienne sans ovarite parenchymateuse. Mêmes lésions sur l'ovaire gauche, mais moins prononcées. Le péritoine n'était enflammé qu'au niveau des ovaires. Le cas le plus remarquable d'ovarite varioleuse est celui qui a été observé par mon ami le docteur Benjamin Ball : Une jeune femme de 23 ans, en traitement à l'hôpital de la Pitié pour des granulations du col et une antéversion, fut prise d'une variole non modifiée qui l'emporta. Elle n'avait accusé aucune douleur du côté de l'utérus et des ovaires pendant le cours de la maladie; cependant, on trouva à l'autopsie les lésions suivantes : Adhérences récentes du pavillon de la trompe droite avec l'ovaire correspondant. — Muqueuse utérine et tubaire droite rouge, épaissie, boursouflée, surtout vers le pavillon. Ovaire droit très-injecté à sa surface, augmenté de volume, rouge, friable et infiltré d'un liquide séreux; péritoine ovarique manifestement enflammé. — Aucune lésion dans l'ovaire gauche. — Ici, comme on le voit, le stroma de l'organe était plus congestionné que dans les deux premières observations, mais le processus n'était pas allé jusqu'à produire du pus. Béraud croit que l'ovarite, comme l'orchite de même nature, peut affecter deux formes : l'une périphérique et l'autre parenchymateuse. Ces ovarites ne se produisent point par voie de propagation, puisque l'ovaire est isolé de la peau et que les parties adjacentes sont saines. Elles sont donc le résultat direct et primitif du principe varioleux. — Chez plusieurs femmes atteintes de variole, Béraud a constaté de la douleur dans l'une ou l'autre fosse iliaque, quelquefois dans les deux; cette douleur était spontanée, fixe et nettement déterminée par la malade. La pression et les mouvements l'exaspéraient d'une manière considérable.

8° L'*ovarite syphilitique* est admise par M. Nélaton, par M. Richet, qui dit dans son *Anatomie chirurgicale* en avoir observé plusieurs cas, et par M. Lancereaux qui en a donné une description succincte dans son *Traité de la syphilis*. L'introduction portait à croire que les ovaires, qui sont les analogues du testicule, devaient présenter les mêmes altérations syphilitiques que ces dernières glandes. C'est en effet ce qu'a démontré l'anatomie pathologique. Ainsi, il existerait deux formes anatomiques de l'ovarite syphilitique : la forme *diffuse* et la forme *circonscrite*. La première serait caractérisée par une prolifération des éléments du tissu conjonctif avec augmentation de volume de l'organe; par l'organisation fibreuse de ces éléments suivie d'induration, et enfin par la rétraction et l'atrophie. Ces processus ne sont autre chose que ceux de la cirrhose, mais d'une cirrhose de l'ovaire d'origine spécifique. — La seconde forme serait constituée par le dépôt, au sein du stroma de l'ovaire, de tumeurs gommeuses, comme dans un des cas observés par M. Richet : l'ovaire, volumineux, contenait une masse molle, sèche, jaunâtre, de nature non douteuse.

L'histoire de cette affection est loin d'être complète et basée sur des données bien positives. Je fais à cet égard les mêmes réserves que M. Rollet dans son remarquable *Traité des maladies vénériennes*. A propos des symptômes, on parle d'une douleur obtuse dans la région des ovaires, d'anaphrodisie, de stérilité, mais on ne rapporte aucun fait concluant. Cependant, chez une malade de 45 ans qui avait des douleurs ostéocopes du crâne de nature syphilitique, M. Lancereaux trouva deux tumeurs du volume d'un œuf, situées à la région des ovaires et allongées suivant la direction du ligament large. Après vingt jours de traitement par l'iodure de potassium, ces tumeurs diminuèrent, la gauche disparut même complétement. — Ce n'est pas sur cette courte observation qui laisse tant de doutes dans l'esprit, qu'on peut édifier la description pathologique d'une maladie aussi rare que l'ovarite syphilitique.

Note 2. — Sur les inflammations de la trompe et les tubo-ovarites.

I. *Inflammations de la trompe.* — L'inflammation de la trompe se produit rarement en dehors de l'existence de l'ovarite ou de la péritonite pelvienne concomitante. Cependant, elle peut exister seule, mais alors elle passe inaperçue et n'est reconnue qu'à l'autopsie.

Les parois de l'oviducte enflammé sont épaissies et ramollies, colorées en rouge foncé et couvertes d'arborisations vasculaires serrées. Elles s'hypertrophient dans le sens de la largeur et de la longueur; de là la disposition flexueuse du canal. La muqueuse qui le tapisse est boursouflée et enduite d'un liquide blanc jaunâtre, crémeux ou de pseudo-membranes fibrineuses ; le liquide qui le distend est muqueux, mucoso-purulent ou tout à fait purulent. — Le pavillon de la trompe, épaissi, rougeâtre, comme infiltré de sérosité, tomenteux et boursouflé, est uni presque toujours par des adhérences morbides aux organes voisins, généralement à l'ovaire et à l'utérus, plus rarement aux anses intestinales ou aux parois du bassin. « En approchant de son insertion utérine, dit Aran, le conduit de la trompe se rétrécit comme d'habitude, au point de ne pas permettre le plus souvent l'introduction même du stylet le plus fin ; il ne m'est arrivé qu'une seule fois de trouver l'orifice de la trompe dans la cavité utérine, un peu dilaté de manière à permettre le passage d'un stylet très-délié, et c'est le seul cas dans lequel il m'ait été possible de faire refluer le liquide de la trompe dans l'utérus. Une chose m'a vivement frappé, c'est que, alors même que le pavillon de la trompe est largement ouvert dans le péritoine et comme étalé en dehors, on peut ne pas rencontrer dans l'intérieur du pavillon, ni sur les parties voisines, la moindre trace du produit morbide, mucus, muco-pus, pseudo-membranes, qui se trouve en assez grande quantité dans le conduit proprement dit, et cela sans oblitération de ce conduit. Sans doute, dans quelques cas, c'est le boursouflement de la muqueuse qui s'oppose à la sortie des produits morbides; d'autres fois, cependant, le conduit est largement ouvert ; c'est ce qu'il m'a été donné de constater, surtout pour la matière tuberculeuse accumulée dans les trompes ; cette matière n'existait pas ailleurs que dans le conduit tubaire largement dilaté. Il est donc tout à fait exceptionnel de voir les produits morbides renfermés dans la trompe se verser dans le péritoine, et si l'inflammation se propage trop souvent à la membrane séreuse du ventre par l'intermédiaire de la trompe, c'est par simple continuité de tissu, par voisinage et non par une irritation brusque et directe résultant de la pénétration du pus ou de matières sanieuses dans le péritoine.

Dans l'inflammation de la trompe aiguë ou chronique, la muqueuse utérine est presque constamment enflammée, quelquefois cependant cette lésion fait défaut. Aran en a vu et en cite un cas.

L'inflammation de l'oviducte n'est pas la cause de toutes les hydropisies tubaires qu'on rencontre sur le cadavre. Un grand nombre de ces hydropisies proviennent d'adhérences qui ont fermé le pavillon par dehors sans que l'organe lui-même participât à l'inflammation. D'autres fois, les petites cavités kystiques des trompes se produisent comme dans d'autres muqueuses par la réplétion des cryptes mucipares consécutive à l'oblitération de leur orifice.

L'inflammation de la trompe reconnaît pour cause, comme l'ovarite, un accouchement naturel ou laborieux, un avortement, une inflammation antécédente de la cavité utérine survenue dans l'état de vacuité de la matrice ou sous l'influence d'un état puerpéral; mais elle peut se développer aussi à la suite de l'ovarite ou de la pelvi-péritonite et se propager alors à l'utérus.

Kiwisch a donné comme signe de cette lésion et surtout de l'hydropisie des trompes, la présence, sur les parties latérale et supérieure de l'utérus, d'une tumeur allongée et bosselée, élastique, affectant une direction particulière, allant de l'utérus vers la circonférence du bassin. L'inflammation aiguë de la trompe et celle de l'ovaire doivent être inévitablement confondues. Ce n'est que dans certains cas d'ovarite chronique que le diagnostic acquiert un peu de certitude.

J'engage le lecteur qui voudrait étudier l'inflammation de la trompe, à lire dans l'ouvrage d'Aran, page 634, l'observation suivante intitulée : *Métrite interne chronique avec ulcération du col, suite de couches. — Inflammation consécutive des trompes et suppuration de la trompe droite. — Ponction à travers le rectum, et plus tard ouverture spontanée du foyer. — Amélioration momentanée. — Mort, quatre mois après, de péritonite tuberculeuse et de fièvre typhoïde.*

II. *Tubo-ovarites ou inflammations de l'ovaire et de la trompe.* — Ces deux inflammations existent très-souvent réunies et reconnaissent les mêmes causes que chacune d'elles considérée séparément. L'inflammation de la membrane interne de l'utérus est l'une de leurs causes les plus ordinaires. Parmi leurs terminaisons, la suppuration a lieu très-fréquemment dans l'état de vacuité et dans l'état puerpéral. Elles peuvent survenir aussi en dehors de toute altération de la cavité utérine, comme le prouve l'observation suivante rapportée par Aran, page 642. — *Inflammation des trompes et des ovaires survenue à la suite des troubles de la menstruation, sans autre cause connue et datant d'une année environ. — Suppuration des deux ovaires et des deux trompes. — Accidents aigus de pyohémie. — Mort.*

La pelvi-péritonite est la complication la plus fréquente de la tubo-ovarite.

Note 3. — Sur les pelvi-péritonites.

Je me contenterai de donner, pour ceux qui aiment à chercher la description d'une maladie dans les faits eux-mêmes, le sommaire de quelques observations de pelvi-péritonites, recueillies par M. Bernutz ou par d'autres auteurs. Puis je dirai quelques mots des diverses espèces de pelvi-péritonites.

I. *Résumé des faits :*

Obs. Absence d'affection utérine antérieure; blennorrhagie occupant l'urèthre, le vagin, l'utérus. — Le douzième jour du début de cette blennorrhagie, douleurs vives occupant la partie inférieure du ventre. — Le vingtième jour, entrée de la malade à l'hôpital, où l'on constate une douleur très-vive occupant la région hypogastrique, marquée surtout à gauche, et où de plus on constate, par le toucher, l'*existence d'une tumeur* circonscrivant les trois quarts du pourtour du col utérin. — Pleurésie mortelle.

Autopsie : Adhérences péritonéales réunissant : 1° sur la ligne médiane, en avant, la vessie et l'utérus antéfléchi; en arrière, la face postérieure de l'utérus à l'S iliaque et au rectum ; — 2° Réunissant à droite la fin de l'S iliaque au ligament large droit recroquevillé sur lui-même, de telle sorte qu'il existe sur le côté et en arrière du ligament large droit un espace libre de toute adhérence au péritoine pelvien qui répond au seul point du cul-de-sac vaginal droit, qui pendant la vie restait dépressible et paraissait libre de toute tumeur ; — 3° Réunissant à gauche au péritoine pariétal et entre eux le ligament large gauche, l'S iliaque et la partie supérieure du rectum. — Entre ces organes, c'est-à-dire en arrière du ligament large gauche, en avant de l'S iliaque qui, en se contournant, laisse une loge peu étendue, existe une collection purulente intra-péritonéale contiguë à l'ovaire, dont le tissu est sain; l'ovaire du côté opposé est également sain. — Collections purulentes dans la trompe droite, oblitération de la trompe gauche. — Le tissu cellulaire qui double le péritoine qui recouvre l'utérus, ainsi que celui des ligaments larges, est parfaitement sain. — *Obs.* de M. Bernutz. (Voy. son ouvrage, t. II, p. 13.)

Obs. Suppression menstruelle. — Développement d'un prétendu phlegmon péri-utérin pendant l'évolution duquel se produisent différentes déviations utérines successives. — Variole maligne rapidement mortelle.

Autopsie : Déviation utérine. — *Adhérences péritonéales* interposées entre la face postérieure de l'utérus et le rectum. — Inflammation des trompes. — *Tissu cellulaire péri-utérin sain.* — *Obs.* de M. Bernutz, *loc. cit.*, t. II, p. 25.

Obs. Le cinquième jour de l'écoulement des règles, suppression du flux menstruel après un refroidissement. — Manifestation presque immédiate de vomissements et de douleurs abdominales très-vives, mais limitées à la partie inférieure du ventre qui seule offre une légère tension. — Le sixième jour, manifestation d'une *tumeur rétro-utérine du volume des deux tiers du poing, simulant par sa configuration une hématocèle, mais beaucoup plus fluctuante que les tumeurs de cette espèce.* — Généralisation de la péritonite. — Mort le douzième jour du début des accidents.

Autopsie : État normal des poumons et des organes digestifs. — Adhérences glutineuses et sérosité purulente dans la cavité abdominale proprement dite. — Occlusion de la cavité pelvienne par l'adhérence des anses de l'intestin grêle entre elles et au bord supérieur de l'utérus. — *La cavité pelvienne ainsi enkystée est distendue par la sérosité puriforme* dont la quantité équivaut à peu près à un tiers de litre. — Collections purulentes des trompes. — État morbide de la muqueuse du corps de l'utérus. — Dilatation de la cavité de cet organe, qui est remplie par un liquide sanieux muco-sanguinolent. — Le tissu cellulaire des ligaments larges, celui de l'utérus, et en particulier celui qui double le cul-de-sac rétro-utérin, sont parfaitement sains. — *Obs.* de M. Bernutz, *loc. cit.*, t. II, p. 34.

Obs. Gastrotomie pratiquée pour une prétendue tumeur de l'ovaire, qui n'était autre qu'une masse intestinale réunie par des adhérences. — *Dublin Med. Press*, 18 avril 1855. (Voy. *Gaz. hebdomadaire*, 27 juillet 1855.)

Obs. Hystérie; dysménorrhée; cessation des accidents hystériques lorsque la malade devient enceinte; accouchement laborieux suivi au bout de peu de jours d'une métro-péritonite dont les accidents s'amendent sous l'influence d'émissions sanguines, mais persistent sous forme latente pendant cinq mois. — A cette époque, réapparition des règles, retour à l'état aigu des accidents. — Entrée de la malade dans le service de M. Valleix où l'on constate l'existence d'une collection purulente qui bientôt se vide par le rectum. — A peine sortie de l'hôpital, la malade voit reparaître les accidents; elle vient dans le service de M. Nonat, qui constate l'existence de phlegmons péri-utérins. — Soulagée, elle sort pour rentrer dans le service de M. Valleix qui, au bout de quelque temps, applique à deux reprises différentes un redresseur utérin pour combattre les douleurs éprouvées par la malade et qu'il rapporte à une rétroversion qui existait à cette époque. Cessation de l'emploi de ce moyen à cause des accidents locaux qu'il détermine et de la réapparition d'accès hystériques excessivement graves et fréquents. — Concurremment à ces attaques d'hystérie, douleurs pelviennes et existence de tumeurs péri-utérines pour lesquelles la malade entre successivement dans le service de MM. Gendrin, Nonat et Briquet. — Amendement des accidents coïncidant avec la cessation symptomatique des règles. — Disparition complète des douleurs amenée par les progrès de la phthisie pulmonaire. Cette femme vient dans mon service où elle succombe cinq ans après l'accouchement, point de départ de son mal.

Autopsie : Cavernes pulmonaires. — Ulcérations tuberculeuses de l'intestin, péritoine abdominal proprement dit ne présentant que deux adhérences anciennes pour ainsi dire insignifiantes. — Au contraire, adhérences péritonéales réunissant entre eux tous les organes contenus dans le bassin et ceux-ci au péritoine pelvien. — Tuberculisation des ovaires; tissu cellulaire de l'utérus et des ligaments larges sain. — Dilatation des vaisseaux des ligaments larges. — *Obs.* de M. Nonat. (Voy. l'ouvrage de M. Bernutz, t. II, p. 42.)

Obs. Accidents puerpéraux antérieurs. — Depuis cette époque, douleurs lombaires, anté et latéroversion droite constatées à l'hôpital six mois après l'accouchement. — Cinq mois et demi après cette constatation, la malade revient à l'hôpital pour une altération profonde de la santé générale et une aggravation de ses douleurs lombaires; quelques jours plus tard, péritonite pelvienne surtout marquée à droite. — Ponctions par le rectum. — Évacuation de pus. — Soulagée d'abord, cette femme devient plus souffrante, puis, dans une nouvelle amélioration, sort de nouveau de l'hôpital, mais incapable, à cause de ses douleurs abdominales, de reprendre son travail et présentant, parfaitement caractérisés, les signes d'une tuberculisation pulmonaire. — Fièvre typhoïde mortelle.

Autopsie : Infiltration tuberculeuse des deux poumons. — Adhérences peu nombreuses et peu résistantes dans la cavité abdominale proprement dite, adhérences nombreuses au contraire et serrées dans le petit bassin. — Granulations tuberculeuses et tubercules crus du péritoine pelvien. — Ganglions mésentériques tuberculeux. — Ovaire droit réduit à un moignon informe tout zébré de cicatrices. — Trompe correspondante largement béante dans le péritoine, *remplie d'une bouillie* résultant d'un mélange de pus et de matières tuberculeuses. — Infiltration tuberculeuse de la muqueuse de cette trompe. — L'ovaire gauche présente un *tubercule ramolli. — La trompe correspondante épaissie contient, comme la trompe droite, un mélange de pus et de matière tuberculeuse ramollie. —* *Obs.* d'Aran. (Voy. son ouvrage, p. 654 et suiv.)

Obs. Absence d'affections utérines antérieures. — Le deuxième jour de l'écoulement des règles, immersion prolongée des mains dans l'eau froide. — Suppression de l'écoulement menstruel. — Immédiatement, malaise, douleurs abdominales qui augmentent graduellement pendant les jours suivants. Le septième jour de la suppression menstruelle, entrée de la malade à l'hôpital où nous constatons l'existence d'une tumeur occupant la partie latérale droite de l'utérus. — Application de sangsues sur le col, amélioration progressive. — Retour régulier de la menstruation. — Guérison presque complète. — Sortie de la malade de l'hôpital où elle rentre six jours après sa sortie, affectée d'une fièvre typhoïde maligne qui la fait succomber soixante-neuf jours après la suppression des règles.

Autopsie : Ulcération des plaques de Peyer. — Adhérences de la trompe droite à l'ovaire correspondant, circonscrivant un foyer muco-purulent, intra-péritonéal. — Adhérences interposées entre cette trompe, l'ovaire, l'utérus et le rectum. — Longues brides péritonéales se portant de ces adhérences à l'intestin grêle. — Antéversion et légère incurvation latérale de l'utérus qui est sain. — Ovaires sains. — La trompe droite dont la muqueuse épaissie présente une légère injection, contient du muco-pus. La trompe gauche est saine. Le tissu cellulaire des ligaments larges, celui des faces antérieure et postérieure de l'utérus, enfin celui des culs-de-sac vaginaux minutieusement disséqué est sain. — *Obs.* de M. Bernutz, *loc. cit.*, t. II, p. 60.

Obs. Bonne santé habituelle. — *Avortement à trois mois de grossesse.* — Symptômes d'une pelvi-péritonite subaiguë ; douleurs d'un caractère particulier revenant presque toutes les nuits. — Le cinquante-deuxième jour après l'avortement, vomissements ; manifestation, les jours suivants, d'un ictère qui ne s'accompagne d'aucun frisson. — Le soixante-dix-huitième jour, dix-neuvième de la manifestation de l'ictère, délire, puis coma. — Mort le troisième jour après le développement de ces derniers accidents.

Autopsie : Utérus sain, intégrité parfaite des sinus utérins, des veines ovariennes, hypogastriques, iliaque et veine cave. — Stigmates d'une pelvi-péritonite bilatérale et postérieure, mais surtout marquée à gauche. — *Collection purulente* ayant pour paroi le pavillon de la trompe gauche et la face antérieure de la fin de l'S iliaque. — *Collection purulente* dans chacune des deux trompes, occupant la partie la plus interne de ces deux conduits. — Dans le ligament large droit, noyau de tissu cellulaire épaissi et infiltré de sérosité rougeâtre. — Les autres parties du tissu cellulaire des ligaments sont saines. — Le tissu cellulaire qui double l'utérus est parfaitement normal. — Atrophie jaune aiguë du foie. — Congestion pulmonaire. — *Obs.* de M. Durante rapportée par M. Bernutz, *loc. cit.*, t. II, p. 73.

Obs. Avortement provoqué. — Pelvi-péritonite. — Entrée de la malade à l'hôpital quatre jours après le début de la perte. — Le lendemain de son admission, on ne constate qu'un empâtement vague, circum-utérin. — Dans les jours suivants, développement graduel d'une tumeur occupant les culs-de-sac latéral gauche et postérieur. — Refoulement de l'utérus qui est appliqué contre la face postérieure du pubis et reporté à droite par la tumeur péri-utérine. — Muguet. — Pourriture d'hôpital. — Retour de l'utérus dans sa position à peu près normale, mais où il est immobilisé par des brides qui le font adhérer médiatement au rectum. — Réapparition du muguet. — Mort cinquante jours après l'avortement.

Autopsie : Adhérences interposées entre la moitié gauche de la face postérieure de l'utérus et le rectum. — Adhérences qui réunissent entre elles les différentes parties du ligament large et celles-ci à l'utérus. — Dilatation et épaississement de la trompe gauche qui est remplie de mucosités purulentes. — Trompe droite saine. — Les deux ovaires sains. — *Phlébite* occupant les veines tubo-ovariennes, les plexus droit et gauche, la veine hypogastrique et la veine crurale droites ; enfin la veine iliaque correspondante. — Le tissu cellulaire qui double l'utérus est sain. — *Obs.* de M. Bernutz, *loc. cit.*, t. II, p. 84.

Obs. A la suite d'un *accouchement*, douleurs pelviennes simulant une névralgie ; fièvre hectique ; péritonite aiguë rapidement mortelle. — Altérations d'une péritonite récente ;

collection purulente ancienne intra-péritonéale interposée entre la face postérieure de l'utérus et le rectum.— *Obs.* de M. Andral, *Clinique médicale*, 4ᵉ édition. t. II, p. 684.

Obs. Grossesse. — Chancre *exedens*. — A cinq mois de grossesse, *avortement*. — Le vingt-cinquième jour après celui-ci, début de la pelvi-péritonite. — Amélioration. —*Obs* de M. Bernutz, *loc. cit* , t. II, p 117.

Obs. Syphilis constitutionnelle : plaques muqueuses, roséole, amaurose syphilitique. — Vaginite. — A deux premières époques menstruelles, diminution de la sécrétion cataméniale.— A la troisième époque, *suppression complète*.— *Pelvi-péritonite* du côté droit. Aggravation aux époques menstruelles suivantes. — Extension de la pelvi-péritonite au côté gauche. — Menstruation régulière. — Amélioration. — *Obs.* de Bernutz, *loc. cit.*, t. II, p. 127.

Obs. Bonne santé antérieure.— Il y a treize mois, début, pendant une *période menstruelle*, d'une *pelvi-péritonite* aiguë d'abord, latente ensuite, dont elle reste souffrante pendant trois mois. Depuis lors, les menstruations qui, antérieurement, étaient normales, sont chaque fois très-douloureuses. Au quatrième jour de la dernière menstruation, péritonite suraiguë. — Au troisième jour du début de celle-ci, mort.
Autopsie : Péritonite généralisée, *abcès enkysté* ancien dans la trompe droite.— Perforation de cet abcès. — Abcès récent enkysté dans la trompe gauche. — Adhérences anciennes entre l'utérus et le rectum. — Kyste séreux accolé à la partie latéro-inférieure droite de la face antérieure de l'utérus. — Le tissu cellulaire des ligaments larges, assez abondant, est sain. — *Obs.* de M. Almagro, citée par M. Bernutz, *loc. cit.*, t. II, p. 247.

Obs. Gastralgie. — *Suppression brusque* des règles par l'ablution des parties génitales avec de l'eau froide. — *Pelvi-péritonite.* — Guérison.—Quatre mois après, diminution de l'excrétion menstruelle sous l'influence de la même cause. — Pelvi-péritonite du côté droit. — Amélioration. — Le mois suivant, *rechute et extension* de la pelvi-péritonite au côté gauche à la suite d'un trouble apporté à la sécrétion menstruelle par une nouvelle imprudence. — Guérison. — *Obs.* de M. Bernutz, *loc. cit.*, t. II, p. 133.

Obs. Premier rapport sexuel un mois avant l'entrée de la malade à l'hôpital ; quinze jours avant celle-ci, deuxième rapport. — Trois jours après ce second rapport sexuel, *écoulement virulent*; le quatrième jour, douleur en urinant ; le douzième jour, entrée de la malade à l'hôpital. — Blennorrhagie uréthrale et vaginale. — Un mois juste après le début de l'écoulement virulent, à peu près à l'époque correspondante à celle où la menstruation a eu lieu le mois précédent, le mucus utérin devient purulent. — Des douleurs sourdes se manifestent dans la partie moyenne et inférieure de l'hypogastre, et il survient une légère tuméfaction de l'utérus qui prend une forme globuleuse. — Presque en même temps apparaît une augmentation de volume du ligament large gauche. — Six jours après ces premiers accidents, *pelvi-péritonite* de la fosse iliaque droite. — Amendement. — Recrudescence de la pelvi-péritonite à la suite de fatigues et correspondante à l'époque menstruelle. — Amélioration. — Dysménorrhée et hydrométrie consécutives. —*Obs.* de M. Bernutz, *loc. cit.*, t. II, p. 143.

Obs. Excès vénériens. — *Pendant le cours de ces excès*, développement d'une *pelvi-péritonite* qui survient quinze jours après une menstruation régulière. — Amélioration très-marquée à la suite de la menstruation suivante. — Persistance pendant plusieurs mois d'une tumeur occupant la partie latérale droite et postérieure de l'utérus. — Diminution lente de la tumeur. — *Obs.* de M. Bernutz, *loc. cit.*, t. II. p. 155.

Obs. Chancres de la vulve.—*Chancre diphthéritique*, à la période d'état, placé sur le col utérin. — *Pelvi-péritonite.* — Amélioration à la suite d'applications de sangsues. —Anémie. — Douleurs névralgiques. — Amélioration lente. — Apparition des règles et, à partir de ce moment, cessation des accidents pelviens. — Guérison de la pelvi-péritonite, mais persistance de l'anémie. — *Obs.* de M. Bernutz, *loc. cit.*, t. II, p. 159

Obs. Accidents syphilitiques primitifs et affection ulcéro-membraneuse concomitante des gencives, du voile du palais et du col utérin. — Aggravation de cette dernière affection sous l'influence du traitement mercuriel. — Disparition des accidents syphilitiques, persistance de l'affection ulcéro-membraneuse. — *Six heures après l'administration d'une douche ascendante froide, pelvi-péritonite.* — Amélioration, puis recrudescence des accidents à l'époque menstruelle suivante. Enfin, diminution graduelle de la tumeur rétro-utérine. — Quelques mois plus tard, réapparition des douleurs pelviennes à la suite de fatigues. — Guérison de la pelvi-péritonite. — *Obs.* de M. Bernutz, *loc. cit.*, t. II, p. 171.

Obs. Dix mois avant l'entrée de la malade à l'hôpital, *contamination blennorrhagique.* — Au troisième mois de l'existence de cette blennorrhagie, douleurs pelviennes qui semblent indiquer qu'à cette époque il y a eu pelvi-péritonite. — Au dixième mois, entrée de la malade dans notre service, ayant pour motif la persistance du caractère contagieux de l'écoulement. — Rougeur violacée à la partie postérieure du vagin et du col utérin. - Antéflexion très-marquée. — *Emploi de l'hystéromètre pour étudier cette antéflexion.* — Immédiatement après le redressement de la flexion par l'hystéromètre, douleur vive ressentie à la région sus-pubienne. — Cette douleur, modérée d'abord, persiste, puis augmente les jours suivants. — Le huitième jour, *constatation d'un bourrelet dans le cul-de-sac antérieur.* — Dix jours après, tumeur juxtaposée au bord gauche de l'utérus. — Le mois suivant, envahissement du cul-de-sac gauche par une tumeur. — Au deuxième mois, nouvelle poussée, envahissement du cul-de-sac droit. — Pendant six mois, *aggravation par poussées mensuelles successives.* — A cette époque, production des règles qui étaient supprimées depuis le cathétérisme, amélioration graduelle moins lente. — Sortie de la malade de l'hôpital. — Rapports sexuels non infectants, qui ramènent par leurs excès un état aigu de la péritonite, mais de très-courte durée; à la suite de cette recrudescence, amélioration et guérison. — *Obs.* de M. Bernutz, *op. cit.*, t. II, p. 189.

Obs. Avortement au deuxième ou troisième mois de la grossesse effectué depuis un nombre de jours indéterminé avant l'entrée de la malade à l'hôpital. — Le quatrième jour de son admission, douleurs utérines. — Deux jours après, début de la *pelvi-péritonite.* — Pendant quatre jours, symptômes de la formation d'une *collection purulente interne.* — Le quatrième jour, évacuation du pus par l'anus, qui dure un mois. — Disparition graduelle de la tumeur rétro-utérine. — Réintégration de l'utérus à sa place normale, dont il avait été refoulé par la tumeur qui l'avait appliqué contre la face postérieure du pubis. — Guérison après deux mois et demi de séjour à l'hôpital. — *Obs.* de M. Bernutz, *loc. cit.*, t. II, p. 268.

Obs. Le cinquième jour de *l'accouchement, péritonite partielle.* — Tumeur hypogastrique. — Le dix-neuvième jour du début des accidents, *péritonite généralisée.*
Autopsie : Collection purulente interposée entre la vulve et l'utérus. — Perforation de cette *collection purulente* située à sa partie antérieure. — Adhérences récentes du péritoine abdominal proprement dit. — Hipp. Bourdon, *Des tumeurs fluctuantes du petit bassin* (*Revue médicale*, 1841, p. 38).

Obs. Péritonite puerpérale séro-adhésive dans la partie supérieure de l'abdomen, purulente et enkystée inférieurement; perforation du cæcum ; issue incomplète du pus; diarrhée rebelle. — Marasme. — Mort. — Autopsie. — *Obs.* de M. Féréol, thèse inaugurale. Paris, 1859.

Obs. A la suite d'*une menstruation,* douleurs hypogastriques et ballonnement du ventre. — A deux époques menstruelles suivantes, retour d'accidents semblables, mais qui paraissent avoir été de plus en plus graves à chacune des recrudescences. — Quinze jours après la troisième recrudescence, la malade se décide, à cause de l'intensité des douleurs hypogastriques qui persistent depuis la dernière époque, à entrer à l'hôpital. — *Tumeur* occupant la fosse iliaque droite et se continuant jusque dans le cul-de-sac correspondant; rudesse de la respiration au sommet des poumons. — Progrès de la tumeur péri-utérine en même temps que la *tuberculation pulmonaire* suit une marche assez rapide.— Mort. — *Autopsie :* Tubercules des trompes. — *Péritonite pelvienne.* — Cavernes pulmonaires. —*Obs.* de M. Boucher de la Ville-Jossy, rapportée par M. Bernutz, *loc. cit.*, t. II, p. 337

Obs. Pelvi-péritonite chez une *jeune fille vierge.* — Énorme tumeur abdominale. — Rupture du *foyer purulent* dans le rectum.—Accidents graves d'entérite dysentériforme et d'affaissement. — Rétablissement incomplet. — *Tuberculisation* et diarrhée chronique.— Mort.
Autopsie : Vaste foyer purulent intra-pelvien communiquant avec l'S iliaque.—Destruction de la trompe et de l'ovaire droits. — Infiltration tuberculeuse de la muqueuse utérine. — Ganglions tuberculeux. — Poumons tuberculeux. — *Obs.* d'Aran, *loc. cit.*, p. 710.

Obs. Cancer de l'ovaire probable. — Pelvi-péritonite aiguë d'abord, chronique ensuite et exceptionnellement douloureuse jusqu'à la fin de la vie. — Trois mois après le début de la *pelvi-péritonite*, manifestation de signes irréfragables d'*un cancer du rectum*. — Cachexie cancéreuse; cancers multiples. —Mort six mois après le début de la péritonite. — *Obs.* de M. Bernutz, *loc. cit.*, t. II, p. 352.

Obs. Menstruation régulière jusqu'à l'âge de 50 ans.—A cette époque, *grossesse, avortement* à six semaines de conception ; consécutivement, douleurs hypogastriques de longue durée. — Depuis lors, leucorrhée et retour assez fréquent de douleurs dans la fosse iliaque droite. — *Suppression* brusque des règles le deuxième jour de leur écoulement, déterminée par une émotion morale ; le surlendemain de cette suppression, début brusque d'une douleur très-vive dans la fosse iliaque droite accompagné de fièvre ; augmentation des accidents les jours suivants. —Le neuvième jour de la suppression des règles, constatation d'une *tumeur rétro-utérine* montant dans la fosse iliaque droite.— Amélioration à la suite d'application de sangsues. — A l'époque menstruelle suivante, augmentation brusque de la tumeur qui occupe alors toute la partie médiane inférieure de l'abdomen. Au mois suivant, nouvelle aggravation de tous les symptômes; la tumeur dépasse l'ombilic. — *Évacuation purulente* par le rectum, amélioration très-marquée, diminution considérable de la tumeur. — Nouvelle recrudescence des accidents et en particulier nouvelle augmentation de la tumeur, mais suivie bientôt d'une nouvelle amélioration, sans qu'il y ait eu aucune évacuation purulente. — Apparition des règles. — Guérison sans aucun retour d'accidents depuis quatre ans. — *Obs.* de M. Boucher de la Ville-Jossy rapportée par M. Bernutz, *loc. cit.*, t. II, p. 505.

Obs. Pelvi-péritonite purulente ouverte à l'hypogastre, dans le rectum et le vagin.
Deux mois environ après des souffrances du bas-ventre assez vagues, constatation de l'existence d'une tumeur dure, rénitente, occupant la fosse iliaque droite. — Deux mois après, ramollissement de cette tumeur. — Incision de cette tumeur fluctuante dont le pus offre une odeur fétide. Quelque temps après, constatation du passage dans le rectum de la solution iodée injectée par la fistule hypogastrique. — Quelques semaines plus tard, évacuation spontanée du pus par le vagin. — Persistance de la suppuration, dont l'écoulement continue par les trois fistules hypogastrique, rectale et vaginale, sans retour à la santé. — Quatre à cinq mois après l'incision de la tumeur fluctuante, manifestation des premiers signes de la phthisie pulmonaire. — Mort dix-huit mois après le début des accidents. — Autopsie. — *Obs.* de M. Gosselin rapportée par M. Bernutz, *loc. cit.*, t. II, p. 454.

Obs. Inflammations péri-utérines consécutives à des fausses couches. Péritonite générale adhésive, avec tumeur formée par les annexes de l'utérus du côté gauche. Tuberculisation du rein. Mort. — Aran, *loc. cit.*, p. 660.

Obs. Inflammation péri-utérine, suite de couches. Suppuration de la trompe droite et de l'ovaire gauche, sans aucune trace de métrite. Double pleurésie suppurée avec fistule pleurale externe du côté droit. Mort. —Aran, *loc. cit.*, p. 663.

Obs. Rétroflexion de l'utérus avec ovarite chronique et douleurs névralgiques dans le membre inférieur correspondant. — Cautérisation de la cavité du col. — Inflammation péri-utérine consécutive ; guérison. — Mort quelques mois après, par congestion pulmonaire. — Aran, *loc. cit.*, p. 667.

II. *Des diverses espèces de pelvi-péritonites.* — Les résumés d'observations qu'on vient de lire sont mis à la suite les uns des autres sans aucun ordre méthodique. Le lecteur qui se donnera la peine de les méditer pourra les classer comme il l'entendra. Quant à moi, je propose une classification des pelvi-péritonites analogue à celle que j'ai donnée pour les ovarites, c'est-à-dire basée sur les causes les plus générales et les plus profondes de la maladie.

1° *Pelvi-péritonites puerpérales.* De toutes les causes des pelvi-péritonites, les plus communes, à n'en pas douter, sont l'accouchement, l'avortement et les accidents inflammatoires qui peuvent se produire à leur suite. Aran n'évalue pas à moins des deux tiers des cas, les inflammations péri-utérines survenues dans ces circonstances. Les résultats statistiques de M. Gallard, ceux de M. Bernutz (Lacourtiade, *Sur la pelvi-péritonite chez les femmes*, thèse de Paris, n° 177, 1858), sont un peu moins élevés (45 ou 44 pour 100). — En réunissant les statistiques d'Aran, de M. Gallard et de M. Bernutz, on arrive à une proportion de 55 pour 100.

Les divers modes de début des pelvi-péritonites puerpérales ont été très-bien exposés par M. Fleetwood Churchill. Ils peuvent être rangés sous quatre chefs : 1° Dans quelques cas on découvre une tumeur en plaçant la main sur l'abdomen, sans qu'il y ait eu des symptômes préliminaires violents ; tout au plus la maladie a-t-elle été annoncée par une sensation de gêne plutôt que de douleur dans une des régions iliaques. — 2° Après quelques jours d'une convalescence qui paraissait franche, il survient une attaque de fièvre avec quelques élancements dans l'abdomen, qui se calment après un certain temps ; mais la fièvre persiste sans cause connue jusqu'au moment où la maladie se développe. — 3° Dans d'autres cas, l'attaque est locale et sa nature assez évidente : depuis le début, douleurs dans une région iliaque, sensibilité à la pression, et bientôt tuméfaction avec fièvre. — 4° Enfin, la maladie peut prendre d'abord le caractère d'une affection du péritoine plus générale, la douleur s'étendant à tout l'abdomen, revenant par accès avec sensibilité à la pression et fièvre, mais peu à peu la sensibilité générale et la douleur étendue se calment et se localisent, et les accidents de la pelvi-péritonite persistent seuls. (*Dublin Journal of Med.*, t. XXIV, 1844.)

Les pelvi-péritonites puerpérales ne se développent pas toujours spontanément. L'aptitude générale de l'organisme à produire de l'inflammation pendant la période puerpérale, l'aptitude spéciale des organes génitaux à en devenir le siége, sont souvent mises en jeu par des circonstances étiologiques variables, dont le rôle n'est que secondaire. Telles sont les manœuvres d'un accouchement laborieux, la reprise prématurée du travail ou des rapports sexuels, etc. Enfin, il faut signaler l'existence antérieure d'un état morbide latent des trompes et des ovaires.

Un caractère qui distingue les pelvi-péritonites puerpérales des autres espèces, c'est leur grande tendance à se terminer par *suppuration*. Rien n'est plus commun que de trouver en pareil cas, à l'autopsie, des collections purulentes, si la mort a été rapide. Quand la maladie est de longue durée, ces collections purulentes se résorbent ou s'ouvrent à l'extérieur par le vagin ou par le rectum.

2° *Pelvi-péritonites inflammatoires ou communes.* Cette espèce comprend tous les cas dans lesquels il est impossible d'expliquer le développement du processus inflammatoire péri-utérin par aucune cause constitutionnelle autre qu'une prédisposition exagérée de l'organisme à l'inflammation. Chez certaines femmes, cette sorte de diathèse inflammatoire et l'irritabilité spéciale des organes génitaux sont telles, que la moindre circonstance étiologique secondaire suffit pour provoquer et perpétuer indéfiniment une détermination inflammatoire dans les annexes et dans le péritoine du petit bassin. Des excès de coït, des fatigues insolites, des injections irritantes, les cautérisations les plus légères et même des explorations habituellement inoffensives, à plus forte raison le cathétérisme utérin, etc., toutes ces causes externes peuvent réveiller la prédisposition latente et la mettre en jeu. Aussi quelques auteurs, entre autres M. Bernutz, qualifient-ils ces pelvi-péritonites de *traumatiques*.

3° *Pelvi-péritonites menstruelles ou cataméniales*. Elles doivent être placées à côté des précédentes. La susceptibilité des organes génitaux, l'équilibre instable de leurs fonctions rendent dangereuses les moindres perturbations qui surviennent dans le processus menstruel. La diminution lente et progressive de la sécrétion cataméniale, sa suppression brusque, son retour irrégulier, son abondance excessive, précèdent habituellement la pelvi-péritonite et semblent la produire directement, sans l'intermédiaire d'aucune autre cause locale ou générale. Quelques-unes de ces pelvi-péritonites simulent, à s'y méprendre, les hématocèles cataméniales. Il y a même des cas dans lesquels les symptômes de l'hémorrhagie et de l'inflammation péri-utérines se fondent si intimement qu'il est impossible de porter un diagnostic précis, ce qui importe assez peu, du reste, puisque le traitement est le même dans les deux cas.

4° *Pelvi-péritonites blennorrhagiques*. Cette espèce est une des moins discutables à cause de la spécificité de son origine. D'après M. Bernutz, sur 97 cas de pelvi-péritonites, 28 seraient dus à des blennorrhagies ; et sur 15 cas dans lesquels le début des accidents a été précisé, jamais il n'aurait eu lieu avant le huitième jour, rarement avant le quinzième et, dix fois ou dans les deux tiers des cas, du quinzième au trentième jour, le plus souvent dans les derniers jours du premier mois correspondant à la menstruation. Cette inflammation peut-elle naître sans propagation, sans l'intermédiaire d'une métrite, d'une *salpingite* ou d'une *ovarite blennorrhagiques*, par la vertu seulement de la sympathie qui existe entre le vagin et les annexes ? Aran ne le pense pas, et, faisant la critique des relevés de M. Bernutz, il ajoute que pour établir la fréquence relative de l'inflammation péri-utérine dans la blennorrhagie, il eût fallu indiquer en regard le chiffre des blennorrhagies qui ont suivi leur marche sans cette complication. Il faut tenir compte aussi de la coïncidence du début avec l'époque menstruelle, car cette circonstance tend encore à jeter des doutes sur le rôle véritable qu'a joué la blennorrhagie.

5° *Pelvi-péritonites dysentériques*. L'inflammation qui désorganise la muqueuse du rectum, dans les dysenteries graves, peut se propager jusqu'au péritoine du cul-de-sac recto-utérin et provoquer une péritonite pelvienne indépendante de toute lésion du système utérin. Mais il ne faut pas se laisser abuser par les flux dysentériques qui surviennent fréquemment chez les personnes atteintes de pelvi-péritonite, lorsque les collections purulentes s'ouvrent dans le rectum. On serait alors exposé, si on n'analysait pas rigoureusement toutes les circonstances qui ont précédé l'invasion de la maladie, à prendre l'effet pour la cause. Cette erreur doit être évitée avec d'autant plus de soin qu'elle aurait des conséquences fâcheuses pour le traitement.

6° *Pelvi-péritonites rhumatismales*. Mon collègue et ami, M. le docteur Chauffard, frappé du nombre des pelvi-péritonites qu'il eut à soigner en 1862, les fit rentrer dans la catégorie des maladies que présentait la constitution alors régnante. Or presque toutes ces maladies étant d'origine rhumatismale, il était assez naturel d'admettre que le péritoine pelvien n'échappait pas à cette influence générale. Dans une discussion qui s'éleva sur cette question au sein de la Société médicale des hôpitaux, MM. Bourdon et Goupil firent des objections sérieuses à cette manière de voir. En attribuant onze ou douze cas de pelvi-péritonites à l'influence rhumatismale, M. Chauffard n'avait-il pas un peu trop généralisé cette condition étiologique? Pour que la nature rhumatismale d'une pelvi-péritonite fût indiscutable, ne faudrait-il pas que la détermination morbide sur le petit bassin coïncidât avec d'autres déterminations sur les articulations, les plèvres ou le péricarde, en un mot avec les accidents que produit habituellement l'attaque de rhumatisme? Pourquoi les péritonites rhumatismales ne se seraient-elles développées que chez les femmes? Pourquoi, au lieu d'envahir tout le péritoine, comme elle envahit toute la plèvre, tout le péricarde, toutes les séreuses articulaires, l'inflammation rhumatismale se serait-elle confinée dans le petit bassin? — Dans tous les cas que M. Bourdon avait observés à pa-

reille époque, les perturbations produites dans la vie sexuelle de femmes atteintes de
pelvi-péritonite, étaient très-suffisantes pour expliquer l'invasion de la pelvi-péritonite. —
Goupil, sans nier la possibilité de la pelvi-péritonite rhumatismale, pensait que l'action
du froid sur les organes génitaux avait provoqué cette inflammation péri-utérine cataméniale qui survient si facilement lorsqu'une pareille cause retarde les règles ou les supprime, etc.

Quand on voit l'action rhumatismale s'exercer sur toutes les régions et sur tous
les organes de l'économie, il serait irrationnel, *a priori*, de lui refuser la possibilité de
produire une pelvi-péritonite. N'atteint-elle pas, indépendamment de toute autre cause,
la tunique vaginale et le testicule chez l'homme? Pourquoi respecterait-elle chez la femme
les ovaires et le péritoine pelvien? — Mais, il faut bien le reconnaître, il est rare de rencontrer des cas de pelvi-péritonite où, toutes les circonstances étiologiques si nombreuses
qui peuvent faire naître cette inflammation étant absentes, on soit forcé d'admettre une
origine rhumatismale se révélant aussi sur d'autres parties du corps par ses phénomènes
habituels. — Au surplus, les nuances symptomatiques qui séparent cette espèce de pelvi-
péritonite des pelvi-péritonites inflammatoires ou des pelvi-péritonites cataméniales sont
si légères, si subtiles, si variables qu'il serait téméraire ou du moins prématuré d'esquisser
une histoire clinique de cette affection.

7° *Pelvi-péritonites tuberculeuses ou strumeuses.* Cette espèce est commune et bien
délimitée par ses produits pathologiques ; sur 45 cas de tuberculisation des organes génitaux, le péritoine était tuberculeux vingt-deux fois. (Voy. p. 595, note du Trad.) — Il
faut, ainsi que le fait remarquer avec raison M. Bernutz, distinguer deux variétés de pelvi-
péritonites tuberculeuses : les unes sont une détermination tardive de la diathèse générale
qui depuis longtemps a produit des ulcérations pulmonaires considérables et des phénomènes de consomption. Je propose de les appeler *tuberculeuses cachectiques.* Les autres,
au contraire, constituent une manifestation précoce de la maladie générale ; elles se développent en même temps que la tuberculisation pulmonaire ; quelquefois elles la précèdent et parfois même elles parcourent toutes les phases de leur évolution sans qu'il naisse
un seul tubercule dans les organes thoraciques. Quand la tuberculisation des organes génitaux est primitive, elle pourrait légitimement recevoir le nom de *phthisie génitale,*
que lui donne M. Bernutz.— Cette phthisie génitale peut présenter des symptômes aigus
ou chroniques et une marche galopante, rapide ou lente. Quand elle se complique de tu-
berculisation·pulmonaire, il n'est pas rare de voir s'établir une sorte de balancement entre
les phénomènes thoraciques et les accidents péri-utérins.

8° *Pelvi-péritonites cancéreuses.* Elles sont constituées par l'inflammation que l'affection cancéreuse de l'utérus, de la trompe ou de l'ovaire fait naître dans la séreuse pelvienne. Quoique rares, elles méritent d'être signalées à cause de la netteté de leur origine
qui les constitue à l'état d'espèce bien distincte.

. J'engage ceux qui voudraient faire une étude approfondie des pelvi-péritonites à lire,
outre la remarquable monographie de M. Bernutz sur ce sujet :

La leçon d'Aran *Sur l'inflammation péri-utérine,* p. 653-750.

Les leçons de M. le professeur Gosselin, sur le *Phlegmon chronique péri-utérin avec
redoublements inflammatoires. (Union médicale,* janvier 1855 ; *Gaz. des hôpit.,* 1862.)

L'excellent travail de M. H. Bourdon : *Des tumeurs fluctuantes du petit bassin (Revue médicale,* 1841).

(Notes du Trad.)

LEÇON XXV.

TUMEURS ET HYDROPISIE DE L'OVAIRE

Prédisposition spéciale de l'ovaire aux tumeurs kystiques. — Variétés de ces kystes : — *Kystes simples :* kystes du corps de Wolff; kystes véritablement ovariques; leurs rapports avec l'hydropisie des vésicules de Graaf; leur structure et leur contenu. — Modifications de leurs formes lorsqu'ils sont multiples. — De leur cause. — *Kystes composés et prolifères.* — Ils peuvent provenir d'un kyste simple. — Structure et contenu des kystes composés et des excroissances *kysto-sarcomateuses.* — *Tumeur colloïde ou alvéolaire de l'ovaire.* — *Kystes cutanés ou graisseux.* — Particularités de leur structure et de leur contenu. — Fréquence comparative de l'affection de l'un ou des deux ovaires. — Des différentes formes de tumeurs ovariques.

J'ai souvent eu l'occasion, dans ces leçons, de parler de l'augmentation de volume que présente l'abdomen dans les diverses maladies du système sexuel. Aujourd'hui, nous allons nous occuper d'une classe d'affections dont le signe le plus fréquent, le plus caractéristique, un des premiers constatés et un des plus incommodes, est l'augmentation de volume de l'abdomen.

Mais si ce symptôme leur est commun avec d'autres maladies utérines, les tumeurs de l'ovaire en diffèrent beaucoup sous d'autres rapports. Elles surviennent chez les femmes jeunes et chez les femmes âgées; chez celles qui restent filles aussi bien que chez celles qui sont mariées; chez celles qui sont stériles et chez celles qui ont eu plusieurs enfants. Elles sont quelquefois formées par de simples kystes contenant un fluide séreux; d'autres fois, elles sont constituées par des matières solides, et, dans beaucoup de cas, leur structure est parfaitement semblable à ces excroissances que les anatomo-pathologistes regardent unanimement comme malignes. Leur marche est rapide ou lente; après s'être développées très-vite, elles peuvent rester stationnaires pendant des mois et des années. Quelquefois la nature elle-même intervient avec plus d'habileté que tout

l'art des médecins, et elle fait disparaître complétement une maladie que la médecine est habituellement impuissante à guérir. Leur
diagnostic, facile dans quelques cas, présente dans d'autres de
grandes difficultés; il y a peu de maladies cependant où son exactitude soit plus nécessaire. L'affection n'est-elle en réalité qu'une
grossesse, ou la prétendue grossesse est-elle une affection de l'o-
vaire? Questions qui touchent aux sources les plus profondes du bonheur ou de la misère humaine, bien plus encore que celles où il ne
s'agit que de la santé présente et de la santé future. Le pronostic et
le traitement offrent aussi quelques difficultés. La guérison, lorsqu'il y avait peu d'espoir; la mort, alors que rien ne la faisait craindre; le traitement médical, abandonné parce qu'il est inefficace; le
traitement chirurgical, redouté parce qu'il est dangereux; des faits
qui ne nous éclairent pas ou qui ne servent qu'à montrer l'inutilité
de certains moyens de guérison trop bruyamment vantés; telles sont
les incertitudes que nous rencontrons lorsque nous nous posons
cette question : — Que faut-il faire? En résumé, il n'y a pas de maladie où la pathologie soit plus imparfaite, où les symptômes soient
plus changeants, où le diagnostic soit plus obscur, où le traitement
soit plus incertain, que dans les affections si importantes de l'ovaire
dont nous allons nous occuper.

Dans chacun de nos organes, il existe une prédisposition plus ou
moins marquée à des formations morbides qui rappellent la structure normale. Cette particularité s'observe dans les tumeurs des
os, des muscles, des nerfs ou du tissu fibreux; et même dans ces
productions morbides qui, n'ayant point d'analogues dans la structure normale, ont reçu le nom d'hétérologues, la même tendance
se remarque encore. Ainsi la tumeur cancéreuse des os, qui détruit
la structure de la partie aux dépens de laquelle elle se forme,
repose néanmoins sur une base osseuse. Je vous ai déjà fait remarquer que, dans le cancer de la matrice, le volume de l'organe est
augmenté, non-seulement par des dépôts du produit morbide, mais
aussi par le développement anormal du tissu propre de l'organe.

C'est en vertu de cette loi que dans l'ovaire, et, à un moindre degré dans tous les organes glandulaires, tels que le corps thyroïde,
le testicule et la mamelle, il existe une aptitude particulière à la formation de kystes; de telle sorte que, dix-neuf fois sur vingt, les
tumeurs de l'ovaire sont constitués par des *kystes*.

On a proposé des classifications très-variées des kystes ovariques, suivant qu'on s'est placé à un point de vue purement pratique ou qu'on a pris en considération les plus petites différences de leur structure anatomique. Mais il est si utile d'écarter les divisions et les subdivisions multipliées, que j'adopterai, sur ce point, la manière de voir de M. Paget[1]; je parlerai d'abord des *kystes simples et stériles*, et, en second lieu, des *kystes composés et prolifères*. Cette division est anatomiquement exacte et conforme à la pratique.

Les *kystes simples de la première espèce*, quoique situés immédiatement dans le voisinage de l'ovaire, ne sont pas, à proprement parler, en relation avec lui. Si j'en parle, c'est que, récemment encore, on se méprenait sur leur nature, et qu'on en tirait des déductions erronées relativement aux kystes vrais de l'ovaire.

En examinant le corps de petites filles et moins souvent de femmes adultes, on trouve quelquefois appendus à la surface inférieure du tube de Fallope, plus près de sa frange que de l'extrémité utérine, de petits kystes délicats, variant, de la grosseur d'un pois à celle d'une cerise, munis d'un pédicule de 1 à 3 pouces de longueur et contenant un fluide transparent, séreux et un peu gélatineux. De temps en temps, on voit des kystes semblables en rapport avec les tubes de Fallope, mais sessiles au lieu d'être pédiculés. Quelquefois aussi, on observe un kyste plus volumineux, situé dans les replis du ligament large, entre l'ovaire et la trompe dont il ne provient pas. Contrairement aux autres, ces kystes s'observent chez les adultes. La différence de leur siége semble constituer le seul point qui les sépare, car leurs parois sont formées de la même manière par une membrane mince, sans structure, incapable d'être divisée en couches distinctes, et souvent, mais non toujours, tapissée d'un épithélium nucléaire; leur contenu, habituellement séreux et incolore, est quelquefois rouge et gélatineux.

La délicatesse de la paroi kystique, l'absence de tout support, la ténuité du pédicule, sont, sans aucun doute, ainsi que le fait remarquer M. Verneuil[2], des raisons qui rendent cette variété si rare après l'enfance. Au contraire, le soutien que le péritoine prête

---

[1] *Surgical Pathology*, vol. II, p. 26.

[2] Le meilleur mémoire sur ces kystes est celui du docteur Verneuil, *Recherches sur les kystes de l'organe de Wolff*, dans les *Mémoires de la Société de chirurgie*, 1854, vol. IV, p. 58; on y trouve les observations des écrivains qui l'ont précédé. Virchow, qui donne une histoire de ces petits kystes (*Die krankhaften Geschwülste*, vol. I, p. 262), fait des réserves sur l'exactitude de cette hypothèse et croit qu'habituellement, sinon toujours, ils résultent d'une nouvelle formation. (*Note de l'Auteur.*)

sur leurs deux faces aux kystes sessiles, situés entre les feuillets du ligament large, leur permet de s'agrandir et d'atteindre un volume considérable. L'examen du pédicule des kystes, qui sont appendus aux tubes de Fallope, donne la clef de leur structure. Ce pédicule est souvent creux ; en s'allongeant et s'amincissant, il se convertit quelquefois en une petite corde. La communication du canal creux avec l'intérieur du kyste montre bien que ce kyste provient de la dilatation d'un des petits tubes en cæcum, qui constituent les corps de Wolff dans le fœtus, et dont les débris, très-difficiles à reconnaître chez l'adulte, sont appelés corps de Rosenmüller, nom de celui qui les a le premier décrits.

Le volume d'un œuf, d'une pomme ou d'un orange, est le maximum de grosseur qu'ils atteignent ; les kystes pédiculés ont rarement des dimensions suffisantes pour qu'on puisse les diagnostiquer pendant la vie. A part la rupture exceptionnelle du pédicule ou de la paroi de ces deux espèces de kystes, on n'a point observé en eux d'autre modification. Dans aucun cas, leur paroi ne contenait d'autres kystes secondaires, bien que plusieurs d'entre eux, spécialement les pédiculés, puissent se rencontrer agglomérés, mais distincts, chez le même sujet.

Avant d'examiner d'autres kystes plus importants, qui ont leur point de départ dans l'ovaire lui-même, nous devons noter une circonstance qui a donné à ces *kystes du ligament large*, comme on les appelle généralement, une valeur pathologique plus grande que celle qu'ils ont en réalité. Les médecins ont pris l'habitude, chaque fois qu'ils rencontrent un kyste simple, mobile et de médiocre volume, d'affirmer que ce kyste n'est pas ovarique, et de consoler les malades en les assurant que ce n'est qu'une affection peu sérieuse et qui n'augmentera pas. Sans doute, il faut, autant que possible, consoler nos malades et leur donner des espérances légitimes et raisonnables ; mais nous devons aussi, dans l'intérêt de la science et de l'humanité, ne pas faire de trop grandes promesses, en ne donpas comme positives des assurances sans fondement. Une visite dans les principaux muséums de la métropole suffira pour convaincre que les kystes des corps de Wolff atteignent rarement un volume assez considérable pour qu'on les puisse diagnostiquer pendant la vie, et qu'il est excessivement rare qu'ils excèdent les dimensions d'une pomme. Quand donc on découvre dans l'abdomen une tumeur ayant un volume double de celui du poing, cette circonstance doit faire conclure que le kyste n'est pas extra-ovarique, ni de cette espèce qui a plus de tendance à rester stationnaire qu'à croître.

Passons maintenant à l'étude de ces *kystes* ou *excroissances kystoïdes*, dont l'origine est dans l'ovaire lui-même.

Les plus simples, les moins dangereux, mais malheureusement les plus fréquents, sont ceux qui résultent de l'*hydropisie d'une ou plusieurs vésicules de Graaf*.

La structure de ces kystes simples indique clairement leur source. Ils sont formés de trois tuniques : la première est le revêtement péritonéal de l'ovaire; la seconde, la capsule de l'organe où se ramifient les vaisseaux ; et la troisième, la paroi de la vésicule elle-même, qui est habituellement très-épaissie, divisible en plusieurs couches et tapissée d'un épithélium pavimenteux. Cette structure laminée des kystes ovariques a son importance pratique, comme nous le verrons plus tard ; car, lorsqu'il existe des adhésions, l'opérateur est très-embarrassé de savoir s'il brise avec son doigt la connexion de la tumeur et du péritoine ou s'il ne fait que séparer les couches de la paroi kystique.

La surface de ces kystes est généralement blanche et brillante, leur intérieur lisse et poli, quelquefois d'un blanc opaque ou même opalin. Mais quand la tumeur a été le siége d'une inflammation, sa surface interne est rendue rugueuse par d'anciens dépôts de lymphe, et ses parois présentent divers degrés de fermeté, de densité et d'épaisseur. Et même, indépendamment d'une inflammation antérieure, l'épaississement de la paroi kystique varie suivant les endroits; elle est, en général, plus considérable autour du pédicule que partout ailleurs.

Les vaisseaux de ces tumeurs, comme du reste de tous les kystes ovariques, sont habituellement d'un calibre considérable, et, sauf leur convergence vers le pédicule du kyste, leur distribution est très-variable ; ils sont presque tous veineux, ou, comme le dit très-bien Cruveilhier [1], en décrivant la structure des grands kystes ovariques, « ce sont des sinus veineux analogues à ceux de la dure-mère, » se ramifiant au-dessous du péritoine qui semble constituer entièrement leur membrane externe. Il ne faut pas oublier que ce calibre considérable des veines peut devenir la source d'un danger dans la ponction ; leur convergence vers le pédicule de la tumeur

---

[1] *Anatomie pathologique générale*, in-8. Paris, 1856, vol. III, p. 408.

constitue la principale objection contre la ponction par le vagin. Les branches qui vont de ces troncs vers l'intérieur du kyste et qui se ramifient quelquefois très-abondamment sur sa surface interne, sont petits et aussi de nature veineuse. La prépondérance des veines sur les artères est la caractéristique de l'appareil vasculaire de ces tumeurs.

Quel que soit leur volume (et il varie beaucoup, car parfois ces kystes ne sont pas plus gros qu'un pois, et, dans d'autres cas, ils contiennent un gallon ou un gallon et demi (de 4 à 6 litres) de liquide), leur contenu est toujours à peu près le même, à savoir : un sérum, dont la pesanteur spécifique excède rarement 1,020, très-albumineux, légèrement verdâtre, en général transparent ou plus ou moins teinté de sang. Quelquefois ce liquide contient une forte proportion de pus, et offre aussi de temps en temps tous les caractères d'un pus louable. Ce dernier cas se présente alors même que les symptômes inflammatoires ont été très-légers, de telle sorte qu'il est difficile de prévoir avec certitude la nature du liquide contenu dans un kyste simple de l'ovaire, et qu'il ne faut pas conclure de l'absence de la douleur à l'absence de l'inflammation. La conséquence pratique à déduire de ce fait, c'est que l'inflammation de l'intérieur du kyste est, dans beaucoup de cas, accompagnée d'une inflammation de la surface péritonéale, assez intense et assez étendue pour produire des adhérences considérables avec les viscères adjacents, sans que cette péritonite circonscrite donne lieu à une vive douleur. La possibilité de procédés chirurgicaux variés, dans la cure de l'hydropisie ovarique, dépend en grande partie de l'absence d'adhésions. Le manque de signes positifs pour déterminer leur présence ou leur absence est une des difficultés les plus sérieuses que présente l'extirpation des ovaires malades.

Jusqu'ici j'ai décrit cette affection comme si elle était toujours limitée à une seule vésicule de Graaf. Il est rare cependant qu'il en soit ainsi. D'ordinaire d'autres vésicules montrent la même tendance à l'hydropisie dans les deux ovaires ; fréquemment aussi, nous rencontrons des cas dans lesquels l'affection de plusieurs vésicules paraît avoir commencé simultanément, toutes ayant le même volume ; l'ovaire peut contenir alors 10 ou 15 kystes qui ne sont pas plus volumineux qu'un gros pois. A mesure que ces kystes augmentent de volume, ils perdent, par leur mutuelle pression, la forme régulièrement globuleuse qu'ils avaient d'abord ; ils s'aplatissent ou prennent la forme d'un coin à grosse extrémité tournée en dehors. Mais lorsque l'ovaire a atteint des dimensions plus grandes qu'une noix avec sa coque ou qu'un œuf, le développement d'un ou de deux de ces kystes s'effectue généralement au détriment des autres. Il en résulte une tumeur multiloculaire, composée d'un certain nombre de kystes simples de volume très-variable, depuis celui d'une pomme ou d'une orange jusqu'à celui d'une tête d'adulte. Le contenu de ces kystes varie autant que leur volume. Tandis que quelques-uns sont remplis d'un sérum transparent, d'autres peuvent contenir un fluide plus ou moins teint de sang, d'autres une matière séro-purulente, suivant qu'il est survenu une hémorrhagie ou une inflammation dans ces poches qui sont quelquefois immédiatement adjacentes. Les variations, dans le contenu de la même tumeur, ont fait croire quelquefois qu'elle était un kyste composé, lorsque, en réalité, elle ne provenait que de l'agglomération de kystes simples qui étaient devenus le siége de processus d'espèce différente. Il n'est pas rare non plus, dans les tumeurs de cette nature, que la pression réciproque de ces kystes produise la résorption des septa qui les séparent, de sorte qu'une tumeur multiloculaire peut être, au bout d'un certain temps, convertie en un kyste unique. Les ouvertures de communication entre ces différents kystes sont habituellement de forme circulaire, à bords mousses, comme si une portion de la paroi avait été enlevée par un instrument tranchant ; l'ouverture, petite au début, s'élargit peu à peu par absorption, jusqu'à ce que, à la longue, une légère irrégularité sur le contour externe de la tumeur reste comme la seule trace de sa structure primitive. Les circonstances qui président à ce processus ne sont pas encore très-bien connues ; car, tandis que l'absorption des septa survient quelquefois à une époque où aucun de ces kystes n'est plus volumineux qu'une bille de marbre, il n'est pas rare de trouver ces cloisons intactes alors que quelques-uns de ces kystes ont atteint ou même dépassé le volume d'une tête d'adulte.

Il est à peine besoin de dire que la dilatation hydropique des vésicules de Graaf n'est pas la seule source des kystes simples de l'ovaire. Nul doute que le développement des kystes ne puisse s'effectuer dans les ovaires, comme il a lieu quelquefois dans le sein, non par la dilatation de cavités préexistantes, mais par un processus, qui est, dès le début, un processus de nouvelle formation. Il est vrai que toutes les recherches pathologiques tendent à augmenter le nombre des cas où les kystes sont formés par la dilatation de cavités préexistantes. Relativement aux vésicules de Graaf, la question est résolue depuis que Rokitansky a découvert un ovule dans la cavité d'un kyste ovarique au début[1].

Le mode précis suivant lequel se produit cette hydropisie des vésicules est encore et restera probablement toujours très-obscur. Il est vraisemblable que, dans quelques cas du moins, un état de congestion de la vésicule et l'hémorrhagie dans sa cavité sont les phénomènes précurseurs d'une effusion subséquente du liquide. Dans le muséum Guy's Hospital, où on m'a reçu très-courtoisement, il y a une série de préparations qui semblent prouver ce mode d'origine de l'hydropisie ovarique. Dans quelques-unes, la vésicule ne contient qu'un caillot ; dans d'autres, le caillot occupe une portion du kyste et adhère à ses parois par une sorte de pédicule, tandis que le reste de la cavité est rempli par un liquide séreux. Les proportions relatives de ce caillot et de cette sérosité varient beaucoup suivant les cas. L'hémorrhagie dans le sac de l'arachnoïde est souvent suivie d'une effusion de sérosité qui dépasse tellement en quantité celle du sang extravasé, qu'elle produit une des formes de l'hydrocéphale chronique. Eh bien, il n'est pas douteux non plus qu'une hémorrhagie dans le sac d'une vésicule de Graaf ne puisse donner lieu, par le même mécanisme, à une semblable hydropisie.

Une théorie entièrement opposée à celle-là a été donnée par le professeur Scanzoni[2] : il pense que l'hydropisie de la vésicule ovarique peut tenir à ce que l'afflux du sang vers l'ovaire, à une période menstruelle, ayant été insuffisant pour produire la rupture du sac et la sortie d'un ovule, a fait naître cependant un état congestif suivi de l'effusion d'une plus grande quantité de liquide dans la poche vésiculaire. Cette théorie est basée principalement sur la fréquence de l'aménorrhée ou de règles peu abondantes,

---

[1] *Wiener Wochenblatt*, 1855, n° 1, cité par Scanzoni, *Lehrbuch der Krankheiten der weiblichen sexual Organe*, in-8, Wien, 1857, p. 354. Voy. aussi Virchow, *Die krankhaften Geschwülste*, vol. I, p. 259. La question est si importante au point de vue du pronostic de l'hydropisie ovarique, et l'opinion d'une autorité aussi grande que le docteur Bright (Voy. *Guy's Hospital Reports*, vol. III. 1831, p. 181 et 193), si décidément défavorable, qu'on se réjouit de voir un fait évident atténuer les sombres couleurs de la peinture suivante : « Ce cas, dit le docteur Bright (*loc. cit.*, p. 193), me confirme dans un doute que j'ai déjà exprimé, à savoir que je ne connais pas d'exemple d'hydropisie des vésicules de Graaf qu'on puisse distinguer des tumeurs malignes de l'ovaire. »

(*Note de l'Auteur.*)

[2] *Op. cit.*, p. 353.

comme phénomènes précurseurs de l'hydropisie de l'ovaire. Cette allégation, nous le verrons plus tard, n'est pas exacte.

Je ne connais point d'autres faits ni d'autres théories ayant trait à l'hydropisie des vésicules de Graaf, et je suis, je l'avoue, tout à fait incapable de dire dans combien de cas les kystes simples de l'ovaire sont dus à la dilatation de ces cavités, et dans combien ils procèdent d'une néo-formation. Que de simples kystes puissent se former là comme dans d'autres parties, par la pure collection d'un liquide au sein du parenchyme et la formation graduelle d'un kyste autour de lui, il n'y a aucune raison d'en douter[1]. Peut-être quelques-uns de ces kystes ovariques délicats et à parois minces, que nous rencontrons quelquefois, ont une pareille origine. Mais je suis convaincu que ce n'est pas le mode de production le plus commun des kystes simples et qu'ils résultent la plupart du temps de la distension d'une cavité préexistante.

Une autre question d'une grande importance pratique est celle de savoir si les *kystes solitaires* restent toujours solitaires, ou s'ils peuvent se changer en *kystes prolifères ou kystes composés* dans le cours de leur développement. Ici aussi, il est à regretter que nos documents ne puissent pas nous donner une réponse satisfaisante. Les conséquences pratiques qu'implique une décision sur ce point sont de toute évidence ; car, s'il est démontré qu'à une période quelconque un kyste simple est capable d'entrer en activité et de s'agrandir, non plus par une pure distension de sa cavité, mais par une croissance interne, une formation kystique de ses parois, il devient bien plus urgent que dans l'hypothèse contraire de recourir contre lui, dès le début, à des procédés thérapeutiques radicaux. Je crois qu'un pareil changement peut se produire ; qu'un kyste originellement simple peut proliférer, et que sa persistance à l'état de simplicité est un accident heureux sur la durée duquel on ne doit faire aucun fondement sérieux. Une jeune femme qui, depuis deux ans et demi avait une hydropisie de l'ovaire, qu'on avait ponctionnée deux fois, succomba à une inflammation péritonéale produite par l'injection, dans le kyste, d'une solution iodée. On trouva que la poche était constituée par une paroi mince ; mais, sur un point, près de son pédicule, quatre petits kystes dont le plus volu-

---

[1] Mode de production kystique très-bien mis en lumière par le professeur Bruch, *Zur Entwicklungs-Geschichte der Pathologischen Cystenbildungen*, dans *Zeitschr. f. Rationelle Medizin*, vol. III, 1849, p. 91. (*Note de l'auteur*).

mineux avait environ la grosseur d'une fève, se projetaient dans sa cavité. Autour de ce groupe, la membrane interne était plus vasculaire et plus molle que partout ailleurs. Si j'avais pu faire plus d'examens cadavériques, il n'est pas douteux pour moi que j'aurais trouvé beaucoup d'autres exemples d'un fait qui concorde avec les résultats que donne le raisonnement par analogie. Nous savons que, dans le stimulus de l'imprégnation, une vésicule de Graaf produit quelquefois des cheveux, de la graisse, des dents, des cartilages et des os. Ce pouvoir prolifique spontané dont nous avons tant de preuves, peut aussi s'exercer à un degré inférieur, en produisant des excroissances endogènes au sein des cavités kystiques, ou même, mais moins souvent, des excroissances exogènes.

Dans quelques cas de développement endogène de ces cavités cellulaires, les excroissances qui occupent l'intérieur du kyste proviennent ordinairement de la paroi, et consistent en une innombrable quantité de petites vésicules ou kystes pédiculés, qui se multiplient apparemment par ce processus simple dont l'étude a été si bien faite pour la maladie hydatique du chorion[1]. Ces excroissances peuvent être assez nombreuses pour remplir presque entièrement l'intérieur d'un kyste volumineux. Dans d'autres cas, l'excroissance endogène, quoique semblable à la précédente, ne provient pas du tout de l'intérieur du kyste, mais lui est adhérente par un pédicule d'où s'épanouit une excroissance pyriforme à cavité kystique.

Outre ces formes d'excroissance endogène, il en existe une autre dans laquelle la cavité-mère est plus ou moins complétement occupée par d'autres cavités d'un plus petit volume s'insérant par une large base[2] et contenant elles-mêmes des kystes de troisième ordre, plus petits et à parois plus minces. A mesure que ces kystes croissent, quelques-uns se vident sans doute complétement dans la cavité mère, et, adhérant ensuite à ses parois, produisent ces épaississements si remarquables dans quelques cas de kystes ovariques volumineux. En même temps, l'accroissement progressif de kystes plus petits, et la formation constante de nouveaux kystes contribuent à donner à la tumeur ovarique l'énorme volume qu'elle atteint quelquefois.

Si on peut avoir des doutes sur la nature de la cavité primitive

[1] Comme dans une remarquable préparation n° 224564, dans *Guy's Hospital Museum*
[2] Comme dans le n° 2622 du musée Huntérien.

(Notes de l'Auteur.)

d'où proviennent ces formations kystiques complexes, il n'en est
pas de même de quelques autres kystes dont la complexité s'accuse
dès le début et qui ne proviennent point de la transformation des
vésicules de Graaf. On trouve alors l'ovaire converti en une tumeur
de forme irrégulière ; sa capsule ferme et fibreuse, épaisse d'un
quart ou d'un tiers de pouce, renferme un nombre de kystes ou de
cellules dont un ou deux surpassent les autres en volume et sont capables de contenir plusieurs quarts (litres) de liquide, tandis que
les autres varient de la grosseur d'une bille à celle d'un œuf de
pigeon ou d'une pomme. Si quelques-uns de ces kystes, bien qu'a-
dhérents aux autres, paraissent s'être développés indépendamment
d'eux, d'autres se sont évidemment formés dans l'épaisseur de la
paroi kystique elle-même et se projettent, soit en dedans, soit en
dehors de la cavité-mère. Lorsque les excroissances ont atteint un
volume considérable, l'inflammation rend raboteuse leur membrane
interne primitivement lisse et l'épaissit par des dépôts de lymphe.
L'affaissement de quelques-uns des plus petits kystes et leur incor-
poration aux cloisons des différentes cavités ont pour effet d'épaissir
et d'altérer les septa. Les mêmes causes modifient en même temps le
contenu respectif des cavités ; ainsi, tandis qu'un kyste est rempli
d'un liquide séreux, un autre contient une matière albumineuse et
glaireuse, un autre du sang ou un produit couleur chocolat ; d'autres
renferment du pus, une sérosité purulente ou un liquide dans lequel des écailles de cholestérine brillent comme les particules contenues dans l'eau-de-vie de Dantzig. C'est habituellement vers le
pédicule de ces tumeurs, où les plus petits kystes sont situés, qu'on
peut le mieux étudier leur structure. On voit qu'ils sont constitués
par une membrane lisse et polie, résistante, quoique mince, à peine
demi-transparente, mais d'une couleur blanche, parcourue par des
vaisseaux sanguins longs et minces qui se ramifient sur leur surface
externe. Leur forme générale est ovale, mais, à mesure qu'ils augmentent de volume, elle est modifiée par la pression qu'ils exercent
l'un sur l'autre ; il existe aussi çà et là des espaces irréguliers, produits peut-être par la fusion de deux ou trois kystes en un seul, ou
par l'intervalle que laissent entre eux plusieurs kystes adjacents. Le
petit volume des kystes, près du pédicule de la tumeur, provient apparemment de ce qu'ils subissent une compression plus grande que
les autres ; c'est ce qui fait que quelques-uns se développent inférieurement du côté de la cavité pelvienne. Lorsque, au contraire,

l'accroissement de la tumeur a été très-rapide, on trouve quelquefois un groupe de petits kystes vers sa partie supérieure, où sans doute la résistance opposée par le côlon transverse, le foie, l'estomac et le diaphragme les a aussi empêchés de se développer [1].

La quantité de matière solide qui entre dans la composition de ces tumeurs kystiques de l'ovaire varie extrêmement. Dans plusieurs cas, comme dans ceux que je viens de décrire, toute la masse n'est qu'une collection de kystes dont les parois, malgré leur épaisseur, ne sont que peu de chose en comparaison de la quantité de liquide qu'ils contiennent. C'est à cette variété de tumeurs que Müller [2] a donné le nom de *cystosarcome*. Il les décrit comme composés principalement d'une masse fibro-vasculaire, plus ou moins ferme, mais contenant invariablement des kystes solitaires dans sa substance. Ces masses fibreuses consistent en une substance albumineuse ; elles contiennent quelquefois des granules disséminés entre leurs fibrilles, et le tissu fibreux forme le stroma dans lequel sont enchatonnés les kystes solitaires.

Je ne saurais décider si ces excroissances méritent réellement d'être comprises dans une catégorie à part. La structure de ces kystes et leurs contenus variables sont analogues à ce qu'on observe dans d'autres kystes ovariques composés. Peut-être, cependant, faut-il ajouter que les kystes graisseux, ou ceux qui renferment des cheveux, des dents ou d'autres productions cutanées, lorsqu'ils n'existent pas seuls, sont fréquemment associés au cystosarcome, et que ces excroissances, relativement petites, n'atteignent jamais les énormes dimensions d'autres kystes ovariques composés, et excèdent rarement le volume d'une tête d'adulte.

Une autre forme de *kystes ovariques composés*, voisine de l'espèce précédente, mais en différant essentiellement, est celle dans laquelle l'organe est le siége d'un *cancer alvéolaire ou colloïde*, variété dont les rapports précis avec d'autres espèces de carcinome ne sont pas encore bien déterminés. La grande caractéristique de la dégénérescence colloïde d'une partie quelconque est, comme vous le savez, le développement dans sa substance d'innombrables alvéoles contenant une sécrétion tenace et gommeuse, alvéoles dont le volume varie depuis des dimensions qui ne permettent pas de les distinguer

---

[1] Un excellent dessin de ces kystes ovariques composés a été donné par le docteur Bright, *op. cit.*, pl. v, p. 276. (*Note de l'Auteur.*)

[2] *On cancer*, etc., *English translation*, Londres. in-8, 1840, p. 170.

à l'œil nu, jusqu'au diamètre d'un pouce et plus. Ces alvéoles se produisent, mais pas toujours, par excroissance endogène, et la présence d'une quantité innombrable d'entre eux, au même degré de développement, montre que leur formation a lieu simultanément. Si on enlève leur contenu au moyen d'un filet d'eau, de manière à ne laisser que le squelette de l'excroissance, on s'aperçoit que plusieurs de ces petits sacs communiquent l'un avec l'autre. Toute la masse ressemble à un gâteau de miel ou, plus exactement, à la section d'un poumon de reptile. Les septa qui séparent ces cavités sont fermes, quoique d'un tissu fibreux délicat ; leur couleur est blanchâtre ou opaline. Quelque petits que soient ces alvéoles, leurs parois ou les septa sont demi-transparents, et leur contenu brillant à travers, sous forme de gelée, leur donne l'aspect de grains de sagou bouilli.

Dans les ovaires, cette affection colloïde affecte différentes formes. Quelquefois plusieurs masses arrondies forment une tumeur irrégulière, qui est solide au toucher, d'une section nette, ne présentant aucune trace du tissu propre de la partie, mais une substance sans structure, au sein de laquelle sont englobées des cellules innombrables, d'un gris demi-transparent, à peine plus volumineuses que la tête d'une épingle. Dans d'autres cas, les alvéoles à parois toujours très-délicates sont séparés par de larges espaces de forme irrégulière, et remplis d'une sécrétion gélatineuse caractéristique, dont on peut recueillir plusieurs onces et même plusieurs pintes. Ces espaces ne résultent point de kystes dépassant leurs dimensions ordinaires, mais de l'absorption ou de la liquéfaction des parois alvéolaires et de la réunion de leur contenu dans un réceptacle commun[1].

Outre les cas où l'affection colloïde existe seule, il n'est pas rare d'en trouver dans lesquels elle est associée avec les kystes composés de l'ovaire, ou avec le cancer fongoïde et médullaire de l'organe.

---

[1] On peut alors découvrir avec le microscope les débris de ces kystes au milieu de la matière colloïde. C'est l'observation de ce fait qui conduisit Virchow (*Verhandlungen der Gesellschaft f. Geburtshülfe*, vol. III, p. 197). à cette conclusion que tous les kystes composés de l'ovaire sont en réalité des cas d'affection colloïde de l'organe, dans lesquels ont eu lieu la liquéfaction et la disparition des septa. Cette théorie, avec l'extension que lui a donnée Virchow, ne peut plus se soutenir aujourd'hui. Il n'est pas rare de rencontrer des kystes ovariques composés qui ne ressemblent, ni par leur structure, ni par la nature de leur contenu, au cancer alvéolaire, et je crois que le microscope confirme pleinement la manière de voir que l'observation conduit à adopter sans son secours.

(Note de l'Auteur.)

Dans le premier cas, il est assez fréquent de voir deux ou trois de ces kystes atteindre un volume considérable; la matière provenant de quelques cavités adjacentes peut être versée dans leur intérieur, et donner à leur contenu le même degré de ténacité qu'on observe dans les petits alvéoles du cancer alvéolaire. Quand il en est ainsi, bien que la juxtaposition des deux tumeurs soit très-étroite, il y a entre elles des différences qui, je pense, sont faciles à saisir.

Lorsque le cancer fongoïde se combine avec l'affection colloïde, c'est habituellement autour du pédicule de la tumeur, et près de sa base, que la masse principale du cancer s'accumule. Mais elle n'est pas limitée à cette partie, et quelquefois on trouve, au centre de la tumeur, entourée de kystes délicats et de la substance gélatineuse du cancer alvéolaire, une substance ramollie semblable à de la matière cérébrale. D'autres fois, la matière médullaire semble presque fluide, et, en incisant la tumeur, on la voit sourdre des cavités irrégulières dont nous avons parlé.

Nous connaissons les caractères que présente le contenu des cellules dans le cancer colloïde. On les constate à un degré plus ou moins marqué, même dans les excroissances d'un grand volume. Mais souvent ils sont modifiés par les mêmes causes que dans les autres formes du cancer ovarique. Ainsi la sécrétion est souvent rougie par du sang, quelquefois même elle est d'un brun chocolat et grumeuse; mais je ne pense pas qu'elle devienne purulente, comme on l'observe si fréquemment dans les autres kystes de l'ovaire.

Il nous reste à examiner une autre forme de kystes de l'ovaire qui soulève des problèmes non encore résolus. Il se produit parfois dans l'ovaire, seuls ou associés avec le cystosarcome de l'organe, des *kystes contenant de la graisse, des cheveux, des dents, ou d'autres produits du tissu cutané.* La présence d'écailles de cholestérine ou de petites quantités de graisse est souvent observée dans les kystes simples et composés; elle est due à la rapide desquamation de leur tunique épithéliale et à la régression de ses éléments. Mais dans les kystes dont nous parlons, la graisse existe en si grande quantité, qu'elle forme une couche aussi ferme ou plus ferme que du lard à la surface du liquide qu'on évacue par la ponction, ou bien elle se réunit en larges plaques, en masses irrégulières, ou en petites boules de la grosseur de billes de marbre, d'une couleur jaunâtre, de la consistance du suif, et d'une forme symétrique provenant de l'attrition mutuelle qu'elles exercent les unes sur les autres au sein du liquide qui remplit le kyste. Il en existe un spécimen remarquable dans le muséum de Guy's Hospital[1]. Quelquefois le kyste ne contient pas de liquide, mais une matière ayant l'aspect et la consistance d'une masse de mastic, au milieu de laquelle se trouvent des cheveux. Les cheveux qu'on rencontre dans ces kystes sont parfois entremêlés irrégulièrement ; mais plus fréquemment ils affectent la forme de pelotons arrondis. Des dents, des os et des cartilages osseux s'y trouvent aussi réunis. Lorsqu'il a été clairement démontré que ces organes existaient indépendamment de l'imprégnation, on a présumé, ou bien qu'ils étaient les reliquats de quelque germe imparfaitement développé et enfermé par accident dans l'ovule qui avait atteint son entier développement, et qu'ils résultaient par conséquent d'une formation congénitale, ou bien que l'ovule lui-même était apte à produire, indépendamment de tout pouvoir vivifiant, et sans ordre organique, quelques-uns des matériaux du fœtus.

Ces deux théories réunissent le même degré de probabilité, bien que les kystes cutanés se rencontrent dans des circonstances qui ne semblent admettre ni l'une ni l'autre solution. Ces kystes peuvent présenter des produits du tissu dermoïde régulièrement formé, semblable à celui qui évoluerait dans sa situation naturelle : les cheveux sont normalement implantés dans le tissu cutané qui est abondamment pourvu de follicules sudoripares et sébacés, et les dents, à diverses phases de leur développement, sont contenues dans des sacs dentaires. C'est à la sagacité d'un médecin allemand[2] que nous devons les observations qui ont soustrait ces faits au domaine du merveilleux, et montré que l'ordre et la méthode règnent là où une connaissance imparfaite ne découvrait que des bizarreries de la nature. Un autre de ses compatriotes a aussi étudié ce sujet d'une manière approfondie, et je vais vous donner brièvement les résultats auxquels il est arrivé. Le docteur Steinlin[3], en examinant le cadavre d'une jeune femme, chez laquelle 78 livres de pus avaient été retirées par des ponctions successives, trouva que l'ovaire gauche ne contenait que quelques petits kystes n'excédant pas le volume d'une noisette, tandis que l'ovaire droit était le principal siége de

---

[1] N° 2237²⁵. Rokitansky en cite aussi un cas très-remarquable, *op. cit.*, vol. III, p. 597.

[2] Docteur Kohlrausch, dans *Müller's Archiv*, 1843, p. 365.

[3] *Zeitschrift f. rationnelle Medizin*, vol. IX, p. 116.

la maladie. La lésion de cet ovaire consistait en plusieurs kystes qui tous, à l'exception d'un gros sac contenant plusieurs livres de pus, étaient des kystes graisseux dont le volume variait depuis la grosseur d'une graine de lin, jusqu'à 4 pouces de diamètre. La graisse affectait différentes formes dans ces kystes ; dans les plus anciens, elle était entremêlée de cheveux pelotonnés. Après avoir enlevé le contenu, on constata que la plus grande partie de la paroi kystique était unie et brillante et qu'il y avait un ou plusieurs îlots arrondis, d'une couleur opaque et blanchâtre, avec des proéminences à leur centre, semblables à des verrues et couvertes de cheveux. D'autres îlots sans proéminence, verruqueux et sans cheveux, contenaient des dents et des portions d'os plus ou moins enfoncées dans leur épaisseur.

La paroi kystique pouvait être divisée en plusieurs couches ; la plus externe était composée d'un tissu cellulaire lâche au-dessous duquel se trouvait une couche plus dense constituée par des fibres qui, quoique entrelacées, présentaient une disposition générale parallèle ; au-dessous était une couche de tissu élastique, et tout à fait intérieurement un revêtement épithélial. Partout cet épithélium était pavimenteux ; dans les parties lisses, ses cellules étaient arrondies et régulières ; dans les parties moins unies, les éléments épithéliaux étaient irrégulièrement disposés ; mais, au-dessous d'eux, les cellules étaient arrondies et régulièrement disposées. En dépouillant les proéminences verruqueuses de leur épithélium, la surface sous-jacente ressemblait exactement à de la peau bien conformée et avec des papilles très-développées. Partout la paroi kystique avait une structure analogue. Les cheveux émergeaient d'un bulbe régulier, et il y avait un grand nombre de glandes perspiratoires et de follicules sébacés. Ces cheveux, bien que croissant d'une façon normale, tombaient facilement, à en juger par la quantité contenue dans le sac ; la graisse n'était pas sécrétée par l'intérieur du kyste, mais par les glandes sébacées, de la même façon que le verni caséeux qui recouvre le fœtus. Les dents doivent être considérées comme un produit véritable du tissu dermoïde, si bien que, partout où il existe, il est possible que des dents se développent, leur présence sur les mâchoires n'étant pas le phénomène essentiel de leur formation.

Le docteur Steinlin conclut que le développement du kyste n'est que secondaire ; que le premier degré dans ces productions morbides, en pareil cas, c'est la formation d'un tissu exactement semblable au tégument externe, et que c'est à l'accumulation de produits sécrétés qu'il faut rapporter la distension de la membrane enveloppante. A leur origine, ces tumeurs consistent en une petite masse charnue du volume d'une graine de lin, située dans un follicule de Graaf et entourée d'un petit sac. Plus tard ce petit corps se détache du sac, excepté sur un point, où il adhère par une tige dans laquelle pénètrent des vaisseaux frangés ; puis une mince couche de graisse est sécrétée entre le sac et la masse charnue sur laquelle un examen attentif fait découvrir alors des follicules sébacés. A mesure que le nombre de ces follicules augmente, la quantité de graisse qui distend le sac devient plus considérable ; d'un autre côté, la sécrétion des follicules sudoripares modifie le contenu du sac.

Si l'on ajoute que la relation qui existe entre le pus et les globules graisseux peut expliquer la présence du pus dans les kystes graisseux d'un volume considérable, je pense que cette description, ainsi que celle des autres formes de kystes ovariques, paraîtra assez complète pour des Leçons qui ont surtout en vue le côté pratique du sujet.

Il y a toutefois encore deux points dont nous devons dire quelques mots ; à savoir : la fréquence comparative de l'affection dans l'un ou l'autre ovaire ou dans les deux, et la fréquence comparative des différentes variétés de kystes ovariques.

Relativement à la première question, les statistiques, ainsi que l'indique le tableau ci-joint, prouvent, à n'en pas douter, la fréquence plus grande de l'affection dans l'ovaire droit.

	Ovaire droit.	Ovaire gauche.	Les deux ovaires.	Total.
Cas réunis par S. Lee[1] . .	50	35	8	93
— Chéreau[2] . .	109	78	28	215
observés par Scanzoni[3].	14	13	14	41
— l'auteur. .	35	38	19	92
	208	164	69	441

Ce tableau n'est que l'expression très-imparfaite de la réalité en pareille matière, puisqu'il repose principalement sur des observations faites pendant la vie des malades ; or il est très-difficile de décider alors si une tumeur a son point de départ dans l'ovaire droit ou dans

[1] *On Tumours of the Uterus, etc.*, in-8, Londres, 1847, p. 120.
[2] Cité par Scanzoni, *op. cit.*, p. 418.
[3] *Ibid.* (*Notes de l'auteur.*)

l'ovaire gauche, et plus difficile encore de dire que l'affection est
limitée à un ovaire, et que celui du côté opposé est sain. Dans deux
cas en dehors du tableau, je fus incapable de déterminer lequel des
deux ovaires était le point de départ de la tumeur, et, vraisemblablement, mon diagnostic a dû être plusieurs fois erroné. La difficulté
ne provient pas seulement de la position médiane de la tumeur au
moment où on l'observe, et de l'inattention que la malade a prêtée
aux premiers symptômes, mais de ce que les ligaments de l'ovaire
s'entre-croisent quelquefois à mesure que l'organe augmente de volume, de telle sorte qu'une tumeur de l'ovaire gauche, par exemple,
produit quelquefois du côté droit de l'abdomen une augmentation
de volume plus considérable que du côté gauche.

L'examen cadavérique ne confirme point cette prétendue fréquence
de la maladie plus grande d'un côté que de l'autre, et il montre
qu'elle envahit les deux ovaires plus souvent que ne l'indique le tableau précédent. Les résultats de Scanzoni reposent sur les autopsies ; si on leur ajoute 24 cas qui me sont propres et 35 qui appartiennent au docteur Lee[1], on obtiendra un total de 80 cas dans
lesquels la maladie occupait 28 fois le côté droit, 26 fois le gauche
et 26 fois les deux ovaires. Ce résultat concorde avec ce que pouvait
faire prévoir le raisonnement, car je ne pense pas qu'il existe aucun
motif sérieux de croire qu'un de ces organes a sur l'autre un privilége spécial d'immunité.

Le professeur Scanzoni est, je crois, le seul auteur qui ait tenté
de comparer la fréquence des différentes variétés de kystes ovariques[2]. Ses 41 cas et mes 24 fournissent les résultats suivants :

```
Kyste simple. . . . .  . . . . . . . . . . . dans 16 cas.
Kyste graisseux. . .  . . . . . . . . . . .       2
Kyste composé et cystosarcome.  . . . . . .      23
Colloïde ou tumeurs alvéolaires. . . . . . .     21
Cancer avec formation kystique. . . . . . . .     3
                                                 ——
                        Total. . . . . .  ·      65
```

Je me réserve d'examiner dans la leçon suivante ce que deviennent ces tumeurs, comment la nature s'efforce, trop souvent inutilement, d'effectuer leur guérison, et comment elles tendent fatale-

---

[1] *On Ovarian and Uterine Diseases*, Londres, 1853.
[2] *Op. cit.*, p. 418.

ment à augmenter sans cesse, et, par suite, à accroître les souffrances des malades et hâter la terminaison fatale.

NOTES DU TRADUCTEUR

Note 1. — Sur les kystes prolifères de l'ovaire.

. Parmi les anatomo-pathologistes, les uns considèrent les kystes prolifères de l'ovaire comme formés de toutes pièces ; les autres croient au contraire qu'ils prennent toujours naissance dans une follicule de Graaf. Fœrster et ceux qui partagent sa manière de voir ensent que les kystes ovariques prolifères sont formés de toutes pièces, parce que leur paroi possède, à un moment donné, le pouvoir de produire de nouveaux kystes. — Cette question de pathog'nie organique a toujours été et est encore fort obscure. Personne n'a suivi l'évolution de ces kystes dans leurs premières phases. Se développent-ils aux dépens du tissu conjonctif du stroma de l'ovaire? Les kystes secondaires produits par la paroi kystique sont-ils formés aux dépens du tissu conjonctif de cette paroi ?...

Les kystes prolifères possèdent des parois épaisses, communes à plusieurs cavités, ou indépendantes les unes des autres. Leur membrane interne, recouverte de papilles ou de villosités, disposées en touffes ou amas bourgeonnant par places, présente l'aspect d'une muqueuse.

Les *papilles ou villosités végétantes* situées à la surface interne des kystes, sont simples ou composées ; leur corps est constitué par du tissu conjonctif embryonnaire. Elles sont parcourues par des vaisseaux nombreux souvent dilatés en ampoules, qui se rompent facilement, donnent lieu à des points ecchymotiques et à des épanchements partiels de sang, qui colorent de diverses nuances ce liquide visqueux intra-kystique.

Ces papilles sont tapissées d'une couche de cellules épithéliales petites et cubiques, mais le plus souvent cylindriques et quelquefois même munies de cils vibratiles.

Dans la couche papillaire de la paroi kystique, on trouve souvent de petits kystes, gros comme une tête d'épingle ou une noisette, présentant la même structure que les grandes cavités.

Le *liquide colloïde* qui remplit les alvéoles est incolore ou coloré en rouge ou en brun plus ou moins foncé. Il contient des cellules épithéliales, régulières ou déformées, en dégénérescence colloïde ou granulo-graisseuse, des granulations graisseuses libres, et parfois aussi une grande quantité de cristaux de cholestérine. Quand le liquide est coloré, on y trouve en outre des globules de sang diversement altérés, des granulations et des cristaux d'hématoïdine.

D'après Wilson Fox, les papilles ou villosités, en se soudant par leurs extrémités libres, formeraient, à leurs bases, les cavités kystiques secondaires, revêtues du même épithélium qu'elles. — Ces cavités kystiques secondaires se recouvriraient à leur face interne de petites villosités qui par le même mécanisme, c'est-à-dire par leur soudure, formeraient de nouvelles cavités et ainsi de suite. — D'après Fœrster, c'est dans l'épaisseur du kyste primitif que se formeraient les cavités secondaires, au moyen d'îlots de cellules indifférentes dont les plus internes subissant la transformation colloïde seraient détruites, tandis que les périphériques constitueraient le revêtement épithélial de la cavité kystique secondaire creusée au sein de l'îlot déposé dans l'épaisseur de la paroi du kyste primitif. — Le processus indiqué par Wilson Fox paraît plus commun que celui qu'a observé Fœrster.

Quoi qu'il en soit, ces tumeurs ont de grandes analogies de structure et de nature avec les adénomes, les papillomes et même les sarcomes ; mais, bien qu'elles puissent prendre un développement énorme et entraîner la mort des malades, elles ne se généralisent jamais à la façon des sarcomes et des carcinomes.

Le cancer proprement dit des ovaires est rare, tandis que leur *dégénération aréolaire et gélatiniforme* est très-commune. C'est ce qui constitue, au dire de M. Cruveilhier, une ligne de démarcation bien tranchée entre ces deux dégénérations.

Aussi, d'après le même anatomo-pathologiste, des degrés insensibles conduisent-ils des kystes uniloculaires ou multiloculaires *séreux*, aux kystes uniloculaires ou multiloculaires *visqueux*, aux kystes aréolaires ou alvéolaires à larges mailles communicantes ou non, remplies d'un liquide albumineux ou gélatiniforme, et enfin aux kystes aréolaires à très-petites mailles, qui ne sont autre chose que les kystes prolifères. — La combinaison de toutes ces espèces peut varier à l'infini. Le *tissu aréolaire ou proliférant* proémine tantôt à l'extérieur, tantôt à l'intérieur. Dans ce dernier cas qui est le plus commun, les végétations multiples qui naissent de la surface interne du kyste peuvent remplir la cavité primitive, et rester libres tout en étant contiguës et sans liquide intermédiaire. — C'est là ce qui constitue les kystes aréolaires végétants qui donnent lieu à une tumeur dure dont il est difficile de déterminer le siége et le caractère, car elle ressemble beaucoup cliniquement aux corps fibreux.

— Une des questions les plus importantes dans l'étude des kystes de l'ovaire, c'est celle qui concerne la *qualité* du liquide contenu. Ce liquide se divise en liquide séreux et liquide visqueux. Les *kystes à liquide séreux* peuvent être traités avec succès par l'injection, qui échoue constamment dans les *kystes à liquide visqueux*.

Les kystes séreux et les kystes visqueux constituent deux espèces qui se transforment rarement l'une dans l'autre. Cependant, M. Cruveilhier a vu un cas dans lequel le liquide, visqueux à une première ponction, est devenu séreux à une seconde. Il est plus commun d'observer le phénomène contraire, c'est-à-dire la transformation du liquide séreux en liquide visqueux à mesure qu'on pratique des ponctions. La couleur marc de café qui provient du sang épanché ne change pas la nature séreuse ou visqueuse du liquide.

— Le tissu aréolaire des kystes prolifères ne paraît susceptible de subir qu'une seule altération consécutive, c'est l'inflammation.

L'inflammation générale de ces kystes est infiniment plus rare que leur inflammation partielle, ce qui semble prouver jusqu'à un certain point que les diverses parties de la tumeur sont indépendantes les unes des autres. Elle peut être spontanée, mais le plus ordinairement elle est la suite d'une violence extérieure, d'un choc reçu sur le ventre. La ponction la développe presque infailliblement, même la ponction exploratrice. De là le danger de cette pratique.

L'inflammation du tissu prolifère kystique s'accuse par une vascularisation anormale de la paroi primitive et des lamelles fibreuses secondaires, par la destruction de ces lamelles fibreuses et surtout par la transformation purulente du liquide visqueux contenu dans les aréoles, qui présente alors l'apparence gélatino-purulente, avec ou sans coloration sanguine rougeâtre ou brunâtre, etc. La condensation de ce liquide peut donner lieu à des masses caséeuses qui contiennent quelquefois des grumeaux ou de petites masses de sang disséminées sous forme d'ilots.

Des kystes analogues aux kystes aréolaires gélatiniformes de l'ovaire peuvent-ils se développer dans le tissu cellulaire sous-péritonéal? Le fait suivant, rapporté par M. Cruveilhier, permettra de répondre à cette question :

« Une jeune fille de mauvaise vie, âgée de 19 ans, entre dans un hôpital ; elle se disait au terme d'une grossesse ; son abdomen était énormément volumineux, comme dans une grossesse à terme. Des doutes sur l'état de grossesse s'élevèrent dans l'esprit du médecin qui lui donnait des soins. On reconnut par le toucher rectal que l'utérus avait le volume et la forme qu'il présente en dehors de l'état de grossesse ; on diagnostiqua donc un kyste de l'ovaire, et bien qu'il n'y eût pas de fluctuation manifeste, on se décida à faire une ponction sollicitée ardemment par la malade. Point de résultat.

« La jeune fille étant morte quelque temps après la ponction, on reconnut que la tumeur n'était pas formée aux dépens des ovaires, lesquels étaient parfaitement sains, de même que les trompes et l'utérus ; c'était une tumeur très-volumineuse, bosselée, dure, présentant à sa partie supérieure un rétrécissement circulaire qui avait dû correspondre à la base du thorax. — La tumeur est recouverte par le péritoine; sa coque est fibreuse. Je ne puis rapprocher cette tumeur que des kystes de l'ovaire, et pourtant les deux ovaires et les deux trompes étaient dans l'état le plus parfait d'intégrité. La coupe de la tumeur montre qu'elle est constituée par un tissu fibreux aréolaire à petites mailles. Quelques-unes de ces mailles sont cartilagineuses; point de suc cancéreux; rien de cancéreux dans cette altération que constituent des aréoles remplies de suc gélatiniforme. — Quel était le siége de cette tumeur? Ce n'étaient ni les ovaires, ni les trompes, ni l'utérus : c'était le tissu cellulaire sous-péritonéal intermédiaire à l'utérus et à la vessie, dans le cul-de-sac que forme le péritoine.

« D'autres tumeurs de même nature (aréolaires et gélatiniformes), naissant du mésentère et du diaphragme chez le même sujet, m'ont également paru sous-péritonéales. » (Cruveilhier, *Anatomie pathologique générale*, t. V, p. 134. Paris, 1864.)

Dans ses généralités sur ce qu'il appelle les *dégénérations aréolaires et gélatiniformes*, le même auteur fait remarquer que les organes contenus dans la cavité abdominale sont, de tous les organes de l'économie, les plus susceptibles de cette dégénération, et qu'à leur tête on doit placer l'ovaire et l'estomac. — « Si l'on voulait absolument comprendre la dégénération gélatiniforme parmi les cancers, il faudrait dire : 1° que cette espèce de cancer constitue la forme la plus lente, la plus inoffensive des affections cancéreuses ; qu'elle est aussi celle qui mérite au plus haut degré le titre de cancer local, et qu'elle ne se révèle que par la tumeur et par le trouble de la fonction dévolue à l'organe envahi ; 2° que la dégénération gélatiniforme se propage le plus souvent par voisinage et aussi par voie de communication le long des vaisseaux lymphatiques ; 3° qu'elle est de toutes les dégénérations celle qui reste le plus longtemps stationnaire ; 4° que les organes qui ont subi la dégénération gélatiniforme s'usent couche par couche, et que, dans les organes creux, l'usure commence par les couches les plus internes, c'est-à-dire par la membrane muqueuse ; 5° que la propagation de la dégénération gélatiniforme se fait non-seulement par continuité de tissu, mais encore par les vaisseaux lymphatiques, et qu'enfin elle se produit encore par tubercules ou par masses plus ou moins considérables disséminées dans les dépendances de l'organe envahi. » (Cruveilhier, *loc. cit.*, p. 10, t. V.)

II. La classification des kystes de l'ovaire adoptée par M. Cruveilhier est la suivante :

1° *Kystes uniloculaires*. — L'ovaire est converti en une poche fibro-séreuse très-résistante qui atteint quelquefois le volume de l'utérus au dernier mois de la grossesse et même d'avantage. Ils présentent quatre variétés : A. *Kystes uniloculaires simples*. — B. *Kystes uniloculaires cloisonnés* : cloisons incomplètes à l'intérieur ou brides servant d'arcs-boutants. — C. *Kystes uniloculaires végétants* : poche unique sur la face interne de laquelle existent des végétations quelquefois énormes, sphéroïdales ou aplaties, constituées par un tissu aréolaire fibreux à mailles plus ou moins serrées. — D. *Kystes uniloculaires flasques* : il semble que la poche qui les constitue ait été incomplétement vidée; ils se distinguent difficilement de l'ascite.

Le liquide contenu dans ces quatre variétés est ordinairement séreux, *excepté dans les kystes végétants, où il est souvent visqueux*.

2° *Kystes ovariques multiloculaires*. — Ils sont constitués par un nombre plus ou moins considérable de poches distinctes, sans communication aucune les unes avec les autres. Ils se divisent en deux grandes classes : A. *Kystes indépendants les uns des autres* : leurs parois sont accolées, mais distinctes. — B. *Kystes constitués par des poches intimement unies, présentant une cloison commune*. Ces derniers conduisent par degrés insensibles aux kystes vésiculaires, variété des kystes aréolaires.

Le contenu des kystes multiloculaires est ordinairement séreux.

3° *Kystes ovariques aréolaires ou vésiculaires*. — L'ovaire est transformé en une masse aréolaire, à mailles ou vésicules de capacités très-diverses, communiquant les unes avec les autres et remplies par une matière filante comme le blanc d'œuf ou de la consistance du miel ou de la gelée. — Dans la variété vésiculaire, les vésicules inégales, séparées par une cloison commune, sont souvent indépendantes ou communiquent par une perforation à l'emporte-pièce.

4° *Kystes ovariques composés*. — Il y a association d'un kyste uniloculaire ou multiloculaire avec l'espèce aréolaire ou vésiculaire. Dans tous ces cas, le liquide du kyste, uni ou multiloculaire, participe de la nature du liquide du tissu aréolaire, c'est-à-dire qu'il est toujours visqueux. La partie unie ou multiloculaire est quelquefois complétement distincte de la partie aréolaire ou vésiculaire.

— Il me semble que la variété de kyste ovarique décrite par Müller sous le nom de *cystosarcome* n'est autre chose qu'un kyste composé. — La partie aréolaire de ces kystes est-elle constituée par du tissu sarcomateux ? Nous avons vu plus haut qu'elle offrait la plus grande analogie avec ce qu'on a désigné sous ce nom et particulièrement avec le sarcome muqueux, variété dans laquelle les cellules embryonnaires du sarcome subissent la transformation muqueuse unie ou non à la dégénérescence graisseuse. La délimitation précise entre ces tissus est très-difficile. Aussi sommes-nous fort embarrassés de dire quelle est la nature exacte des kystes prolifères de l'ovaire.

Note 2. — Sur les hydatides de l'ovaire et du petit bassin.

Hydatides de l'ovaire et du petit bassin. — Sur 12 cas d'hydatides du petit bassin relatés dans le mémoire de M. Charcot (Voy. son mémoire, *Gaz. méd.*, 1852), 6 appartenaient à la femme, 5 à l'homme ; dans un cas, le sexe n'est pas noté. — Dans les 6 cas trouvés chez la femme, deux fois les hydatides s'étaient développées primitivement dans l'ovaire.

Les *hydatides du petit bassin* viennent par ordre de fréquence immédiatement après celles du cerveau et du poumon. Elles font ordinairement leur apparition vers l'âge de 50 ans et, comme celles des autres parties du corps, coïncident, chez le même individu, avec des kystes analogues qui ont pris naissance dans divers organes. Cette loi de coïncidence n'est pas absolue.

C'est dans le tissu cellulaire sous-péritonéal du petit bassin que les kystes hydatiques ont leur point de départ et leur siége le plus habituel ; c'est même uniquement là qu'ils se manifestent chez l'homme, en particulier entre le rectum et la vessie, plus rarement entre le péritoine et la face postéro-supérieure de la vessie. — Chez la femme, ils se développent entre le rectum, le vagin et l'utérus, sous le péritoine, qui forme le cul-de-sac recto-vaginal. Roux en a vu siéger dans les ligaments larges et former tumeur à droite et à gauche dans le vagin.

Quand l'ovaire est transformé en kyste hydatique, il a plus de tendance à se développer du côté du périnée que de l'abdomen ; il tombe dans le cul-de-sac recto-vaginal, où il contracte des adhérences avec les parties voisines. — Quand il a ainsi perdu sa mobilité, son histoire se confond avec celle des kystes du tissu cellulaire, et il présente les mêmes indications chirurgicales.

Les kystes du petit bassin offrent des symptômes qui se rattachent, les uns, au travail inflammatoire par lequel s'effectue l'élimination des hydatides ; les autres, à la compression que les tumeurs exercent sur les organes voisins.

L'élimination spontanée des hydatides a lieu : chez l'homme, souvent par le rectum, quelquefois par la vessie ; chez la femme, presque jamais par le vagin. — On n'a pas d'exemples de kystes hydatiques du petit bassin ouverts dans le péritoine.

Les hydatides du petit bassin forment, chez la femme, une tumeur lisse, arrondie, fluctuante, indolente, qui occupe la cloison recto-vaginale et fait à peu près également saillie du côté du rectum et du côté du vagin. Elle sera facile à délimiter exactement au moyen du toucher rectal, du toucher vaginal et de la palpation abdominale. Parmi ses symptômes, il faut noter : pesanteur au périnée, douleurs des aines et des lombes, leucophlegmasie, ascite ; et, parmi ses signes pathognomoniques, quelquefois, mais rarement, le frémissement hydatique et l'issue des hydatides en nature. La présence de tumeurs hydatiques dans d'autres parties du corps constitue un élément précieux de diagnostic.

Parmi les accidents de compression, il faut citer la constipation, la dysurie, la rétention d'urine dans la vessie et même dans les uretères, le bassinet, les calices, les reins, d'où des affections secondaires graves et mortelles de ces glandes, la dystocie, etc.

Le traitement chirurgical est le seul applicable à ces tumeurs, et consiste dans la ponction ou l'incision du sac, etc.

Consultez sur ce sujet :

Charcot, *Mémoire sur les tumeurs hydatiques du petit bassin* (*Gazette médicale de Paris*, année 1852) ;

Davaine, *Traité des entozoaires et des maladies vermineuses*, p. 510-524.

Note 3. — Sur l'avulsion et la transplantation de l'ovaire.

En 1840, le professeur Rokitansky, de Vienne, publia un mémoire où étaient relatés sept cas d'*avulsion et de transplantation de l'ovaire* (*Ueber Abschnerung der Tuben und Ovarien, und über Strangulation der Tetzeren durch Achsendrehung*, in *Allgem. Wien. medizin. Zeitung*, 1840, nᵒˢ 2 à 4). Il divisait ces faits en quatre classes :

1° Atrophie et division de la trompe par traction exercée sur l'ovaire ;

2° Atrophie et division de la trompe par le tiraillement produit par des pseudo-membranes ;

3° Avulsion de la trompe et de l'ovaire correspondant par le tiraillement dû à des pseudo-membranes ;

4° Étranglement de la trompe et de l'ovaire par enroulement autour de leur axe.

Dans toutes les observations de M. Rokitansky, à l'exception d'une seule, l'avulsion avait porté sur l'ovaire gauche. Dans toutes, l'organe déplacé adhérait, soit au cul-de-sac de Douglas, soit à l'S iliaque, soit au pubis, au rectum, à l'épiploon, au mésentère ou à la paroi abdominale. Les adhérences étaient toujours les derniers vestiges d'une péritonite circonscrite.

Dans les cas où l'ovaire adhérait à l'intestin, les tiraillements qui avaient produit l'avulsion pouvaient être considérés comme la conséquence des alternatives de distension et de vacuité, ainsi que des mouvements péristaltiques et antipéristaltiques de cet organe.

Dans deux cas, où les adhérences paraissaient remonter à un âge peu avancé des sujets le même résultat avait été produit par le développement physiologique de l'utérus. — Deux fois enfin, l'utérus aurait exercé la même action par le développement dû à l'état de gestation.

Dans toutes les autopsies de M. Rokitansky, l'ovaire déplacé était dégénéré : trois fois en un kyste rempli de graisse ; deux fois en un tissu ostéo-calcaire ; une fois en une poche remplie de sang ; une autre fois en une poche contenant une masse graisseuse et crétacée.

En 1861, le docteur Turner (d'Édimbourg) publia, dans le *Edinburgh medical Journal*, un cas intéressant d'avulsion et de transplantation de l'ovaire dues à l'atrophie du ligament large et de la trompe de Fallope.— Le cas rentre, comme on va le voir, par l'extrait que j'en donne, dans la troisième catégorie de Rokitansky.

En faisant l'autopsie d'une femme âgée de 75 ans, M. Turner trouva une tumeur du volume d'une tête de fœtus soudée au péritoine qui recouvre la première vertèbre sacrée et la première lombaire. Cette tumeur, qui dépassait en haut le détroit supérieur, était immobilisée par des adhérences très-étroites.

L'utérus, un peu dévié à gauche, présentait, ainsi que le ligament large du côté gauche, des brides filamenteuses qui l'unissaient aux parois du bassin et au cul-de-sac rétro-utérin.

La trompe de Fallope gauche se dirigeait obliquement en haut et en arrière, vers l'articulation sacro-iliaque et se terminait, après un trajet d'un peu plus d'un pouce, en une pointe libre. Son canal paraissait être oblitéré et elle contenait une petite concrétion crétacée. Il n'existait de ce côté aucune trace de l'ovaire. Mais la tumeur placée au niveau de l'angle sacro-vertébral présentait sur son extrémité gauche un prolongement arrondi, formé évidemment par la moitié externe de la trompe. Ce prolongement contenait aussi,

38

dans son intérieur, une concrétion crétacée analogue à celle qui occupait l'intérieur de l'extrémité utérine de la trompe.

Quant à la tumeur, elle avait tous les caractères d'un kyste de l'ovaire. A l'extérieur, excepté sur les points où elle avait contracté des adhérences, elle était revêtue par une membrane lisse au-dessous de laquelle on voyait de nombreux vaisseaux sanguins qui communiquaient entre eux et avec les vaisseaux de l'épiploon dont le bord libre était uni à la production morbide. — La cavité de la tumeur était remplie par une masse pultacée, molle, brune, irrégulière, revêtue d'un grand nombre de plaques calcaires dont quelques-unes étaient détachées en partie et faisaient saillie dans l'intérieur de la poche.

Évidemment, l'utérus avait été soudé par une péri-métrite ancienne, au fond et à la paroi gauche du bassin. L'ovaire gauche, augmentant de volume par suite de sa dégénérescence kystique, s'était élevé peu à peu hors du petit bassin en tiraillant la trompe de Fallope et le ligament large du côté gauche. Puis ces portions n'ayant pu céder davantage à cause des adhérences de l'utérus et de la rétraction de ces adhérences, s'étaient atrophiées, et finalement l'ovaire gauche s'était trouvé complétement séparé de l'utérus. — La nutrition de l'ovaire n'avait pas été compromise par la solution de continuité de ses vaisseaux normeaux, parce que cet organe, ayant préalablement contracté des adhérences, ses vaisseaux s'étaient mis en communication avec ceux des parties voisines.

Note 4. — Sur le cancer des ovaires.

Toutes les formes du cancer peuvent se produire dans les ovaires et se combiner avec la dégénérescence colloïde ou gélatiniforme, la dégénérescence aréolaire, les fibroïdes et toutes les variétés des kytes ovariques, etc. La forme encéphaloïde est celle qu'on y observe le plus fréquemment. L'organe dégénéré peut alors atteindre des dimensions considérables. Ainsi, M. Courty en a observé un qui pesait plus de 5 kilogrammes et formait une masse globuleuse, bosselée, à saillies sphéroïdales très-distinctes, occupant toute la région iliaque droite et l'hypogastre, avec intégrité de la trompe et hypertrophie congestive de l'utérus. Les masses encéphaloïdes, diffluentes dans plusieurs points, étaient parfaitement enkystées, comme si elles avaient pris naissance dans des vésicules de Graaf et végété sur leur membrane interne. Plusieurs de ces kystes cancéreux étaient distendus par du sang noir en partie coagulé ; on trouvait dans quelques-uns une matière comparable à celle des corps jaunes de l'ovaire, Rokitansky pense que ces corps jaunes peuvent subir la dégénérescence cancéreuse et même en être le point de départ. D'autres kystes contenaient du pigment noir.

Mais ce qui m'intéresse le plus dans cette observation de M. Courty, c'est que les *règles étaient revenues* chez la malade, bien qu'elle eût dépassé l'âge de la ménopause. On se rappelle que j'ai rapporté un cas (page 477) où le même phénomène s'était produit chez une vieille femme âgée de 75 ans, atteinte de cancer du col et du vagin. — Scanzoni a observé une femme chez laquelle la cessation des règles eut lieu de 48 à 52 ans et qui, beaucoup plus tard, redevint menstruée, lorsque les désordres de la circulation produits par une insuffisance de la valvule mitrale eurent déterminé un état de congestion chronique dans les viscères de l'abdomen.

Le cancer des ovaires se développe habituellement dans un âge avancé, après 40 et même 50 ans. Je dois dire cependant que, dans les quatre années que j'ai passées à l'hospice des Ménages, où les vieillards ne sont admis qu'après soixante ans révolus, je n'en ai pas observé un seul cas.

Cette affection se produit aussi chez les jeunes filles. L'observation suivante, lue le 14 décembre 1866 à la *Société médicale des hôpitaux*, par mon ami et collègue le docteur Bucquoy, en est une preuve. Cette observation est si intéressante qu'elle mériterait d'être citée en entier ; je me contenterai d'en donner un résumé.

Cancer des ovaires et du cœur chez une jeune fille de 24 ans. — Pleuro-pneumonie légère en voie de guérison. — Mort subite.

Cette jeune fille, toujours très-régulièrement menstruée et bien portante, quoique d'une constitution assez grêle, ne présentait dans ses antécédents aucun vice morbide héréditaire ou acquis. Lors de son entrée à l'hôpital, elle toussait depuis quinze jours. On trouva à la base du poumon droit une pneumonie peu étendue dont elle guérit rapidement.

Depuis assez longtemps, elle éprouvait de l'oppression et était sujette à des palpitations de cœur, quoiqu'elle n'eût jamais été atteinte de rhumatisme articulaire aigu et qu'elle ne présentât pas de signes évidents de chlorose. — Un peu en dedans de la pointe du cœur, qui battait dans le septième espace intercostal, on percevait nettement, dans un espace très-limité, un bruit de souffle rude qui ne se confondait avec aucun des deux bruits normaux et paraissait se produire dans le petit silence. Pas de frémissement cataire ; pas de congestion par stase sanguine, ni d'albuminurie. — La malade portait dans le bas-ventre, du côté droit, une tumeur volumineuse dont l'apparition remontait à une époque indéterminée, et qui avait pris beaucoup de développement depuis trois mois. — Cette tumeur était dure, très-mobile, de consistance irrégulière et tout à fait indépendante de l'utérus qui ne présentait aucune altération morbide ; elle plongeait dans le cul-de-sac correspondant et avait une forme irrégulièrement ellipsoïde.

Jamais il n'avait existé aucun trouble notable dans la menstruation.

Huit jours après son entrée à l'hôpital, la malade était à peu près guérie de sa pneumonie, lorsque le pouls devint tout à coup d'une fréquence excessive (150 à 160 pulsations), fut très-difficilement appréciable aux radiales ainsi qu'aux fémorales des deux côtés, tandis qu'au cou les carotides battaient avec une force insolite. — Persistance du souffle râpeux signalé vers la pointe, faiblesse générale, oppression nocturne, insomnie, pas de palpitations. — Un jour que son état semblait un peu meilleur et que le pouls était graduellement tombé de 160 à 146 et 140, elle mourut subitement en faisant un effort pour prendre un morceau de sucre sur la table de nuit.

Autopsie. Pas d'apparence de cachexie, ni même amaigrissement notable. Traces d'une pleuro-pneumonie légère dans le poumon droit, mais d'une pleuro-pneumonie à peu près guérie.

Le péricarde contenait quelques cuillerées de sérosité transparente. Sur la face antérieure du cœur qui correspond au ventricule gauche, il existait une couleur jaunâtre toute spéciale produite par la présence, dans l'épaisseur de la paroi cardiaque, de masses jaunâtres irrégulières, très-consistantes, qui s'étendaient jusqu'à la partie postérieure du ventricule et de l'oreillette du côté droit, et infiltraient même la cloison interventriculaire. Dans l'intérieur de la cavité du ventricule gauche, ces masses faisaient saillie sous forme de végétations lisses et arrondies ; elles étaient très-nombreuses derrière la partie postérieure de la valvule mitrale qui ne participait en rien, non plus que ses cordes tendineuses et les colonnes charnues, à la dégénérescence. Par la pression et le raclage on obtenait sur la surface des coupes un suc blanchâtre caractéristique du cancer.

Aucune lésion dans les autres parties du cœur : valvules et orifices sains, ainsi que l'aorte.

Pas d'adhérences des organes génitaux avec les parties voisines. — Utérus parfaitement sain.

L'ovaire droit était converti en une masse blanchâtre d'un poids et d'une consistance considérables, bosselée, ellipsoïde et mesurant 15 centimètres dans son plus grand diamètre.

L'ovaire gauche présentait le même aspect et la même consistance, mais était beaucoup moins volumineux. A la coupe, tous les deux étaient résistants et fournissaient le suc blanchâtre caractéristique du cancer. Il y avait à la surface de l'ovaire gauche plusieurs petits kystes séreux ayant la plus grande analogie avec les vésicules de Graaf. — L'examen microscopique, pratiqué par Cornil, montra que la dégénérescence était constituée par une trame composée de fibres de tissu conjonctif formant des alvéoles à mailles très-serrées qui contenaient des cellules et des noyaux cancéreux. — Dans le cœur, les masses infiltrées avaient la même structure et étaient entourées de fibres musculaires remplies de granulations graisseuses.

La persistance de la menstruation s'explique par l'existence de quelques vésicules de Graaf au sein de cette portion du stroma de l'ovaire gauche, respectée par le cancer. Il est difficile de se rendre compte du bruit de souffle en l'absence de toute lésion des orifices et des valvules. Quant à ce trouble si singulier de la circulation cardiaque et à la mort subite, on ne peut les rattacher qu'à la dégénérescence graisseuse du cœur consécutive à l'infiltration des parois cardiaques par le cancer.

J'ai observé en 1853 un cas de tumeur cancéreuse de l'ovaire gauche dont j'ai présenté les pièces à la *Société anatomique*. La malade était âgée de 58 ans; son père était mort d'un cancer de l'estomac à l'âge de 54 ans. Elle avait au plus haut degré la teinte cachectique des cancéreux; on sentait à l'hypogastre une tumeur du volume d'une tête de fœtus. Survint une péritonite suraiguë qui entraîna rapidement la mort. — A l'autopsie, je trouvai sur la surface de la tumeur un pertuis qui s'ouvrait dans une poche irrégulière remplie de matière cancéreuse ramollie. Le rectum était rempli de végétations cancéreuses; mais l'absence de continuité entre cet organe et l'ovaire dégénéré éloignait l'idée que le premier eût été le point de départ de la maladie. De nombreuses adhérences unissaient l'ovaire aux autres parties du petit bassin.

Il suffira de lire les observations de cancer de l'ovaire qui se trouvent disséminées dans les recueils scientifiques et celles qui ont été rapportées par Morgagni et le docteur Welter pour se convaincre que le diagnostic de cette affection est extrêmement difficile. Cependant on peut y arriver par exclusion, et par la constatation des troubles généraux propres à la cachexie cancéreuse qui existe quelquefois, mais pas toujours.

Note 5. — Sur les grossesses extra-utérines.

Les tumeurs formées par les *grossesses extra-utérines* peuvent être confondues avec d'autres tumeurs du petit bassin; aussi me paraît-il nécessaire de dire quelques mots de leur diagnostic.

Les grossesses extra-utérines, qu'elles soient *ovariques, tubaires, tubo-interstitielles* ou *abdominales*, s'accompagnent de la plupart des phénomènes habituels de la grossesse, mais avec quelques modifications dont il faut tenir grand compte. Ainsi, dans les grossesses extra-utérines : 1° l'interruption des règles est moins habituelle; 2° les vomissements sont plus violents et plus tenaces; 3° les mamelles se tuméfient et l'aréole se colore moins; 4° peu de temps après la conception, une douleur abdominale analogue à ce qu'on appelle la colique utérine se manifeste à l'hypogastre et dans les flancs, et se prolonge jusqu'au terme de la grossesse anormale avec des alternatives d'augmentation et de diminution.

Au début de la grossesse extra-utérine, ce n'est qu'exceptionnellement que le doigt porté dans le vagin ou la main placée sur l'abdomen peuvent percevoir une tumeur située dans le fond du vagin ou occupant la fosse iliaque. Le diagnostic est donc à cette époque très-difficile et presque impossible.

Plus tard, vers le quatrième mois et surtout au commencement du cinquième, les mouvements actifs du fœtus, les signes fournis par l'auscultation, l'existence d'une tumeur douloureuse à la pression et distincte de l'utérus, quelquefois, mais rarement, la perception du ballottement intra-utérin permettront de se prononcer avec plus de certitude sur la nature de la tumeur pelvienne. Qu'on n'oublie pas cependant que ces indices ne mettent pas à l'abri de toute erreur. Schlesinger, M. Huguier, dans deux cas où ils avaient diagnostiqué une grossesse extra-utérine, ont été surpris de voir ces deux femmes accoucher naturellement à terme.

Après la mort du fœtus, il faut baser le diagnostic sur les phénomènes qu'a présentés l'évolution de la tumeur et sur les résultats de la palpation et du toucher qui permettent de percevoir, à travers la poche kystique, des bosselures, des inégalités produites par les divers segments du fœtus.

— Le pronostic des grossesses extra-utérines est extrêmement grave; pour s'en convaincre, il suffit de suivre leur marche et d'étudier leurs différents modes de terminaison. Les statistiques de Campbell, de Hecker, de Mattei, celles qui ont été communiquées à

M. Courty par M. Puech prouvent que les grossesses extra-utérines arrivent rarement à leur terme naturel, et que, dans *les trois quarts des cas*, le kyste se rompt avant cette époque. La rupture est presque constante pour les grossesses interstitielles, tubaires et ovariques. Sur 26 *grossesses interstitielles* relevées par Hecker, la rupture s'est constamment produite : 1 fois au bout de quatre semaines, 2 fois au bout de deux mois, 12 fois au troisième mois, 5 fois au quatrième, et 7 fois du cinquième au neuvième mois. — Mort de six à vingt-six heures après la rupture.

Sur 100 cas de *grossesse tubaire* relevés par Puech (68 à gauche et 32 à droite), la rupture a eu lieu 98 fois. — Dans un cas rapporté par Ollivier, il n'y avait point rupture du sac ; la mort fut causée par une rupture des veines du ligament large. — Dans le cas de Westphal, le sac était intact également ; la mort avait été produite par une cause étrangère. — Dans l'observation publiée par Virchow, une femme présenta, en juin 1848, tous les symptômes d'une rupture interne ; elle se rétablit et, à sa mort, survenue par une autre cause que sa grossesse extra-utérine, en juillet 1852, on constata la rupture de la trompe et la présence de l'embryon dans cet organe.

Dans les *grossesses ovariques*, la rupture se produit exceptionnellement dans les trois premiers mois ; la plupart du temps elle arrive vers le septième. L'hémorrhagie foudroyante y est rare et la péritonite circonscrite commune.

Dans la *grossesse abdominale*, la mortalité est beaucoup moins forte, immédiatement, que dans les trois espèces précédentes. Hecker a trouvé 76 guérisons et 56 morts sur 132 observations. La statistique de M. Puech est moins favorable peut-être, parce qu'il a été plus sévère dans le triage des cas. Toujours est-il que la rupture est un fait presque exceptionnel dans ces grossesses et que le fœtus, après avoir parcouru toutes les phases de son développement, arrive ordinairement à neuf mois. Grossi et Smith l'ont vu vivre au delà.

Quand le kyste, résistant à la pression exercée sur lui de dedans en dehors, ne provoque pas par sa rupture une hémorrhagie foudroyante ou une péritonite suraiguë rapidement mortelle, il peut être toléré ou susciter des efforts expulsifs. Dans le premier cas, le fœtus se ratatine et subit la transformation momifique ou cireuse ; le kyste diminue de vitalité et le liquide amniotique se résorbe peu à peu. — Dans le second cas, qui se produit principalement lorsque le fœtus est volumineux, les parois kystiques s'enflamment et contractent des adhérences avec les parties voisines. La péritonite, relevée 21 fois par M. Puech dans sa statistique, est alors la cause la plus fréquente de la mort. L'épuisement, la fièvre hectique et l'infection purulente viennent en seconde ligne. C'est par l'intermédiaire d'un abcès s'ouvrant sur un point quelconque des parois abdominales, dans le rectum, dans le vagin, dans la vessie, que s'effectue l'élimination des produits de la grossesse extra-utérine devenus de véritables corps étrangers pour l'organisme. Ce travail éliminateur se manifeste quelquefois immédiatement après la mort du fœtus ; d'autres fois, il se fait attendre de dix à vingt-cinq ans.

Relativement à ces éliminations, je ne saurais mieux faire que de citer le tableau statistique de M. Puech, cité par M. Courty.

I. *Cas où un kyste s'est ouvert au dehors par les parois abdominales :* 90

    a. Ouverture spontanée : Guérisons. 28
          —   Morts. 4
    b. Extraction secondée par l'art : Guérisons. . 12
          —   Morts. . . . 2
    c. Gastrotomie, fœtus mort ou vivant : Guérisons. 29
          —   Morts. . 15

II. *Cas où le kyste s'est ouvert dans l'intestin, expulsion naturelle ou artificielle des os :* 69

    Guérisons. 45
    Morts. 24

III. *Cas où le kyste s'est ouvert dans le vagin, sortie spontanée ou pro-*
voquée des os :   23

    Guérisons.   18
    Morts.   5

IV. *Cas ou le kyste s'est ouvert dane la vessie, sortie secondée par*
l'art :   17

    Guérisons.   14
    Morts.   3

Cette statistique prouve, ainsi que le fait remarquer M. Courty, que l'ouverture dans le rectum n'est pas aussi grave que le feraient supposer les statistiques de M. Mattei, puisque sur 69 cas il y a eu 45 guérisons.

S'il était possible de diagnostiquer sûrement une grossesse extra-utérine dès le deuxième mois, on pourrait essayer d'en prévenir les suites fâcheuses en empêchant le développement de l'embryon. On pourrait y arriver par l'électro-acupuncture, comme l'ont fait MM. Burci et Bartholoni sur une grossesse tubaire parvenue au troisième mois, ou mieux en pratiquant dans la tumeur, à l'aide d'une seringue de Pravaz à longue canule, des injections d'atropine ou de morphine.

Dans le courant du quatrième ou du cinquième mois, on doit recourir, avec moins d'hésitation, aux injections dans le kyste. — Si l'enfant, arrivé au neuvième mois, est encore vivant, on pourrait tenter la gastrotomie avec l'instrument tranchant, en ayant soin de faire l'incision, autant que possible, sur le point où l'on croirait sentir la tête du fœtus.

Enfin, plus tard, quand le travail d'élimination est commencé, on peut lui venir en aide en ouvrant la tumeur, soit avec la pâte de Vienne, soit avec l'instrument tranchant, etc.

Je ne veux pas entrer sur ce grave sujet dans de plus grands détails ; qu'il me suffise d'en avoir signalé les points principaux. Ceux qui voudraient l'étudier à fond pourraient consulter, outre les traités d'accouchement :

Courty, *Traité des maladies de l'utérus*, p. 989-998 ;
Burci et Bartholoni, *Union médicale*, 1857, avril ;
Friedreich, *Gaz. hebd.*, 1864, p. 716 ;
Hecker, *Monatsschrift für Geburtskunde*, 1859, t. XIII, p. 87 ;
Ollivier, *Archives générales de médecine*, 1832, t. V, p. 405 ;
Virchow, *Gaz. hebd.*, 1859, p. 335 ;
Westphal, *Courlatt's Jahresbericht*, 1848, p. 321 ;
Schlesinger, *Casper's Wochenschrift*, 1845, n° 31 ;
Mattei, *Gaz. des hôpit.*, 1860, p. 439.

Note 6. — Sur les kystes hétérotopiques de l'ovaire.

Après ce que je viens de dire, il n'est pas nécessaire de décrire les *kystes fœtaux*, c'est-à-dire les kystes qui résultent manifestement d'une grossesse extra-utérine et qui contiennent par conséquent des débris plus ou moins modifiés, mais presque toujours reconnaissables du fœtus. — Mais il existe une autre catégorie de kystes ovariques où l'on rencontre également des dents, des os, des fragments de peau, de la graisse, des poils, et qu'on ne peut cependant pas, pour des raisons que je vais exposer, rapporter à la même origine que les kystes fœtaux. Ainsi :

1° Quoiqu'ils soient plus fréquents chez la femme, on en a cependant observé chez l'homme ;

2° On les a trouvés dans presque toutes les parties du corps ;

3° Ils existent chez des filles vierges et à un âge où la conception est impossible. Ainsi, d'après un relevé de M. Pigné, sur 49 cas de kystes pileux de l'ovaire, cinq auraient été trouvés chez des filles vierges n'ayant pas encore 12 ans et dont l'hymen était intact ; six, chez des filles âgées de 6 mois à 2 ans ; quatre, chez des fœtus femelles arrivés à terme, mais n'ayant pas respiré ; enfin, deux, chez des fœtus femelles produits d'avortement avant la fin du huitième mois.

On peut encore invoquer d'autres arguments d'un grand poids, quoique moins saisissants. Ainsi :

1° Les os, les dents, les poils, la peau, sont souvent incrustés dans les parois du kyste. Est-il possible alors d'admettre une grossesse extra-utérine ? Non, car jamais un fœtus n'entre, pendant sa vie, en fusion avec la poche qui le renferme, et encore moins après sa mort,

2° Si les débris provenaient d'un fœtus, ils devraient avoir le volume, la forme, la structure qu'ils présentaient au moment où le fœtus a péri. Il faudrait aussi qu'il existât un rapport régulier entre tous ces organes. Eh bien, les dents offrent souvent un volume égal ou supérieur à celui des dents d'un adulte ; leur forme est presque toujours anormale ; leur nombre est quelquefois supérieur à celui que pourraient fournir les deux dentitions réunies. Plouquet et Autenrieth parlent d'une jeune femme de 22 ans, stérile, dont l'ovaire, qui pesait plus de 20 livres, renfermait trois cents dents, outre une multitude d'os informes, dentelés et disséminés les uns dans les noyaux cartilagineux, les autres dans des membranes vasculaires. Aighorn a trouvé quarante-quatre dents, dont plusieurs étaient des dents de lait et d'autres des dents permanentes. — Les poils sont souvent gros comme des crins de cheval ; ils atteignent quelquefois plus d'un mètre de longueur ; enfin, ils peuvent présenter des colorations différentes sur divers points de leur longueur.

3° Il est extrêmement rare qu'on puisse assigner une place quelconque dans le squelette aux fragments osseux qu'on rencontre dans certaines variétés de kystes. La plupart du temps, ce sont des masses informes qui échappent à toute description. Quand des dents s'implantent sur ces os, il est difficile de dire s'il s'agit d'une vraie mâchoire. Il faut cependant avouer qu'alors le cas est embarrassant.

4° Parmi ces kystes, on en trouve qui ne renferment que des dents, d'autres que des dents et des poils, sans aucune trace d'os ; d'autres, et ce sont les plus nombreux, que des poils (de là le nom de *kystes pileux* que leur donnent quelques anatomistes, entre autres M. Cruveilhier) ; d'autres que de la graisse.

5° Enfin, tous sont revêtus intérieurement d'une couche épidermique et présentent sur quelques points de leur paroi la même structure que la peau.

Les considérations qui précèdent rendant insoutenable la théorie qui voudrait faire provenir tous ces kystes d'une grossesse extra-utérine antérieure, plusieurs anatomistes en ont créé une autre dite *de l'inclusion*. On a supposé que ces kystes résultaient de la *fusion intime et précoce de deux germes*, dont l'un, en grande partie atrophié, n'aurait fourni que quelques organes, tels que des membres, des mâchoires, etc., etc.

Mais la plupart des arguments qui précèdent peuvent servir à battre en brèche cette théorie. En second lieu, M. Broca fait remarquer avec raison que la pénétration d'un germe dans un germe, ou d'un embryon dans un embryon, suppose que l'un des deux est plus volumineux que l'autre. Or ces deux germes sont jumeaux, par conséquent à peu près égaux en volume. Et, en admettant que l'un d'eux soit resté en arrière dans son évolution, comment expliquer qu'étant plus mou, parce qu'il est plus petit, il ait pu pénétrer dans le plus grand doué d'une consistance supérieure ?

En troisième lieu, est-ce que le germe inclus, si petit qu'on le suppose par rapport à l'autre, pourrait le pénétrer sans produire des dégâts énormes et une perturbation profonde dans le développement de toutes les parties situées sur son trajet ?

Les études extrêmement intéressantes de Valentin sur la formation de monstres doubles, qui provient, d'après lui, non de la fusion de deux germes primitivement distincts, mais de la *segmentation d'un germe unique*, devaient porter un coup fatal à la théorie de l'inclusion. Il n'est pas invraisemblable, en effet, que la production et la répartition des cellules du blastoderme puissent être perturbées par une cause quelconque, primordiale ou accidentelle, et que cette perturbation doive suffire pour que *certains organes se développent anormalement dans des régions insolites*. Lebert, qui ne connaissait pas les observations de Valentin, avait déjà ébranlé la théorie de l'inclusion par son remarquable mémoire sur les *kystes dermoïdes* et sur l'*hétérotopie plastique*. Il admettait que les kystes ovariques dont nous nous occupons, et d'autres semblables trouvés ailleurs, étaient des *productions partielles hétéroplastiques*. D'après lui, cette *hétéroplastie* pouvait avoir lieu après la naissance. Mais il est infiniment probable qu'elle remonte aux premiers temps de l'évolution embryonnaire, et que tous les *kystes hétérotopiques*, à paroi et à contenu complexes, sont toujours *congénitaux*.

Lisez sur ce sujet :

Lebert, *Mémoires de la Société de biologie*, 1852, t. IV, p. 203 ;

Valentin, *Comptes rendus de la Société de biologie*, 1852, 1re série, t. IV, p. 99 (mémoire résumé par Hiffelsheim) ;

Broca, *Traité des tumeurs*, t. II, p. 127-141 ; et *Mémoire sur l'incubation des œufs à deux jaunes,* dans *Annales des sciences naturelles*, 1862, 4e série, t. XVII, 1er cahier ;

Cruveilhier, *Anatomie pathologique générale*, t. III, p. 572, 913.

Note 7. — Sur les corps fibreux et les métamorphoses kysto-fibreuses de l'ovaire.

I. On doit admettre, d'après M. Cruveilhier, une *transformation fibreuse atrophique* et une *transformation hypertrophique* dans les ovaires. La première constitue le mode d'atrophie le plus ordinaire chez les vieilles femmes. La forme hypertrophique s'observe au contraire chez les femmes adultes et même chez les jeunes femmes. Le tissu de l'ovaire est toujours absorbé par la tumeur ; aussi, jamais l'énucléation n'est-elle possible, comme dans les corps fibreux de l'utérus.

Les corps fibreux de l'ovaire présentent des différences très-grandes de volume : il y en a qui ne sont pas plus gros qu'un pois chiche, tandis que d'autres remplissent toute la cavité abdominale. Dans ce dernier cas, leur diagnostic peut être très-difficile. M. Cruveilhier observa, chez une aliénée de la Salpêtrière, une tumeur aussi volumineuse que l'utérus au dernier terme de la grossesse. Cette tumeur était d'une dureté pierreuse dans la plus grande partie de son étendue ; mais, dans un espace limité, elle présentait une mollesse remarquable avec apparence de fluctuation. L'abdomen avait été ponctionné trois fois sans qu'il sortît une seule goutte de liquide. Il n'existait pas d'infiltration des membres inférieurs. M. Cruveilhier posa le diagnostic suivant : tumeur fibreuse de l'utérus avec ramollissement œdémateux dans une portion de son étendue. L'autopsie démontra que c'était une tumeur de l'ovaire. Voici la description qu'en donne l'illustre anatomo-pathologiste que je viens de citer :

« L'utérus sain, mais déformé, très-allongé, était situé au-devant de la tumeur, à laquelle il adhérait par toute sa face postérieure ; ovaire et trompe gauches dans l'état naturel ; point d'ovaire droit, et à sa place l'énorme tumeur au-devant de laquelle était transversalement étendue la trompe, prodigieusement allongée, à laquelle on ne distinguait plus de pavillon. Cette trompe était adhérente dans toute sa longueur. J'ai reconnu la portion de la tumeur qui était le siége d'une fluctuation mensongère : c'était du tissu fibreux infiltré de sérosité. Des veines énormes, dont un grand nombre, plus grosses que la basilique, occupaient la surface du corps fibreux. Ce corps fibreux était enveloppé par un kyste également fibreux, facilement séparable, qui pouvait être divisé en plusieurs feuillets entre lesquels marchaient des veines considérables. La coupe de la tumeur m'a présenté un tissu fibreux extrêmement serré, dont les filaments s'irradiaient du centre à la circonférence. Au centre, j'ai trouvé des vaisseaux veineux énormes, dont plusieurs admettaient le petit doigt. Ces vaisseaux étaient intimement unis au tissu fibreux ambiant à la manière des sinus de la dure-mère. Je pus, à l'aide de la dissection, séparer une membrane interne. Les uretères étaient très-dilatés, ainsi que les calices et le bassinet des reins. Jamais je n'avais vu de développement veineux accidentel plus considérable que dans cette pièce. Par opposition, je n'ai pas rencontré une seule artère, ni à la surface, ni dans l'épaisseur de la tumeur. » (*Anatomie path. générale*, t. III, p. 705.) — Cette tumeur pesait 46 livres ; elle ne contenait aucune production enkystée. Mais il n'en est pas toujours ainsi, car, outre l'aptitude spéciale de l'ovaire à produire des kystes, il existe une très-grande affinité entre les productions enkystées et les productions fibreuses. Cette association est encore plus fréquente et plus prononcée dans les corps fibreux de l'ovaire que dans ceux de l'utérus.

Ces productions mixtes présentent deux variétés, suivant que la portion fibreuse de la tumeur est distincte de la portion kysteuse ou intimement fondue avec elle.

II. Dans ce dernier cas, l'élément fibreux joue sans doute un rôle important, mais secondaire, et la tumeur doit être appelée *kysto-fibreuse*. — Quelquefois, cependant, l'élément fibreux l'emporte sur l'élément kystique. Voici le résumé d'une observation qui peut servir de type pour les tumeurs *kysto-fibreuses* ou *fibro-kystiques*.

Une vieille femme, observée à la Salpêtrière par M. Cruveilhier, portait dans l'abdomen plusieurs tumeurs bien distinctes, d'inégal volume, qui naissaient dans l'excavation du bassin. — Hydro-péritonite subaiguë ; dépérissement ; mort.

Autopsie. Tumeur fibreuse sphéroïdale, très-volumineuse, occupant l'épaisseur de la paroi postérieure de l'utérus. Cavité utérine très-allongée. Énucléation facile de la tumeur, dont la surface était parcourue par beaucoup de veines.

Tumeur kysto-fibreuse considérable de l'ovaire droit. Le tissu fibreux était centralement placé et constitué par des fibres blanches entre-croisées sous toutes sortes de directions et d'une densité uniforme. — La portion kysteuse occupait la circonférence et formait le quart en volume de la tumeur ; les kystes, dont les parois étaient fibreuses, contenaient un liquide diversement coloré et étaient tapissés par des vaisseaux veineux de nouvelle formation.

L'ovaire gauche, du volume du poing présentait un noyau fibreux autour duquel était un tissu aréolaire à petites mailles ; à la circonférence se voyaient des kystes distincts en grand nombre. Il existait une péritonite chronique à couleur ardoisée.

III. L'observation la plus remarquable de tumeur fibreuse de l'ovaire est celle qui a été publiée par M. Otto Spiegelberg dans le *Monatsschrift für Geburtskunde und Frauenkr.*, décembre 1866. Elle mérite d'être résumée.

Véritable fibrome de l'ovaire d'un volume énorme pesant 30 kilogr. 1 décigramme.

Une femme de 37 ans, ayant eu deux enfants, dont le plus jeune était âgé de 5 ans, présentait une tumeur abdominale qui, n'ayant entraîné dans les premiers temps aucun trouble considérable, avait envahi peu à peu tout le ventre. — Vers la fin de l'année 1863, il survint cependant des troubles digestifs, de l'amaigrissement, de la faiblesse, et les règles se supprimèrent. La tumeur prit des dimensions tellement considérables que la malade, dans l'impossibilité de se tenir debout, fut obligée de garder constamment le lit. Lorsqu'elle entra, en mars 1866, dans le service de M. Otto Spiegelberg, son état s'était encore aggravé depuis quelques semaines ; elle avait de la toux et une dyspnée considérable.

Amaigrissement extrême ; peau et muqueuses pâles ; pouls petit, à 120 ; température très-élevée ; soif, constipation, insomnie.

L'abdomen présentait un volume énorme, surtout à gauche et en haut. Le décubitus dorsal n'était possible que momentanément ; la malade couchait habituellement sur le côté gauche.

Ombilic très-dilaté, aminci et œdématié. Le ventre mesurait : de la symphyse du pubis à l'ombilic, 0^m,62, et de ce point à l'appendice xiphoïde, 0^m,41 ; c'est-à-dire que la longueur de la paroi antérieure de l'abdomen était de 103 centimètres.

La plus grande circonférence de l'abdomen se trouvait à 0^m,10 au-dessous de l'ombilic et mesurait 152 centimètres ; la distance de l'ombilic à l'épine iliaque antérieure et supérieure était de 59 centimètres. — Ce volume de l'abdomen était d'autant plus frappant que la taille de la malade était petite.

A la palpation, la tumeur présentait de la mollesse, de l'élasticité, une surface unie, une certaine mobilité latérale, mais pas de fluctuation. Les côtes inférieures du thorax étaient un peu déjetées en dehors, surtout à gauche. Le jeu des mouvements respiratoires s'exécutait avec plus d'amplitude à droite qu'à gauche.

De l'ombilic s'élevaient, vers la région du cœur, des veines sous-cutanées qui avaient le volume du petit doigt.

L'exploration vaginale montra une sorte de prolapsus de la paroi postérieure du vagin, avec rectocèle. L'utérus avait été attiré en haut et porté en avant, si bien que l'orifice du col se trouvait situé au-dessus de la symphyse. Dans le cul-de-sac gauche, on sentait une masse volumineuse qui paraissait indépendante des os du bassin. La vessie était comprimée et portée à droite, dans la direction du ligament de Poupart.

Il était évident qu'on avait affaire à une *tumeur ovarique*. Mais cette tumeur était-elle un *kyste* ou un *fibrome ?* Deux ponctions furent pratiquées sans résultat. La malade mourut le 4 avril 1866.

Autopsie : La cavité abdominale, qui contenait un peu de sérosité trouble et jaunâtre, était remplie par une énorme tumeur, d'un rouge sombre, dont la surface, recouverte de quelques aspérités, était sillonnée par des vaisseaux veineux plus nombreux et plus gros au voisinage de l'ombilic qu'à la base.

La forme de cette tumeur était sphérique; sa plus grande longueur mesurait $0^m,46$; sa largeur, $0^m,51$, et son épaisseur, $0^m,23$. — Sa surface était partout unie et entourée d'un péritoine épaissi qui lui formait une sorte de capsule.

La surface des coupes présentait une coloration tantôt rouge et tantôt jaune pâle. Au centre existait une partie jaune contenant du tissu cellulaire, de nombreux corpuscules de tissu conjonctif et un liquide chargé de globules blancs. Les autres parties avaient une structure fibreuse : cellules étoilées avec noyaux ronds ou ovoïdes; aucune trace de fibres musculaires.

Cette tumeur était donc un pur fibrome et non point un fibrome muqueux, car la tumeur ne contenait pas de mucine.

Je néglige les autres particularités de l'autopsie, qui n'offrent qu'un intérêt secondaire. Qu'il me suffise d'ajouter que M. Otto Spiegelberg, frappé de la quantité et du volume des vaisseaux qui existaient à la surface de la tumeur, trouve dans cette vascularité anormale une contre-indication à l'ovariotomie.

Lisez aussi dans *Archiv für pathologische Anatomie und Physiologie und für klinische Medicin*, par R. Virchow (année 1868), une observation de A. Gusserow et C.-J. Eberth, intitulé : Grand papillome fibreux des deux ovaires.

(Notes du Trad.)

LEÇON XXVI

Marche générale de l'affection : caractère exceptionnel des kystes du corps de Wolff. — Leur tendance à rester stationnaires. — L'arrêt des kystes simples est ordinairement temporaire et leur complète disparition très-rare. — Les kystes évacuent quelquefois leur contenu dans les trompes de Fallope, le vagin, l'intestin et le péritoine. — *Changements dans les kystes :* leur ramollissement progressif. — Inflammation des kystes. Désordres de la santé résultant de la pression des kystes sur les viscères; cachexie accompagnant l'augmentation de volume des kystes. — Modes variés de la mort. — *Causes* prédisposant à l'hydropisie ovarique; influence de l'âge, du mariage et de la grossesse. — Causes occasionnelles de la maladie.

L'étude de l'anatomie des kystes et des tumeurs ovariques, qui nous a occupé dans la dernière leçon, nous permet maintenant de poursuivre nos investigations et de rechercher quelles sont la *marche* et la *tendance* de ces affections, quels sont *les efforts de la nature pour les guérir* et de quelle *manière a lieu la terminaison fatale.*

Nous avons déjà dit que les praticiens connaissaient la présence, dans les ligaments larges, de kystes à parois minces; ils ignoraient leur nature; mais ils savaient que, contrairement à d'autres kystes de la substance ovarique, ces cavités n'avaient aucune tendance à s'accroître. Naturellement ils appliquaient à un grand nombre de kystes simples un pronostic favorable, qui ne se rapportait qu'à ces cas rares et particuliers. L'espoir tout à fait vain de voir leurs maladies devenir stationnaires a, plusieurs fois, à ma connaissance, empêché les malades de juger sainement leur situation présente et leur avenir, et de consentir, quand il en était encore temps, à l'adoption de mesures curatives. Il faut bien se graver dans l'esprit que les seuls kystes, dont la tendance à rester stationnaires soit caractéristique, sont les kystes des corps de Wolff; que ces kystes atteignent rarement et ne dépassent jamais le volume d'une orange, et que, dans la plupart des cas, ils ne se révèlent par aucun symptôme, pendant la vie, et sont plus connus des anatomistes que des médecins. Je n'ai devers moi qu'un seul cas où j'aie été fondé à dire que le kyste n'était pas ovarique, mais provenait des débris d'un des corps de Wolff. La malade, lorsqu'elle me consulta pour la première fois, avait 50 ans; je lui donnai des soins pendant huit ans. Sa tumeur qui occupait les annexes du côté droit conserva pendant tout ce temps les mêmes dimensions; elle était plus petite que la tête d'un fœtus. Tout à coup elle disparut; sans doute ses parois minces s'étaient rompues, et son contenu s'était versé dans la cavité péritonéale. Cette tumeur était très-mobile et flottante; tantôt elle remontait au-dessus du détroit supérieur, tantôt elle descendait plus ou moins bas dans le bassin, où elle produisait des malaises variés par sa pression sur les organes pelviens, entre autres, une difficulté d'uriner qui disparut complétement avec elle. C'est, dans ma pratique, le seul exemple de kyste en connexion avec l'utérus qui soit resté stationnaire, et avec de petites dimensions, pendant des années; de telle sorte qu'il y a, je le crains, peu de chances que la nature fasse spontanément les frais de la guérison, et que du moment qu'un kyste dépasse le volume d'une orange et d'une tête de fœtus, il faut renoncer à tout espoir de ce côté-là. L'arrêt de la maladie n'est plus, dans ces cas, qu'un événement heureux sur la probabilité duquel il ne faut pas compter.

J'ai dit que l'*arrêt de la maladie* pouvait, dans un cas de kyste simple de l'ovaire, être considéré comme un heureux événement; et, en vérité, je ne trouve pas d'expression plus appropriée, car le balancement exact entre l'exhalation et l'absorption dépend de conditions sur lesquelles les médicaments n'ont pas de prise et que le diagnostic ne peut prévoir. Mais ce n'est pas, en général, quand la tumeur est dans la cavité pelvienne que cet arrêt se produit; en effet, quoique sa croissance s'y fasse avec lenteur, elle est très-sujette à y être pressée, irritée, excitée par les organes adjacents. Lorsqu'elle a dépassé le détroit supérieur, il arrive quelquefois qu'elle reste stationnaire, mais ce fait est rare; bien que le kyste ne soit plus irrité, comme il l'était auparavant, son accroissement de volume n'est plus empêché par des obstacles qui ne cèdent pas, et il s'agrandit fréquemment avec une plus grande rapidité. Règle générale, l'augmentation de volume n'est pas continue; elle s'effectue par accès, jusqu'à ce que, à la longue, elle cause assez de souffrances pour nécessiter l'intervention. L'exception a lieu dans les cas où le kyste, ayant atteint un volume moindre que celui d'une tête d'adulte, commence à diminuer ; il devient notablement plus petit qu'il ne l'avait jamais été ; mais il ne disparaît point complétement, et il est, pour le restant de la vie des malades, une source d'appréhensions et une occasion de malaises qui ne compromettent point gravement la santé.

En mars 1853, je vis une femme, non mariée, âgée de 31 ans, chez laquelle le développement d'un kyste ovarique avait succédé à une chute sur les fesses, trois ans auparavant. Au moment de son admission, l'abdomen mesurait 37 pouces et demi au niveau de l'ombilic ; son accroissement s'était effectué avec rapidité, et la malade était toute disposée à courir quelque risques pour être guérie d'une affection qui menaçait de devenir la source de beaucoup de souffrances. On lui fit garder le lit pendant quelques jours, afin d'examiner, avec le plus grand soin, les rapports de cette tumeur abdominale. Au bout d'une semaine, l'abdomen ne mesurait que 35 pouces ; et, au bout de quinze jours, 34 seulement. J'ai à peine besoin de dire, qu'en présence de ce fait, on dissuada la malade de se faire ponctionner ou d'avoir recours à toute autre opération. Elle revint à la campagne où elle reprit ses occupations de maîtresse d'école. En avril 1855, son abdomen mesurait un peu plus de 55 pouces, et la ponction ne devint nécessaire que quatre ou cinq ans plus tard.

A un degré moindre, et pour un temps très-court, l'*absorption partielle* du contenu d'un kyste ovarique n'est pas rare ; et quiconque a observé des kystes de l'ovaire a dû être frappé des différents degrés de tension que la tumeur présente à différentes époques. Quelquefois elle est si tendue et si ferme qu'elle paraît presque solide ; et, quand elle est petite, cette extrême tension peut obscurcir la sensation de fluctuation, au point d'induire le chirurgien en erreur, s'il ne se tient sur ses gardes. D'autres fois, non-seulement la fluctuation est très-distincte, mais les parois du kyste sont dans un tel état de flaccidité que, si la tumeur est volumineuse, il n'est pas facile de la distinguer de l'ascite[1].

---

[1] Cruveilhier, *Anatomie pathologique*, vol. III, p. 400, parle d'une variété de kystes ovariques qu'il dit être des *cavités kystiques uniloculaires* ; il prétend que leurs parois restent d'une remarquable flaccidité en dépit du volume considérable qu'atteint la tumeur. Il rapporte en détail un cas dans lequel ces caractères conduisirent deux praticiens

On est très-embarrassé pour expliquer ces changements. De temps en temps, on observe un rapport de causalité entre la période menstruelle et l'accroissement de la tension du kyste qui diminue après les règles. Mais, dans la majorité des cas, ces modifications ne sont soumises à aucune périodicité régulière. Quand l'affection va de mal en pis sans interruption, il y a encore des moments où elle reste stationnaire et d'autres où elle marche avec une grande rapidité. L'augmentation de volume de la tumeur survient quelquefois en 12 ou 24 heures; sa soudaineté montre alors qu'elle est due à une rapide effusion de liquide dans la cavité du kyste, et pas du tout au processus comparativement lent de la tumeur.

Si le contenu d'un kyste ovarique peut varier de temps en temps, il n'y a certainement aucune raison pour que, dans quelque cas, le processus de l'absorption ne fasse disparaître entièrement le liquide et ne guérisse complétement la malade. Cet heureux événement paraît être toutefois d'une extrême rareté, et des autorités très-compétentes refusent d'y croire. Il me semble avoir été témoin de ce fait chez une jeune femme mariée qui, après avoir éprouvé des symptômes vagues de malaise vers l'utérus, neuf mois auparavant, s'était aperçue, quatre mois avant d'entrer à l'hôpital, de l'existence d'une tumeur. Cette tumeur, qui était en connexion avec l'ovaire gauche, fut ponctionnée par le vagin, et on en retira 16 onces d'un liquide très-albumineux. On résolut de répéter la ponction aussitôt que le kyste aurait acquis sa dimension première, et d'injecter une solution iodée pour prévenir la réaccumulation du liquide. Le quarante-deuxième jour après la première ponction, on s'apprêtait à refaire l'opération, lorsque deux ou trois personnes présentes furent frappées de voir que la tumeur paraissait moins volumineuse que deux jours auparavant. L'opération fut donc ajournée, et de jour en jour la tumeur s'affaissa, mais non pas subitement, comme si ses parois s'étaient rompus, ni avec aucun flux vaginal indiquant qu'une communication s'était établie entre elle et la trompe. Cinquante-six jours après la première ponction, toute trace de tumeur avait disparu. J'ai vu un autre cas de disparition de tumeur ovarique :

distingués à prendre une hydropisie de l'ovaire pour une ascite. Ces kystes flasques ne causent que peu de malaise ; ils n'altèrent pas la santé générale et ne donnent lieu à aucun phénomène qui justifie la ponction. J'ai observé tout récemment un cas où ce n'est qu'après avoir examiné l'abdomen plusieurs fois avec la plus grande attention que j'ai pu dire que le liquide était enkysté. (*Note de l'Auteur.*)

il s'agissait d'une dame, chez laquelle on avait évacué par la ponction, cinq semaines avant la naissance de son quatrième enfant, 7 pintes d'un liquide gélatineux et d'une couleur fortement ambrée. L'accouchement avait été naturel; mais dix-neuf jours après, étant assise sur un sofa, elle fut prise subitement d'une violente douleur, avec grande faiblesse et symptômes de rupture du kyste, suivis de ceux d'une péritonite générale, pour laquelle on lui fit subir un traitement très-actif. L'abdomen devint alors deux fois plus volumineux qu'au moment où elle avait été ponctionnée. Mais, en deux mois, cette augmentation générale diminua et laissa percevoir une tumeur élastique, distincte, occupant l'hypogastre et la région iliaque droite. Cette tumeur se rétrécit graduellement, de telle sorte que, neuf mois après l'accouchement, je n'en pouvais découvrir aucune trace. Deux autres mois après, à la suite d'une grossesse normale, elle accoucha d'un cinquième enfant. Son médecin, qui l'avait soignée précédemment, chercha vainement la trace de la tumeur. Dans ce second cas, il n'est pas douteux qu'il existait un rapport de causalité entre l'attaque d'inflammation péritonéale qui envahit le kyste lui-même et la disparition ultérieure de la tumeur. Dans le premier fait, aucun symptôme n'accompagna la diminution du liquide ; mais, quoique nous ne comprenions pas par quel mécanisme elle s'effectua, elle ne doit pas plus nous étonner que la guérison permanente, consécutive à une ponction unique, et dans des cas où l'opération n'a été suivie d'aucune souffrance locale, ni d'aucun trouble constitutionnel [1].

La simple absorption de leur contenu est donc le plus rare de tous les changements qui se produisent dans les kystes ovariques [2].

[1] Un cas de disparition graduelle d'un kyste ovarique bien accusé est rapporté par le docteur Huss dans *Monatsschrift f. Geburtskunde*, février 1857, vol. IX, p. 143.

(Note de l'Auteur.)

[2] M. le docteur Hélie, de Nantes, a publié dans le *Journal de médecine de l'Ouest* (année 1868) un cas intéressant de guérison spontanée d'un kyste de l'ovaire par résorption du liquide contenu :

Une femme, âgée de 49 ans, remarqua dans le côté droit du bas-ventre une tumeur d'abord très-petite. — Un an après, cette tumeur, examinée par M. Hélie, avait acquis le volume d'un gros œuf. Profondément située au côté interne de la fosse iliaque droite, elle était mobile, un peu dure, résistante. Elle prit un volume de plus en plus grand en présentant toujours de la fluctuation, et finit par remplir tout le ventre. Il n'existait ni ascite, ni œdème des membres inférieurs ; la santé générale était bonne.

La tumeur resta dans cet état pendant quatre ans. Puis, dans l'espace de six mois, le ventre diminua peu à peu et reprit son volume normal. Pendant la diminution de la tumeur, il n'y eut ni augmentation appréciable de la quantité des urines, ni selles séreuses.

Un fait beaucoup plus commun, qui arrête pour quelque temps leur accroissement et peut les guérir radicalement, c'est leur rupture et l'évacuation de leur contenu par différentes voies. Le kyste vide perd alors pour un temps, peut-être pour toujours, son activité sécrétoire.

Un kyste ovarique peut se *vider de lui-même dans* la trompe de Fallope; c'est le mode d'évacuation le plus heureux, mais pas le plus fréquent. L'évacuation peut aussi se faire dans le vagin, dans l'intestin, dans la vessie, dans la cavité du péritoine ou même près de l'ombilic, lorsqu'il existe des adhérences avec la paroi abdominale.

Arrêtons-nous un instant sur chacun de ces modes d'évacuation; occupons-nous d'abord de celui qui *s'effectue par la trompe de Fallope dilatée*. On trouve quelquefois, à l'autopsie, l'extrémité frangée d'un tube de Fallope adhérente à un kyste ovarique et étendue sur sa surface, tandis que son tube dilaté à son extrémité abdominale présente tous les caractères de l'hydropisie. En pressant sur le kyste, on constate que le liquide passe facilement de la cavité dans le tube; contrairement à ce qu'on devait attendre, il n'existe souvent alors aucune obstruction mécanique vers l'extrémité utérine du canal. La communication entre le kyste et le tube est assez grande pour admettre l'extrémité de l'index; la disposition des fibres longitudinales indique le point où le tube commence. La seule tonicité des parties empêche la sortie du liquide par l'extrémité utérine du conduit; il se masse dans le tube, distend par degrés son extrémité abdominale, et il ne s'échappe qu'à la longue par la matrice, quand il a dilaté la trompe dans toute son étendue et surmonté la résistance naturelle de ses parois; un flot de liquide s'échappe alors par le vagin et le kyste est en partie ou complétement évacué. En général, la guérison n'est pas permanente, car le kyste se remplit de nouveau, ainsi que la trompe, et le même processus se reproduit plusieurs fois. Telle paraît être, du moins, l'opinion de M. Adolphe Richard [1], qui a décrit ces faits dans tous leurs détails, et qui pense,

— Il ne resta aucune trace de ce kyste ovarique. La malade continua à jouir d'une bonne santé pendant six ans; puis elle fut atteinte d'apoplexie et succomba après plusieurs attaques.   (*Note du Trad.*)

[1]   **Note sur les kystes tubo-ovariques.**

A la suite de l'oblitération de leur orifice abdominal, les trompes de Fallope peuvent se transformer en kystes. Robert Froriep a distingué deux formes d'hydropisie des trom-

ce qui est très-probable, que beaucoup de prétendus cas de commu-

pes : 1° celle où l'orifice utérin est ouvert et permet au liquide de la cavité tubaire de se vider dans l'utérus (*hydrops tubæ apertæ*) ; 2° celle où l'orifice utéro-tubaire est tout à fait oblitéré (*hydrops tubæ occlusæ*). Cette atrésie est le cas le plus rare. Le liquide de l'hydropisie enkystée de la trompe contient beaucoup de parties cellulaires, car les trompes sécrètent en tout temps une grande quantité de ces matériaux qui consistent en corpuscules muqueux arrondis. Presque toujours du sang vient colorer le liquide hydropique de la trompe. — La tumeur ressemble à une anse intestinale ou bien à un kyste arrondi qui peut atteindre la grosseur du poing, ou au delà.

La symptomatologie de cette lésion est très-variable et obscurcie à son début par l'existence de la péri-métrite qui détermine des adhérences anormales et l'atrésie de la trompe. On peut percevoir la tumeur par le toucher rectal ou vaginal. Il est difficile de la distinguer d'un kyste commençant de l'ovaire. Quand l'orifice tubo-utérin n'est obstrué que par la présence de masses muqueuses formant bouchon, la pression du liquide peut forcer le passage, et l'on voit alors s'écouler par les voies génitales de grandes quantités de liquide provenant d'une poche de cette nature. Est-il toujours possible, en pareil ca , de dire s'il s'agit d'une simple hydropisie enkystée de la trompe ou d'un kyste de l'ovaire, communiquant avec l'oviducte ? Il me semble que le volume de la tumeur pelvienne doit fournir le principal élément du diagnostic : plus il est considérable, en effet, et plus il est probable que la tumeur est constituée par l'ovaire.

La trompe dilatée contracte aussi des adhérences avec le gros intestin ou même avec des anses de l'intestin grêle. S'il se produit en pareil cas une ouverture fistuleuse, le liquide du kyste est évacué dans l'intestin, mais des gaz et des matières intestinales pénètrent dans la cavité de la trompe et y provoquent des suppurations interminables et de nature putride qui s'accompagnent de processus inflammatoires dans les parties adjacentes, et deviennent la source de vives douleurs et d'une altération profonde de la santé générale.

Relativement à l'ouverture des kystes de l'ovaire dans la trompe utérine, voici, en résumé, ce qui a été observé par M. Richard :

Dans un cas, la maladie était à son début. L'ovaire avait conservé presque tous ses caractères, seulement il était plus volumineux qu'à l'état normal et son centre était occupé par un kyste naissant. Ce kyste s'ouvrait par un orifice arrondi dans l'intérieur de la trompe, dont la moitié externe était médiocrement distendue. — Le kyste tubaire était constitué par le pavillon de la trompe, dont les franges étaient agglutinées entre elles et unies à la poche de l'ovaire par des formations pseudo-membraneuses.

Dans un deuxième cas, la maladie était arrivée à sa période moyenne : Autour d'un kyste évidemment ovarique, puisque la glande faisait partie de ses parois, s'enroulait la trompe qui était pleine de liquide dans sa moitié externe. A l'ouverture des deux kystes on constata une communication s'effectuant par un orifice arrondi, à bords tranchants, pouvant recevoir l'extrémité du doigt et qui n'était autre chose que l'orifice abdominal de la trompe entouré de son pavillon.

Outre trois faits présentant les mêmes circonstances anatomiques que les précédents, M. Richard a relaté dans son mémoire plusieurs observations empruntées aux auteurs, et qui prouvent que des hydropisies des trompes peuvent s'ouvrir en même temps dans des kystes de l'ovaire et dans l'utérus. Il était naturel d'en conclure que certains kystes de l'ovaire, évacuent quelquefois leur contenu par les voies génitales au moyen des oviductes.

Cette particularité remarquable n'est-elle pas, pour ainsi dire, un résultat naturel de l'évolution physiologique propre à l'appareil tubo-ovarien ? A chaque époque menstruelle, une vésicule de Graaf se vide ; la trompe embrasse l'ovaire au niveau de cette vésicule ; la vésicule se crève. Eh bien, si cette vésicule continue de croître, si les franges de l'oviducte se soudent à son pourtour, si ces franges, après leur adhésion, se dilatent sous forme de kyste, on a précisément un kyste tubo-ovarique qui peut communiquer ou ne pas communiquer avec la cavité utérine. (*Note du Trad.*)

nication des kystes ovariques et du vagin n'étaient, en réalité, que des cas d'évacuation du liquide par les trompes de Fallope[1].

Je n'ai jamais eu l'occasion d'étudier ce processus après la mort. Je suis disposé à croire qu'il est rare, puisque je ne l'ai rencontré qu'une fois dans les 94 cas que j'ai observés. La malade était une femme mariée, de 36 ans, dont l'abdomen commença à grossir six ans avant son admission à l'hôpital. Après avoir acquis un volume considérable, le gonflement disparut tout à coup, à la suite d'un écoulement profus qui eut lieu par le vagin. Le même fait se reproduisit 8 ou 10 fois. Le liquide de l'écoulement était incolore; il sortait à flots ; sa quantité s'élevait à plusieurs quarts. La soudaineté de son irruption produisait parfois une faiblesse qui allait jusqu'à la syncope. Cette évacuation était quelquefois provoquée par un effort de défécation, mais communément elle avait lieu sans cause excitante. Je me suis assuré par moi-même de la présence d'une tumeur fluctuante ; 14 jours après, elle disparaissait soudainement, puis elle était en train de se reformer dans les trois semaines suivantes, lorsque je perdis la malade de vue.

Ces symptômes étaient si caractéristiques qu'il y a toute raison de croire qu'il s'agissait d'une communication du kyste avec la trompe de Fallope. L'utérus était parfaitement mobile et élevé dans la cavité pelvienne ; aucune ouverture n'existait dans le vagin, et même on n'y pouvait pas sentir distinctement une tumeur, mais elle flottait évidemment dans la cavité abdominale, où elle n'était fixée, comme les tumeurs ovariques non adhérentes, que par les annexes utérines allongées. On ne sait pas bien comment se produit la communication entre l'ovaire et le tube ; selon toute probabilité, le processus est plutôt physiologique que pathologique. Dans d'autres cas, l'inflammation, l'adhésion, la résorption de la paroi du kyste et des viscères adjacents interviennent dans l'évacuation du liquide.

On cite beaucoup de cas d'*évacuation spontanée*[2] *du kyste par le*

---

[1] *Mémoires de la Société de chirurgie*, vol. III, 1853, p. 121. L'absence de tout travail inflammatoire au niveau de l'ouverture qui fait communiquer l'ovaire et la trompe, fait supposer à M. Richard que l'origine de cet état remonte à une époque menstruelle passée ; que la vésicule de Graaf, après avoir expulsé son ovule, ne s'affaisse et ne se flétrit pas comme d'habitude, mais qu'elle conserve sa communication avec le tube, et que, s'élargissant et devenant hydropique, elle constitue ce qu'il propose de nommer *kystes tubo-ovariques*. (*Note de l'Auteur.*)

[2] Meissner, *Frauenkrankheiten*, vol. II, p. 318, contient de nombreux exemples de ce fait.

vagin, même en exceptant ceux où on peut croire qu'elle a eu lieu suivant le mode décrit par M. Richard. Plus fréquente encore est la communication entre le kyste et le canal intestinal. En général, mais pas toujours, cette communication est située très-bas et semble due à la pression que la portion du kyste qui occupe la cavité pelvienne exerce sur le rectum, et qui a pour conséquence la résorption des parois de l'intestin et de la tumeur. Il n'y a pas longtemps, je fus témoin, chez une de mes malades, de la formation d'une semblable ouverture située un peu au-dessus du sphincter interne et faisant communiquer un volumineux kyste composé de l'ovaire avec le rectum. A travers cette ouverture, qui avait le diamètre d'une pièce de 20 francs, plusieurs quarts (litres) d'un liquide noir et grumeux s'écoulèrent durant les derniers jours de la vie ; les souffrances de la malade en furent très-soulagées, et la constipation opiniâtre que produisait mécaniquement la pression de la tumeur sur l'intestin disparut complétement. L'observation de ce fait et de quelques autres analogues donne l'idée de ponctionner la tumeur par le vagin, lorsque des inconvénients sérieux résultent de sa pression sur l'intestin et que la paracentèse des parois abdominales n'a produit que peu ou pas d'amélioration. Dans le cas dont nous parlions, la ponction abdominale n'avait donné issue qu'à peu de liquide, tandis que, si le trocart avait été introduit dans cette partie de la tumeur qui se projetait dans le pelvis, le principal kyste aurait été vidé et les souffrances de la malade, que la nature soulagea trop tardivement, auraient pu l'être beaucoup plus tôt.

Quelquefois des communications s'établissent sur d'autres points entre *le kyste ovarique et le canal intestinal* et ne peuvent être attribuées aux effets directs de la pression. Leur véritable cause est encore très-obscure. Dans le muséum de Guy's Hospital on trouve une préparation de kyste ovarique à la partie supérieuré duquel existe une communication avec l'intestin. Chez une de mes malades, un kyste ovarique s'était développé avec rapidité en deux mois ; elle éprouvait beaucoup de douleurs abdominales avec sensibilité à la pression. Tout à coup elle éprouva comme la sensation d'une rupture interne, et immédiatement après elle fut prise d'une violente diarrhée : en dix heures, elle alla vingt fois à la garde-robe. Les évacuations étaient constituées par un liquide sanguinolent et noirâtre qui contenait, comme on s'en assura par l'examen microscopique, des globules de sang, des cellules de pus et quelques cristaux de cholestérine. La tumeur avait complétement disparu, et, cinq semaines après, il n'y en avait pas encore trace. Je ne puis dire si la guérison a été permanente.

Les tumeurs ovariques se vident quelquefois spontanément par *une ouverture à travers les parois abdominales*. Dans un cas que j'ai observé, le kyste avait dilaté l'anneau ombilical et il se projetait de quelques pouces au dehors, comme une hernie, à travers l'anneau ombilical dilaté. Sur ce tégument aminci il se forma une fistule par laquelle, à plusieurs reprises, le kyste évacua une partie de son contenu. Plus habituellement, cette ouverture est située au-dessous du nombril, des adhésions s'étant formées préalablement entre le kyste et les téguments. Elle peut persister longtemps à l'état fistuleux ; mais je l'ai vu se clore et l'écoulement cesser pour toujours, sans qu'il fût survenu aucun changement dans la tumeur ou son contenu. Il me semble que la guérison radicale est plus rare, lorsque l'évacuation se fait à travers les parois abdominales, que lorsqu'elle a lieu dans d'autres endroits.

La *rupture d'un kyste ovarique dans la cavité peritonéale* survient beaucoup plus fréquemment que l'évacuation de son contenu par toute autre voie ; je l'ai trouvée mentionnée 6 fois dans les 94 cas que j'ai réunis. Dans un de ces cas, la rupture fut produite par une chute sur l'abdomen ; mais, la plupart du temps, cette rupture n'est provoquée par aucune violence extérieure ; quelquefois elle résulte de la distension excessive d'un kyste à parois minces ; c'est sans doute ainsi qu'il faut expliquer la disparition soudaine de ce kyste du corps de Wolff dont j'ai parlé plus haut, et celle aussi de cet autre kyste du volume d'une tête d'adulte qui s'était produit chez une autre femme, dix-huit mois avant mon examen. Dans d'autres cas, l'inflammation et le ramollissement de la paroi kystique ont précédé sa rupture, et, à l'autopsie, on trouve de la rougeur, de la congestion et une fente dont les bords sont mous, irréguliers et déchiquetés.

Quelquefois le kyste, une fois évacué, ne se remplit pas de nouveau et la cure radicale est obtenue, mais au prix d'une attaque de péritonite. Il n'existe malheureusement pas, je le crains, de rapport constant et direct entre l'intensité de l'inflammation qui suit la rupture du kyste et la non-reproduction du liquide kystique. Dans un de mes cas, il s'agissait d'une jeune dame de 26 ans, chez laquelle un kyste ovarique se rompit deux fois, et chaque fois sa vie fut dans le plus grand danger ; le liquide ne s'en reforma pas moins avec la plus grande rapidité. Dans deux autres cas qui m'appartiennent également, la rupture du kyste fut mortelle ; la paroi avait cédé, dans les deux, à la partie postérieure de la tumeur sur un point où elle était fortement pressée contre le bord supérieur du bassin ; une ecchymose étendue entourait la déchirure et attestait la gêne que la pression avait fait subir en ce point à la circulation. Dans un autre cas, la décomposition cadavérique était trop avancée pour permettre de dire exactement quel était l'état de la paroi kystique.

La mortalité de 2 cas sur 6 concorde avec les conclusions du docteur Tilt [1], qui a trouvé 10 morts sur 34 cas de rupture du kyste, qu'il a réunis. Dans 20 de ces cas, le liquide ne se reproduisit pas ; mais je doute qu'une statistique reposant sur un plus grand nombre de faits confirmât cette proposition que, 2 fois sur 3, l'évacuation du kyste contenu dans l'abdomen produit une cure radicale de la maladie [2].

Quant aux résultats variés qui suivent l'épanchement du liquide kystique dans l'abdomen, le docteur Simpson [3] en a donné une explication qui a été adoptée par Scanzoni [4]. Il suppose que c'est aux différents caractères du liquide contenu dans le kyste qu'il faut rapporter l'invasion ou la non-invasion d'une péritonite ; que du sérum pur ne produit aucun mal, tandis qu'une dangereuse péritonite est la conséquence de l'épanchement d'un liquide mêlé de sang ou des produits de l'inflammation. C'est là une hypothèse probable, mais non prouvée et tout à fait insuffisante pour servir de base à des tentatives thérapeutiques.

D'autres changements surviennent dans les kystes ovariques et tendent moins à guérir qu'à aggraver le mal. Quelques-uns de ces changements semblent faire partie du processus de la tumeur, telles sont, par exemple, la résorption des septa entre les kystes, la liquéfaction graduelle de la matière solide et la conversion consécutive d'une tumeur solide en une tumeur fluctuante. Cette modification est d'un mauvais augure, car elle annonce généralement que la tumeur va s'accroître avec une plus grande rapidité ; mais, d'un

---

[1] *Lancet*, 5 août 1848, vol. II, p. 146.

[2] Dans le vol. V, p. 226 des *Transactions of Pathological Society*, le docteur Bristone rapporte un cas de rupture d'un kyste ovarique dans l'abdomen ; l'ouverture resta permanente, le kyste continua à sécréter et une ascite résulta de l'accumulation de la sécrétion dans la cavité péritonéale. (*Note de l'Auteur.*)

[3] *Op. cit.*, vol. II, p. 247.

[4] *Op. cit.*, p. 448.

autre côté, elle nous donne le moyen de soulager les souffrances des malades par une ponction qui était impossible au début. A l'accroissement rapide de la tumeur, dans tous les cas de kystes composés, correspond une augmentation de sa vascularité, et, par suite, une prédisposition plus grande aux hémorrhagies dans sa cavité. Quelquefois l'épanchement sanguin est si considérable, qu'il est, sans aucun doute, une des causes principales de l'anémie et de la faiblesse extrêmes dont souffrent les malades qui ont des tumeurs ovariques volumineuses.

Mais, de tous les processus dont ces tumeurs sont le siége, l'*inflammation* est le plus commun et le plus important. Peu de kystes atteignent un volume considérable sans être attaqués d'une inflammation, qui est toujours redoutable, car elle ne se borne pas à la face interne ; elle affecte aussi la surface externe, où elle produit, avec les organes adjacents, des adhésions qui constituent de grands et même d'insurmontables obstacles au succès de diverses opérations qu'on a proposées pour la guérison de l'hydropisie ovarique. Au point de vue pratique, il faut se souvenir que cette inflammation n'est pas accompagnée de vives souffrances locales, qu'elle n'entraîne même que peu de désordres constitutionnels, de telle sorte qu'il est presque impossible de savoir, d'après l'historique, si les malades en ont été ou n'en ont pas été atteintes. La meilleure preuve, c'est que, à la suite de la ponction, au lieu de la sérosité transparente qu'on attendait, on voit souvent sortir un liquide trouble contenant une proportion considérable de pus ; d'autres fois, quand l'extirpation de la tumeur a été résolue, on trouve que des adhésions générales l'unissent aux viscères voisins et aux parois abdominales. Dans quelques cas, l'inflammation, au lieu de produire du pus seul, donne lieu à une exsudation de lymphe, et la membrane interne du kyste, rugueuse, épaissie, est quelquefois recouverte de dépôts néo-membraneux semblables à ceux qu'on observe sur la plèvre enflammée. L'inflammation pseudo-membraneuse est plus commune, je crois, dans les kystes multiloculaires que dans les kystes simples, et souvent, même quand les différentes cavités secondaires communiquent entre elles, on peut trouver de la lymphe dans un kyste, tandis qu'il n'y en a pas trace dans le kyste immédiatement adjacent.

A mesure que la tumeur augmente de volume et que les forces de la malade déclinent, l'aptitude à l'inflammation du kyste devient plus considérable, et l'invasion de cet état morbide contribue à hâter la terminaison fatale. Mais, en général, ce n'est qu'après la ponction ou quelque autre opération que l'inflammation du kyste devient mortelle ; il est vrai que beaucoup de causes concourent à détruire graduellement la vie des malades.

Parmi ces causes, il faut mentionner, en premier lieu, le *désordre fonctionnel des autres viscères*, sur lesquels la tumeur exerce une pression plus ou moins considérable à mesure qu'elle grossit. L'utérus gravide, même lorsqu'il a atteint son maximum de volume, compromet peu, comme vous le savez, les fonctions des autres organes. Les intestins se placent sur ses côtés ; la direction de son fond en avant, dans l'axe du détroit supérieur, fait qu'il ne s'oppose pas au jeu du diaphragme et qu'il ne trouble pas non plus les fonctions de l'estomac et du foie. La tumeur ovarique, au contraire, à mesure qu'elle augmente de volume, remplit si complétement les régions latérales qu'elle ne laisse de place aux intestins qu'en arrière et au-dessus d'elle, où elle les relègue et les comprime dans un petit espace. Et puis, comme la direction de la tumeur n'obéit pas à la loi qui règle celle de l'utérus en gestation, il arrive que l'abaissement du diaphragme est de bonne heure empêché et que la respiration devient laborieuse. Le foie, en même temps, est troublé par la pression qu'il subit dans l'accomplissement de ses fonctions dont l'intégrité serait si nécessaire pour obvier à la congestion mécanique de tous les vaisseaux abdominaux, à la rareté de l'urine et aux accidents qui en sont la suite[1].

Dans un grand nombre de cas, cette congestion abdominale se résout par l'effusion dans le péritoine d'un liquide dont la quantité peut être très-considérable ; la dilatation des veines superficielles atteste l'obstruction de la circulation, et l'ascite cause plus de troubles que la maladie primitive à laquelle elle s'est surajoutée. L'œdème des extrémités inférieures est moins fréquent que dans la grossesse, parce que probablement l'état particulier du sang qui favorise sa production, dans ce dernier état, fait défaut. Lorsque l'œdème existe, il est souvent limité à un membre et résulte directement d'une pression mécanique. Toutefois il n'en est pas toujours ainsi, car l'hydropisie ovarique est quelquefois associée avec un état

---

[1] Deux dessins donnés par le docteur Bright, *loc. cit.*, pl. vii, ix, montrent d'une façon remarquable comment les tumeurs de l'ovaire compriment et déplacent les viscères.

(*Note de l'Auteur.*)

albumineux de l'urine. Cette urine provient-elle d'une complication accidentelle de la maladie granuleuse des reins ou d'une congestion de ces organes? C'est ce qu'il m'est impossible de déterminer.

Pendant que la tumeur, en grossissant, tend ainsi à troubler toutes les fonctions du corps, les forces de la malade sont de plus en plus épuisées par l'afflux, dans l'excroissance morbide, d'une abondante quantité de ce sang qui devrait servir à la nutrition générale. Ce n'est pas tout : un état de cachexie, conséquence manifeste de l'altération du sang, survient fréquemment, aussi bien dans le cours de cette affection que dans d'autres maladies malignes auxquelles plusieurs tumeurs de l'ovaire ressemblent beaucoup. Dans le kyste ovarique simple, où cette dernière source de souffrance et de péril n'existe pas, l'avenir de la malade est-il beaucoup moins sombre que dans d'autres variétés de l'affection? Ces kystes simples, comme nous l'avons déjà dit, restent stationnaires pendant des années, et la vie n'est pas raccourcie ni même rendue malheureuse par leur présence. Mais de pareils cas sont exceptionnels; car, en général, l'accumulation du liquide, même dans un kyste simple, nécessite tôt ou tard la ponction, qu'on est alors obligé de répéter fréquemment, et la malade est ainsi épuisée par la fréquente formation et la fréquente évacuation du contenu du kyste. La ponction, en outre, fait courir au kyste les risques d'une inflammation qui est toujours un accident sérieux. L'opportunité de cette complication paraît plus grande après la première opération et lorsque la malade a été épuisée par la longue durée de la maladie et la fréquente répétition de l'opération. Chez beaucoup de malades débilitées, spécialement chez celles qui sont affectées de formes malignes ou quasi malignes de la maladie, l'invasion d'une inflammation du kyste ou d'une péritonite cachectique est très-fréquente, et met un terme à une vie qui languissait depuis des semaines ou des mois.

Nous avons jusqu'ici examiné la structure des tumeurs kystiques de l'ovaire, étudié leurs modes de guérison spontanée, aussi bien que les voies par lesquelles cette affection conduit les malades à la mort. Avant de décrire les symptômes et les moyens thérapeutiques qu'emploient la médecine et la chirurgie en pareil cas, nous devons nous occuper des causes de la maladie et des circonstances qui favorisent sa production.

Quelle est l'influence que les fonctions sexuelles exercent sur le développement de ces affections? La fécondité ou la stérilité y prédisposent-elles? Sont-elles précédées d'un désordre de l'utérus ou bien surviennent-elles aussi bien chez les personnes en bonne santé que chez celles qui souffrent depuis des années? Il semble qu'à toutes ces questions, on pouvait donner des réponses définies et concluantes, et pourtant elles ne sont encore que contradictoires. On a avancé tour à tour que l'hydropisie ovarique survenait spécialement chez les jeunes femmes et chez les femmes âgées, chez celles qui ne sont pas mariées et chez celles qui le sont, chez celles qui sont stériles et chez celles qui ont eu beaucoup d'enfants, chez celles qui sont robustes et chez celles dont les fonctions utérines s'exécutent avec douleur et difficulté.

Relativement à l'*âge*, aucune période de la vie ne paraît jouir d'une immunité complète; toutefois, la maladie est très-rare avant la puberté, et elle l'est beaucoup moins au commencement ou après la cessation des fonctions menstruelles; mais elle n'est pas non plus commune alors. Le professeur Kiwisch[1] dit qu'au musée de Prague, il existe une préparation de kyste de l'ovaire chez un enfant qui n'a qu'un an; il cite aussi celle du musée de Wurzbourg où l'affection siégeait dans les deux ovaires du fœtus. Quant à lui, il n'a pas observé de cas avant l'âge de 14 ans; à St-Bartholomew's Hospital, une jeune fille, qui n'avait pas atteint sa quinzième année, mourut dans la salle du docteur Burrow d'un cystosarcome malin de l'ovaire. Une de mes malades succomba à la rupture d'un kyste dans sa seizième année. On assurait que l'augmentation de volume de l'abdomen, qui était très-considérable à sa mort, avait commencé à l'âge de 13 ans. La menstruation s'était établie à 14 ans et six mois. Chez une autre de mes malades, l'affection commença dans la dix-septième année. La menstruatien avait eu lieu à 15 ans et demi; mais les règles ne reparurent pas jusqu'au moment où elle fut ponctionnée, à l'âge de 18 ans. Ce sont là des faits exceptionnels, et dans plus de la moitié des cas d'hydropisie ovarique, le commencement de la maladie remonte entre 30 et 40 ans.

C'est le résultat auquel je suis arrivé en comparant 94 cas qui m'appartiennent avec 97 de Scanzoni; on les trouvera dans le tableau suivant. Je préfère la statistique de Scanzoni[2] à celle de tout autre écrivain, parce qu'il est le seul qui ait pris pour base l'âge auquel les premiers symptômes ont fait leur apparition, tandis que beau-

[1] *Op. cit.*, vol. II, p. 79, § 36.
[2] *Op. cit.*, p. 365.

coup d'autres auteurs n'ont tenu compte que de l'âge qu'avaient les malades au moment où ils les ont observées.

Tableau indiquant à quel âge, chez 191 femmes, se sont montrés les premiers symptômes de l'hydropisie ovarique.

Cas de l'auteur.	Cas de Scanzoni.	Total.	Époque des premiers symptômes.		Proportion pour 100 à différents âges.
17	5	22	De 15 à 25 ans		11,5
15	12	27	25	50	14,1
15	21	36	50	35	18,8
23	52	55	35	40	28,7
11	14	25	40	40	13,0
8	6	14	45	50	7,5
5	2	5	50	55	2,0
2	5	7	55	60	5,0
94	97	191			

Occupons-nous maintenant de l'*état des fonctions sexuelles* comme cause prédisposante de l'affection. Vous vous souvenez que cette influence est démontrée dans les cas de cancer utérin, puisque 3 malades seulement sur 168 n'étaient pas mariées, et 13 sur les 165 qui avaient été mariées étaient stériles. Dans 94 cas de maladie ovarique, il y avait 24 femmes non mariées, 13 veuves et 57 mariées à l'époque où la maladie a commencé. Le nombre des cas ne change pas cette proportion, parce qu'en ajoutant à mes cas ceux du docteur Lee et ceux de Scanzoni[1], nous obtenons les résultats suivants :

Femmes non mariées. . . .	94 ou 28,7 pour 100.	
Veuves.	31	9,4
Femmes mariées.	201	61,7
	327	

En d'autres termes, dans plus du tiers des cas, la maladie ovarique commença à un moment où les fonctions sexuelles n'étaient pas encore entrées en exercice, et dans plus du quart, elle survint chez des femmes où ces fonctions n'avaient jamais été exercées.

Que l'exercice des fonctions sexuelles ne prédispose pas à la maladie ovarique, mais qu'au contraire il existe une connexion entre .eur imparfait accomplissement et le développement de l'affection, c est ce que prouve, d'une manière non équivoque, la faible pro-

---

[1] *Op. cit.*, p. 365. J'ai compris dans cette liste de femmes mariées sept femmes qui, quoique mariées, avaient eu un ou plusieurs enfants. (*Note de l'Auteur.*)

portion de la fécondité chez les femmes mariées qui ont été atteintes de l'affection ovarique. Sur 70 de mes malades, mariées ou veuves, il y en avait 26 stériles, et dans les 52 cas de Scanzoni, 18 n'avaient jamais été grosses; c'est-à-dire qu'on comptait 44 cas de stérilité dans 122 cas de kystes ovariques, soit 36 pour 100; tandis que parmi mes malades, pris en général à St-Batholomew's Hospital, la proportion des mariages stériles n'était que de 11,7 pour 100. De plus, les mariages qui ne furent pas stériles donnaient une fécondité au-dessous de la moyenne; car, dans mes 70 cas, les 44 femmes non stériles n'eurent que 172 grossesses, dont 129 arrivèrent à terme et 43 se terminèrent par un avortement. C'est une moyenne de 3,9 grossesses pour chaque mariage fécond, un peu moins de la moitié du nombre que nous avons constaté chez les personnes affectées de cancer de la matrice. On peut ajouter que 14 fois sur les 33 cas, la grossesse n'eut lieu qu'une fois et se termina prématurément 3 fois; dans les 11 autres cas, elle eut lieu à terme.

Nous devons maintenant répondre à cette question : Quel rapport y a-t-il entre l'*état de la santé utérine* chez les malades et le développement ultérieur de la maladie ovarique? Il semble tout naturel qu'une femme qui a eu des règles irrégulières, douloureuses ou rares, soit plus apte à souffrir plus tard d'une maladie de l'ovaire, que celle dont la menstruation a toujours été régulière. Les statistiques de Scanzoni montrent qu'il en est ainsi; mais mes propres observations ne confirment pas cette manière de voir, et probablement que ni mes faits ni ceux de Scanzoni ne sont assez nombreux pour résoudre la question.

Dans mes 94 cas, il y en avait 72 où la santé utérine avait été bonne; 3 femmes avaient eu une inflammation puerpérale dont elles avaient promptement guéri; 1 avait été très-débilitée par une hémorrhagie après la délivrance; chez 8, la menstruation était douloureuse; chez 5, la menstruation avait toujours été rare; chez 3, irrégulière habituellement; une était chlorotique et avait à tous égards une mauvaise santé utérine; une autre avait souffert pendant des années d'une grande hypertrophie du col de la matrice et des désordres qui en avaient été la conséquence.

D'un autre côté, Scanzoni avance qu'il n'y avait que 20 cas sur 57 où la menstruation eût toujours été normale; 19 malades avaient souffert plus ou moins de chlorose; 12 de dysménorrhée; 5 avaient été toujours abondamment menstruées, et, dans un cas où la maladie ne se déclara qu'à 41 ans, il n'y avait jamais eu de menstruation. Quelle que soit la vérité sur ce point, je ne puis pas m'empêcher de croire que les statistiques de Scanzoni exagèrent la fréquence des désordres menstruels comme précurseurs de la maladie ovarique; peut-être les miennes pèchent-elles par l'excès opposé.

Dans un grand nombre de maladies, nous voyons que les malades se plaisent à donner une cause à leur affection, cause souvent imaginaire et quelquefois absurde. Il en est ainsi dans les maladies de l'ovaire. Si on rejette tout ce qui est du domaine de l'imagination, on trouve bien peu de cas où il soit possible d'assigner une cause plausible à l'affection [1]. 21 fois sur les 97 cas de Scanzoni, et 18 fois dans mes 94, ou 39 fois dans 191 cas, les circonstances suivantes furent regardées comme la cause excitante probable de l'hydropisie ovarique.

Elle survint un an après le mariage . . . . dans	6 cas.
— pendant la grossesse.	2
Elle suivit de près l'accouchement	15
Elle succéda à l'avortement	15
— à une métrite résultant d'un refroidissement.	5
— à des menstrues supprimées par le froid. .	2
— à un coup violent sur l'hypogastre. . . .	1
— à un coup violent sur le pelvis	2
— à des efforts	3
Elle se produisit simultanément avec l'ascite et l'anasarque après l'exposition au froid	1
	39

De tous ces faits nous pouvons conclure que la cause excitante immédiate de l'hydropisie ovarique, lorsque aucune autre cause ne peut lui être assignée, est habituellement en rapport avec quelque désordre des fonctions utérines ou avec une surexcitation récente des plus hautes manifestations de leur activité. Néanmoins, il ne faut pas ajouter trop de foi à cette conséquence, puisque, dans la grande majorité des cas, on ne peut assigner aucune cause rationnelle à la maladie. Elle survient, chez les femmes mariées, plus souvent que toute autre maladie organique du système sexuel; et

---

[1] Sur 35 cas réunis par M. Lee, *op. cit.*, p. 118, il y en avait 28 où les prétendues causes avaient trait aux fonctions utérines : mariage, 5 fois ; accouchement, 9 fois ; avortement, 2 fois ; suppression subite des règles, 7 fois ; cessation de la menstruation, 2 fois ; son irrégularité, 3 fois. (*Note de l'Auteur.*)

les femmes mariées qui en sont affectées sont peu fécondes et très-souvent tout à fait stériles.

Dans la prochaine leçon, nous laisserons de côté ces détails incomplets et peu concluants pour nous occuper des symptômes et du diagnostic des tumeurs de l'ovaire.

LEÇON XXVII

TUMEURS ET HYDROPISIE DE L'OVAIRE

Les symptômes de la maladie manquent en général dans la première période ; on peut les rapporter à cinq chefs : désordres fonctionnels des ovaires, douleurs, effets de la pression, symptômes cachectiques, symptômes consécutifs à l'intervention médicale. — *Diagnostic* : ses difficultés. Diagnostic avec l'inflammation du ligament large, les tumeurs fibreuses de l'utérus, le déplacement de l'utérus, l'ascite, la distension de la vessie, la grossesse, les tumeurs de la rate et du foie, etc. — Note sur les *tumeurs flottantes de l'abdomen.*

Beaucoup de maladies utérines, à leur première période, présentent entre elles une ressemblance embarrassante. La douleur et les désordres de la menstruation accompagnent les plus légères aussi bien que les plus sérieuses affections de la matrice ; de plus, ce n'est qu'au bout d'un certain temps que les caractères distinctifs de la maladie se dessinent et nous permettent de déterminer sa nature et d'apprécier sa gravité.

Ce que nous venons de dire est surtout vrai pour les maladies de l'ovaire qui, à leur début, attirent peu l'attention à cause du vague de leurs symptômes ; et, comme dans les tumeurs fibreuses de l'utérus, leur existence n'est soupçonnée que lorsqu'un accident vient révéler la présence d'une tumeur déjà volumineuse.

De la comparaison des 94 cas sur lesquels ces remarques sont principalement fondées, il résulte que le premier symptôme de la maladie ovarique était :

Suppression des règles. . . . . 11 cas.
Menstruation irrégulière. 5
Menstruation douloureuse et rare. 1
Menstruation profuse 2
Évanouissement subit accompagné de symptômes ressem-
    blant à ceux de la grossesse 1

Douleur dans l'abdomen plus ou moins distinctement
    rapportée au côté malade. 31
Rétention d'urine ou miction difficile. 10
Découverte inattendue de la tumeur. 33
                                        ———
                                        94

Faute d'attention de la part des malades, les tumeurs abdominales atteignent quelquefois un volume si considérable avant d'être remarquées par elles, qu'on aurait peine à y croire, si le fait ne se produisait quotidiennement. Il n'y a pas longtemps, j'ai vu une jeune dame, chez laquelle un kyste de l'ovaire, gros comme la tête d'un adulte, ne fut découvert qu'accidentellement, parce qu'une violente attaque de douleur abdominale se fit sentir pendant qu'elle attendait son tour de consultation chez un médecin. Si des tumeurs aussi volumineuses ne sont pas remarquées, il ne faut pas s'étonner de voir que de plus petites ne sont reconnues que lorsqu'elles deviennent le siége d'une douleur ou qu'elles exercent une pression gênante sur les viscères environnants.

Il n'est pas aisé de dire pourquoi les symptômes font si souvent défaut dans les premières phases de l'hydropisie ovarique. Cependant les souffrances sont loin d'être rares alors ; dans beaucoup de cas, la douleur et le malaise sont plus considérables, lorsque l'ovaire est encore dans la cavité pelvienne, que plus tard ; c'est du moins ce qui a lieu jusqu'au moment où le volume de la tumeur compromet les fonctions des viscères abdominaux. Pendant qu'il est dans le bassin, un ovaire volumineux presse sur le rectum, l'utérus et la vessie, et entretient un perpétuel état de congestion dans les vaisseaux pelviens. Or tous ces troubles secondaires diminuent ou disparaissent du moment que l'organe, remontant au-dessus du détroit supérieur, flotte librement dans la cavité abdominale. Les douleurs, dont la cause est dans le bassin, sont habituellement pulsatives et brûlantes ; elles ont leur point de départ dans l'une ou l'autre région iliaque, et se présentent fréquemment sous forme de paroxysmes. Plus souvent dans cette affection que dans toute autre forme de maladie utérine, la douleur s'irradie dans la cuisse du côté affecté ; c'est quelquefois un simple engourdissement ou une sensation de fatigue qui s'aggravent et s'élèvent jusqu'à la douleur par la marche ou un exercice quelconque. D'autres fois, cette douleur est aiguë et d'un caractère névralgique. En outre, la défécation et la miction, surtout cette dernière, deviennent douloureuses ; il faut quelquefois recourir au cathétérisme dès le début de la maladie; mais souvent la dysurie persiste longtemps, sans qu'il survienne une seconde fois une rétention d'urine.

Quoique plus sévères, en général, que les mêmes accidents symptomatiques d'une tumeur fibreuse de l'utérus, ces phénomènes durent moins, ce qui tient à ce que le kyste ovarique tend plus certainement et plus tôt à sortir de la cavité pelvienne, tandis que la tumeur fibreuse, dont l'accroissement est plus lent et dont les connexions avec la matrice sont plus étroites, reste confinée plus longtemps dans sa position primitive.

Je n'ai pas trouvé, dans mes observations, des désordres menstruels aussi fréquents que je m'y attendais, soit comme phénomènes précurseurs, soit comme symptômes du début. Mais les cas où la maladie aboutit à une terminaison fatale, sans que les fonctions utérines soient dérangées, sont très-rares. Je ne possède pas de documents propres à démontrer l'influence de la maladie sur les fonctions depuis sa première période jusqu'à sa terminaison. Le tableau suivant montre l'état de la menstruation chez 94 malades où l'affection ovarique n'était pas douteuse, et qui n'avaient demandé des soins que depuis quelques semaines.

Dans 7 cas, la menstruation avait cessé avant que la maladie commençât.
    2   la maladie commença pendant la grossesse.
   29   la menstruation n'avait pas été troublée.

Dans les 56 autres cas

La menstruation était douloureuse dans 1 cas.
—   profuse.. .   9
—   en avance..   5
—   irrégulière .   10   5 fois ce fut le premier symptôme.
...   en retard. .   5   1 fois ce fut le premier symptôme.
—   rare. . . .   6
—   snpprimée..   22   6 fois ce fut le premier symptôme.
                              56

La tendance générale de la maladie est alors d'entraver l'activité des fonctions ovariques, sans doute en désorganisant leur tissu. Il en résulte que la persistance de la menstruation est toujours un signe favorable dans les cas d'hydropisie ovarique, et qu'on peut espérer alors que la maladie est simple et qu'un ovaire seulement est compromis. Une complète aménorrhée est un signe défavorable;

une menstruation à peu près régulière n'indique pas positivement que la forme de la maladie est simple ni qu'elle est limitée à un seul côté.

Il n'est pas possible de donner une description générale des symptômes qui accompagnent les dernières phases de l'hydropisie ovarique. Ils sont modifiés par plusieurs causes, et diffèrent suivant la nature de la tumeur, son volume, l'âge de la malade, sa position sociale et sa santé générale. On peut toutefois les ranger sous les sept chefs suivants, dont j'ai brièvement parlé dans la dernière leçon en vous exposant les différents modes suivant lesquels se produit la mort dans l'hydropisie de l'ovaire.

1° Il existe plusieurs indices d'un dérangement fonctionnel de l'ovaire, qui se manifestent par des désordres variés de la menstruation : l'irrégularité et la suppression des règles sont les plus communs; leur fréquence et leur absence sont, au contraire, très-rares. Toutefois, la ménorrhagie accompagne quelquefois l'hydropisie de l'ovaire, de telle sorte qu'on ne peut pas se fonder sur l'état de la menstruation pour poser un diagnostic entre les tumeurs de l'utérus et celles de l'ovaire.

2° La douleur et d'autres symptômes indiquent les changements qui s'opèrent dans la tumeur elle-même. Le degré de plénitude et de tension de la poche semble, dans les kystes simples, déterminer en grande partie la présence ou l'absence de la douleur. Sous ce rapport, des variations surviennent avec une grande rapidité : la douleur augmente avec la tension du kyste, et elle diminue à mesure que ses parois deviennent flasques. L'inflammation détermine toujours de la sensibilité dans la tumeur: mais, à moins que la surface péritonéale soit affectée, il n'y a pas habituellement de douleur, sauf à la pression. Un trouble constitutionnel vague accompagne d'ordinaire le processus inflammatoire: des attaques irrégulières de fièvre, de frissons, l'amaigrissement, des phénomènes hectiques, sont les symptômes généraux de cette complication. La douleur se manifeste dans les formes malignes des tumeurs utérines, indépendamment de la tension de leurs parois ou d'une attaque d'inflammation. Mais, comme ce n'est pas là un phénomène constant, on n'en peut rien déduire de positif relativement à la nature de la maladie.

3° L'augmentation de volume de la tumeur produit des désordres variés par sa pression sur différents viscères, et on voit alors apparaître une classe de symptômes dont j'ai longuement parlé dans ma dernière leçon.

La dyspnée, les troubles de la digestion, une constipation opiniâtre, une miction fréquente et douloureuse, la diminution de l'urine, l'épanchement de sérosité dans la cavité abdominale, ne sont que les résultats divers de la pression mécanique. La difficulté de la miction, qui survient à une période avancée de la maladie, ne se produit pas de la même manière que celle qu'on observe au début. Quand la tumeur est encore dans la cavité pelvienne, elle entrave la miction en pressant directement contre la vessie ; plus tard, quand elle est sortie du bassin, elle attire en haut l'utérus et la vessie, et c'est cette élévation forcée, ainsi que la présence de la tumeur derrière ce dernier organe, qui empêche la distension de la vessie dans le sens antéro-postérieur. Scanzoni[1] note aussi un autre résultat de la pression que la tumeur exerce sur la partie inférieure de la vessie. Il dit que cette pression empêche le libre écoulement de l'urine par les uretères et produit ainsi leur distension, ainsi que celle du bassinet et des reins. A l'appui de cette opinion, il rapporte le cas « d'une malade qui fut ponctionnée vingt et une fois en trois ans ; dans la dernière année de sa vie, l'opération devenait nécessaire parce que l'accumulation du liquide, dans la tumeur, était toujours accompagnée d'une rétention complète d'urine que ne faisait pas cesser le cathétérisme, puisque la pression de la tumeur empêchait l'urine de passer des uretères dans la vessie. Après chaque ponction, la vessie fonctionnait normalement ; mais, peu à peu, la quantité d'urine diminuait et, au bout de cinq ou six semaines, la rétention était de nouveau complète. A l'autopsie, on trouva qu'un cystosarcome de l'ovaire, ayant deux fois le volume d'une tête d'adulte, comprimait par son extrémité inférieure le col de la vessie ; cet obstacle au cours de l'urine avait produit une si grande dilatation des uretères, que l'un de ces canaux, le droit, avait 2 pouces, et le gauche 1 pouce et demi de diamètre. »

La pression sur l'estomac compromet sérieusement les fonctions de l'organe en ne lui permettant de contenir qu'une très-petite quantité d'aliments, et en provoquant quelquefois des vomissements opiniâtres qu'aucun remède ne peut arrêter, et qui ne cessent que quand la ponction du kyste a fait diminuer la pression.

---

[1] *Op. cit.*, p. 424.

Des symptômes encore plus pénibles sont la conséquence de la compression sur le rectum. Non-seulement il en résulte une constipation invincible, mais les gaz eux-mêmes ne peuvent sortir. Tout le côlon devient distendu; de temps en temps se produisent des attaques de coliques pendant lesquelles les mouvements des intestins sont visibles à travers les parois amincies de l'abdomen; et, comme dans l'iléus et dans la hernie étranglée, des vomissements stercoraux s'ajoutent aux souffrances des malades.

4° A cette classe appartiennent les symptômes cachectiques qui dépendent, dans quelques cas, de la nature de la tumeur, et, dans d'autres, de la quantité de sang que la tumeur absorbe par elle-même au détriment de toute l'économie. Ce sont les mêmes phénomènes qu'on observe à la période ultime de toute maladie chronique, et qui indiquent la défaillance graduelle de toutes les forces, dernières vacillations d'un flambeau qui va s'éteindre. L'appétit devient de plus en plus capricieux, et tout l'art culinaire est impuissant à le réveiller; en même temps, la digestion languit et l'amaigrissement prouve que la nutrition diminue de plus en plus. D'abord ce sont les mouvements nécessités par ces changemeuts de position que les malades désirent tant, puis ce sont ceux qu'exigent les soins de propreté qui ne peuvent plus s'exécuter. A la longue, l'immobilité devient forcée, malgré les ulcérations qui se produisent sur la peau par suite du décubitus prolongé. Il suffit à la malade de pouvoir respirer; elle ne souffre pas qu'on la remue. Le sommeil se perd; les facultés intellectuelles restent seules intactes, au milieu de cette décadence générale, sans conserver ces illusions qu'on observe au déclin de quelques maladies consomptives. La malade sent la mort s'avancer pas à pas avec encore plus de pénétration que nous qui assistons à ce drame en spectateurs inertes et humiliés par l'impuissance de notre art.

5° Cette catégorie comprend les accidents inséparables des tentatives qu'on fait pour la guérison : épuisement qui suit des ponctions répétées, inflammation du kyste, hémorrhagie par division des vaisseaux quand on veut extirper la tumeur, attaques sérieuses de péritonite consécutives aux opérations qui ont pour but l'ablation du kyste. L'étude de ces accidents sera mieux placée au chapitre du traitement, lorsque nous comparerons les dangers de l'expectation et ceux des méthodes qu'on emploie pour arrêter, modérer ou enlever le mal.

Mais nous avons à nous occuper auparavant du *diagnostic* des tumeurs ovariques. Son importance ne saurait être exagérée, puisque, s'il ne présente quelquefois aucune difficulté, il est d'autres fois excessivement obscur, et réclame toutes les lumières de l'expérience la plus consommée.

Les difficultés qu'on rencontre dans le diagnostic des tumeurs de l'ovaire varient suivant leur volume et leur position. Tant qu'elles restent contenues dans la cavité pelvienne, elles ne donnent, en général, qu'une sensation indistincte de fluctuation, alors même que leur contenu est entièrement liquide ; il est alors difficile de les distinguer de l'inflammation du ligament large, d'une tumeur fibreuse de la matrice, ou de l'utérus en rétro flexion, surtout si cet organe est dilaté par la grossesse. Lorsque la tumeur ovarique est remontée dans l'abdomen, la distension de la vessie, la grossesse, l'ascite, les tumeurs de l'utérus lui-même, ou les tumeurs d'autres organes, tels que le foie, la rate, l'épiploon ou le mésentère, peuvent devenir des causes d'erreur contre lesquelles nous devons nous tenir en garde. Nous en dirons autant des tumeurs imaginaires que simulent la tympanite, l'accumulation de graisse sous le tégument, la surcharge graisseuse de l'épiploon, l'agglomération des fèces dans le gros intestin, ou ces gonflements plus imaginaires encore, qui n'ont d'existence que dans l'esprit troublé de la malade.

Il arrive quelquefois que les premières périodes de l'hydropisie ovarique sont accompagnées tout à la fois d'un trouble fébrile général et de souffrances locales. En pareil cas, on peut se demander si la tuméfaction qu'on perçoit sur les côtés de l'utérus n'est pas de nature inflammatoire. Lorsque la maladie siége dans l'ovaire, une investigation minutieuse fait, en général, découvrir l'existence, dans le côté affecté, de quelques malaises antérieurs aux symptômes aigus; ou bien ces symptômes ont une durée plus longue que quand il s'agit d'une *inflammation du ligament large*. Et puis, il ne faut pas oublier que la tumeur ovarique traduit les premiers signes de son existence par une inflammation, surtout lorsqu'elle contient de la graisse et des cheveux. Mais, même alors, l'inflammation ne s'étend pas aux tissus adjacents, et la tumeur ovarique reste mobile. Si, pressée entre l'utérus et la paroi pelvienne, elle perd sa mobilité, nous ne constatons pas alors l'épaississement et l'induration des culs-de-sac vaginaux qui accompagnent constamment l'inflammation du ligament large et des tissus voisins. La tumeur perçue par le doigt introduit dans le vagin et par la main appliquée au-dessus du pelvis présente des lignes de démarcation plus précises que la tuméfaction formée par les ligaments larges enflammés; enfin, dans beaucoup de cas, la sonde utérine nous permet d'isoler la matrice de la tumeur qui siége à ses côtés. Si on reste dans le doute pendant les premiers jours, au bout de peu de temps toute incertitude disparaît. Souvent l'inflammation envahit le côté opposé à celui où elle s'était d'abord développée, tandis qu'il est rare que les ovaires deviennent tous les deux malades dans un aussi court espace de temps. Du reste, l'inflammation aboutit, en général, à la suppuration, et l'écoulement du pus s'effectue par une voie quelconque. Il en résulte une diminution du gonflement; l'induration augmente, puis elle disparaît lentement. La tumeur ovarique, au contraire, augmente incessamment, et la présence d'un liquide dans son intérieur devient de plus en plus évidente.

La distinction entre les *tumeurs fibreuses* de l'utérus et une tumeur de l'ovaire est loin d'être aussi facile qu'on pourrait le croire, surtout lorsque cette dernière tumeur est située derrière l'utérus. Mais les tumeurs fibreuses se produisent à une période de la vie plus avancée que les tumeurs ovariques; elles sont rarement solitaires; ordinairement elles sont accompagnées de ménorrhagie, accident dont il faut tenir compte quoiqu'il soit loin d'être pathognomonique. En outre, leur surface est souvent inégale et lobulée; elles présentent une plus grande dureté. Il ne faut pas oublier cependant que de petits kystes très-distendus ne donnent aucune sensation de fluctuation, tandis que des tumeurs fibreuses, volumineuses et d'un accroissement rapide, offrent, à travers les parois abdominales, une sorte d'élasticité qui les fait ressembler à des kystes ovariques. Je connais un fait où cette ressemblance conduisit deux chirurgiens expérimentés à pratiquer l'ablation d'un prétendu kyste ovarique; ils s'aperçurent, mais trop tard, qu'il s'agissait d'une grosse tumeur fibreuse située sur la surface externe de l'utérus. J'ai vu commettre par d'autres l'erreur opposée: je l'ai commise moi-même dans des cas où un petit kyste ovarique, à parois minces, était encore dans la cavité pelvienne et derrière l'utérus. La pression qu'il subissait de toutes parts avait fait disparaître, non-seulement toute sensation de fluctuation, mais même cette élasticité qui fait rarement défaut dans les sacs qui contiennent du liquide. Le fait qu'une tumeur se perçoit sur les deux côtés du bassin n'indique pas sûrement, comme

l'ont avancé quelques auteurs, qu'il s'agit d'une tumeur fibreuse ;
car, ainsi que nous l'avons dit dans la dernière leçon, ces deux
ovaires sont malades simultanément dans environ le tiers des cas.
Les tumeurs fibreuses produisent, en général, une rétroversion de
l'utérus, tandis que les tumeurs de l'ovaire le poussent en avant et sur
un côté. La position sur le côté gauche, qu'on fait prendre aux malades lors de l'examen, pourrait induire en erreur, car le poids de
la tumeur attire ou presse alors la matrice sur le côté du décubitus ;
aussi faut-il toujours faire l'exploration dans le décubitus dorsal.
La sonde peut souvent dissiper les doutes, quelquefois en isolant
l'utérus de la tumeur ovarique, d'autres fois en faisant constater
que la cavité utérine n'est pas allongée, comme dans le cas où la
tumeur provient de ses parois. Bien que ce mode d'exploration soit
excellent, il y a deux circonstances qui lui enlèvent de sa valeur.
L'allongement de la cavité utérine se rencontre aussi dans des cas
de maladie ovarique, lorsque la tumeur, s'élevant hors du bassin,
entraîne avec elle la corne correspondante de l'utérus, au lieu d'al-
longer simplement les ligaments; ou, lorsque des adhésions s'étant
formées entre l'utérus et le kyste, le col est nécessairement étendu
et allongé par le rapide accroissement de la tumeur. Dans ces deux
cas, la mensuration par la sonde conduirait à des conclusions erronées. Ainsi, une petite cavité utérine peut faire supposer, avec raison, qu'il s'agit d'une tumeur ovarique ; mais une cavité utérine dilatée n'indique pas positivement que l'affection siége dans les parois
de la matrice.

Le trocart capillaire nous vient en aide, dans les cas douteux, en
nous faisant connaître si la tumeur est solide ou liquide. Mais l'absence d'un écoulement, à la suite d'une ponction exploratrice, n'implique pas nécessairement que la tumeur ne soit pas ovarique. Et
puis ce moyen de diagnostic n'est pas toujours inoffensif : on a vu
survenir, à la suite de ces ponctions, des phlegmasies séricuses,
alors même que la tumeur ne paraissait douée d'aucune sensibilité
anormale.

Il est peu vraisemblable qu'on puisse prendre pour une tumeur
ovarique un utérus en *rétroversion* ou en *rétroflexion*. D'abord, comme
nous l'avons déjà dit, la tumeur de l'ovaire ne modifie pas la direction de l'orifice utérin, mais le porte simplement en haut vers la
paroi antérieure du pelvis ; en outre, le petit volume, la consistance,
le peu de mobilité relative du fond de l'utérus en rétroflexion, la

continuité du col avec la tumeur, toutes ces circonstances suffisent, indépendamment du cathétérisme utérin, à nous préserver de l'erreur. Toutefois, dans un cas ou la rétroflexion persistait encore à la fin du sixième mois de la grossesse, je pris la tumeur pour une affection ovarique. Il y avait, il est vrai, dans ce cas, plusieurs circonstances bien propres à me tromper. Je veux vous rappeler, 1° que c'est dans ces cas exceptionnels qu'il faut appeler à son secours toutes les ressources de l'observation et du diagnostic; 2° que dans tous les cas douteux de tumeur abdominale ou pelvienne, avant de chercher à déterminer ce qu'est la tumeur, il faut s'assurer positivement qu'elle n'est pas le résultat d'une grossesse.

Lorsque la tumeur a augmenté de volume et qu'elle occupe la cavité abdominale, il y a d'autres affections qu'on peut confondre avec elle. Dans beaucoup de cas, nous sommes obligés de juger uniquement d'après notre propre observation, car la malade ne nous donne souvent que des renseignements imparfaits sur le début et le développement de sa maladie. Dans tous les cas où la nature d'une tumeur abdominale est obscure, il est prudent de prendre quelques précautions avant d'en venir au diagnostic. Ainsi on fera garder le lit à la malade pendant vingt-quatre heures; si la distension intestinale est considérable, on comprimera l'abdomen avec un bandage peu serré, et on aura soin d'exonérer le tube digestif quelques heures avant l'examen. La différence entre la mensuration de l'abdomen, le matin et dans l'après-midi, est souvent de plus d'un pouce et demi chez les personnes qui suivent leur train de vie habituel. L'accroissement de volume, qui se produit dans la seconde moitié de la journée, paraît entièrement dû à la présence de gaz dans l'intestin. Le séjour au lit produit une remarquable diminution de la distension abdominale et facilite, par conséquent, l'exploration de la tumeur; d'un autre côté, la sensibilité des parois abdominales est atténuée, et elles tolèrent mieux la pression de la main lors de l'examen.

La tendance générale des tumeurs ovariques, à mesure qu'elles augmentent de volume, est de donner de plus en plus distinctement une sensation de fluctuation. Plusieurs d'entre elles qui paraissaient solides lorsqu'elles étaient petites, deviennent, avec le temps, de gros kystes simples remplis de liquide. Ce changement provient soit de ce que la tension du liquide dans le kyste diminue à mesure qu'il grandit, soit de ce que les kystes qui subdivisaient sa cavité dispa-

raissent, soit enfin de ce qu'un kyste se développant au détriment
des autres, toute la matière solide de la tumeur reste groupée autour du pédicule dans un point inaccessible à l'exploration abdominale. C'est à l'influence de ces causes séparées ou réunies qu'il faut
attribuer l'énorme augmentation de volume de l'abdomen, et la
fluctuation qui se perçoit quelquefois si distinctement et si unifor-
mément dans tous les points, qu'on se demande s'il ne s'agit pas
plutôt d'une ascite que d'un kyste de l'ovaire. Les considérations
suivantes permettront de fonder le diagnostic entre ces deux états
morbides sur des bases solides. L'*ascite* est, d'ordinaire, précédée et
accompagnée d'un désordre considérable de la santé générale, ayant
habituellement un caractère fébrile. Elle est souvent aiguë dans
sa marche, quelquefois associée avec l'anasarque, presque toujours
avec une diminution de la sécrétion urinaire, et dans beaucoup de
cas avec l'albuminurie. L'examen donne aussi des résultats différents dans les deux maladies. L'augmentation de volume est uniforme des deux côtés dans l'ascite, tandis que dans l'hydropisie de
l'ovaire un des côtés proémine souvent beaucoup plus que l'autre.
Dans l'ascite, l'abdomen est aplati et évasé de chaque côté ; dans l'hydropisie ovarique, la tumeur est distinctement plus proéminente
vers la ligne médiane, comme dans la grossesse. Quand son volume
est très-considérable, elle porte en dehors les côtes flottantes et
donne au thorax une forme conique qui n'est pas produite par l'ascite. La percussion fait toujours constater de la matité sur la partie antérieure de l'abdomen dans l'hydropisie ovarique, car il arrive très-
rarement que des circonvolutions intestinales s'interposent entre la
tumeur et les parois abdominales. Dans l'ascite, au contraire, les
intestins flottant aussi près de la surface du liquide que le permet
la longueur du mésentère, la percussion donne un son clair sur la
partie antérieure de l'abdomen ; et, y eût-il de la matité, comme
cela arrive lorsque la quantité du liquide est très-abondante, il suffirait de presser un peu et d'écarter ainsi le liquide pour arriver sur
la masse intestinale et obtenir un son clair ou du moins une demi-
résonnance tout aussi caractéristique. Dans l'ascite, quand la malade
est couchée sur le dos, la percussion donne de la matité dans l'une
et l'autre région lombaire ; mais si elle se couche latéralement, le
son revient sur le côté le plus élevé. Si l'on ajoute qu'il est rare que
l'ascite existe longtemps sans être accompagnée d'une obstruction
de la circulation abdominale et d'une dilatation compensatrice du

réseau veineux superficiel de l'abdomen, qu'enfin on peut sentir quelquefois les limites de la tumeur dans l'hydropisie ovarique, on aura les signes respectifs de chacune de ces affections.

Mais des causes variées compliquent une question qui paraît si simple ; on peut se consoler de ses erreurs de diagnostic en pareil cas, si on songe que les hommes les plus éminents confessent les avoir commises. Cruveilhier[1] raconte avoir vu une dame chez laquelle deux praticiens expérimentés prirent un kyste de l'ovaire pour une ascite ; ce ne fut qu'après une seconde exploration très-attentive qu'ils se convainquirent de leur erreur et se rangèrent à l'opinion de l'auteur. Boinet[2] avoue qu'il a une fois fait une injection iodée dans le péritoine, pensant qu'il s'agissait d'une hydropisie ovarique. La plupart des méprises sont de cette nature, et beaucoup de circonstances contribuent à rendre l'erreur facile en pareil cas. De temps en temps, on voit des exceptions au fait habituel du développement de la tumeur ovarique dans un état de santé relativement bon. Une malade, âgée de 42 ans, admise à St-Batholomew's Hospital, était affectée d'une tumeur ovarique, dont la formation avait coïncidé avec une attaque d'hydropisie générale et d'albuminurie produite par l'exposition au froid. Quand la malade réclama mes soins, cinq mois après le début de sa maladie, sa santé générale était détériorée ; les urines, très-rares, contenaient beaucoup d'albumine ; mais heureusement que les caractères de la tumeur étaient assez tranchés pour qu'il fût impossible de la méconnaître.

L'erreur opposée est particulièrement facile à commettre, dans les cas où l'ascite, dépendant de quelque obstacle à la circulation de la veine porte, comme dans la cirrhose du foie, par exemple, survient sans aucun symptôme actif et sans aucun trouble de la santé générale. Tel était le cas d'une femme, âgée de 34 ans, qui fut reçue à St-Bartholomew's Hospital pour une dyspnée violente, résultant d'une énorme distension de l'abdomen, qui mesurait 44 pouces 3/4 de circonférence. La ponction fut pratiquée, et 31 pintes de sérosité furent évacuées au grand soulagement de la malade. Elle racontait qu'après avoir éprouvé des douleurs vagues dans les membres, son abdomen, dix-huit mois auparavant, avait grossi au point de lui faire croire qu'elle était enceinte, d'autant plus que ses règles,

---

[1] *Anatomie pathologique*, vol. III, p. 400.
[2] *Iodothérapie*, etc., in-8, Paris, 1855, p. 208.

auparavant régulières, s'étaient suspendues. Mais, après un intervalle de trois mois, elles revinrent, et même avec plus d'abondance
qu'auparavant. Elle en fut affaiblie; cependant sa santé ne souffrit
pas gravement, jusqu'à ce que la respiration devint gênée par l'é-
norme augmentation de volume de l'abdomen. La peau n'était pas
ictérique; deux ou trois jours après la ponction, la malade éprouvait un grand sentiment de bien-être; la langue était nette, les
selles normales, l'appétit et le sommeil bons. L'histoire de la malade et sa situation générale auraient pu induire en erreur; mais
les circonstances suivantes ne le permettaient pas :

1° Le fait qu'aucune tumeur n'avait pu être distinguée après la
première ponction, et qu'après la réaccumulation du liquide, on
n'avait pu délimiter le gonflement abdominal dans aucune direction;

2° L'existence d'une résonnance distincte à la percussion, en dépit de l'énorme distension abdominale, et l'absence de cet écarte-
ment des côtes inférieures qu'une tumeur de cette dimension n'aurait pas manqué de produire;

3° La procidence de l'utérus. On sait que l'organe est communément, mais pas toujours, entraîné en haut par une tumeur de
l'ovaire;

4° La dilatation des veines superficielles de l'abdomen et la présence d'une augmentation de volume du foie avec nodosités irrégulières.

Les signes qui, dans ce cas, ont prévenu l'erreur, peuvent faire
entièrement défaut, et, comme dans le cas que je vais rapporter pour
votre gouverne, le plus petit manque d'attention et de vigilance suffit
pour nous faire commettre les erreurs les plus dangereuses.

Une jeune fille, âgée de 17 ans et demi, fut envoyée de la campagne à la ville pour des souffrances qu'on attribuait, avec quelque
apparence de raison, à une hydropisie de l'ovaire. Son abdomen
mesurait 41 pouces; il était mat à la percussion, excepté dans
les flancs où il existait, à droite, une demi-résonnance, et à gauche,
un son clair plus marqué et plus étendu. La menstruation s'é-
tait établie à 15 ans, et les règles avaient continué avec régularité pendant 12 mois; elles avaient alors cessé à la suite d'une
frayeur pendant la période menstruelle. La santé néanmoins était
assez bonne; mais, cinq mois avant de se confier à mes soins,
l'abdomen commença à grossir, et, en un mois, l'augmentation de
volume avait marché si rapidement que la respiration en était deve-

nuc gênée, et qu'un gonflement œdémateux s'était manifesté aux
extrémités inférieures. Les veines superficielles de l'abdomen n'é-
taient pas dilatées. Toutes les circonstances semblaient confirmer
l'exactitude du diagnostic porté par son premier médecin; on ne
pouvait douter un instant qu'il ne s'agît d'un kyste de l'ovaire.
Vingt pintes d'une sérosité limpide et jaunâtre furent retirées par
la ponction; on appliqua un bandage sur l'abdomen ; la malade fut
très-soulagée, et il ne survint aucun accident fâcheux. Au bout de
quatre jours, le liquide s'étant reproduit, on retira dix-sept pintes de
liquide, et ℨx (30 grammes) d'une solution iodée furent injectés
par la canule. On était si complétement certain de la nature de la
tumeur, qu'on ne procéda pas, comme on aurait dû le faire, à un
nouvel examen de l'abdomen. L'injection causa quelque douleur et
une faiblesse alarmante, qui, dans les seize dernières heures qui
précédèrent la mort, constitua le symptôme prédominant. Il n'y
avait que peu de douleur et pas d'anxiété ni de jactitation. Quoique
le pouls fût très-faible, pendant huit heures l'action du cœur fut
bonne et régulière; la malade sommeillait de temps en temps. Mais,
à ce moment, le collapsus augmenta, la peau devint froide, il y eut
des vomissements réitérés, et l'état empirant, la malade mourut sans
souffrir et en conservant sa connaissance jusqu'au dernier soupir.

A l'autopsie, on trouva une congestion intense du péritoine, quelques adhérences entre les anses intestinales, dans la partie supérieure de l'abdomen, de nombreuses adhérences en bas, pas de
liquide dans la cavité abdominale, ni aucun dépôt de lymphe sur
les deux surfaces du péritoine. L'utérus et ses annexes étaient sains;
il n'y avait de tumeur nulle part ; mais le foie était ratatiné, diminué de moitié et dans un état très-avancé de cirrhose.

Ces deux cas, le dernier surtout, sont très-instructifs. Ils nous enseignent qu'il faut être incessamment sur ses gardes pour ne pas se
tromper, et qu'il est d'une extrême importance, du moment qu'on
assume la responsabilité du traitement, de ne pas laisser influencer
son jugement par aucune opinion antérieure relative à la nature de la
maladie ; qu'il ne faut s'en remettre à personne pour les antécédants,
mais interroger soi-même à fond la malade et ceux qui l'entourent.
Dans le dernier cas, on nous assura, après la mort de la malade, que
sa sœur était morte d'une maladie du foie, et que la frayeur, qui avait
entraîné la suppression des règles, avait été suivie aussi d'une douleur dans l'hypochondre droit et d'une teinte jaunâtre de la peau,

qui avaient disparu plus tard. Ces faits auraient sans doute éveillé l'attention sur la possibilité d'une de ces affections viscérales qui produisent l'ascite, bien que l'existence d'une cirrhose avancée du foie chez une personne aussi jeune soit tout à fait exceptionnelle. Ce cas montre en outre que la dilatation du réseau veineux superficiel de l'abdomen n'accompagne pas toujours l'obstruction de la veine porte, et que la résonnance de la région lombaire n'est pas aussi pathognomonique d'une hydropisie enkystée qu'on le suppose communément. La présence d'une quantité considérable de gaz dans le gros intestin donne quelquefois un son clair, spécialement à droite, où les rapports variés du cæcum modifient beaucoup les résultats de la percussion. Enfin nous pouvons poser comme une règle, qu'il est indispensable, avant de tenter une opération quelconque, de percevoir distinctement les lignes de démarcation de la tumeur, non-seulement une fois, mais au moment même de pratiquer l'opération.

Dans le cas que je viens de rapporter, il n'existait aucune tumeur solide, ou du moins aucune dont la situation correspondît à celle qu'aurait occupé un kyste ovarique. La tumeur ovarique et l'ascite peuvent coïncider; mais, en pareil cas, c'est plutôt la tumeur que l'ascite qu'on a de la tendance à méconnaître. Quelquefois la tumeur n'est perceptible qu'après qu'on a évacué par la ponction le liquide ascitique; d'autres fois, en explorant avec soin l'abdomen, on constate que la main, en déplaçant le liquide, arrive sur un corps solide dont il est encore impossible de préciser les dimensions exactes. C'est principalement au point de vue du pronostic que la découverte d'une tumeur solide est importante. La présence d'une petite quantité de liquide dans la cavité abdominale ajoute peu ou ou rien à la gravité du pronostic d'une hydropisie ovarique; mais, d'un autre côté, la présence d'une grande quantité de liquide dans le péritoine, coïncidant avec la petitesse d'une tumeur solide, est toujours d'un mauvais augure. Une pareille tumeur, en effet, est rarement ovarique, car, si les tumeurs de l'ovaire, quand elles sont très-volumineuses, troublent la circulation abdominale, elles l'entravent rarement au point de déterminer un épanchement considérable de sérosité. Les tumeurs solides qui produisent cet effet sont souvent d'un mauvais caractère; elles ont de la tendance à augmenter et échappent à toute espèce d'intervention thérapeutique.

La *vessie distendue* a été prise pour une hydropisie de l'ovaire; mais c'est une erreur qu'on est impardonnable de commettre. La forme exactement ovale de la tumeur, sa situation médiane, sa tension, la position normale de l'utérus, l'absence de toute tumeur dans le vagin, ou, s'il en existe, sa situation en avant de l'utérus au lieu d'être en arrière, voilà autant de circonstances caractéristiques, alors même que les renseignements feraient défaut. Il est à peine nécessaire de vous dire que chaque fois qu'il y a du doute, en pareil cas, le cathétérisme de la vessie doit être pratiqué.

L'erreur qui consiste à prendre une hydropisie de l'ovaire pour *une grossesse* est impossible du moment qu'on se livre à une exploration sérieuse. Les chuchotements malicieux sur le prétendu état de la malade sont loin d'être rares en pareil cas. L'exploration vaginale doit lever tous les doutes en faisant constater l'intégrité de l'orifice du col et du segment inférieur de l'utérus, qui contraste avec la clôture de l'orifice, le ramollissement du col et l'expansion du segment inférieur de la matrice qu'on observe dans la grossesse. Dans les cas où la méprise pourrait être le plus sérieuse par ses conséquences, chez une femme non mariée, par exemple, nous ne pouvons que laisser apercevoir nos doutes et nos soupçons, et il est difficile alors de proposer l'examen vaginal. Tant qu'un kyste ovarique n'excède pas le volume de la matrice au cinquième mois de la grossesse, il est élastique plutôt que fluctuant, et il est si souvent situé sur la ligne médiane que sa position ne peut aider en rien à le distinguer d'un utérus gravide. L'absence de sympathie mammaire et de tout bruit ressemblant au souffle utérin peut servir à nier l'existence de la grossesse.

Il y a encore quelques états morbides qui, en augmentant le volume de l'abdomen, peuvent faire croire à une tumeur ovarique. Tel est, par exemple, l'accumulation d'une grande quantité de liquide dans la substance d'un corps fibreux de l'utérus [1]; telle est l'hydropisie enkystée de l'abdomen si rare, et dans laquelle [2] le liquide se collecte au milieu du tissu cellulaire sous-péritonéal ou entre les feuillets de l'épiploon. J'ai eu occasion d'observer un de ces der-

---

[1] Voy. p. 264 de ce volume.

[2] Sur les kystes de la cavité abdominale, voyez : Abeille, *Traité des hydropisies et des kystes*, in-8, Paris, 1852, p. 519-587 ; Copland's, *Dictionary*, article *Dropsy;* S. Lee, *On Tumours of the Uterus*, p. 123 ; le cas de sir Brodie, *Med. Gazette*, vol. I, p. 554 ; docteur Thomson, *ibid.*, p. 468.; Cruveilhier, *Traité d'anatomie pathologique*, vol. III, p. 518, les mémoires de M. C. Hawkins, *Med. Chir. Trans.*, vol. XVIII, p. 75, et M. Chantourelle, *Archives de médecine*, 1831, vol. XXVII, p. 218.

(Note de l'Auteur.)

niers cas : quatre ou cinq quarts (litres) d'un liquide sombre étaient accumulés entre les deux feuillets de l'épiploon, et de fréquentes évacuations du même liquide avaient lieu par l'ombilic. On avait supposé, pendant la vie de la malade, que l'hydropisie était ovarique ; mais, quoiqu'il y eût une maladie maligne des deux ovaires, aucun d'eux ne contenait un liquide semblable à celui du kyste abdominal ; on ne put découvrir les deux ovaires malades qu'après avoir évacué préalablement la poche épiploïque. Je ne sais comment on peut diagnostiquer ces kystes de ceux de l'ovaire. Je ne sache pas qu'on ait jamais soupçonné leur existence pendant la vie.

La seule circonstance dans laquelle des tumeurs volumineuses de la rate ou du foie pourraient être prises pour des tumeurs de l'ovaire, c'est lorsque ces organes ont acquis un volume considérable, chez des personnes que la maladie rend incapables de raconter leur histoire, ou qui ont été assez inattentives pour n'en remarquer ni le début ni la marche. Et même alors, la proéminence de la tumeur à la partie supérieure de l'abdomen, la matité qu'elle détermine dans la région hypochondriaque, la possibilité de découvrir son bord inférieur tout entier ou en partie, telles sont les particularités qui empêcheront un observateur tant soit peu attentif de tomber dans l'erreur.

Je pense que nous pouvons quitter maintenant le diagnostic des tumeurs ovariques[1]. Que des fèces accumulées dans le gros intes-

---

[1] Je ne connais pas de place plus convenable pour dire quelques mots de ces tumeurs flottantes de l'abdomen que tous les praticiens ont rencontrées, et sur la nature desquelles les opinions sont encore très-divergentes.

Toutes ces tumeurs se ressemblent beaucoup comme volume, forme et situation. Leur forme est ovalaire ; elles ont ordinairement le volume d'un œuf de dinde et sont habituellement situées dans les flancs ou les hypochondres ; il est rare que leur bord inférieur descende au-dessous du niveau de la crête iliaque. Dans beaucoup de cas, il n'y a qu'une tumeur, mais quelquefois il en existe une de chaque côté. Elles sont symétriques sous tous les rapports. Elles sont plus facilement déplacées en dedans qu'en dehors et en haut qu'en bas, de telle sorte qu'on peut les repousser sous les côtes, mais rarement les abaisser jusqu'à l'hypogastre, et il est impossible de les faire descendre dans la cavité pelvienne. Elles sont fermes et possèdent un certain degré d'élasticité ; leur surface est polie et régulière, on ne peut percevoir à leur niveau aucun bruit à l'aide du sthétoscope ; elles donnent à la percussion un son mat qui ne devient clair que lorsqu'il existe au-dessous d'elles une anse intestinale distendue par des gaz. Elles sont sensibles à la pression, mais la douleur est d'un caractère particulier : elle provoque des nausées et cesse immédiatement après l'exploration manuelle. Quelquefois cependant elles deviennent, sans cause, le siége d'une sensation de pesanteur qui peut continuer des heures, des jours et des semaines et cesser également sans raison ; elle est aggravée par la fatigue et calmée par le repos. On les trouve accidentellement en examinant l'abdomen, ou bien la douleur les

tin aient été prises pour des tumeurs ovariques, que l'obésité et les gaz abdominaux aient fait soupçonner leur présence, qu'on ait

fait découvrir par la malade. Leur accroissement doit être très-lent, car, quoique j'aie pu observer pendant des années les malades qui en étaient affectées, je n'ai jamais constaté aucune augmentation de volume. Je connais un cas où une tumeur de cette espèce a existé pendant plus de vingt ans chez une dame âgée de 60 ans, sans présenter aucun changement de forme, de volume de situation. Cette dame a été vue par feu le docteur Varren, par sir Astley Cooper et sir Benjamin Brodie ; et, pour montrer l'obscurité qui règne sur ce sujet, je dirai que chacun de ces éminents médecins émit une opinion différente : l'un rattachait la tumeur au mésentère ; l'autre en faisait des reins flottants, le troisième croyait à une tumeur ovarique.

J'ai réuni 13 cas dont les principaux caractères sont consignés dans le tableau suivant :

AGE.	ANNÉES DE MARIAGE.	SIÉGE DE LA TUMEUR.	SA DURÉE.	SES SYMPTÔMES.
26	2	Hypochond. droit.	Accidentellement découverte depuis un an pendant le traitement d'une autre affection.	Aucun.
27	4	—	1 an.	Douleur et dyspepsie.
29	8 1/2	Hypochond. gauche	—	Douleur après un exercice.
30	6, stérile.	Hypochond. droit.	18 mois.	Douleur et dyspepsie.
35	Mariée.	Deux hypochond.	9 mois à gauche. 3 semaines à droite.	Douleur.
38	14	Hypochond. droit.	1 an.	—
47	Mariée.	Hypochond. gauche	7 ans.	Douleur parfois.
60	2 fois mariée, veuve	Région iliaque droite.	20 ans.	Un peu de douleur parfois.
38	17	Hypochond. droit.	6 mois.	Douleur.
30	5	—	3 mois 1/2.	Douleur sourde.
45	2, veuve.	—	Les 2 ans qui suivent un choc violent en chemin de fer.	Un peu de douleur dans la cuisse droite.
40	20, mariée.	—	15 ans après la naissance d'un enfant	Douleur sourde.
55	9	—	Découverte accidentellement.	Aucun.

Ainsi, dans 10 cas, la tumeur était située à droite ; dans 2, à gauche, et dans 1, des deux côtés ; onze fois sur treize, elle occupait bien distinctement l'hypochondre, et deux fois seulement la partie supérieure de la région iliaque : dans ces deux derniers cas, le déplacement pouvait s'effectuer en haut, mais pas du tout en bas. La coexistence des symptômes dyspeptiques avec la tumeur dans l'hypochondre droit pouvait faire croire à un squir-

même ouvert l'abdomen pour enlever une tumeur qui n'existait pas, tout cela prouve combien l'erreur est facile et combien nous devons être vigilants pour éviter un danger auquel les plus prudents n'ont pas toujours su échapper.

rhe du pylore, hypothèse qui, dans un cas du docteur Burrow, a été confirmée par l'autopsie.

Quelques tumeurs mobiles peuvent être en connexion avec le mésentère et admettre l'explication qu'en donnait, m'a-t-on dit, feu le docteur Abercrombie, d'Édimbourg. Il pensait qu'une sorte de contraction spasmodique de quelques-unes des fibres du côlon enfermait une quantité d'air suffisante pour former une tumeur que la main du chirurgien pouvait sentir distinctement et qui se différenciait des tumeurs solides par sa sonorité à la percussion. Je n'ai jamais rencontré de tumeur répondant exactement à cette description; mais il n'est pas douteux que toutes les tumeurs mobiles ayant les caractères précédemment décrits, sont presque toutes invariablement produites par le déplacement des reins. En admettant cette supposition, on peut comprendre la soudaine apparition de la tumeur après un exercice ou un effort, comme dans le cas de ma malade qui la vit paraître après un choc en chemin de fer, et dans le cas d'un gentleman, où elle fut consécutive à une chute de cheval. M. Cruveilhier* a noté ces sortes de tumeurs et il a remarqué que c'est presque toujours le rein droit qui est ainsi déplacé et que cet accident, très-rare chez les hommes, est assez commun chez les femmes. Il attribue cette circonstance à la pression du corset sur le foie. « Le rein, dit-il est alors comprimé entre le foie, en avant, les côtes inférieures et la colonne vertébrale en arrière ; il est alors comme énucléé du lit sur lequel il repose sans y adhérer, comme un noyau de prune entre les doigts qui le pressent. »

Je ne sache pas qu'on ait rien ajouté à ce sujet, relativement au mode de production de la tumeur. La comparaison d'un grand nombre de cas prouve l'exactitude de la manière de voir de Cruveilhier. Dans les *Archives de médecine*, 1859, vol. II, p. 158 et 304, M. Fritz a réuni 55 cas de reins flottants.—Sur ce nombre, il n'y en avait que 5 chez les hommes, les 55 autres appartenaient à des femmes. Dans 19 cas, le rein droit était mobile ; dans 4 c'était le gauche, et dans 7 cas où les deux organes étaient déplacés, cinq fois la mobilité du droit était beaucoup plus considérable que celle du gauche.

(Note de l'Auteur.

* *Anatomie pathologique générale*, vol. II, p. 725.

LEÇON XXVIII

Traitement : difficulté d'apprécier ses résultats. — Durée de la vie dans l hydropisie
ovarique. — Les cas peuvent être divisés en trois classes : quelques-uns doivent être
abandonnés à eux-mêmes ; quelques autres le peuvent ; d'autres, enfin, doivent être
traités. — *Mesures prophylactiques* et agents médicamenteux. — *Procédés opératoires :* Ponction, lorsqu'elle est absolument nécessaire. — Opinions relatives à ces dangers. — Statistiques sur ce sujet. — Les insuccès ont peut-être été exagérés. — Circonstances dans lesquelles la ponction peut être pratiquée de bonne heure. — Manière
de pratiquer l'opération. — Danger de l'épuisement et de l'inflammation kystiques. —
Symptômes et traitement de l'inflammation kystique.

Il y a beaucoup d'erreur en même temps que de vérité dans les
dictons populaires. Ainsi cet adage, « qu'il vaut mieux employer un
remède douteux que pas du tout, » n'est pas toujours exact, car il
y a des remèdes douteux qui sont dangereux, et s'ils ne guérissent
pas, ils aggravent la maladie. Le danger de la maladie est un élément
qu'il ne faut jamais perdre de vue dans l'appréciation de l'opportunité d'une intervention. Si les souffrances qu'elle occasionne ne
sont que modérées, si ses progrès sont lents, s'il y a des temps d'arrêt, nous devons hésiter à employer des moyens de traitement qui,
bien qu'aptes à guérir radicalement, peuvent d'un autre côté compromettre l'existence. Les chances d'une complète guérison ne contre-
balancent qu'aux yeux de bien peu de malades les risques d'une
mort immédiate, et je ne pense pas qu'il soit convenable, de notre
part, de jeter en pareil cas dans la balance le poids de notre influence.

Des considérations de cette nature ne sauraient mieux s'appliquer
qu'au traitement des tumeurs et des hydropisies ovariques, classe
de maladies qui tendent à s'aggraver progressivement, qui souvent

occasionnent beaucoup de souffrances; mais dans lesquelles cependant la souffrance n'est pas invariable, ni la tendance fatale constamment progressive. Aussi est-il difficile de déterminer leur
durée et de calculer, d'après l'époque de leur début, avec une
certitude approximative, le temps qui s'écoulera avant qu'elles aient
atteint leur terme.

Les raisons de cette incertitude sont si évidentes qu'il est à peine
nécessaire d'y insister. Je veux cependant vous rappeler que, dans
beaucoup de cas, il est impossible de fixer l'époque à laquelle la
maladie ovarique a commencé. Les symptômes qu'elle produit à sa
première période sont si peu prononcés et si rares que souvent la
tumeur a acquis un volume considérable, avant que la malade
et le médecin aient soupçonné son existence. Après qu'elle a été
découverte, il est souvent aussi difficile de pronostiquer la marche
ultérieure de la maladie que de préciser sa durée passée. Le
kyste peut rester longtemps stationnaire, avec une flaccidité de
ses parois qui prouve que l'absorption est plus active que la sécrétion; il peut même disparaître complétement. D'un autre côté,
un phénomène tout contraire se produit quelquefois. Le kyste
stérile prolifère, ou le kyste composé, soudainement et sans cause
appréciable, prend un développement rapide; des signes de malignité se manifestent, même dans une tumeur qu'on croyait bénigne.
Ajoutez à toutes ces éventualités celles qui sont inséparables d'une
intervention même palliative. Ceux qui se font les défenseurs d'une
manière de voir opposée sur le danger des kystes de l'ovaire ne
manquent pas de bonnes raisons : on voit, en effet, des cas où la
vie se continue pendant des années sans grandes souffrances; les
fonctions sexuelles s'accomplissent bien; la grossesse elle-même et
l'accouchement ne présentent rien d'anormal, et la malade meurt
à la longue d'une tout autre affection. Mais les cas d'une espèce opposée sont encore plus nombreux; ils montrent le rapide développement de la tumeur, la prompte détérioration de la santé générale,
la mort survenant un, deux ou trois ans après le début de la maladie, ou plutôt à la suite de quelque tentative de guérison qu'il
n'était pas possible de différer plus longtemps.

On s'est efforcé d'arriver à des résultats plus précis, et feu
M. Safford Lee[1] a donné l'analyse de 123 cas qu'il avait réunis :

[1] *On Tumours of the Uterus*, p. 177.

Dans 58 d'entre eux la maladie dura   1 an.
       25   —   2
       17   —   3
       10   —   4
        3   —   5
       14   —   5 à 10 ans.
        6   —   10   12
        5   —   12   16
       40   —   20   25
        1   —   50
      ———
      123

Ce tableau prouve que 90 fois sur 123 cas, ou 3 fois sur 4, ou 73,9 pour 100, la maladie se termina fatalement dans l'espace de cinq ans; et que, sur ce nombre, chez un tiers, la mort survint un an après la constatation de la maladie. Mais, entre l'époque de la constatation de la maladie et l'époque de son début réel, il y a de grandes différences; et, si les chiffres augmentent sans aucun doute la durée de la maladie dans les cas où elle est très-rapide, d'un autre côté, ils ne représentent pas exactement à quel degré peut se prolonger la vie en dépit de l'affection. Quoi qu'il en soit, ces nombres montrent que dans 16 cas sur 123, ou dans près de 1 sur 7, la vie s'est prolongée pendant une période de temps qui a varié de dix à cinquante ans; en outre, il ne faut pas oublier que quand une maladie a longtemps sommeillé, les malades s'en inquiètent peu; le médecin lui-même ignore peut-être son existence, et, lorsque la mort arrive par le fait d'autres affections, il est douteux que celui qui a vu la fin ait vu aussi le commencement de la maladie. Un autre point qui invalide toutes les statistiques qu'on a jusqu'à présent données sur ce sujet, c'est la grande différence que présentent les résultats fournis par certains cas. Ainsi, un an et cinquante ans ne peuvent représenter exactement la durée d'une même maladie. Nous pouvons fixer très-approximativement la durée d'un cancer utérin et constater que, quand l'affection cancéreuse siége dans la matrice, elle est gouvernée par les mêmes lois que lorsqu'elle a envahi d'autres parties du corps. Nous savons aussi que les tumeurs fibreuses de l'utérus à marche lente, n'ont, en elles-mêmes, aucune tendance à détruire la vie, quoique, dans leur cours, des circonstances accidentelles puissent la compromettre ou la rendre pénible. Tandis que les résultats contradictoires qu'on observe dans l'hydropisie ovarique montrent pleinement, ce que du reste nous avait appris l'anatomie pathologique, que sous ce nom on a compris plusieurs maladies n'ayant pas la même marche ni le même pronostic et exigeant des modes de traitement différents.

Dans toute étude sur le traitement de la maladie, il ne faut pas perdre ces faits de vue ; nous devons toujours tenir compte de la forme spéciale de l'affection que présente chaque cas. La question n'est donc pas de savoir, si tel ou tel plan de traitement convient à l'hydropisie de l'ovaire; mais de déterminer, une certaine forme de maladie ovarique étant donnée, quel est le mode de traitement qui lui convient le mieux; lequel est le plus sage de ne rien faire ou d'agir; et lorsque, à la longue, la nécessité d'une intervention est devenue absolument nécessaire, quels sont les risques que fait courir le traitement, et si les bénéfices qu'il procurera sont assez grands pour qu'on le tente, malgré ses dangers.

Tous les cas de tumeur et d'hydropisie de l'ovaire peuvent être considérés, eu égard au traitement, comme appartenant à l'une ou à l'autre des trois classes suivantes :

1° Cas qu'il *faut* abandonner à eux-mêmes ;
2° Cas qu'on *peut* abandonner à eux-mêmes ;
3° Cas qui *justifient* ou *nécessitent* l'intervention.

On peut abandonner à eux-mêmes tous les cas d'hydropisie ovarique, dans lesquels la tumeur n'excède pas le volume des deux poings, ne trouble pas par sa présence les fonctions des viscères pelviens, ne provoque pas de vives douleurs et ne paraît pas prendre, autant qu'on peut le prévoir, un rapide accroissement. Plus la tumeur est petite, lisse à sa surface, élastique à la pression, mobile, plus il y a de raison de croire qu'elle est constituée par un kyste des corps de Wolff, qui ne prendra jamais de grandes proportions, ou qu'elle consiste en une simple hydropisie du tube de Fallope qui n'a jamais le caractère sérieux d'une hydropisie ovarique, bien que son volume puisse devenir très-considérable. Dans les cas où aucune de ces hypothèses n'est exacte, il faut se rappeler qu'un kyste ovarique, tant qu'il est petit, a bien plus de chances de rester stationnaire que lorsqu'il a atteint un volume considérable. Mais le simple volume de la tumeur, pourvu qu'il ne trouble pas la santé générale, ne peut être considéré comme une indication d'agir. La vieille maxime : *Quieta non movere* est aussi applicable en médecine qu'en politique, et vous vous rappelez le fait que je vous

citais d'une tumeur plus volumineuse qu'une tête d'adulte qui resta
stationnaire pendant des années, et ne nécessita la ponction que
longtemps après qu'elle eut commencé à grandir[1].

Quand je dis que ces tumeurs doivent être abandonnées à elles-
mêmes, je n'entends pas par là qu'il ne faut rien faire pour les empêcher de grossir. Les précautions à prendre, en pareil cas, sont
peu nombreuses et simples. On peut les résumer en disant qu'elles
consistent à soutenir la santé générale et à prévenir la congestion
des viscères pelviens. La première indication implique qu'il faut
s'abstenir de mercure, d'iode, d'iodure de potassium, de liqueur de
potasse et, en général, d'agents dont l'action sur les kystes n'est
rien moins qu'évidente, mais dont l'influence fâcheuse sur la constitution, lorsqu'on en prolonge l'usage, est surabondamment prouvée. Pour répondre à la seconde indication, il faut dissuader les
personnes affectées de cette maladie de se marier; mais si des engagements étaient déjà contractés, ou s'il s'agissait de séparer une
femme de son mari, il entrerait alors dans la question des considérations morales capables de contre-balancer les conseils médicaux.
Je crois, en outre, d'après la mystérieuse influence de l'esprit sur le
corps, qu'un amour contrarié ou l'éloignement d'une femme du lit
de son mari, pourraient agir plus pernicieusement sur le système
sexuel lui-même que les causes physiques sur lesquelles nous aurions quelque prise. Mais les rapports sexuels doivent être modérés;
et comme la grossesse et le travail sont souvent, quoique pas toujours, défavorables; qu'ils donnent lieu, dans beaucoup de cas, à
l'irritation de la vessie, à un accroissement plus rapide de la tumeur,
à l'inflammation de la surface péritonéale et à la formation d'a-
dhérences, à l'inflammation de l'intérieur du sac et à la transformation purulente du liquide, il faudra éviter les rapprochements
sexuels immédiatement avant et après la période menstruelle, c'est-
à-dire au moment où la conception s'effectue le plus facilement.

Il faut surveiller avec soin les fonctions intestinales, donner
grande attention à l'accomplissement régulier des fonctions menstruelles. Si la période menstruelle est accompagnée d'un trouble
fébrile ou d'une augmentation de douleur dans la tumeur, on fera
garder le lit à la malade; on appliquera sur l'endroit douloureux de
quatre à six sangsues, qu'on renouvellera le deuxième et le troisième

----

[1] Leçon xxvi, p. 605.

jour si la douleur continue. Enfin, on maintiendra constamment sur les parties malades des cataplasmes chauds, et on y fera des fomentations avec de la spongiopiline. Aussitôt que la tumeur s'élève dans l'abdomen, on fera porter un bandage bien adapté, parce qu'il manque rarement de soulager la malade, et ensuite parce qu'une compression modérée empêche le kyste de se remplir aussi rapidement que lorsque aucun obstacle ne s'oppose à l'accumulation du liquide.

On a avancé, je le sais, que les moyens médicaux avaient sur la maladie une action plus grande que celle que je leur accorde. L'influence d'un nom est si grande dans nos déterminations, qu'on a supposé que tous les remèdes efficaces contre l'*hydropisie ascitique* le seraient aussi contre l'*hydropisie ovarique*. Je dois avouer que ces remèdes diminuent d'une manière appréciable le volume de l'abdomen ; mais je crois que cette diminution est due plutôt à l'absorption du liquide que la présence d'une tumeur abdominale manque rarement de produire dans la cavité péritonéale, qu'à une modification dans le contenu du kyste.

Quelques tumeurs ovariques, avons-nous dit, *peuvent*, d'autres *doivent* être abandonnées à elles-mêmes. Ces dernières sont celles qui, en général, croissent rapidement ; dont la surface est mamelonnée et irrégulière ; dont la masse solide et non fluctuante suggère l'idée qu'elles ne sont pas constituées par une simple agglomération de kystes, mais par une production morbide de mauvaise nature. En pareil cas, on trouve dans l'histoire de la malade des motifs de ne pas agir, plus sérieux que les particularités anatomiques de la tumeur. Tel est le fait que la santé générale s'est détériorée à mesure que se développait la tumeur ; que la perte de l'embonpoint et des forces a été l'un de ses premiers symptômes, et a fait son apparition à une époque où on ne pouvait l'attribuer ni aux désordres des différentes fonctions consécutifs au volume de la tumeur, ni à l'impôt qui est prélevé sur tout le système pour fournir à la nutrition de la production morbide. Ainsi, c'est malheureusement dans les cas qui auraient le plus besoin des secours de la médecine que nous ne pouvons pas agir, tandis que notre intervention a des chances de succès dans ceux que nous pourrions abandonner à eux-mêmes.

Entre ces deux catégories, il en existe une troisième dans laquelle il faut, et nous le pouvons, soulager immédiatement. C'est précisément dans ces cas que se pose la question de savoir quels sont les risques et les mérites respectifs des différents modes de traitement, et s'il est plus dangereux d'essayer d'enlever le mal que de le pallier pour un temps, alors que nous avons la certitude absolue qu'il se reproduira, et qu'après chaque tentative, notre pouvoir palliatif diminuera. La question ne se borne pas là : l'incertitude de la santé et de la vie, même dans le cas où la maladie semble sommeiller, fait comprendre combien il serait important de découvrir quelque moyen qui nous permît, sans faire courir à la malade des dangers plus grands que ceux qui l'attendent, d'améliorer son état, et de la délivrer du péril qui, comme l'épée de la fable, est suspendue sur sa tête.

De nombreuses réponses ont été faites à ces questions. Il est de notre devoir de les examiner avec soin et de peser le mérite des différents procédés chirurgicaux qu'on a proposés pour améliorer ou guérir l'hydropisie ovarique.

Le premier de ces procédés, le plus simple, et en même temps le moins dangereux et le plus généralement applicable, c'est l'*opération de la ponction*. Tout simple qu'il est, les opinions n'en divergent pas moins sur les circonstances qui indiquent son emploi. Tandis que quelques praticiens le regardent comme tellement dangereux qu'aucune nécessité, si absolue qu'elle soit, ne le justifie, d'autres l'innocentent et voient en lui le plus précieux des palliatifs, puisqu'il peut quelquefois guérir radicalement.

Ainsi deux questions se présentent. La première est relative aux circonstances qui, de l'avis de tous, justifient la ponction, comme moyen palliatif dans l'hydropisie ovarique. La seconde concerne les dangers de l'opération et l'opportunité ou la non-opportunité de la pratiquer, lorsque l'urgence des accidents n'en fait pas une obligation.

L'opération est absolument indiquée toutes les fois que le volume de la tumeur est assez considérable pour compromettre sérieusement la santé, ou occasionner de graves souffrances. Plus il y aura de liquide dans la tumeur et plus grand sera le bénéfice de l'opération ; mais, même en supposant que la plus grande partie de la tumeur soit solide, la diminution produite par l'évacuation de quelques onces de liquide soulagera beaucoup la malade et justifiera la tentative.

L'état de choses qui réclame impérieusement l'intervention varie considérablement chez les différentes malades, et est loin d'être en rapport soit avec la durée de la maladie, soit avec le volume de la tumeur. Une production morbide, à marche lente, pourra atteindre des dimensions très-considérables avant de causer des désordres sérieux; une tumeur entièrement liquide produit moins de souffrances qu'une tumeur plus petite, dans la composition de laquelle entre une proportion notable de matière solide. La raison en est que les tumeurs solides compriment sans doute plus souvent les vaisseaux abdominaux, y gênent la circulation, déterminent de l'ascite et troublent les fonctions rénales. L'orthopnée, une haleine courte, même à l'état de repos, la perte de l'appétit, des vomissements qui proviennent sans doute de ce que l'estomac est mécaniquement empêché de garder les aliments, une douleur rapportée au foie, une constipation opiniâtre, de fréquentes coliques, une sécrétion urinaire rare, un pouls faible et filiforme avec irrégularité de l'action du cœur, tels sont les symptômes dont l'apparition indique l'urgence de la ponction. La difficulté de se mouvoir, le malaise produit par la tension des téguments de l'abdomen, ne peuvent être regardés, quelque incommodes qu'ils soient, comme une indication absolue de l'opération. Du reste, avec le temps, les malades finissent par s'habituer à un état de choses qui d'abord paraissait presque intolérable. La continuité dans l'accroissement n'exige même pas toujours l'opération, puisque des kystes de l'ovaire, quoique volumineux, deviennent quelquefois stationnaires. Se décider à agir quand il est possible d'ajourner encore, impliquerait qu'on a résolu dans un sens favorable la seconde question relative au danger qui accompagne la ponction.

Dans les cas dont nous nous sommes occupés jusqu'à présent, les dangers de l'opération n'entrent pas en ligne de compte, car la ponction peut être classée alors dans la même catégorie que diverses opérations d'urgence, telle que l'amputation à la suite d'accidents traumatiques, qui constitue notre seule ressource et est très-légitime, bien qu'elle fasse courir aux malades les plus sérieux dangers.

Il serait déraisonnable d'exiger qu'une opération pratiquée dans de semblables conditions fût sans danger; ce danger provient de deux sources. Quelque grand que soit le bien-être ressenti, il résulte toujours, de l'évacuation d'une quantité considérable du liquide, une secousse qui affaisse les malades épuisées, pendant les deux ou trois jours qui suivent l'opération. Bien qu'on les avertisse que la ponction abrégera probablement leur vie, elles acceptent presque toujours une opération qui leur donne un soulagement immédiat.

Je n'ai jamais cru manquer à mon devoir en procurant aux malades, lorsque notre art est impuissant, le dernier bienfait qu'elles nous demandent, une mort douce. Le second danger résulte de l'inflammation du kyste, accompagnée d'épanchement de lymphe et de pus dans son intérieur, et fréquemment compliquée d'une péritonite qui peut devenir fatale en deux ou trois jours. Cette dernière complication semble être plus commune à la suite des premières ponctions que dans les cas où l'opération a été souvent pratiquée, tandis que la mort par collapsus est plus à craindre, comme on pouvait le prévoir, chez les sujets qui ont été souvent ponctionnés. Outre ces deux dangers, qui ont fait rejeter l'opération par plusieurs praticiens, il s'élève un autre objection ; c'est la rapidité plus grande avec laquelle se reproduit le liquide kystique avec chaque ponction. Sous quelque forme qu'elle se présente, l'opinion unanime est que la ponction n'est que le commencement de la fin ; aussi invite-t-on habituellement les malades à endurer, malgré leurs souffrances, le mal présent, au lieu d'acheter si cher un bien-être court et prématuré.

Le sentiment du danger que fait courir la ponction n'a pas seulement fait ajourner l'opération à la période de la maladie la plus reculée possible, il a conduit à la recherche d'autres procédés tout aussi dangereux en eux-mêmes, mais capables du moins de compenser, par une amélioration durable et solide, les risques qu'on fait courir aux malades. Les tentatives suggérées par un sentiment si naturel n'ont rien de blâmable, ni chez le chirurgien qui les conçoit, ni chez les malades qui s'y soumettent, car, dans les plateaux de la balance, il y a d'un côté l'attente d'une santé parfaite, et de l'autre, la perspective d'une mort qui ne devancera que de quelques mois la terminaison fatale de la maladie.

Mais, pour juger sainement ces questions, il ne faut rien exagérer ; et il nous reste maintenant à examiner si on n'a pas trop assombri les conséquences de la ponction.

Les seuls documents numériques que nous possédions sont tirés d'une statistique de 20 cas compulsés par M. Southam[1], de 46, réunis par feu le docteur S. Lee[2], et de 64 appartenant au professeur Kiwisch[3].

---

[1] *Med. Gazette*, vol. XXXIII, p. 237, 24 novembre 1843.
[2] *Op. cit.*, p. 176.
[3] *Op. cit.*, vol. II, p. 115.

Sur ces 130 cas, 22 se sont terminés fatalement peu d'heures ou de jours après la ponction, et 25 dans les six mois qui l'ont suivie; en résumé, 34,7 pour 100, la mort survint dans le cours d'une demi-année à partir du moment de l'opération. Cent quatorze fois sur 130 cas la mort a eu lieu.

Dans 22 en quelques heures ou en moins de dix jours après la ponction.
25   six mois.
22   un an.
21   deux ans.
11   trois ans.
13   après une période excédant trois et quelquefois plusieurs années.
114

Dans 109 de ces cas, nous savons combien de fois les malades ont été ponctionnés :

Dans 46 la mort eut lieu après la première ponction.
10   —   la seconde.
25   —   un nombre variant de 3 à 6.
15   —   —   de 11 à 12.
13   —   plus de 12.
109

Le chiffre de la mortalité plus grande après la première ponction ne représente pas exactement le danger de l'opération. Quand on voit que 49 cas, sur le total de 130, étaient à leur première ponction, et que chez les 22 malades qui moururent dix jours après l'opération, la ponction avait été pratiquée pour la première fois, je pense qu'on peut admettre que la première paracentèse est accompagnée de dangers qui diminuent beaucoup lorsqu'on la répète. Sur 38 malades à moi, dont l'abdomen fut ponctionné pour une hydropisie ovarique, 2 moururent en peu de jours d'une inflammation du kyste; une autre succomba épuisée, trente-six heures après la seconde ponction, et une quatrième fut emportée par la même cause six jours après la dixième ponction. Les autres survécurent à l'opération qui, dans un cas, ne fut pas répétée à cause de la grande proportion de matière solide qui entrait dans la composition de la tumeur et de la gravité des symptômes consécutifs à cette première paracentèse. Chez une malade, le liquide ne s'était pas reproduit, et quand je la revis, au bout de trois ans, intervalle pendant lequel elle avait eu un cinquième enfant, toute trace de tumeur avait disparu et la guérison pouvait être regardée comme complète.

Chez une autre, le liquide s'étant reproduit se résorba spontanément plus tard, et je crois que la malade est débarrassée de son affection. Trois succombèrent aux tentatives qu'on fit pour extirper le kyste; une quatrième périt par le progrès de la maladie dans le cours de laquelle on n'avait fait qu'une ponction; une autre mourut d'apoplexie. Quant aux autres, elles vivaient encore quand j'en ai entendu parler pour la dernière fois; beaucoup avaient subi la ponction plusieurs fois, et l'injection d'une solution iodée avait été faite dans 8 cas dont j'aurai à m'occuper plus tard.

Si défavorables que soient à la ponction les conclusions auxquelles nous sommes irrésistiblement conduits par les faits que nous venons de mentionner, nous pouvons encore nous demander s'ils représentent bien exactement la vérité. Quelques-uns des faits qui ont servi de base aux statistiques n'avaient pas été recueillis primitivement dans le but d'éclairer les résultats de la paracentèse. La plupart, en outre, ont été observés à l'hôpital, et, pour des raisons faciles à comprendre, ils donnent une forte moyenne d'insuccès. Les malades qui se font admettre dans les établissements hospitaliers pour cette affection, sont ordinairement dans un état désespéré ; leur maladie étant très-avancée, elles ne cherchent qu'un endroit où elles puissent mourir avec moins de souffrances que chez elles. Si elles sont améliorées, elles quittent l'hôpital et on les perd de vue ; de telle sorte qu'on connaît les insuccès, tandis qu'on ne sait rien sur les cas où la vie a été prolongée ou rendue plus supportable. Suivant qu'on considère les suites de cette opération, dans la pratique hospitalière et dans la pratique civile, on voit le danger croître ou diminuer ; ce qui prouve que les risques qu'elle fait courir dépendent au moins autant des conditions au milieu desquelles est placée la malade que de l'opération elle-même[1].

N'y a-t-il pas, en outre, à se demander si la période à laquelle on fait,

[1] Dans *the American Journal of Medical Sciences*, vol. XIX, nouvelle série, avril 1850, p. 334, on trouve quelques observations sur la mortalité résultant de la paracentèse ; elles sont du docteur W. Atlee, et elles prouvent que l'opération a, en somme, pour effet de prolonger la vie au lieu de l'abréger. M. Velpeau, dans une discussion à l'Académie de médecine (*Journal hebdomadaire*, 28 novembre 1850), rejette l'opinion qui attribue une si grande mortalité à la ponction. Il avoue qu'en un an il a perdu quatre malades à la suite de la paracentèse ; mais il s'agissait de kystes composés qu'on ne put vider que partiellement. En exceptant ces cas, il a fait l'opération 312 fois sur environ 98 malades, sans aucun résultat fâcheux immédiat ou éloigné ; *plusieurs* de ses malades (expression vague malheureusement et qui enlève de la valeur à ce relevé) survécurent à la première ponction dix, quinze ou vingt ans. (*Note de l'Auteur.*)

en général, l'opération ne contribue pas pour une large part à la terminaison fatale. On a raison de l'ajourner jusqu'à ce que les différentes fonctions soient sérieusement dérangées, et jusqu'à ce que les souffrances par cause mécanique la rendent urgente ; mais il n'est pas douteux qu'en agissant ainsi, on diminue les chances de guérison. En outre, les résultats favorables qu'on dit avoir obtenus de la paracentèse pratiquée de bonne heure, en lui adjoignant un bandage serré, prouvent, même si on fait la part de l'exagération, que le simple fait de la ponction n'entraîne pas des dangers bien considérables.

Toutes ces questions ont encore besoin d'être étudiées ; en attendant, je m'aventure à donner mes propres impressions que l'expérience ultérieure modifiera ou changera peut-être complétement. Pour le moment, je crois qu'on a exagéré les dangers de la ponction. Si, dans les cas où la matière solide entre en proportion notable dans la composition de la tumeur, il est bon de remettre l'opération aux périodes les plus reculées, il vaut mieux, dans les kystes simples de l'ovaire, ponctionner de bonne heure, avant que l'excroissance ait acquis un volume considérable et que la santé générale ait été fortement compromise. Il est probable aussi que la paracentèse serait pratiquée plus tôt si on prouvait l'innocuité des injections iodées dans la cavité du kyste.

L'opération telle qu'on l'exécutait il n'y a pas longtemps, soit pour l'ascite, soit pour l'hydropisie ovarique, devait paraître très-redoutable. La malade, assise sur le bord du lit ou sur un sofa, était maintenue dans cette position par deux aides ; on plaçait un bandage autour de l'abdomen et on le serrait fortement à mesure que le liquide était évacué ; puis on replaçait la malade dans son lit. En dépit de ces précautions, il y avait souvent des faiblesses alarmantes et même des syncopes. Quand la malade était très-faible, on la ponctionnait dans la position horizontale. C'est, je crois, le docteur Simpson[1] qui a le premier professé que la paracentèse ne devait s'exécuter que dans cette dernière position ; aujourd'hui tous les chirurgiens se conforment à cette règle.

Le choix de cette attitude évite le tracas et les préparatifs inséparables de la ponction exécutée dans la position assise et qui donnaient l'idée qu'une opération formidable allait être pratiquée. On

---

[1] *Ed. Med. Journal*, octobre 1852, et *Obstetric Works*, vol. I, p. 259.

n'a besoin que de faire avancer la malade jusqu'au bord du lit, de manière que son abdomen se projette un peu en dehors. On aura soin de vider préalablement la vessie avec un cathéter, ce que ne font qu'imparfaitement les efforts de la malade ; et, quand on se sera bien assuré que la fluctuation est distincte et qu'il n'existe pas une grande épaisseur de matière solide au niveau du point choisi pour la ponction, on divisera la peau dans l'étendue d'un quart de pouce à peu près avec une lancette, et on introduira le trocart. Il est arrivé, dans quelques cas rares, qu'un des larges troncs veineux qui se ramifient à la surface de la tumeur a été blessé par l'instrument et qu'il en est résulté une hémorrhagie mortelle[1]. Il est impossible de se mettre en garde contre un pareil accident ; mais on peut presque à coup sûr éviter de blesser l'artère épigastrique en choisissant pour la ponction la ligne blanche au lieu de la ligne semilunaire. Si, au niveau de la ligne blanche, il y avait dans le kyste une épaisseur trop considérable de matière solide, on ponctionnerait sur la ligne semi-lunaire ou ailleurs. Il est aussi facile de vider le kyste par une ponction faite sur le premier point que par une ponction faite sur le second ; il suffit en général que la malade incline un peu plus en bas la face antérieure de l'abdomen. Toute pression sur le ventre, pour expulser complétement le liquide, me paraît inopportune. Je crois même avoir vu des cas où l'inflammation s'est allumée à la suite de ces manipulations faites trop brutalement. L'application d'un bandage de flanelle n'est pas nécessaire, mais elle soulage la malade ; et, lorsque la plus grande partie de la tumeur est solide, on ne peut point se dispenser d'y avoir recours, car, sans cette pression externe, la masse se porterait, à chaque mouvement du corps, tantôt d'un côté, tantôt de l'autre, ce qui occasionnerait beaucoup de souffrances.

J'ai l'habitude de faire garder le lit à mes malades un jour avant et trois ou quatre jours après la ponction, et de choisir pour l'exécuter l'époque la plus éloignée des règles. Ces précautions ne sont pas nécessaires dans tous les cas, mais il est toujours bon de les prendre, bien qu'on cite l'histoire d'une malade qui toutes les trois semaines venait en omnibus à Paris, d'une distance de 5 ou 6 milles, et, après avoir été ponctionnée, s'en revenait par la même voie sans

---

[1] Un cas remarquable d'hémorrhagie mortelle par la blessure d'un vaisseau de l'épiploon qui adhérait à un gros kyste est rapporté par Scanzoni, *op. cit.*, p. 456.
                                        (*Note de l'Auteur.*)

aucun inconvénient. Dans la première ponction, quand nous ne pouvons nous fonder sur rien pour juger du résultat de l'opération, nous
ne saurions prendre trop de mesures préventives.

Les dangers qui accompagnent la paracentèse sont de deux ordres : l'épuisement, d'une part, et, de l'autre, l'inflammation du
kyste. L'état antérieur de la santé a beaucoup d'influence comme
cause du premier accident ; quant au second, rien ne peut le faire
prévoir. Il arrive quelquefois que l'inflammation kystique parcourt
toutes ses périodes sans d'autres symptômes que ceux de l'épuisement. Je pense qu'alors, chez les malades très-débilitées, le sang s'altère, et que la mort survient par l'effet d'une pyémie dont l'inflammation du kyste est la conséquence et non la cause. Dans d'autres cas,
l'affaissement de la malade est indépendant de tout processus morbide
récent ; mais la légère secousse produite par l'opération suffit pour
déranger la fragile machine et l'empêcher de fonctionner. Il ne faut
pas oublier la possibilité de ce résultat dans tous les cas où la malade est faible ; on doit alors la dissuader de la ponction, à moins que
la dyspnée et les vomissements que produit quelquefois la distension mécanique de l'abdomen ne la rende urgente. En prenant
la précaution d'évacuer lentement le liquide, d'abaisser la tête
et les épaules de la malade à mesure qu'il s'écoule et de ne vider
que partiellement le kyste, on pourra éviter les dangers immédiats
qui proviennent de la faiblesse et de l'épuisement ; après l'opération,
il est plus utile de prescrire un régime réparateur que d'administrer des médicaments.

L'inflammation est un accident d'autant plus sérieux qu'elle survient quand on s'y attend le moins. Elle est plus rare dans les kystes simples que dans les kystes composés, et surtout que dans ceux
qui ressemblent au carcinome alvéolaire. Au début, ses symptômes
sont rarement très-marqués et la douleur qui l'accompagne n'est pas
proportionnée au danger de l'attaque. La sensibilité à la pression ne
fait jamais défaut et quelquefois, lorsque l'inflammation s'est propagée au péritoine, il existe une douleur vive indépendante de la
pression. La fréquence du pouls et d'autres phénomènes fébriles,
même sans être précédés de frissons et de vomissements, sont les
signes qui doivent éveiller nos craintes. Mais de tous ces symptômes, les vomissements et une irritabilité de l'estomac tels que les
médicaments, les aliments et les boissons sont rejetés, constituent
les phénomènes les plus pathognomoniques de cette complication.

C'est rarement dans les premières trente-six heures, ce n'est en général que le troisième jour après la ponction qu'elle se manifeste. Sa marche vers la terminaison fatale est très-variable. Quelquefois, la mort survient trois jours et d'autres fois une semaine seulement après le début de l'inflammation. Qu'elle soit lente ou rapide, les symptômes aigus manquent presque toujours; le pouls est peu agité; il n'y a souvent pas de douleur péritonéale; les intestins, bien que resserrés, répondent vite aux purgatifs, et la mort survient avec les phénomènes de dépression qui accompagnent la pyémie.

Si l'inflammation kystique reste sans traitement pendant vingt-quatre ou trente-six heures, je crois qu'elle est sans espoir; mais lorsqu'on la combat vivement dès le début chez des femmes qui ne sont pas trop épuisées par l'affection ovarique, elle cède assez facilement. La déplétion sanguine, surtout la déplétion sanguine locale, est celle qui remplit le mieux les indications. Dans un cas où les symptômes avaient beaucoup de gravité et ressemblaient plus à ceux d'une péritonite aiguë qu'à ceux d'une simple inflammation kystique, je me suis bien trouvé de retirer par la saignée du bras 12 onces de sang. De douze à dix-huit sangsues appliquées sur la partie douloureuse, des cataplasmes chauds fréquemment renouvelés ou des fomentations continuelles au moyen de la spongiopiline font souvent disparaître la douleur, abattent la fièvre et arrêtent les vomissements. Aussi longtemps que persiste ce dernier symptôme, on ne doit compter sur aucune amélioration positive et, dans ce cas, que la sensibilité abdominale existe ou non, il faut revenir aux émissions sanguines. Une dose unique de calomel, 10 grains en poudre, par exemple, arrêtent quelquefois l'irritabilité de l'estomac et procurent des évacuations sans produire le plus petit trouble général. Mais il vaut encore mieux ne pas calmer l'irritabilité stomacale avec des médicaments. De l'eau glacée en petite quantité, des fragments de glace donnés à sucer sont de beaucoup le meilleur moyen d'arrêter les vomissements et d'éteindre la soif. Lorsque les symptômes les plus sérieux ont été conjurés, quelques cuillerées de thé de bœuf froid ou de bouillon de poulet froid seront bien supportées par l'estomac.

Pour sauver la malade, il faut la voir souvent, afin de revenir vite à une seconde déplétion sanguine si les accidents n'ont pas été enrayés par la première. Le temps presse, et on n'aurait aucun espoir de retrouver l'opportunité perdue.

LEÇON XXIX

TUMEURS ET HYDROPISIE DE L'OVAIRE

Continuation du traitement : Mesures proposées pour la cure radicale de l'hydropisie ovarique. — Paracentèse et compression. — Ponction sous-cutanée du kyste. — Ponction par le vagin. — Ponction avec tentative de maintenir la plaie ouverte d'une manière permanente. — Ponction suivie d'injection iodée : ses avantages et ses dangers. Enumération de quelques autres points concernant le traitement.

Si je vous ai exposé dans ma dernière leçon les raisons qui me faisaient croire qu'on avait exagéré les dangers de la ponction dans l'hydropisie ovarique, je dois avouer aussi que l'opération est rarement curative, que le liquide se reproduit presque toujours et qu'un sursis très-court est tout le bénéfice qu'en retirent les malades.

Aussi a-t-on cherché à modifier l'opération de manière à favoriser la contraction des kystes et retarder, sinon prévenir, la reproduction du liquide.

Ces modifications consistent :

1° Dans l'emploi d'un bandage serré après l'évacuation du liquide ;

2° Dans la ponction sous-cutanée ou l'incision du kyste, dans le but d'évacuer le liquide dans la cavité péritonéale et d'imiter ce qui arrive lorsque le kyste se rompt spontanément ;

3° Dans la ponction du kyste par le vagin pour procurer une évacuation plus complète et augmenter les chances d'un rétrécissement permanent de la cavité ;

4° Dans l'évacuation continue du kyste en laissant un tube à demeure dans sa cavité ou en convertissant en fistule l'ouverture de la ponction ;

5° Dans l'usage d'injections médicamenteuses dans la cavité du kyste, de solutions iodées qui paraissent être les moins dangereuses et les plus efficaces.

Nous allons examiner l'un après l'autre chacun de ces procédés.

I. *Bandage serré après l'évacuation du kyste.*

L'idée d'un bandage serré comme moyen probablement efficace pour prévenir la reproduction du liquide après la ponction d'un kyste ovarique, a été suggérée par M. Benjamin Bell[1]. Feu le docteur Hamilton[2], d'Édimbourg, avait coutume de serrer modérément l'abdomen pour accroître les résultats remarquables qu'il croyait avoir obtenus de la percussion du kyste. Toutefois M. Baker Brown[3] est le premier qui ait proposé l'emploi systématique du bandage comme moyen d'empêcher l'augmentation de volume du kyste et la reproduction du liquide après la ponction. Dans ses communications originales sur ce sujet, il proposait d'associer l'usage des mercuriaux et des diurétiques actifs au traitement local ; mais plus tard il renonça à leur usage et se borna à comprimer solidement la tumeur. Il a très-bien décrit son procédé[4].

« On commence, dit-il, par faire, avec des compresses et de la charpie, une surface convexe, capable de s'adapter aussi exactement que possible à la concavité du bassin. Au-dessous de ces compresses, on applique des bandes de sparadrap qui, embrassant la colonne vertébrale, se croisent en avant et s'étendent depuis la huitième côte jusqu'au sacrum. Par-dessus on roule une large bande de flanelle, ou mieux une bande avec des liens qui s'attachent sur la partie antérieure de l'abdomen, ou mieux encore le bandage se laçant en avant, inventé par M. Spratt, 2, Book-Street. On empêche ces bandages de remonter, en passant des liens sous les cuisses. De temps en temps on défait et on replace les pièces de l'appareil, pour que les intestins et la vessie ne subissent pas les inconvénients d'une inégalité de pression. On préserve la crête iliaque des effets de la compression par de petites plaques d'amadou. »

Ce procédé est spécialement applicable aux kystes simples de l'ovaire, libres d'adhérences, contenant un liquide clair et non albu-

---

[1] *System of Surgery*, vol. V, p. 246.

[2] *Practical Observations on Midwifery*, in-8, 2e éd. Édimbourg, 1840, p. 62.

[3] D'abord dans *The Lancet*, et puis dans son ouvrage *On Diseases of Women, etc*, in-8, 1854, p. 212. (*Note de l'Auteur.*)

[4] *Op. cit.*, p. 212.

mineux, et dans les conditions qui permettent son emploi persévé-rant. Et ces cas sont précisément ceux qui offrent les plus grandes chances d'une guérison spontanée, ainsi que j'en ai vu deux exem-ples, après une simple ponction. Si nous ajoutons à ces deux cas les prétendues cures effectuées par ce pansement, cures dont la per-manence a été douteuse plusieurs fois, nous devons conclure que le pouvoir curatif de la compression, soit avant, soit après l'éva-cuation du liquide, n'est rien moins que certain.

Mais, d'un autre côté, il n'est pas douteux qu'un bandage bien adapté peut retarder la reproduction du liquide et s'opposer à la dilatation du kyste ovarique. Toutefois, il empêche la tumeur de s'élever au-dessus du détroit supérieur, il ne la comprime que lorsqu'elle a acquis un certain volume. Dans quelques cas il est probable que l'inflammation du kyste est excitée par une forte pression, et qu'une cure permanente est effectuée au moyen des adhérences qui en sont la conséquence. De pareils résultats sont exceptionnels, et on ne doit pas compter sur la simple compression pour les produire.

II. On a suggéré l'idée de pratiquer la *ponction sous-cutanée du kyste ovarique* pour imiter le procédé de la nature, lorsque, le kyste se rompant, son contenu est versé dans la cavité péritonéale.

C'est une conception théorique plutôt qu'un mode de traitement ayant subi l'épreuve de l'expérience[1] ; son efficacité est jugée par les résultats, peu encourageants jusqu'ici, qu'a donnés la rupture spontanée du kyste ovarique. Il ne faut pas oublier, en effet, que cet accident a été souvent fatal, et que, quand les malades lui ont survécu, il a été suivi d'une reproduction rapide du liquide. De plus, en pratiquant la ponction sous-cutanée du kyste, nous déversons dans la cavité du péritoine un liquide dont nous ignorons complète-ment l'aptitude à provoquer l'inflammation. La ponction directe du kyste à travers les parois abdominales, pour nous assurer de la na-ture du liquide, enlèverait à l'opération son caractère essentiel, qui est d'empêcher toute communication entre l'intérieur du kyste et l'air extérieur.

---

[1] Docteur Tilt, *Lancet*, 5 août 1848, p. 146, mentionne un cas où ce procédé fut em-ployé avec succès par Récamier. Je ne connais pas d'autre cas où on l'ait employé.

(*Note de l'Auteur.*)

III. *La ponction du kyste par le vagin*, au lieu de la faire par les parois abdominales, a été vantée comme moyen d'effectuer la complète évacuation du liquide, et conséquemment d'augmenter les probabilités d'une cure permanente.

Les avantages de ce procédé se confondent, selon moi, avec ceux qui résultent d'une ponction pratiquée de bonne heure. Quand un kyste, quoique petit, uni et élastique, et simple autant qu'on en peut juger, augmente d'une manière évidente, la ponction vaginale offre l'avantage de le vider complétement, d'empêcher l'introduction de l'air, et de blesser le péritoine dans un point où il me paraît moins susceptible d'inflammation que plus haut dans la cavité abdominale. Mais quand la tumeur a acquis un volume considérable, je ne pense pas, pour les raisons suivantes, que ce procédé soit bon à employer.

1° Le kyste, lorsqu'il est volumineux, empêche quelquefois la vessie de sortir de la cavité pelvienne. La forme de l'organe s'altère : il s'étale latéralement, de telle sorte qu'un opérateur même habile, peut avoir la mauvaise chance de le blesser avec le trocart.

2° Dans les cas de kystes composés, les poches les plus volumineuses sont situées dans la cavité abdominale; les plus petites, qui contiennent la plus grande proportion de matière solide, sont voisines du pédicule. Il en résulte que la ponction par le vagin évacuera probablement moins de liquide que la ponction abdominale.

3° Le danger d'une hémorrhagie par blessure de quelque gros vaisseau est plus grand lorsque la ponction est faite près du pédicule de la tumeur. — Donc, sauf les cas où le kyste est petit et ceux où on se propose d'employer quelque autre procédé après la ponction, il ne faut pas en modifier le lieu d'élection.

IV. On a proposé *de tenir le kyste constamment vide*, au moyen d'un tube laissé à demeure dans sa cavité ou en rendant fistuleuse l'ouverture de la ponction.

Comme un des plus grands inconvénients de la ponction simple est la rapide reproduction du liquide, on a dû songer tout naturellement à prévenir cet accident au moyen d'une ouverture permanente. Cette idée remonte à Celse[1], qui donne des détails très-cir-

---

[1] *De Medicinâ*, lib. VII, cap. xv. Voy. p. 362 de l'édition de Milligan, Édimbourg, 1851. Mon attention a été appelée sur ce point par un mémoire très-remarquable de Fock

constanciés sur la manière de fixer un tube de plomb ou de cuivre dans la plaie ; il conseille de fermer ce tube après l'évacuation partielle du liquide et d'en faire sortir en une fois une demi-pinte tous les jours, jusqu'à ce que la cavité soit complétement tarie. Le procédé de Celse s'applique vraisemblablement aux cas d'ascite, car on ne distinguait pas alors cette affection de l'hydropisie enkystée de l'ovaire, dont les vieux écrivains ne font aucune mention spéciale. Au milieu du dix-huitième siècle, le célèbre chirurgien français Ledran[1] adopta un procédé à peu près semblable. Mais son mode d'opérer était plus formidable que celui de Celse, car il pratiquait dans le sac une ouverture de 4 pouces et y introduisait un tube de plomb d'un gros calibre ; après une suppuration dangereuse et plus ou moins longue, la malade guérissait. Dans tous les cas, sauf un, il resta une fistule permanente. A partir de cette époque, on trouve dans les journaux médicaux quelques cas isolés où l'ouverture d'un kyste ovarique restant béante, d'elle-même ou par la volonté de l'opérateur, une suppuration, suivie de la contraction des parois, produisit l'oblitération complète de la cavité. Ce n'est toutefois que dans les vingt dernières années qu'on a mis systématiquement cette idée en pratique comme moyen d'effectuer la cure radicale de l'hydropisie ovarique dans les cas où les autres procédés avaient été infructueux ou paraissaient trop dangereux.

On a tenté d'obtenir la contraction et l'oblitération du kyste par trois moyens différents :

1° En laissant un tube dans l'ouverture faite à travers les parois abdominales ou en réunissant par suture les bords de la plaie du kyste avec les bords de la plaie abdominale de manière à produire une fistule ;

2° En ponctionnant par le vagin et en maintenant un tube dans l'ouverture ;

3° En excisant une portion de la paroi kystique avec ou sans la clôture de la plaie extérieure.

Tous ces procédés ont ceci de commun, que l'inflammation et la

___

sur le traitement chirurgical des kystes ovariques, dans *Monatsschrift f. Geburtskunde,* vol. VII, p. 332, qui contient une excellente critique des mérites respectifs des divers procédés opératoires. (*Note de l'Auteur.*)

[1] *Mémoires de l'Académie royale de chirurgie,* t. VI, Paris, 1753, p 51 et 73.

destruction plus ou moins complètes du kyste, ou du moins de sa
membrane sécrétante, sont la condition du succès ; et que le danger
provient de la difficulté de maintenir l'inflammation dans des limites modérées. Aucun d'eux n'a été employé assez souvent pour donner des statistiques satisfaisantes. Le cas rapporté par M. Baker
Brown[1], qui en est le partisan, montre pleinement à quelle espèce
de danger les malades sont exposés. Ma propre expérience se réduit
à deux cas ; dans les deux, j'avais fait une incision exploratrice avec
l'intention d'extirper le kyste, si je n'en avais été empêché par des
adhérences inattendues. Ces cas se sont terminés par la mort, qui,
dans un d'eux, est survenue au bout de quatre-vingt-seize heures
par épuisement consécutif à l'abondance de l'écoulement séro-
purulent. Aucun tube ne fut introduit, ni dans l'un ni dans l'autre
cas ; mais les bords du kyste furent réunis à la peau abdominale
dans le premier cas, et dans le second l'ouverture se convertit spontanément en fistule. Dans ce dernier cas il s'agissait d'un kyste multiloculaire contenant une grande proportion de matière solide. La vie
se prolongea dix-sept jours ; les symptômes furent ceux d'un épuisement progressif sans grandes souffrances. L'écoulement était d'une
horrible fétidité que ne pouvaient modifier des lavages réitérés.
Après la mort on trouva les mêmes lésions dans les deux cas, c'est-
à-dire une inflammation du kyste avec ramollissement considérable
de ses parois, un dépôt de lymphe dans son intérieur, et une péritonite qui, dans le premier cas, était déjà ancienne. Il n'y avait
qu'une petite quantité de pus dans les cavités, ce qui me fait supposer que, si l'ouverture était parfaitement libre, la pression des
viscères abdominaux sur le sac suffirait pour maintenir le sac complétement vide. On a proposé, pour obvier aux dangers de l'accumulation du pus dans la cavité, de faire mettre la malade en pro-
nation ou de pratiquer l'incision sur la ligne semi-lunaire, d'après le
procédé de M. Brown, ou sur une ligne tirée de la dernière côte à la
crête iliaque, comme le conseillait feu le docteur Bühring[2], de Berlin.

Le danger de l'opération est de ceux qu'un changement dans le
lieu d'élection de l'ouverture ne pourrait point sensiblement modifier. C'est une circonstance qu'il ne faut pourtant pas négliger, puisqu'on peut lui attribuer les résultats favorables de l'opération lorsqu'on choisit le vagin, par exemple, pour la pratiquer.

[1] *Op. cit.*, p. 227 et 237.
[2] *Die Heilung der Eierstockgeschwülste*, in-8, Berlin, 1848.

Le grand partisan de la ponction vaginale, c'était feu le professeur Kiwisch[1]. Son collègue et successeur, le professeur Scanzoni, de Wurzbourg, en parle en termes presque aussi élogieux. Kiwisch ne donne point une proportion exacte de ses succès et de ses insuccès ; mais le professeur Scanzoni[2] expose nettement les résultats qu'il a obtenus, et ils sont remarquablement favorables. Il dit que, dans 8 cas sur 14, l'opération fut suivie d'une guérison parfaite ; que dans 2 le liquide se reproduisit au bout de quelques semaines ; qu'une malade mourut de fièvre typhoïde deux mois après ; que 3 furent perdues de vue, et que chez une seulement la mort fut la conséquence immédiate de l'opération. Il admet la possibilité de cette terminaison fatale et cite le cas d'une jeune femme, âgée de 19 ans, qui mourut d'une péritonite généralisée quelques jours après que l'opération eut été faite par le professeur Kiwisch. Pour des raisons qu'il n'indique pas, ces prétendus succès n'ont pas conduit Scanzoni à persévérer dans sa manière d'agir, puisque la troisième édition de son excellent ouvrage sur *les Maladies des femmes*, publiée à la fin de 1863, ne contient aucun cas nouveau, mais une simple reproduction des faits relatés dans la seconde édition qui avait paru six ans auparavant[3].

Il m'a toujours semblé que l'opération, telle que la pratiquait Kiwisch, infligeait au kyste une violence inutile. Il le ponctionnait une première fois par le vagin, afin de bien s'assurer que sa cavité était simple. Quoique ce procédé entraîne un retard de quelques semaines, il est utile d'y avoir recours, puisque quelquefois le liquide ne se reproduit pas ; quelque minime que soit cette chance, il est toujours bon de la laisser à la malade. Lorsque le liquide s'était reproduit en quantité suffisante pour permettre de répéter la ponction, on plaçait la malade dans une position demi-couchée, les pieds sur deux tabourets et les genoux maintenus écartés par des aides ; une petite canule, présentant la même courbure que l'axe du bassin, était alors introduite le long du doigt dans le canal vaginal et poussée de là dans le kyste, à travers la paroi supérieure du vagin. Quand il ne s'écoulait qu'une petite quantité de liquide, une sonde

---

[1] D'abord dans le *Prager Vierteljahrsschrift*, vol. X, p. 87, et plus tard dans son ouvrage que nous avons si souvent cité. Voy. vol. II, p. 102. (*Note de l'Auteur.*)

[2] *Op. cit.*, p. 406.

[3] *Op. cit.*, 3ᵉ édit., p. 462.

cannelée, de même courbure, était introduite, et on retirait la canule. On conduisait alors le long de la sonde un petit bistouri mousse, et on agrandissait l'ouverture de manière qu'elle pût permettre l'introduction de l'index dans la cavité. Un tube métallique de la grosseur du pouce, terminé par une extrémité légèrement renflée, était alors introduit dans le kyste et maintenu en place par un bandage en T. Le procédé de Scanzoni est à peu de chose près le même : il se sert d'un trocart droit et le laisse dans la plaie qu'il n'élargit que quand le contenu du kyste est trop épais pour s'écouler facilement; dans ce cas il agrandit l'ouverture avec un bistouri à long manche et à lame de 1 pouce 1/2 de long, qu'il introduit dans la canule.

Dans les trois cas, choisis avec soin, où j'ai fait cette opération, je me suis servi d'un trocart et d'une canule incurvés comme l'instrument de Kiwisch, et de la grosseur du petit doigt. J'introduisis ensuite dans la canule un long tube élastique ayant le diamètre du cathéter n° 12 ; après avoir retiré la canule, je maintins facilement la sonde dans le kyste au moyen d'un petit anneau en argent fixé sur elle avec une vis, attaché lui-même à un appareil semblable à celui dont on se sert pour retenir les supports utérins, et assujetti par des lacets passant sous la cuisse et autour du bassin.

Je crois que l'opération ainsi modifiée cause moins de douleur et expose à moins de dangers que lorsqu'on pratique une incision dans le kyste pour y fixer ensuite une longue canule métallique. Quoi qu'il en soit, ce procédé me semble beaucoup plus périlleux que ne le ferait croire le langage de Kiwisch et de Scanzoni. La mort d'une de mes malades ne fut pas causée par les suites de l'opération, mais chez les deux autres qui guérirent, les symptômes de l'inflammation qui débuta par le kyste et s'étendit au péritoine, furent si formidables que leur vie fut extrêmement compromise pendant trente-six heures, et il fallut recourir à une énergique déplétion locale pour subjuguer le mal. Scanzoni dit que dans un de ses cas aucun symptôme de réaction ne se manifesta après l'opération, ni aucun signe d'inflammation locale ; mais que la tumeur diminua graduellement de volume, et qu'au bout de quelques jours tout écoulement s'était arrêté ; on put retirer la canule dès le huitième ou le dixième jour. Kiwisch et lui citent aussi un cas d'inflammation kystique violente accompagnée d'une vive douleur locale et pendant laquelle s'écoulait un liquide sanieux. D'après

Kiwisch, ces accidents s'atténuaient progressivement en dix ou vingt jours ; l'écoulement devenait puriforme, mais il ne cessait qu'au bout de cinq ou sept semaines, et il n'eût pas été prudent de retirer définitivement le tube avant cette époque. Pendant tout ce temps, il faut injecter doucement de l'eau tiède dans la cavité du kyste, et répéter l'injection à peu près deux fois par jour. Quand on se sert d'un tube élastique, il faut le changer tous les cinq ou six jours. Le resserrement de l'ouverture m'a obligé d'employer pendant quelques heures un morceau d'éponge pour la dilater et lui permettre de recevoir un tube du même calibre que celui qu'on venait d'enlever.

Le plus grand danger de cette opération paraît être l'inflammation du kyste. Si on parvient à la vaincre, les symptômes hectiques, la pyémie et ses conséquences sont moins à redouter que quand la ponction est faite à travers les parois abdominales. Le traitement antiphlogistique le plus énergique est seul capable de subjuguer l'inflammation kystique. Si ses symptômes sont trop redoutables et résistent au traitement, il faut retirer le tube, ajourner la guérison et s'occuper avant tout de sauver la vie de la malade.

Je dois ajouter que les résultats de l'opération ont été en somme très-satisfaisants chez les deux malades qui ont survécu. J'en ai perdu une de vue deux mois après sa sortie de l'hôpital ; à ce moment, le liquide ne s'était pas reproduit. L'autre malade continue encore, après douze ans, à jouir d'une bonne santé ; elle est occupée toute la journée à servir dans un magasin de confiseur. Elle avait un kyste gras qui n'était pas de nature à s'oblitérer complétement. Aussi l'ouverture resta-t-elle fistuleuse ; il en sortit tous les jours pendant plusieurs années de ʒiij à ʒvɪ (de 90 à 180^{gr}) de matière purulente ; quand l'écoulement diminuait pendant un ou deux jours, il survenait de la céphalalgie et des malaises variés qui disparaissaient au retour de la sécrétion. Depuis quatre ans tout flux a cessé, et une tumeur solide bien délimitée, du volume d'une orange, située derrière l'utérus, est maintenant le seul vestige de l'affection ovarique.

Quelle que soit la manière de voir sur les avantages de cette opération, il n'est pas possible de l'adopter dans un nombre de cas considérable, puisque les kystes ovariques sortent souvent, même à une période avancée, hors de la cavité pelvienne. Dans beaucoup d'autres cas elle est inutile, puisqu'elle ne réussit que lorsque le kyste est simple. Dans le cas d'un petit kyste simple, je crois qu'on aurait tort d'exposer la malade à un danger aussi redoutable que l'inflammation kystique, presque invariablement provoquée par cette opération. En somme, il est difficile de se contenter d'un procédé qui ne s'applique qu'à quelques cas exceptionnels ; aussi faut-il en chercher un plus certain et moins dangereux.

Les dangers qui accompagnent l'incision des kystes ovariques ou toute tentative pour rendre fistuleuse l'ouverture de la ponction, se présentent à leur plus haut degré dans l'excision d'une portion de la paroi kystique. Je n'ai pas vu pratiquer cette opération, mais j'ai trouvé dans les journaux de médecine plusieurs cas où elle a été suivie de succès et d'insuccès. Parfois on n'y avait eu recours que parce que des adhérences inattendues empêchaient l'ablation complète de la tumeur, comme chez les malades opérées par Martini [1], Bühring [2], Poland [3], Prince [4] et Atlee [5] ; quatre moururent et trois guérirent. Mais on a aussi employé ce procédé dans des cas de kyste à parois minces, sans complication d'adhérences, chez des malades dont la santé était peu détériorée. On supposait que l'excision partielle présentait moins de dangers que l'extirpation totale du kyste. C'est à peu près dans ces conditions que l'opération a été faite par M. Wilson de Bristol [6], M. Brown [7], de Londres et M. Crouch [8] ; et sur 6 cas il y a eu 2 morts et 4 guérisons. L'un des malades mourut d'hémorrhagie, l'autre d'épuisement et d'un épanchement de la matière purulente dans la cavité du péritoine. Les symptômes de l'inflammation étaient si alarmants dans un cas de M. Brown, qu'on jugea nécessaire de saigner la malade quatre fois dans les quarante-huit heures qui suivirent l'opération.

L'existence d'adhésions capables d'empêcher la complète extirpation d'un kyste de l'ovaire peut, jusqu'à un certain point, justifier l'incision ; mais il me semble que les risques que fait courir ce procédé ne sont pas contre-balancés par les probabilités du succès L'ex-

---

[1] *Rut's Magazin*, vol. XV, p. 436.
[2] *Op. cit.*, cas vii et viii, p. 37 et 43.
[3] *Guy's Hospital Reports*, 3e série, vol. I, p. 63.
[4] *American Journal*, juillet 1850, vol. XLV, p. 267.
[5] *Ibid.*, avril 1855, p. 385. Nos 5, 12 et 13 dans sa table
[6] *Provincial Medical Journal*, 1851, p. 33.
[7] *Op. cit.*, p. 235.
[8] *Association Medical Journal*, p. 60. Dans ce cas qui diffère des autres, les parois kystiques étaient d'une épaisseur considérable. Il faut noter aussi qu'on ne lia pas moins de dix-sept petites artères. (*Note de l'Auteur.*)

cision d'une portion du kyste et le replacement de la portion qui
reste dans la cavité abdominale se justifient par la présomption
qu'une plaie aussi grave ne modifie pas la nature du liquide, que
ce liquide sera absorbé par le péritoine et que le kyste lui-même,
ayant continué de sécréter pendant quelque temps, changera de
caractère et se calcifiera. Mais rien ne nous garantit que les choses
se passeront ainsi ; il est vraisemblable, au contraire, que l'excision
d'une partie de la paroi déterminera une inflammation aiguë dans
la partie restante, que la sécrétion sera sanieuse et purulente et produira une violente péritonite. Pour le moment, rien ne nous encou-
rage à adopter ce procédé[1], qui semble être tombé dans un oubli
mérité.

V. *Emploi des injections iodées* dans la cavité du kyste pour
empêcher le liquide de se reproduire.

Dans un grand nombre de cas dont il a été question jusqu'ici, on
a pratiqué des injections dans le kyste, soit pour évacuer plus complétement son contenu, soit pour exciter l'inflammation adhésive
propre à obturer sa cavité. Mais l'injection n'était alors qu'un moyen
subsidiaire sur lequel l'opérateur ne comptait pas beaucoup et
auquel on ne pouvait attribuer qu'une bien faible part dans la guérison, quand il y avait guérison. Dans ces dernières années, on a
tenté de tarir la sécrétion du kyste en injectant dans son intérieur
une solution d'iode ; cette pratique a été suggérée par l'application
de ce mode de traitement à l'hydrocèle, faite pour la première fois
par sir Ranald Martin et M. Velpeau. Le premier cas d'injection
iodée dans un kyste ovarique a été publié en 1851[2] par M. Thomas,
M. Boinet[3] avait préconisé cette méthode et l'avait mise en pratique
dès l'année 1848. Depuis cette époque, on l'a souvent employée
dans notre pays et sur le continent. Les résultats obtenus jusqu'à
présent font espérer que dans un grand nombre de cas on préviendra plus ou moins complétement par ce moyen la reproduction
du liquide, et qu'on exposera les malades à moins de dangers que
par toute autre opération ayant pour but la cure radicale de l'hydro-

---

[1] Un jugement plus sévère encore a été porté par Fock dans son excellente critique,
p. 362-367. Scanzoni est encore allé plus loin, *op. cit.*, p. 470.

(Note de l'Auteur.)

[2] *Revue médico-chirurgicale*, février 1851, et Schmidt's *Jahrb.*, 1851, n° VI,
p. 527.

[3] *Iodothérapie, etc.*, in-8, Paris, 1855, p. 420.

pisie ovarique. Les partisans de cette méthode vont même jusqu'à dire qu'elle est moins dangereuse que la paracentèse sans injection. Nous n'acceptons cette proposition que sous toute réserve et jusqu'à ce que nous ayons des statistiques embrassant plus de 20 ou 30 cas[1]. Les seules statistiques qui nous offrent quelque garantie comme nombre et exactitude sont celles de M. Boinet[2], qui a pratiqué 45 fois l'opération sur 44 malades, dont une avait deux kystes qui furent ponctionnés et injectés l'un après l'autre :

Age des malades.	Cas.	Guérisons.	Insuccès.	Morts.
De 15 à 20 ans	2	1	1	0
20 30	7	5	1	1
30 40	17	16	0	1
40 50	11	6	2	3
50 60	5	2	0	3
60 78	3	1	1	1
	45	31	5	9

Dans 34 cas, les kystes étaient simples, et dans 11, composés. Tous les succès eurent lieu dans les cas de kystes simples ; mais la mort suivit l'injection de kystes simples. Toutes les opérations de kystes composés échouèrent, et la mort eut lieu chez 6 malades ; mais dans beaucoup de ces cas la mort fût survenue aussi vite, et peut-être plus vite que si on n'avait pas agi. Dans 19 cas sur les 45, la ponction et l'injection ne furent employées qu'une fois, et sur 16 on obtint une guérison radicale.

19 injectés	une fois. . .	16 guérisons	2 insuccès	1 mort.
7 —	deux fois.. .	5 —	1	1 —
6 —	trois fois.. .	4 —	1 —	1 —
4[3] —	quatre fois..	2 —	1 —	1 —
4 —	six fois. . .	2 —	0 —	2 —
2 —	sept fois. . .	1 —	0 —	1 —
2 —	neuf fois.. .	0 —	0 —	2 —

Le mémoire tout entier de M. Boinet est digne d'une étude atten-

[1] Docteur Simpson, dans *The Lancet*, 21 mars 1857, dit qu'il n'a vu qu'un cas de mort dans 20 ou 30 cas où il a employé les injections iodées. Cette assertion paraît singulière dans un mémoire consacré à la défense de la statistique. Sa leçon dans *The Medical Times* du 28 janvier 1860, est également vague, car il y parle de 40 ou 50 cas.

(*Note de l'Auteur.*)

[2] *Gazette hebdomadaire*, 21 novembre 1856, p. 828.

[3] Dans un de ces cas, quoique la tumeur ait été ponctionnée quatre fois, elle n'a été injectée que trois fois, et dans un autre deux fois.

tive ; car, en faisant la part de l'exagération dans laquelle tombent infailliblement tous les partisans d'une méthode particulière de traitement, les résultats sont de beaucoup plus favorables que ceux obtenus par tout autre procédé appliqué à la cure radicale de l'hydropisie ovarique.

La pratique des autres confirme aussi en grande partie les conclusions de M. Boinet ; ainsi M. Cazeaux [1] dit que sur 62 injections de kystes simples, il a eu 48 guérisons, 11 cas où la marche de la maladie fut retardée, et seulement 3 morts, M. Velpeau, lors de la discussion qui eut lieu à l'Académie de médecine en 1856 [2], évaluait à 130 le nombre d'opérations faites à ce moment, et sur ces 130, 30 seulement avaient eu une terminaison fatale, 64 avaient procuré une guérison permanente ; le liquide s'était reproduit 36 fois. 20 fois sur ces 30 cas de mort on avait rendu l'ouverture de la ponction fistuleuse, et c'est à ce procédé, qu'il qualifie de mauvais et de détestable, que M. Velpeau attribue la mort des malades plutôt qu'à l'usage des injections iodées. Le consciencieux travail de Günther [3] contient la statistique des injections jusqu'à l'année 1859, et, quoique les résultats soient moins favorables que ceux de Boinet, Cazeaux et du docteur Simpson, ils sont en somme très-encourageants. Sur 158 cas il y a eu :

> 32 guérisons.
> 48 rechutes.
> 13 cas non modifiés.
> 59 morts.
> 6 résultats non mentionnés.

En d'autres termes, parmi les résultats connus, il y a eu 21 pour 100 d'issues favorables, 38,8 pour 100 de morts. Ces statistiques ne nous donnent pas de documents qui permettent d'apprécier l'opportunité de l'injection dans ces différents cas, le danger qu'ont couru les malades qui ont survécu et celles qui ont été guéries, les causes qui ont causé directement la mort. A-t-elle été amenée ou avancée par l'injection ? Voilà les points sur lesquels nous aurions besoin d'être bien renseignés pour apprécier exactement les indications et les contre-indications de cette opération ou de toute autre.

---

[1] Cité par Schuh. Voy. *Canstatt's Jahresbericht* de 1859, in-8, vol. IV. Vürzburg, 1860, p. 351.
[2] *Bulletin de l'Académie de médecine*, 1856.
[3] *Lehre der blutigen Operationen*, in-f°, 38 Lieferung. Leipzig, 1859, p. 186.

Une seule mort sur 40 ou 50 cas d'injection iodée dans les kystes ovariques, c'est, après les résultats du docteur Simpson, les plus remarquables qu'on ait obtenus. Les dangers du procédé paraissent dépendre en grande partie de causes que l'opérateur peut maîtriser. Dans les premières opérations, en même temps qu'on employait l'injection iodée, on essayait de maintenir ouverte la plaie du kyste ; il n'est pas douteux que ce procédé a eu une large part dans la ter·minaison fatale. La durée du séjour de la solution dans le kyste, l'usage d'une solution trop forte, sont des éléments dont il faut tenir compte quand on juge les dangers auxquels exposent les injections iodées. M. Boinet a coutume d'employer un mélange composé de parties égales d'eau distillée et de teinture d'iode de la Pharmacopée de Paris, qui contient plus de deux fois la proportion d'iode qui entre dans la teinture composée de la Pharmacopée de Londres, la proportion étant dans la première de 1 pour 12 1/2, et dans la seconde de 1 pour 29. On injecte dans le kyste de $\mathfrak{Z}$ ɪv (120^{gr}) à $\mathfrak{Z}$ x (300^{gr}) de cette mixtion, à laquelle on ajoute un peu d'iodure de potassium pour assurer la complète solution de l'iode, et, après que le liquide est resté dans le kyste de sept à dix minutes, on le laisse s'écouler par la canule. Quoique dans beaucoup de cas une quantité considérable de teinture d'iode soit restée dans le kyste sans aucun danger, M. Boinet préfère toujours faire sortir l'injection au bout de quelques minutes. On ne peut pas lire les cas rapportés par M. Teale [1], dont l'un fut mortel et dont les deux autres furent suivis d'une perte de connaissance qui dura quatorze ou quinze heures, sans comprendre que le séjour prolongé du liquide dans la tumeur augmente beaucoup le danger. Les symptômes d'une formidable dépression sont aussi notés dans le cas qu'eut à traiter M. Brown à Mary's Hospital [2]. Ce praticien paraît avoir pour habitude de laisser l'injection dans le kyste et de combattre les accidents redoutables qui résultent de cette pratique en administrant du vin et du brandy. Parmi mes malades de St-Bartholomew's Hospital, chez qui je n'ai jamais laissé l'injection plus de dix minutes dans le kyste, une dépression sérieuse ne s'est produite qu'une seule fois. Je doute donc beaucoup qu'il soit nécessaire d'ajouter aux dangers que l'affection fait courir aux malades ceux d'un empoisonnement par l'iode, surtout

---

[1] Rapporté par M. Hardwick dans *Medical Times*, 31 janvier et 7 février 1851.
[2] *Lancet*, 21 mars 1857, p. 290.

lorsqu'il y a beaucoup de raison de croire que l'influence curative de l'agent s'est épuisée après un contact très-court avec les parois kystiques.

La nature de cette influence n'est pas encore très-bien interprétée. Il est évident que l'inflammation kystique n'est pas nécessaire au succès, car, dans beaucoup de cas où la reproduction du liquide n'a pas eu lieu, aucune douleur, aucun trouble constitutionnel n'ont accompagné l'opération. Le kyste, une fois vidé, ne s'est pas rempli de nouveau et la guérison n'a été au prix ni de ces souffrances, ni de ces dangers qui sont inséparables des autres modes de guérison de l'hydropisie ovarique. Nous n'avons, pour le moment, aucune autopsie des cas où l'injection a été heureuse. Mais l'observation nous a déjà appris que la cure radicale de l'hydrocèle n'implique pas nécessairement la formation d'adhérences entre les surfaces opposées du sac. De semblables adhérences semblent être moins fréquentes après l'usage de l'injection iodée qu'après tout autre procédé chirurgical pour la cure radicale de l'hydrocèle[1] ; et si, en pareil cas, les surfaces opposées d'un kyste, relativement petit, ne contractent pas d'adhérences, il est peu probable que l'adhésion s'effectue entre les surfaces opposées d'une large cavité qui a été distendue par plusieurs quarts (litres) du liquide. Il est possible que les chances de récidive soient plus grandes si les choses se passent réellement ainsi ; mais il est certain aussi qu'on gagne beaucoup en sécurité, en évitant les dangers d'une maladie aussi formidable, aussi difficile à arrêter que l'inflammation du kyste.

Alors même que toutes les précautions ont été prises et que l'injection a été employée dans les cas où il paraissait y avoir pour son usage le plus d'opportunité, la mort peut survenir inopinément, comme dans les cas rapportés par Lœwenhardt[2] et Legrand[5]. La malade de Lœwenhardt mourut, en apparence, du seul choc de l'opération, quatorze heures après la première paracentèse et la première injection. L'injection fut suivie d'une douleur intense et d'une grande dépression, mais on ne trouva aucune trace de péritonite ni d'inflammation du sac à l'autopsie. Les deux malades de Legrand moururent de péritonite. Chez une d'elles, la paracentèse

---

[1] Voy. l'observation de M. Hutin sur la cure de l'hydrocèle, citée par M. Boinet, *op. cit.*, p. 270.

[2] *Monatsschrift für Geburtskunde*, vol. XVI, p. 241.

[5] *Gazette des hôpitaux*, 9 juillet 1861, p. 320, et 12 octobre 1861, p. 479.

et l'injection iodée avaient été pratiquées six mois auparavant, sans le plus petit symptôme de désordre local ou constitutionnel. Chez l'autre, le paracentèse et l'injection iodée avaient été faites neuf fois. La dernière fois, quatre ans auparavant, la maladie avait semblé arrêtée, mais au bout de ce temps, une nouvelle ponction et une nouvelle injection étaient devenues nécessaires. Qnand on revint à l'opération, trois mois plus tard, c'est-à-dire quand on la pratiqua pour la onzième fois, de violents symptômes de péritonite se manifestèrent et la malade mourut en vingt-sept heures.

Ma propre expérience, qui ne comprend que dix cas, est trop limitée pour avoir une grande valeur ; j'en ai cependant donné les résultats dans le tableau suivant.

Dans son excellent livre sur les *maladies des ovaires et leur traitement,* publié en 1867, M. Boinet a posé les conclusions suivantes basées sur cent observations non choisies et prises dans l'ordre où avaient été faites les injections iodées :

1° Une ou plusieurs ponctions suivies d'injections iodées dans les hydropisies enkystées des ovaires, n'ont jamais offert le moindre danger, que les kystes fussent uniloculaires, simples, compliqués ou multiloculaires.

2° Ces injections, dans les kystes simples, ont presque toujours procuré la guérison et souvent une amélioration remarquable dans les kystes où la guérison n'était pas possible, comme dans les kystes multiloculaires.

3° Les kystes uniloculaires simples, à liquide aqueux, citrin hydatique, sanguin, purulent, quelle que soit leur étendue, guérissent souvent avec une seule ponction et une seule injection ; le relevé des 29 dernières opérations de M. Boinet lui a donné 27 guérisons.

4° On peut pratiquer sans inconvénient aucun plusieurs ponctions et plusieurs injections successives dans le même kyste.

5° Il est important d'injecter les kystes de bonne heure et avant qu'ils aient acquis un grand développement, contracté des adhérences, et avant que la santé générale des malades soit altérée.

6° La sonde à demeure doit être réservée pour les kystes uniloculaires, renfermant un liquide filant, huileux, etc., ou lorsqu'un grand nombre de ponctions ou d'injections ont échoué et que le liquide se reproduit avec une grande rapidité.

7° Enfin l'ovariotomie doit être appliquée à tous les kystes multiloculaires et à ceux des kystes qui renferment un liquide épais, filant, et à ceux qui ont résisté aux injections iodées.

Boinet, *Traité pratique des maladies des ovaires et de leur traitement,* précédé d'un aperçu anatomique et physiologique de ces organes. *Ovariotomie.* Paris, 1867, in-8, p. 280, 281.

(Note du Trad.)

TABLEAU MONTRANT LES RÉSULTATS DES INJECTIONS IODÉES DANS DES CAS D'HYDROPISIE OVARIQUE.

N°ˢ	AGE.	ÉTAT CIVIL.	DURÉE DE LA MALADIE.	PARACENTÈSES ANTÉRIEURES.	OVAIRE AFFECTÉ.	NATURE DU KYSTE.	QUANTITÉ DE LIQUIDE ÉVACUÉ AVANT INJECTION.	EFFETS IMMÉDIATS.	MARCHE.	RÉSULTATS.
1	26 ans.	Non mariée.	4 ans.	4. Kyste deux fois rompu dans l'abdomen.	Droit.	Simple.	5 pintes.	Inflammation du kyste; iodisme.	Ponctionnée au bout de 18 mois. Mariée au bout de 2 ans. 3 grossesses. Une à terme. Ponctionnée 20 fois en 7 ans.	Ralentissement probable de l'affection.
2	39 —	Mariée.	2 —	Aucune.	Droit.	Simple.	11 —	Symptômes inflammatoires aigus.	Les symptômes cédèrent rapidement à l'évacuation. Au bout de 2 ans le liquide ne s'était pas reproduit.	Guérison.
3	29 —	Non mariée.	1 —	un.	Les deux	Multiloculaire et en partie solide.	8	Iodisme. Extrême dépression.	Guérison graduelle, mais reproduction du liquide. 3 ponctions dans les 12 mois suivants.	Insuccès.
4	22 —	Non mariée.	2 —	Une.	Droit.	Probablement simple.	8 —	Peu de symptômes.	Pendant 2 ans, santé parfaite; au bout de 2 ans 1/4, une tumeur se reforma; elle contenait une masse distincte constituée sans doute par les débris du premier kyste. Nouvelle paracentèse suivie d'injection, mais reproduction du liquide.	Guérison du 1ᵉʳ kyste et ralentissement de la maladie. Mort 6 ans après l'apparition des 1ᵉʳˢ symptômes.
5	31 —	Mariée.	2 —	Une.	Gauche.	Probablement unique.	5 1/2 —	Symptômes inflammatoires.	Les symptômes cédèrent rapidement. Au bout de 18 mois le liquide ne s'était pas reproduit; mais on percevait sur sa paroi deux masses du volume d'une orange.	Guérison du 1ᵉʳ kyste. Ralentissement de l'affection.
6	21 —	Non mariée.	4 —	Une.	Gauche.	Simple.	5 1/2 —	Immédiatement, douleur intense.	On avait employé une solution aqueuse d'iode; le kyste fut extirpé avec succès quelques mois après par Humphry de Cambridge. Il n'avait presque pas d'adhérences.	Aucun. Opération non terminée.
7	35 —	Mariée.	4 —	Une et deux évacuations spontanées par l'ombilic.	Gauche.	Maligne.	16 pintes chaque fois en 3 mois.	Aucun.	La quantité de pus dans le liquide diminua beaucoup après la 1ʳᵉ injection et l'amendement semblait considérable. Les 2 autres n'eurent aucun effet. Mort par épuisement et par phlegmasia dolens 21 jours après la 3ᵉ injection.	Légère amélioration.
8	17 —	Non mariée.	6 mois.	Trois.	Droit.	Composé; beaucoup de matière solide.	19 pintes 1/2 à la 1ʳᵉ injection; 5 1/2 aux 2 injections suivantes.	Aucun.	Entre la 1ʳᵉ et la 2ᵉ ponction, 5 mois 1/2 d'intervalle; 1 1/2 entre la 2ᵉ et la 3ᵉ; 3 1/2 entre la 3ᵉ et la 4ᵉ. A partir de ce moment, injection d'iode; entre la 4ᵉ et la 5ᵉ, 8 mois d'intervalle; entre la 5ᵉ et la 6ᵉ, 20 mois 1/2.	Ralentissement marqué de la maladie. Mort 4 ans après le début de l'affection.
9	28 —	Non mariée.	6 mois.	Aucune.	Gauche.	Simple.	8 pintes de liquide sanguinolent. Base solide.	Douleur. Nausées pendant 24 heures. Fièvre. Dépression.	Reproduction rapide du liquide séreux. Ablation du kyste 5 mois après par M. S. Well. Mariée 9 mois après; maintenant grosse de 5 mois.	Insuccès.
10	29 —	Non mariée.	2 ans 1/2	Décès. Tentative d'injection après la 2ᵉ, suspendue à cause de la douleur; suivie de symptômes de péritonite.	Droit.	Simple.	4 pintes 1/2.	Grande douleur. Dépression.	Morte par collapsus et péritonite; épanchement d'une grande quantité du liquide de l'injection dans le péritoine, bien qu'il fût ressorti par la canule.	Mort.

La première chose qui frappe quand on jette un coup d'œil sur ce tableau, c'est qu'aucune injection[1] n'a eu de conséquence fatale, excepté dans le cas où elle s'échappa dans la cavité abdominale. Trois fois, aucun trouble constitutionnel n'a suivi l'opération ; lorsque, dans quelques cas, il est survenu des symptômes graves, on n'a trouvé aucune connexion entre eux et la guérison permanente de la malade. L'incertitude sur la gravité des accidents consécutifs à l'injection a été remarquée par Shuh[2] qui dit que, « les premiers effets de l'injection iodée sont très-variables et ne peuvent être prévus. Chez la même malade, une injection ne donnera lieu à aucun signe de réaction locale ou constitutionnelle, tandis qu'une autre suscitera une tempête de symptômes dangereux.» L'inflammation kystique eut lieu plusieurs fois, mais elle céda vite à des déplétions modérées. Les signes, dans beaucoup de cas, furent, en partie, masqués ou exagérés par les symptômes d'iodisme, c'est ainsi qu'on a nommé les phénomènes produits par l'absorption d'une grande quantité d'iode. Une douleur abdominale habituellement très-violente, mais de courte durée, une extrême dépression, les extrémités froides, un pouls fréquent, faible, qui devient même imperceptible au poignet pendant quelques heures, des nausées, accompagnées de vomissements, de la somnolence sans sommeil, de la soif, un goût métallique dans la bouche, tels sont les symptômes qui surviennent immédiatement, ou au bout de quelques heures, après l'injection du kyste, et qui font naître l'idée d'un danger beaucoup plus grand qu'il ne l'est en réalité. En même temps que cet état morbide qui perd son caractère formidable au bout de vingt-quatre heures, on trouve des urines rares, d'un rouge sombre, chargées d'iode. La diminution de la quantité d'iode contenue dans les urines, l'augmentation de la sécrétion urinaire, l'atténuation des symptômes sont des phénomènes qui surviennent simultanément. Dans les cas où les symptômes de l'iodisme ont été le plus alarmants, on s'était servi de la solution aqueuse d'iode ; un des avantages de l'adjonction d'une certaine

---

[1] L'injection dont j'ai coutume de me servir est une solution extemporanée recommandée par M. Guibourt, de Paris (Voy. Boinet, *op. cit.*, p. 101), et qui consiste en 5 parties d'iode, 5 d'iodure de potassium, 50 d'alcool et 100 d'eau. La quantité d'iode que cette mixture contient ne diffère pas matériellement de celle qui existe dans une mixture de parties égales de teinture d'iode composée de la Pharmacopée de Londres et d'eau distillée. (*Note de l'Auteur.*)

[2] Voy. *Canstatt's Jahresbericht*, vol. IV. Würzburg, 1861, p. 401.

(*Note de l'Auteur.*)

quantité d'alcool à la solution paraît être de retarder l'absorption de l'iode. J'ai trouvé pourtant des traces d'iode dans l'urine quatorze jours après l'injection de la solution dont je me sers habituellement et qui contient un tiers d'alcool; je n'avais laissé séjourner le liquide que dix minutes dans le kyste.

L'observation de ces faits me rend décidément opposé à la pratique qui consiste à employer de fortes solutions d'iode et à laisser l'injection dans le kyste. C'est à cette pratique qu'il faut attibuer, en grande partie, les formidables accidents et les cas de mort qui sont arrivés en Angleterre. L'impossibilité de distinguer d'avance les cas où l'injection iodée sera bien tolérée, de ceux où se manifesteront l'iodisme et l'inflammation du kyste, constitue contre l'opération une objection qui s'élève, du reste, contre tous les procédés qu'on emploie pour la guérison ou pour l'amélioration temporaire de l'hydropisie ovarique.

Il est difficile de fixer le laps de temps qui doit s'écouler pour qu'on puisse garantir la guérison permanente de la maladie. Deux ans après l'injection d'un kyste avec la solution iodée, le liquide ne s'est pas reproduit; on peut, sans doute, regarder ce cas comme un exemple de guérison radicale. Mais, dans deux autres cas, l'oblitération du premier kyste fut suivie, au bout de dix-huit mois pour l'un et au bout de deux ans pour l'autre, du développement d'autres kystes, preuve que la tumeur n'était pas simple comme on l'avait supposé d'abord. Ces faits montrent que les succès obtenus par ce procédé sont très-incomplets, surtout si on les compare à la cure réellement radicale effectuée par l'extirpation de l'ovaire. D'un autre côté, ils doivent nous encourager, puisqu'ils font voir que la présence d'une portion de matière solide dans la tumeur ne contre-indique pas l'injection, et que la nature composée du kyste ne rend pas toujours l'opération dangereuse; mais que nous pouvons en attendre le ralentissement de la maladie, dans le cas où il faut abandonner tout espoir d'une cure permanente.

La valeur réelle de ce procédé doit être définitivement fixée par des expériences plus nombreuses que celles qu'on a faites jusqu'à présent. Il est inutile de mettre des noms en avant, à propos d'une question qui reste encore indécise. Dans notre pays, le docteur Simpson est le seul qui ait eu recours aux injections iodées dans l'hydropisie ovarique, et j'ai déjà mentionné les conclusions extrêmement favorables auxquelles il est arrivé.

N'ayant plus un service d'hôpital, je n'ai pas pu pousser plus loin mes investigations sur ce sujet ; il est à regretter que dans ces derniers temps l'attention ait été exclusivement absorbée par l'ovariotomie, et qu'on n'ait pas cherché avec plus de soin à préciser l'indication de ces injections iodées et les moyens de conjurer les dangers auxquels elles exposent. Bien qu'on s'en soit un peu plus occupé en France et en Allemagne, on n'a pas soumis les recherches à cette critique sévère qui pourrait en garantir la valeur ; aussi a-t-on été désappointé et a-t-on crié à la négligence, quand on a vu que les premiers succès avaient été surfaits.

Le professeur Scanzoni, quoique toujours pénétré des dangers sur lesquels il a insisté dans la première édition de son livre publié il y a huit ans, a de nouveau essayé l'opération ; et les trois cas où il y a eu recours, ont été couronnés de succès. Ce succès, il le doit, sans aucun doute, aux précautions suivantes qu'il a eu soin de prendre. Le kyste était d'abord vidé aussi complétement que possible, et alors, avant de faire l'injection, on examinait très-attentivement si le kyste était simple ; s'il semblait ne pas l'être, on ne faisait pas d'injection. Quand on se décidait à la faire, un cathéter élastique s'adaptant exactement à la canule était introduit jusqu'au fond du kyste et on injectait alors de 1 à 3 onces de teinture d'iode pure. Au bout de quelques minutes, tout ce liquide était soigneusement pompé au moyen d'une seringue, et, après le pansement de la plaie, l'abdomen était recouvert de compresses imbibées d'eau glacée, aussi longtemps que persistait la douleur, habituellement vive, produite par l'injection. Chez la première de ces trois malades, le kyste se remplit de nouveau, six semaines après la première injection. — On en fit une seconde à ce moment, qui fut suivie d'une péritonite généralisée ; la malade guérit et elle paraissait d'une bonne santé un an après. Dans le second cas, une ponction et une injection uniques furent suivies d'une guérison qui persistait au bout de dix mois. Dans le troisième cas, il existait deux tumeurs affectant peut-être les deux ovaires. On fit l'injection dans l'une d'elles ; à la fin du quatrième mois, le liquide ne s'était pas reproduit ; quant à la seconde tumeur qui paraissait solide au début, elle s'est ramollie, et il est probable qu'avant peu on sera obligé de la ponctionner et de l'injecter.

<hr>

[1] *Op. cit.*, 3ᵉ éd., 1864, p. 468.

Pour estimer la valeur des injections iodées, nous avons besoin d'une réponse aux questions suivantes. Je les recommande spécialement à ceux qui semblent considérer que de bruyantes diatribes contre l'ovariotomie, sans aucun effort pour augmenter nos connaissances sur les maladies de l'ovaire et sans ajouter à nos ressources thérapeutiques, remplissent tous nos engagements vis-à-vis de notre profession et de nos semblables.

Il faut s'assurer :

1° Si ces injections peuvent être employées avec sécurité dans les cas de kystes composés, et si elles ont pour effet de retarder le développement du kyste principal ; si la nature du liquide, sa transparence, par exemple, et son peu de viscosité indiquent l'usage de l'injection, même dans le cas de kystes multiloculaires.

2° Si la précaution, suggérée par le professeur Simpson, de ne jamais employer l'injection, après une première ponction, diminue le danger de l'opération.

3° S'il est plus avantageux d'employer une solution d'iode aqueuse ou alcoolique ; et si l'emploi d'une grande quantité de solution faible fait courir moins de dangers qu'une petite quantité de solution forte.

4° Quels sont les moyens qui garantissent le mieux contre l'introduction de l'injection dans la cavité abdominale.

5° S'il est bon de laisser séjourner longtemps l'injection dans le kyste, ou s'il est plus avantageux pour prévenir l'iodisme, l'inflammation du kyste et la péritonite, de la pomper complétement au moyen de la seringue de Bowditch.

6° Quel est le rapport qui existe entre le degré de la douleur au moment de l'injection et l'invasion ultérieure d'une péritonite dangereuse ou d'une inflammation du kyste, et jusqu'à quel point par conséquent cette douleur doit être regardée comme contre-indiquant l'injection.

7° Quels sont les meilleurs moyens de prévenir et d'arrêter les symptômes dangereux consécutifs à l'injection.

8° Quel est le résultat qu'on doit attendre d'une deuxième injection quand la première n'a pas réussi ; et, dans le cas où on se déciderait à la répéter, s'il vaut mieux la faire immédiatement ou l'ajourner jusqu'au moment où l'état général de la malade en fait une nécessité.

La grande objection qu'on a formulée jusqu'à présent contre tous les procédés qui ont pour objet la cure de l'hydropisie ovarique, c'est que, non-seulement ils n'atteignent pas le but, mais qu'ils causent souvent la mort des malades. Il y a une très-petite moyenne de succès contre-balancée par une moyenne également très-petite de mortalité. Il faudrait que la guérison parfaite fût presque certaine pour compenser les dangers qu'on a fait courir à l'existence. Je pense qu'on trouvera que l'innocuité relative des injections iodées est d'un grand poids en leur faveur. Pour ma part, j'avoue qu'il me répugne de tenter le succès avec de mauvaises chances et des moyens qui compromettent l'existence.

Nous rechercherons dans la prochaine leçon si ce reproche s'applique au remède suprême, l'ablation de l'organe malade.

NOTE DU TRADUCTEUR

Sur la ponction et sur les injections iodées dans le traitement des kystes de l'ovaire.

I

Je veux dire quelques mots d'un nouveau procédé opératoire employé avec succès par M. le docteur Barth dans un cas de kyste de l'ovaire qui s'agrandissait incessamment jusqu'à envahir la presque totalité de la cavité abdominale. La communication dont ce procédé a été l'objet fut faite à l'Académie de médecine le 1er avril 1856.

L'agrandissement rapide de la cavité kystique, la dyspnée produite par le refoulement du diaphragme avaient rendu l'opération urgente. Au lieu de faire la ponction selon le procédé habituellement employé, M. Barth eut la pensée de ponctionner le kyste sur la ligne médiane de l'abdomen, à trois travers de doigt au-dessus de la symphyse pubienne, la vessie ayant été vidée préalablement par le cathétérisme. Ramenant alors en avant la gaîne de l'instrument, il introduisit de nouveau, sur le plat, un trocart courbe, dont l'extrémité perfora une seconde fois la double paroi du kyste et de l'abdomen, mais cette fois de dedans en dehors. Un tube de caoutchouc très-flexible, muni de deux yeux à sa partie moyenne, fut conduit à travers la gaîne au moyen d'un fil métallique, de sorte que les deux extrémités de ce tube, pendantes au dehors, pussent offrir au liquide un moyen d'écoulement incessant et facile. — Pendant l'opération et dans les quelques heures qui suivirent, il s'écoula plus d'un seau de liquide foncé, épais et visqueux, analogue à de la mélasse. Il se développa une péritonite locale de faible intensité; dès le troisième jour, les accidents avaient disparu. L'abdomen fut légèrement comprimé pour faciliter la formation des adhérences entre la paroi du kyste et la paroi abdominale. Le kyste diminua rapidement de volume. — Huit jours après la ponction, on fit une injection d'eau tiède par le bout supérieur du tube ; elle s'écoula par le bout inférieur sous forme d'un liquide blanc verdâtre épais. — Le dix-huitième jour seulement, à partir de la ponction, on pratiqua pour la première fois une injection iodée; une très-petite quantité pénétra dans la cavité kystique qui paraissait déjà réduite à une petite poche de peu de capacité. — Le vingt-unième jour, deuxième injection : on ne parvient à faire pénétrer qu'une quantité moindre que la première fois. — La guérison était à peu près complète au moment où M. Barth fit sa communication.

Voici ce qu'il avait voulu obtenir par son procédé :

1° Maintenir le kyste appliqué contre la paroi abdominale, à la disposition de l'opérateur, et empêcher ainsi le liquide contenu dans la poche, et surtout l'injection iodée, de pénétrer dans la cavité abdominale.

2° Laisser au contenu du kyste une issue continuelle afin de favoriser le retrait de la tumeur.

5° Diminuer la superficie interne du kyste avant de faire l'injection iodée, et prévenir ainsi l'empoisonnement iodique qui peut survenir lorsqu'une large surface absorbante, mise tout à coup en activité, jette dans la circulation, en peu de temps, une masse considérable de principes toxiques.

4° Permettre de répéter facilement et à volonté l'injection irritante, sans avoir à chercher le kyste, et avec la certitude de ne pas injecter le liquide dans le péritoine.

5° Éviter les ponctions répétées.

II

Le but que se proposait M. Barth avait-il été atteint? Nous le verrons plus tard. Pour le moment, occupons-nous du procédé en lui-même et passons en revue les objections qu'on peut lui faire. Ces objections ne se firent pas attendre. Un homme dont la compétence en pareille matière n'est mise en doute par personne, M. le docteur Boinet, se hâta de les formuler dans un mémoire lu à l'*Académie de médecine*, séance du 8 avril 1856. Ce mémoire, qui a pour titre : *Traitement curatif des kystes de l'ovaire*, aborde e résout plusieurs questions d'un haut intérêt pratique.

1° M. Boinet commence par établir que les *adhérences* qu'on cherche à provoquer entre le kyste et la paroi abdominale sont plus nuisibles qu'utiles, parce qu'elles s'opposent au mouvement de retrait que la poche éprouverait après la ponction si elle était libre dans la cavité péritonéale. Elles sont d'autant plus nuisibles qu'elles s'effectuent sur un point plus éloigné de l'origine du kyste. Pour éviter les inconvénients qu'elles entraînent, il faudrait :

a. Opérer les kystes dès qu'ils apparaissent et avant qu'ils aient acquis un grand développement, ce qui favorise la formation des adhérences ;
b. Les ponctionner du côté où ils se sont développés et le plus près possible de leur lieu d'origine ;
c. Éviter autant que faire se pourra les sondes à demeure.

M. Boinet ajoute que ces adhérences, non-seulement retardent la guérison, mais exposent quelquefois à des accidents mortels, c'est-à-dire à des étranglements internes produits par les brides sous lesquelles viennent s'engager ou autour desquelles viennent s'enrouler les anses intestinales.

Quant aux ponctions répétées qui ne suppurent jamais, qui se cicatrisent et se guérissent en quelques heures, elles sont moins à craindre que les deux ponctions qui établissent une communication permanente à l'air dans le foyer du kyste, et qui exposent le kyste à tous les dangers de la suppuration. Au surplus, il est toujours temps d'en venir à la sonde à demeure, lorsque plusieurs ponctions et plusieurs injections, toujours inoffensives quand elles sont faites avec prudence, n'amènent pas le résultat qu'on voulait obtenir.

2° Est-ce courir la chance d'une *péritonite promptement mortelle* que de faire suivre la ponction d'un kyste ovarique d'une *injection iodée*, et le liquide iodé peut-il s'écouler en dehors du kyste dans la séreuse abdominale? — Non, répond M. Boinet, si on pratique la ponction et l'injection avec les précautions et les instruments convenables. Sur plus de 500 opérations d'injections iodées dans des kystes ovariques de toute nature, il n'a pas eu à déplorer une seule fois cet accident. Quand il est arrivé, c'est que l'opérateur s'était servi d'un trocart et d'une seringue à hydrocèle ordinaires. D'ailleurs, la canule en caoutchouc laissée dans l'ouverture du kyste et de l'abdomen étant molle, sans résistance et se trouvant plus petite que ces ouvertures, peut laisser s'épancher le liquide dans le péritoine.

Si on voulait mettre à exécution l'idée de M. Barth, c'est-à-dire traverser le kyste avec une sonde-séton, M. Boinet propose le procédé suivant qu'il a employé très-heureusement deux fois, dans deux cas où des ponctions successives et des injections iodées répétées avaient été impuissantes. Au lieu de *ponctionner le kyste par le vagin*, comme Neumann, Récamier et beaucoup d'autres, ce qui est une opération difficile et dangereuse, avec un trocart gros, très-long et légèrement courbe, qu'on pourrait au besoin remplacer par la sonde à dard dont on fait usage dans la taille sus-pubienne, M. Boinet fait une ponction au-dessus du ligament de Poupart. Le kyste étant vidé de son contenu, il remplace le poinçon ordinaire de la canule par un poinçon arrondi à son bout; puis il dirige l'instrument vers le fond du petit bassin, dans le cul-de-sac recto-vaginal, en le poussant de haut en bas. Le doigt indicateur de la main gauche introduit dans le vagin ou le rectum, suivant qu'on veut établir une communication du kyste avec l'un ou l'autre de ces organes, cherche à reconnaître l'extrémité de l'instrument qui vient faire saillie dans un point du vagin ou du rectum, qu'il pousse en dehors. Ceci fait, on remplace le poinçon boutonné par le poinçon ordinaire du trocart et l'on traverse les parties sur l'indicateur gauche qui reste toujours pour diriger la pointe de l'instrument. Puis on retire le poinçon et une sonde de gomme élastique, percée de plusieurs trous latéraux, est introduite sans canule à la place du poinçon et laissée à demeure pour permettre l'écoulement continu du liquide et faire les injections iodées. On rentre le bout supérieur ou abdominal de la sonde dans l'intérieur du kyste, de telle sorte que la première ponction ne suppure pas et se trouve dans les conditions des ponctions simples.

3° *Une injection iodée peut être faite dans la poche très-vaste d'un kyste sans crainte de voir se développer un véritable empoisonnement.* — La crainte d'un empoisonnement iodique à la suite d'une injection iodée dans le kyste paraît chimérique à M. Boinet. Jamais il n'a observé un pareil accident, bien qu'il ait laissé quelquefois de la teinture d'iode en assez grande quantité dans les cavités injectées. La susceptibilité inflammatoire des kystes offrant une large surface n'existe pas; elle ne se trahit par aucun phénomène de sensibilité. Les phénomènes de douleur, si surtout ils se manifestent d'une manière vive et subite, indiquent que l'injection iodée a pénétré dans le péritoine et non dans le kyste.

4° *La guérison des kystes de l'ovaire a-t-elle lieu par rétraction du kyste ou par inflammation adhésive de ses parois?* — D'après M. Boinet, la teinture d'iode est un *modificateur* puissant dont l'action toute spéciale sur les surfaces a pour effet de modifier avantageusement les sécrétions morbides. Aussi est-ce par *rétraction* que les kystes ovariques guérissent et non par *inflammation adhésive*. Dans les kystes purulents, cette puissance modificatrice de l'iode se montre au plus haut degré : elle change, après quelques injections, le liquide purulent en liquide séreux et de bonne nature. L'adhésion qui a lieu est très-incomplète; elle dépend d'une inflammation antérieure ou étrangère aux injections iodées.

5° *Les kystes de l'ovaire peuvent-ils guérir après une ou deux ponctions simples ou même sans opération aucune?* — M. Boinet croit que l'affirmative ne peut être soutenue et qu'on ne trouverait pas dans la science un seul fait authentique de guérison de kyste ovarien obtenue par les ponctions palliatives ou par les seuls efforts de la nature. Il y a près d'un siècle, un médecin illustre et profond observateur, William Hunter, disait en parlant de l'hydropisie enkystée de l'ovaire : « J'ai eu occasion de voir un grand nombre d'hydropisies enkystées, dont plusieurs furent traitées par des médecins de premier rang, et cependant je n'ai jamais observé un exemple de guérison ; je ne connais même pas un seul cas dans lequel la tumeur ait sensiblement diminué de volume sous l'influence d'un autre traitement que la ponction. S'il m'était permis de juger d'après tout ce que j'ai vu tant sur le vivant que sur le cadavre, je serais porté à croire que l'hydropisie de l'ovaire est *une affection incurable dont le trocart est le seul palliatif*. » (*Medical Observations and Inquiries*, t. II, p. 56.)

Quelques cas de guérison spontanée prouvent que cette opinion, vraie quand elle embrasse la généralité des cas, serait fausse si on la prenait dans un sens trop absolu.

« Les ponctions successives et fréquemment répétées, dit M. Boinet, suivies des injections iodées, les sondes à demeure dans quelques cas, les lavages et, enfin, la méthode que nous mettons en usage, nous paraissent le seul traitement applicable aux kystes de l'ovaire. Ces ponctions et ces injections, employées convenablement et à propos, sont exemptes de dangers et nous ont fourni des guérisons inattendues et qui datent déjà de plusieurs années, de sept à huit ans. »

III

La communication de M. Barth devint le point de départ d'une discussion très-importante à l'*Académie de médecine* sur le traitement des kystes de l'ovaire. — La malade de M. Barth mourut d'une péritonite qui survint immédiatement après un accouchement. La grossesse, qui s'était développée malgré l'existence du kyste ovarique et l'opération grave qu'on avait tentée pour sa cure radicale, avait passé inaperçue. — Fatiguée de la sonde à demeure par laquelle s'écoulait toujours du liquide, la malade l'arracha. Ce fut la cause de la péritonite. A l'autopsie, on trouva, au-dessus de la vessie et appliqué contre la paroi du ventre, le kyste ovarique aplati, renfermant un liquide analogue à celui qui avait été évacué pendant la vie. A la partie supérieure du kyste existait une ouverture arrondie, de la largeur d'une pièce de 50 centimes ; c'est par là que le contenu de la poche s'était échappé dans la cavité abdominale. Le péritoine était rempli d'une sérosité floconneuse et tapissé de dépôts pseudo-membraneux. Enfin, derrière la tumeur, on trouvait la matrice revenue sur elle-même et telle qu'elle se présente d'ordinaire après l'accouchement.

Dans la mémorable discussion qui eut lieu à l'Académie de médecine en 1856 et 1857, sur le traitement des kystes ovariques, chaque orateur posa des conclusions ; il me semble utile, ou du moins curieux, d'en rapporter ici quelques-unes. Du reste, c'est un hommage que nous devons aux médecins et aux chirurgiens français qui ont tant fait pour élucider la question qui nous occupe.

D'après M. Huguier :

1° Les kystes de l'ovaire ne sont pas des affections aussi bénignes qu'on le pense généralement ; ce sont, au contraire, des affections fort graves dans un grand nombre de circonstances ;

2° C'est une erreur de penser que, dans la majorité des cas, la vie se prolonge jusqu'à un âge avancé ; plus la femme est jeune, plus promptement elle succombe ;

3° Les kystes uniloculaires, sans altération organique de leurs parois, qui contiennent du liquide séreux, séro-sanguinolent ou albumineux ; ceux qui ont eu pour point de départ une grossesse extra-utérine, les kystes purulents, sont ceux dont on obtient le plus facilement la guérison ;

4° Il ne faut pas toucher aux kystes aréolaires ou multiloculaires, à moins que, très-peu volumineux, ils causent déjà de grandes incommodités ou souffrances ; on a alors la chance d'éviter les graves accidents que leur traitement chirurgical, ordinairement, détermine lorsqu'ils sont volumineux ;

5° Le moment opportun pour opérer est celui où le kyste, n'ayant pas encore acquis un grand volume, commence à faire souffrir la malade ou à exercer une fâcheuse réaction sur les fonctions ;

6° Rarement, l'emploi d'une seule méthode réussit ; souvent, il faut les combiner ;

7 Parmi les injections, les iodées sont celles qui réussissent le plus souvent, qui sont le moins suivies d'accidents et qui mettent le plus sûrement à l'abri de l'infection purulente ;

8° On devra, autant que possible, attaquer le kyste par le vagin plutôt que par la paroi abdominale.

D'après M. Cruveilhier :

1° Les hydropisies enkystées de l'ovaire sont une affection purement locale qui ne comporte qu'un traitement chirurgical. Il est douteux qu'un traitement médical quelconque pût exercer la moindre influence sur leur marche progressive ;

2° Il est des hydropisies de l'ovaire qui sont absolument incurables et qui ne comportent ni traitement curatif ni traitement palliatif. Ce sont les kystes aréolaires, les kystes vésiculaires et les kystes multiloculaires, à cellules très-multipliées et non communiquantes ;

3° Il est au contraire des hydropisies de l'ovaire qui sont susceptibles d'un traitement palliatif et même d'un traitement curatif : tels sont essentiellement les kystes uniloculaires séreux, les kystes uniloculaires albumineux, dont le contenu peut être évacué par la ponction, et les kystes multiloculaires à cellules communiquantes ;

4° Sont susceptibles seulement d'un traitement palliatif, les kystes composés, en partie uniloculaires, en partie aréolaires ou vésiculaires, ou multiloculaires ;

5° Le traitement palliatif a pour objet l'évacuation pure et simple du contenu du kyste par la ponction. Le traitement curatif a pour objet de déterminer le retrait et l'inflammation adhésive des parois du kyste ;

6° La ponction, même avec un gros trocart, étant insuffisante pour évacuer le contenu du kyste, quand ce contenu est gélatiniforme ou extrêmement visqueux, l'incision de Ledran devrait lui être substituée, avec les précautions nécessaires pour prévenir l'épanchement du liquide dans le péritoine ;

7° A la proscription absolue de toute tentative de cure radicale du kyste ovarique, établie comme règle jusque dans ces derniers temps, doit être substituée la prise en considération sérieuse des moyens curatifs proposés et mis en pratique ;

8° Dans l'état actuel de la science, le traitement curatif des hydropisies de l'ovaire ne doit être tenté qu'avec une extrême prudence, même dans les conditions les plus favorables ;

9° Le grand danger dans le traitement curatif, comme aussi dans le traitement palliatif, c'est l'inflammation purulente et gangréneuse du kyste. Le choix du procédé à mettre en usage doit être dirigé d'après cette indication ;

10° Le moment d'opportunité pour l'application du traitement curatif est celui où le volume du kyste commence à troubler l'exercice des fonctions.

D'après M. Cazeaux :

1° Les kystes de l'ovaire constituent une maladie des plus graves et assez promptement mortelle ;

2° La ponction dite palliative ne guérit que dans des cas très-exceptionnels, ne soulage que pour un temps, expose la malade à des dangers sérieux sans lui offrir, en compensation, les chances probables d'une vie moyenne ;

3° La ponction suivie de l'injection iodique est, dans l'état actuel de la science, le moyen le plus sûr et le moins dangereux de guérir cette maladie jusqu'alors incurable ;

4° Il est aujourd'hui presque rationnel d'y recourir dans tous les cas de kystes séreux, hydatiques et uniloculaires ;

5° Si les kystes séro-purulents ou séro-sanguinolents offrent moins de chances de guérison, les résultats obtenus par M. Boinet autorisent à en tenter la cure radicale ;

6° Enfin, les kystes à loges nombreuses, comme tous ceux dont les liquides sont épais ou gélatineux, ne paraissent pas susceptibles de guérir par la nouvelle méthode.

D'après M. Jules Guérin, il importe :

1° De vider les kystes aussi complétement que possible; d'empêcher l'entrée de l'air pendant et après l'opération, et de l'extraire, s'il y a lieu ;

2° De prévenir tout épanchement dans le péritoine ;

3° De pratiquer l'injection, d'extraire le liquide injecté sans désemparer et en évitant le double accident de l'entrée de l'air et de l'épanchement péritonéal ;

4° De provoquer le retrait du kyste et le rapprochement de ses parois; de modifier le caractère de sécrétion de la membrane interne dans le but d'en favoriser l'agglutination.

M. Guérin arrive à remplir les indications qu'il pose au moyen d'un appareil très-ingénieux dont on trouvera la description dans la *Gazette médicale de Paris*, année 1857, p. 34.

D'après M. Velpeau :

1° Les kystes de l'ovaire ont une durée variable qui est ordinairement de six, dix, douze ans :

2° Dans certains cas rares, ils peuvent guérir spontanément ou par certains moyens thérapeutiques ;

3° Leur guérison peut avoir lieu par suite d'une rupture, bien que cet accident soit le plus souvent funeste;

3° La ponction palliative des kystes de l'ovaire n'est pas une opération dangereuse ; elle peut amener la guérison définitive dans certains cas, très-exceptionnels à la vérité; elle a l'inconvénient grave de produire ou de hâter l'épuisement de l'économie par la soustraction d'une quantité considérable de liquide ;

5° *L'extirpation des ovaires est une opération affreuse et doit être proscrite, quand même les guérisons annoncées seraient réelles ;*

6° Les seules injections irritantes franchement utiles à employer sont les injections iodées, et celles-ci sont utiles à tous les kystes séreux de l'abdomen, appartenant à l'ovaire ou étrangers à cet organe. Quant aux kystes multiples aréolaires, compliqués de dégénérescences, il ne faut pas y toucher ;

7° Pour les autres kystes visqueux, gélatineux, hématiques, il y aurait lieu à les évacuer et à voir si la nature du liquide ne serait pas modifiée après plusieurs ponctions. On pourrait guérir de cette façon le quart ou la moitié de ces kystes.

I V

Quand l'illustre chirurgien de l'hôpital de la Charité formulait en 1856, dans sa cinquième conclusion, cet anathème contre l'ovariotomie : « *L'extirpation des ovaires est une opération affreuse et doit être proscrite, quand même les guérisons annoncées seraient réelles,* » il ne prévoyait pas que de nombreux succès ne tarderaient pas à justifier, dans presque tous les pays, l'une des tentatives les plus hardies de la chirurgie moderne. Mais ces succès devaient ébranler la confiance qu'on avait eue jusqu'alors dans la pratique des ponctions répétées et des injections iodées. La réaction était inévitable et dans l'ordre des choses. Seulement, quelques chirurgiens l'ont poussée au delà de toute limite raisonnable, Il y en a qui ont été jusqu'à dire que la ponction devait être complétement abandonnée. M. Stilling, par exemple, s'écrie dans son ouvrage sur la *Méthode extra-péritonéale de l'ovariotomie : « No surgeon should ever puncture an ovarian cyst. Tapping is a crime ! Never Tap ! »* — « Un chirurgien ne devrait jamais ponctionner un kyste ovarique. La ponction est un crime ! Ne ponctionnez jamais ! » Pour justifier une manière de voir si absolue, et dont l'expression devient presque plaisante par l'enflure de sa solennité tragique, M. Stilling ajoute que les difficultés de l'ovariotomie augmentent en proportion du nombre des ponctions antérieures dont chacune a pour effet d'empirer l'état de la malade.

Des vues aussi exagérées ne pouvaient pas rester sans réponse. Un des hommes les plus autorisés en fait de pathologie ovarique, M. T. Spencer Wells, se chargea de la réfuter dans un mémoire lu, le 7 avril 1869, devant *the Royal Medical and Chirurgical Society of London* et publié dans le volume LII des *Medico-Chirurgical Transactions*.

Tout en espérant que peu de chirurgiens iront aussi loin que M. Stilling dans leur haine contre la ponction, M. Spencer Wells reconnaît que beaucoup d'entre eux ont soulevé contre cette pratique les deux objections suivantes : 1° *La ponction est dangereuse par elle-même et ne peut procurer qu'une amélioration temporaire; 2° elle est suivie d'adhésions ou d'autres modifications locales qui augmentent beaucoup, dans l'avenir, les dangers que fait courir l'ovariotomie.*

Pour apprécier rigoureusement la valeur de ces objections, M. Spencer Wells a analysé les 500 cas d'ovariotomie complète qu'il a pratiqués, et il a dressé le tableau suivant où l'on voit les cas dans lesquels la ponction n'avait jamais été faite et ceux où on l'avait pratiquée de une à seize fois.

	NOMBRE DE CAS.	GUÉRISONS.	MORTS.	MORTALITÉ POUR 100.
Aucune ponction. . .	135	98	37	27,40
Une ponction.	78	58	20	25,64
Deux ponctions. . . .	56	24	12	33,33
Trois — . . .	19	14	5	26,32
Quatre — . . .	9	6	3	
Cinq — . . .	3	2	1	
Six — . . .	5	2	3	
Sept — . . .	2	2	»	
Huit — . . .	4	3	1	33,33
Neuf — . . .	3	2	1	
Dix — . . .	2	2	»	
Onze — . . .	1	»	1	
Quinze — . . .	1	1	»	
Seize — . . .	2	1	1	
Totaux.	500	245		

On peut voir, d'après ce tableau, que la moyenne de la mortalité a été de 28,33 pour 100, et que 135 malades, c'est-à-dire à peu près la moitié, n'avaient jamais été ponctionnées. Chez ces 135 malades, la moyenne de la mortalité a été de 27,40 pour 100, ce qui la rend inférieure de moins de 1 pour 100 à la mortalité générale. En d'autres termes, le seul fait qu'une malade a ou n'a pas été ponctionnée *ne modifie pas de un pour cent* le résultat de l'opération, du moins autant qu'on en peut juger, ajoute avec modestie M. Spencer Wells, d'après 500 opérations d'ovariotomie qu'il a pratiquées lui-même.

La mortalité des malades qui n'avaient pas été ponctionnées, quoique moindre de 5 pour 100 environ que celle des malades qui avaient été ponctionnées deux fois, est plus grande cependant que celle des malades qui avaient subi une et trois ponctions. Ainsi 78, c'est-à-dire un peu plus du quart, avaient été ponctionnées une fois, et la mortalité a été de 25,64 pour 100. — Sur 19 qui avaient été ponctionnées trois fois, la mortalité a été de 26,32 pour 100, — Sur 36 qui avaient été ponctionnées deux fois, la mortalité a été absolument la même que dans le groupe des cas où la ponction avait été faite de quatre à seize fois, c'est-à-dire de 33,33 pour 100 ou de 1 pour 3.

On peut donc être à peu près certain, dit M. Spencer Wells, que les ponctions antérieures ne modifient que très-peu la mortalité consécutive à l'opération de l'ovariotomie et n'augmentent que d'une façon insignifiante la gravité du pronostic. Au surplus, chez beaucoup de malades qui avaient été ponctionnées plusieurs fois, il n'existait souvent aucune adhérence, tandis qu'on en trouvait de solides chez celles qui n'avaient jamais été ponctionnées.

Quant à l'argument tiré des dangers que fait courir la ponction, il repose sur une grave erreur. La plupart des écrivains qui l'ont formulé prennent un certain nombre de cas d'hydropisie ovarique et disent : tant de malades sont mortes après une ponction, tant d'autres après cinq, six ou dix. Ils en concluent que la paracentèse est une opération très-dangereuse. Il y en a même qui vont jusqu'à affirmer sérieusement qu'elle est plus dangereuse que l'ovariotomie, parce qu'après l'ovariotomie un tiers ou plus des malades guérissent, tandis qu'après la paracentèse, tôt ou tard, presque toutes succombent. Quand on compare ces deux opérations, dit avec raison M. Spencer Wells, on oublie que l'une guérit ou tue, tandis que, si l'autre ne sauve pas, elle ne fait périr les malades que dans des cas tout à fait exceptionnels.

Il est rare, ajoute-t-il, qu'un chirurgien pratique l'ovariotomie pour arracher la malade à une mort imminente. Mais cela arrive quelquefois ; ainsi, le docteur Wiltshire et le docteur Watson ont publié le cas d'une femme qui, sur le point de périr par le fait d'une hémorrhagie dans l'intérieur d'un kyste ovarique, fut sauvée grâce à l'ovariotomie pratiquée immédiatement. Deux fois, dans des circonstances semblables, M. Spencer Wells fut appelé ; mais les deux malades avaient succombé avant son arrivée. Chez toutes les deux, de larges veines s'étaient rompues et avaient versé dans la cavité du kyste ovarique plusieurs litres de sang. Si, dans quelques-uns de ces cas, la mort avait été consécutive à l'opération de l'ovariotomie, aurait-on été en droit de dire que l'opération avait tué la malade ? Non. Elle n'avait pu l'empêcher de mourir. Il en est de même lorsque les malades sont dans l'imminence d'une mort prochaine par l'intoxication consécutive à la gangrène de la tumeur ovarique causée par la torsion du pédicule, ou à l'absorption de produits fétides créés par la suppuration intra-kystique. Évidemment, en pareil cas, on ne peut accuser l'ovariotomie que de ne pas avoir empêché la malade de mourir. Dans une circonstance aussi désespérée, M. Spencer Wells a opéré une fois avec succès ; l'opération a réussi plusieurs fois dans des cas où la rupture du kyste dans le péritoine avait entraîné une péritonite diffuse. L'ovariotomie doit être alors comparée à la trépanation, à la trachéotomie, à la kélotomie, à la ligature des grosses artères, à l'amputation d'un membre rendue urgente par une fracture comminutive. Ce n'est pas l'opération, mais bien la maladie ou les accidents qui la nécessitent qu'on doit accuser d'avoir fait mourir.

Dans un prochain mémoire, M. Spencer Wells se propose de faire connaître à la *Société médico-chirurgicale de Londres*, les résultats obtenus par la ponction, dans les cas où l'ovariotomie n'a pas été pratiquée. Se fondant sur le nombre des faits qu'il a rapportés, il pose avec confiance les conclusions suivantes :

1° Une ou plusieurs ponctions antérieures n'augmentent pas notablement la mortalité consécutive à l'ovariotomie ;

2° La ponction peut être souvent un heureux prélude à l'ovariotomie, soit en permettant à la malade de gagner le temps nécessaire au rétablissement de sa santé générale, soit en diminuant par l'évacuation du liquide quelques heures ou quelques jours avant d'extirper la portion solide du kyste, la secousse qui résultera de l'opération ;

3° Lorsqu'on emploie avec précaution le siphon-trocart présenté par M. Spencer Wells à la Société, en 1860, de manière à empêcher le liquide ovarique de s'échapper dans le péritoine et l'air de pénétrer dans le kyste, le danger que fait courir la ponction est insignifiant.

Voyez le mémoire de M. T. Spencer Wells, intitulé : *Third series of one hundred cases of ovariotomy, with remarks on tapping ovarian cysts.* (From volume LII of *the Medico-Chirurgical Transactions*, published by *the Royal Medical and Chirurgical Society of London*. London, 1869.)

(Note du Trad.)

LEÇON XXX

TUMEURS ET HYDROPISIE DE L'OVAIRE

Continuation du traitement. — Extirpation des ovaires malades. — Histoire de l'opération : ses deux variétés, la grande et la petite. — Résultats généraux de l'opération. — Mortalité : date et causes de la mort. — Circonstances qui modifient les résultats : existence d'adhésions, âge de la malade, étendue de l'incision, caractères de la tumeur. — Jugement défavorable sur l'opération, déjà exprimé. Sa justification. Comparaison entre cette opération et l'opération césarienne. — Mais il faut la juger en elle-même et non point par comparaison. — Raisons de cette manière de voir. — Quelles sont les conditions dans lesquelles l'ovariotomie est applicable.

Il ne nous reste plus qu'à examiner maintenant la *grande cure radicale de l'hydropisie ovarique, l'extirpation de l'organe malade.*

En considérant l'opinion que je m'étais formée après beaucoup de réflexions, et que j'exprimais il y a sept ans, je me sens embarrassé pour expliquer les changements que j'ai dû lui faire subir. En somme, je crois que le meilleur plan à suivre, c'est de conserver, telles que je les avais posées, mes premières conclusions, et d'indiquer ensuite comment et pourquoi je suis arrivé à les modifier. J'agis ainsi parce que je crois que ma première manière de voir était à peu près la même que celles de beaucoup de personnes pour lesquelles je professe un très-grand respect. En ne pensant plus comme eux, il est tout naturel que je craigne encore de me tromper.

L'histoire de l'opération a été si souvent racontée qu'il me semble inutile de perdre beaucoup de temps à la reproduire dans tous ses détails. Pratiquée pour la première fois en 1809 par le docteur Macdowell, de Kentucky, et répétée par lui cinq fois dans les dix années suivantes, elle n'attira pas beaucoup l'attention, et l'inventeur ne trouva pas d'imitateurs, même parmi ses compatriotes, pendant près de vingt-cinq ans. Les résultats obtenus sur le continent et dans notre pays furent peu encourageants ; en 1840, elle n'avait encore été faite que 25 fois[1] suivant le procédé primitif, qui consistait à pratiquer une longue incision depuis le sternum jusqu'à la symphyse du pubis. Dans 14 de ces cas[2], l'ovaire fut extirpé ; 9 malades survécurent à l'opération, 5 en moururent ; dans 11, on ne découvrit pas la tumeur, ou des adhérences empêchèrent de l'extirper ; parmi ces malades, 8 survécurent à l'ouverture de la cavité abdominale, 3 en moururent. Tel était l'état des choses, lorsque M. Clay et M. Walne, par la publication de plusieurs cas dont un bon nombre s'étaient terminés favorablement, éveillèrent l'attention des médecins sur ce sujet. L'opération n'était pas encore classée au nombre des procédés chirurgicaux réguliers. Quelques chirurgiens ne veulent pas encore la regarder comme telle ; néanmoins, nous en possédons actuellement 200 cas et nous pouvons porter un jugement sur ses avantages et sur ses dangers. Les opérations ne ressemblent pas exactement à celles qu'on faisait dans les premiers temps, car, en 1833, M. Jeaffreson de Framlingham, en Suffolk, s'efforça d'enlever au procédé ce qu'il avait de redoutable, en ponctionnant préalablement le kyste, et en l'attirant à travers une incision aussi petite que possible. C'est ce qu'on a appelé l'opération par *petite* incision, pour la distinguer de la première nommée opération par *grande incision*. Les partisans de chacun de ces procédés insistent beaucoup sur leurs mérites respectifs et, comme nous le verrons, chacun d'eux a des avantages spéciaux. A beaucoup d'égards, ils sont sur la même ligne et nous pouvons ne pas les séparer dans nos recherches sur la mortalité qu'ils causent et sur le succès qu'on en peut espérer.

Plusieurs auteurs se sont empressés de dresser des statistiques de cette opération, dont le chiffre surpasse aujourd'hui 200. — C'est le nombre qu'a donné Fock dans son excellent mémoire sur cette question[3] ; et, quoique les dix-huit derniers mois aient fourni encore

---

[1] M. Fock, *loc. cit.*, p. 367, a découvert la relation d'un cas où, il y a plus de cent cinquante ans, le kyste fut attiré dans la plaie faite pour la ponction ; c'était une sorte d'anticipation sur l'opération de Jeaffreson. Pareille chose est arrivée à feu M. Howship. On ne peut pas considérer de pareils faits comme des exemples d'extirpation méthodique de l'ovaire malade, non plus que le cas de Laumonier (*Mémoires de la Société royale de médecine*, 1782, in-4, p. 296), dans lequel, par un procédé barbare, on enleva un ovaire devenu purulent par suite d'inflammation puerpérale. (*Note de l'Auteur.*)

[2] On trouve une notice sur les premières opérations par grande incision dans le *British and Foreign Medical Review*, octobre 1843 ; trois cas qui n'y sont pas compris ont été relatés dans le *Rapport sur les accouchements*, etc., pour 1842-3, publié dans le même journal en avril 1844. (*Note de l'Auteur.*)

[3] Le premier de ces tableaux, qui a servi de base à tous les autres, fut publié par le docteur W. T. Atlee dans *the American Journal* en avril 1845, et fut reproduit presque

quelques cas de succès et d'insuccès, je m'en tiendrai à ses tableaux pour avoir des nombres ronds. Ces 200 cas d'extirpation de l'ovaire donnent 111 guérisons pour 89 morts ; en d'autres termes, la mortalité est de 44 1/2 pour 100, c'est-à-dire que la moitié à peu près des personnes chez qui on pratique l'opération en meurent, mais il y a, en outre, 92 cas où l'opération n'a pas pu être achevée, parce qu'il existait des adhérences, ou parce que la tumeur avait une position et des rapports qu'on n'avait pas prévus, ou parce que, commettant une erreur de diagnostic encore plus grande, on avait cru à une tumeur qui n'existait pas. De ces 92 malades, 31 moururent, soit 33,6 pour 100 ou 1 pour 3 ; sur celles qui survécurent, 9, après avoir couru les plus grands dangers furent, dit-on, plus ou moins bien guéries de leur affection. En réunissant tous ces cas, on trouve que sur 292 opérations, la mort eut lieu 120 fois et qu'il y eut 92 insuccès. En d'autres termes, il y a deux chances contre une pour que l'opération s'achève ; si elle s'achève, les chances de vie et de mort sont égales ; si elle ne s'achève pas, la chance de survivre à une opération inutile n'est que de deux contre un.

Les partisans de l'opération prétendent que la mortalité qu'elle cause est en voie de diminution et que le perfectionnement du diagnostic amoindrit la proportion des opérations inachevées. « La mortalité, dit le docteur Atlee en 1850, a beaucoup diminué depuis la publication de mon tableau en 1845. Il y avait alors 1 mort pour 2 cas $\frac{2}{3}$ $\frac{5}{8}$ de gastrotomie, ou 37,62 morts pour 100 cas. Depuis la publication de ce tableau nous avons 78 cas nouveaux dans lesquels 1 mort a eu lieu pour 3 cas $\frac{5}{7}$ ou 26,92 pour 100. Les opérations inachevées ont aussi été moindres... Le diagnostic a fait des pro-

sans changement par M. S. Lee dans son excellent *Traité des tumeurs utérines*. Le docteur Robert Lee a réuni dans ses *Clinical Reports*, etc., le résumé de 162 cas dans lesquels l'ovariotomie a été tentée ou exécutée en Angleterre ; les tableaux de Kiwisch, dans le vol. II de *Klinische Vorträge*, donnent quelques autres cas fournis par les praticiens du continent. Dans *the American Journal*, avril 1850, le docteur Atlee donne les résultats généraux de 179 cas, mais avec moins de détails que dans son premier tableau. Dans le même journal, avril 1855, il ajoute une table synoptique de 30 cas d'ovariotomie tirés de sa propre pratique. M. Clay, de Manchester, qui a fait cette opération plus souvent qu'aucun autre, a publié dans le *British Record of Obstetric Medicine* le résumé de 40 cas qui lui sont propres ; son mémoire sur ce sujet a été publié à Manchester en 1848. En mars 1856, il écrivit au docteur Simpson une lettre qui parut le même mois dans *Ed. Med. Journal;* il y raconte brièvement le résultat de 29 autres cas. En puisant à toutes ces sources négligées par les premiers auteurs ou n'existant pas encore, le docteur Fock a réuni un total de 292 cas sur lequel il base ses conclusions. J'ai profité de son travail.

(Note de l'Auteur.)

grès[1]. » Malheureusement, comme nous l'avons vu, le nombre des
observations n'a eu qu'à augmenter pour détruire un espoir préma-
turé. Une mort pour $2 \frac{2}{8} \frac{2}{9}$ des cas où l'opération a été achevée, ou
1 pour $3 \frac{4}{15}$ de tous les cas, y compris ceux où l'opération est
restée inachevée, voilà ce qui résulte des documents les plus nouveaux. Le nombre des cas dans lesquels l'ovaire n'a pu être extirpé
était, d'après Atlee, de 1 pour $5 \frac{1}{34}$ en 1850; six ans après, selon
Fock, il était de 1 pour $3 \frac{4}{23}$. Cette dernière proportion serait plus
grande encore si on tenait compte de tous les cas où une incision
exploratrice a suffi pour démontrer l'impossibilité de continuer l'o-
pération. Outre les cas 88, 101 et 103 de la liste du docteur Lee,
dont le premier fut opéré pendant que j'étais à Middlesex Hospital,
et dont les deux autres étaient des malades à moi, j'ai eu l'occasion
d'observer deux autres cas à St-Bartholomew's Hospital où on a
tenté avec mon aide, mais sans succès, d'extirper l'ovaire. Une des
malades, jeune fille de 22 ans, survécut quatre mois à l'opération ;
mais, après avoir lutté contre une attaque d'inflammation du kyste,
survenue trente-six heures après l'opération, elle fut prise d'un frisson hectique dont la cause, à l'autopsie, parut être l'inflammation
d'un autre kyste contenant plus d'un quart (litre) de pus. Dans
l'autre cas, il s'agissait d'une femme mariée, âgée de 47 ans, dont
la maladie avait suivi une marche très-rapide ; le kyste était simple ;
l'absence de toute péritonite antérieure et l'extrême mobilité de la
tumeur portaient à croire qu'il n'existait pas d'adhérences étendues
capables d'empêcher son extirpation ; mais cet espoir était illusoire,
et la mort par suite d'une inflammation du kyste survint avec tous
les symptômes de la pyémie, dix-sept jours après l'opération. L'autopsie fit découvrir un obstacle qu'il était impossible de prévoir. Il
existait entre la tumeur et le péritoine des adhérences que le tact le
plus exercé n'aurait pas, j'en suis presque convaincu, permis de découvrir. La paroi postérieure et supérieure du kyste adhérait aux intestins; de sa partie supérieure s'élevait une prolongation pyriforme
qui, remontant jusqu'à la huitième côte et se divisant là en trois
branches, adhérait aux intestins, au pancréas et à la capsule du rein
gauche. Ma pratique personnelle, en fait d'ovariotomie, se réduit
donc à cinq cas; dans chacun d'eux, l'opération n'a été entreprise
qu'après l'examen le plus minutieux, avec l'approbation et sous la

____

[1] *American Journal,* avril 1850.

direction de chirurgiens dont l'expérience et l'habileté ne peuvent être mises en doute ; et pourtant, chaque fois, notre attente a été déjouée. Deux de ces cas sont aujourd'hui publiés pour la première fois et grossissent la liste des insuccès. Je n'en avais pas fait mention jusqu'à présent parce qu'ils ne nous apprennent rien de nouveau et ne servent qu'à prouver un danger trop connu. Je ne doute pas qu'il n'y ait beaucoup d'autres cas de même espèce qui, comme les miens, n'ont pas encore été publiés et qui pourraient faire ressortir le mauvais côté de l'opération, moins peut-être en prouvant que la mortalité consécutive à l'ovariotomie achevée est plus grande qu'on ne le pense, qu'en faisant voir que les obstacles qui s'opposent à son achèvement sont plus communs, et que les dangers de mort sont alors plus fréquents qu'on ne le croit.

Quelques détails relatifs aux circonstances dans lesquelles la mort survint et aux conditions qui la favorisèrent nous aideront à juger l'opération.

Dans 68 cas on a mentionné l'époque de la mort.

Elle fut immédiate ou survint en six heures dans	4
Elle fut rapide..	1
Elle eut lieu le 1er jour.	6
2e	14
— 3e	12
— 4e	4
— 5e	6
— 6e	6
— 7e	1
— 10e	2
— 11e	1
— 12e	2
— 17e	1
— 21e	2
— 22e	1
— 26e	1
— 30e	1
— 34e	1
— 70e	1
Elle eut lieu au bout de quatre mois.	1

Dans 37 cas mortels, c'est-à-dire dans plus de la moitié des cas où la mort a eu lieu, elle est survenue dans les soixante-douze heures qui ont suivi l'opération. Dans l'opération césarienne, sur les 61,2 cas mortels pour 100, la mort a eu lieu dans les soixante-douze heures qui ont suivi l'opération [1]. Cette dernière opération constitue un remède désespéré dans un cas urgent ; si, par son insuccès, la mort est rapide, la nature, abandonnée à elle-même, n'aurait pas prolongé la vie plus longtemps. Mais dans l'ovariotomie, où 56,6 fois pour 100 la mort survint aussi dans les soixante-douze heures, on peut faire cette pénible réflexion que, si on n'avait pas opéré la malade, elle aurait pu vivre encore pendant des semaines et des mois. Ce sera toujours la plus grande objection contre ce procédé, objection que diminuerait à peine une proportion de succès plus grande que celle obtenue jusqu'à présent.

Dans 59 cas, la cause de la mort est clairement établie.

<pre>
Dans 29 cas, la mort survint par péritonite.
     13   —   hémorrhagie.
      8   —   épuisement.
      2   —   secousse.
      3   —   suppuration et abcès.
      2   —   ulcération des intestins.
      1   —   tétanos.
      1   —   phlébite.
    ————
     59
</pre>

La principale source de danger semble être la même que dans l'opération césarienne, et nous l'y trouvons à peu près aussi souvent. L'inflammation fait périr 51 pour 100 des malades qui meurent par le fait de l'opération césarienne, et 49 pour 100 de celles chez lesquelles l'ovariotomie est fatale. Les dangers de l'hémorrhagie sont beaucoup plus grands dans la dernière que dans la première : 13 malades sur 51 moururent d'hémorrhagie après l'extirpation de l'ovaire, et 14 seulement sur 147, après l'opération césarienne. La sidération, qui entre comme élément important dans les dangers variés qui accompagnent cette dernière opération, n'a qu'une part très-faible dans la terminaison fatale par ovariotomie, quoique l'expression un peu vague d'épuisement comprenne sans doute quelques cas où la mort survint comme résultat direct d'une sidération du système nerveux. Il est à croire que la vigilance et le perfectionnement du procédé opératoire diminueront les dangers qui résultent de l'hémorrhagie ; mais la grande fréquence de l'inflammation après l'ovariotomie, aussi bien qu'après l'opération césarienne, fera toujours

―――――――――――

[1] Voy. le mémoire de l'auteur sur l'opération césarienne dans le vol. XXXIV de *Med. Chir. Transactions*, p. 61.

douter que l'ouverture de la cavité abdominale soit une opération aussi innocente que le croient quelques écrivains, qui parlent même d'incisions exploratrices.

La présence ou l'absence d'adhérences, l'étendue de l'incision, l'état de la malade, le caractère de la tumeur, peuvent, dit-on, modifier les conséquences dangereuses de l'opération, et doivent, par conséquent, nous faire choisir les cas auxquels l'ovariotomie convient le mieux [1].

Dans 91 cas, il y avait des adhérences plus ou moins considérables ; dans 54 cas, il n'y en avait aucune. Sur les 91 cas, 44 moururent, soit 48,3 pour 100 ; et sur les 54,17 succombèrent, soit 31,2 pour 100. Je ne puis déterminer le nombre des cas où, sur les 91, l'opération resta inachevée par suite d'adhérences ; mais une autre série de faits éclairera cette question. Les tableaux du docteur R. Lee et de M. Fock mentionnent 92 opérations inachevées ; dans 71 de ces 92 cas, la présence d'adhérences fut la seule raison qui empêcha de compléter l'extirpation. Dans plusieurs de ces cas, la blessure fut fermée après l'évacuation du contenu du kyste et avec tous les ménagements possibles ; néanmoins il mourut plus du tiers des malades, ou 35,2 pour 100. Malgré toute l'attention qu'on prête au diagnostic, ses difficultés restent les mêmes, et la délicatesse de tact que possèdent ceux qui ont souvent pratiqué l'ovariotomie ne leur donne que peu de supériorité sur ceux qui débutent. Toutes les mesures qu'on a proposées pour s'assurer que la tumeur est libre d'adhérences n'apprennent rien, si ce n'est l'état de ses connexions avec la paroi abdominale. Mais les adhérences avec la paroi abdominale sont loin d'être les plus importantes ; leur division n'est ni bien difficile, ni bien dangereuse, tandis que les adhérences avec la vessie et les autres viscères, qu'il est impossible de prévoir, sont toujours dangereuses ou impossibles à détruire. A ma connaissance, il n'y a pas d'autre opération en chirurgie où la chance de rencontrer une difficulté imprévue et qui empêche d'achever l'opération, soit à peu près de 1 pour 3, et où le tiers des opérations inachevées se termine par la mort des malades.

On a avancé que les résultats de l'ovariotomie sont en grande partie sous la dépendance de l'âge et de l'activité des fonctions sexuelles,

---

[1] Quelques-uns de ces nombres sont puisés dans le mémoire du docteur Atlee, dans *American Journal*, avril 1850, en y ajoutant tous les cas qui ont été publiés depuis.

(Note de l'Auteur.)

et que les dangers diminuent avec l'âge. Dans les *Bulletins de la
Société de chirurgie* [1], il y a un tableau construit d'après les documents fournis par le mémoire du docteur Lee sur les maladies des
ovaires, qui semble donner raison à cette manière de voir. Le voici :

De 18 à 30 ans.	40 opérations,	19 morts.
30 40	41 —	13 —
40 50	17 —	4 —
50 60	12 —	2 —
	111	38

Mais quelques nouveaux faits condamnent ces conclusions et conduisent à d'autres qui seront peut-être à leur tour condamnées par
l'observation. J'ai emprunté à d'autres sources 91 autres cas, comprenant un total de 41 morts. En les ajoutant aux autres on a :

De 18 à 30 ans.	69 opérations,	31 morts ;	mortalité,	44,9 pour 100
30 40	69 —	22 —		31,8 —
40 50	37 —	16 —		43,2 —
50 60	23 —	9 —		5,91 —
60 68	4 —	1 —		25,0 —
	202	79		

Ce tableau corrobore un fait indiqué par les autres tableaux, à
savoir : le danger spécial de l'opération chez les très-jeunes femmes.
Le temps montrera la valeur des injections iodées ; si elles présentent
autant de garanties et d'efficacité que le prétendent leurs partisans,
elles trouveront leur opportunité chez ces malades, car c'est précisément chez elles que s'observent le plus fréquemment les kystes
simples.

On a allégué que le succès ou l'insuccès de l'opération avait
dépendu en grande partie de l'étendue de l'incision faite au péritoine, et que, si l'ouverture de l'abdomen, depuis l'appendice xy-
phoïde jusqu'au pubis, constituait un procédé très-dangereux, l'extirpation à travers une petite incision du kyste préalablement
ponctionné l'était relativement trop peu pour que l'on pût ranger
les deux opérations dans la même catégorie. La différence entre les
deux opérations a été très-nettement indiquée dans les statistiques
de ceux qui ont dirigé les premiers leur attention sur ce point.

[1] *Bulletins de la Société de chirurgie,* vol. III, p, 42.

Feu M. S. Lee[1] dit « que dans 85 cas où la grande opération a été faite, 50 furent guéris, 35 moururent, la mortalité étant de 1 pour 2 1/2 ; que dans 23 où on eut recours à la petite opération, 19 furent guéris et 4 moururent, la mortalité étant de 1 sur 6. » L'observation ultérieure a eu pour résultat de diminuer de plus en plus la différence entre les deux opérations, non pas en prouvant que la grande opération était moins dangereuse qu'on ne le supposait, mais en montrant que les dangers de la petite opération avaient été amoindris. Trois ans et demi plus tard, le docteur Atlee[2] ayant réuni 155 cas de la grande et 28 de la petite opération, trouva que la mortalité de la première était de 46, ou de 1 pour $2\frac{41}{46}$, et celle de la seconde de 8, ou 1 pour 3 1/2. Depuis, j'ai recueilli 18 cas de la grande et 23 de la petite opération, comprenant dans cette dernière tous les cas où l'incision n'excédait pas 6 pouces de longueur ; nous avons donc un total de 151 cas de la première et de 51 cas de la dernière, où la mort a été dans la proportion de 59 et de 20, c'est-à-dire de 1 pour $2\frac{33}{59}$ et de 1 pour $2\frac{11}{90}$.

La différence entre les statistiques anciennes et les nouvelles s'explique par ce fait, que les premières opérations étaient pratiquées sur des kystes à parois minces, sans adhérences, ne contenant que peu de matière solide et pouvant être facilement extraits par une petite ouverture. Ce n'est que dans un très-petit nombre de cas qu'une incision de 2 pouces de longueur fut suffisante. Mais du moment qu'on fit l'incision plus longue, quoiqu'on s'en tînt au principe de ponctionner le kyste et de l'extirper par une ouverture aussi petite que possible, on intervint plus activement en cherchant à diviser les adhérences, et même en introduisant, quand il y avait lieu, la main dans la cavité abdominale. C'est là ce qui fait que, maintenant, les deux opérations, comme danger, se trouvent sur la même ligne. Ce n'est pas la division du péritoine dans une étendue de 3 ou 4 pouces en plus ou en moins qui décide du sort de la malade, mais les manœuvres plus ou moins compliquées que nécessite l'achèvement de l'opération. Ce dernier fait est démontré par l'influence que le caractère de la tumeur exerce sur le résultat. Les opérations pratiquées pour des kystes simples, à parois minces, qui sont les plus faciles à extirper, sont celles qui présentent le moins

[1] *Op. cit.*, p. 211,
[2] *American Journal*, avril 1850, p. 337.

de danger ; tandis que l'extirpation des kystes multiloculaires et des tumeurs solides est beaucoup plus périlleuse. C'est ce que prouve très-bien le tableau de M. Humphry, de Cambridge[1], où il divise les différentes tumeurs de l'ovaire en trois classes, qui ont donné les résultats suivants :

	Guérisons.	Morts.
Kystes simples	16	6
Kystes multiloculaires ; plusieurs contenant des matières solides, et deux des cheveux et des dents. .	13	9
Tumeurs solides, fibreuses et squirrheuses, solides avec du liquide et solides avec des kystes..	7	10
	36	25

Je trouve aussi qu'en divisant les tumeurs de l'ovaire en deux grandes classes, les kystes simples d'une part et les kystes composés et plus ou moins solides d'autre part, on obtient les résultats suivants :

	Guérisons.	Morts.
Kystes simples.	31	12
Kystes composés et contenant plus ou moins de matériaux solides.	62	65
	93	68

Aucun de ces deux tableaux n'a pour but de montrer la mortalité actuelle par le fait de l'ovariotomie, qui n'est sans doute pas aussi considérable, mais de faire voir les dangers de l'opération suivant que la tumeur ne contient pas ou contient des matériaux solides.

De cette collection fastidieuse de détails incomplets et quelquefois contradictoires, quelle conclusion faut-il tirer relativement à l'opération de l'ovariotomie? Peut-être aucune n'est-elle possible pour le moment, et devons-nous ajourner la solution à l'époque où nous posséderons des documents plus positifs. Cependant, s'il reste encore des points douteux, il y en a d'autres qui sont assez bien établis pour nous permettre de porter sur l'ovariotomie un jugement qui, je le crains, n'est pas très-favorable.

Les principales accusations contre l'ovariotomie peuvent se résumer sous les trois chefs suivants :

1° La mortalité résultant de l'opération ne paraît pas diminuer

---

[1] Dans un mémoire intitulé *A report of some Cases of Operation*, extrait de *The Association Medical Journal*. Cambridge, 1856, p. 40. (*Note de l'Auteur.*)

par l'expérience qu'on a de l'opération et par l'habileté avec laquelle on l'exécute aujourd'hui ;

2° Contrairement à quelques opérations qui présentent à peu près la même moyenne de mortalité, elle est à peine admissible dans les cas désespérés auxquels s'applique l'axiome d'Hippocrate « ad summos morbos summæ curationes. » Les cas où l'on pouvait espérer que la maladie abandonnée à elle-même marcherait très-lentement ou deviendrait stationnaire, ceux où l'on pouvait attendre de bons résultats de moyens moins dangereux, sont précisément ceux où a réussi l'ovariotomie. Elle est très-dangereuse chez les jeunes femmes ; elle l'est tout autant chez celles qui ont dépassé la période moyenne de la vie, au dire des chirurgiens les plus compétents, qui la regardent même comme contre-indiquée chez toute femme qui a plus de 45 ans. Les kystes composés, ceux qui contiennent des matériaux solides, les tumeurs malignes ou quasi-malignes, en un mot celles dont le processus est le plus rapide, celles qui causent le plus de souffrance et ne peuvent être palliées par aucun moyen, sont précisément les cas où le chirurgien recule devant l'ovariotomie. Dans le tableau de M. Humphry, qui est un partisan de l'opération, les cas de cette espèce donnèrent 19 morts pour 20 guérisons, et dans mon tableau, qui comprend un plus grand nombre de faits, il y eut 56 morts pour 62 guérisons.

3° L'opération, disons-nous, est si dangereuse dans les cas où elle serait le plus nécessaire, que quelques chirurgiens refusent de la pratiquer ; mais, même dans les cas les plus favorables, on ne peut asseoir le pronostic sur aucune base solide. « En résumé, on va tout à fait à l'aveugle, puisque le praticien ne peut jamais, malgré sa longue expérience, prédire l'issue de l'opération avec ce degré de certitude qui le guide lorsqu'il entreprend d'autres opérations chirurgicales graves. On a vu dans des cas nombreux que l'extirpation de l'ovaire, bien qu'exécutée dans les conditions les plus favorables et par les mains les plus habiles et sans aucune complication fâcheuse, a entraîné, en quelques jours, et quelquefois même en quelques heures, la mort des malades. »

La grande mortalité, que l'expérience et l'habileté ne peuvent diminuer, les dangers qui sont la conséquence de l'opération, même dans les cas où elle est le mieux indiquée, notre incertitude complète sur son issue dans les cas les plus favorables, telles sont les trois raisons qui m'ont fait rejeter d'une manière générale l'ovariotomie.

Je ne me suis pas arrêté à dessein sur l'argument favori des défenseurs de l'ovariotomie, qui consiste à dire que beaucoup d'autres opérations enseignées et fréquemment pratiquées entraînent au moins une aussi grande moyenne de mortalité. Je mets grandement en doute l'exactitude de ces statistiques qui amoindrissent les dangers de l'ovariotomie : elles sont en contradiction avec les tableaux que j'ai donnés dans la première partie de cette leçon. Je puis ajouter que Kiwisch, qui a pratiqué lui-même l'opération et qui n'a certainement aucune propension à atténuer les succès et à exagérer les insuccès[1], croyait que les morts étaient aux guérisons dans la proportion de 5 pour 4. Mais laissant cela de côté, ainsi que ce fait important que d'autres opérations peuvent toujours être achevées, tandis qu'il n'en est pas ainsi de l'ovariotomie, que le danger des autres opérations peut être calculé, tandis que le pronostic n'est pas possible avec l'ovariotomie, je m'élève contre la comparaison qu'on est dans l'habitude de faire, parce qu'aucune analogie entre l'ovariotomie et les autres opérations ne permet ces comparaisons. On a discuté l'utilité de la trachéotomie dans les cas de croup. Beaucoup de personnes d'un grand mérite ne veulent pas l'admettre. Cependant ses défenseurs n'ont pas cherché à défendre leur manière de voir en comparant la mortalité de l'opération avec celle de la ligature de la sousclavière ou de l'amputation de la cuisse. On ne peut comparer que des choses qui se ressemblent ; et la seule opération qui ressemble à l'ovariotomie, c'est l'opération césarienne. Eh bien, nous avons trouvé que le danger de l'hémorrhagie est plus grand, que celui de la péritonite est presque aussi grand dans la première que dans la seconde, et que la plus faible proportion de la mortalité dans l'ovariotomie doit être presque entièrement attribuée à la sidération qui, dans l'opération césarienne, est presque inséparable des violents efforts du travail et de la plaie qu'on fait à l'utérus[1].

---

[1] *Op. cit.*, vol. II, p. 169.

[2] Je n'ai pas été moi-même peu étonné du degré de mortalité qu'un examen sans parti pris fait découvrir comme conséquence de l'ovariotomie. Je pense que pour quelques personnes qui se font une idée toute différente de ces dangers, la comparaison avec l'opération césarienne paraîtra tout à fait insoutenable.

Ces pages étaient à l'impression lorsque j'ai reçu le vol. III de Scanzoni, *Beiträge zur Geburtskunde*, etc., à la page 99 duquel se trouve une relation, par M. Gustave Simon, de toutes les opérations d'ovariotomie, au nombre de 64, faites jusqu'à ce moment en

Mais je ne veux pas pousser plus loin la comparaison entre l'ovariotomie et une autre opération qui, quoique ayant avec elle quelques points de ressemblance, est pratiquée dans d'autres circonstances et pour répondre à des indications différentes. Il faut comparer l'ovariotomie avec les autres méthodes qui ont pour objet la cure de l'hydropisie et des tumeurs de l'ovaire, de même qu'on apprécie la valeur de la trachéotomie en la comparant à d'autres moyens tentés pour la guérison du croup, en soumettant à une critique judicieuse les efforts des médecins et des chirurgiens pour poser nettement ses indications et calculer ses dangers ainsi que ses chances de réussite.

Ce n'est donc pas en la comparant avec la désarticulation de la hanche, ou la lithotomie, ou la ligature des artères, qu'on jugera l'ovariotomie ; mais en rapprochant ses résultats de ceux que donnent la ponction, l'injection iodée et d'autres moyens appliqués à la cure de la même maladie, et même avec ceux que donne l'affection abandonnée à elle-même. Nous sommes loin de posséder tous les éléments nécessaires pour juger la question de l'ovariotomie, qui ne peut être encore entièrement résolue.

Pour le moment, il est impossible de poser les indications qui justifient l'ovariotomie, et, si nous réussissons à les esquisser dans nos cours, nous ne pouvons affirmer qu'elles existent dans la réalité. D'un autre côté, il n'y a pas de base solide pour établir le pronostic relatif à l'issue de l'opération, même lorsqu'elle a été faite dans les conditions les plus favorables. L'ovariotomie ne doit donc être classée que parmi ces procédés exceptionnels auxquels on ne se décide qu'en consultant son inspiration et en tenant compte des particularités du cas et de l'idiosyncrasie des malades.

Il y a six ou sept ans que j'exprimais cette opinion. J'ai pensé qu'il était opportun de la reproduire mot à mot avec les raisons à l'appui. Je l'ai fait aussi parce que cette manière de voir est partagée par les

Allemagne. Les nombreuses universités et la grande activité scientifique qui règne dans ce pays rendent vraisemblable que tous les cas heureux ou malheureux ont été rapportés avec autant d'exactitude que n'importe où. Cependant, ces 64 cas donnent « 12 cures radicales, 46 opérations avec mort et 6 dont les résultats ont été douteux, temporaires ou nuls. » La mort est donc dans la proportion de 72 pour 100. Cette mortalité, ainsi que le fait observer M. Simon, « est même plus grande que celle de l'opération césarienne dans laquelle, suivant Kayser, 65 pour 100, et, suivant d'autres, les deux tiers des malades succombent. » (*Note de l'Auteur.*)

plus grandes autorités médicales de la France et de l'Allemagne, et que ce n'est qu'ici et en Amérique qu'on a obtenu de nouveaux résultats.

Même en Angleterre, beaucoup des premiers adversaires de l'ovariotomie ont gardé l'opinion défavorable qu'ils avaient autrefois formulée, et je ne sache pas qu'ils aient fait ou tenté quelque chose de moins dangereux pour guérir l'affection ovarique ou retarder sa marche. Les injections iodées, qui semblaient tant promettre, sont un peu tombées en désuétude ; on n'a pas, du moins, essayé de déterminer d'une façon positive leur valeur réelle. La maladie ovarique, au point de vue de sa guérison, n'est donc pas plus avancée qu'il y a sept ans ; on a seulement acquis la conviction que les remèdes internes et les applications externes sont également inutiles.

Il devient alors plus important que jamais de rechercher si l'opération de l'ovariotomie est toujours aussi dangereuse qu'autrefois ; si elle est aussi incertaine, et si les guérisons qu'elle donne sont limitées aux cas où elle était le moins urgente.

Je suis obligé d'avouer qu'à toutes ces questions on doit faire aujourd'hui une réponse plus favorable qu'il y a sept ans ; que les efforts persévérants des partisans de l'opération ont donné un plus grand degré de certitude au diagnostic ; que les cas sont mieux choisis ; que quelques-uns des dangers ont disparu ; qu'on a reconnu l'innocuité de quelques procédés, tels que la rentrée dans l'abdomen du pédicule avec sa ligature, que des chirurgiens ne regardaient comme rien moins que mortelle ; qu'on gouverne mieux les suites de l'opération, et qu'en conséquence l'ovariotomie a gagné comme certitude et comme sûreté.

Cette amélioration dans les résultats de l'ovariotomie est moins apparente qu'on ne pourrait s'y attendre, si on se contente de considérer les cas où l'opération a été achevée. La mortalité dans les cas d'ovariotomie achevée était, d'après le docteur Atlee, jusqu'à l'année 1850, de 32,27 pour 100 ; la mortalité, d'après les opérations pratiquées depuis par MM. B. Brown, Hutchinson, le docteur T. Smith, et M. Spencer Wells, s'élève à 30,3 pour 100[1]. Les résultats obtenus par M. Spencer Wells depuis la publication de son mémoire dans les *Medico-chirurgical Transactions*, ne montrent pas une diminution progressive dans les dangers de l'ovariotomie. Sur ses 50

---

[1] Tiré des chiffres donnés par le docteur Graily Hewitt, *op. cit.*, p. 588.

premiers cas, 17, et, sur ses 43 derniers [1], 15 moururent ; on trouve même une petite fraction de plus pour la mortalité des derniers cas. En divisant en deux catégories les cas rapportés dans l'appendice de M. Clay à sa traduction des *Maladies des ovaires* de Kiwisch, suivant que l'opération a été faite avant ou après 1855, on trouve que la mortalité de l'opération *achevée* a augmenté de 43 à 46 pour 100. Je ne crois pas que ce soit actuellement le dernier mot ; je ne rapporte ces résultats que pour prouver que l'opération n'a pas beaucoup diminué dans les cas où elle a pu être terminée.

La nature du danger reste la même. La vie, dans les cas fatals, ne paraît pas s'être prolongée beaucoup plus longtemps qu'autrefois.

Dans 68 cas mortels recueillis avant ces sept dernières années, 37 fois, ou 54,4 pour 100, la mort a eu lieu en moins de soixante-douze heures ; 86 fois sur 150 cas mortels, ou 50,6 pour 100, la durée de la vie, ainsi que l'établissent les tables du docteur Clay, a été également de moins de soixante-douze heures.

Dans 59 cas je trouve mentionnée la cause de la mort :

```
Dans 29, ou  49 pour 100 la mort eut lieu par  péritonite.
      13,     22     —             —            hémorrhagie.
       2,      »     —             —            sidération.
```

Dans 139 cas du docteur Clay, la mort a eu lieu :

```
Par péritonite. . . . . . . . . dans 64 cas, ou 46 fois pour 100.
[2] Par hémorrhagie et sidération. .   49     —     35,2       —
```

Il est inutile de dire que ces tableaux ne donnent pas des résultats absolus : ils montrent simplement dans quelle direction doivent être faites les recherches ; ils ne nous guident pas comme une boussole, mais plutôt comme les étoiles qui permettaient autrefois aux marins de tracer à peu près leur course.

Ainsi, l'ovariotomie achevée est presque aussi fatale qu'auparavant : la vie n'est pas de beaucoup plus prolongée ; les causes de la mort semblent être les mêmes. Relativement aux dangers de l'hé-

---

[1] Résultats qu'a bien voulu me communiquer par lettre M. Wells en avril 1864.
(*Note de l'Auteur.*)

[2] La mortalité par hémorrhagie seule a été de 24 ; par sidération seule, de 25.
(*Note de l'Auteur.*)

morrhagie, il y a eu de l'amélioration dans les détails de l'opération.

Le grand progrès accompli réside dans la certitude du diagnostic. C'est ce que démontre le petit nombre de cas où l'opération n'a pu être achevée par le fait d'adhérence ou de toute autre cause.

Revenons aux tables du docteur Clay. Je trouve, en fait d'opérations inachevées :

	AVANT 1855.		DEPUIS 1855.	
	Cas.	Mort.	Cas.	Mort.
Excision partielle d'une tumeur ovarique.	23	13	1	1
— extra-ovarique.	12	9	»	»
Opération abandonnée par suite d'adhérences, la tumeur étant ovarique.	58	12	5	3
La tumeur étant extra-ovarique.	14	5	»	»
	107	39	6	4

Il ne faut accepter ces résultats qu'avec quelques restrictions ; car je connais un cas de mort après l'extirpation partielle d'une tumeur fibreuse de l'utérus, qui n'est pas cité ; et M. Spencer Wells [1] mentionne 6 cas d'incision exploratrice dont 1 se termina fatalement.

Mais l'incertitude qui régnait autrefois sur l'exécution du procédé a diminué ou même complétement disparu, et un chirurgien expérimenté peut être tout aussi sûr de mener à fin cette opération que toute autre opération chirurgicale grave.

Quelques-unes des objections contre l'ovariotomie ont été le résultat d'une généralisation precipitée. Aucun âge ne la contre-indique formellement. Quand on compare les diverses statistiques, il est impossible de découvrir aucune loi relativement aux résultats que donne l'opération pratiquée à tel ou tel âge.

Dans le tableau du docteur Clay, l'âge des malades est donné dans 274 cas qui peuvent être ainsi distribués :

Entre. . . .	18 et	30 ans,	120 opérations,	58 morts.
—	30	40	81	36
—	40	50	46	23
—	50	60	23	11
Au-dessus de,	60	»	4	1

[1] *Med. Chir. Transactions*, vol. XLVI, 1860, p. 49.

On a prétendu que l'ovariotomie était très-souvent mortelle chez les jeunes femmes. Or il est curieux de voir que 8 des succès obtenus par M. Spencer Wells ont eu lieu chez des femmes jeunes, de 17 à 25 ans, et que la mort n'est pas survenue au-dessous de 26 ans.

Une autre objection est fondée sur cette assertion, que les seuls résultats assez heureux pour justifier l'opération ont été obtenus dans des cas de kystes simples qui habituellement croissent le moins vite, compromettent le moins la santé générale et sont le plus susceptibles d'être guéris par d'autres moyens de traitement. Sans aucun doute, c'est dans des cas pareils que l'opération a le plus de chances de succès ; mais cette proposition doit être moins absolue qu'autrefois. Presque toujours, en effet, l'ovariotomie est pratiquée dans les cas de kystes composés contenant une plus ou moins grande quantité de matière solide. Or, sur les 33 cas de M. Wells, où l'ovariotomie a eu une issue heureuse, 2 fois seulement la tumeur était un kyste simple ; dans les 31 autres cas, elle était multiloculaire et plus ou moins solide.

Donc ni l'âge de la malade, ni la nature de la tumeur n'empêcheront de pratiquer l'opération, et, au lieu de nous appuyer sur les lois arbitraires fournies par un petit nombre de cas, nous pouvons fonder nos indications et nos contre-indications sur les principes généraux de la médecine et de la chirurgie.

Aussi je crois que nous sommes tenus d'admettre l'ovariotomie au nombre des opérations chirurgicales légitimes ; car il devient de plus en plus probable chaque jour qu'elle seule pourra nous permettre d'arracher les malades atteintes d'hydropisie ovarique à une mort inévitable.

Au surplus, on peut résumer de la manière suivante ses indications et ses contre-indications :

1° Il ne faut pas la pratiquer dans les cas de kystes simples, stationnaires ou n'augmentant qu'avec beaucoup de lenteur et n'ayant pas encore compromis la santé générale des malades. En un mot il ne faut pas, pour une faible incommodité, mettre la vie des malades en danger.

2° Règle générale, il ne faut pas la pratiquer avant d'avoir ponctionné le kyste une fois, et cela pour trois raisons : dans quelques cas rares, le liquide ne se reproduit pas ; le trouble constitutionnel qui suit la paracentèse peut donner jusqu'à un certain point la mesure

des dangers qui sont à craindre après l'extirpation ; enfin, après l'é-
vacuation du kyste et pendant que le liquide se reproduit, on peut
déterminer avec plus de facilité et de certitude si le kyste est ou
n'est pas uni par des adhérences avec les parties environnantes, spécialement avec les organes pelviens.

Dans le cas de kyste simple, je crois qu'il ne faudrait tenter l'o-
variotomie qu'après avoir essayé des injections iodées et s'être assuré de leur inefficacité.

3° On ne doit pas la pratiquer lorsqu'on sent une tumeur dans le
bassin, conservant la même situation ou à peu près la même situation après la paracentèse, et ne pouvant être distinctement isolée
de l'utérus au moyen de la sonde.

4° Elle est contre-indiquée par la présence de l'albumine dans
l'urine, sa persistance après la ponction ; par la tuméfaction œdéma-
teuse des membres inférieurs et la présence d'une quantité considérable de liquide dans la cavité abdominale.

5° Enfin son succès est très-douteux s'il y a eu préalablement une
inflammation kystique, une péritonite générale avec vomissements,
frissons, fièvre, douleur abdominale, évacuation de pus par la ponction. Le fait qu'une malade a eu à plusieurs reprises des douleurs
abdominales de courte durée, sans fièvre et sans sensibilité persistante, ne contre-indique pas l'opération, puisque de pareilles attaques peuvent survenir indépendamment de toute inflammation.

L'ovariotomie n'est pas contre-indiquée :

1° Par l'âge de la malade, ni par le fait qu'elle a été ponctionnée
plusieurs fois, ni par l'irrégularité ou la suppression des menstrues,
puisque la suppression complète des règles ne prouve pas que les
deux ovaires soient malades.

2° Elle est légitime et doit être recommandée dans tous les cas de
tumeur ovarique, quelle que soit sa structure, quelle qu'ait été sa
durée, quel qu'ait été le nombre des ponctions antérieures, si la maladie progresse rapidement et si la santé générale en souffre, pourvu
toutefois qu'il n'existe pas d'autre cause à cela que la maladie locale.

Je pense, en outre, qu'il faut tenir grand compte de l'état moral
et du désir de la malade, du calme avec lequel elle envisage la pos-

sibilité d'un insuccès et de son entrée soudaine dans « la terre inconnue, » de la force des liens qui l'attachent à la vie et de l'espoir qu'elle a d'acquérir, au prix d'un danger de quelques jours, une santé parfaite pour le reste de sa vie. La crainte qu'a la malade d'une terminaison fatale est une condition pire que l'indifférence pour supporter une opération de cette importance. Les considérations morales doivent être pesées avec le même soin que les données fournies par le caractère et la marche de la tumeur.

Je ne compte pas que les raisons que j'ai invoquées en faveur de l'ovariotomie paraissent aussi concluantes à d'autres qu'à moi-même ; mais j'espère que les résultats obtenus dans ces sept dernières années diminueront les objections qu'on avait formulées contre elle. Tant qu'il y aura divergence d'opinion sur ce sujet, je pense qu'il ne sera pas inutile d'insister, comme je le faisais il y a sept ans, sur le préjudice que l'on porte au progrès de nos connaissances médicales et à l'estime de notre profession, aux yeux du public, en traitant ces questions comme des questions de bien ou de mal moral. A s'en tenir à ce qui a été dit quelquefois sur ce sujet, on croirait que ceux qui défendent l'ovariotomie ne le font que dans un but pervers, et que ceux qui doutent de son efficacité n'obéissent qu'à une indifférence morale irrémédiable. Pour que la vérité se dégage d'une discussion, il faut admettre que chacun est de bonne foi. Je ne vois pas pourquoi je suspecterais l'honnêteté et l'humanité de ceux qui essayent de soulager les souffrances ou de conserver la vie par des moyens qui ne m'inspirent pas le même degré de confiance qu'à eux. Le *odium theologicum* a du moins devers lui l'âge et la respectabilité. Je crains que la querelle immortelle entre le docteur Slop et Susannah n'aboutisse qu'à rendre le *odium obstetricantium* simplement ridicule.

NOTE DU TRADUCTEUR

SUR L'OVARIOTOMIE

Depuis quelques années, la pratique de l'ovariotomie a pris une extension considérable. Elle n'est plus confinée, comme à ses débuts, en Amérique et en Angleterre. Aujourd'hui, elle a pris droit de cité dans tous les pays du monde ; on la retrouve partout, avec un contingent très-variable de succès et de revers. Cette force de propagation de l'ovariotomie a une cause, une cause sérieuse, intrinsèque, indépendante de la mode du jour et des engouements passagers. Cette cause, c'est le nombre toujours croissant des résultats heureux qui lui sont dus.

Il n'y a pas longtemps, on considérait le péritoine comme une sorte d'enceinte sacrée dans laquelle ne pouvait point pénétrer le couteau du chirurgien sans provoquer une explosion d'accidents formidables et presque toujours mortels. Grâce à l'ovariotomie, on est revenu de cette sorte de terreur superstitieuse. Le péritoine s'est laissé si souvent violenter de toutes façons sans réagir, qu'on a fini par le trouver moins redoutable. Il est bien démontré maintenant qu'on peut l'inciser dans une grande étendue, le laver, l'éponger, le sécher, le tenir exposé à l'air pendant une demi-heure et plus, sans qu'il survienne fatalement des complications mortelles, ni même des accidents très-graves. Toutefois, pour obtenir cette innocuité, *il importe de ne laisser dans la cavité abdominale aucun corps étranger, surtout aucune substance de nature putrescible*. C'est peut-être le point le plus important qu'ait mis en lumière la pratique de l'ovariotomie.

I

A diverses époques, l'extirpation des tumeurs ovariques et même l'extraction des ovaires sains ont été tentées. S'il faut en croire Galien, on pratiquait en Asie la castration des truies. (Galeni, *Opera*, Venise, 1625. *De semini*, t. I, c. xv, f. 335 ll.) — Aristote (Περὶ ζώων ἱστορίας, l. IX) parle de la castration des chamelles, et Varron de celle des vaches. — Depuis, on a pratiqué avec succès la castration des chiennes, des juments, des brebis, de différentes espèces d'animaux et même des poissons.

A. Relativement à la castration de la femme, on trouve aussi quelques documents dans l'antiquité. Ainsi, Athénée raconte, d'après Xanthus, qu'Andramystès, roi de Lydie, avait fait châtrer des femmes qu'il destinait à remplacer les eunuques dans le service de son palais. (Athénée, Δειπνοςοφιστων, lib. XII, c. iii.) — Gygès, roi de Lydie, dans le but de prolonger la jeunesse des femmes, leur faisait également subir la même opération. (Hésychius et Suidas, dans *Fragmenta historica Græcorum*, 1841, t. I, p. 39, édition de F. Didot.)

Un porcher de Hongrie, au dire de Wierus, pour mettre un terme à la conduite déréglée de sa fille, lui extirpa les ovaires par le même procédé qu'il employait chez les animaux, et il paraît qu'elle survécut à cette mutilation.

En 1680, Plater songeait à la castration pour dompter les excès de la sensualité chez certaines femmes. (Plateri *Observ. libri tres*, Bâle, 1680, p. 248.) Riolan (*Opera omnia*, Paris, 1610, *Anatome*, p. 142) et Diemerbroeck (*Anatome corporis humani*, l. I) reculaient devant les dangers de cette opération.

45

En 1770, Pott extirpa chez une jeune femme de 25 ans, bien réglée, deux petites tumeurs situées dans les aines, qui étaient devenues très-douloureuses et gênantes. Ces deux tumeurs étaient constituées par les ovaires. La guérison eut lieu, et depuis la santé fut toujours excellente ; mais les seins, qui étaient très-volumineux, s'affaissèrent, et les règles ne revinrent pas. (P. Pott, *OEuvres chirurgicales*, traduction française. Paris, 1777, p. 492.)

On voit, d'après ce qui précède, que nous ne possédons que des notions très-incomplètes sur la pratique de la castration chez les femmes. Il serait curieux de savoir quelles sont les modifications que l'ablation des ovaires fait subir peu à peu à tout le système et à la conformation extérieure. Sont-elles aussi profondes et aussi apparentes que celles qu'entraîne pour l'homme la perte des deux testicules? Outre la suppression des règles et l'inaptitude à la fécondation, la femme perd-elle physiquement et moralement quelques-uns de ses attributs? La *muliérité* s'altère-t-elle dans le sens de la virilité?...

B. Parmi les chirurgiens qui s'étaient préoccupés sérieusement de la possibilité d'ouvrir la cavité abdominale pour en extraire les tumeurs ovariques, il faut citer, dans le dix-huitième siècle, Schlenker (*De sing. ovarii sinistri morbo*, Leyde, 1722) ; — Willis (*Specimen medicum sistens stupendum abdominis tumorem*, Bâle, 1731, p. 55) ; — Peyer (*Acta helvetica*, t. I ; Bâle, 1751, app. 1) ; — Tozzetti (*Prima raccolta di osservazioni medice*, Florence, 1752) ; — Theden (*Nova acta met. curios.*, t. V, p. 289) ;— Van Swieten, *Comment. in H. Boerhaave aphor.*, Liége, 1770, t. IV, § 1223) ;— John Hunter (*OEuvres complètes*, trad. Richelot, t. I, p. 635) ; — Chambon (*Maladies des emmes, maladies chroniques à la cessation des règles*, Paris, 1798).

On a cru pendant longtemps que Laumonier, de Rouen, avait le premier, en 1781, exécuté l'opération que les médecins que je viens de citer n'avaient pas osé tenter ; mais il paraît que la priorité n'appartient pas à notre compatriote. C'est le docteur Houston, qui pratiqua la première opération d'ovariotomie en 1701, aux environs de Glascow. La relation de ce fait curieux et concluant se trouve dans le volume XXXIII des *Philosophical Transactions*. London, 1826, p. 8. — Quant à l'opération de Laumonier, elle est relatée dans l'*Histoire de la Société royale de médecine*, 1782, t. V, p. 296.

Je n'ai pas l'intention de m'étendre longuement sur l'historique de l'ovariotomie. Je renvoie, pour les détails, au remarquable mémoire de M. Kœberlé sur l'*ovariotomie*, publié en 1865 (Baillière et fils, Paris).

C. La véritable histoire de l'ovariotomie ne commence qu'au dix-neuvième siècle ; c'est en 1809 que Mac Dowal entreprit à Danville (Kentucky) la première opération méthodique d'un kyste de l'ovaire. L'opérée, madame Crawford, vivait encore en 1845. On dit que ce hardi chirurgien exécuta treize opérations, dont huit avec succès, jusqu'à sa mort en 1830. — Bientôt d'autres chirurgiens américains tentèrent la même voie. Après Mac Dowal vient N. Smith, du Connecticut, qui, en 1822, extirpa un kyste ovarique sans aucun accident et avec le plus heureux résultat chez une malade âgée de 33 ans. *Case of ovarian dropsy successfully removed by a surgical operation*, dans *The Edinburgh Med. and Surgical Journal*, 1822. Voy. aussi *The Americ. med. Recorder*, Philadelphie, t. V, n° 17, 1822.) — En 1823, G. Smith opéra une négresse qui était en guérison le vingt-cinquième jour. (*North Americ. Med. and Surg. Journal*, janvier 1826.)

L'Amérique a donc été le véritable berceau de l'ovariotomie. Outre les chirurgiens que nous venons de citer, beaucoup d'autres, parmi lesquels W. L. Atlee, de Philadelphie, et Dunlap, pratiquèrent souvent l'extirpation de l'ovaire. — Peu de temps après, en 1825, Lizars, professeur d'anatomie et de physiologie à Édimbourg, essaya d'introduire la pratique de l'ovariotomie en Angleterre. (*Observ. on Extraction of diseased ovaria*, 1825, dans *The Edinburgh Med. and Surg. Journal*, n° LXXXI.) Cette heureuse importation avait été préparée par les progrès de la physiologie. « De toutes les branches de la chirurgie, avait dit Blundell dans ses *Physiological Researches*, aucune ne peut faire de plus grands progrès que la chirurgie de l'abdomen... L'extirpation de l'hydropisie enkystée de l'ovaire simple ou squirrheuse deviendra une opération d'un usage général. »

Cette prophétie ne tarda pas à se réaliser pour l'Angleterre, surtout lorsque deux habiles chirurgiens, Charles Clay, de Manchester (12 septembre 1842), et Henri Walne, de Londres (6 novembre 1842), eurent, grâce à leur audace et à leur habileté, obtenu des succès inespérés.

Je n'ai pas à revenir ici sur la pratique de l'ovariotomie en Angleterre. Je renvoie à la remarquable critique qu'en a faite le docteur West dans la leçon précédente. Qu'il me suffise de citer MM. Spencer Wells, Baker Brown, Humphry, Fergusson, Keith, Hutchinson, Simpson, etc., parmi les nombreux chirurgiens anglais qui ont le plus contribué, après bien des luttes, à faire classer l'ovariotomie au nombre des opérations légitimes.

D. En Allemagne et en France, cette opération a eu beaucoup de peine à s'acclimater. On a vu dans la note précédente que, lors de la grande discussion qui eut lieu à l'Académie de médecine en 1856 et 1857, Velpeau s'éleva énergiquement contre l'ovariotomie. Il est curieux de voir comment la jugeaient alors les chirurgiens français. « Pour moi, disait Moreau, je pense que cette opération doit être rangée dans les attributions des exécuteurs des hautes œuvres. » — « L'extirpation des ovaires est une opération dangereuse qui doit bien rarement trouver son application. » (Jobert, de Lamballe.) — « Bien que l'extirpation des kystes de l'ovaire ait été en quelque sorte inspirée par l'isolement des kystes, par l'intégrité parfaite des organes environnants, par la facilité du procédé opératoire ; bien qu'elle ait été pratiquée un assez grand nombre de fois avec succès, surtout en Angleterre et en Amérique, je ne pense pas que cette opération hardie doive prendre droit de cité en France. Le succès ne justifie pas toujours les entreprises téméraires. » (Cruveilhier.) — « Malgré la statistique, nous devons repousser l'extirpation des ovaires d'une manière presque absolue. » (Huguier.) — « Il a été beaucoup question en Amérique et en France de l'extirpation des kystes ovariques, opération qui me paraît trop radicale et de nature à mettre les femmes trop absolument à l'abri de toute récidive. Les statistiques alléguées ne prouvent rien ; on sait ce que valent ces statistiques, où tous les succès sont ramassés et où manque la liste des revers. » (Malgaigne.)

Une voix, cependant, s'éleva pour défendre l'ovariotomie : « Mais enfin, dit Cazeaux, n'y a-t-il rien de mieux à faire, dans ces cas malheureux, que d'abandonner les malades à une mort certaine. Je ne veux que toucher à cette question, car je sais que ma réponse rencontrera dans cette enceinte peu de sympathie et que, pour la justifier, je serais obligé d'entrer dans de trop longs développements. — Toutefois, je ne veux pas quitter cette tribune sans protester contre l'espèce d'anathème lancé par plusieurs contre l'extirpation des ovaires. Avant de proscrire, il faut examiner, et l'on n'a pas suffisamment examiné. » (*Bulletin de l'Académie de médecine*, 1856-1857, p. 181.)

On était encore en France sous l'impressisn de cet arrêt sans appel prononcé contre l'ovariotomie par les chirurgiens les plus éminents, lorsque mon ami et confrère le docteur Jules Worms publia dans la *Gazette hebdomadaire* (année 1860) un mémoire des plus remarquables sur l'extirpation des kystes de l'ovaire. Je me fais un vrai plaisir de le signaler à l'attention des lecteurs qui aiment les œuvres d'érudition et de critique, parce qu'il occupe par sa date et par son mérite une place importante dans l'histoire de l'ovariotomie en France.

Sans entrer dans des détails que ne comporte pas une simple note, disons qu'à partir de 1862 un heureux mouvement de réaction s'est produit dans notre pays en faveur de l'ovariotomie. De tous les chirurgiens de notre génération, celui qui a le plus contribué à populariser cette opération, c'est M. Kœberlé, de Strasbourg. Depuis le 2 juin 1862, époque à laquelle il obtint son premier succès dans l'extraction d'un kyste de l'ovaire, ce t éminent ovariotomiste n'a cessé de publier une série de mémoires pleins du plus haut intérêt, où sont relatés tous les faits de son immense pratique Sa réputation contre-balance et surpasse même celle des plus grands ovariotomistes de l'Angleterre et de l'Amérique. C'est à lu que nous devons les améliorations les plus importantes dans le procédé opératoire, les notions les plus positives sur les indications et les contre-indications, les conseils les plus judicieux pour résoudre les difficultés imprévues qui surgissent tout à coup dans les opérations les plus simples en apparence. — Je m'étais proposé d'analyser tous les travaux de M. Kœberlé sur l'ovariotomie ; mais craignant d'être au-dessous d'une tâche aussi considérable, j'ai mieux aimé m'adresser à lui. — Avec une bienveillance dont je ne saurais trop le remercier, M. Kœberlé a bien voulu m'envoyer une note qui résume toute sa pratique. Cette note a été rédigée par mon confrère, M. le docteur Taule, chef de clinique de M. Kœberlé.

II

Manuel opératoire de l'ovariotomie,

D'APRÈS LA PRATIQUE ET LES INDICATIONS DE M. KŒBERLÉ.

PREMIER TEMPS DE L'OPÉRATION. *Incision de la peau et du péritoine.* — Dès que l'anesthésie est complète, on incise les tissus couche par couche dans la direction de la ligne blanche, en ayant soin de comprimer, à mesure qu'on les coupe, les vaisseaux qui donnent du sang. Cette compression momentanée, qui suffit dans la plupart des cas pour arrêter l'hémorrhagie, est pratiquée par M. Kœberlé à l'aide de pinces à pression continue, d'un modèle spécial, que l'on laisse à demeure jusqu'à ce qu'on soit en mesure d'effectuer l'hémostase définitive.

La longueur de l'incision varie selon l'étendue ou la vascularité des adhérences et le degré de réductibilité de la tumeur. Dans les cas de kystes uniloculaires à parois peu épaisses et à contenu purement liquide, l'incision peut n'avoir que 7 ou 8 centimètres sur la peau, et 4 ou 5 centimètres seulement sur la ligne blanche. D'autres fois, au contraire, elle doit être prolongée jusqu'à l'ombilic et, dans certains cas extrêmes, jusqu'au creux épigastrique. L'incision de l'ombilic, lorsqu'elle est nécessaire, a toujours lieu directement, même lorsqu'il existe une hernie ombilicale. En pareil cas, on excise le sac et les parois exubérantes afin d'obtenir la cure radicale de la hernie en même temps que la réunion des lèvres de la plaie.

Après avoir incisé la couche sous-cutanée et les tissus fibreux, on rencontre quelquefois l'un des muscles pyramidaux ou l'un des muscles droits que l'on refoule de son côté pour inciser la ligne blanche. Arrivé sur le tissu sous-péritonéal, M. Kœberlé y fait avec précaution une incision à travers laquelle il fait pénétrer une pince à disséquer dont les branches, en s'écartant, soulèvent la séreuse et permettent d'agrandir l'incision sans blesser les parties voisines et sous-jacentes.

DEUXIÈME TEMPS. *Ponction et extraction de la tumeur; hémostase provisoire.* — Ordinairement, c'est la tumeur qui se présente tout d'abord entre les lèvres de la plaie; quelquefois, c'est l'épiploon. Quand on a affaire à l'épiploon, on commence par s'assurer s'il est adhérent ou non. S'il est libre, on n'a qu'à le maintenir en haut pour découvrir la tumeur. Lorsqu'il y a des adhérences épiploïques, elles peuvent s'insérer à la fois sur la paroi abdominale et sur le kyste ou sur le kyste seulement. Ce dernier cas est de beaucoup le plus fréquent. Quoi qu'il en soit, on déchire ou l'on divise les adhérences dans une étendue suffisante pour permettre l'exploration de la tumeur, en ayant soin de pratiquer l'hémostase provisoire avec les pinces, comme précédemment. On agirait exactement de la même façon si la tumeur, se présentant la première, adhérait directement à la paroi abdominale.

Quand le kyste est à découvert, on passe le doigt ou la main entre sa paroi externe et le péritoine pariétal pour reconnaître l'étendue et la nature des adhérences, s'il en existe. Les adhérences non vasculaires peuvent être déchirées immédiatement. Les autres sont respectées, autant que possible, jusqu'après la ponction du kyste. Cette ponction se pratique à l'aide du trocart de M. Kœberlé, dont l'ajutage latéral a été muni préalablement d'un tube en caoutchouc pour conduire le liquide dans un vase placé à portée du chirurgien. On plonge le trocart, muni de sa canule, dans la poche la plus saillante du kyste, à laquelle on le fixe à l'aide des érignes; puis on retire le trocart pour laisser s'écouler le liquide. Si celui-ci est très-épais et s'écoule trop lentement, on retire la canule pour la remplacer par une plus grosse, qui est taillée en biseau à l'une de ses extrémités afin de pénétrer plus facilement dans la paroi du kyste. Lorsque le contenu de la tumeur est trop épais pour s'écouler de la sorte, on incise la poche avec un bistouri et on la vide, soit par la pression du kyste à travers les parois abdominales, soit directement avec la main. Les kystes uniloculaires non adhérents sont facilement extraits après l'évacuation du liquide.

Dans les cas de kystes multiloculaires à contenu liquide ou gélatineux, on peut ponctionner ou déchirer les loges secondaires à travers la grande loge ou directement, si elles se présentent entre les lèvres de l'incision. Mais ces ponctions pouvant donner lieu dans certains cas à des hémorrhagies sérieuses, M. Kœberlé préfère ordinairement agrandir l'ouverture pour extraire le kyste le plus rapidement possible. Cette pratique est surtout indiquée lorsqu'il y a des adhérences très-vasculaires ou que l'incision de la tumeur a donné lieu à une hémorrhagie; elle deviendrait indispensable si la tumeur était irréductible, comme cela arrive presque toujours quand on a affaire à des kystes dermoïdes ou à des tumeurs utérines.

Avant de détacher les adhérences, on s'assure du degré de résistance et de vascularité qu'elles présentent et l'on reconnaît leurs points d'insertion. Si elles sont très-vasculaires, on fera bien d'aller tout d'abord à la recherche du pédicule et de le lier, s'il est possible, avant l'extraction de la tumeur, pour limiter la perte de sang. Quand le pédicule ne peut être isolé ou qu'on ne juge pas à propos de le lier avant la déchirure des adhérences, on détache ces dernières en comprimant successivement avec les pinces toutes les parties saignantes. Il arrive parfois qu'un ou plusieurs organes vasculaires, tels que le foie, la rate ou l'intestin, adhèrent à la tumeur. On doit, dans ce cas, redoubler de précautions afin d'éviter de déchirer en même temps que les adhérences le tissu de l'organe où elles sont implantées. Dès que le kyste est libre d'adhérences, on s'empresse de l'extraire; si le pédicule est tordu, on le détord et on le lie immédiatement.

TROISIÈME TEMPS. *Ligature et excision du pédicule; hémostase définitive et épongement de la cavité-abdominale.* — La ligature du pédicule se pratique avec un double fil de fer recuit, à l'aide du serre-nœud de M. Kœberlé. Ce serre-nœud, dont la longueur ne dépasse pas en général 6 à 7 centimètres, remplace avantageusement les clamps et il peut être appliqué dans tous les cas, ce qui lui donne une supériorité incontestable sur tous les autres modes de constriction.

Quand le pédicule est très-large et un peu trop court, il est avantageux de le diviser en deux portions, que l'on lie séparément. Par ce procédé, on obviera dans une certaine mesure à la brièveté du pédicule et on lui conservera une longueur plus considérable, ce qui est très-important pour éviter les tractions sur le moignon. Il faudra, dans ce cas, appliquer deux serre-nœuds ou un seul serre-nœud et une ligature avec un fil de soie de Chine. Une ligature semblable, dite *ligature de sûreté*, est placée ensuite dans le sillon tracé par le fil de fer et immédiatement au-dessus de lui. On peut de la sorte se débarrasser du serre-nœud dès le lendemain de l'opération, si cela est nécessaire pour faciliter le pansement. Si l'ovaire du côté opposé était dégénéré, on le lierait de même avec un fil de fer ou avec un fil de soie, suivant les circonstances.

Lorsque le pédicule est très-court et qu'il est retenu par des adhérences pelviennes dont la déchirure pourrait donner lieu à une hémorrhagie grave, on se décide quelquefois à l'étreindre avec un clamp ou avec un serre-nœud spécial, puis on l'excise à 3 ou 4 millimètres au-dessus du point comprimé et l'on cautérise l'incision au fer rouge. L'instrument est ensuite enlevé avec beaucoup de précaution afin de ne pas dissocier les tissus cautérisés. Ce procédé, dont l'indication est très-rare du reste, ne doit être employé qu'à la dernière extrémité, car il expose consécutivement aux hémorrhagies et aux abcès pelviens.

Après la ligature du pédicule, on enlève les pinces laissées à demeure sur les parties saignantes, que l'on tient le plus souvent exposées pendant quelque temps au contact de l'air. Lorsque l'hémorrhagie se reproduit, on place des ligatures sur les parties qui peuvent être retenues au dehors et l'on cautérise au fer rouge les parties profondes ou l'on y jette des ligatures perdues. On peut aussi faire cesser l'hémorrhagie des petits vaisseaux en les comprimant légèrement pendant quelques instants avec la pulpe du doigt enduite d'une solution de perchlorure de fer à 40°. Les chefs des ligatures ordinaires doivent être ramenés dans l'angle inférieur de la plaie ou entre les lèvres de l'incision.

Le pédicule est coupé avec des ciseaux assez loin de la ligature pour que son extrémité puisse être maintenue au dehors. La cavité abdominale et l'excavation pelvienne sont ensuite épongées avec soin et débarrassées des liquides et des caillots.

QUATRIÈME TEMPS. *Fixation du pédicule et réunion de la plaie.* — Quand la cavité abdominale est suffisamment épongée, on remet les intestins en place et on étale l'épiploon au-devant d'eux, en ayant soin de faire coïncider son bord inférieur avec le pédicule. La masse intestinale se trouve ainsi complétement isolée et protégée. Une seule voie est laissée à l'écoulement des liquides, à l'angle inférieur de la plaie. C'est par là que ces liquides peuvent être extraits de l'excavation pelvienne où ils tendent à s'accumuler par suite de la déclivité naturelle du bassin et de la position demi-assise de la malade après l'opération.

Lorsque le pédicule est suffisamment long pour que la ligature (ou les ligatures, si le pédicule a été divisé en deux parties) puisse être maintenue hors du péritoine, ce qui arrive le plus fréquemment, M. Kœberlé la fixe hors de la cavité péritonéale, à une hauteur variable, selon l'épaisseur des téguments et la longueur du moignon, à l'aide d'une tige d'acier qui traverse la partie du pédicule située au-dessus de la ligature. Cette tige croise transversalement l'angle inférieur de la plaie et repose à droite et à gauche sur la paroi externe du ventre. Le pédicule est ainsi maintenu dans une position constante sans que l'on exerce aucune traction sur la ligature elle-même. On procède de la même façon lorsque la ligature ne peut être ramenée hors du péritoine ; mais dans ce cas on a dû faire usage d'un serre-nœud plus long.

La réunion est effectuée à l'aide d'une suture profonde enchevillée et d'une suture superficielle entortillée. Le nombre des points de suture varie selon la longueur de l'incision, le degré d'embonpoint de la malade et la distension plus ou moins grande de la paroi abdominale.

On se sert pour la suture profonde d'une aiguille d'acier à pointe triangulaire, de 15 centimètres de longueur, munie d'un double fil de soie à l'extrémité duquel est fixé un bout de sonde d'une résistance suffisante. Quand on a traversé l'une des lèvres de la plaie, on pique l'autre sur un point exactement correspondant à celui par où est sortie l'aiguille, et l'on s'arrange de façon à faire traverser à celle-ci sur la seconde lèvre la même épaisseur de tissu que sur la première. Puis on passe le fil à travers un second bout de sonde autour duquel on la fixe à l'aide d'un nœud à rosette. On serre suffisamment pour que les bords profonds de la plaie s'affrontent exactement tissu contre tissu sans toutefois comprimer les parties comprises dans la ligature. La suture ainsi effectuée par M. Kœberlé traverse la peau, les muscles droits et la ligne blanche sur la limite du tissu sous-péritonéal, mais elle ne comprend jamais le péritoine. L'affrontement des tissus se fait plus régulièrement de cette façon et on court moins le risque de voir les abcès des points de suture s'ouvrir dans la cavité péritonéale après l'extraction des fils.

Le nombre des points de suture superficielle est ordinairement double de celui des points de suture profonde. On pratique cette suture avec des épingles fines que l'on retire dix à vingt heures après l'opération pour les remplacer par des filaments de charpie fixés avec du collodion. M. Kœberlé affronte avec un soin tout spécial les bords opposés du derme. De cette façon, la réunion par première intention a toujours lieu très-rapidement et ne laisse qu'une cicatrice linéaire à peine visible quelque temps après la guérison.

La dernière épingle et le dernier point de suture profonde doivent être placés de façon à laisser un espace suffisant aux lambeaux du pédicule, aux fils des ligatures, au serre-nœud et aux appareils de pansement destinés à favoriser l'écoulement des liquides ou à nettoyer la plaie. Quand on prévoit une exsudation un peu abondante de sérosité ou un épanchement de sang après l'opération (comme cela arrive fréquemment lorsque le péritoine a été préalablement enflammé, lorsque l'hémostase n'a pu être parfaite ou qu'il est survenu des vomissements après le réveil de la malade), il est bon de laisser à demeure un tube de verre destiné à faciliter l'introduction d'une sonde pour aspirer les liquides au fond du bassin. Le séjour de ce tube n'a absolument aucun inconvénient. Dans les cas ordinaires on se borne à aspirer les liquides pendant un ou deux jours avec la sonde toute seule. Mais lorsque l'exsudation péritonéale est très-abondante et surtout lorsqu'il s'est formé une collection purulente dans le bassin, l'application du tube de verre devient très-utile pour donner un libre cours aux produits de l'inflammation qui s'altèrent promptement et donnent lieu à la septicémie lorsqu'ils restent stagnants.

Pour provoquer le dessèchement plus rapide des lambeaux du pédicule et s'opposer à la résorption des produits septiques par la partie inférieure de la plaie, qui reste forcément à découvert, M. Kœberlé badigeonne après l'opération le pédicule et les deux surfaces de l'incision de l'angle inférieur avec une solution de perchlorure de fer à 40°. La plaie est ensuite essuyée avec soin et débarrassée du perchlorure en excès. On soulève enfin la malade pour enlever les alèzes et la toile en caoutchouc, qui ont été disposées de façon à ce que l'opérée puisse être nettoyée et remise sur ses draps sans aucun déplacement. On la réchauffe avec soin si elle s'est refroidie, puis on termine le pansement, dont le dernier temps consiste à placer une ou deux mèches et quelques plumasseaux de charpie dans l'angle inférieur de la plaie. On place également des plumasseaux de charpie et des compresses graduées dans la dépression formée de chaque côté par l'application des points de suture.

Quand la paroi abdominale a été très-distendue, M. Kœberlé fait comprimer par un aide, pendant toute la durée de l'opération, les parties qui avoisinent le creux épigastrique afin de combattre la tendance au vide et de s'opposer à la pénétration de l'air après l'ablation de la tumeur. Il est bon de noter aussi que les instruments et les éponges sont scrupuleusement nettoyés avant l'opération et que les soins les plus minutieux de propreté sont observés par le chirurgien et par ses aides.

Soins consécutifs. — Ils sont des plus simples et consistent surtout dans la fréquence des pansements, qui ont lieu trois fois dans les vingt-quatre heures durant les premiers jours. Le premier jour, l'opérée est tenue à la diète absolue afin d'éviter les vomissements. On lui permet seulement de se rincer la bouche avec de l'eau et d'avaler un peu de vin de Champagne étendu d'eau gazeuse. Si la réaction est peu prononcée ou même nulle, comme cela arrive dans la plupart des cas simples, la malade peut prendre des bouillons, du thé, du café, du lait, un potage avec un jaune d'œuf dès le second jour. Le troisième jour on donne un lavement ou un léger purgatif pour provoquer des selles. Si les choses marchent régulièrement, l'appétit commence à se prononcer dès ce moment, et la guérison fait ordinairement des progrès rapides.

Les points de suture profonde sont enlevés le troisième ou le quatrième jour, selon les cas. On les remplace par le bandage contentif de M. Kœberlé, qui est constitué par des cordons de coton dont les fils, étalés en éventail à l'une de leurs extrémités, sont fixés, de chaque côté de la paroi abdominale, à 5 ou 6 centimètres en arrière des points de suture, avec du collodion préparé. Dès que l'évaporation est complète et les bandelettes parfaitement adhérentes, on lie chacune d'elles avec son homologue du côté opposé, en ayant soin de serrer suffisamment pour que la paroi abdominale soit complétement relâchée entre les points de suture, afin qu'il n'y ait aucune traction sur les lèvres de la plaie. La cicatrisation s'opère dès lors définitivement et la cicatrice se consolide sans éventration consécutive.

Il se forme presque toujours de petits abcès au niveau des points de suture profonde. Ces abcès s'ouvrent le plus souvent par l'orifice externe des points de suture et quelquefois entre les lèvres de l'incision. Ils n'ont d'ailleurs d'autre inconvénient que de retarder parfois de quelques jours la guérison définitive.

Le pédicule et les ligatures sont éliminés habituellement entre le dixième et le quinzième jour, et la cicatrisation est complète du vingtième au vingt-cinquième, lorsqu'il n'y a point de complications, à moins que la malade soit anémique, ce qui retarde toujours de beaucoup la guérison.

M. Kœberlé a renoncé depuis longtemps à la glace pour prévenir la septicémie ou la péritonite, et il n'emploie la morphine ou le chloroforme en inhalations que dans les cas où il survient des douleurs très-vives par suite de coliques ou de crampes utérines. Il administre le sulfate de quinine à haute dose contre la septicémie. Mais ce médicament reste sans effet comme tous les autres quand la résorption putride a été trop considérable. Dans ces cas, les malades meurent habituellement dès le troisième jour après l'opération. Le seul moyen véritablement efficace contre ce terrible accident, c'est l'élimination du poison avant qu'il ait été absorbé en assez grande quantité pour donner la mort. Mais ce moyen est malheureusement trop souvent hors de la portée du chirurgien.

Dès que les premiers symptômes se manifestent (faiblesse, accélération et irrégularité du pouls ; accélération et irrégularité de la respiration ; pulvérulence des narines ; sécheresse et marbrure de la peau ; diminution de la sécrétion urinaire ; altération des traits et dépression morale, pressentiments funestes ; quelquefois frissons et vomissements ; érysipèle souvent, lorsque le foyer infectant est situé entre les lèvres de la plaie), il faut aller à la recherche du foyer. Quand il siége entre les lèvres de la plaie, ce qui est décelé le plus souvent par un érysipèle ou par un suintement sanguinolent, on écarte les bords, puis on vide et nettoie avec soin le foyer que l'on imbibe avec la solution de perchlorure de fer à 40°. Ce moyen employé à temps suffit quelquefois pour enrayer les progrès du mal et sauver la malade. Mais parfois aussi il échoue, soit que le poison ait déjà été absorbé en trop grande quantité, soit qu'il ait échappé en partie à l'action du caustique. Quand le point de départ de l'infection siégeait dans le bassin ou sous les fosses iliaques, M. Kœberlé est parvenu plus d'une fois à sauver les malades en faisant de larges incisions et en laissant des tubes à demeure pour évacuer et nettoyer les foyers putrides ou purulents.

Le traitement employé est, comme on le voit, essentiellement symptomatique et presque exclusivement chirurgical. C'est le seul qui ait réussi jusqu'à présent avec le traitement tonique qui en est le corollaire naturel.

La péritonite, à elle seule, entraîne rarement la mort, parce qu'elle se localise presque toujours dans le bassin et dans les fosses iliaques. Ces bons résultats sont dus aux perfectionnements successifs introduits par M. Kœberlé dans le manuel opératoire et dans le traitement consécutif. Lorsqu'il se forme des collections purulentes, elles s'ouvrent quelquefois spontanément par le vagin, par l'intestin ou par les lèvres de la plaie. Mais il est rare que M. Kœberlé attende leur ouverture spontanée. Il préfère donner dès le début une large issue au pus avec le bistouri. Une amélioration très-marquée se manifeste d'habitude à la suite de ces incisions. La fièvre tombe, les malades recouvrent l'appétit et se rétablissent rapidement.

Statistique des opérations d'ovariotomie

PRATIQUÉES PAR M. KŒBERLÉ.

Les tableaux suivants sont destinés à compléter les renseignements fournis par M. Kœberlé dans sa dernière statistique publiée au commencement de 1868. Depuis cette époque jusqu'au 30 octobre 1869, M. Kœberlé a pratiqué 51 ovariotomies simples ou doubles. Dans un cas de tumeur fibreuse utérine (obs. 116), les deux ovaires ont été extirpés en même temps que l'utérus. La malade est guérie. Une autre fois, l'ovariotomie a été pratiquée pour remédier à une rétroversion utérine qui mettait en danger la vie de la malade. L'utérus a été redressé et la guérison obtenue au bout d'un mois par la fixation du pédicule à la paroi abdominale.

Ces 51 opérations ont donné 39 guérisons et 12 morts, tandis que les 69 cas précédents avaient donné 45 guérisons et 24 morts. En tout, 120 cas d'ovariotomie qui ont donné 84 guérisons et 36 morts. Sur les 100 premières opérations, il y a eu 71 guérisons et 20 morts. Ces chiffres ont été déjà indiqués dans une note supplémentaire annexée, au mois de mai dernier, à la statistique générale de M. Kœberlé. Les 20 opérations pratiquées depuis (jusqu'au 30 octobre) ont donné 13 guérisons et 7 morts.

Nous insistons sur ces détails afin de donner une idée des oscillations de la statistique. Ces oscillations, comme on pourra facilement s'en convaincre en comparant les résultats contenus dans chaque tableau, s'expliquent par la multiplicité ou la rareté des cas graves dans une même période de temps. En définitive, les résultats nouveaux s'accordent avec les anciens pour établir la vérité de cette proposition déjà émise précédemment par M. Kœberlé, à savoir, que « *la gravité de l'ovariotomie est toujours proportionnelle aux complications qu'elle présente.* » La plupart des insuccès sont dus au mauvais état de la santé au moment de l'opération, à la multiplicité et à la vascularité des adhérences ou à l'abondance de l'hémorrhagie. En dehors de ces conditions, l'opération réussit presque toujours. Des cas très-graves peuvent même être suivis de succès, pourvu que la constitution de la malade soit bonne et sa santé générale intacte. Ici cependant, comme dans les autres opérations, il se produit un petit nombre de faits exceptionnels qui déroutent toutes les prévisions. L'observation 104, que nous reproduisons sommairement à la fin de ces notes, est un exemple de ces cas malheureux.

Les trois premiers tableaux, relatifs à l'existence ou à l'absence des adhérences, à la quantité de sang perdu et aux causes de la mortalité, sont extraits de la statistique analytique publiée antérieurement par M. Kœberlé (Paris, Berger-Levrault, 1868). Nous n'avons fait que les compléter en plaçant les résultats nouveaux (à partir de l'obs. 70) à la suite des anciens. Les autres tableaux sont destinés à mettre en lumière un certain nombre de faits importants que nous extrayons des observations déjà publiées et de celles qui sont encore inédites.

I

ADHÉRENCES

N⁰ˢ des observations.

1	Adhérences épiploïques et pelviennes.	*Guérison.*
2	— épiploïques et pelviennes.	*Guérison.*
3	— générales légères.	*Guérison.*
4	— abdominales.	*Guérison.*
5	— abdominales et pelviennes.	*Mort.*
6	Pas d'adhérences.	*Guérison.*
7	Pas d'adhérences.	*Mort.*
8	Adhérences pelviennes et intestinales.	*Guérison.*
9	— épiploïques, pelviennes et intestin.	*Mort.*
10	— abdominales, épiploïques et intest.	*Guérison.*
11	— intestinales.	*Guérison.*
12	Pas d'adhérences.	*Guérison.*
13	Adhérences générales.	*Guérison.*
14	— générales.	*Mort.*
15	— générales.	*Guérison.*
16	— abdominales très-étendues. . . .	*Mort.*
17	Pas d'adhérences.	*Guérison.*
18	Adhérences abdominales et épiploïques	*Guérison.*
19	— vésicales et utérines.	*Mort.*
20	— abdominales.	*Guérison.*
21	Pas d'adhérences.	*Guérison.*
22	Adhérences générales	*Mort.*
23	— abdominales et épiploïques. . . .	*Guérison.*
24	— générales.	*Mort.*
25	— abdominales et épiploïques. . . .	*Mort.*
26	— abdominales.	*Guérison.*
27	Pas d'adhérences.	*Guérison.*
28	Adhérences générales.	*Guérison.*
29	— abdominales, intestinales, épipl. .	*Mort,*
30	— générales.	*Mort.*

N^{os} des observations.

31	Pas d'adhérences.	*Guérison.*
32	Pas d'adhérences.	*Guérison.*
33	Pas d'adhérences.	*Mort.*
34	Pas d'adhérences.	*Mort.*
35	Adhérences épiploïques et abdominales.	*Guérison.*
36	— abdominales.	*Guérison.*
37	— abdominales, hépatiques, épipl.	*Mort.*
38	— abdominales.	*Guérison.*
39	— épiploïques.	*Guérison.*
40	— abdominales et hépatiques.	*Mort.*
41	Pas d'adhérences.	*Guérison.*
42	Pas d'adhérences.	*Guérison.*
43	Adhérences abdominales, mésentériques.	*Mort.*
44	— abdominales, épiploïques, mésentériques, intestinales. — Tumeur fibreuse utérine.	*Mort.*
45	— abdominales, épipl., hépatiques.	*Mort.*
46	— épipl., intestinales, pelviennes.	*Guérison.*
47	— intestinales, utérines, pelviennes.	*Mort.*
48	Pas d'adhérences.	*Guérison.*
49	Pas d'adhérences.	*Guérison.*
50	Adhérences abdominales, épipl., pelviennes.	*Guérison.*
51	— abdom., épipl., intest., pelviennes.	*Guérison.*
52	— abdom., épipl., intestin., mésentér.	*Guérison.*
53	— abdominales, utérines, pelviennes.	*Guérison.*
54	— générales.	*Mort.*
55	— abdominales graves.	*Guérison.*
56	Pas d'adhérences.	*Guérison.*
57	Adhérences abdominales graves et pelviennes.	*Mort.*
58	— abdominales, hépatiques.	*Guérison.*
59	— abdominales.	*Guérison.*
60	— abdominales, épiploïques.	*Mort.*
61	Pas d'adhérences.	*Guérison.*
62	Pas d'adhérences.	*Guérison.*
63	Adhérences abdominales.	*Guérison.*
64	Pas d'adhérences.	*Guérison.*
65	Adhérences épiploïques.	*Guérison.*
66	— abdominales, épiploïques.	*Mort.*
67	Pas d'adhérences.	*Guérison.*
68	Pas d'adhérences.	*Guérison.*
69	Adhérences épipl., utér., pelviennes, vésicales.	*Mort.*
70	— épiploïques.	*Guérison.*
71	— abdominales graves, épipl., vascul.	*Mort.*
72	— épiploïques.	*Guérison.*
73	— abdominales graves.	*Mort.*
74	— épiploïques.	*Guérison.*
75	Pas d'adhérences.	*Guérison*
76	Adhérences épipl., intest., hépat., pelviennes.	*Mort.*
77	Pas d'adhérences.	*Guérison.*
78	Adhérences épiploïques et abdominales.	*Guérison.*
79	— épiploïques et abdominales.	*Guérison.*
80	— intestinales.	*Mort.*
81	Pas d'adhérences.	*Guérison.*
82	Adhérences épiploïques et abdominales.	*Guérison.*
83	Pas d'adhérences.	*Guérison.*

N⁰ˢ des observations.

84	Adhérences abdominales, épiploïques, pelviennes.	*Guérison.*
85	— abdominales et épipl., très-vascul.	*Guérison.*
86	— abdominales et épiploïques. . . .	*Guérison.*
87	Pas d'adhérences.	*Guérison.*
88	Pas d'adhérences.	*Guérison.*
89	Adhérences mésentériques et épiploïques très-étendues en partie fibreuses et très-résistantes.	*Guérison.*
90	— abdominales	*Guérison.*
91	— abdominales et hépatiques.	*Mort.*
92	Pas d'adhérences.	*Guérison.*
93	Adhérences intestinales, mésentériques, utérines.	*Guérison.*
94	Pas d'adhérences.	*Guérison.*
95	Adhérences épiploïques, mésentér., intestinales.	*Guérison.*
96	— épiploïques et pelviennes.	*Guérison.*
97	— épiploïques, abdominales graves,. . .	*Guérison.*
98	— épiploïques et abdominales. . . .	*Guérison.*
99	— abdominales et épiploïques	*Guérison.*
100	Pas d'adhérences.	*Guérison.*
101	Adhérences abdominales, épiploïques, pelviennes.	*Guérison.*
102	Pas d'adhérences.	*Guérison.*
103	Adhérences abdominales	*Mort.*
104	Adhérences pelviennes légères.	*Mort.*
105	Pas d'adhérences.	*Guérison.*
106	Adhérences pelviennes	*Guérison.*
107	— abdominales et épiploïques. . . .	*Guérison.*
108	— abdominales et pelviennes.	*Guérison.*
109	Pas d'adhérences.	*Guérison.*
110	Pas d'adhérences.	*Mort.*
111	Adhérences abdominales et pelviennes.	*Guérison.*
112	— pelviennes.	*Mort.*
113	— épiploïques, pelviennes	*Guérison.*
114	— abdomin., épipl., pelv., vésicales. .	*Mort.*
115	— épiploïques.	*Mort.*
116	Pas d'adhérences.	*Guérison.*
117	Adhérences épiploïques, pelviennes, utérines très-étendues.	*Mort.*
118	— abdominales, épiploïques, pelviennes, vésicales très-étendues. . .	*Guérison.*
119	— à l'épiploon et au côlon.	*Guérison.*
120	— abdominales	*Guérison.*

Total. . . . . 120 cas : 84 guérisons, 36 morts.

II

PERTE DE SANG

N⁰ˢ des observations.

1	30 grammes.	*Guérison.*
2	500 —	*Guérison.*
3	800 —	*Guérison.*

N^{os} des observations.

4	320	grammes.	Guérison.
5	400	—	Mort.
6	100	—	Guérison.
7	60	—	Mort.
8	500	—	Guérison.
9	600	—	Mort.
10	40	—	Guérison.
11	200	—	Guérison.
12	20	—	Guérison.
13	?	—	Guérison.
14	300	—	Mort.
15	150	—	Guérison.
16	200	—	Mort.
17	30	—	Guérison.
18	400	—	Guérison.
19	100	—	Mort.
20	500	—	Guérison.
21	50	—	Guérison.
22	300	—	Mort.
23	300	—	Guérison.
24	600	—	Mort.
25	100	—	Mort.
26	200	—	Guérison.
27	50	—	Guérison.
28	500	—	Guérison.
29	1,000	—	Mort.
30	400	—	Mort.
31	40	—	Guérison.
32	100	—	Guérison.
33	50	—	Mort.
34	350	—	Mort.
35	400	—	Guérison.
36	100	—	Guérison.
37	1,500	—	Mort.
38	700	—	Guérison.
39	50	—	Guérison.
40	700	—	Mort.
41	30	—	Guérison.
42	30	—	Guérison.
43	1,500	—	Mort.
44	500	—	Mort.
45	300	—	Mort.
46	300	—	Guérison.
47	1,000	—	Mort.
48	40	—	Guérison.
49	40	—	Guérison.
50	100	—	Guérison.
51	100	—	Guérison.
52	400	—	Guérison.
53	1,300	—	Guérison.
54	2,000	—	Mort.
55	600	—	Guérison.
56	150	—	Guérison.
57	1,800	—	Mort.
58	400	—	Guérison.

N°˙ des observations.

59	60 grammes..	Guérison.
60	350	—	Mort.
61	30	—	Guérison.
62	41	—	Guérison.
63	250	—	Guérison.
64	200	—	Guérison.
65	30	—	Guérison.
66	300	—	Mort.
67	40	—	Guérison.
68	40	—	Guérison.
69	2,000	—	Mort.
70	150	—	Guérison.
71	500	—	Mort.
72	50	—	Guérison.
73	1,000	—	Mort.
74	500	—	Guérison.
75	40	—	Guérison.
76	1,500	—	Mort.
77	50	—	Guérison,
78	300	—	Guérison.
79	200	—	Guérison.
80	50	—	Mort.
81	40	—	Guérison.
82	250	—	Guérison.
83	200	—	Guérison.
84	150	—	Guérison.
85	500	—	Guérison.
86	100	—	Guérison.
87	20	—	Guérison.
88	15	—	Guérison.
89	180	—	Guérison.
90	300	—	Guérison.
91	500	—	Mort.
92	50	—	Guérison.
93	200	—	Guérison
94	30	—	Guérison.
95	800	—	Guérison.
96	200	—	Guérison.
97	600	—	Guérison.
98	200	—	Guérison.
99	100	—	Guérison.
100	200	—	Guérison.
101	300	—	Guérison.
102	100	—	Guérison.
103	100	—	Mort.
104	30	—	Mort.
105	40	—	Guérison.
106	400	—	Guérison.
107	800	—	Guérison.
108	200	—	Guérison.
109	30	—	Guérison.
110	100	—	Mort.
111	500	—	Guérison.
112	600	—	Mort.
113	700	—	Guérison.

N°˙ des observations.

114	500	grammes.	*Mort.*
115	200	—	*Mort.*
116	50	—	*Guérison.*
117	300	—	*Mort.*
118	400	—	*Guérison.*
119	100	—	*Guérison.*
120	600	—	*Guérison.*

Total. . . . . 120 cas :   84 guérisons, 56 morts.

III

MORTALITÉ

5	Congestion pulmonaire et septicémie.
7	Tympanite.
9	Septicémie.
14	Septicémie.
16	Péritonite et épuisement.
19	Péritonite.
22	Péritonite.
24	Péritonite et septicémie.
25	Infection purulente. Mort subite.
29	Péritonite et septicémie, abcès pelvien ouvert dans le péritoine.
30	Septicémie.
33	Étranglement interne.
34	Entérite et péritonite.
37	Péritonite et épuisement,
40	Péritonite et septicémie.
43	Épuisement.
44	Septicémie.
45	Péritonite et septicémie.
47	Hémorrhagie consécutive et septicémie.
54	Hémorrhagie consécutive et septicémie.
57	Épuisement.
60	Péritonite.
66	Septicémie et péritonite.
69	Épuisement.
71	Épuisement.
73	Septicémie et épuisement.
76	Épuisement.
80	Épuisement.
91	Péritonite et épuisement.
103	Péritonite et épuisement.
104	Septicémie, érysipèle.
110	Péritonite.
112	Péritonite.
114	Septicémie, érysipèle.
115	Péritonite et épuisement.
117	Péritonite et épuisement.

Total. . . . . 56 morts.

IV

Rupture antérieure du kyste avec épanchement du contenu dans la cavité péritonéale. — Péritonite consécutive.

N⁰ˢ des observations.   N⁰ˢ des observations.

35	*Guérison.*	74	*Guérison.*
79	*Guérison.*	101	*Guérison.*
83	*Guérison.*	115	*Guérison.*
85	*Guérison.*	115	*Mort.*
98	*Guérison.*		

Total. . . . . 9 cas : 8 guérisons, 1 mort.

On voit que les péritonites antérieures, lorsqu'elles sont guéries, ce qui est le cas le plus fréquent, n'aggravent pas le moins du monde les résultats de l'ovariotomie. Il n'en est pas de même lorsque le péritoine est hypérémié au moment de l'opération. Dans ces cas, l'exsudation continue presque toujours après l'extraction du kyste, et les malades déjà affaiblies sont exposées à mourir d'épuisement ou de septicémie, lors même que toutes les autres conditions sont favorables.

V

Ascite causée par la rupture spontanée du kyste dans le péritoine ou par l seule présence du corps étranger, avec ou sans péritonite.

N⁰ˢ des observations.

18	Ascite simple, 1,200 grammes de liquide. . . .	*Guérison.*
19	Ascite par suite d'abcès ovarique et de péritonite chronique, 18 litres de liquide.	*Mort.*
20	Ascite simple, 500 grammes de liquide. . . .	*Guérison.*
32	Ascite simple, 6 litres de liquide.	*Guérison.*
33	Ascite simple, 200 grammes de liquide. . . .	*Mort.*
35	Ascite consécutive à une rupture spontanée du kyste, 3 litres de liquide..	*Guérison.*
46	Ascite et ovarite, 1 litre de liquide.	*Guérison.*
50	Ascite simple, 500 grammes de liquide. . . .	*Guérison.*
51	Ascite simple, 2 litres de liquide.	*Guérison.*
53	Ascite simple, 500 grammes de liquide. . . .	*Guérison.*
64	Ascite, 400 grammes de liquide, péritonite et ovarite chroniques..	*Guérison.*
65	Ascite simple, torsion du pédicule. 100 grammes de liquide..	*Guérison.*
66	Ascite simple, 100 grammes de liquide. . . .	*Mort.*
71	Ascite consécutive à l'anémie, 20 lit. de liquide.	*Mort.*
74	Ascite consécutive à la rupture du kyste. 600 gr. de liquide.	*Guérison.*
77	Ascite simple, 1 litre de liquide.	*Guérison.*
78	Ascite simple, 600 grammes de liquide.. . . .	*Guérison.*
79	Ascite consécutive à la rupture du kyste, 13 li-	

N⁰ˢ des observations.

	tres de liquide.	*Guérison.*	
80	Ascite dyscrasique, 10 litres de liquide, suite d'a- némie, épanchement pleurétique ancien. . .	*Mort.*	
85	Ascite par suite de rupture du kyste, 12 litres de liquide.	*Guérison.*	
95	Ascite, suite de péritonite chronique, 4 litres de liquide.	*Guérison.*	
98	Ascite par suite de rupture du kyste, 400 gram- mes de liquide	*Guérison.*	
101	Ascite par suite de rupture du kyste.	*Guérison.*	
103	Ascite consécutive à une ponction, mais surtout dyscrasique, 200 grammes de liquide. . . .	*Mort.*	
113	Ascite par suite de déchirure du kyste.	*Guérison.*	
115	Ascite par suite de rupture du kyste..	*Mort.*	
119	Ascite simple, 200 grammes de liquide.. . . .	*Guérison.*	

Total. . . . . . . 27 cas : 20 guérisons, 7 morts.

VI

ŒDÈME MÉCANIQUE OU DYSCRASIQUE.

N⁰ˢ des observations.   Perte de sang.

2	Bonne santé. Œdème de la paroi abdomi- nale (œdème mécanique).	*Guérison.*	500 gr.
16	Œdème de la paroi abdominale (kyste da- tant de vingt-deux ans, du poids de 29 kilogrammes).	*Mort.*	200
43	Œdème de la paroi abdominale, anémie. .	*Mort.*	1,500
45	Œdème de la paroi abdominale et des mem- bres inférieurs, anémie.	*Mort.*	300
70	Œdème de la paroi abdominale, anémie, ascite.	*Mort.*	500
76	Œdème de la paroi abdominale et des membres inférieurs..	*Mort.*	1,500
80	Œdème de la paroi abdominale et des membres inférieurs, ascite.	*Mort.*	50
91	Œdème dyscrasique très-prononcé, suppu- ration du kyste.	*Mort.*	500
103	Œdème dyscrasique très-prononcé, hypéré- mie, kyste à contenu gélatineux. . . .	*Mort.*	100
114	Œdème de la paroi abdominale, amaigris- sement extrême, anémie.	*Mort.*	500
115	Œdème de la paroi abdominale et des mem- bres inférieurs, très-amaigrie et très- anémique (thrombose de la saphène in- terne trois mois avant l'opération). . .	*Mort.*	200

Total. . . . . 11 cas : 1 guérison, 10 morts.

Le tableau ci-dessus n'a pas besoin de commentaires. Presque toutes ces opérations ont été pratiquées *in extremis*. On voit, par les résultats désastreux qu'elles ont donnés, à quelles funestes conséquences peut entraîner une temporisation intempestive. Il va sans dire qu'on ne doit jamais prématurer une opération toujours grave par elle-même; mais il est infiniment plus dangereux de la différer lorsqu'elle est indiquée.

VII

MENSTRUATION.

En général, la menstruation persiste malgré l'existence du kyste, même lorsque les deux ovaires sont atteints. Il est en effet très-rare que tous les ovules soient dégénérés ou atrophiés. Lorsque l'ovulation cesse, ce qui arrive quelquefois, c'est presque toujours à la suite d'un état dyscrasique du sang ou par le fait d'une affection aiguë intercurrente. Les péritonites partielles, qui surviennent si fréquemment à la suite des déchirures de la paroi externe ou de la rupture complète d'une ou de plusieurs loges du kyste, provoquent très-souvent la suppression des règles. Mais la menstruation reparaît généralement dès que la péritonite est guérie et que la malade a recouvré ses forces. D'autres causes agissent aussi sur la menstruation en altérant plus ou moins profondément la santé des malades. Ce sont les hémorrhagies internes et plus rarement les hémorrhagies externes du kyste, les ponctions répétées à intervalles rapprochés par suite d'une reproduction très-rapide du liquide, la résorption purulente progressive et la fièvre hectique qui en résulte, lorsqu'une ou plusieurs loges enflammées entrent en suppuration, etc. A ces causes d'aménorrhée, il convient d'ajouter la ménopause, qui n'a par elle-même aucune influence sur le pronostic de l'ovariotomie. D'autre part, la pratique de M. Kœberlé a démontré que l'opération pouvait être pratiquée sans danger pendant la période cataméniale.

VIII

SERRE-NŒUD OU AUTRE CONSTRICTEUR DU PÉDICULE EXTRA-PÉRITONÉAL.

N^{os} des observations.		N^{os} des observations.	
1	*Guérison.*	50	*Guérison.*
4	*Guérison.*	51	*Guérison.*
10	*Guérison.*	52	*Guérison.*
11	*Guérison.*	53	*Guérison.*
12	*Guérison.*	54	*Mort.*
13	*Guérison.*	55	*Guérison.*
16	*Mort.*	56	*Guérison.*
17	*Guérison.*	57	*Mort* (perte de sang,
18	*Guérison.*		1,800 grammes)
20	*Guérison.*	58	*Guérison.*
21	*Guérison.*	59	*Guérison.*
24	*Mort.*	60	*Mort.*
25	*Mort.*	61	*Guérison.*
26	*Guérison.*	62	*Guérison.*
27	*Guérison.*	63	*Guérison.*
31	*Guérison.*	64	*Guérison.*
34	*Mort.*	65	*Guérison.*
42	*Guérison.*	66	*Mort.*
46	*Guérison.*	67	*Guérison.*
48	*Guérison.*	68	*Guérison.*
49	*Guérison.*	70	*Mort.*

Nᵒˢ des observations.			Nᵒˢ des observations.	
	71	Guérison.	94	Guérison.
	72	Guérison.	97	Guérison.
	73	Mort (perte de sang, 1,000 grammes).	99	Guérison.
			100	Guérison.
	74	Guérison.	101	Guérison.
	75	Guérison.	102	Guérison.
	77	Guérison.	103	Mort.
	78	Guérison.	104	Mort.
	79	Guérison.	105	Guérison.
	80	Mort.	106	Guérison.
	81	Guérison.	107	Guérison.
	82	Guérison.	108	Guérison.
	85	Guérison.	109	Guérison.
	86	Guérison.	110	Mort.
	87	Guérison.	111	Guérison.
	88	Guérison.	112	Mort.
	89	Guérison.	114	Mort.
	91	Mort.	115	Mort.
	92	Guérison.	119	Guérison.
	93	Guérison.	120	Guérison.

Total. . . . . 79 cas : 62 guérisons, 17 morts.

Dans ses premières opérations, M. Kœberlé s'est servi du *clamp* et du *constricteur circulaire* de son invention; mais il n'a pas tardé à abandonner ces instruments pour se servir exclusivement du serre-nœud, qui est plus commode, moins embarrassant et applicable dans tous les cas. — Il est à peine besoin de faire remarquer l'avantage qu'il y a à maintenir la ligature hors du péritoine. Mais pour cela il faut que le pédicule ait une longueur suffisante. Quand il est trop court, on a le choix entre la ligature perdue et le serre-nœud intra-péritonéal fixé dans l'angle inférieur de la plaie. Le premier procédé n'a pas été employé assez souvent pour qu'on puisse se prononcer définitivement (voy. le tableau nᵒ X) sur sa valeur. Il est possible qu'il puisse être employé avec avantage dans les cas simples. Mais, pour peu que le cas soit compliqué et que l'on ait à craindre des accidents consécutifs, M. Kœberlé donne toujours la préférence au serre-nœud ou à la ligature simple en fil de soie de Chine, dont les chefs sont fixés dans l'angle inférieur de la plaie.

IX

SERRE-NŒUD CONSTRICTEUR DU PÉDICULE INTRA-PÉRITONÉAL.

Nᵒˢ des observations.		Nᵒˢ des observations.	
2	Guérison.	23	Guérison.
3	Guérison.	28	Guérison.
5	Mort.	29	Mort.
6	Guérison.	50	Mort
7	Mort.	32	Guérison.
8	Guérison.	33	Mort.
9	Mort.	35	Guérison.
14	Mort.	36	Guérison.
15	Guérison.	37	Mort.
19	Mort.	38	Guérison.
22	Mort.	39	Guérison.

Nᵒˢ des observations.		Nᵒˢ des observations.	
40	Mort.	84	Guérison.
41	Guérison.	90	Guérison.
43	Mort.	96	Guérison.
44	Mort.	98	Guérison.
45	Mort.	116	Guérison.
47	Mort.	117	Mort.
83	Guérison.	118	Guérison.

Total. . . . .   36 cas : 20 guérisons, 16 morts.

X

LIGATURE PERDUE DU PÉDICULE SUIVIE OU NON DE CAUTÉRISATION AU FER ROUGE.

Nᵒˢ des observations.

14	2 ovaires extirpés. Ligature perdue du pédicule de l'ovaire droit.	Mort.
65	2 ovaires extirpés. Ligature perdue du pédicule de l'ovaire gauche.	Guérison.
69	2 ovaires extirpés. Ligatures perdues des deux pédicules et cautérisation au fer rouge. . . .	Mort.
76	Ligature perdue et cautérisation au fer rouge. .	Mort.
95	Ligature perdue et cautérisation au fer rouge. .	Guérison.
	Total. . . . . 5 cas : 2 guérisons, 3 morts.	

N. B. Les nᵒˢ 69 et 76 avaient perdu, l'une 2,000 et l'autre 1,500 grammes de sang.

XI

LIGATURES PERDUES SUR LES PARTIES SAIGNANTES AUTRES QUE LE PÉDICULE.

Nᵒˢ des observations.

53	1 ligature perdue (perte de sang, 1,300 gr.). .	Guérison.
69	10 ligatures perdues.	Mort.
72	1 ligature perdue.	Guérison.
76	3 ligatures perdues.	Mort.
78	3 ligatures perdues.	Guérison.
80	1 ligature perdue.	Mort.
107	1 ligature perdue.	Guérison.
113	3 ligatures perdues.	Guérison.
119	1 ligature perdue.	Guérison.

Total. . . . . .   9 cas : 6 guérisons, 3 morts.

XII

CAUTÉRISATION AU FER ROUGE OU AU PERCHLORURE DE FER DES PARTIES SAIGNANTES AUTRES QUE LE PÉDICULE.

N°⁰ des observations.

29	2 cautérisations au fer rouge (perte de sang, 1,000 grammes)	Mort.
40	1 cautérisation au fer rouge, une au perchlorure de fer (perte de sang, 700 grammes). .	Mort.
43	1 cautérisation au fer rouge (perte de sang, 1,500 grammes)	Mort.
50	1 cautérisation au fer rouge	Guérison.
51	2 cautérisations au fer rouge	Guérison.
5i	1 cautérisation au fer rouge, une au perchlorure de fer (perte de sang, 1,500 grammes).	Guérison.
55	Plusieurs cautérisations au perchlorure de fer. .	Guérison.
57	1 cautérisation au perchlorure de fer (perte de sang, 1.800 grammes)	Mort.
58	1 cautérisation au fer rouge et une au perchlorure.	Guérison.
65	1 cautérisation au fer rouge	Guérison.
71	1 cautérisation au fer rouge.	Mort.
73	1 cautérisation au perchlorure de fer (perte de sang, 1,000 grammes).	Mort.
85	1 cautérisation au fer rouge.	Guérison.
91	1 cautérisation au fer rouge et 1 au perchlorure de fer.	Mort.
108	1 cautérisation au fer rouge.	Guérison.

Total . . . . . . 15 cas : 8 guérisons, 7 morts.

La cautérisation au fer rouge intra-péritonéale est un moyen extrême qui ne doit être employé que dans les cas où tous les autres moyens d'hémostase ont échoué ou n'ont pu être appliqués.

XIII

TUBE DE VERRE INTRA-PÉRITONÉAL LAISSÉ A DEMEURE.

N°⁰ des observations.

28	*Guérison.*	
29	*Mort.*	Perte de sang, 1,000 gr. — Adhérences intestinales et épiploïques.
30	*Mort.*	Perte de sang, 400 gr. — Adhérences générales très-vasculaires.
32	*Guérison.*	
33	*Mort.*	Étranglement interne le septième jour.
35	*Guérison.*	
36	*Guérison.*	
37	*Mort.*	Perte de sang, 1,300 gr. — Adhérences épiploïques, abdominales très-étendues et hépatiques.
38	*Guérison.*	
39	*Guérison.*	

N°ˢ des observations.

40	*Mort.*	Perte de sang, 700 gr.—Adhérences abdominales et hépatiques. — Cautérisation au fer rouge et au perchlorure de fer.
41	*Guérison.*	
42	*Guérison.*	
43	*Mort.*	Perte de sang, 1,500 gr. — Adhérences mésentériques. — Cautérisation au fer rouge.
44	*Mort.*	Perte de sang, 500 gr. — Adhérences abdominales, épiploïques, au côlon, à l'utérus.
45	*Mort.*	Perte de sang, 300 gr. — Adhérences abdominales, épiploïques et hépatiques.
116	*Guérison.*	
117	*Mort.*	Perte de sang, 300 gr. — Adhérences épiploïques, pelviennes, vésicales et utérines à toute la face postérieure du corps de l'organe.

Total. . . . . . 18 cas : 9 guérisons, 9 morts.

On voit, bien qu'on ait dit et écrit le contraire, que M. Kœberlé est loin de faire abus des tubes de verre, puisque sur 120 cas d'ovariotomie, il ne s'en est servi que dix-huit fois. Leur principal avantage est de faciliter l'extraction des liquides accumulés dans l'excavation pelvienne ; c'est surtout dans ce but qu'ils ont été employés par M. Kœberlé. On peut toujours, grâce à cet artifice, introduire une sonde jusque dans la profondeur du bassin et en extraire les liquides par aspiration, ce qui devient quelquefois très-difficile lorsqu'on a négligé cette précaution.

La statistique est d'ailleurs très-favorable à ce procédé de drainage, comme on peut s'en assurer en jetant les yeux sur le tableau ci-dessus, presque entièrement composé de cas graves. La proportion des guérisons est de 50 pour 100. Quant à la mortalité, elle s'explique suffisamment par la gravité des adhérences et l'abondance de la perte de sang. Il y a donc tout avantage à conserver l'usage des tubes de verre dans les conditions qui ont été indiquées précédemment. (Voy. le *Manuel opératoire de l'ovariotomie.*)

XIV

ABCÈS INTRA-PÉRITONÉAUX CONSÉCUTIFS.

N°ˢ des observations.

27	Abcès dans le cul-de-sac recto-vaginal ouvert dans le vagin.	*Guérison.*
29	Abcès dans le cul-de-sac vésico-utérin ouvert dans le péritoine.	*Mort.*
35	Abcès de la fosse iliaque ouvert avec le bistouri.	*Guérison.*
82	Abcès pelvien ouvert dans le vagin, un deuxième abcès guéri par résolution.	*Guérison.*
89	Abcès intra-péritonéal (entre l'épiploon et la paroi) ouvert avec le bistouri.	*Guérison.*
90	Abcès intra-péritonéal ouvert entre les lèvres de la plaie.	*Guérison.*
95	Deux abcès péritonéaux, l'un ouvert dans l'intestin, l'autre guéri par résolution.	*Guérison.*
111	Deux abcès sous la paroi abdominale à droite et à gauche, ouverts avec le bistouri.	*Guérison.*
119	Abcès pelvien ouvert dans le vagin.	*Guérison.*

Total. . . . . . . 9 cas : 8 guérisons, 1 mort.

Contrairement à ce qu'on aurait pu supposer de prime abord, les abcès intra-périto-néaux, suites de péritonites secondaires enkystés, entraînent rarement la mort ; car le pus s'ouvre presque toujours une issue au dehors par l'intestin, par le vagin ou par l'angle inférieur de la plaie. Il arrive aussi parfois que les abcès se résolvent spontanément. Lorsqu'on a constaté l'existence d'une collection purulente, il est toujours prudent, si le pus tarde trop à se faire jour, de lui ouvrir une issue avec le bistouri. On peut aussi pratiquer la ponction avec le trocart lorsque l'abcès proémine dans l'un des culs-de-sac vaginaux. On prévient ainsi très-souvent l'épanchement du pus dans la cavité péritonéale et l'on arrache la malade à une mort presque infaillible.

Observations encore inédites qui ont présenté des particularités exceptionnelles.

Obs. 77. — 40 ans, bonne santé. Affection datant de quinze ans. 41 ponctions : pas d'adhérences. Kyste uniloculaire de l'ovaire gauche du poids de 18 kilogrammes. — Gué-rison complète le quarante-unième jour.

Obs. 83. — 49 ans, très-amaigrie et très-anémique. Affection constatée depuis trois ans. Rupture du kyste à deux reprises avec épanchement du liquide dans la cavité péri-tonéale : péritonites légères et résorption très-rapide du liquide épanché. Affaissement complet du ventre à la suite de ces accidents. — Kystes multiloculaires peu volumineux des deux ovaires, sans adhérences. Deux serre-nœuds intra-péritonéaux. — Guérison et cicatrisation complète le quarantième jour.

Broncho-pneumonie trois jours après. Expectoration purulente qui cesse brusquement après avoir duré quatre à cinq jours. Le lendemain, rupture de l'abcès pulmonaire dans la plèvre. Épanchement pleurétique survenu très-rapidement à la suite de cette rupture. Deux thoracentèses pratiquées *in extremis* à quinze jours d'intervalle. La première, qui a eu lieu deux jours après l'apparition des premiers symptômes de la pleurésie, a donné issue à trois litres de sérosité jaunâtre et à une masse de crachats purulents blanchâtres plus ou moins aérés. La seconde ponction, pratiquée quinze jours après, a fourni 1 litre et demi de pus verdâtre presque pur. Ouverture spontanée de l'orifice de la première ponction quelques jours après : écoulement de 500 grammes de pus d'odeur alliacée. Tube de caoutchouc laissé à demeure. Injection d'eau tiède dans le foyer jusqu'à ce que le pus ait perdu toute odeur. — Guérison complète et oblitération du trajet fistuleux au bout de huit mois, durant lesquels il s'est écoulé de 22 à 25 litres de pus.

Obs. 92. — 22 ans. Cette malade souffre depuis plus de huit mois d'une rétroversion utérine complète avec inflexion latérale du côté gauche. Constipation opiniâtre qui a ré-sisté aux purgatifs les plus énergiques. Douleurs incessantes dans le bas-ventre, dans la cuisse et dans le flanc gauches. Ces douleurs sont exaspérées par la station verticale et par la marche ; ce qui oblige la malade à garder le lit presque constamment depuis sept mois et à demeurer couchée sur le côté droit, la cuisse gauche fléchie sur le bassin. L'appétit est complétement perdu et l'haleine de la malade a une odeur qui rappelle celle des matières stercorales. Il y a des nausées continuelles, et aucun aliment solide ne peut être supporté. La malade se nourrit exclusivement de laitages depuis deux mois. Elle s'est soumise à de nombreux traitements sans aucun résultat. Aussi son moral est très-affecté ; elle est devenue mélancolique et désespère de sa guérison, à moins que, comme elle le demande incessamment, *on lui ouvre le ventre pour en retirer les pierres qui y sont contenues.*

Après avoir essayé à son tour les purgatifs, et avec le même insuccès, M. Kœberlé se propose de pratiquer l'ovariotomie pour relever directement l'utérus et le fixer à la pa-roi abdominale par l'intermédiaire du ligament large. Désireux de faire appel à toutes les lumières dans un cas aussi grave, M. Kœberlé soumet préalablement la malade à l'examen de

M. le professeur Stolz, qui essaye vainement de redresser l'utérus. Dès lors, l'opération est décidée. Elle a été des plus simples. Une incision de 12 centimètres à la paroi abdominale et de 5 seulement sur la ligne blanche a suffi pour permettre l'introduction de l'indicateur et du médius qui sont allés à la recherche de l'utérus. Toutefois, ce n'est pas sans un certain effort et sans quelque difficulté que l'organe a pu être dégagé. La paroi antérieure du rectum, fortement distendue par une masse énorme et très-dure de scybales, le recouvrait presque entièrement en le comprimant contre le plancher du bassin dans le cul-de-sac recto-vaginal. Dès que l'utérus a été dégagé et relevé, l'ovaire gauche a été saisi et fixé dans l'angle inférieur de la plaie à l'aide d'un serre-nœud extra-péritonéal. Quelques jours après, d'abondantes évacuations de scybales ont eu lieu à la suite de plusieurs purgations et l'intestin a repris ses fonctions. La cicatrisation de la paroi abdominale était complète au bout d'un mois et la malade avait recouvré la santé.

Cette observation nous a paru d'autant plus intéressante que c'est la première fois que l'ovariotomie a été pratiquée dans ces conditions. Callisen a, il est vrai, conseillé la gastrotomie pour redresser l'utérus gravide, mais jamais dans le cas de rétroversion de la matrice à l'état de vacuité. Nous croyons, du reste, que l'opération conseillée par Callisen n'a jamais été tentée par aucun chirurgien.

Obs. 103. — 49 ans. Amaigrie et très-anémique, hydrémie, œdème des extrémités et de la paroi abdominale. Une ponction sans résultat avait été pratiquée quelque temps avant par un éminent chirurgien de Paris qui avait, dès lors, diagnostiqué l'existence d'un kyste gélatineux. Plus tard, quand la malade se présenta à M. Kœberlé, la fluctuation était encore très-prononcée et très-manifeste dans toute l'étendue de la tumeur, et on devait naturellement songer à la présence d'un liquide dans le kyste. Il n'en était rien cependant, et c'est précisément sur ce point que nous avons voulu attirer l'attention afin qu'on puisse désormais se tenir en garde contre une erreur de ce genre, d'ailleurs très-difficile à éviter.

L'opération se présentait assurément dans de mauvaises conditions, mais il ne restait pas d'autre ressource à la malade, et ce moyen suprême allait devenir de jour en jour plus aléatoire, vu l'altération rapidement progressive de sa santé. Cédant à ces considérations, M. Kœberlé se décida à pratiquer l'ovariotomie. Le kyste, composé de plusieurs petites loges et d'une grande loge prédominante, renfermait une substance solide ou demi-solide jaunâtre, transparente, semblable par son aspect et par sa consistance à la gelée de viande. Les couches les plus rapprochées des parois étaient un peu moins denses et moins transparentes que les parties centrales, mais très-épaisses, très-gluantes et filantes comme du macaroni. Quant au kyste en lui-même, il était de nature dermoïde et son contenu était constitué, selon l'opinion de M. Kœberlé, par du mucus plus ou moins épaissi ou solidifié. La cavité abdominale contenait une assez grande quantité de substance qui s'était échappée du kyste à la suite de la ponction pratiquée à Paris. Cette particularité rendit l'éponge ement du bassin très-long, très-difficile et forcément incomplet. Les intestins et le péritoine pariétal étaient très-hypérémiés. L'opération ne présenta d'ailleurs rien de particulier. La malade avait perdu à peine 100 grammes de sang. Elle n'en mourut pas moins le lendemain de péritonite ou plutôt d'épuisement à la suite d'une exsudation très-abondante.

Obs. 104. — 40 ans, santé très-bonne ; kyste multiloculaire sans adhérences à la paroi abdominale. Quelques adhérences pelviennes insignifiantes, non vasculaires, furent déchirées pendant l'opération, qui s'effectua d'ailleurs très-rapidement et sans perte de sang notable (20 à 30 grammes au plus). Selon toutes les prévisions et toutes les probabilités, cette malade devait guérir. En pareil cas, la guérison s'opère très-vite et souvent sans réaction notable. Le contraire eut lieu cependant, et nous eûmes la douleur de voir succomber cette pauvre malade. Et cela à la suite d'un érysipèle de nature septicémique qui avait eu pour point de départ une petite hémorrhagie insignifiante des lèvres de la plaie. Le foyer, situé immédiatement au-dessous de la peau, ne communiquait pas avec le péritoine. Il renfermait un petit caillot à peine de la grosseur d'une noisette. On le nettoya avec soin et on le badigeonna avec une légère couche de perchlorure de fer à 40°.

Le jour de l'opération et le lendemain, les choses avaient marché parfaitement. La réaction était modérée, le pouls plein, régulier, la respiration à peu près normale. C'est seulement le surlendemain matin, à la suite d'une nuit d'insomnie et d'agitation, que l'érysipèle fut constaté. Dès lors le pouls devint petit, irrégulier, la respiration s'accéléra et de funestes pressentiments assaillirent la malade, d'ailleurs très-énergique et sans crainte de la mort. Le sulfate de quinine et les toniques furent administrés sans résultat. En moins de vingt-quatre heures, l'érysipèle avait envahi les deux bords de la plaie dans un rayon de 8 à 10 centimètres de chaque côté. Traité par des applications de teinture d'iode, il avait cessé de progresser le jour suivant. Néanmoins les accidents allèrent toujours en s'aggravant. Les urines devinrent rouges et rares, les extrémités se cyanosèrent et le facies, très-altéré, prit une teinte plombée. Le matin du cinquième jour, le pouls était filiforme, la respiration dépassait 40 et le refroidissement commençait. Il n'y avait eu ni frissons, ni vomissements. A deux heures, la malade s'éteignit en pleine connaissance et avec une résignation touchante. Elle avait succombé à l'empoisonnement septicémique.

Obs. 116. — 38 ans, bonne santé; nervosisme très-prononcé, métrorrhagie légère. L'affection remonterait seulement à dix-huit mois, au dire de la malade; mais tout fait supposer qu'elle est plus ancienne. Tumeur fibreuse de l'utérus occasionnant, contre l'ordinaire, des douleurs extrêmement vives qui rendent la vie insupportable. Vu l'accroissement rapide de la tumeur, l'acuïté des douleurs et les instances de la malade, M. Kœberlé consent à pratiquer l'opération.

La tumeur non pédiculée était développée dans le fond et dans la paroi antérieure de l'utérus. Une incision de 27 centimètres dut être pratiquée pour lui donner issue hors de la paroi abdominale. Sa disposition était des plus remarquables. La matrice, entraînée par la tumeur, était tordue sur son axe de gauche à droite, de sorte que l'ovaire gauche se trouvait placé à droite et un peu au-dessus de l'ovaire droit. C'est sans doute à cette disposition anormale que doivent être attribuées les douleurs et le développement rapide de la tumeur. Un serre-nœud fut placé à droite et à gauche sur la trompe et le ligament large à leur point d'insertion sur l'utérus. On plaça de même deux ligatures en fil de fer au-dessous de chacun des deux ovaires, d'ailleurs parfaitement sains. Les ligaments larges furent ensuite incisés de chaque côté, entre les deux ligatures. Une cinquième ligature en fil de fer fut enfin placée sur la portion sus-vaginale du col de la matrice, qui servait de pédicule à la tumeur. Puis on sectionna le col au-dessus de la ligature, et la tumeur put être extraite sans effusion de sang. Il s'en était écoulé seulement une cinquantaine de grammes par les lèvres de l'incision abdominale. Mais toutes ces manœuvres avaient exigé beaucoup de temps. L'opération avait duré deux heures et demie. Deux serre-nœuds extra-péritonéaux correspondant aux deux ovaires et au serre-nœud intra-péritonéal placé sur le col furent laissés à demeure dans l'angle inférieur de la plaie. La tumeur, complétement solide, pesait 8 kilogrammes et demi.

On aurait pu, il est vrai, respecter les ovaires, et simplifier ainsi l'opération. Mais M. Kœberlé s'est toujours montré opposé à cette pratique qui n'offre aucun avantage et peut avoir de graves inconvénients. Il peut arriver, en effet, que l'orifice interne du moignon du col qui reste ne s'oblitère point après la guérison, ce qui peut donner lieu à une fécondation ovarienne et à une grossesse abdominale. C'est le cas qui s'est produit chez une des opérées de M. Kœberlé. L'opération avait très-bien réussi et la malade était guérie depuis sept à huit mois lorsque survint une grossesse abdominale qui entraîna plus tard la mort de cette femme.

Quant à l'opérée qui fait le sujet de la présente observation. elle est parfaitement guérie et la cicatrisation de la paroi abdominale a été complète au bout d'un mois.

M. Kœberlé a pratiqué sept fois l'hystérotomie dans des cas de tumeurs fibreuses interstitielles. Il a obtenu quatre guérisons. La plupart de ces résultats ont été reproduits dans la thèse de M. Caternault et dans deux brochures de M. Kœberlé publiées, l'une en 1865, l'autre en 1869. Storer (de Boston) a pratiqué aussi l'hystérotomie avec succès dans un cas de tumeur fibreuse. Le résumé de cette observation est consigné dans la dernière brochure de M. Kœberlé.

Nous aurions encore à mentionner plusieurs observations intéressantes qui ont donné

lieu à des guérisons, malgré le développement d'abcès consécutifs dans la cavité périto-
néale (péritonites enkystées). Mais nous avons hâte de clore cette note déjà trop longue.
On trouvera d'ailleurs quelques indications à ce sujet dans les tableaux statistiques.
(*Voir* tableau XIV.)

Trois opérées sont devenues enceintes depuis leur guérison ; et chaque fois la grossesse
s'est développée et terminée normalement. Chez une de ces opérées, mariée depuis
quelque temps après son rétablissement, et aujourd'hui mère de quatre enfants, il était
survenu une hémorrhagie grave et surtout une péritonite consécutive, 12 jours après
l'opération. La plaie déjà cicatrisée avait été ouverte le quatorzième jour et les adhérences
du pédicule à la paroi abdominale avaient dû être déchirées pour permettre la ligature
de l'artère ovarique, dont la rupture avait donné lieu à l'hémorrhagie. Après l'extraction
de plusieurs caillots fétides, des boulettes de charpie imbibées d'une solution de sulfate
de fer furent laissées dans le foyer. Ce pansement renouvelé pendant deux ou trois jours
enraya les progrès de la septicémie et de la péritonite, et la guérison eut lieu le quarantième jour. (Voir l'*Obs.* n° 4 dans le premier recueil d'observations publié par M. Kœberlé,
Paris, J.-B. Baillière, 1865.)

III

Parmi les chirurgiens français qui, marchant sur les traces de M. Kœberlé, ont pratiqué
un grand nombre d'ovariotomies avec succès, mon collègue et ami, M. le docteur Péan,
chirurgien des hôpitaux de Paris est un de ceux qui ont le plus cherché à perfectionner le
manuel opératoire. On peut se convaincre, à la lecture des observations qu'il a publiées ces
dernières années, des efforts qu'il a faits pour surmonter chacun des obstacles imprévus
qui se présentaient, cela à une époque où la conduite à suivre n'avait pas encore été suffisamment tracée par les praticiens qui, comme lui, s'occupaient le plus de la question. Sans
entrer dans les longs développements qui seraient nécessaires pour le suivre pas à pas dans
la voie qu'il a choisie, nous chercherons à décrire aussi succinctement que possible, d'après
l'ordre des temps de l'opération, les divers procédés qu'il a mis en usage.

Manuel opératoire de l'ovariotomie

D'APRÈS LE DOCTEUR PÉAN.

Soins préliminaires. — Avant de soumettre la malade à l'opération, il est bon, lorsque le temps le permet, de relever les forces et de préparer l'état des fonctions digestives.

On pourra, si le diagnostic est douteux et si le volume du ventre est excessif, pratiquer
une ponction évacuatrice, bien que dans plusieurs cas M. Péan ait constaté que, même à
la suite de simples ponctions faites à l'aide d'un trocart explorateur, il n'était pas rare de
voir une partie des liquides du kyste, fussent-ils épais et visqueux, s'épancher dans la
cavité péritonéale et y déterminer un commencement de péritonite.

On sait aussi qu'à la suite de la ponction on voit assez fréquemment survenir une
inflammation suppurative de la paroi interne des loges traversées et, par suite, se produire les symptômes alarmants de la fièvre hectique.

Position de la malade, des aides et du chirurgien. — Au moment de commencer
l'opération, M. Péan fait coucher la malade sur un lit assez peu élevé pour que le chirurgien puisse rester assis pendant l'opération, qui peut être longue.

Après avoir été préalablement chloroformée, la malade est attirée doucement vers le pied du lit, là où se tient l'opérateur, puis les jambes sont fléchies sur les cuisses, et celles-ci sur l'abdomen. Deux aides, placés aux côtés du chirurgien, maintiennent relevés sur leurs genoux les membres inférieurs convenablement enveloppés. Deux autres aides, placés sur les côtés, se tiennent debout, prêts à seconder l'opérateur. Un aide exercé est chargé de continuer l'administration du chloroforme.

La malade, placée dans le décubitus dorsal, se trouve, bien entendu, dans une situation qui favorise l'arrivée de la lumière sur l'abdomen.

Toutes les parties du corps, sauf la région à opérer, sont recouvertes d'un vêtement bien chaud, et l'abdomen lui-même est protégé par une toile imperméable largement fenêtrée sur le trajet de la ligne blanche. Cette toile, fixée sur les côtés, descend entre les cuisses écartées, et conduit dans un vase placé au bas du lit les liquides versés pendant l'opération.

Premier temps. *Incision des parois abdominales ; ouverture de la cavité péritonéale.* — L'opérateur trace sur la ligne médiane la marche que doit suivre le bistouri et détermine la longueur de l'incision. Cette longueur varie suivant le volume de la tumeur et les adhérences probables. En bas, l'incision doit s'arrêter un peu au-dessus de la symphyse, tandis qu'en haut il est quelquefois utile de la prolonger à égale distance de l'ombilic et de l'appendice xiphoïde.

Le chirurgien procède alors, aussi promptement que possible, à l'incision des diverses couches de la paroi abdominale et lie successivement ceux des vaisseaux dont la compression à l'aide de pinces spéciales n'arrêterait pas l'hémorrhagie. Puis, avec la plus grande précaution, il divise le feuillet péritonéal sur un point où la matité dénote l'absence d'anses intestinales, et en évitant, soit d'ouvrir du même coup les parois du kyste qui peuvent être minces et adhérentes, soit encore de laisser tomber dans la cavité péritonéale aucune goutte de sang ou de sérosité.

Chez plusieurs malades, il fallut agrandir l'incision, et chez quelques autres il fallut diviser, au côté gauche de l'ombilic, les téguments distendus et amincis par de vastes hernies, sans qu'il en soit résulté aucun inconvénient ultérieur.

Deuxième temps. *Extraction du kyste.* — Ainsi mis à découvert, le kyste doit être ponctionné à l'aide d'un trocart, afin que la tumeur, diminuée de volume par cette évacuation, puisse être saisie et attirée au dehors. Cela est facile lorsque le kyste est uniloculaire, dépourvu d'adhérences et supporté par un pédicule long et grêle. Mais lorsque ces conditions font défaut, il convient, pour détacher les adhérences, de se servir autant que possible du doigt, qui suffit lorsque celles-ci sont molles et récentes. Que si les adhérences sont anciennes et résistantes, il devient nécessaire de les disséquer à l'aide, soit du bistouri, soit des ciseaux, soit encore, ce qui est de beaucoup préférable, d'une spatule dont les bords sont mousses et l'extrémité légèrement arrondie. Cette dissection doit être faite avec la plus grande précaution, surtout au niveau des gros vaisseaux ou de l'intestin, de peur de déchirure et d'hémorrhagie de l'épiploon, dont la consistance, bien que souvent plus grande qu'à l'état normal, demeure cependant assez faible pour rendre facile la rupture des nombreux vaisseaux qu'il supporte.

Si, malgré toutes ces précautions, quelques vaisseaux sont divisés, le chirurgien a recours aux moyens suivants :

A. La compression, qui, pratiquée à l'aide des pinces dites *presse-artères*, mérite la préférence.

B. L'application de liquides astringents, tels que l'alcool et le perchlorure de fer, portés avec le plus grand soin sur la plus petite étendue possible. Ce moyen sera réservé aux cas où il n'y a qu'un peu de suintement sur une petite surface.

C. La ligature à l'aide de fils de soie très-fins et très-résistants des vaisseaux isolés faciles à saisir, et la ligature à l'aide de fils d'argent, quand il s'agit de lier en masse plusieurs vaisseaux, tels que ceux qui circulent quelquefois dans le mésentère ou dans de larges brides.

D. L'application du cautère actuel chauffé au rouge et porté directement sur les surfaces saignantes, soit libres, soit saisies et étranglées préalablement dans un clamp approprié. Ce *clamp*, petit et pourtant assez puissant pour agir lui-même par compression sur
les vaisseaux, doit être revêtu d'une enveloppe mauvaise conductrice de la chaleur. Les
parties voisines de l'endroit à cautériser seront d'ailleurs protégées contre le rayonnement.

Pour mener à bonne fin ce second temps de l'opération, il a fallu, chez quelques malades, décoller complétement du péritoine adhérent au kyste des couches pseudo-membraneuses larges et épaisses, de consistance fibro-cartilagineuse et qui eussent joué le rôle
de corps étrangers. Il fallut aussi réséquer des feuillets semblables qui, sous forme de
brides, reliaient aux autres organes la surface externe du kyste. Parfois même il fut nécessaire d'exciser la presque totalité de l'épiploon trop adhérent sur presque toute son
étendue ; cela après l'avoir cautérisé à l'aide de clamps imaginés à cet effet par l'opérateur, ou après l'avoir compris en plusieurs portions dans des anses métalliques suffisamment serrées pour éviter tout danger d'hémorrhagie. Chez d'autres malades encore, une
portion plus ou moins étendue du kyste ne put être enlevée qu'après avoir été détruite
par morceaux à l'aide de clamps qui, imaginés aussi à cette intention, permettaient de
cautériser celles des surfaces excisées qui paraissaient saignantes. Enfin, dans plusieurs
cas, une portion parfois étendue du kyste, dans un cas même la totalité de ce dernier,
qui était uniloculaire et suppuré, fut trouvée tellement adhérente que l'opérateur jugea
prudent, plutôt que de prolonger la tentative d'extraction, d'abandonner dans l'abdomen
ces portions de la tumeur, en ayant soin toutefois de disposer ultérieurement les cavités
kystiques abandonnées, de façon qu'à l'aide de canules métalliques ou en caoutchouc, le
liquide qu'elles sécrétaient pût être versé à l'extérieur, sans danger d'épanchement à
l'intérieur du péritoine.

Une autre difficulté, habituellement moins considérable, est due soit à la multiplicité
des loges qui composent la tumeur, soit à la consistance des liquides ou des solides contenus dans ces loges. Chacune de ces loges peut être vidée rapidement et à son tour,
ou bien à l'aide du trocart, ou bien à l'aide d'incisions. Inutile de dire que pendant ce
temps les bords de l'ouverture abdominale doivent être convenablement écartés, les intestins maintenus et la masse kystique saisie de façon à empêcher les liquides plus ou
moins altérés qu'elle contient, de tomber dans le sac péritonéal.

A l'aide d'un trocart de large calibre et que l'opérateur a fait construire en vue de
rendre aussi rapide que possible l'écoulement des liquides trop visqueux et trop épais pour
pouvoir sortir par les canules de ceux qui avaient été construits antérieurement, on
pourra encore parvenir à diminuer le volume d'un assez grand nombre de kystes. Si enfin
les liquides étaient trop épais et contenus dans des poches trop petites et trop nombreuses pour pouvoir être extraits même par de larges incisions, comme cela a lieu souvent
dans les kystes très-aréolaires ; si même une portion importante de la tumeur était charnue et qu'il fût impossible d'attirer au dehors une portion volumineuse de la production
morbide, sans être obligé de rendre trop longue et trop dangereuse l'ouverture faite aux
parois abdominales, il importerait de recourir à l'un des procédés de morcellement à l'aide
de ligatures successives ou à l'aide de clamps qui, par leur puissance et leurs dimensions, ont permis d'extraire rapidement et sans danger d'hémorrhagie des parties très-
étendues de la masse principale.

Troisième temps. *Section du pédicule.* — Lorsque le pédicule est long, petit, peu vasculaire, qu'il appartient à un kyste dépourvu d'adhérences, rien n'est plus facile, une fois
le kyste attiré au dehors, que de le sectionner. Il est même des cas où l'on pourrait l'énucléer en conservant le pédicule, sans même qu'il soit besoin de pratiquer de ligature.
C'est ce qui a lieu lorsque le pédicule est excessivement petit, mince, peu vasculaire,
comme on l'a observé en particulier pour certains kystes pileux.

Avant de procéder à la section, il convient d'appliquer, immédiatement au-dessous du
kyste, une ou deux ligatures suffisamment serrées afin de prévenir toute effusion de sang
au moment où l'on détache la poche. Lorsque le pédicule est ainsi séparé de la tumeur

qu'il nourrissait, on peut, ou bien l'attirer dans l'angle inférieur de la plaie et l'y maintenir, ou bien l'abandonner dans la cavité abdominale.

Pour le maintenir fixé dans l'angle inférieur de la plaie, il suffit :

A. Soit de traverser la partie qui fait saillie à l'extérieur avec deux aiguilles longues
et disposées en croix, qui prennent sur les téguments de l'abdomen leur point d'appui et
empêchent le pédicule de rentrer à l'intérieur de la cavité péritonéale.

B. Soit d'appliquer un des nombreux *clamps* ou compresseurs qui ont non-seulement
l'avantage de s'opposer à la rentrée du pédicule, mais encore de l'étrangler au point d'opposer un nouvel obstacle à l'hémorrhagie et de rendre la chute de l'eschare plus prompte.
Ceux qui ont été construits d'après les indications de M. Péan ont surtout en vue d'être
assez puissants pour étrangler au degré voulu les tissus sur lesquels ils sont appliqués, et
aussi légers que possible pour éviter qu'ils soient gênants par leur poids pendant le temps
qu'ils doivent rester à demeure.

Si l'on préfère replacer le pédicule dans la cavité péritonéale, il convient tout d'abord
de chercher le moyen de prévenir toute effusion de sang qui pourrait avoir lieu par ses
vaisseaux, d'autant mieux que cette hémorrhagie échapperait facilement aux regards. Les
moyens qui ont été les plus avantageux sont :

α. La ligature à l'aide de plusieurs fils métalliques.

β. L'écraseur linéaire.

ϰ. La compression portée aussi loin que possible à l'aide de clamps spéciaux, compression suivie de l'application de cautères tranchants et rougis à blanc.

Tous ces moyens ont donné d'excellents résultats.

Quand le pédicule est court, épais, on peut encore avoir recours à l'un ou à l'autre de ces
moyens, mais alors on conçoit aisément que de grandes difficultés peuvent se présenter.
D'une part, en effet, il peut être très-difficile, sinon impossible, surtout chez les femmes
pourvues d'un très-grand embonpoint, d'attirer le pédicule au dehors pour que la surface de section ou la ligature demeurent à l'extérieur du sac péritonéal. D'autre part,
l'écrasement et la cautérisation suffisent rarement à prévenir assez l'hémorrhagie pour
qu'il ne soit pas nécessaire d'appliquer une ou plusieurs ligatures sur les vaisseaux, au
niveau de la surface de section du pédicule, ce qui constitue une complication réellement
fâcheuse. L'expérience a démontré à M. Péan que, dans ces cas, il convient mieux de traverser le pédicule aussi loin que possible de l'utérus, à l'aide d'une aiguille spéciale, capable de porter un double fil métallique qui sert à lier isolément les deux moitiés de ce
pédicule. Et pour serrer convenablement ces fils, il emploie volontiers un serre-nœud qu'il
a fait construire par M. Guéride ou le ligateur automatique de grand modèle que M. le
docteur Cintrat a bien voulu construire d'après ses indications.

Lorsque le pédicule était tellement court qu'il semblait faire absolument défaut et que
la tumeur kystique était implantée directement sur l'utérus, c'est encore à ce dernier procédé que l'opérateur donne la préférence, d'autant plus volontiers que dans les cas où
l'utérus lui-même était malade et hypertrophié, ce procédé lui a permis de faire avec
succès, en même temps que l'ablation du kyste, l'extirpation partielle ou totale de l'utérus et de ses annexes.

A l'aide du manuel opératoire que nous venons de décrire, on voit que le chirurgien
exercé est à même de triompher de toutes les complications qui peuvent se rattacher à
la maladie. Il importe cependant de savoir que ces divers temps de l'opération doivent
être conduits avec lenteur et prudence. C'est en tenant compte de toutes ces indications
que M. Péan a pratiqué l'ablation d'un très-grand nombre de tumeurs abdominales des
plus compliquées, sans qu'aucune des malades ait perdu plus de 30 à 50 grammes de sang
et sans jamais avoir observé la moindre hémorrhagie pendant les jours qui suivaient
l'opération.

QUATRIÈME TEMPS. *Fermeture de la cavité abdominale.* — Un dernier soin qu'il importe de prendre avant de fermer la plaie, c'est d'extraire, soit les produits d'une ascite

concomitante, soit tous les autres liquides qui, malgré toutes précautions, se seraient épanchés dans la cavité péritonéale : on peut se servir, pour cette toilette du péritoine, de linges appropriés ou d'éponges excessivement douces et fines, préalablement épurées.

Il s'agit ensuite, après s'être assuré que l'ovaire opposé et les autres organes abdominaux sont sains, de fermer complétement la plaie. Pour cela, on opère à l'aide de points de suture profonde à anses et de points de suture superficielle entortillée. La suture profonde sera faite de préférence avec des fils métalliques suffisamment résistants. Pour les appliquer, il convient d'avoir recours aux aiguilles longues et creuses, construites autrefois par M. Mathieu sur les indications de M. Péan pour la suture du palais, et de comprendre une petite portion du péritoine, au voisinage des lèvres de la plaie, dans l'anse de la ligature. Les points de suture entortillée sont placés dans l'intervalle des précédents ; on les fait à l'aide d'épingles longues et minces. La tête de ces épingles est munie d'une boule de verre très-adhérente qui sert de point d'appui au doigt de l'opérateur ; leur corps est courbé de façon à prévenir la section que les fils de la suture tendraient à produire sur la peau ; enfin, leur pointe est effilée de manière à traverser facilement les tissus et à pouvoir s'engager dans une petite gaîne destinée à protéger les téguments.

SOINS CONSÉCUTIFS. — Dès que l'opération est terminée, si le pédicule est maintenu au dehors, on le touche avec le perchlorure de fer à 40°, puis on recouvre la plaie, soit avec des compresses imbibées d'eau alcoolisée ; soit avec une feuille de ouate ; on entoure ensuite l'abdomen à l'aide d'un bandage de corps, on réchauffe la malade et on la porte dans un lit bien bassiné. Enfin, on administre quelques boissons stimulantes et on prescrit le repos le plus absolu. — Les boissons excitantes doivent être reprises au bout de quelques heures, surtout s'il y a une dépression assez considérable des forces. — Les nausées et les vomissements sont traités par les boissons froides et au besoin glacées ; les douleurs péritonéales, par des opiacés portés dans le rectum, par la glace ou les cataplasmes émollients appliqués sur le ventre. — Les pansements faits sur le pédicule avec le perchlorure de fer ou avec les liquides désinfectants doivent être renouvelés aussi souvent qu'il convient, et on doit aussi, au moins au début, sonder la malade pour éviter la rétention d'urine et les mouvements intempestifs. Il faut enfin prescrire une alimentation plus substantielle dès que les fonctions digestives le permettent.

Vers le deuxième ou troisième jour, on retire les épingles qui ont servi à la suture superficielle. Mais on ne doit enlever qu'un peu plus tard, du cinquième au dixième jour, les fils de la suture profonde et les remplacer par une suture sèche collodionnée.

S'il survient des abcès dans la paroi abdominale, sur le trajet des fils, il est bon d'en favoriser l'évacuation ; et si l'on voit apparaître des symptômes locaux et généraux qui attestent la présence d'une accumulation de liquide séreux, sanguin ou purulent dans la cavité péritonéale, voici quelle sera la conduite à tenir :

On a conseillé, pour prévenir la stagnation de ces liquides, de laisser à demeure un tube de verre, c'est-à-dire un corps étranger qui, par sa présence constante, suffirait à éveiller une inflammation qu'il serait ensuite difficile de combattre. A ce moyen, il convient de préférer le passage temporaire et au besoin répété d'une sonde douce, conduite le long du pédicule vers les points où le liquide a le plus de tendance à séjourner, et plus spécialement vers le fond du bassin. Et en supposant que cette sonde soit impuissante à permettre aux liquides péritonéaux de s'écouler au dehors, on pourrait, une fois bien démontrée, par les symptômes physiques et fonctionnels, la présence d'une collection purulente, ponctionner à l'aide d'un trocart et laisser la canule à demeure, ou même ouvrir la poche en traversant les parois à l'aide du bistouri et des caustiques, ou enfin passer un tube fenêtré par le procédé suivant qui a été proposé par M. Péan et qu'il décrit ainsi :

« *Premier temps.* — A la région inguinale, au niveau du ligament de Fallope, sur un point assez rapproché des bords latéraux de l'utérus, je pratique d'abord une petite incision qui intéresse toute l'épaisseur des parois abdominales, y compris le péritoine pariétal.

« *Deuxième temps.* — Cette petite incision, qui a l'avantage d'être exploratrice, permet l'introduction d'un trocart spécial dont j'ai depuis longtemps déterminé la courbure par des expériences faites sur le cadavre. A l'aide de ce trocart plongé dans le petit bassin, je traverse avec précaution, de haut en bas et de l'intérieur à l'extérieur, le plancher du bassin, au niveau du cul-de-sac postérieur du vagin. Dès que la pointe du trocart apparaît à la vulve, je retire le poinçon en laissant en place la canule par laquelle je fais immédiatement passer un tube élastique et fenêtré de petit calibre. L'un des bouts du tube faisant saillie par le vagin et l'autre par la petite incision inguinale, je retire la canule.

« *Troisième temps.* — J'introduis à nouveau le trocart et traverse une seconde fois, à quelque distance de la première piqûre, le plancher du bassin. Comme la première fois, dès que la pointe du trocart apparaît à la vulve, je retire le poinçon, toujours en laissant en place la canule dans laquelle j'engage l'extrémité inguinale du tube élastique. Retirant ensuite cette canule par le vagin, j'y ramène en même temps cette même extrémité inguinale du tube élastique, qui, ainsi doublé, vient faire, au fond du petit bassin et à sa partie la plus déclive, une anse dont les deux bouts pendant à l'orifice vulvaire, et conduisent incessamment au dehors les moindres quantités de liquide déversé dans la cavité péritonéale. — Les choses ainsi établies, je referme immédiatement la petite incision inguinale[1]. »

Il est bien entendu que l'emploi de tous ces moyens doit être secondé par un traitement médical dûment approprié.

Ajoutons enfin, pour terminer, qu'il résulte de l'ensemble des faits observés par M. Péan, que la proportion de succès varie peu, quelle que soit la méthode opératoire à laquelle on ait donné la préférence, et que le mode d'administration des soins consécutifs à l'opération offre au contraire une très-grande importance.

IV

Dans son *Traité des maladies des ovaires et de l'ovariotomie*, M. le docteur Boinet a donné une analyse intéressante de toutes les ovariotomies pratiquées en France jusqu'au 51 mars 1867. D'après lui, la première période de l'ovariotomie dans notre pays s'étend depuis l'année 1781, époque à laquelle Laumonier, de Rouen, opéra par incision un kyste de l'ovaire, jusqu'en 1861. La discussion académique relative au traitement des kystes de l'ovaire avait déjà donné l'éveil sur l'importance future d'une pratique trop négligée parmi nous. La brochure du docteur Worms et le voyage de M. Nélaton à Londres achevèrent alors de mettre l'ovariotomie à l'ordre du jour. A la fin de mars 1867, le nombre des ovariotomies pratiquées en France s'élevait à 129. Dans les années suivantes, il s'est accru considérablement; la hardiesse des chirurgiens avait un stimulant dans l'exemple que nous donnaient nos voisins d'Angleterre, et surtout dans la proportion plus notable des succès — On trouvera dans les recueils scientifiques et dans le livre de M. Boinet, une série de documents dont je ne puis donner ici l'analyse, et auxquels je dois me contenter de renvoyer ceux qui voudraient se livrer à une étude historique et critique de l'ovariotomie.

Parmi les chirurgiens qui ont le plus contribué à acclimater l'ovariotomie en France, il faut citer, après M. Kœberlé, MM. Boinet, Nélaton, Demarquay, Péan, Richard, Gosselin, Maisonneuve, Courty, Aubrée, de Rennes ; Joüon, de Nantes ; Leroux ; Desgranges ; Liégeois ; Labbé ; Cusco ; Regnauld, de Rennes ; Serre, d'Alais ; Lacroix, de Béziers ; Daviers, d'Angers ; Berrut, de Marseille ; Gayet, de Lyon ; Closmadeuc, etc., etc.

---

[1] J. Péan, *Ovariotomie et splénotomie*, 2ᵉ édit. Paris, Germer-Baillière, 1869, p. 22.

Dans la première période de l'ovariotomie antérieure à 1861, Woyerkowsky, de Quingey (Doubs), avait extirpé en avril 1844 une tumeur de l'ovaire pesant 3 kil. 200 gr. et compliquée d'ascite. La malade guérit et eut plusieurs enfants après l'opération.

Vaullégeard, de Condé-sur-Noireau (Calvados), ovariotomisa en septembre 1847, avec un succès complet, une tumeur kystique pesant 9 kilogr. — Rigaud en 1844, Maisonneuve en 1848, Jobert en 1856, Herrgott en 1858 et Boinet en 1 59. furent moins heureux; leurs malades succombèrent promptement à la suite de l'opération.

Sur 25 ovariotomies exécutées chez 24 malades, M. Boinet compte 16 succès, dont 5 sur les 7 dernières opérées; les deux insuccès étaient prévus. — Les heureux résultats obtenus par ce chirurgien et par le docteur Péan prouvent que Paris n'a rien à envier aux ovariotomistes de la province ni de l'étranger, puisque cette grave opération faite dans de bonnes conditions y réussit aussi bien que partout ailleurs.

M. Boinet a publié dans l'*Union médicale* de l'année 1869, n°s 116 et 117, la relation d'une ovariotomie double pratiquée par lui avec un plein succès chez une femme âgée de 47 ans, à neuf mois d'intervalle. En examinant, lors de la seconde opération, le péritoine au niveau de l'incision pratiquée neuf mois auparavant, M. Boinet put s'assurer que la soudure avait été si complète qu'il n'existait pas la moindre trace de cicatrice ou d'une lésion quelconque; les points sur lesquels avait porté l'incision ressemblaient au reste du péritoine. M. Spencer Wells avait déjà constaté le même fait.

Parmi les opérations d'ovariotomie les plus intéressantes et les plus instructives pratiquées dans ces derniers temps, je citerai celle qui a été faite par mon ami le professeur Joüon, de Nantes, chez une enfant de 12 ans et demi, dans un état des plus graves. L'opération fut très-laborieuse à cause du nombre, de l'épaisseur et de la consistance des fausses membranes. Le pansement et particulièrement la réunion des lèvres de la plaie offrirent de grandes difficultés pour l'application des sutures. Néanmoins après une heure passée à surmonter tous ces obstacles, l'opérée vivait encore et put être transportée dans un lit bassiné; elle avait perdu 50 à 100 grammes de sang et inspiré de 30 à 40 grammes de chloroforme. La tumeur pesait 15 livres et était constituée par trois grands kystes dont les parois épaisses contenaient une forte proportion de matières solides. La guérison, bien qu'entravée par de redoutables accidents, eut lieu 46 jours après l'opération. Malheureusement, trois mois après, le ventre avait presque le même volume qu'avant l'ovariotomie; la récidive était évidente. Une seconde ovariotomie fut pratiquée. La malade succomba deux jours après. (*Journ. de méd. de l'Ouest*, avril et septembre 1869.)

La diathèse kystique était évidente chez cette enfant, qui, née d'un père phthisique, avait toujours été chétive. Ce qui est incroyable, c'est qu'un organisme aussi profondément débilité ait pu résister à une opération si grave. Les cas d'ovariotome chez l'enfant sont rares. Outre celui de M. Joüon, j'en citerai un autre dont nous devons les détails à M. le professeur Courty, qui a pratiqué l'ovariotomie chez une enfant de onze ans.

V

J'ai eu souvent l'occasion de parler de M. T. Spencer Wells à propos de l'ovariotomie. Aucun chirurgien n'a, je crois, pratiqué aussi souvent que lui cette opération. En avril 1869, il publia dans le LIIᵉ vol. des *Transactions médico-chirurgicales,* la troisième série de cent cas complétant les 300 cas qui lui appartiennent.

Dans sa première série de 100 cas, il avait eu 66 guérisons et 34 morts; dans la deuxième, également de 100 cas, 72 guérisons et 28 morts; et dans la troisième, 77 guérisons et 25 morts.

« On est heureux, dit ce célèbre chirurgien, de voir que la mortalité diminue à mesure que l'expérience devient plus grande. Il suffira de jeter un coup d'œil sur mon dernier tableau statistique pour constater que cette mortalité eût été beaucoup moins considérable dans ma troisième série de cent cas, si dix terminaisons fatales ne s'étaient pas rapidement succédé vers la fin de la dernière année. D'autres chirurgiens de Londres trouvèrent que la constitution saisonnière avait été particulièrement mauvaise, que plusieurs malades succombèrent après des opérations insignifiantes ou à la suite d'un accouchement naturel, et que des inflammations suppuratives de mauvaise nature compliquèrent des lésions traumatiques légères ou graves. Dès que j'eus connaissance de ces conditions, je ne consentis à opérer que dans les cas les plus urgents. Malgré ces circonstances exceptionnelles, la mortalité a été moindre que dans mes deux premières séries de 100 cas. »

(*A third series of one hundred cases of ovariotomy, with remarks on tapping ovarian cysts. Loc. cit.*, p. 8.)

On trouvera des détails pleins d'intérêt, relatifs à la pratique de M. Spencer Wells, dans presque tous les recueils scientifiques, mais spécialement dans son ouvrage intitulé : *Diseases of the ovaries ; their diagnosis and treatment.* London.

M. Spencer Wells a opéré deux fois l'ovariotomie chez deux malades dont les kystes avaient récidivé. Chez une de ces malades, la seconde opération fut faite neuf mois après la première et se termina par la mort. Chez l'autre, qui était une jeune fille de 24 ans, opérée une première fois en février 1865, la récidive se manifesta au bout de quinze mois, et fut si rapide dans son développement, qu'au dix-huitième mois, la seconde tumeur extirpée cette fois avec succès pesait 18 livres. Le poids de la première tumeur était de 29 livres. Le premier cas d'opération à la suite d'une récidive, est celui du docteur Atlee, de Philadelphie, dans lequel l'ovariotomie, suivie de succès, fut pratiquée seize ans après la première. — Le docteur Bird a pratiqué chez la même malade, mais sans succès, une deuxième ovariotomie quatorze ans après la première. En additionnant ces quatre cas, on voit que les succès sont dans la proportion de deux sur quatre.

Documents géographiques relatifs à l'ovariotomie. — Je veux dire quelques mots de l'ovariotomie considérée au point de vue des pays où on la pratique. Quand on vit le peu de succès de cette opération en France, il y a quelques années, et qu'on compara nos statistiques avec celles de nos voisins d'outre-Manche, qui contenaient une proportion d'insuccès relativement beaucoup moindre, on fut tenté de croire que le *climat* et la *race* étaient plus favorables à l'opération en Angleterre qu'en France. Cette manière de voir fut réfutée par M. Boinet dans la *Revue médicale* (p. 539, 1863). Ce chirurgien démontra par des arguments d'un grand poids, que les raisons qui faisaient réussir l'ovariotomie en Angleterre étaient autre chose que la *chair anglaise*. La première raison de ces succès toujours croissants, c'est que les chirurgiens anglais choisissent les malades et soumettent à l'ovariotomie tous les kystes simples et uniloculaires ; la seconde, c'est qu'ils ont soin de n'opérer que les malades dont les conditions générales de santé sont bonnes, et qu'ils n'attendent pas, pour opérer, que les malades soient affaiblies et épuisées. — Le docteur Dutoit, de Würzburg, dans son ouvrage intitulé : *Die ovariotomie in England*, etc., attribue les succès des chirurgiens anglais à la confiance illimitée dont ils jouissent au sein de la famille. Il suffit qu'ils proposent une opération pour qu'on l'accepte immédiatement, quelle qu'en soit la gravité. Sur le continent, au contraire, il faut se fatiguer à persuader la patiente, à lui démontrer l'urgence de l'opération, pour la décider à s'y soumettre. De là des délais qui rendent les complications plus fréquentes et les insuccès plus nombreux.

Tout en admettant la justesse des raisons que je viens d'exposer, il me semble qu'on ne doit pas compter pour rien, dans le succès ou l'insuccès de l'ovariotomie, les circonstances qui se rattachent à la *race* et au *climat*. N'est-il pas digne de remarque, en effet, que c'est dans les climats froids et tempérés, comme la Russie, l'Allemagne, l'Angleterre, les États-Unis, l'Est de la France, qu'on obtient le plus de succès. Ainsi :

Le docteur Krassowki, dans une relation détaillée de 24 opérations pratiquées à Saint-Pétersbourg et à Tsarkoé-Célo, donne un proportion de 13 guérisons pour 11 décès.

Le docteur Nunbäum, de Munich, sur 34 opérations qu'il a pratiquées, compte 18 guérisons et 16 morts.

Le docteur Skoldberg, de Stockholm, a pratiqué 20 ovariotomies du mois de novembre

1866 jusqu'au mois d'octobre 1869, c'est-à-dire dans l'espace de trois ans. Il a obtenu 17 guérisons et 3 décès seulement. C'est la proportion la plus heureuse qu'on ait eu à constater jusqu'ici.

En Italie, des résultats malheureux ont empêché l'opération de l'ovariotomie de se généraliser dans ce pays. Le docteur Peruzzi, de Sinigaglia, l'ayant exécutée pour la première fois, dans le courant de janvier 1864, rencontra des adhérences très-étendues qui augmentèrent beaucoup les difficultés de l'opération ; elle fut suivie de mort. Le professeur Vanzetti, de Padoue, fut malheureux dans ses trois premières opérations d'ovariotomie pratiquées à de longs intervalles et comme en dernier ressort. — Le 25 octobre 1869, le docteur Peruzzi, l'ovariotomiste italien en renom, a exécuté à Lugo l'extirpation d'une grosse tumeur péri-utérine sessile, comprenant la paroi gauche de l'utérus, l'ovaire et la trompe de ce côté, d'un poids total de 1,121 grammes. La malade avait 28 ans ; elle se trouvait dans les meilleures conditions générales. Aucune complication ne survint et la guérison eut lieu. C'est là une heureuse exception à la plupart des ovariotomies faites dans les climats chauds.

Voyez, relativement à l'ovariotomie en Italie : *Sullo stato reale dell' ovariotomia in Italia nel* 1867, par le Dr Peruzzi.

Les succès ont été nuls en Espagne, en Grèce, en Turquie, et très-rares dans le midi de la France.

En Australie, l'ovariotomie compte plusieurs succès. Le docteur Tracy, de Melbourne, a extirpé l'ovaire chez une femme qui avait été ponctionnée 6 fois. Cependant il n'existait pas d'adhérences. La guérison eut lieu. Dans un autre cas, où 44 ponctions avaient été faites, une hémorrhagie survint 40 heures après l'opération et détermina la mort. Cette hémorrhagie provenait de petits vaisseaux divisés avec les adhérences ; ils n'avaient pas été liés parce qu'ils n'avaient pas donné de sang lors de l'opération.

VI

Diagnostic des adhérences du kyste ovarique avec les parties voisines. — Nous avons vu plus haut qu'un grand nombre de faits négatifs atténuent la valeur des ponctions comme antécédent utile à consulter, quand il s'agit de savoir si le kyste ovarique adhère aux parois abdominales. Quels sont donc les signes qui permettent de poser un diagnostic dont l'utilité est admise par tous les opérateurs ?

D'après M. Spencer Wells, quand il existe des adhérences entre la paroi abdominale et la surface antérieure du kyste, *l'ombilic se déprime* lorsque les malades se mettent sur leur séant, et la tumeur est en partie effacée par la contraction des parois abdominales.

Voici ce que conseille M. Christol pour reconnaître ces adhérences dans le cas où le ventre n'est que modérément distendu. La malade étant couchée dans le décubitus horizontal, on lui fait exécuter de grandes inspirations. S'il n'y a pas d'adhérences, la tumeur doit s'effacer à chaque abaissement de la voûte diaphragmatique ; le ventre redevient alors uniforme et la main posée sur l'hypogastre perçoit un léger mouvement de progression de la masse ovarique. — Quand il existe des adhérences, le ventre conserve au contraire sa forme irrégulière qui s'accuse davantage dans les fortes inspirations. (*Soc. des sciences méd. de Lyon.* Août 1866.)

Pour M. Kœberlé, un bon signe de l'absence de ces adhérences, c'est une sorte de vibration, de *grincement*, semblable à celui que l'on obtient en promenant un doigt mouillé sur une vitre. Ce grincement s'obtient quand, appliquant la main à plat sur la paroi abdominale et l'appuyant assez fortement, on cherche à faire glisser les téguments sur les parties sous-jacentes. Les deux parois opposées du péritoine vibrent alors sans produire de frottement comme dans les cas de légère péritonite.

Si l'ombilic n'est pas mobile, si les téguments le sont peu, si nulle part cette vibration ne s'obtient, il en faut conclure que le kyste adhère à la paroi abdominale, mais à la paroi abdominale seulement, car ces signes n'impliquent en rien l'existence des adhérences dans le petit bassin.

Parmi les causes les plus communes des adhérences, M. Kœberlé a signalé la *rupture des petits vaisseaux* consécutive à la distension des parois du kyste. Il en résulte une hémorrhagie interstitielle qui modifie la couleur et la consistance du liquide, si elle a lieu à la surface interne de la paroi. Si elle se fait jour au contraire à sa surface externe, le sang accole les surfaces sur lesquelles il s'étale et provoque une inflammation adhésive. (*Gaz. des hôp.*, 1867, n° 50.)

Pour M. Richet, la forme du ventre constitue un élément capital du diagnostic qui nous occupe. Quand il est étalé, aplati, c'est que le kyste retenu dans la profondeur de l'abdomen par des adhérences ne peut s'étaler en avant, ni former une saillie ronde et globulaire comme s'il était libre. (*Gaz. des hôpit.*, 1867, n° 11.)

Il faut tenir compte aussi des douleurs plus ou moins vives éprouvées par la malade dans l'abdomen et des symptômes plus positifs de péritonite partielle survenue plus ou moins longtemps avant l'opération.

La présence d'un ascite permet presque d'affirmer qu'il n'existe pas d'adhérences dans les parties antérieures et latérales de l'abdomen. Mais, d'après M. Boinet, un des meilleurs moyens de s'assurer si le kyste est adhérent ou non, c'est de le vider par une ponction peu de temps avant l'opération; s'il est exempt d'adhérences, il se rétracte et revient sur lui-même, sans entraîner avec lui les parois de l'abdomen.

Les signes que nous venons de passer en revue ne nous apprennent rien sur les adhérences qui existent en arrière et profondément avec les organes abdominaux. Elles peuvent exister alors même qu'on a déplacé la tumeur et qu'on la fait mouvoir dans tous les sens. — Sur ce point de diagnostic, on ne peut avoir que des présomptions et jamais de certitude.

(Note du Trad.)

LEÇON XXXI

Inflammation de la vessie. — Forme aiguë et subaiguë ; la dernière est la plus fréquente ; elle se rattache quelquefois à la maladie tuberculeuse du rein et à la néphrite chronique. — Cystite chronique. — Traitement des différentes formes de la maladie.— *Fistule vésico-vaginale.* — Remarques sur les moyens de la prévenir et sur le traitement qu'il faut instituer avant de l'opérer. — *Fistule* vésico-intestinale. — Maladies malignes de la vessie.

On peut croire à première vue que les affections des organes urinaires ne doivent pas trouver place dans des leçons sur les maladies des femmes. C'est vrai jusqu'à un certain point ; aussi, mon intention n'est pas de traiter en détail un sujet aussi étendu, ni de vous faire perdre votre temps à l'étude d'affections communes aux deux sexes, et présentant, dans les deux sexes, la même marche et les mêmes symptômes.

Il y a cependant quelques désordres de l'appareil urinaire propres aux femmes, qui n'ont chez elles ni les mêmes causes, ni la même marche que chez les hommes, et c'est sur ceux-là seulement que je me propose d'appeler votre attention.

J'ai fait souvent allusion à la participation que prend la vessie dans les troubles fonctionnels de la matrice, et je vous ai cité des cas où l'existence d'une maladie organique de l'utérus ne s'annonçait par d'autres symptômes qu'un état d'irritabilité de la vessie et un désordre plus ou moins considérable de la sécrétion urinaire. Ce n'est pas tout, assez souvent une maladie utérine guérie laisse derrière elle quelque lésion des fonctions de la vessie ; de la douleur dans la miction, de la difficulté à évacuer l'urine sont quelquefois la conséquence d'une inflammation de l'utérus ou de ses annexes.

L'*inflammation* qui débute dans le voisinage de la vessie et se propage jusqu'à elle, joue un rôle important parmi les troubles des organes urinaires chez la femme. L'irritabilité de la vessie est souvent consécutive à une attaque de vaginite, à un avortement ou à un travail pénible. La guérison peut paraître quelquefois complète ; mais la plus petite cause, telle que la congestion normale des vicères pelviens, à l'époque des règles, l'exposition au froid, la grossesse, suffisent pour faire revenir la fréquence, la difficulté et la douleur de la miction , pour rendre l'urine trouble et chargée de phosphates, de mucus et de pus. De pareils symptômes se prolongent pendant des mois ou des années, avec des alternatives de mieux et de plus mal, et une tendance marquée à augmenter plutôt qu'à diminuer.

Je n'ai jamais observé la *cystite aiguë* qu'après la délivrance, lorsque ses symptômes se confondaient avec ceux d'une inflammation plus grave de l'utérus ou du péritoine. Ces complications se terminent souvent par la mort, et on trouve alors l'intérieur de la vessie dépouillé, en grande partie, de sa membrane muqueuse, qui se détache par lambeaux noirs et gangrenés de la surface sous-jacente très-congestionnée. Cette lésion ressemble beaucoup à celle que présente la face interne de la matrice en semblable circonstance.

Mais, la plupart du temps, cette lésion est moins grave et plus circonscrite ; et, s'il n'existe aucune affection sérieuse de la matrice, elle ne menace pas l'existence. Sur le point où, pendant le travail, la pression de la tête du fœtus a été le plus considérable, les tissus sont frappés de mort ; les angoisses de la malade et la dysurie trouvent alors un triste soulagement dans l'évacuation involontaire de l'urine. L'inflammation s'est terminée par la formation d'une fistule vésicovaginale, et des souffrances d'une autre nature se substituent à celles que la malade éprouvait auparavant. Heureusement que cet accident n'est pas le résultat le plus ordinaire de l'inflammation de la vessie ; la pression prolongée sur l'organe, l'oubli de recourir au cathétérisme, l'inflammation de l'utérus, aboutissent le plus souvent à une *cystite subaiguë* très-douloureuse et difficile à guérir, mais qui ne détruit pas la vie et ne condamne pas les malades à une incontinence permanente d'urine.

Les choses se passent en général de la manière suivante : le travail, ou peut-être l'avortement, ont été suivis d'une attaque de douleur dans la partie inférieure de l'abdomen, avec sensibilité à la pression, difficulté et douleurs dans la miction, ou même rétention complète d'urine. Des sangsues ou tout autre traitement approprié ont fait disparaître les autres symptômes et calmé ceux qui provenaient de la vessie ; mais la malade est encore tourmentée par un besoin continuel d'uriner qui se reproduit tous les vingt ou trente minutes, qui est irrésistible et accompagné chaque fois d'une douleur variable. L'urine est souvent très-alcaline, chargée de phosphates et contient une quantité considérable de pus et de mucus, qui paraît plus grande à l'œil nu qu'elle ne l'est en réalité à cause du dépôt des phosphates qui s'y trouve mêlé.

L'esprit se fixant sans cesse sur l'accomplissement des fonctions urinaires, il en résulte, à n'en pas douter, que le besoin de vider la vessie devient plus fréquent ; et, comme ce besoin se manifeste la nuit, aussi bien que le jour, la santé de la malade finit par s'altérer et sa vie est remplie d'amertume. Toute circonstance qui augmente la congestion des viscères pelviens exagère aussi l'irritabilité de la vessie. La période menstruelle détermine toujours une exaspération des accidents vésicaux ; il en est de même des rapports sexuels et de la grossesse.

L'examen de la malade confirme presque toujours le diagnostic auquel avait conduit l'analyse des symptômes. Mais il faut se souvenir, qu'obéissant à certaines idées préconçues, les malades accusent tantôt l'utérus et tantôt la vessie, et qu'elles mettent souvent au second plan les phénomènes même les plus douloureux quand elles s'imaginent qu'ils ne sont que secondaires et subordonnés à une autre affection. La sensibilité à la pression au-dessus du pubis existe ordinairement dans l'inflammation de la vessie ; mais, comme l'organe est revenu sur lui-même, ce symptôme ne se manifeste que si la pression est exercée directement en bas, du côté de la cavité pelvienne. Le doigt, introduit dans le vagin, provoque des sensations douloureuses, même dans les parties qui ne sont le siége d'aucune altération. Ces sensations ne se produisent parfois que lorsque le doigt comprime la paroi antérieure du vagin ; elles indiquent alors le siége réel de la lésion. Le cathétérisme détermine aussi des douleurs presque intolérables et qui persistent souvent pendant plusieurs heures.

Dans les classes élevées de la société, il est rare que l'affection arrive au degré d'intensité que nous venons de décrire. Un traitement approprié, institué dès le début, des soins assidus et longtemps continués, font disparaître complétement les accidents ou les adoucissent, et les réduisent à une infirmité douloureuse. Chez les pau-

vres, il n'en est pas ainsi; la maladie est assez souvent négligée,
car, lorsque la malade est guérie des conséquences les plus immé-
diates et les plus sérieuses de l'accouchement ou d'une fausse couche, elle reprend ses occupations ordinaires. Les causes en apparence
les plus insignifiantes, comme l'exposition au froid, l'inobservance
du repos pendant la période menstruelle, les rapports sexuels, la
grossesse, l'avortement, la délivrance, augmentent la congestion de
la vessie, et, par suite, son irritabilité; à la longue, la malade se
décide à entrer à l'hôpital, mais elle n'y reste que le temps nécessaire pour obtenir une amélioration passagère et non une guérison
durable. La membrane muqueuse de la vessie s'ulcère, et du sang
s'ajoute dans les urines au dépôt de pus et de phosphates qui existait auparavant. L'organe revient sur lui-même au point de ne
pouvoir plus contenir qu'une demi-once d'urine. Quelquefois les
uretères eux-mêmes se dilatent et les reins finissent par devenir malades. Leur substance s'atrophie; la distinction entre la portion
corticale et la portion médullaire s'efface de plus en plus; des kystes se forment dans leur épaisseur; les canaux urinifères se remplissent d'une urine boueuse; leur membrane devient vasculaire et
sécrète du pus; en un mot, la maladie de la vessie se complique
d'une *pyélite* et d'une *atrophie* consécutive du parenchyme rénal.
La mort, en pareil cas, survient de différentes manières. La malade
quelquefois succombe à l'épuisement, sans secousse et tranquillement, après une longue période de collapsus. D'autres fois, l'irritabilité de l'estomac devient si grande, qu'aucune substance nutritive
ou médicamenteuse n'est tolérée. Parfois la mort est précédée d'horribles souffrances. Je me rappelle une pauvre femme qui restait
toute la nuit accroupie sur son vase, à cause d'un besoin incessant
d'uriner, et elle disait que l'urine la brûlait comme du plomb fondu.
Son agonie ne put être soulagée par des doses considérables d'opium;
à la longue, épuisée par la douleur, elle finit par succomber. Dans
d'autres cas, les reins cessent peu à peu de fonctionner; l'urine n'est
plus du tout sécrétée, et il survient des symptômes typhoïdes qui
emportent rapidement les malades.

Il n'est pas douteux que, dans plusieurs de ces cas, les reins sont
tuberculeux[1]; l'affection vésicale n'est que secondaire, bien qu'elle

---

[1] L'ouvrage de sir B. C. Brodie, sur *les Maladies des organes urinaires*, contient, à
la page 133, un chapitre court mais excellent sur les symptômes vésicaux consécutifs à la
maladie des reins; quelques-uns des cas qu'il rapporte paraissent appartenir à l'affection

parût être pendant la vie le siége exclusif de la maladie. Il est probable aussi que dans d'autres cas l'irritation de la vessie, consécutive à un avortement ou à un accouchement, a été la cause excitante de la lésion rénale, et que le dépôt de tubercules dans les reins a été le résultat d'une cystite antérieure. Il ne m'est pas possible de dire qu'elle est la fréquence comparative de la maladie tuberculeuse dans les deux sexes ; elle n'est certainement pas commune chez les femmes ; peut-être cela tient-il à ce qu'on suit rarement, jusqu'à sa terminaison, une maladie aussi longue, dissimulée par l'irritabilité de la vessie, et qui résiste pendant des années à tout traitement avant qu'il survienne des accidents graves. Peut-être aussi que les symptômes les plus aiguës coïncident avec l'extension de la maladie à la vessie dont les lésions sont alors très-variables. Quelquefois je n'ai trouvé qu'une congestion intense de la muqueuse ; d'autrefois, j'y ai découvert des ulcérations et de larges plaques de lymphe coagulée. La muqueuse vésicale peut même disparaître complétement et laisser à nu les larges bandes de fibres musculaires qui sont d'un rouge vif et s'entre-croisent dans toutes les directions. Dans un cas, la vessie était perforée près de sa partie supérieure et postérieure ; l'adhérence de l'épiploon à l'orifice avait empêché l'urine de pénétrer dans la cavité péritonéale ; sur d'autres points, le péritoine vésical seul était intact. L'affection s'était propagée aux uretères ; leurs parois étaient très-épaisses, leur muqueuse était ulcérée et couverte de nombreuses végétations granuleuses.

Dans ces cas et dans d'autres, il est évident que ce n'est pas à la maladie tuberculeuse des reins, mais bien plutôt à la pyélite et à la cystite consécutives qu'il faut rapporter les violentes douleurs des malades. Ce qu'il importe de se rappeler, c'est que l'inflammation des reins et de la vessie peut être symptomatique d'une tuberculisation rénale, quoiqu'il n'existe aucun symptôme de tuberculose ; et que la maladie parcourt toutes ses périodes sans qu'il se fasse de

tuberculeuse de ces organes. Rokitansky, *op. cit.*, vol. II, p. 443, considère les dépôts tuberculeux dans les reins comme secondaires et beaucoup plus fréquents chez les hommes que chez les femmes. Louis, *Recherches sur la phthisie*, p. 129, dit que les dépôts tuberculeux sont rares dans les reins. — Rayer, *Maladies des reins*, vol. III, p. 618. parle longuement de cette affection, mais comme étant secondaire à la même maladie dans d'autres organes, arrivée déjà à une période avancée. Le docteur Prout, *On Stomach and Urinary diseases*, 5ᵉ éd., p. 333-400, signale une autre catégorie de cas n'ayant aucune connexion avec le tubercule et dont il lui est impossible de déterminer la nature De pareils cas ne sont pas rares chez les femmes ; ils méritent d'être étudiés avec soin. Je dois avouer qu'entre mes mains ils ont résisté à tout traitement. (*Note de l'Auteur.*)

dépôts tuberculeux dans les poumons ou dans d'autres organes.

Il existe une autre catégorie de cas caractérisés comme les précédents par une grande irritabilité de la vessie, mais plus chroniques dans leur marche, et tendant moins fatalement à une issue funeste, quoique tout aussi difficiles à traiter. Leurs symptômes se manifestent dans l'âge adulte et surviennent indépendamment de la grossesse, du mariage et de tout désordre des fonctions utérines. L'urine ne présente pas de modifications bien remarquables ; ainsi elle ne contient ni pus ni dépôts phosphatiques abondants ; sa quantité tombe un peu au-dessous de la moyenne ordinaire, mais sa pesanteur spécifique excède rarement 1,020°, et reste quelquefois au-dessous ; elle est habituellement neutre, peu trouble, et ne renferme qu'un petit excès de phosphates ; quelquefois on y découvre des cristaux d'oxalate de chaux, et de temps en temps, mais pas toujours, un peu d'albumine.

L'histoire de ces cas est très-obscure ; les accidents se bornent à un fréquent besoin d'uriner, survenu sans cause appréciable, accompagné de douleurs dans les reins, qui se propagent jusqu'à l'hypogastre. Ces symptômes surviennent graduellement, et la malade peut à peine assigner une date à leur début. Elle sait seulement que, depuis deux ou trois ans ou plus, elle est sujette à des troubles urinaires dont elle était exempte auparavant, et qui ont augmenté progressivement. La santé générale continue à n'être pas troublée, même après que l'irritabilité de la vessie est devenue très-pénible. Les symptômes constitutionnels qui se montrent, à la longue, sont en général vagues et mal définis : c'est la perte de l'appétit et des forces, un désordre gastro-intestinal, une langue recouverte d'un léger enduit jaunâtre qu'aucun traitement ne peut faire disparaître. Je crois qu'il s'agit, en pareil cas, d'une *néphrite chronique*. Si la vie est compromise, c'est que la lésion s'est étendue à la muqueuse des reins, et que l'inflammation de la vessie s'est compliquée d'une pyélite. — Tant que cette complication n'existe pas, la maladie montre peu de disposition à augmenter ; il y a même de longues pauses dans sa marche ; mais jamais tous les symptômes ne disparaissent complétement. L'irritabilité vésicale persiste plus longtemps que la douleur des reins. Quand les choses semblent aller pour le mieux, une cause insignifiante, spécialement l'exposition au froid, suffit quelquefois pour reproduire, au même degré, tous les désordres urinaires.

De toutes les affections des voies urinaires, celle dans laquelle la vessie est le siége primitif de la maladie est la plus facile à traiter, quoique la guérison soit lente et toujours imparfaite. Plusieurs cas de cystite après l'accouchement proviennent de ce qu'on a négligé d'introduire le cathéter en temps opportun pendant le travail. On expose aussi les malades à des accidents très-pénibles, en omettant de traiter ces formes légères de la cystite qui succèdent fréquemment à un travail prolongé. Quelquefois elles disparaissent spontanément, mais jamais aussi complétement que si on appliquait quelques sangsues sur l'hypogastre, que si on administrait quelques sédatifs avec de la tisane d'*uva ursi*, et que si on employait régulièrement le cathéter pour prévenir toute rétention d'urine. Ces précautions sont peut-être encore plus fréquemment négligées dans la péritonite et l'inflammation des annexes consécutives à la délivrance ou à l'avortement, ou même spontanées; la cystite subaiguë est alors une suite ordinaire des formes plus ou moins actives de l'inflammation abdominale chez des femmes de tout âge et dans toutes les circonstances.

Si la maladie, quelle que soit sa cause, n'a pas été arrêtée à son début, la guérison sera très-longue. En général, le pronostic peut être basé sur l'état des urines; la présence d'une quantité considérable de phosphates dans ce liquide est un signe plus favorable que la présence du mucus ou du pus. A ce propos, il n'est pas inutile de faire remarquer qu'avant de tirer des conclusions de la gélatinisation de l'urine par la liqueur de potasse, ou de l'abondance du mucus dans ce liquide, nous devons nous assurer qu'il n'existe pas d'écoulement leucorrhéique ou purulent dans le vagin. Sans cette précaution, on pourrait s'exposer à porter un pronostic plus défavorable qu'il ne l'est en réalité.

Tant que la maladie a un caractère aigu, les déplétions locales sont utiles. L'application de six ou huit sangsues sur l'hypogastre, deux ou trois fois répétée, rend autant de service qu'une émission sanguine plus considérable. Dès que la sensibilité du vagin permettra l'introduction d'un spéculum ou d'un tube à sangsues, on obtiendra une amélioration remarquable d'une émission sanguine pratiquée sur la paroi antérieure du vagin. La malade gardera le lit; son régime consistera en thé de bœuf, en lait, en farineux, avec de l'eau d'orge et de l'eau de Vichy comme boisson ordinaire. A cette époque de la maladie, il n'y a pas de meilleur médicament que l'extrait et la décoction d'*uva ursi*[1]. Quand les symptômes aigus auront cédé, on donnera un peu plus de nourriture et de l'acide hydrochlorique avec du *pareira*, ou bien un demi-drachme (2 grammes) d'acide phosphorique dilué; enfin, on ne négligera pas ce qui peut améliorer la santé générale, car c'est souvent le meilleur moyen de diminuer l'irritabilité de la vessie. Le vin et les toniques peuvent rendre les plus grands services quand les symptômes aigus ont disparu et que l'urine, quoique encore anormale, est sécrétée en suffisante quantité; quelquefois il est bon d'avoir recours à la quinine et aux préparations chalybées. L'irritabilité de la vessie persiste fréquemment après la guérison de la maladie qui lui a donné naissance. De fortes doses de teinture de sesquichlorure comme 15 à 20 minimes (150 grammes), trois ou quatre fois par jour, atténuent cette infirmité. Il est bon de donner aussi un sixième ou un quart de grain de morphine chaque soir, pour diminuer le besoin incessant d'uriner, qui priverait la malade de sommeil. Il faudrait également que la malade fît des efforts de volonté pour dominer le besoin d'uriner; abandonné à lui-même, il deviendrait une habitude de plus en plus incommode. Pendant la convalescence, on ne saurait préserver avec trop de soin les malades du froid, ni trop surveiller les désordres des fonctions menstruelles, si propres à rallumer la maladie. Enfin, ce n'est qu'après une solide guérison que la malade pourra revenir dans le lit de son mari et s'exposer aux risques d'une grossesse.

Malheureusement la cystite, du moins chez les pauvres, se rencontre moins souvent sous la forme aiguë que sous la forme chronique; outre le pus et les phosphates, l'urine contient alors une grande quantité de mucus très-tenace; elle est très-alcaline et d'une forte odeur ammoniacale. Malgré l'intensité de la douleur locale et les fréquents besoins d'uriner, on ne doit pas dans ce cas soustraire de sang, car on affaiblirait les forces de la malade, sans diminuer l'affection locale. La première chose à faire pour calmer les souf-

---

[1]

N° 12.		
℞ Extracti Uvæ Ursi. . .	ʒj =	4 gr.
Tinct. Hyosciami. . . .	ʒiij =	12
Tinct. Aurantii. . . .	ʒij =	8
Decoct. Uvæ Ursi. . .	℥vj =	180

M. ft. mist., cujus sumat cochl. 2 ampla 4tâ quâque horâ. (A prendre par grandes cuillerées toutes les quatre heures.)

N° 13.		
℞ Extracti Pareiræ. .	gr. xlviij =	58 gr.
Acid. Hydrochl. dil.	♏ xl =	40 goutt.
Morphiæ Hydrochlor.	gr. ss. =	25 millig.
Decoc. Pareiræ. . . .	℥vj =	180 gr.

M. ft. mist. cujus sumat 4tam partem 6tâ quâque hora. (En prendre le quart toutes les six heures.)

frances de la malade, c'est de la faire mettre au lit ; en maintenant
ainsi une température uniforme à la surface du corps, on soulagera
les reins, et, en outre, la position horizontale diminuera beaucoup
la congestion des viscères pelviens. Dans tout le cours de la maladie,
l'opium, sous quelque forme que ce soit, est le médicament dont nous
devons le plus attendre ; sa valeur surpasse celle de tout remède
ayant sur la vessie une prétendue action spécifique. Parmi ces remèdes, nous avons déjà parlé de deux des plus utiles, l'*uva ursi*
et le *pareira*. Quand ces remèdes échouent dans les formes que j'ai
indiquées précédemment, j'ai vu associer avec succès le pareira avec
de petites doses de copahu ou d'acide benzoïque. Quelquefois, et
spécialement quand la sécrétion de l'urine est diminuée, l'acide
benzoïque seul rend des services ; le mauvais côté de ces médicaments, c'est de provoquer des nausées ; l'amélioration locale est alors
trop chèrement achetée aux dépens de la santé générale.

J'ai fait plusieurs fois des injections dans la vessie, lorsque l'urine
était très-altérée et contenait une quantité considérable de mucus
filant. Suivant en cela les conseils de sir B. Brodie, je me servais
d'une décoction de pavots, à laquelle j'ajoutais quelques gouttes
d'acide nitrique dilué. Il était rare que ces injections fussent bien
tolérées ; presque toujours elles provoquaient une douleur si intense
et si persistante que j'étais forcé d'y renoncer. Dans les cas où elles
étaient supportées deux ou trois fois et faisaient espérer une amélioration durable par les modifications favorables de l'urine, la douleur
manquait rarement de survenir et s'opposait à la continuation du
traitement. Peut-être faut-il attribuer l'insuccès dans les cas qui
semblaient le mieux indiquer l'emploi de ces moyens à l'irritation
des reins, à une sorte de *pyélite chronique* que la cystite chronique
provoque généralement, sinon toujours, chez les femmes. Il semble
aussi que chez elles la muqueuse a une grande tendance à l'ulcération
et ne s'arrête pas à l'épaississement, qui est si commun chez les
hommes.

Un autre moyen que j'ai quelquefois employé dans les cas de
cystite chronique avec grande irritabilité de la vessie, c'est l'application d'un séton juste au-dessus de la symphyse du pubis. J'en ai
retiré des avantages marqués, spécialement dans les cas où l'irritabilité de la vessie était hors de proportion avec les autres phénomènes de la maladie ; mais la nature de ce moyen s'oppose à ce qu'on
y ait souvent recours.

Nous ne pouvons pas quitter la question de l'inflammation vésicale sans dire quelques mots des cas malheureux où la vaginite consécutive à l'accouchement entraîne la mort des tissus et la formation d'une *communication fistuleuse entre la vessie et le vagin*. Il n'est pas douteux que dans la grande majorité des cas cet accident provient de ce qu'on a différé trop longtemps de recourir au forceps et de ce qu'on a négligé de vider la vessie avec la sonde. Il est extraordinaire qu'on laisse de côté si souvent cette dernière précaution, et qu'on s'en rapporte à ce que disent la malade et sa garde. Peut-être aussi le praticien qui n'est pas très-expert dans cette petite opération aime-t-il mieux croire, comme on le lui dit, que la vessie a été vidée que de courir la chance d'échouer dans ses tentatives de cathétérisme. C'est aux deux causes ci-dessus indiquées, bien plus qu'aux lésions produites par le forceps, qu'il faut attribuer presque toutes les fistules vésico-vaginales. L'omission de vider la vessie a aussi pour effet, comme nous l'avons dit, de provoquer la cystite et de rendre impossible, par conséquent, toute tentative de restauration plastique.

Chaque fois que le travail s'est prolongé et que la tête a séjourné longtemps dans la cavité pelvienne, il faut craindre l'inflammation du vagin, sa gangrène et la formation d'une fistule. Aussi faut-il surveiller l'état local avec autant de soin que l'état général. On videra régulièrement la vessie toutes les six heures avec un cathéter élastique ; on maintiendra constamment des cataplasmes sur l'hypogastre, et on fera des fomentations de pavot sur la vulve ; enfin le vagin sera injecté deux fois par jour avec de l'eau tiède, et on appliquera des sangsues au premier signe de cystite. On ne doit pas juger de l'état des parties par ouï-dire, il faut les examiner chaque jour. C'est une précaution qui est surtout nécessaire quand le périnée a été déchiré, mais il ne faut jamais la négliger, parce que l'état de la vulve donne la mesure assez exacte de l'état du vagin. Si la sécrétion vaginale prend un mauvais caractère ; si des lambeaux de membrane muqueuse s'y montrent, on peut être sûr que la gangrène est survenue, et alors même que cette gangrène serait superficielle, on peut avoir la certitude qu'elle entraînera des cicatrices ou le rétrécissement du vagin. Les injections émollientes doivent être alors remplacées par des liquides stimulants ; et, lorsque la guérison commence, il est utile d'introduire de grosses bougies de gomme élastique dans le vagin et de les laisser en place pendant plusieurs heures chaque jour, afin de prévenir les adhérences entre les surfaces opposées du vagin, adhérences qui obturent quelquefois complétement l'orifice utérin, ou divisent le canal vaginal en deux chambres, l'une inférieure, l'autre supérieure dans laquelle s'ouvre l'utérus. Mais ce ne sont pas là les seules conséquences de la gangrène du vagin; le canal se rétrécit d'autant plus que l'eschare est plus considérable; il en résulte que les bords de la fistule sont constamment tenus éloignés l'un de l'autre, que l'espace qui existe entre l'ouverture anormale et le col de la matrice est diminuée, et que l'opérateur ne trouve qu'un tissu cicatriciel doué d'une faible vitalité, sur lequel il ne peut guère compter pour l'obturation de la fistule.

La première question qui se présente après qu'on a donné les premiers soins, c'est celle de savoir au bout de combien de temps après le travail on peut tenter l'opération de la fistule. Je crois qu'il ne faut pas toucher aux parties lésées dans les trois premiers mois qui suivent la délivrance, car l'aptitude à l'inflammation est beaucoup plus grande chez la femme qui vient d'accoucher ou de faire une fausse couche que chez toute autre; et, outre que les opérations sur les organes sexuels exposent toujours à quelque danger, il ne faut pas oublier qu'une inflammation, même localisée et sans aucun risque pour la malade, peut compromettre l'opération la plus habilement pratiquée. Une autre raison pour différer l'opération, c'est qu'on peut espérer que l'ouverture fistuleuse se rétrécira, et, avant de recourir à la chirurgie, il vaut mieux attendre que la nature ait produit toute l'amélioration dont elle est capable spontanément. En outre il est de la plus grande importance que la malade soit, avant l'opération, dans un état de santé aussi parfait que possible; on ne doit donc pas regretter un ajournement qui permet d'améliorer l'état général et de modifier le caractère anormal des urines. Ces deux derniers faits se produisent simultanément. Je suis convaincu que, quand on opère à une époque où la santé est encore faible et où les urines contiennent beaucoup de phosphates, on met de côté presque toute chance de réussite. Si l'ouverture de la vessie est relativement petite et que l'urine puisse être retenue pendant une heure dans la vessie, quand on fait prendre à la malade certaines positions, on peut ajourner encore d'un mois ou deux, pourvu que la vessie tolère l'introduction fréquente de la bougie, opération que la malade s'habitue vite à pratiquer elle-même. Je ne suis pas partisan de la sonde à demeure dans la vessie : l'organe ne peut la supporter que pendant quelques jours, et il faut y renoncer à cause de l'irritation qu'elle cause. Encore moins suis-je partisan du tampon ou de tout autre moyen mécanique destiné à empêcher l'écoulement de l'urine. Toutes ces mesures irritent les parties qu'il est essentiel de maintenir dans un état complet d'intégrité. Toutes les fois que l'ouverture est large et que l'urine n'est pas du tout retenue, il n'est pas nécessaire d'attendre longtemps après la disparition de tous les phénomènes du processus puerpéral. Avant d'en venir à l'opération, il faut faire prendre tous les jours des bains de siége tièdes, avec injections d'eau chaude dans le vagin, et recourir aux soins de propreté les plus scrupuleux pour empêcher que les parties soient irritées par le contact perpétuel de l'urine.

Je sortirais de mon programme si j'entrais dans les détails de l'opération qui a pour but de fermer la *fistule vésico-vaginale*. Je m'arrêterai seulement sur deux points. L'un est relatif à l'utilité de la cautérisation galvanique, spécialement dans les fistules les plus chroniques, dans celles d'un petit diamètre ou dont l'ouverture a été réduite par des opérations antérieures. En l'employant dans un cas, mon collègue, le docteur Paget, a obtenu une guérison complète. L'autre point est relatif à l'excellent procédé opératoire adopté par M. le docteur Sims[1] d'Alabama, et à son cathéter courbe qui peut rester dans la vessie sans provoquer aucun trouble, sans que la malade soit astreinte à garder une position particulière, et qui empêche en outre, mieux que le cathéter ordinaire, l'urine de passer par la plaie. Cependant il irrite au bout de quelques jours, et on est obligé de le retirer plus tôt qu'on ne le voudrait ; peut-être pourrait-on éviter cet inconvénient en employant pour sa construction des matériaux plus légers.

Il n'est pas nécessaire de parler longuement d'un accident aussi rare que la fistule *vésico-intestinale*, car les circonstances qui lui donnent lieu ne se rattachent pas nécessairement aux maladies de l'utérus. Je ne l'ai observée que 3 fois ; dans le premier cas elle était la conséquence d'une affection maligne de l'utérus : la dysurie et

---

[1] *American Journal of Medical Sciences*, juin 1852, et un mémoire ayant pour titre : *Silver Sutures in Surgery*, New-York, 1858. Les premières et les dernières opérations de ce chirurgien présentent quelques différences ; mais elles tendent toutes à simplifier le procédé opératoire et à augmenter en même temps les chances de guérison.

(*Note de l'Auteur.*)

une défécation douloureuse existaient depuis deux ou trois ans ; leur apparition avait coïncidé avec une tumeur dure située dans les régions iliaque et inguinale gauches ; la sortie des matières fécales par la vessie s'était montrée quatre mois avant l'admission de la malade à l'hôpital. Dans le second cas, la lésion succéda à l'ulcération des intestins consécutive à une fièvre qui existait depuis neuf semaines ; il s'était formé une poche qui communiquait en haut avec la flexion sygmoïde du côlon, et en bas avec le rectum et la vessie. La malade mourut au bout de quelques semaines, moins par le fait de la maladie locale que par l'épuisement progressif résultant de la fièvre. Dans le troisième cas, il s'agissait d'une jeune femme chez laquelle la suppression des règles, causée par le froid, provoqua une inflammation qui s'étendit aux annexes de l'utérus du côté droit, où elle produisit une tumeur distincte. Cette tumeur, d'abord presque solide, se ramollit peu à peu et diminua de volume. Sa diminution ne fut accompagnée d'aucun écoulement de pus ; mais des matières purulentes et fécales commencèrent dès lors à se montrer dans les urines et continuèrent pendant trois semaines, jusqu'au moment où il me fut permis de l'observer. Dans ce cas, comme dans les deux autres, la sensibilité de la vessie était si grande, qu'on fut obligé de renoncer aux injections d'eau tiède ; mais des moyens très-simples, l'usage de l'uva ursi, de l'acide hydrochlorique avec le pareira, l'administration de l'opium et de la morphine pour calmer les souffrances et diminuer l'irritabilité de la vessie, amenèrent un soulagement remarquable. On ne pouvait espérer la guérison que chez cette jeune dame ; la communication fistuleuse se ferma, en effet, au bout de deux mois. Un an après, je trouvai cette dame en parfaite santé. Une diminution de la mobilité de l'utérus était tout ce qui restait de cette grave inflammation.

Je n'ai jamais eu l'occasion d'observer ces *tumeurs fongueuses molles* ou *excroissances polypoïdes* de la vessie dont les rapports avec le cancer ne sont pas encore bien déterminés. Peut-être, dans quelques cas de dysurie que j'ai soignés, les symptômes provenaient-ils de cette cause ; mais il n'existe actuellement aucun signe pathognomonique de leur existence, et quoique j'aie coutume, dans les cas obscurs, de recourir au microscope, je n'ai jamais réussi à découvrir aucune tumeur fongueuse de la vessie[1]. Sous un rapport,

[1] L'opinion généralement adoptée, qui est aussi celle de Rokitansky, *op. cit.*, vol. III, p. 460, c'est que toutes ces excroissances appartiennent à la classe des maladies malignes.

ces excroissances obéissent à la même loi que les tumeurs décidément malignes de la vessie ; car, si elles sont rares dans les deux sexes, elles le sont infiniment plus chez les femmes que chez les hommes. Sur 10 cas de tumeurs fongueuses de la vessie rapportés dans les *Transactions of pathological Society*[1], il n'y en avait que 3 qui appartinssent à des femmes ; dans les 7 cas d'affection carcinomateuse de la vessie sur lesquels Lebert[2] a fondé ses recherches, 6 appartenaient à des hommes.

Dans le seul cas d'*affection primitivement maligne* de la vessie que j'aie observé, il s'agissait d'une veuve de 62 ans qui souffrait depuis un an d'une douleur dans la vessie, aggravée par la miction devenue plus fréquente qu'à l'état normal ; en même temps l'urine était trouble et déposait un sédiment gris. Il y avait souvent du sang dans les urines, quelquefois en petite quantité, d'autres fois en caillots ; trois mois avant que je la visse, il était survenu une hémorrhagie vésicale abondante. Elle éprouvait depuis longtemps des douleurs dans le dos, et depuis deux mois l'urine était toujours épaisse et avec un sédiment visqueux. On n'avait commencé à la traiter que trois semaines avant son admission à l'hôpital ; le chirurgien qu'elle consulta lui avait introduit un cathéter dans la vessie ; il en était résulté une hémorrhagie considérable qui dura plusieurs jours et ne fut arrêtée que par de l'acide gallique.

Quand elle fut admise à l'hôpital, cette femme avait l'apparence de la santé. Le pouls était à 80 et mou ; la langue était un peu chargée ; les intestins fonctionnaient régulièrement. On ne sentait aucune tumeur dans l'abdomen, mais une pression un peu forte immédiatement au-dessus du pubis causait de la douleur. L'utérus était élevé, petit ; son tissu était mou et parfaitement sain. En avant de l'utérus et le repoussant dans la moitié postérieure du pelvis, existait une tumeur ferme, irrégulière, occupant la moitié antérieure du bassin au niveau de la vessie, mais débordant l'organe de chaque côté, un peu plus à droite qu'à gauche. Cette excroissance était parfaitement immobile ; elle paraissait en connexion avec les

Une manière de voir contraire a été soutenue par M. Sibley dans les *Transactions of Path. Society*, vol. III, p. 256 et 214 ; elle est basée sur des observations microscopiques. — Gross, *On the Urinary Organe*, 2ᵉ édit., Philadelphie, 1855, p. 324, dans sa notice sur ces excroissances, se prononce pour leur non-malignité. (*Note de l'Auteur.*)

[1] Les trois cas, chez les femmes, sont relatés dans le vol. V, p. 200 : vol. VII, p. 256 et vol. XI, p. 153 ; les autres dans vol. II, p. 85 et 257 ; vol. III, p. 125 et 127 ; vol. V, p. 201 ; vol. VI, p. 258, et vol. VIII, p. 262. (*Note de l'Auteur.*)

[2] *Op. cit.*, p. 876.

parois pelviennes et offrait une certaine sensibilité à la pression. Elle occupait toute la moitié antérieure du détroit supérieur, mais ne plongeait pas profondément dans la cavité pelvienne.

L'urine était pâle, alcaline, chargée de mucus visqueux. En l'examinant au microscope, on y découvrait des cristaux de triphosphate et des cellules d'épithélium nucléaire.

La malade fut notablement améliorée par le traitement qu'on lui fit suivre à l'hôpital ; mais, à son retour chez elle, elle reprit les habitudes d'intempérance qu'elle avait contractées ; elle fit une chute, se blessa la face et fut prise d'un érysipèle qui l'enleva douze jours après sa sortie de l'hôpital. A l'autopsie, on trouva que l'utérus et le vagin étaient parfaitement sains ; toute la moitié postérieure de la vessie était occupée par une excroissance médullaire, irrégulière, faisant saillie dans la cavité de l'organe, en partie solide et en partie semi-liquide. La moitié antérieure de la vessie était presque saine, ainsi que la substance des deux reins. L'uretère droit, comprimé par la masse morbide, avait acquis un calibre trois ou quatre fois plus considérable que celui de l'état normal ; l'infundibulum du rein droit était aussi énormément dilaté.

Il me semble que l'histoire de cette malade reproduit exactement celle du cancer de la vessie ; si la mort n'était pas survenue prématurément, sans aucun doute l'affection aurait suivi sa marche habituelle. Les hémorrhagies se seraient reproduites et auraient de plus en plus affaibli la malade. La difficulté de la miction aurait augmenté avec le volume de la tumeur ; puis la cachexie cancéreuse serait survenue, et, sous l'action de ces causes combinées, la mort aurait eu lieu au milieu de souffrances plus grandes que celles qu'elle a éprouvées à ses derniers moments.

Je crois que, dans beaucoup de cas d'affections malignes développées primitivement dans la vessie, comme dans celui que nous venons de rapporter, il y a peu de tendance à la perforation de cette poche et à l'extension de la maladie au vagin. L'écoulement continu de l'urine, qu'on observe quelquefois dans les dernières phases de la maladie, n'indique pas nécessairement l'existence d'une communication entre la vessie et le vagin ; il est dû, en partie, à l'envahissement de la cavité vésicale par le tissu morbide, et en partie à son extension aux parois qui ne peuvent plus se contracter, et surtout à l'infiltration carcinomateuse du col. La remarque de Kiwisch[1] est

____
[1] *Op. cit.*, vol. III, p. 308.

bonne à reproduire : « L'incontinence de l'urine survenant dans le cancer utérin n'indique pas nécessairement la perforation de la vessie, car ce symptôme est fréquemment la conséquence de la seule infiltration du col de la vessie, et spécialement de la partie qui correspond au sphincter. Cet anneau musculaire ne pouvant plus fonctionner, l'orifice vésical reste béant et l'urine s'écoule d'une manière continue. »

Si le diagnostic des fongus de la vessie est obscur, la maladie maligne de l'organe est en général assez accusée pour ne laisser aucun doute sur son existence. La douleur et la difficulté d'uriner, la fréquence de la miction, la présence dans l'urine d'une quantité considérable de sang en caillots, l'alcalinité habituelle du liquide, le dépôt de sédiments, rendent déjà très-probable l'existence de la maladie ; mais ces phénomènes ne sont tout à fait concluants que s'ils coexistent avec une tumeur dure et immobile située en avant de l'utérus. Si l'examen vaginal ne nous donnait pas ces notions positives, comme le cancer primitif de la vessie est très-rare, on pourrait croire avec plus de raison que les reins sont le siége de l'affection.

Il n'y a pas de traitement spécialement applicable à la maladie maligne de la vessie. Les indications à suivre sont très-claires, et jusqu'à un certain point faciles à remplir pendant un certain temps. Calmer la douleur par des opiacés, rendre l'urine moins irritante au moyen d'acides minéraux, du pareira et des autres remèdes dont nous avons parlé dans la première partie de cette leçon ; faire garder le lit à la malade, de manière à répartir d'une façon à peu près égale dans les vingt-quatre heures l'appel fait à l'activité fonctionnelle du rein ; soutenir la santé générale à l'aide d'un bon régime et de quelques stimulants à doses modérées, tel est le but à atteindre. Lorsqu'on n'aura plus aucun doute sur la nature de la tumeur, on évitera avec soin d'introduire des instruments dans la vessie. S'il devenait nécessaire d'évacuer l'urine, on se servirait, avec toute la douceur possible, d'une sonde élastique sans mandrin. Mais il est rare que, chez les femmes, la maladie produise une rétention d'urine ; cependant je me rappelle avoir vu, il y a quelques années, à Middlesex-Hospital, une femme chez laquelle le cancer s'étendit à l'urèthre ; il devint nécessaire de ponctionner la vessie au-dessus du pubis, opération à laquelle la malade ne survécut que quelques jours.

NOTES DU TRADUCTEUR

Note 1. — Sur quelques affections de la vessie chez la femme.

Lorsque la cystite devient générale et s'étend aux diverses couches de la vessie, il n'est pas rare de la voir entraîner les plus graves désordres. Je signalerai particulièrement les abcès développés dans l'épaisseur des parois vésicales, la perforation consécutive de ces parois, l'inflammation du tissu cellulaire qui entoure le bas-fond de la vessie, enfin la formation de communications anormales entre cette poche et les organes voisins.

Le docteur Clément Ollivier, dans une note sur la cystite chez la femme (*Gaz. des hopitaux*, 1868, p. 135), rapporte un cas très-curieux de fistule vésico-utérine consécutive à une cystite purulente. Les troubles causés par la cystite étaient extrêmement pénibles ; mais.depuis que la malade perdait involontairement ses urines, le ténesme dont elle avait si cruellement souffert avait totalement disparu. La santé générale avait reçu une atteinte profonde. Outre la cystite, il existait un engorgement de tout le tissu cellulaire pubio-vésical et vésico-utérin. L'urine s'écoulait par le museau de tanche qui était intact. Avant d'entreprendre l'opération de la fistule vésico-utérine, le docteur Ollivier voulut modérer l'inflammation vésicale et faire disparaître l'engorgement cellulaire consécutif ; il obtint les meilleurs résultats d'une dizaine d'applications de deux à trois sangsues chaque fois sur la paroi antérieure du vagin.

Malheureusement des symptômes adynamiques se manifestèrent et la malade, âgée de 56 ans, mourut des suites d'une phlébite de la veine saphène externe gauche.

— Les troubles fonctionnels du réservoir urinaire, indépendants de toute altération matérielle appréciable des parois ou des organes adjacents, s'observent beaucoup plus fréquemment chez la femme que chez l'homme. Ils se rattachent presque toujours à une affection hystérique nettement caractérisée par ses phénomènes les plus habituels. Aussi n'est-il pas, en général, difficile de les rattacher à leur véritable cause.

Les troubles fonctionnels de la vessie chez la femme peuvent se rapporter à une exagération de la sensibilité (*cystalgie*), à un *spasme* ou à une *paralysie* de l'appareil musculaire de cet organe.

I

Cystalgie. — Dans les cas où M Briquet a rencontré la cystalgie, c'est-à-dire au moins une vingtaine de fois sur 400 hystériques, elle accompagnait toujours soit la dysménorrhée, soit l'aménorrhée, soit l'hyperesthénie de l'utérus. C'est ce qui explique sa longue durée et son opiniâtreté. — Le cathétérisme de l'urèthre est presque toujours très-douloureux ; le besoin d'uriner devient fréquent et nécessite des efforts accompagnés de vives souffrances ; il existe en outre une douleur constante à la région sus-pubienne, douleur qui est augmentée par la pression ; mais l'urine reste normale. Ce dernier caractère permet de distinguer la cystalgie de la cystite qui, dans ses formes atténuées, offre avec elle la plus grande analogie, surtout quand, au lieu d'être *interne* ou *muqueuse*, elle est *externe* ou *péritonéale*. Cette variété, que je ne trouve pas mentionnée dans les auteurs, n'est pas rare dans les pelvi-péritonites et dans les hématocèles péri-utérines, en un mot dans toutes les maladies de l'utérus ou de ses annexes provoquant un mouvement fluxionnaire ou inflammatoire du côté de la séreuse qui tapisse le bassin. Je n'ai observé aucun cas de rhumatisme vésical bien net ; je serais porté, par induction, à supposer que ses symptômes participent tout à la fois de ceux de la cystalgie et de ceux de l'inflammation vésicale.

II

Ténesme vésical. — Il y a chez les hystériques des rétentions d'urine qui dépendent d'une contraction spasmodique du col de la vessie. Ces rétentions se distinguent de celles qui tiennent à la paralysie du corps de la vessie, en ce qu'un jet vigoureux et rapide d'urine se produit dès que la sonde a pénétré dans le réservoir. Un pareil accident ne se voit que chez les hystériques fortement atteintes ; il n'est pas rare après la disparition de quelque autre phénomène hystérique ; il survient alors pour la moindre cause.

Quand le spasme, au lieu d'occuper le sphincter vésical, s'empare de la tunique musculeuse de la vessie, il en résulte une évacuation involontaire d'urine analogue à celle que provoquent quelquefois, chez les femmes, de violentes émotions morales.

III

Paralysie de la vessie. — Elle est commune chez les hystériques, où elle existe tantôt seule, tantôt accompagnée d'hémiplégie et le plus souvent de paralysie. La conséquence naturelle d'un pareil état d'inertie vésicale, c'est une rétention d'urine qui nécessite l'emploi de la sonde. Lorsque cet accident existe seul, il n'a généralement qu'une courte durée ; mais lorsqu'il coïncide avec l'hémiplégie et la paralysie, et surtout lorsqu'il se complique d'*anesthésie* de la muqueuse vésicale, il est très-opiniâtre.

Le ténesme et la paralysie de la vessie ont des connexions beaucoup moins étroites que la cystalgie avec les maladies de l'utérus et de ses annexes.

L'incontinence d'urine s'observe, d'après Civiale, aussi souvent, sinon plus souvent, chez les femmes que chez les hommes. Je ne parle pas, bien entendu, des incontinences d'urine qui sont symptomatiques de calculs et de fongus vésicaux, de tumeurs diverses, d'altérations organiques plus ou moins profondes du bas-fond de la vessie, de son sphincter ou des organes adjacents, etc. La seule présence de la prostate rend très-supérieur, chez l'homme, le nombre de ces sortes d'incontinences. Mais les troubles de la motilité dans l'appareil musculaire du réservoir de l'urine, seuls ou combinés avec des affections névralgiques du col, des catarrhes vésicaux légers, etc., l'emportent évidemment chez la femme. — D'après Civiale, « c'est en grande partie à la déplorable habitude qu'ont les femmes de ne point satisfaire les besoins d'uriner quand ils se font sentir, qu'il faut attribuer l'incontinence aussi bien que les névralgies de l'urèthre et du col de la vessie, les hématuries, les catarrhes, etc., moins rares chez elles qu'on ne le pense et souvent fort graves.

Cette infirmité peut tenir à une atonie ou à une paralysie complète des fibres musculaires du corps et du col de la vessie. Mais il existe une espèce d'incontinence qui se rattache à une disproportion entre la *résistance du col* et l'*énergie du corps* de la vessie. C'est un fait remarquable et très-important au point de vue du traitement que cette rupture d'équilibre entre la force des muscles du corps de la vessie et celle de son sphincter. Quelquefois le sphincter, tout en restant dans les conditions d'une contractilité normale, ne peut retenir l'urine qu'incomplétement et à des intervalles irréguliers, parce que la couche musculeuse du corps presse avec trop de violence et d'une manière continue ou intermittente sur le liquide urinaire. L'incontinence participe alors de la sthénie spasmodique de la vessie ; elle passe par toutes les phases de la lutte qui s'établit entre le corps et le col. Mais elle ne devient permanente que lorsque le sphincter, lassé ou vaincu par les efforts qu'il est obligé de faire à chaque instant, tombe dans l'atonie et le relâchement. Cette sorte d'irritabilité vésicale (*vessie irritable*) ne paraît pas avoir suffisamment attiré l'attention des observateurs. Quand on étudie ses causes et son mode pathogénique, on ne tarde pas à se convaincre qu'elle peut dépendre isolément ou simultanément d'une hyperesthésie de la muqueuse et d'une hyperesthésie musculaire. — L'hyperesthésie musculaire du réservoir est rarement primitive en dehors des conditions de l'état hystérique; dans la grande majorité des cas, elle est consécutive à l'hyperesthésie de la muqueuse. Ici, comme dans tous les organes creux revêtus d'une couche musculeuse, la régularité de la contraction est subordonnée à l'intégrité de la sensation. Du moment que celle-ci augmente, diminue ou se pervertit, les rapports du conflit normal entre les deux phénomènes sont modifiés, et les fibres musculaires ne peuvent plus se contracter suivant le mode de l'état physiologique. — En dehors des états nerveux primitifs, ce ne sont pas les lésions inflammatoires les plus violentes, les lésions organiques les plus graves du réservoir urinaire qui donnent lieu à cette variété d'incontinence. On l'observe quelquefois dans des catarrhes très-superficiels et très-légers en apparence de la muqueuse uréthro-vésicale. On dirait que certains catarrhes sont doués d'une sorte de propriété presque spécifique qui les rend aptes à provoquer à un plus ou moins haut degré la perturbation des phénomènes réflexes. Le fait est éclatant dans la laryngite striduleuse. Eh bien, n'est-ce pas par un mécanisme analogue qu'on pourrait expliquer l'incontinence que je décris? Pourquoi n'appellerait-on pas cette incontinence *spasmodique* pour la distinguer des incontinences franchement *paralytiques* et des incontinences *par regorgement*.

Il est évident que les indications thérapeutiques doivent varier suivant que l'incontinence est due à telle ou telle cause. Dans les cas rebelles et qui durent depuis longtemps, on épuise quelquefois en vain toutes les combinaisons des traitements les plus variés et les plus rationnels. Parmi les moyens qui comptent le plus de succès, je me bornerai à signaler les injections simples ou très-légèrement stimulantes dans la vessie, l'introduction de sondes à demeure préconisée par Civiale, les bains froids ou les immersions dans l'eau froide, les douches locales froides sur le périnée, le pubis, la partie interne et supérieure des cuisses, les lotions aromatiques ou toniques, les bains, les douches sulfureuses, les révulsifs à l'hypogastre, les narcotiques, les reconstituants généraux, et parmi les médicaments dont on ne doit faire usage qu'avec beaucoup de prudence, la sabine, la noix vomique, le seigle ergoté, etc. — Il ne faut pas oublier un des agents les plus énergiques et un des plus incontestablement efficaces lorsqu'il est manié avec habileté; je veux parler de l'électricité. — Enfin, dans les incontinences compliquées d'un état névralgique du col vésical, Civiale a souvent cautérisé le col vésical avec succès. Ce moyen lui a mieux réussi chez la femme que chez l'homme, parce que la brièveté du canal de l'urèthre de la femme permet de faire l'opération avec plus de sûreté et de précision.

(*Note du Trad.*)

Note 2. — Sur les fongus de la vessie chez la femme.

Les *fongus de la vessie* reconnaissent généralement pour cause des états morbides anciens de l'appareil urinaire, parmi lesquels un travail inflammatoire de longue durée et surtout l'affection calculeuse tiennent le premier rang. Or, comme ces maladies du réservoir urinaire sont beaucoup plus fréquentes chez l'homme que chez la femme, leur rareté chez la femme ne doit pas nous étonner. — Mais si les fongosités de l'intérieur de la vessie sont plus rares chez la femme que chez l'homme, c'est le contraire qu'on observe, d'après Civiale, pour celles de ces tumeurs qui sont implantées dans l'urèthre et peut-être aussi au voisinage du col vésical. Wagner a traité une femme de 23 ans, dont Boyer rapporte l'observation, pour une tumeur du volume d'un œuf de poule d'Inde, implantée par un large pédicule près du col de la vessie. Cette tumeur obstruait l'urèthre et s'y engageait quelquefois au point de faire au méat urinaire une saillie très-visible qui disparaissait dès que la malade cessait de faire des efforts. Wagner débarrassa sa malade de cette tumeur qui provoquait des hémorrhagies, des difficultés d'uriner et des douleurs intolérables, en portant une ligature sur sa base qui était très-large. L'excroissance se détacha au bout de six jours. La guérison fut complète. — Civiale a opéré plusieurs femmes, de polypes fongueux du bas-fond de la vessie ou du col vésical, à l'aide de l'excision suivie de la cautérisatiou de la plaie. Chez une femme, ce chirurgien arracha un fongus volumineux du col vésical en procédant comme chez l'homme, c'est-à-dire avec le lithoclaste et avec le trilabe.

Il sera difficile d'expulser de la pathologie des voies urinaires l'expression *fongus* de la vessie. Son ancienneté lui constitue des droits, mais des droits peu respectables, selon moi, car elle appartient à cette nomenclature enfantine où l'on ne jugeait des objets que par leurs qualités extérieures. Il serait temps de quitter la superficie pour aller au fond des choses, de laisser l'apparence pour la réalité.—Une tumeur peut être ou devenir fongueuse. Un *fongus* sera tout ce que vous voudrez : cancer, dans la dure-mère; dans la vessie, tout autre chose... Éliminons d'abord les tumeurs malignes de la vessie, cancers et épithéliomas, squirrhes, tubercules. Que restera-t-il en fait d'excroissances ? Des végétations sessiles ou pédiculées, des touffes fibreuses chevelues, filamenteuses, flottantes, des productions verruqueuses, bosselées, rugueuses, des polypes alvéolo-vasculaires, etc., etc. Toutes ces morbiformations, quelle que soit leur configuration, appartiennent aux hyperplasies de bonne nature, c'est-à-dire qu'elles proviennent d'un développement exagéré d'éléments préexistants. Or ces éléments sont constitués surtout par du tissu conjonctif, par des vaisseaux et par des nerfs. Presque toujours les vaisseaux capillaires de nouvelle formation présentent une exagération remarquable ; aussi les fongus de la vessie doivent-ils être rangés dans la classe des *excroissances cellulo-vasculaires.*

(Note du Trad.)

Note 3. — Sur l'opération de la fistule vésico-vaginale.

Quand l'ouverture de communication entre la vessie et le vagin est petite, les malades guérissent quelquefois spontanément. On cite des exemples où il a suffi de les condamner à un repos absolu et d'établir une sonde à demeure dans la vessie. A ces moyens si simples, on est souvent obligé d'ajouter des cautérisations répétées sur tout le pourtour de la fistule, soit avec du nitrate d'argent ou autres caustiques, soit avec le fer rouge. Quand les bourgeons charnus sont en pleine activité, on affronte les bords de la fistule avec des instruments spéciaux, etc.

Mais, dans les larges solutions de continuité, dans les pertes de substance considérables, il faut recourir à l'*avivement* et à la *suture* inventées en 1863 par un chirurgien hollandais, Roonhuysen. Cette méthode de traitement, employée par un grand nombre de chirurgiens, fut perfectionnée par Jobert (de Lamballe); il fit voir combien il était avantageux de détacher, au moyen d'une incision, les insertions du vagin sur la lèvre antérieure de l'utérus afin de relâcher la lèvre postérieure de la fistule, et de rendre plus facile son rapprochement de la lèvre antérieure.

Néanmoins, l'insuccès de cette méthode, même perfectionnée, était fréquent. L'avivement portait sur une surface trop étroite, dont l'épaisseur ne dépassait pas celle de la cloison vésico-vaginale ou des bords de la fistule. De là provenait la grande difficulté qu'on éprouvait toujours à affronter assez exactement les surfaces avivées pour empêcher l'urine de passer.

Mais M. Hayward, de Boston, eut l'ingénieuse idée de substituer à l'*avivement des* 's celui des *surfaces vaginales voisines de la fistule*. Dès lors fut fondée la méthode te à juste titre le nom de *méthode américaine*. Elle a été inventée et perfec- ar des chirurgiens américains. Après l'inventeur, il est juste de nommer le rion Sims.

rocédé qui est le plus généralement adopté, avec ou sans quelques légères modifications dans le manuel opératoire. — Il y a deux temps essentiels dans l'opération : l'*avivement* et la *suture* qui comprend l'*affrontement*. — a. L'avivement doit s'étendre à une distance de 8 ou 10 millimètres des bords de la fistule et sur toute sa circonférence. Il doit être complet, c'est-à-dire ne pas consister en un simple raclage de la muqueuse vaginale, mais en une dissection et une ablation complètes de la muqueuse, qui recouvre les surfaces qu'on veut affronter. Il faut disséquer autant que possible par larges lambeaux ; c'est le meilleur moyen de ne laisser aucun îlot de muqueuse sur les surfaces saignantes. — b. L'*affrontement* doit être fait de telle façon que les bords de la fistule soient tournés du côté de la vessie et y fassent une saillie. — Pour pratiquer la *suture*, il faut faire cheminer le fil entre la muqueuse vaginale et la muqueuse vésicale, en ayant soin de ne pas perforer cette dernière ; on suit ainsi les règles de la méthode américaine. — M. Simon de Rostock, pour faire, des sutures plus profondes, ne craint pas de comprendre la muqueuse vésicale dans l'anse des fils.

Les fils métalliques, en fer ou en argent, sont supérieurs aux fils de soie. On les fait pénétrer à 5 millimètres environ du bord saignant. Ils doivent être placés à égale distance les uns des autres. Leur nombre sera en raison directe de l'étendue de la plaie ou de la difficulté qu'on trouve à rapprocher les surfaces saignantes.

En général, on ôte les fils du cinquième au sixième jour.

— Il n'est pas nécessaire, après l'opération, de mettre un appareil dans le vagin. Des lotions cinq ou six fois par jour avec de l'eau coaltarisée suffisent pour nettoyer la plaie et le vagin.

Il est toujours bon de mettre une sonde à demeure dans la vessie quand les malades peuvent la supporter. La sonde sygmoïde de Sims (*self-retaining catheter*) est la meilleure à cause de sa forme et de sa légèreté. — Quand la sonde à demeure n'est pas tolérée, il faut vider la vessie par le cathétérisme toutes les trois heures au moins.

Ce n'est pas ici le lieu de m'étendre plus longuement sur une question purement chirurgicale. J'engage ceux qui voudraient l'étudier à consulter les ouvrages suivants :

Hayward de Boston, *American Notes*, 1839, t. XXIV, p. 283 ; — *Mémoire sur les fistules vésico-vaginales*, dans *Boston Medic. and Surgic. Journal*, 1851, etc.

Marion Sims, *Silver-sutures in Surgery*, New-York, 1858.

Jobert de Lamballe, *Traité des fistules vésico-utérines, vésico-utéro-vaginales et recto-vaginales*, Paris, 1852 ; — *Traité de chirurgie plastique*, t. II, p. 266-712 ; Paris, 1849 ; — *Bulletin de l'Académie de médecine*, 1857, t. II, p. 145, 581.

Follin, *Examen de quelques nouveaux procédés opératoires pour la guérison des fistules vésico-vaginales*, revue critique (*Arch. gén. de méd.*, 5ᵉ série, t. XV, p. 257, 584 ; Paris, 1860).

Verneuil, *Des perfectionnements apportés à l'opération de la fistule vésico-vaginale par la Chirurgie américaine* (*Gazette hebdomadaire*, janvier-février 1859) ; — *Nouvelles observations de fistules vésico-vaginales suivies de remarques sur les procédés américains* (*Archiv. gén. de méd.*, 5ᵉ série, t. XIX, p. 48, 297 ; Paris, 1862) ; — *Des fistules vésico-vaginales d'un abord difficile, moyens propres à surmonter cette complication* (*Bulletin de thérapeutique*, t. LXII, p. 442, 497 ; Paris, 1862).

Simon de Rostock, *Ueber die Heilung der Blasenscheiderfisteln*, etc. ; Giessen, 1854, in-8 ; — *Ueber die Operation der Blasenscheiderfisteln durch die blutige Nath*, etc., mit 25 Holzschnitten und 13 Lithogr. gr. in-8, 133, 1862.

Baker-Brown, *Surgical diseases of Women*, p. 112-174 ; London, 1861.

En 1863, M. Baker-Brown, chirurgien du *London Surgical Home* présenta à la Société obstétricale de Londres la statistique des résultats obtenus à l'hôpital, depuis sa fondation, dans le traitement des fistules vésico-vaginales.

Sur 55 opérées (53 l'ayant été par Baker-Brown lui-même), il y a eu 43 guérisons complètes et une amélioration. 2 moururent ; 5 ne furent pas guéries ; 4 étaient encore en traitement au moment où la statistique a été publiée.

Sur les 43 guérisons, 23 ont été obtenues après une seule opération, 8 après une seconde, 5 après une troisième et 6 après un plus grand nombre.

Quand on compte, non plus par malades, mais par opérations, comme l'a fait M. Andrade dans sa thèse inaugurale, on ne trouve plus qu'un tiers environ de succès, chiffre du reste très-satisfaisant.

M. Baker-Brown n'emploie plus le clamp. Il attribue ses succès à l'usage des fils métalliques et surtout à la précaution de ne pas intéresser la muqueuse vésicale et d'aviver sur une largeur suffisante la muqueuse vaginale.

Voy. *The Lancet*, 28 mars 1863.

Simpson, *Clinical lectures on Diseases of Women*, p. 21, 40 ; Philadelphie, 1863.

Pour l'historique de la question, je conseille de lire :

Hergott, *Études historiques sur l'opération de la fistule vésico-vaginale et examen de quelques perfectionnements récents dont elle a été l'objet*. Paris et Strasbourg, 1864.

Lisez aussi tout le chapitre de M. Courty sur les fistules vésico-vaginales (*Traité pratique des maladies de l'utérus et de ses annexes*, par A. Courty ; Paris, 1866).

(Note du Trad.)

LEÇON XXXII

MALADIES DE L'URÈTHRE ET DU VAGIN.

Maladies de l'urèthre : Congestion de l'urèthre ; elle est très-pénible comme souffrance chronique ; ses symptômes et son traitement — Tumeurs vasculaires de l'orifice uréthral, leur siége, leur nature, leurs symptômes et leur traitement. — Ulcération de l'urèthre ; doutes relativement à sa nature syphilitique. — *Maladies du vagin :* Vaginite aiguë ; caractère de l'écoulement ; comment on peut le distinguer de la leucorrhée utérine ; son traitement. — Vaginite chronique. — Vaginite granuleuse : sa nature. — Kystes du vagin. — Tumeurs fibreuses et cellulo-fibreuses du vagin. — Cancer du vagin.

Par une transition toute naturelle nous passons de l'étude des affections de la vessie à celle de l'urèthre chez la femme ; quoique relativement légères, elles causent souvent des incommodités sérieuses et ne sont pas faciles à guérir.

Parmi les affections de l'urèthre, une des plus communes c'est un *état de congestion de la muqueuse* qui se manifeste quelquefois sous forme aiguë, et d'autres fois sous forme chronique. Dans le premier cas il se rattache, en général, à un état analogue des viscères pelviens, et s'observe principalement, soit chez les femmes nouvellement mariées, soit au commencement de la période menstruelle, soit dans les premières semaines de la grossesse. Cet état congestif se traduit par une sensation de chatouillement et d'irritation à l'orifice uréthral qui est plus rouge qu'à l'état normal, un peu tuméfié, sensible au toucher, et qui devient le siége pendant la miction d'un sensation de brûlure si vive que la malade retient dans la vessie ses urines plus longtemps que d'habitude.

Ce n'est là qu'un petit malaise temporaire qui ne dure pas plus en général que la cause qui l'a produit ; mais s'il récidive fréquemment, il conduit à la forme chronique de la maladie, très-difficile à faire disparaître, et qui revient avec la plus grande facilité. La forme chronique de la congestion uréthrale s'établit sans cause occasionnelle chez les femmes qui ont eu beaucoup d'enfants ; elle se rattache sans doute à l'enrayement de la circulation dans les vaisseaux pelviens ; on l'observe aussi après des attaques d'inflammation utérine, ou à la suite d'abcès pelviens et de tumeurs utérirines et ovariques. Elle complique quelquefois les affections de la vessie, ou les maladies des reins, ou bien certains états morbides de la sécrétion urinaire. Dans cette forme de la maladie, il existe un épaississement considérable de tout le canal qui ressemble à une corde grosse comme le doigt et même plus, située sous la symphyse du pubis et sensible à la pression. Quand on écarte les nymphes, on aperçoit un gonflement volumineux à la partie supérieure de la vulve, semblable à une petite tumeur implantée sur la paroi antérieure du vagin[1]. La congestion prolongée a produit là, comme ailleurs, une hypertrophie du tissu cellulaire de l'urèthre ; aussi quoique la tuméfaction puisse diminuer, elle ne disparaît jamais entièrement, et les plus petites causes peuvent la reproduire.

Les symptômes consistent en une sensation de plénitude et de douleur, accompagnée d'une fréquente envie d'uriner, qui est à peine calmée par l'acte de la miction. La position debout, les rapports sexuels, les règles l'accroissent, tandis qu'elle diminue par le repos et dans le décubitus. Cette affection a une tendance naturelle à devenir de plus en plus gênante sous l'influence des causes qui l'ont produite ; des attaques aiguës surviennent de temps en temps pendant lesquelles l'urèthre se tuméfie de plus en plus ; la miction est alors beaucoup plus douloureuse. Dans un cas de cette espèce, j'ai vu une attaque aiguë se terminer par la suppuration du tissu cellulaire péri-uréthral ; la ponction de l'abcès fit sortir près d'une once de pus. D'autres fois ces attaques disparaissent spontanément et sans laisser aucune trace.

Il n'existe pas, à ma connaissance, d'autre condition morbide avec laquelle on puisse confondre cet état de l'urèthre. Cet épaississement de l'urèthre coexiste souvent avec de petites excroissances vasculaires de la membrane muqueuse, habituellement situées vers l'orifice externe du canal ; mais il ne faut pas oublier qu'elles peuvent siéger plus profondément et échapper à un examen superficiel.

---

[1] Cet état morbide a été décrit pour la première fois par sir C. Clarke, *Diseases of Women*, vol. I, p. 509.

La *congestion aiguë* de l'urèthre est en général de si courte durée,
qu'il est à peine nécessaire d'instituer un traitement. Des bains de
siége chauds, la cessation des rapports sexuels si les symptômes sont
survenus après le mariage, l'abstention de tout stimulant, des boissons délayantes et des solutions légèrement alcalines ou l'eau de
Vichy remplissent toutes les indications. Dans la forme chronique,
avec hypertrophie plus ou moins considérable, les rapports sexuels
sont si douloureux qu'on est obligé d'y renoncer. Une ou deux sangsues appliquées au moyen d'un tube spécial sur l'urèthre lui-même,
une ou deux fois par semaine, procurent un grand soulagement. Des
ablutions froides avec une éponge, des lotions astringentes froides,
des bains de siége froids corroborent l'amélioration obtenue par les
déplétions sanguines et les mesures diététiques. La pression pratiquée
d'après les conseils de sir C. Clarke est plus fatigante qu'avantageuse ;
aussi je me contente, quand l'hypertrophie ne peut pas se résoudre,
d'expliquer à la malade la nature de sa lésion, et de lui indiquer les
moyens qu'elle peut employer elle-même pour obtenir une grande
amélioration.

Sous le nom de *Tumeurs vasculaires de l'orifice du méat urinaire*,
sir C. Clarke a décrit une affection très-douloureuse qui avait été
négligée, bien qu'elle n'eût pas échappé à l'observation d'écrivains
antérieurs à lui. Ces tumeurs sont constituées par des papilles hypertrophiées, très-vasculaires, composées de tissu fibro-cellulaire
élémentaire, recouvertes d'une couche d'épithélium pavimenteux dont
l'épaisseur varie suivant les différents cas[1]. Elles prennent naissance
sur la partie inférieure ou sur les parties latérales de l'orifice de l'u-
rèthre ; mais elles ne comprennent point toute sa circonférence, et
proviennent rarement de son bord supérieur. Quelquefois elles sont
munies d'un pédicule, et la tête de l'excroissance se projette au delà
de l'orifice uréthral ; mais souvent elles sont sessiles, et alors elles
distendent l'ouverture, ne laissant qu'un étroit passage à la partie
supérieure de l'urèthre, à travers laquelle le flot de l'urine s'échappe
avec difficulté ; il en résulte une dilatation du canal derrière l'excroissance. Le volume, la vascularité et la sensibilité de ces tumeurs

---

[1] Sir C. Clarke, *Diseases of Women*. Part I, p. 305. Paget, *op. cit.*, vol. II, p. 282,
note. Burford, Norman, *London and Ed. Monthly Journal*, juin 1849 : on y trouve une
étude de leur structure microscopique par M. Queckett ; et aussi dans *London Journal
of Medicine*, feb. 1852, p. 146. (*Note de l'Auteur.*)

présentent de grandes différences. En général elles n'excèdent pas le volume d'une groseille, et sont fréquemment plus petites. Je n'en ai jamais vu de plus grosses qu'une noisette. On en cite qui étaient aussi volumineuses et même plus volumineuses qu'un œuf de pigeon. Leur sensibilité est communément en rapport avec leur vascularité ; celles dont la couleur est d'un rouge vif et qui saignent le plus facilement, sont couvertes d'un épithélium plus délicat, et présentent une sensibilité plus exquise.

Les excroissances les plus vasculaires sont d'un rouge cerise ; les autres ont la même couleur que la muqueuse qui les entoure. Quoique ordinairement solitaires, il arrive quelquefois d'en trouver deux ou trois séparées, au bord de l'orifice uréthral ; il n'est pas rare non plus d'en rencontrer plusieurs de même nature, mais beaucoup plus petites, disséminées sur différents points du vestibule. Parfois elles ne sont pas beaucoup plus volumineuses qu'une tête d'épingle, mais très-rouges et d'une grande sensibilité. Les excroissances qui occupent l'urèthre s'étendent rarement de plus d'un sixième ou d'un quart de pouce le long du canal ; mais quelquefois elles remontent plus haut, et on a vu des cas où elles occupaient presque toute la longueur du canal, condition fâcheuse qui rend leur guérison presque impossible.

Les symptômes auxquels donnent lieu ces végétations sont une douleur quelquefois très-vive pendant la miction, ou une sensation de malaise, lorsque leur sensibilité est moins considérable. Il se produit en outre dans beaucoup de cas une douleur très-violente pendant les rapports sexuels, surtout quand ces excroissances siégent sur le vestibule. Leur présence ne donne pas lieu à de fréquents besoins d'uriner ; il arrive au contraire assez souvent que la douleur pendant la miction fait contracter aux malades l'habitude de retenir, plus longtemps qu'à l'ordinaire, l'urine dans la vessie. Mais lorsqu'une longue irritation a produit l'épaississement du canal, il existe certainement une sensation de pesanteur et une fréquente envie d'uriner.

Il est impossible de dire quelle est la cause de ces excroissances ; elles sont moins communes chez les jeunes filles non mariées que chez les femmes. Ainsi, dans 21 cas dont j'ai pris note, 18 existaient chez des femmes mariées, et 3 seulement chez des femmes non mariées. Cinq de ces malades avaient dépassé la cinquantaine ; 4 avaient de quarante à cinquante ans et une seulement était âgée de vingt ans. Parmi les femmes mariées, trois seulement avaient eu des enfants ; chez une malade, il y avait eu antérieurement une vaginite et une gonorrhée, circonstance en faveur de l'opinion de Scanzoni[1] qui croit que dans beaucoup de cas ces excroissances se rattachent à une uréthrite chronique.

Il existe une condition morbide qui donne lieu à peu près aux mêmes symptômes : la tumeur occupe et obstrue l'orifice de l'urèthre ; elle est constituée par l'hypertrophie d'un repli de la muqueuse sans aucune autre altération morbide ; le canal se dilate derrière l'obstacle, la miction devient difficile et douloureuse ; mais on n'observe pas cette sensibilité exquise qui existe dans les végétations. Dans beaucoup de cas, cette hypertrophie de la muqueuse uréthrale se complique de petites excroissances qui entourent l'orifice de la vulve ou l'entrée du canal uréthral, produisent de l'irritation et s'opposent aux rapports sexuels[2].

Le traitement de ces excroissances, quelle que soit leur nature, est très-simple, et consiste dans leur ablation complète, et dans l'application sur la surface d'où elles naissent, de quelque violent caustique ou du cautère actuel, afin d'empêcher leur reproduction, qui sans cela ne manquerait pas d'avoir lieu. Je me sers toujours du cautère actuel, d'abord parce qu'il arrête mieux que tout autre moyen l'hémorrhagie qui est quelquefois alarmante, et puis parce qu'il s'oppose plus efficacement à la récidive[3]. L'opération, quoique courte, est si douloureuse, qu'il faut administrer du chloroforme, qui procure en outre une immobilité indispensable si on ne veut pas blesser le canal de l'urèthre. Ce dernier accident est le seul à craindre pendant l'opération ; il faut l'éviter avec le plus grand soin, car il en pourrait résulter une incontinence d'urine.

Si l'excision n'a pas été complète sur tous les points, ou si l'urèthre continue à être le siége de cette vascularité morbide qui précède

---

[1] Kirwisch, *Op cit.*; vol III, p. 298.

[2] Les tumeurs plus ou moins vasculaires qui siégent à l'orifice de l'urèthre doivent toujours être examinées avec la plus grande attention. Elles appartiennent souvent à cette variété de chancre qui fait saillie au-dessus des tissus environnants et infecte presque à coup sûr l'économie. Quand ces sortes de végétations plates sont de nature syphilitique, elles retentissent sur les ganglions de l'aine et produisent les pléiades ganglionnaires symptomatiques de l'intoxication syphilitique. (*Note du Trad.*)

[3] Le Dr Medoro, de Padoue, a recommandé, il y a quelques années, dans un journal italien (voy. le résumé in Schmidt's *Jahrbücher*, vol. XXXVII, p. 186), l'usage du cautère actuel, sans incision préalable. Je crois qu'il vaut mieux pratiquer d'abord l'incision.

(Note de l'Auteur.)

et accompagne les végétations, on fera usage deux fois par jour, pendant deux ou trois semaines, d'une solution concentrée d'acétate de plomb.

J'ai observé quelquefois une *ulcération chronique de l'urèthre*. Quoique son origine me paraisse syphilitique, j'en dirai quelques mots, parce que je ne la trouve pas mentionnée dans les traités sur les maladies vénériennes.

J'ai observé six fois cette affection : deux fois chez des femmes mariées qui avaient eu la maladie vénérienne, et quatre fois chez des femmes de mauvaise vie, dont l'une avait une éruption syphilitique secondaire. Toutes ces malades savaient qu'elles avaient une ulcération de l'urèthre, et, depuis 9 mois ou 5 ans, la miction était difficile et douloureuse. Deux fois la maladie était compliquée d'une excroissance de la membrane muqueuse de l'urèthre ressemblant aux tumeurs à forme peu vasculaire que j'ai décrites précédemment. L'ulcération paraît commencer à l'orifice de l'urèthre; elle s'étend de là vers la vessie; elle dilate le canal au point de lui permettre de recevoir facilement l'extrémité du doigt; sa surface est recouverte de granulations fermes et indolentes qui sécrètent une petite quantité de liquide mucuso-purulent; elles sont peu sensibles au toucher, mais beaucoup au contact de l'urine. Quelquefois cette ulcération était indépendante de toute autre maladie des organes sexuels ; mais d'autres fois, il existait une ulcération du clitoris et des nymphes ou de la commissure postérieure des lèvres, à l'entrée de la vulve, ou bien de petits condylomes au pourtour de l'orifice vaginal. Quand la maladie a duré longtemps, le tissu cellulaire péri-uréthral s'épaissit; j'ai vu la paroi inférieure de l'urèthre convertie en une substance dense, cartilagineuse, semblable à l'une des lèvres du col hypertrophié et en procidence. Deux fois, j'ai pu introduire le doigt dans le canal jusqu'à la vessie.

Quand l'affection est plus avancée, elle ne cause ni rétention ni incontinence; mais lorsqu'elle occupe tout le canal et laisse béant l'orifice de l'urèthre, la malade ne peut garder ses urines. C'est ce que j'ai observé chez une jeune femme, âgée de 22 ans, atteinte de cette infirmité depuis plusieurs mois. Je lui fis porter un pessaire élastique qui, en pressant contre l'urèthre, diminua un peu l'incontinence. J'ai trouvé chez une prostituée l'urèthre si largement ouvert que deux doigts pouvaient pénétrer facilement dans la vessie. Elle était constamment imbibée d'urine; mais, malgré cette dégoûtante affection, aucun conseil ne put lui faire abandonner son commerce.

Je ne puis dire si ces ulcérations sont syphilitiques, ou s'il faut les classer parmi les ulcères rongeants et les lupus. Leur origine syphilitique peut paraître douteuse si on considère que, dans un cas seulement, la maladie vénérienne existait d'une manière évidente; mais, d'un autre côté, cette affection de l'urèthre diffère des autres formes de l'ulcère rongeur, du lupus ou de l'esthiomène, en ce qu'elle ne présente pas comme eux cette tendance à l'épaississement des tissus adjacents qui donne à ce lupus de la vulve l'apparence d'un éléphantiasis.

Dans les formes les moins sévères, j'ai vu l'ulcération se cicatriser et la douleur, pendant la miction, diminuer sous l'influence d'une lotion composée de 3j (4 grammes) d'oxyde de zinc suspendu au moyen d'une once de mucilage dans une once d'eau, qu'on injectait deux fois par jour dans l'urèthre; le dépôt d'oxyde de zinc préservait la surface de la plaie du contact irritant de l'urine. En même temps, j'administrais de l'iodure de potassium et du sirop d'iodure de fer pour agir sur la santé générale qui était, en général, passable. Ces moyens, à vrai dire, ne sont que palliatifs. Quand ils échouent, dans les cas qui durent depuis longtemps, trois ou quatre applications du cautère actuel sont d'une efficacité remarquable; mais il faut l'appliquer légèrement, de manière à ne pas détruire profondément les tissus. Peu à peu, sous l'influence des cautérisations, les grosses granulations disparaissent, laissant une surface de bonne nature; la douleur pendant la miction s'atténue, l'urèthre diminue de calibre et la malade devient capable de retenir ses urines. Je ne puis pas dire combien de temps dure cette amélioration, ni si on pourrait l'obtenir dans les cas invétérés.

A mesure que nous approchons du terme de ces leçons, l'intérêt que présentaient, je le crois, les sujets que nous avions à traiter diminue de jour en jour. Nous n'avons à nous occuper maintenant que des affections purement locales, douloureuses, il est vrai, pénibles et quelquefois dangereuses, mais qui se prêtent peu à l'investigation et à l'exercice des hautes qualités qu'exige la pratique de la médecine. Je puis répéter cependant à ceux qui commencent, en les priant de les graver dans leur esprit, les observations que j'adressais, il y a quelques années, à d'autres plus avancés dans l'étude de notre profession; je leur disais « que les mille petits maux auxquels l'humanité est sujette causent par leur répétition autant de souffrances, autant de peines, et sont aussi dignes de nos méditations et de nos efforts pour les connaître et les guérir, que ces hôtes dangereux, les inflammations, les fièvres, les apoplexies qui ne menacent la vie que rarement et à de longs intervalles[1]. »

Ceci dit, passons à l'étude des maladies du vagin et des parties externes de la génération. Parmi les affections du vagin, occupons-nous d'abord, comme nous l'avons fait pour d'autres organes, de celles qui se rattachent à l'*inflammation aiguë ou chronique*.

La forme aiguë de l'*inflammation du vagin*, sauf celle qui survient dans l'état puerpéral, est probablement produite le plus souvent par un coït impur. Il n'existe entre la gonorrhée et la vaginite aiguë, non spécifique, aucune différence positive, soit comme symptôme, soit comme gravité, soit comme traitement. Lorsque la gonorrhée résulte de la contagion, les symptômes commencent, en général, dans les trois jours qui suivent le coït suspect. Mais la vaginite peut être également produite par l'exposition au froid et à l'humidité, et spécialement par le froid aux pieds, par l'irritation locale des organes sexuels, par des rapports sexuels immodérés, ce qui n'est pas rare chez les jeunes femmes nouvellement mariées.

Une sensation désagréable de plénitude, de chaleur, de sensibilité vers la vulve, un fréquent besoin d'uriner, une douleur brûlante pendant la miction, tels sont les premiers symptômes. Quelquefois les lèvres sont si gonflées et si sensibles que la malade ne peut garder la position assise; une sensation de poids et de brûlure s'étend le long du périnée, et une sensibilité à la pression sur l'hypogastre vient attester que l'inflammation s'est propagée jusqu'à la vessie. Dans les 24 premières heures, la sécrétion habituelle est supprimée; mais il survient un écoulement abondant; il est jaune, âcre, purulent, quelquefois strié de sang et toujours d'une odeur désagréable. Cet écoulement provient surtout de la partie inférieure du vagin; mais la face interne des nymphes et les parties qui entourent le vestibule fournissent aussi leur contingent. L'inflammation se propage quelquefois à tout le vagin, dont la surface entière devient le siége d'une sécrétion morbide. Dans quelques cas, elle peut aller encore plus loin; ainsi j'ai vu la métrite interne compli-

---

[1] *Croonian Lectures*, in-8, London, 1854, p. 94.

quer la vaginite; deux attaques de vaginite, survenues à dix-huit mois d'intervalle chez la même personne, furent suivies d'une péritonite assez grave pour exiger plusieurs émissions sanguines. Toutefois ces cas sont rares, et la plupart du temps l'affection reste limitée à la vulve et à la partie inférieure du vagin.

Si on examine les parties pendant la période aiguë de l'affection, on les trouve gonflées et d'un rouge vif; le doigt introduit dans le vagin constate que sa température est beaucoup plus élevée qu'à l'état normal. L'introduction du doigt est toujours très-douloureuse et la sensibilité du canal vaginal est si grande que l'emploi du spéculum est tout à fait impossible. Pendant que l'inflammation est dans toute son acuïté, il n'est pas rare qu'un abcès se forme dans l'une ou l'autre lèvre, et presque toujours, sinon toujours, il occupe la glande de Cooper. Quand cette complication ne survient pas, le gonflement et la sensibilité diminuent dans l'espace de 4 ou 5 jours; l'écoulement perd son âcreté et son odeur fétide, et le catarrhe mucoso-purulent diffère peu de la leucorrhée ordinaire, si ce n'est par sa quantité.

Ces modifications dans le caractère du flux paraissent dépendre de la plus ou moins grande abondance des globules de pus et de l'épithélium pavimenteux du vagin; sa desquamation s'effectue avec une telle abondance dans la leucorrhée vaginale qu'elle nous donne, comme l'a démontré M. Tyler Smith[1], le meilleur moyen de déterminer quelle est la source de l'écoulement. On peut en dire autant de la présence, dans ce liquide, de petits infusoires découverts et décrits par M. Donné, qui les considérait comme pathognomoniques de la gonorrhée. Depuis, cet auteur a modifié sa manière de voir; mais il croit encore que le *Trichomonas* ne s'observe jamais dans le mucus vaginal sain, si ce n'est quand cette sécrétion contient une large proportion de globules de pus. Cette proposition est confirmée par les recherches de Kölliker et de Scanzoni[2]; ils font remarquer, en outre, que le mucus du col n'en contient jamais. Ils ont ainsi démontré que le Trichomonas n'est pas, comme on le supposait, une simple cellule de l'épithélium vibratile. Il n'existe pas constamment dans la leucorrhée vaginale, et la forme grave de la

---

[1] *On Leucorrhœa*, etc., chap. iv, p. 51-79.

[2] Voy. les consciencieuses recherches de Kölliker et de Scanzoni sur la sécrétion de la muqueuse du vagin et du col de l'utérus, in Scanzoni's *Beiträge*, etc., vol. II. Würzburg, 1855, p. 128-146. (*Note de l'Auteur.*)

maladie peut se développer sans lui ; on le trouve chez des personnes en bonne santé, lorsque l'écoulement renferme quelques globules de pus.

Ajoutons que si le microscope ne nous donne pas les moyens de distinguer la gonorrhée de la vaginite simple, aucun symptôme et aucune combinaison de symptômes n'est absolument concluante sur ce point. L'affection concomitante de l'urèthre est une forte présomption en faveur de la nature gonorrhéique de la maladie ; mais l'inflammation et l'écoulement de l'urèthre se montrent aussi dans des cas où la gonorrhée ne peut pas être soupçonnée un instant, et, suivant M. Ricord, sont absents une fois environ sur trois, dans des cas où un coït impur est la cause non douteuse de la maladie.

Il est rare, dans la pratique privée, d'observer la vaginite ou la leucorrhée vaginale pendant la période aiguë. Des bains de siége tièdes, des injections vaginales tièdes, le repos, des laxatifs doux, produisent une amélioration rapide ; quand les symptômes inflammatoires ont cédé, des injections d'eau froide, de la liqueur de plomb diluée, des solutions de sulfate de zinc ou d'alun diminuent ou arrêtent, au bout d'une ou deux semaines, le flux abondant qui persiste. Mais quelquefois, quand la douleur est très-vive et le gonflement des lèvres considérable, il est utile d'appliquer de 8 à 12 sangsues sur la vulve et de favoriser l'écoulement sanguin au moyen d'un bain de siége ou d'un cataplasme chaud, et puis de maintenir constamment des fomentations chaudes sur la vulve avec deux parties do décoction de têtes de pavot et une partie de lotion plombique diluée. Ces mesures rendent, généralement, en moins de 24 heures, les douleurs tolérables. Quelquefois la miction continue à être très-difficile et très-douloureuse ; en pareil cas, l'extrait de la décoction d'uva ursi, avec de petites doses de liqueur de potasse et de teinture de jusquiame, manque rarement de produire un soulagement marqué. Si j'en juge d'après ma pratique hospitalière, il me semble qu'on n'accorde pas à l'inflammation vésicale, qui complique souvent la vaginite, toute l'attention qu'elle mérite. Il arrive, en effet, de rencontrer assez souvent des malades affectées d'une cystite chronique avec dysurie, qui remonte à une attaque aiguë de leucorrhée ou de gonorrhée, survenue quelques mois auparavant.

Mais, comme je le disais, c'est la *forme chronique de la maladie* que nous avons le plus souvent à traiter, non-seulement dans les cas où l'écoulement leucorrhéique est la conséquence d'une attaque aiguë, mais plus souvent encore lorsque l'affection est chronique dès le début. Telles sont les leucorrhées qui surviennent chez les femmes épuisées par des grossesses fréquentes, par une lactation prolongée ou par des ménorrhagies. Tels sont aussi les cas où la leucorrhée est symptomatique de la chlorose, et celles où un écoulement abondant des organes sexuels se manifeste chez les enfants strumeux. Quelquefois ces flux présentent un caractère subaigu et s'accompagnent d'une tuméfaction considérable des parties externes, et on a pu supposer, à tort, qu'il y avait eu quelque tentative criminelle. Il est bon de faire remarquer cependant que l'écoulement, qui survient chez les enfants, a sa source dans les parties situées en avant de la membrane hymen, et qu'il résulte plutôt d'une vulvite que d'une vaginite. Toute condition morbide qui produit une congestion veineuse habituelle des viscères abdominaux, ou qui est sous sa dépendance, peut se compliquer de leucorrhée vaginale. Aussi cet écoulement s'observe-t-il, non-seulement chez les femmes qui souffrent de tumeurs ovariques ou abdominales, mais aussi chez celles qui ont une affection du foie, des hémorrhoïdes ou une constipation habituelle. Les tumeurs et les déplacements de l'utérus, il est presque inutile de le faire remarquer, sont aptes à produire la leucorrhée vaginale; sans doute, dans ce cas, l'écoulement provient, en grande partie, de l'intérieur de l'utérus, mais il s'y mêle toujours une sécrétion fournie par les parois vaginales.

Il est clair que les chances de guérison de la leucorrhée vaginale chronique dépendent beaucoup du caractère simple ou compliqué de la maladie et de la nature des affections dont elle est symptomatique. Ainsi, la leucorrhée qui accompagne les tumeurs utérines ne doit inspirer par elle-même aucune inquiétude; mais elle est difficile à guérir, et on ne peut guère employer que des lotions astringentes. Pour la même raison, les écoulements vaginaux qui dépendent des tumeurs abdominales sont inguérissables. Lorsqu'ils accompagnent ces désordres hépatiques et ces congestions abdominales si fréquentes chez les femmes qui ont dépassé la première période de la vie et chez lesquelles la menstruation a cessé, leur guérison ne s'obtient que par l'amélioration de l'état général. La leucorrhée des personnes faibles et chlorotiques exige, outre les moyens locaux, un traitement tonique et l'administration de préparations chalybées; chez les enfants, il faut toujours s'assurer que l'écoulement vulvaire n'est pas produit par l'irritation d'ascarides situés dans le rectum.

Mais sans insister plus longuement sur des points connus, je vais passer en revue quelques-uns des astringents les plus efficaces. C'est à leur application locale que nous devons principalement recourir, puisqu'il n'existe pas de remèdes internes capables d'arrêter directement les flux vaginaux, comme le cubèbe et le copahu si utiles dans la leucorrhée utérine. Parmi ces moyens, citons en premier lieu l'eau froide en ablutions, en injections vaginales ou en bains de siége ; tout simple qu'il est, et quoiqu'on l'emploie rarement, ce moyen est très-efficace, et dans beaucoup de cas il suffit pour arrêter les écoulements et pour prévenir leur retour. L'eau peut être rendue plus astringente par l'addition d'un quart d'once d'alun, à peu près à chaque pinte, ou en faisant dissoudre un quart de livre d'alun dans l'eau du bain de siége qu'on fera prendre au lever ou dans le jour, mais non au moment de se coucher. L'alun a l'avantage d'être un des meilleurs astringents et les malades peuvent en faire usage sans avoir recours à la posologie pharmaceutique. S'il ne produisait pas les effets voulus, comme cela arrive pour beaucoup d'applications locales longtemps continuées, on pourrait obtenir une injection plus active en y ajoutant 1 drachme (4 grammes) de tannin pour 2 drachmes (8 grammes) d'alun, ou en dissolvant l'alun dans une décoction d'écorce de chêne. Ces deux lotions ont l'inconvénient de produire sur le linge des taches moins sombres, mais presque aussi indélébiles que celles du nitrate d'argent. Des lotions plombiques de force variable, des lotions de sulfate de zinc, soit seules, soit associées à l'alun peuvent être aussi employées, si les autres moyens ne réussissent pas. L'insuccès dépend quelquefois bien plus de la manière dont on fait les injections que des injections elles-mêmes ; il faut donc toujours s'assurer que la malade se sert d'une seringue d'un calibre suffisant, et qu'elle pratique l'injection dans la position couchée, et non dans la position assise. Avant de faire l'injection médicamenteuse, il faut toujours injecter préalablement de l'eau froide dans le vagin pour enlever les produits de la sécrétion morbide.

Je n'ai pas expérimenté dans la leucorrhée chronique le nitrate d'argent à l'état solide ou en solution. Mais il n'est pas douteux que dans les écoulements opiniâtres qui succèdent à une gonorrhée aiguë, ce remède ne rende de grands services [1]. Dans la leucorrhée

---

[1] Acton, *On the Generative Organs*, etc. p. 287.

invétérée, le traitement de Scanzoni a de grandes chances de succès[1]. Ce médecin introduit dans le vagin un tampon de coton cardé, dont la surface externe a été préalablement saupoudrée d'alun, ou s'il existe une sensibilité trop vive des parties, d'un mélange de 1 partie d'alun et de 1 ou 2 parties de sucre en poudre. Ce tampon ne doit pas rester en place plus de 12 heures de suite, et il ne faut procéder à sa réapplication que tous les deux ou trois jours ; dans l'intervalle on fait faire des injections d'eau tiède. Le principal inconvénient de ce traitement, c'est que, malgré toutes les précautions qu'on prend, il donne lieu quelquefois à une vaginite très-pénible qui peut aggraver l'écoulement au lieu de l'arrêter. M. Guérin[2], dont l'expérience sur ce sujet est si complète, fait les plus grands éloges de l'introduction dans le fond du vagin, où on le laisse cinq ou six jours, d'un tampon de coton, gros comme une noix, et recouvert d'une cuillerée à thé d'alun en poudre. Le seul inconvénient qu'il ait trouvé à ce topique, c'est une légère irritation de la membrane muqueuse près de la fourchette, produite par l'écoulement de l'alun dissous, irritation que des lavages à l'eau tiède font facilement disparaître. Mais, dans la plupart des cas de leucorrhée chronique, le moyen le plus certain pour maintenir des astringents en contact continuel avec les parois vaginales, c'est d'employer les pessaires d'alun et de tannin du docteur Simpson[3].

L'attention a été appelée il y a quelques années, par M. Deville, de Paris[4], qui croyait être le premier à en parler, sur une forme d'inflammation vaginale qu'il a nommée, à cause de certaines particularités anatomiques, *vaginite granuleuse*. Ces particularités consistent dans la présence de nombreux corpuscules arrondis, semblables à des grains de plomb, plus rouges que les tissus adjacents, situés dans les dépressions qui séparent les rugosités du vagin, spécialement vers la partie supérieure du canal. On a supposé que ces corpuscules étaient constitués par les follicules hypertrophiés de la

---

[1] *Op. cit.*, p. 287.

[2] *Maladies des organes génitaux externes de la femme*, 8 vol., Paris, 1864, p. 363.

[3] *Ed. Monthly Journal*, juin 1848, and *Obstetric Works*, p. 98. On y trouve des formules pour diverses espèces de pessaires. Ceux d'alun et de tannin sont faits de la manière suivante : ℞ Tanninæ ℈ij (2 gr. 50), Ceræ albæ ℈v (7 gr. 50), Axungiæ ʒvi, (24 gr.); Misce, et divide in Pessos quatuor. — ℞. Alum. sulph. ʒj (4 gr), pulv. Catechu ʒj (4 gr.), Ceræ flavæ ʒj, Axungiæ ʒvss (20 gr.); Misce, et divide in Pessos quatuor.

[4] *Archives de Médecine*, 4ᵉ série, t. V, pp. 305, 417.

(Note de l'Auteur.)

membrane muqueuse, qui fournissaient la plus grande partie de l'écoulement épais et jaunâtre versé dans le vagin. Plus tard, on remarqua que cette affection se rattachait étroitement à l'état de grossesse, et qu'on ne la rencontrait que très-rarement chez les femmes qui depuis peu n'avaient pas eu d'enfants.

Les recherches des micrographes, et spécialement celles de M. Mandt[1], ont démontré que le vagin est singulièrement dépourvu de follicules muqueux, et que ces corpuscules ne sont autre chose que des papilles hypertrophiées. Cette découverte, en expliquant la coïncidence de la grossesse et de la vaginite granuleuse, enlève à l'affection ce qu'elle paraissait avoir de spécial. Ce n'est qu'une vaginite compliquée d'une hypertrophie des papilles vaginales ; c'est une condition physiologique de la grossesse et un état qui peut suivre ou accompagner des inflammations, des irritations ou des écoulements de longue durée.

J'ai eu deux fois l'occasion d'observer des *kystes qui faisaient saillie dans le vagin*. Dans un cas, leur présence occasionnait si peu d'incommodités que la malade, qui mourut d'un abcès stercoral, ignorait leur existence, quoiqu'ils fussent situés assez bas pour se projeter en dehors de la vulve. Deux d'entre eux, qui avaient le volume d'une châtaigne, occupaient la paroi postérieure du vagin, et étaient si fermes qu'ils donnaient au doigt la sensation de tumeurs fibreuses solides. Les kystes antérieures étaient plus petits, plus mous, et ressemblaient à de petites cystocèles vaginales. Leur surface avait la même couleur que la muqueuse environnante. Après la mort on trouva que ces kystes avaient des parois fibreuses épaisses et minces, tapissées intérieurement par une membrane polie, et qu'ils contenaient un liquide clair, visqueux, jaunâtre, semblable à de la synovie. Les kystes situés en avant avaient des parois moins épaisses que les autres. Le kyste décrit par Scanzoni ressemblait à ces kystes ; il s'était développé lentement et avait atteint le volume d'un œuf de pigeon. Depuis longtemps la malade éprouvait pendant le coït des douleurs qui siégeaient au niveau du kyste, et qui étaient devenues assez vives pour empêcher tout rapport sexuel. La tumeur était située au côté droit et antérieur du vagin ; elle était sensible, tendue et donnait une sensation de

---

[1] *Zeitschrift f. rationelle Medizin*, 1849, vol. VII, p. 1.

fluctuation. La membrane qui la recouvrait était rouge ; il existait un écoulement vaginal abondant. On ouvrit le kyste, et il sortit de sa cavité, qui était tapissée par une membrane très-polie, une once de liquide séreux transparent. On y fit des injections avec une solution de nitrate d'argent pendant quatorze jours, pour empêcher la reproduction du liquide, et ce moyen réussit, car, six mois après, on ne pouvait découvrir aucun trace de liquide. J'ai observé un cas tout à fait semblable. Il s'agissait d'une femme mariée, âgée de trente-trois ans, qui, depuis sept ans, s'était aperçue d'un gonflement gros comme un œuf. Quoique peu douloureux, ce gonflement gênait les rapports sexuels ; il y avait en outre plus ou moins de douleur autour de la vulve, et, depuis six mois, la malade souffrait d'un fréquent besoin d'uriner, accompagné d'une sensation douloureuse. La situation et l'aspect du gonflement étaient tels qu'ils faisaient tout d'abord soupçonner qu'il s'agissait d'une vessie en procidence ; il fallut introduire le cathéter pour s'assurer que tel n'était pas le cas. La tumeur avait le volume d'un œuf ; elle se projetait entre les lèvres, et sa surface, ainsi exposée, avait pris les caractères d'une muqueuse normale. Cette tumeur était élastique, évidemment fluide, située à la partie supérieure et droite de la vulve, au-dessous de la nymphe du même côté, et assez mobile pour rentrer par la pression entièrement dans le vagin. En la ponctionnant on évacua environ une once d'un liquide glaireux, et on y injecta ensuite un mélange à parties égales d'eau et de teinture d'iode. La malade fut grandement soulagée par l'opération ; la tumeur ne reparut pas pendant quelque temps ; mais je ne sais pas si, depuis, le liquide ne s'est pas reproduit.

Le seul point important, c'est de distinguer les kystes, du prolapsus vaginal constituant une rectocèle ou une cystocèle qui peuvent, à un examen superficiel, être confondues avec un kyste, lorsqu'elles durent depuis longtemps, et que la muqueuse vaginale est trop épaissie. La disparition complète de la tumeur sous l'influence de la pression, son augmentation de volume pendant les efforts, les données que fournit le cathétérisme, permettent d'établir un diagnostic positif entre ces deux affections.

Il règne encore beaucoup d'obscurité sur le mode de développement de ces kystes. Virchow[1] leur assigne pour cause l'obstruction d'un follicule muqueux. Il n'est pas douteux qu'il en soit ainsi pour

---

[1] *Die Krankhaften Geschwülste*, vol. I, p. 247.

les petits kystes superficiels sous-muqueux, situés très-bas dans le vagin, spécialement autour de l'urèthre, ou à la partie inférieure de la paroi antérieure du vagin, et dont nous devons une excellente description à M. Huguier[1]. Ces kystes qui excèdent rarement le volume d'un gros pois et qui sont quelquefois plus petits, paraissent être simplement des follicules muqueux obstrués ; leurs parois sont toujours minces, et on peut voir à travers le liquide contenu dans la cavité. Ces kystes que je n'ai jamais observés, quoique, d'après Huguier, ils soient plus fréquents que les autres, ne donnent pas lieu à des symptômes ; ils se rompent spontanément ou pendant les rapports sexuels, et sont beaucoup moins importants que les autres.

Je ne connais que très-peu les *tumeurs fibreuses du vagin*, et je crois qu'elles sont encore plus rares que les kystes. Dans le seul cas que j'aie observé, la tumeur qui était sphérique, ne dépassait pas le volume d'une noisette, ne donnait lieu à aucun symptôme et resta presque stationnaire pendant plus de deux ans que j'eus l'occasion d'observer la malade. Quelquefois cependant ces tumeurs acquièrent un volume considérable et feu le professeur Kiwisch[2] cite, d'après un journal allemand, l'histoire d'un cas dans lequel la tumeur pesant plus de 10 livres naissait, par un pédicule de deux doigts de largeur, de la paroi postérieure du vagin, deux pouces au-dessus de l'orifice du canal. Les tumeurs de ce volume sont sans doute plutôt fibro-celluleuses que fibreuses ; elles proviennent plutôt du tissu cellulaire péri-vaginal que du vagin lui-même ; elles progressent dans le sens où elles rencontrent le moins de résistance, et finissent alors par prendre l'apparence de tumeurs pédiculées du vagin. Telle était probablement la nature et tel a été le processus d'une tumeur que j'observai chez une malade en 1857, à St-Bartholomew's Hospital. Elle avait trente trois ans, était mariée depuis huit ans, et, un an après son mariage, avait eu son unique enfant. Elle racontait qu'elle souffrait habituellement d'une dysurie qui s'était aggravée depuis son mariage. En août 1856, à la suite d'une suppression des règles causée par le froid, elle se trouva beaucoup plus mal, l'usage du cathéter devint nécessaire, et on a été obligé d'y recourir depuis

---

[1] *Mémoires de la Société de Chirurgie de Paris*, vol. I, in-4°, 1847, pp. 326, 394.
[2] *Op. cit.*, vol. II, p. 560.

plusieurs fois. Au moment de son entrée, l'urine était trouble et mêlée de sang ; mais la santé générale était bonne, et la dysurie disparut presque complétement sous l'influence du repos et d'un traitement très-simple. Ces accidents paraissaient dépendre d'une tumeur, large à peu près de trois doigts, de forme ovale, à grosse extrémité tournée vers l'utérus et située dans le sens de l'urèthre. Elle était ferme et un peu élastique ; sa surface était unie et peu sensible à la pression. Derrière elle, et repoussé jusqu'à la partie postérieure du pelvis était l'utérus qui ne présentait ni lésion, ni connexion avec la tumeur. L'introduction du cathéter éprouvait quelque difficulté, et l'instrument, au moment d'entrer dans la vessie, déviait à gauche. En admettant que cette tumeur va croître, ce qui arrivera certainement, c'est dans la direction du vagin qu'elle rencontrera la plus faible résistance et qu'elle prendra du volume, et elle finira par revêtir la forme d'une tumeur polypoïde. Telle était l'histoire d'une tumeur décrite par M. Paget[1], et que j'ai eu l'occasion de voir avec lui. Elle naissait sur le côté droit du vagin ; il y avait trois ou quatre ans que la malade s'était aperçue de son existence ; elle n'avait pourtant consulté les médecins que depuis douze mois. Un d'eux crut à un abcès, et fit une ponction ; un autre recommanda l'usage d'un support. Elle n'était sortie hors des parties externes que dix jours avant que M. Paget en fît l'extirpation. A cette époque, elle pendait en dehors de la vulve ; c'était une masse un peu pyriforme, de 5 pouces de diamètre, munie d'un pédicule d'un demi-pouce de longueur et d'épaisseur, s'insérant sur la moité du vagin, immédiatement derrière la petite lèvre du même côté, qui embrassait le col de la tumeur. Son ablation ne fit perdre que peu de sang ; on trouva que son pédicule prenait racine en dehors de la paroi vaginale, dans le tissu cellulaire lâche qui existe entre elle et le pubis, et qu'il occupait les deux tiers inférieurs de la longueur du canal. Les caractères de la tumeur, minutieusement décrits par M. Paget, étaient ceux du tissu fibro-cellulaire, qui, dans tous les endroits du corps, peut acquérir des dimensions que n'atteignent jamais, ou que très-lentement, les vraies tumeurs fibreuses.

J'ai déjà parlé des *maladies malignes du vagin* à propos du cancer de l'utérus. Je crois qu'on a beaucoup exagéré la rareté du cancer

---

[1] *Op. cit.*, vol. II, p. 115.

vaginal primitif, et, quoique les principaux caractères de l'affection
soient les mêmes que quand elle a son point de départ dans la matrice, il existe cependant quelques particularités qui méritent d'être
signalées. La maladie cancéreuse du vagin, consécutive au cancer de
la matrice, commence, pour des raisons évidentes, à la partie
supérieure du canal et progresse vers la partie inférieure en envahissant à un plus haut degré la moitié antérieure que la moitié
postérieure. Le cancer primitif du vagin ne montre pas la même
prédilection pour la paroi antérieure ; il ne commence pas dans
un endroit fixe et ne procède pas par extension successive. Il consiste plutôt en une infiltration cancéreuse occupant toute la surface
du vagin, et aussi prononcée du côté de la vulve que du côté de l'u-
térus. La variété épithéliale de la maladie fait exception à cette
règle qui s'applique surtout au cancer fongoïde de beaucoup le plus
fréquent, puisque, sur 19 cas que j'ai observés, 15 lui appartenaient.
Dans le cancer épithélial, la lésion commence dans un endroit circonscrit sur la paroi postérieure, mais non dans le voisinage de l'u-
térus ; il se propage aux tissus sous-jacents et s'ulcère, tandis que la
matrice reste saine et que les tissus circonvoisins conservent toutes
les apparences de la santé.

Les propositions suivantes renferment les principaux résultats
qu'on peut déduire des cas que j'ai observés :

Dans 15 cas, la maladie était fongoïde ; dans 4, épithéliale. Dans
1 cas seulement, l'affection, qui était fongoïde était limitée à la
paroi antérieure. Dans 1 cas de cancer fongoïde, le côté droit du
vagin était seul affecté, lorsque je vis la malade ; mais sans doute
plus tard la maladie prit de l'extension.

Dans 6 cas, dont 2 étaient fongoïdes et 4 épithéliaux, la maladie
était limitée à la paroi postérieure. Dans les cas de cancer fongoïde
la lèvre postérieure de l'utérus était aussi affectée ; dans le cancer
épithélial, l'utérus était libre ; mais dans 1 cas, son orifice commençait à être rouge, spongieux, ulcéré, et saignant, quoique pas
encore cancéreux.

Dans 1 cas appartenant à la variété fongoïde, tout le vagin était
envahi ; dans 2 pourtant, la paroi antérieure était principalement
affectée.

Dans 2 de ces cas, le rétrécissement du vagin empêchait d'arriver jusqu'à l'utérus.

Dans 1 cas, il existait une excroissance provenant de l'intérieur de l'utérus, et, dans un autre cas, un état granuleux de la lèvre antérieure, dont la nature était douteuse.

En d'autres termes, 6 fois l'utérus était parfaitement sain ; 2 fois il était impossible de l'atteindre ; 2 fois l'affection cancéreuse utérine était légère et sa nature incertaine ; 9 fois la matrice était décidément cancéreuse.

L'étiologie du cancer vaginal est la même que celle du cancer utérin ; peut-être cependant survient-il à une époque plus avancé de la vie, car 7 fois seulement, sur mes 19 cas, les malades n'avaient que de 25 à 30 ans ; les autres 12 étaient entre 50 et 65 ans. Comme dans le cancer de la matrice, le mariage et la grossesse favorisent sa production, car 1 seulement de mes 19 malades n'était pas mariée ; les 18 autres avaient eu 95 grossesses et donné naissance à 86 enfants ; en d'autres termes, il y avait 5,3 grossesses et 4,7 accouchements à terme pour chaque mariage.

En dehors de ce que nous venons d'exposer, je ne vois rien d'intéressant à dire sur le cancer vaginal. Une grande similitude existe entre les symptômes et la durée du cancer utérin et du cancer vaginal.

Les premiers symptômes de ce dernier ressemblent beaucoup, ainsi que le prouve le tableau suivant à ceux du cancer de la matrice.

```
Les premiers symptômes étaient douleur. . . . . . . . . . .  dans 4 cas.
     —          —      hémorrhagie sans douleur.. . . .    —  6
     —          —          —       avec douleur. . . . .    —  6
     —          —      douleur et écoulement. . . . . . .    —  1
     —          —      écoulement sans douleur. . . . . .    —  2
                                                               ——
                                                               19
```

La douleur paraît être plus fréquente et plus précoce que dans le cancer utérin ; la rachialgie augmentée par la défécation et la miction est aussi plus commune pendant le cours de la maladie. La douleur est aussi plus continue et moins paroxystique que dans le cancer utérin ; la raison en est que le cancer vaginal peut parcourir toutes ses périodes sans envahir la matrice, quoiqu'il présente une grande tendance à remonter jusqu'à lui, et à l'attaquer secondairement.

La perforation du rectum et de la vessie n'est pas aussi fréquente qu'on aurait pu le supposer ; mais les fonctions de ces deux organes deviennent plus ou moins difficiles et douloureuses ; la propagation de la maladie à l'urèthre, qui a lieu dans quelques cas de cancer fongoïde, rend l'évacuation de l'urine, non-seulement difficile, mais impossible.

Les conclusions pratiques à tirer de ce que nous venons de dire sont les suivantes : Le cancer vaginal, moins fréquent que le cancer utérin, survient dans les mêmes circonstances ; il montre la même prédilection pour les femmes mariées et pour celles qui ont eu beaucoup d'enfants. Les symptômes généraux sont les mêmes, excepté que l'hémorrhagie est plus rare que dans le cancer utérin. Le processus est le même dans les deux maladies. La cachexie se développe dans l'un et l'autre cas ; la marche y est aussi rapide et les cancers fongoïdes utérin et vaginal manifestent la même tendance à produire des dépôts secondaires.

Il y a peu de chose à dire sur le traitement ; les palliatifs sont plus difficiles à appliquer que dans le cancer utérin. On ne peut espérer un peu que quand la maladie est de nature épithéliale. La similitude de structure du vagin, de la vulve et des parties externes se manifeste, comme l'a dit M. Huguier, par la similitude des maladies qui s'y produisent. On peut donc encore espérer que l'excroissance ulcérée qu'on suppose être de l'épithélioma, appartient au lupus, à l'ulcère rongeant, et que le traitement local aura un peu plus de prise sur ces affections que sur la maladie maligne. La position de la tumeur rend, en général, l'intervention chirurgicale extrêmement difficile, d'autant plus que le produit morbide plonge plus ou moins profondément dans le tissu cellulaire sous-muqueux. L'introduction du spéculum est très-douloureuse, ce qui complique encore la situation au point de vue du traitement local. C'est ce qui est arrivé dans un cas que j'avais à soigner. Une longue traînée de granulations rouges et volumineuses s'étendait dans une largeur de 1 pouce et un longueur de 2 pouces le long de la paroi gauche et postérieure du vagin ; il n'y avait qu'un quart de pouce de tissu sain entre le produit morbide et le col de la matrice. M. Paget, qui eut la bonté de voir la malade, se fondant sur l'absence d'épaississement, espérait que la maladie appartenait à l'ulcère rongeant, plutôt qu'au carcinome. En conséquence nous nous décidâmes à appliquer du nitrate de mercure sur la surface affectée. Les résultats furent pendant quelque temps très-encourageants. Quoique l'introduction du spéculum causât une douleur qui persistait quelques heures, la malade se soumettait avec joie à un traitement qui diminuait l'abondance d'un écoulement sanguinolent et fétide, qui calmait la rachialgie et améliorait la santé générale. Cependant l'application du caustique était extrêmement difficile et l'affection faisait des progrès. Il se formait des dépôts qui épaississaient les parois vaginales ; les granulations devenaient plus volumineuses, saignaient plus facilement, et s'étendaient jusqu'au col de l'utérus qu'elles touchaient. Ainsi le traitement avait échoué, tout espoir était perdu ; et nous fûmes une fois de plus contraints d'avouer notre impuissance. La malade quitta l'hôpital et mourut quelques mois après. Je ne puis pas dire que sa vie ait été prolongée par le traitement. Nous eûmes une espérance bien courte, mais nous n'arrivâmes qu'à diminuer un peu les souffrances.

NOTES DU TRADUCTEUR

Note 1. — Sur l'exfoliation épithéliale du vagin et sur la périvaginite phlegmoneuse disséquante.

I. *Exfoliation épithéliale du vagin.* — Les lambeaux membraneux expulsés par le vagin n'ont pas tous pour origine la cavité utérine. Dans quelques cas, c'est la couche épithéliale du vagin seule qui se détache. Dans un cas, où le volume et la forme du sac ne représentaient pas assez exactement, en apparence, le moule de la cavité utérine, M. Farre, ayant examiné la membrane au microscope, trouva qu'elle était composée exclusivement de cellules épithéliales aplaties, larges, à noyau, et qu'elle n'offrait, par conséquent, aucun des caractères propres à la muqueuse utérine.

Sur un autre échantillon de même nature, il y avait une surface sillonnée, moulée sur les plis de la muqueuse vaginale ; sa forme était à peu près cylindrique et elle présentait à sa partie supérieure une incurvation correspondant au col de l'utérus.

Dans un troisième cas, la membrane avait la même forme et les mêmes caractères microscopiques que les premières pièces examinées par M. Farre ; mais elle offrait à sa partie supérieure un prolongement qui provenait manifestement du museau de tanche et des lèvres de l'orifice externe. Cette membrane avait été expulsée pendant l'époque menstruelle, avec sensation de plénitude vers l'anus, gêne dans la position assise, démangeaison dans le vagin. Les accidents qui accompagnent l'évacuation des membranes cessent dès qu'elles sont détachées. Avant leur décollement elles sont remplacées par une couche de nouvelle formation ; de même que dans la scarlatine la desquamation est précédée du développement d'un épiderme nouveau.

(Voy. *Archives of Medicine*, n° 2, p. 74, année 1858.)

Les faits précédents ne contiennent guère que des détails anatomiques ; aussi est-il impossible, pour le moment du moins, de tracer l'histoire clinique de cette affection. Il est peu probable qu'elle soit primitive ; elle survient sans doute comme conséquence d'une de ces congestions qui se manifestent si fréquemment chez les femmes du côté des organes génitaux, soit à l'époque des règles, soit quelquefois dans les périodes inter-menstruelles.

II. A la suite de ces cas d'exfoliation épithéliale du vagin, se placent naturellement deux faits très-curieux d'inflammation du canal vaginal, par le docteur Marconnet, *privat docent* à l'université de Moscou. (*Archives de Virchow*, 1865.) Le travail du docteur Marconnet a pour titre :

Deux cas de péri-vaginite phlegmoneuse disséquante avec élimination consécutive de tout le vagin et de la portion vaginale de l'utérus, suivie d'une terminaison favorable de la maladie.

Ces deux cas méritent d'être rapportés presque en entier :

— 1ᵉʳ cas : Une jeune fille de 20 ans, fortement constituée, admise à l'hôpital de Moscou le 13 novembre 1864, se plaignait de douleurs dans le ventre et d'un écoulement de sang par les parties génitales. Les règles, venues à l'âge de 17 ans, étaient normales quoique un peu douloureuses. Elle n'avait jamais été enceinte.

Au commencement d'octobre 1864, les règles furent plus abondantes qu'à l'ordinaire et durèrent cinq jours, puis elles reparurent accompagnées d'un flux blanc abondant, de douleurs vives dans le bas-ventre et d'un malaise général assez grand pour la forcer à garder le lit jusqu'au moment de son entrée à l'hôpital.

Le 13 novembre, elle présentait l'état suivant : douleur intense dans le bas-ventre et sensation de brûlure aux parties sexuelles. Flux d'un liquide sanguinolent. — A la surface interne des grandes et des petites lèvres existaient des ulcérations superficielles, mais de nature comme gangréneuse, s'étendant jusqu'à l'orifice du vagin. La muqueuse de la vulve était noire et couverte d'un pus ichoreux ; mais celle du vagin, plus pâle qu'à l'état normal, semblait aussi tuméfiée que dans les derniers mois de la grossesse.

Outre les souffrances locales qui devenaient intolérables au moindre contact, la malade éprouvait des douleurs de tête. La langue était sèche et rouge, la peau brûlante, le pouls faible et rapide à 120. — Grande faiblesse générale, vertiges, insomnie, constipation et légère toux bronchique.

De prime abord, le docteur Marconnet crut qu'il avait affaire à un état typhoïde avec détermination gangréneuse vers les organes sexuels. Mais la marche de la maladie prouva que le trouble constitutionnel était le résultat et non la cause de la maladie.

Les choses étaient à peu près dans le même état, quand, le 21 novembre, survint un flux de sang considérable qui prit un caractère menaçant. Bientôt après sortit des organes sexuels un corps étranger ayant toutes les apparences d'un sac membraneux. Ce sac fut examiné avec le plus grand soin et analysé au microscope ; on reconnut qu'il n'était autre chose que *le vagin lui-même avec la portion vaginale de l'utérus*. Sa largeur était beaucoup plus grande en haut qu'en bas ; il avait trois pouces de longueur. Dans sa partie supérieure existait l'ouverture arrondie du col de l'utérus ; elle était entourée d'une couche de tissus beaucoup plus épaisse que dans les autres points du sac. — Sa surface interne avait un aspect rugueux et était ridée transversalement comme le vagin. L'épaisseur était environ de 3 à 5 lignes. L'examen microscopique démontra qu'il était constitué par deux couches, l'une muqueuse, l'autre musculaire. La surface extérieure de ce sac était lisse et couverte d'un pus grisâtre.

Après l'élimination du sac, le flux sanguin fut très-copieux, mais il cessa bientôt sous l'influence d'injections astringentes et il ne revint pas. Mais l'écoulement de pus fut très-abondant. Peu à peu, les ulcérations des grandes et des petites lèvres se cicatrisèrent.

Trois jours après l'expulsion du sac, on explora le canal vaginal à l'aide d'un spéculum américain : on trouva que sa surface était lisse et couverte de granulations et sécrétait un pus de bonne nature. Le doigt ne sentait plus la saillie vaginale du col ; mais, dans la profondeur de l'espace laissé vide par l'élimination de cet organe, il percevait un petit trou qui était sans doute l'ouverture de l'utérus. On procéda à cette exploration avec les plus grands ménagements, et elle fut incomplète par la crainte qu'on avait de blesser le péritoine.

Pour empêcher l'agglutination des parois du vagin, on introduisit chaque jour dans ce canal un tampon de charpie. Peu à peu, le pus prit l'aspect des fleurs blanches ordinaires, la perméabilité du vagin resta intacte et la malade guérit complétement. Le 6 décembre, elle eut ses règles, qui durèrent à peu près trois jours; le 15 du même mois elle sortit de l'hôpital,

— 2° cas. Il fut semblable au premier. La femme avait 22 ans; elle souffrait d'un flux sanguin des organes sexuels qui cessa du moment qu'un sac tel que celui qui a été décrit précédemment eût été expulsé. Le processus de réparation fut le même.

De ces deux faits, M. Marconnet tire les conclusions suivantes :

1° Il y a une forme particulière d'inflammation du vagin qui n'a été décrite nulle part et qu'on doit appeler *péri-vaginite phlegmoneuse disséquante.*

2° Cette inflammation, qui est caractérisée par la formation du pus dans le tissu cellulaire qui entoure le vagin entraîne l'élimination en masse de la muqueuse et de la portion vaginale de l'utérus.

3° La portion éliminée n'est pas putréfiée, comme cela a lieu d'ordinaire dans les séquestres de la gangrène. Il est probable que le détachement de la muqueuse vaginale s'effectue très-vite. — La persistance de la vitalité dans la muqueuse vaginale porte à croire qu'elle entretient, malgré son décollement, des relations vasculaires avec les parties sous-jacentes jusqu'au moment de son élimination définitive. Le flux sanguin abondant qui accompagne cette élimination en est la preuve.

4° L'élimination de tout le vagin et · de la portion vaginale du col sous forme d'un sac constitué par des tuniques musculaires et muqueuses peut se terminer d'une manière favorable.

5° Le détachement spontané de la portion vaginale de l'utérus avec le vagin confirme l'opinion que cette portion vaginale appartient au vagin et non à l'utérus et qu'elle se rattache à la même phase embryogénique.

Il est à regretter que M. Marconnet n'ait pas cherché à déterminer quelle était la nature de cette inflammation. Je serais curieux d'en connaître l'origine. Était-ce une inflammation blennorrhagique? Ces ulcérations des grandes et des petites lèvres n'étaient-elles pas des chancres? Il me paraît difficile qu'une inflammation commune, non spécifique, produise de pareils résultats en dehors de toute cause générale septique capable de les expliquer.

Note 2. — Sur les tumeurs vaginales constituées par la dilatation partielle du canal de l'urèthre.

Parmi les tumeurs du vagin il y en a, mais elles sont rares, qui peuvent *être constituées par une dilatation partielle du canal de l'urèthre.* Tel est le cas suivant observé par le docteur Foucher et publié dans le *Moniteur des hôpitaux* en août 1857. Je n'en donne qu'un résumé. — Une dame âgée de 27 ans, bien réglée, éprouvait depuis quatre ans des douleurs pendant la miction. Elle devint enceinte et accoucha heureusement d'un enfant venu à terme et bien portant. Mais les troubles du côté de l'émission des urines persistèrent. C'est alors qu'elle s'adressa à M. Foucher qui constata les lésions suivantes : l'orifice vulvaire se trouvait en partie obstrué par une tumeur arrondie qui en masquait la partie supérieure et maintenait les petites lèvres écartées. Cette tumeur était dépressible; elle occupait la paroi supérieure du vagin, en avant du col de l'utérus. Son volume était celui d'une grosse noix. La pression exercée sur elle l'affaissait et expulsait par le méat une certaine quantité d'urine. Les efforts de toux, la station n'avaient aucune influence sur son développement. Il était donc évident que cette tumeur était une dépendance des voies urinaires et qu'il n'y avait pas lieu de songer à l'existence de l'un de ces *kystes vaginaux* décrits par M. Huguier. — Il était tout naturel de croire qu'il s'agissait d'une cystocèle; mais l'exploration suivante montra qu'on avait affaire à une *dilatation partielle du canal de l'urèthre.* La sonde qu'on introduisit dans l'urèthre, tout en maintenant le doigt dans le vagin, eut à peine pénétré de quelques lignes que son extrémité se trouva libre dans une cavité spacieuse et qu'un peu d'urine s'écoula. En la poussant plus profondément, on rencontra une paroi et, après quelques tâtonnements, la sonde s'engagea dans une cavité plus large et donna alors issue à une grande quantité d'urine. Il était donc évident qu'en arrière du méat existait une dilatation du canal de l'urèthre, laquelle communiquait avec la vessie par une portion du canal dont le calibre était resté normal.

Cette incommodité était fâcheuse : il arrivait souvent que la malade se sentait mouillée à la suite de longues marches et de la station prolongée, et que les rapports sexuels ne pouvaient avoir lieu sans que cet accident se produisît.

M. Foucher s'inspira du procédé opératoire employé par Jobert pour guérir la cystocèle, procédé qui consiste à détruire une portion de la paroi antérieure du vagin par des cautérisations transversales avec le crayon de nitrate d'argent, et à réunir par la suture entortillée les bords de la plaie rendus saignants à l'aide du bistouri. Seulement, au lieu de détruire la muqueuse avec un caustique, il en excisa une portion au niveau de la tumeur ; la réunion fut faite avec la suture entortillée. Les épingles furent retirées le troisième jour, et le dixième jour la cicatrisation était complète ; la tumeur avait disparu. Quatre mois après elle ne s'était pas reproduite ; le canal était complétement revenu sur lui-même. — On ne découvrit dans les antécédents de la malade aucune circonstance de nature à expliquer la production d'une pareille lésion.

Note 3. — Sur les affections blennorrhagiques chez la femme.

La multiplicité des causes qui peuvent provoquer des écoulements muqueux ou mucosopurulents sur les surfaces interne ou externe des organes génitaux de la femme, rend la question de la blennorrhagie beaucoup plus obscure chez elle que chez l'homme. On dit que la contagion constitue le caractère essentiel des flux vulvo et uréthro-vaginaux virulents ou blennorrhagiques. Personne ne le conteste. Il est évident qu'un catarrhe dont la sécrétion, mise en contact avec le canal uréthral de l'homme, y provoque une affection de même nature, susceptible de se transmettre à son tour, est doué d'une spécificité morbide indéniable. Il est évident aussi que, si les produits de ce catarrhe appliqués sur une muqueuse autre que celle des organes génitaux, sur la conjonctive par exemple, donnent lieu à une inflammation parfaitement identique à l'inflammation vulvo ou uréthrovaginale, la spécificité ne peut pas être mise en doute. A ce point de vue la propriété contagieuse de l'écoulement est un critérium supérieur à tous ceux qu'on pourrait trouver dans l'analyse de toutes les autres circonstances organiques, chimiques ou microscopiques de la maladie.

Mais demandez-vous d'où vient ce catarrhe contagieux, et vous verrez surgir des difficultés insolubles. Peut-on affirmer que la femme qui communique une blennorrhagie l'a reçue elle-même par voie de contagion ? En dehors de la contagion, n'est-il pas possible qu'un catarrhe utéro-vaginal, né sous l'influence de causes indépendantes de toute contamination blennorrhagique, s'élève par le seul fait des conditions morbides ordinaires, à ce degré de virulence qui le rend transmissible et le convertit en blennorrhagie vraie. — En d'autres termes, le catarrhe blennorrhagique est-il toujours le résultat de la contagion ou peut-il naître spontanément ?

Eh bien, malgré tout ce que j'ai vu et tout ce que j'ai lu, je reste encore dans le doute. Il y a cependant beaucoup de médecins, d'une grande expérience, qui affirment que toute femme dont les sécrétions génitales communiquent la blennorrhagie est nécessairement atteinte elle-même d'une blennorrhagie qu'elle tient d'une source infectante. Ils ne croient pas à la spontanéité du catarrhe spécifique. J'admets volontiers que cette manière de voir est fondée dans l'immense majorité des cas. Mais je ne suis pas aussi absolu qu'eux ; car je crois avec d'autres médecins, et en particulier avec un des hommes les plus autorisés en pareille matière, M. Ricord, que certains catarrhes génitaux de la femme dont la source ne peut pas être suspectée, acquièrent d'eux-mêmes la propriété d'engendrer ce principe insaisissable, ce virus qui rend le mucus et le pus aptes à faire naître chez l'homme une blennorrhagie légitime.

Quand l'inflammation blennorrhagique a envahi la vulve, l'urèthre et le vagin; quand elle est à son summum d'acuïté, dans toutes ses manifestations, et que les parties génitales sont inondées d'un pus épais, verdâtre, âcre, irritant, etc., le diagnostic ne présente pas de difficultés, surtout si les antécédents ne laissent aucun doute sur l'origine contagieuse de la maladie. — Mais lorsque l'inflammation s'atténue, que la sécrétion perd de sa purulence et ne fournit plus qu'un mucus plus ou moins abondant, blanchâtre et semblable à des flueurs blanches ordinaires, on se trouve quelquefois fort embarrassé. En pareil cas, la persistance de l'uréthrite est un des meilleurs signes, un de ceux sur lesquels on peut le plus sûrement se fonder pour affirmer que le catarrhe est blennorrhagique. — Quand ce signe fait défaut, ce qui arrive assez fréquemment, on n'a plus pour se guider que des commémoratifs souvent douteux, surtout si la femme a quelque intérêt à les cacher où à les dénaturer. Si le produit de sécrétion était inoculable avec la lancette, comme le pus des chancres mous, la question serait vite résolue. Mais il n'en est pas ainsi; et son application sur une muqueuse saine, la muqueuse conjonctivale, par exemple, produirait des accidents trop formidables pour qu'on soit autorisé à chercher une réponse dans ce mode d'expérimentation.

Il serait très-important, au point de vue pratique, de pouvoir fixer, à l'aide de caractères cliniques dignes de confiance, le moment précis où un écoulement vulvo-uréthro ou utéro-vaginal, primitivement virulent, perd ses qualités spécifiques et devient incapable de reproduire une maladie semblable à celle qui lui a donné naissance. — Malheureusement il n'existe aucun signe positif. Sans doute le pouvoir contagieux de la sécrétion est généralement en raison directe de la proportion de pus qu'elle contient; et tant que cette sécrétion de la muqueuse génitale est grisâtre, ou nuancée de jaune ou de vert, on peut être à peu près certain que la maladie est transmissible. Mais lorsque le flux blennorrhagique passe à l'état chronique, et qu'arrivé à cette phase du processus spécifique, il perd ses caractères de purulence franche pour prendre l'aspect de flueurs blanches innocentes, il peut rester encore longtemps contagieux, ou le devenir sous l'influence d'une grande excitation à l'approche des règles, après des excès de boissons alcooliques ou à la suite d'une stimulation insolite du sens génital. — La présence des Trichomonas, sur laquelle on avait fondé quelque espoir pour éclairer le diagnostic, n'a aucune valeur, ainsi que nous l'avons déjà dit (voy. notre note sur la Leucorrhée p. 194-195). Et les globules de pus ne se rencontrent-ils pas aussi dans une multitude d'écoulements, de provenance diverse, qui ne sont pas contagieux et ne l'ont jamais été?

Ainsi, incertitude sur la question de savoir s'il peut y avoir, en dehors de la contagion, génération spontanée du virus blennorrhagique, sous la seule influence des conditions morbides communes; incertitude sur les caractères qui, en dehors de l'inoculation et de la transmission, peuvent permettre d'affirmer qu'un écoulement est blennorrhagique; incertitude sur le moment où un écoulement blennorrhagique avéré perd sa virulence et cesse d'être transmissible, tel est le résumé de ce que nous avons vu jusqu'ici, quand, laissant de côté les cas vulgaires et faciles, nous avons abordé les points délicats d'un problème dont on n'a pas encore donné la solution.

J'ai lu, il y a quelque temps, avec le plus vif intérêt, un mémoire de M. Rollet, sur les maladies vénériennes et syphilitiques de l'utérus (*Annales de dermatologie et de syphiligraphie*, publiées par le docteur Doyon, année 1869, p. 100). Le chapitre qui concerne la blennorrhagie du col de l'utérus, supérieurement traité comme tous les sujets qu'a abordés cet éminent pathologiste, a fourni à M. Rollet l'occasion de discuter la question doctrinale de la spécificité dans la blennorrhagie. Les arguments qu'il donne pour soutenir la cause de la spécificité blennorrhagique sont logiquement exposés et de nature à entraîner la conviction; mais ils s'adressent surtout à la raison, et quoique nous les tenions en haute estime, nous leur préférerions de beaucoup ou un fait positif ou une expérience bien instituée. En somme, les partisans de la spécificité absolue n'ont jamais démontré d'une manière irréfragable qu'il était impossible à une femme non blennorrhagique de donner une blennorrhagie. — On dit : toute femme qui donne une blennorrhagie l'avait préalablement reçue. C'est vrai 99 fois sur 100, je l'accorde. —

Mais enfin n'y a-t-il pas des cas où elle peut la créer de toutes pièces et la donner sans l'avoir reçue? Tant qu'on n'aura pas démontré que la chose est impossible ou que je ne m'en serai pas convaincu moi-même par des observations ou des expériences ne pouvant laisser aucun doute dans l'esprit, je serai *spécificiste*, mais avec quelques restrictions relatives aux catarrhes contagieux de la femme.

Ceci dit, étudions les particularités cliniques les plus intéressantes des affections blennorrhagiques qui nous occupent.

Uréthrite virulente. Swediaur, et après lui la plupart des auteurs modernes, parmi lesquels je citerai M. Cullerier, ont avancé que l'uréthrite virulente est extrêmement rare chez la femme. Cette manière de voir a été combattue par M. Alphonse Guérin. Cet habile chirurgien dans son excellent livre sur les *Maladies des organes génitaux externes de la femme*, déclare au contraire qu'il a trouvé l'uréthrite chez presque toutes les femmes qui avaient une blennorrhagie vaginale. — Cette uréthrite peut être la conséquence immédiate du coït ou provenir du contact du virus vulvo-vaginal. — Quoi qu'on puisse penser de sa fréquence ou de sa rareté, il est un point sur lequel tout le monde est d'accord, c'est que son existence constitue le signe le plus certain de la virulence de la maladie. L'uréthrite simple, non blennorrhagique, est en effet excessivement rare chez la femme, même chez les petites filles dont la vulve s'enflamme si facilement sous l'influence de la dentition, de l'affection vermineuse, d'un mauvais état général de l'économie, de la malpropreté, etc., etc. Les troubles fonctionnels que produit l'uréthrite de la femme sont loin d'être aussi accusés que chez l'homme. Aussi est-il souvent nécessaire de recourir à une exploration répétée de l'urèthre pour s'assurer qu'il laisse suinter par la pression exercée d'arrière en avant au moyen du doigt, une goutte purulente. — Cette exploration avec le doigt est indispensable quand l'inflammation, quittant la partie antérieure du canal, se confine dans sa portion la plus reculée, en arrière.

Il existe une autre variété d'uréthrite virulente très-bien décrite par M. Alph. Guérin : c'est l'*uréthrite externe*. Elle siége dans deux glandes qui s'ouvrent tout près, mais en dehors du méat urinaire. Il n'est pas rare qu'elle survive là à l'inflammation concomitante de la vulve et du vagin. Cette écoulement, si minime qu'il soit et qui peut échapper facilement aux recherches du médecin, lorsque les femmes s'essuyent avec une éponge ou avec leur chemise, donne la clef de contagions mystérieuses dont on ne peut pas retrouver l'origine, quand on ne se livre pas à un examen complet.

L'uréthrite de la femme peut être compliquée de chancres comme celles de l'homme, ou en être symptomatique. La plupart du temps les chancres du méat urinaire ou de la partie profonde du canal sont infectants ou syphilitiques. Ils ne s'inoculent pas et présentent une induration qu'on peut percevoir avec le doigt indicateur introduit dans le vagin. L'adénopathie dure, indolente, des ganglions de l'aine constitue un des signes les plus certains du chancre uréthral, quand on ne peut le voir ou que ses autres caractères sont équivoques.

A l'uréthrite blennorrhagique se rattache la question du rhumatisme de même nature chez la femme. Le docteur Fournier, dans un très-bon mémoire sur ce sujet, raconte qu'en peu de temps il a observé sept cas du rhumatisme blennorrhagique chez la femme, aussi nets, aussi accusés que chez l'homme. Toutes ces femmes avaient une uréthrite. M. Fournier en conclut que le rhumatisme blennorrhagique est moins rare chez la femme qu'on ne le croit communément, et qu'il se rattache à l'uréthrite et non à la vulvite ou à la vaginite spécifiques. Dans les trois faits qu'il rapporte, le vagin était sain ; deux de ces femmes étaient enceintes. Cet état n'était-il pour rien dans les accidents rhumatismaux? (Voy. A. Fournier, *Contribution à l'étude du rhumatisme blennorrhagique*; dans les *Annales de dermatologie et de syphiligraphie*, année 1869. — Voy aussi un article de M. Hémey, dans la *Gazette des hôpitaux* de 1867, p. 39, intitulé : *Observations d'accidents articulaires avec uréthrite blennorrhagique chez la femme.*

Trousseau publia, en 1861, dans le *Bulletin de thérapeutique* une mémoire intéressant sur l'*Uréthrite simple chez la femme et son traitement par le poivre cubèbe.* Il est bien entendu qu'il s'agit ici moins d'une véritable inflammation que d'une sorte d'irritation aiguë de la muqueuse uréthrale. Assez fréquente chez les jeunes filles, plus fréquente chez les femmes mariées, cette uréthrite non virulente est caractérisée par un besoin d'uriner souvent renouvelé, accompagné d'une cuisson vive pendant l'émission et d'un peu de ténesme vésical.

Quelquefois, au moment du premier jet de l'urine, d'autres fois, lorsque la malade fait les derniers efforts d'expulsion, il s'échappe une petite glaire, tantôt transparente comme du frai de grenouille, tantôt sanglante et semblable aux glaires sanguinolentes de la colite aiguë et de la dysenterie.

Ces symptômes indiquent suffisamment qu'il existe, en même temps que l'uréthrite, un état catarrhal aigu de la muqueuse du col et même du corps de la vessie.

Cette espèce de grippe localisée sur les voies d'excrétion de l'urine est sans gravité. On l'observe quelquefois à l'état épidémique dans les pensionnats de jeunes filles ; et dans ce cas, elle se complique assez souvent de muguet vulvaire.

Parmi ses causes, il faut signaler aussi les fausses couches, l'accouchement, les troubles de la menstruation, les diathèses herpétique, strumeuse et peut-être arthritique.

Le médicament qui réussit le mieux dans cette affection, c'est, d'après Trousseau, le poivre cubèbe en poudre à la dose de 2 à 4 grammes seulement, deux fois par jour, au commencement des repas. — Il faut continuer le cubèbe pendant plusieurs jours et tant que durent ces accidents.

On ne le donne plus ensuite qu'une fois par jour durant une semaine et, la semaine suivante, de deux jours l'un.

Quand il existe du *muguet vulvaire,* il est nécessaire, tout en administrant le cubèbe, de faire faire des lotions souvent répétées sur les parties malades avec des solutions boratées très-chaudes, dans la proportion de 15 grammes de borax pour un litre d'eau, ou bien avec des solutions cuivreuses dans la proportion de 1 à 3 grammes de sulfate de cuivre pour un litre d'eau chaude.

S'il y a lieu de supposer que l'uréthrite est de nature herpétique, on emploiera toujours, en même temps que le cubèbe, des topiques alcalins ou mercuriels. 10 à 30 centigr. de sublimé corrosif dissous dans un litre d'eau très-chaude ; 1 à 3 grammes de sous-carbonate de soude dissous dans le même véhicule, employés matin et soir en lotions longtemps répétées et en injections vaginales, font facilement cesser le prurit et l'irritation de l'urèthre, et l'*uréthrite herpétique* disparaît en même temps que l'inflammation de la membrane muqueuse vulvaire.

Dans l'uréthrite virulente ou blennorrhagique de la femme, le cubèbe et le copahu sont d'une aussi grande efficacité que chez l'homme, à la condition qu'on les administre à l'époque où commencent à s'atténuer les phénomènes inflammatoires, soit spontanément, soit à la suite d'un traitement antiphlogistique.

Mais on peut tenter chez la femme une médication plus énergique et plus décisive : je veux parler des *cautérisations abortives.* Pour des raisons faciles à deviner elles sont beaucoup moins dangereuses que chez l'homme, et elles réussissent presque toujours à arrêter en très-peu de temps l'inflammation spécifique, si on parvient à toucher les parois de l'urèthre dans toute leur étendue. Pour que la cautérisation porte sur toute la muqueuse, il faut presser avec le doigt introduit dans le vagin sur toute la longueur du canal d'arrière en avant. Cela fait, on introduit dans l'urèthre un crayon de nitrate d'argent assez gros pour qu'il puisse bien distendre la membrane muqueuse et effacer ses plis naturels, et on le promène lentement dans toute l'étendue du canal, en le lui faisant parcourir deux ou trois fois. Cette médication locale est sans aucun danger, malgré son énergie ; elle n'entraîne jamais de rétention d'urine ; les douleurs violentes et les petites hémorrhagies qu'elle provoque, diminuent et s'arrêtent assez vite. Quelquefois, au bout de quatre ou cinq jours, on est obligé de recommencer l'opération parce que l'eschare tombée, la muqueuse sécrète encore du pus.

Comme adjuvant, on doit prescrire en même temps, mais à faible dose, soit le cubèbe soit le copahu, isolément ou combinés.

S'il existe, en même temps que l'uréthrite blennorrhagique, de la vulvite ou de la vaginite de même nature, il ne faut pas compter sur une guérison durable par les moyens que je viens d'indiquer, parce que le pus sécrété sur ces deux dernières surfaces muqueuses doit se trouver tôt ou tard en contact avec le méat urinaire et réinoculer l'urèthre. — Pour réussir en pareil cas, il faut mener de front le traitement de la vulvite, de la vaginite et de l'uréthrite.

Les injections uréthrales antiblennorrhagiques, si utiles chez l'homme, sont d'une médiocre importance chez la femme à cause de la brièveté du canal. — Du reste elles sont peu praticables, puisqu'elles ne peuvent pas être faites par les malades elles-mêmes.

II

Vulvite virulente. Je ne veux parler, comme on le voit, que de celle qui est contagieuse; plus tard je m'occuperai des autres espèces.

D'après les spécificistes absolus, elle est toujours produite par le virus blennorrhagique, et c'est la seule qui soit transmissible par le coït. — Cette inflammation peut envahir toute la vulve ou se limiter, soit au clitoris, soit à la face interne des grandes lèvres ou aux petites lèvres. — Elle est *érythémateuse* et superficielle, profonde ou folliculeuse, etc. Le liquide qui baigne les surfaces malades, d'abord séreux, devient rapidement séro-purulent, jaune verdâtre et parfois sanguinolent; il est doué d'une telle âcreté qu'il détermine des rougeurs et des excoriations sur les parties environnantes. Il exhale aussi, chez les femmes malpropres, une odeur insupportable.

Quand la vulvite blennorrhagique s'accompagne, ce qui est assez fréquent, d'un œdème inflammatoire prononcé, que les surfaces muqueuses enflammées sont le siége d'une desquamation irrégulière, d'érosions superficielles saignantes et granuleuses, il est souvent très-difficile de dire si la vulvite n'est pas la conséquence d'érosions chancreuses infectantes.

L'exploration des ganglions inguinaux est alors d'une grande utilité. S'ils sont douloureux et tuméfiés dans la vulvite blennorrhagique non infectante, dans la vulvite chancreuse infectante, ils deviennent très-durs, volumineux et ils restent en général indolents. Mais, je le répète, ce point de diagnostic sur lequel je reviendrai plus tard est souvent fort embarrassant. — Quand les follicules qui s'ouvrent dans les replis de la vulve s'ulcèrent à leur pourtour, il en résulte des surfaces sécrétantes creusées à pic, à fond grisâtre, à bords boursouflés, à pourtour rougeâtre, qu'on pourrait prendre pour des chancres mous. L'inoculation, en pareil cas, lèverait tous les doutes.

Parmi les complications de la vulvite blennorrhagique, il faut signaler l'œdème aigu des petites lèvres et l'étranglement de leur base. C'est un accident qui présente beaucoup d'analogie avec le paraphimosis de l'homme. — L'inflammation et la suppuration des glandes de Bartholin surviennent quelquefois à la suite d'irritations vulvaires même légères. La spécificité du catarrhe vulvaire ne paraît jouer aucun rôle dans la production de cet épiphénomène, puisqu'il se manifeste quelquefois spontanément et d'autres fois sous l'action de causes excitantes qui n'ont rien de spécial dans leur mode d'action.

Le traitement de la vulvite virulente varie suivant l'intensité et le siége de l'inflammation. Quand le processus s'élève d'emblée à un haut degré d'acuïté et qu'il a de la tendance à se propager vers les parties profondes, il est indispensable de recourir à un traitement antiphlogistique énergique. Les émissions sanguines locales cependant sont rarement indiquées; mais les bains prolongés, les cataplasmes émollients, les lotions adoucissantes, etc., trouvent alors leur opportunité. — Dans les cas où le catarrhe virulent de la vulve s'accompagne d'un œdème aigu des petites lèvres, on se trouvera bien de faire des ponctions sur les surfaces malades avec une aiguille ou la pointe d'une lancette. En donnant ainsi issue à la sérosité qui infiltre les mailles du tissu cellulaire on atténue ou on fait disparaître rapidement les phénomènes de l'étranglement. Mais avant de faire cette petite opération, il importe de bien s'assurer qu'il n'existe aucune ulcération chancreuse inoculable. Si le catarrhe blennorrhagique était mélangé avec les produits de sécrétion d'un ou de plusieurs chancres mous, les piqûres ne tarderaient pas à s'inoculer et à se convertir en ulcérations susceptibles elles-mêmes d'envahir par propagation ou de contaminer les parties voisines.

Dans les vulvites de moyenne intensité, le traitement sus-indiqué est applicable ; mais il vaut peut-être mieux tenter les moyens abortifs, c'est-à-dire promener sur les parties enflammées, après les avoir préalablement détergées, un pinceau imbibé d'une solution énergique de nitrate d'argent. On se servira d'une solution au 30°, au 20° ou au 15° en commençant par la moins concentrée, pour passer aux deux autres, si l'effet centro-stimulant n'a pas été obtenu. Il faut recourir à ce badigeonnage tous les trois ou quatre jours et le faire de façon à toucher tous les points enflammés. Il est bon de séparer les surfaces malades avec de la charpie sèche, ou de la charpie imbibée de liquides styptiques tels qu'une solution de 100 grammes d'alun dans 500 grammes d'eau.

Les bains généraux, les bains de siége, les lotions fréquentes avec des liquides astringents (5 gr. de sulfate de zinc pour 500 gr. d'eau ordinaire), les soins de propreté les plus munitieux, le repos, un régime doux, etc., tels sont les moyens adjuvants qu'il ne faut jamais négliger.

Lorsque l'inflammation des follicules vulvaires a déterminé l'ulcération de leur orifice, il est nécessaire quelquefois de toucher directement avec le crayon de nitrate d'argent les points ulcérés et de ne pas laisser séjourner le pus à leur surface.

Les abcès de la glande de Bartholin, ceux du tissu cellulaire des grandes ou des petites lèvres doivent être ouverts de bonne heure, du côté de la muqueuse et assez largement, pour que le pus puisse s'écouler avec facilité.

III

Vaginite virulente. Dans l'histoire de la vaginite, il y a des points tellement connus qu'il est inutile de reproduire ce qu'on trouve partout. — Occupons-nous seulement des particularités les plus intéressantes de son histoire. Pour ce qui concerne les *flux vaginaux* je renvoie à ma note sur la Leucorrhée (p. 194).

Il y a des vaginites qui s'étendent d'emblée à toute la surface du canal vaginal ; il y en a d'autres qui se localisent dès le début, ou lorsque le premier feu de l'inflammation s'est éteint. — Le plus ordinairement, le processus s'effectue d'avant en arrière, de la vulve vers les parties profondes du canal ; mais il peut avoir lieu en sens inverse, c'est-à-dire de la partie cervicale du vagin vers la vulve. Ce dernier fait est rare.

Quand la vaginite est antérieure ou vulvaire, elle provoque, si elle est violente, une inflammation ou plutôt un engorgement sympathique des ganglions inguinaux. Ces ganglions peuvent même suppurer, mais le pus qu'ils fournissent n'est pas inoculable comme celui qui se développe dans les cas de chancres mous, et le bubon blennorrhagique ne devient jamais spontanément chancreux. — La vaginite des parties profondes du canal ne retentit pas sur les ganglions inguinaux. On trouve l'explication de ce fait dans la distribution des vaisseaux lymphatiques, ceux de la moitié postérieure du vagin vont aux ganglions du bassin ; ceux de la moitié antérieure se rendent aux ganglions internes du pli inguinal.

Lorsque la vaginite passe à l'état chronique, il est rare qu'elle ne se confine pas dans les culs-de-sac vaginaux. Elle est alors habituellement compliquée d'une inflammation blennorrhagique du col et de la cavité cervicale. Ces deux affections, réagissant l'une sur l'autre par contact et par contagion réciproque, se perpétuent indéfiniment. Elles peuvent coexister à l'état subaigu, avec un état sain de toutes les autres parties de la muqueuse génitale. On ne les soupçonne souvent que parce que la femme qui se croyait saine a communiqué une blennorrhagie, et on ne les découvre qu'à l'aide d'une exploration minutieuse des culs-de-sac.

Voici ce que l'examen au spéculum permet de constater en pareil cas. Après avoir déplissé la partie antérieure et moyenne du vagin dont la muqueuse en ces points offre la coloration rosée de l'état normal, l'instrument tombe dans une sorte de cloaque rempli de mucosités visqueuses purulentes, au milieu desquelles baigne le col de l'utérus. Ces mucosités sont constituées par une combinaison plus ou moins intime du pus qui appartient à la blennorrhagie et du liquide visqueux, filant, limpide, qui est le produit ordinaire du catarrhe utérin cervical. On y trouve, en outre, mais rarement, la matière caséeuse blanchâtre propre au vagin lui-même. Quand on a détergé le col et les culs-de-sac, on aperçoit sur leurs surfaces les lésions suivantes qui peuvent faire soupçonner l'existence d'une affection blennorrhagique, mais qui n'ont cependant rien de caractéristique.

Dans les culs-de-sac, la muqueuse est épaissie, boursouflée d'un rouge foncé; dépouillée par place de son épithélium, elle laisse voir des érosions très-superficielles, irrégulières, chagrinées qui saignent avec la plus grande facilité et sécrètent du muco-pus. Ces altérations sont presque toujours beaucoup plus prononcées dans le cul-de-sac postérieur que dans le cul-de-sac antérieur. La raison en est bien simple : n'est-ce pas dans le cul-de-sac postérieur que tombe incessamment cette mèche de mucus vitreux, strié de traînées purulentes jaunâtres, qui provient de la cavité du col spécifiquement enflammée?

La muqueuse qui recouvre le col est congestionnée, érythémateuse, d'un rouge cerise, violacé ou vineux suivant l'ancienneté de la maladie ; ses papilles touffues, turgescentes, hérissées, lui donnent une apparence veloutée. L'organe tout entier est fluxionné et rénitent.—Il existe en outre presque toujours sur la muqueuse des *exulcérations* occupant circulairement tout le pourtour de l'orifice ou bien la lèvre postérieure du museau de tanche. Quelquefois elles sont disséminées sur toute la surface externe du col et viennent se réunir à celles qui existent dans les culs-de-sac vaginaux. Ces exulcérations qui laissent à nu la couche superficielle du derme muqueux, proviennent uniquement de la chute de l'épithélium ; elles sont multiples, irrégulières, festonnées et ne se distinguent parfois des parties voisines que par une coloration plus foncée et surtout un dépoli terne, facile à constater quand on a essuyé le mucus visqueux qui les recouvre. — Dans quelques cas leur surface se recouvre d'une mince couche pseudo-membraneuse, d'une sorte de fausse membrane de même nature que tous les exsudats fibrineux. — A mesure que ces ulcérations vieillissent, elles deviennent saillantes, inégales, mamelonnées, parce que les petites rugosités chagrinées de la surface du derme muqueux dépouillé se sont converties en véritables bourgeons charnus.—Au milieu de ces lésions, on voit quelquefois çà et là des saillies arrondies, grosses comme un pois, d'une couleur plus ou moins foncée, formées par les follicules de la muqueuse du col, qui sécrètent et retiennent du muco-pus blennorrhagique. C'est la *folliculite blennorrhagique* du col.

Comme on le voit, les altérations précédentes ne diffèrent pas beaucoup de celles qu'on trouve dans certains catarrhes du col n'ayant aucune origine blennorrhagique. Aussi je maintiens que le diagnostic de la spécificité serait impossible sans les effets de la contagion. Mais, à propos de ces sortes de *cervico-vaginites*, se pose toujours la question suivante: est-il impossible qu'une femme *exempte de toute contamination blennorrhagique* et présentant cependant, comme cela peut arriver, les lésions que je viens de décrire, communique par le coït un écoulement. Si vous répondez qu'elle peut communiquer un écoulement, mais que cet écoulement n'a rien à voir avec la blennorrhagie vraie, qu'il ne peut pas se transmettre, etc., etc., vous êtes un spécificiste bien convaincu. Mais votre conviction ne m'empêchera pas de croire que vous auriez été plus sage en restant dans un doute méthodique, dont vous ne me ferez sortir qu'avec des preuves matérielles, des expériences bien positives et irréfutables.

Quant à la *vaginite granuleuse*, si elle peut être quelquefois le résultat de la contagion blennorrhagique, il faut reconnaître aussi qu'elle se développe souvent sous l'influence d'autres causes, parmi lesquelles il faut signaler en premier lieu la grossesse, puis les affections catarrhales de l'utérus et du col, qui entretiennent un état continuel d'hypérémie dans la muqueuse vaginale. On l'a signalée et je l'ai vue chez une fille nullipare, ayant des fleurs blanches abondantes qui, d'après ce qu'elle m'a affirmé, n'ont jamais communiqué d'écoulement blennorrhagique. Ces granulations se rencontrent souvent sur le col, dans les cervico-vaginites spécifiques. Elles ont la forme d'une demi-sphère et le volume d'un grain de millet; leur couleur est d'un rouge assez foncé. Elles donnent un aspect framboisé aux parties qu'elles occupent quand elles sont confluentes.

L'inflammation blennorrhagique, quand elle se concentre dans les culs-de-sac vaginaux et dans le col est une cause de catarrhe cervico-utérin.—Mais, à son tour, le catarrhe cervico-utérin secondaire, en provoquant un afflux plus considérable de sang vers les parties malades, en irritant par le contact de ses produits les surfaces exulcérées, empêche l'inflammation spécifique de se résoudre.

Dans la vaginite, comme dans l'uréthrite et la vulvite, il faut recourir à un traitement antiphlogistique constitué par des bains, des injections émollientes, des boissons délayantes, le repos, une diète modérée, des laxatifs légers, etc., lorsque les phénomènes inflammatoires sont très-violents. — Lorsque la période d'acuïté, qui est ordinairement de courte durée, est passée, on doit avoir recours à des moyens véritablement héroïques, parmi lesquels M. Alphonse Guérin place en première ligne le tampon de ouate rempli de poudre d'alun.

Comme injections, on se sert, soit d'eau alunée (une cuillerée à bouche d'alun pour un litre d'eau) ; soit d'une solution de 5 grammes de sulfate de zinc dans 500 grammes d'eau, —Quant au nitrate d'argent, il faut l'employer en badigeonnages sur toutes les parois du vagin, sans oublier un seul point. La solution dont on fait usage habituellement est au 50°.

La blennorrhagie récidive chez la femme avec plus de facilité peut-être que chez l'homme, parce qu'il reste, soit dans les replis du vagin, soit dans ses follicules mucipares ou plus souvent encore dans la cavité du col des points d'inflammation spécifique qui ont échappé à l'action des agents thérapeutiques. — Ces inflammations localisées restent quelquefois latentes pendant longtemps et comme inoffensives ; puis, sous l'influence d'excitations insolites, elles se réveillent, s'étendent, et ramènent une véritable blennorrhagie qu'on prend toujours pour un catarrhe ordinaire, parce que le catarrhe spécifique est supposé guéri depuis longtemps. — Il importe donc au plus haut degré de ne laisser aucun point de la muqueuse génitale en dehors de l'action thérapeutique locale.

Je ne veux pas m'étendre plus longuement sur les affections blennorrhagiques chez la femme. Elles présentent les mêmes complications rhumatismale et ophthalmique que celles de l'homme. — L'inflammation vaginale se propage au col et au corps de l'utérus comme elle envahit la prostate. Elle aboutit par voie de continuité aux ovaires, ou se jette sur eux par une sorte de métastase, absolument comme pour le testicule. Enfin la trompe qui est l'analogue du canal déférent, peut devenir indurée, volumineuse, rigide, douloureuse comme le cordon dans les funiculites blennorrhagiques. Si la vessie et les reins sont plus souvent respectés chez la femme que chez l'homme, en revanche le péritoine pelvien est plus souvent affecté. Mais je n'ai pas besoin de revenir sur tous ces points ; j'en ai déjà parlé à propos des diverses espèces d'ovarites et de pelvi-péritonites (voyez pages 558 et 568).

(Notes du Trad.)

LEÇON XXXIII

Affections inflammatoires : Inflammation des lèvres ; ses rapports avec l'oblitération des conduits des glandes de Cooper. — Description de la glande. — Mode suivant lequel l'inflammation s'y produit. — Inflammation furonculeuse. — *Eczéma.* — *Prurigo ;* sa rareté. — *Prurit* indépendant de l'eczéma ; ses causes et son traitement. — Inflammation des *follicules* de la vulve. — *Hypéresthésie des organes externes :* Spasme vaginal ou *vaginisme.* — *Coccygodynie* ou douleur vers le coccyx. — Remarques sur la *masturbation* et sa cure par l'excision du clitoris. — *Affections ulcéreuses :* Syphilis tertiaire ; difficultés de son diagnostic. — *Lupus :* ses caractères, ses relations avec le cancer épithélial ; cas à l'appui. — Traitement. — *Maladies malignes :* Elles prennent en général la forme du cancer épithélial, symptômes et marche. — Nécessité de les enlever de bonne heure.

La ligne de démarcation arbitraire qui sépare dans notre pays le domaine du médecin de celui du chirurgien, a limité mon expérience dans la pratique civile et dans la pratique hospitalière, en ce qui concerne les maladies des organes externes de la génération. Si nous laissons de côté celles qui résultent de l'infection syphilitique, les autres affections ne sont ni fréquentes, ni d'une grande importance.

Je n'ai pas eu l'occasion de voir beaucoup de cas de l'inflammation des lèvres, des nymphes et des organes externes, en dehors de ceux qui sont consécutifs à la vaginite. J'ai rarement observé aussi l'inflammation érysipélateuse de mauvaise nature qui survient chez les enfants et se termine souvent par gangrène. Cependant, depuis vingt-cinq ans, je suis médecin de grands établissements où on traite des enfants malades ; mais je n'ai vu que trois ou quatre cas d'inflammation érysipélateuse et une d'inflammation diphthéritique des lèvres et des nymphes. Les circonstances au milieu desquelles se produisent ces affections ne me paraissent pas aussi communes dans notre pays que dans quelques parties du continent. Elles se rattachent plutôt à une maladie du sang qu'à ces affections purement locales dont j'ai surtout à m'occuper dans ces leçons.

L'inflammation des lèvres qui accompagne la vaginite, et plus spécialement celle qui dépend de la gonorrhée, s'étend quelquefois au tissu cellulaire de l'un ou l'autre côté et se termine par la formation d'un abcès. La plupart du temps, les abcès des lèvres ne sont pas le résultat d'une inflammation diffuse, mais d'une inflammation située dans l'une des glandes qui sont connues sous le nom de glandes de Duverney, de Bartholin ou de Cooper[1]. Elles sont situées à l'entrée du vagin, dans l'espace triangulaire limité par l'orifice du vagin, d'un côté, par des branches ascendantes de l'ischion, de l'autre, et, en troisième lieu, par le muscle transverse du périnée ; elles sont recouvertes par le fascia superficiel du périnée et par quelques fibres du constricteur du vagin. Ce sont de petites glandes conglomérées du volume d'une fève; elles s'ouvrent par un canal étroit de 8 lignes à peu près de longueur, juste au-devant de la membrane hymen ou des caroncules myrtiformes ; elles sécrétent un liquide albumineux qui est versé avec abondance pendant les rapports sexuels.

Il arrive quelquefois que le conduit de ces glandes s'oblitère et que le produit de la sécrétion s'accumule dans leur intérieur ; il en résulte une tuméfaction du volume d'une bille de marbre ou un peu plus grosse, qui se projette vers la partie inférieure et interne des lèvres. Cet état morbide peut rester stationnaire sans inconvé-

---

[1] Ces glandes, d'abord découvertes par Duverney chez la vache, puis par Bartholin chez la femme, furent oubliées après que Haller eut déclaré les avoir vainement cherchées. M. Guthrie, dans son ouvrage, *On the Diseases of the Bladder*, en parle sans donner une description exacte de leur forme ou de leurs rapports. C'est au vénérable Tiedemann, d'Heidelberg, que nous devons nos connaissances actuelles sur ces glandes. Son essai, *Von den Duverneyschen Drüsen*, etc., fut publié à Heidelberg en 1840 ; ses investigations avaient commencé l'année précédente. En 1850, M. Huguier publia, dans les *Mémoires de l'Académie de médecine*, une description de ces glandes, qu'il croyait avoir découvertes en 1841 ; car, comme beaucoup de ses compatriotes, il ne connaissait pas ce qui avait été fait en dehors de la France, même dans le champ spécial de ses investigations[*]. (*Note de l'Auteur.*)

[*] Cette accusation de M. West est injuste, et je ne veux pas la laisser passer sans protestation. Quand on croit que de pareils reproches sont mérités par *tous* les médecins d'un pays, il faut en donner des preuves ou se taire, et ne pas jeter en l'air de pareilles phrases. J'espère que M. West, en voyant l'hospitalité que nous donnons à son ouvrage, regrettera d'avoir parlé avec tant de légèreté de la médecine française et des médecins français.
(*Note du Trad.*)

nients pendant un temps plus ou moins long; mais, en général, la marche ou les rapports sexuels y font naître une irritation qui nous décèle sa présence; si on ouvre la tumeur avant que l'inflammation s'en soit emparée, on en fait sortir à peu près deux drachmes (8 grammes) d'un liquide semblable à du blanc d'œuf; le gonflement disparaît, et, il peut arriver qu'il ne se reproduise jamais, puisque, dans beaucoup de cas, le kyste s'oblitère après l'incision. Quelquefois, sans qu'il y ait eu aucun symptôme aigu du côté de la tumeur, il s'est produit dans son intérieur une inflammation assez notable pour rendre le contenu purulent; d'autres fois l'inflammation n'est pas limitée à la glande elle-même, mais s'étend aux tissus adjacents. Les lèvres deviennent alors chaudes, gonflées, très-sensibles et douloureuses inférieurement; la malade ne peut se mouvoir ou quitter le décubitus dorsal sans éprouver de grandes souffrances; la glande forme à la surface interne de la vulve une proéminence excessivement douloureuse et l'évacuation du pus produit un soulagement marqué. Il arrive de temps en temps que la même tumeur suivie des mêmes accidents se reproduit tous les deux ou trois mois. On ne peut prévenir le retour de cette incommodité qu'en ouvrant largement le kyste, en enlevant une portion de ses parois ou en injectant de la teinture d'iode dans sa cavité.

L'affection que je viens de décrire ne se rencontre guère que chez des femmes jeunes, qui sont mariées ou qui ont eu des rapports sexuels. Mais il y a d'autres affections qui sont peut-être plus fréquentes chez les femmes d'un âge moyen que chez les jeunes femmes, et qui se produisent aussi bien chez celles qui ne sont pas que chez celles qui sont mariées. Des *furoncles* très-douloureux, marchant lentement à la suppuration, au nombre de deux ou trois à la fois, ou se succédant à de courts intervalles et se reproduisant par nouvelles poussées toutes les deux ou trois semaines, se montrent quelquefois sur la surface externe des lèvres. L'attention de la malade est d'abord mise en éveil par une cuisson et un chatouillement désagréables; puis elle s'aperçoit de l'existence d'un ou de deux petits boutons rouges et durs. Le bouton augmente graduellement de volume, et sa base s'étend en largeur et en profondeur dans l'épaisseur des lèvres, de manière à former une petite tumeur de la grosseur d'une noisette. Il ne survient pas de gonflement général des lèvres, ni de tête distincte comme dans la pustule d'ecthyma, mais la surface reste aplatie puisque, la suppuration étant survenue, une petite quantité de pus est évacuée ; l'induration disparaît ensuite graduellement.

Le seul traitement qui ait rendu quelque service dans ces cas, c'est la cautérisation énergique des furoncles avec le nitrate d'argent pendant qu'ils sont encore à l'état papuleux. Si cette cautérisation réussit, elle arrête le processus du bouton et épargne à la malade les ennuis et les souffrances des fomentations, des cataplasmes et des moyens chirurgicaux qu'on est quelquefois obligé d'employer dans la dernière période. Il n'y a aucun traitement général qui puisse prévenir la formation de ces furoncles ; mais, comme leur invasion coïncide assez souvent avec l'irritation du système sexuel qui accompagne la cessation des règles, nous trouvons dans ce fait une indication qu'il est bon de ne pas oublier.

L'une des affections les plus pénibles des organes externes, c'est l'*eczéma* de la vulve qui devient très-facilement chronique et se montre très-rebelle au traitement. La plupart du temps, cette affection se manifeste dans le pli qui sépare les cuisses des lèvres ; de là elle s'étend aux lèvres elles-mêmes et aux nymphes, quand elle est devenue chronique, et même à la marge de l'anus et au périnée. Dans l'état aigu, elle ne diffère point de l'eczéma des autres parties du corps ; mais elle reste rarement aiguë et devient très-rapidement chronique. Dans ce dernier état, les lèvres perdent leurs poils et la graisse qui leur donne leur rotondité ; elles se recouvrent, ainsi que les nymphes, d'un épithélium épais, dur et blanchâtre ; la muqueuse devient sèche et perd sa souplesse. Il est rare que la maladie affecte toute la vulve ; quand il en était ainsi, dans les cas que j'ai observés, la membrane perdait entièrement son aspect normal ; elle était sèche, rugueuse, épaissie ; il en résultait un rétrécissement assez marqué du vagin à son orifice. Dans les cas les plus mauvais, la maladie attaque le prépuce du clitoris qui s'épaissit, s'indure et se projette entre les lèvres, devient rouge et s'exulcère par frottement, comme les parties affectées d'eczéma aigu. Il faut noter aussi que dans deux cas d'eczéma chronique sévère, une tumeur vasculaire d'un volume considérable se forma en dedans de l'orifice de l'urèthre.

Les petites attaques d'eczéma qui se produisent chez quelques femmes au retour d'une période menstruelle, à la suite d'excès de marche ou par toute autre cause, sont souvent très-soulagées par

de fréquentes lotions[1] de glycérine. Pour rendre moins irritables
les parties où l'éruption a coutume de survenir, on peut se servir
de glycérine pure ou de liniment au zinc. Si l'inflammation est
intense et l'écoulement abondant, la malade doit rester au lit, et faire
sur les parties malades des applications continuelles d'une lotion
à l'oxyde de zinc ; puis des ablutions avec de l'eau amidonnée, et des
onctions avec un liniment au benzoate de zinc qui a l'avantage de ne
pas rancir rapidement.

Mais c'est la forme chronique de l'eczéma, avec desquamation
par larges plaques épidermiques, qui est la plus difficile à guérir et
même à soulager. Je ne l'ai observée à son degré le plus grave que
dans les hôpitaux où il était difficile de garder assez longtemps les
malades pour obtenir autre chose qu'une certaine amélioration. Le
prurit douloureux était presque toujours calmé pour un temps par
le badigeonnage des parties avec de l'huile de morue froide. Mais
le soulagement n'était que temporaire ; d'autres applications onc-
tueuses arrivaient au même but, quoique moins sûrement. Aucune
application caustique destinée à modifier l'état de la peau ne produit
une guérison certaine. Je me suis servi du nitrate d'argent solide,
lui substituant, lorsqu'il s'était reproduit un épiderme plus délicat,
une solution de 20 grains de sel pour une once d'eau distillée. Le
professeur Scanzoni[2] emploie une solution d'un demi-drachme
(2 grammes) de potasse caustique, dans une once d'eau distillée,
qu'on applique légèrement sur les parties malades avec un pinceau
en poil de chameau ; et puis, à mesure que la maladie diminue, il
fait faire des ablutions abondantes avec de l'eau froide.

De simples applications externes, quoique très-utiles suffisent rarement dans les cas graves et de longue durée. Alors, comme lorsque l'eczéma siége ailleurs, pour obtenir une cure permanente, il
faut instituer un traitement arsenical longtemps continué.

N° 14.

℞ Glyc. purificati.	ӡij	℞ Glycérine purifiée.	8 gr.
Aquæ rosæ.	ӡvj	Eau de rose.	180 »
M. ft. lotio.		En lotions.	

N° 15.

℞ Zinci Oxydi.	ӡij	℞ Oxyde de zinc.	8 gr.
Mist. acaciæ.	ʒi	Mixture d'acacia.	50 »
Aquæ rosæ.	ʒv	Eau de rose.	150 »
M. ft. lotio.		En lotion.	

[2] *Op. cit.*, p. 562.

On donne souvent le nom de *prurigo* à une démangeaison douloureuse des organes sexuels, dont les femmes souffrent fréquemment. Mais le *prurit* est une affection commune, tandis que le prurigo est très-rare. Je n'ai jamais rencontré aucun cas où l'éruption fût limitée à ces parties, quoique les malades souffrant d'un prurigo général soient fréquemment tourmentés par des démangeaisons insupportables des organes génitaux, qui les portent à se gratter jusqu'à écorcher la peau. Malgré l'absence de tout rapport nécessaire entre le prurit douloureux des organes sexuels et l'existence d'une éruption sur leur surface, c'est peut-être ici le lieu le plus convenable pour en parler. Quoiqu'on appelle ce prurit, prurit des grandes lèvres ou de la vulve, la sensation n'est pas toujours limitée à cette partie; elle occupe quelquefois tous les organes externes de la génération, d'autres fois les nymphes seulement, le vestibule, le canal vaginal et l'orifice utérin. Les circonstances qui donnent lieu à cette incommodité varient autant que son siége et prouvent qu'elle doit être classée, comme l'ont fait quelques écrivains du continent, parmi les affections nerveuses des organes sexuels. Elle accompagne assez souvent les premiers mois de la grossesse et quelquefois aussi les maladies organiques de la matrice, spécialement le carcinome dans ses premières phases. Elle accompagne parfois et précède plus souvent la période menstruelle, spécialement chez les femmes qui sont peu et douloureusement réglées. On l'observe aussi à l'approche de la période critique, lorsque la menstruation a cessé, ou est sur le point de disparaître. Elle accompagne les hémorrhoïdes, l'état variqueux des veines des lèvres, le début et le déclin de quelques cas d'inflammation vaginale et tous les états morbides qui se traduisent par une congestion anormale des organes sexuels. De temps en temps elle s'associe à une sorte d'éruption herpétique de la face interne des lèvres, dont les vésicules, en se rompant, laissent une petite plaie d'apparence aphtheuse. Mais ce fait n'est pas commun, si je m'en rapporte à ma propre expérience.

Il est très-difficile de décrire une sensation; mais on peut constater que, si ce prurit varie d'intensité, il n'est pas toujours de la même espèce. Quelquefois c'est une sensation désagréable de reptation, de formication; d'autres fois, une cuisson, ou une démangeaison qui peuvent devenir intolérables. La chaleur aggrave toujours le prurit, si bien qu'il suffit à quelques personnes d'entrer dans une chambre chaude pour éprouver une attaque de cette affection; chez la plupart des malades, les nuits sont presque sans sommeil, parce, que dès qu'elles se mettent au lit, le prurit commence. Le froid le calme, mais momentanément, et les malades sont obligées de se gratter, de se frotter, pour obtenir une sorte de soulagement qui consiste dans la substitution d'une cuisson brûlante à la démangeaison plus intolérable. Non-seulement cette pratique ne soulage que médiocrement, mais elle aggrave l'état des malades, en entretenant une excitation morbide des organes sexuels qui constitue une souffrance très-réelle.

Le traitement dépend évidemment de la condition morbide qui accompagne la démangeaison. La prescription empirique des lotions, des onctions et autres applications, sans la connaissance préalable de l'état des fonctions utérines, est plus nuisible qu'utile. Je me rappelle un cas dans lequel l'application du nitrate d'argent sur une ulcération chronique de l'orifice utérin fut suivie de la guérison presque immédiate d'un prurit très-désagréable. Quand il est la conséquence d'une vaginite, il cesse presque en même temps que l'inflammation ; en général, rien ne calme l'irritation qu'on observe au déclin de la vaginite comme un mélange d'eau de Goulard et d'acide cyanhydrique, dans la proportion de deux drachmes du dernier (8 grammes) pour 8 onces (240 grammes) de la première. Quand il existe une congestion évidente des organes externes, manifestée par la chaleur, le gonflement, la rougeur, ou la sensibilité des parties, quelques sangsues à la vulve ou à la marge de l'anus produisent un grand soulagement ; il en est de même quand le prurit est associé aux hémorrhoïdes. L'éruption herpétique qui, d'après Devees, de Philadelphie, serait la cause de tout le mal, est soulagée par des lotions de borax et de morphine[1], que j'ai trouvées plus utiles que tous les autres remèdes.

Dans les cas où il y a inflammation locale ou congestion, des applications de topiques gras ne réussissent généralement pas. Dans d'autres cas où ces deux complications n'existent pas, ou ont été guéries, l'usage d'un liniment composé d'un demi-drachme (2 grammes) de chloroforme pour une once d'huile d'olive, que Scanzoni[2]

---

[1]

N° 16.

♃ Sodæ subboracis. . . . . ℥iv	♃ Borax. . . . . 16 gr.
Morphiæ hydrochlor.. . . . . . gr. viij	Chlorhydrate de morphine 0,40 centig.
Aquæ rosæ. . . . . ℥x	Eau de rose. . . . . . . 300 gr.
M. ft. lotio.	En lotions.

[2] *Op. cit.*, p. 545.

a recommandé le premier, rend souvent de grands services. L'huile de morue peut soulager souvent l'irritation des parties externes ; mais je la redoute dans les cas qui se rapprochent de l'eczéma chronique. Le docteur Rigby, dans son récent ouvrage, fait grandement l'éloge d'onctions avec parties égales d'huile de morue et de pommade au précipité rouge, qui ont guéri entre ses mains des malades rebelles à tout autre traitement.

Deux autres remèdes ont quelquefois donné de bons résultats dans les cas de prurit invétéré ; l'un d'eux est le sulfate de quinine, qui, à la dose de 2 grains toutes les six heures, m'a semblé, dans quelques cas exceptionnels, je dois l'avouer, améliorer le prurit comme toute autre affection névralgique ; l'autre est la belladone qui, administrée à l'intérieur et appliquée localement, a très-souvent rendu de grands services. Je donne habituellement la belladone sous forme de pilules, combinée avec le camphre, en commençant par un demi-grain d'extrait pour trois grains de camphre, et en augmentant la belladone jusqu'à l'obscurcissement de la vue et à la sensation de sécheresse dans la gorge. En même temps, je fais recouvrir deux fois par jour les surfaces malades avec un onguent composé d'un scrupule (1^{gr}, 20) d'extrait de belladone, d'une demi-once d'onguent de spermaceti, et d'une demi-once de glycérine ; mais le soulagement qu'on obtient ne dure pas plus que l'emploi de ces remèdes.

Reste la cautérisation avec le nitrate d'argent, soit en dehors, soit en dedans du vagin, suivant le siége de l'irritation. Je n'y ai pas eu recours, soit que d'autres remèdes aient soulagé la souffrance, soit qu'elle ait cessé avec la cause qui l'avait produite, comme on le voit dans la grossesse ; soit qu'elle ait été effacée par d'autres souffrances plus considérables, comme dans quelques cas de cancer.

C'est ici le lieu de parler de deux autres affections névralgiques qui, occupant, l'une le vagin, l'autre le rectum, ont été décrites sous les nom de *vaginisme* et *coccygodynie*. Il y a longtemps qu'elles étaient connues de ceux qui s'occupent des maladies des femmes.

La première est caractérisée par de la douleur et des spasmes de l'orifice vaginal, assez intenses pour s'opposer complétement aux rapports sexuels. En dehors des rapports sexuels, la malade éprouve aussi une sensation de malaise vers la vulve, qui se change en douleurs pendant la marche et même dans la position assise, et dont le degré varie suivant les sujets et à différentes époques chez la même femme. Si on essaye d'introduire le doigt dans le vagin, cette douleur devient intolérable, et l'examen complet est rendu impossible par l'attitude que prend la malade et par la constriction du sphincter vaginal. Cet état que le docteur Marion Sims[1] a le premier désigné sous le nom de *vaginisme* n'est pas seulement propre aux femmes nouvellement mariées, chez lesquelles les rapports sexuels ont été imparfaits et la membrane hymen partiellement rompue. Je l'ai observé à un moindre degré, après une inflammation chronique de l'utérus : l'excitation nerveuse était telle, que l'introduction du doigt et le coït étaient impossibles.

Je n'ai jamais constaté le vaginisme comme phénomène morbide isolé ; il était toujours associé à d'autres symptômes nerveux et hystériques, tels que dysménorrhée, douleurs dans la défécation et la miction. Semblable à d'autres affections de cette espèce, il peut présenter, sans cause, de grandes variations. Chez les femmes non mariées, il se produit quelquefois en même temps, pendant la miction, une douleur intense qui résiste à toute espèce de traitement. J'en ai vu un exemple frappant chez une jeune femme non mariée, âgée d'environ 24 ans, qui en avait été atteinte dès l'époque de la puberté. Elle était pâle, délicate et grêle ; mais elle n'avait d'autre souffrance que l'angoisse qui accompagnait la miction et qui durait environ un quart d'heure après l'évacuation de l'urine. On trouva la vessie parfaitement saine. Elle consulta plusieurs médecins ; on la sonda plus d'une fois, croyant qu'il existait une pierre ; on employa tous les remèdes imaginables : injections vésicales calmantes, injections de gaz acide carbonique, préparations chalybées à haute dose, bains de mer, saison dans quelques stations thermales de l'Allemagne. Rien ne modifia ni l'état local, ni la santé générale ; après plusieurs années de traitement, elle était toujours nerveuse, hystérique, faible de corps et d'esprit, et ne se distinguait de cent autres que par les angoisses vésicales qui la tourmentaient.

Je ne pense pas que la vaginite soit, ainsi que l'affirme le docteur Churchill[2], le premier degré, ou le premier pas vers la douleur et le spasme vaginal. J'ai vu cet état survenir chez des femmes mariées

---

[1] *Obstretrical Transactions*, vol. III, p. 356.

[2] *Diseases of Women*, 4th éd., Dublin, 1864, p. 123. On y trouve une bonne description de cet état morbide. (*Note de l'Auteur.*)

depuis deux ou trois ans, mais qui n'avaient pas eu d'enfants. Je crois qu'il est produit par les causes les plus variées.

La première condition pour guérir ou améliorer les malades, c'est de leur interdire tout rapport sexuel. Il faut ensuite avoir recours aux bains de siége tièdes, aux adoucissants sur les parties malades, pour obtenir la guérison de l'inflammation vaginale quelle qu'en soit la cause. Le docteur Churchill a proposé de badigeonner tout l'intérieur du vagin avec du nitrate d'argent; mais ce traitement suppose déjà une grande amélioration, puisque, dans quelques cas, le doigt lui-même ne peut être introduit, tant les souffrances sont aiguës.

Il faut, en même temps qu'on soigne la maladie locale, s'occuper de la santé générale. Le bromure de potassium a été très-vanté, mais je n'ai pas constaté qu'il émoussât la sensibilité des organes sexuels, ni qu'il fît disparaître, comme on le prétend, les symptômes hystériques et épileptiformes qui accompagnent si souvent les désordres ou l'excitation du système sexuel.

Des douches chaudes sur le sacrum et les fesses m'ont, dans quelques cas, rendu de grands services. Je crois que les bains de boue et d'acide carbonique de Meinberg ou autres stations thermales allemandes seraient très-utiles; mais je n'ai pas eu l'occasion de les expérimenter.

La dilatation graduelle de l'orifice vaginal, au moyen de bougies, peut agir de deux manières, en élargissant mécaniquement le canal et en accoutumant le vagin à la présence d'un corps étranger. J'ai employé des bougies rectales de divers calibres, conseillant aux malades de les introduire une heure par jour et d'en augmenter peu à peu le calibre. Le docteur Sims et le docteur Churchill se servent de dilatateurs en verre qui ont l'avantage d'être plus propres.

J'ai vu un cas où j'ai compris qu'on eût recours à un procédé chirurgical tel que celui qui est employé par le docteur Marion Sims; le vaginisme n'était pourtant qu'un des symptômes d'une hystérie grave. L'opération du docteur Sims consiste dans l'excision des débris de l'hymen, dans l'incision de l'orifice vaginal et dans la dilatation du canal. Ce procédé est formidable; il donne quelquefois lieu à une hémorrhagie considérable. Mais le spasme vaginal et la douleur qui l'accompagne sont si douloureux qu'ils justifient tous les moyens qu'on tente pour en débarrasser les malades.

La douleur de reins est un symptôme si commun dans un grand

nombre de maladies des femmes, que nos malades et nous n'y donnons que peu d'attention, excepté lorsqu'elle est exceptionnellement
intense ; nous nous préoccupons alors de son siége exact et des circonstances qui l'aggravent ou la soulagent. De là vient sans doute
que la douleur du coccyx ou *coccygodynie* n'était pas admise comme
affection distincte, lorsque le docteur Simpson[1] la décrivit.

Les femmes se plaignent quelquefois d'une douleur qu'elles rapportent au point où le coccyx s'articule avec le sacrum. Cette douleur
se manifeste habituellement après la grossesse, quelquefois après
une chute ou un coup sur la partie inférieure de la colonne vertébrale,
après l'exercice du cheval longtemps continué ; ou bien elle fait partie du groupe des symptômes qui appartiennent aux déplacements
et autres maladies de l'utérus. Cette douleur s'exaspère dans la position assise et pendant la défécation ; quoique continue et sourde,
elle présente, sans cause, des accès paroxystiques. Elle se calme
pendant le décubitus ; la position debout et la marche ne l'aggravent
pas comme celle qui accompagne le prolapsus. Les règles, la constipation, les rapports sexuels la rendent plus vive.

Il n'existe pas de sensibilité spéciale dans la région des lombes ou
à la partie supérieure du sacrum ; mais la partie inférieure de cet
os est souvent douloureuse, et la malade indique le coccyx comme
le point d'où provient la souffrance ; la pression sur cet os cause
une douleur aiguë. C'est la pression de bas en haut, bien plus que
la pression d'avant en arrière par le doigt introduit dans le vagin
ou le rectum qui cause cette douleur, dont le siége précis est dans
l'articulation sacro-coccygienne.

Le professeur Scanzoni[2], qui nous a donné la meilleure description de cette affection, établit que 9 malades sur 24 avaient commencé à éprouver cette douleur pendant la grossesse ; que 6 étaient
primipares, et que 5 avaient été délivrées par le forceps après un
travail long et pénible. 2 malades rapportaient leurs souffrances à
l'exercice du cheval. 11 fois sur 24, l'affection paraissait consécutive à des violences exercées sur le coccyx. La fréquence de
ces violences mécaniques a été mise hors de doute par l'anatomiste
Hyrtl qui a trouvé en deux années 32 coccyx sur 180, qui avaient
été luxés, puis ankylosés.

Dans beaucoup de cas, cependant, la douleur de l'os n'est pas due

[1] *Medical Times*, July 2, 1859.
[2] *Op. cit.*, p. 589-602.

à une cause traumatique ; elle est sympathique de quelque maladie utérine ou ovarique qui ne peut exercer sur lui aucune pression mécanique.

En pareil cas, la première chose à faire, c'est de guérir la maladie première. L'importance de cette pratique est mise en évidence par le fait suivant que cite Scanzoni : chez 3 femmes qui, depuis leurs plus jeunes années, souffraient de cette *coccygodynie*, la douleur cessa complétement en même temps que la menstruation.

Je n'ai pas eu l'occasion d'observer cette affection dans ses formes les plus graves et les plus rebelles. Le cas le plus sévère que j'aie vu survint chez une jeune femme non mariée qui avait des hémorrhoïdes et une constipation habituelle ; la douleur disparut complétement avec ces deux affections. Le repos, de doux apéritifs, l'évacuation régulière du rectum, des sangsues sur le coccyx, des bains de siége tièdes et des fomentations chaudes, constituent les meilleurs moyens de guérison. S'ils échouent, ou si la douleur est évidemment névralgique, ou si l'amélioration n'est qu'imparfaite, Scanzoni a recours aux injections sous-cutanées de morphine sur le point douloureux. Il a constaté que ce remède était plus efficace que les liniments, les fomentations, les suppositoires, et, contrairement au docteur Simpson, il a été rarement déçu par les résultats.

Quoique cet accident morbide soit très-incommode et apte à récidiver dans ses formes les plus sévères, il est assez facile de le guérir. Sur les 24 cas de Scanzoni, 10 guérirent complétement ; 9 furent très-soulagés ; dans 3 cas il ne put pas constater le résultat ; 2 cas furent rebelles au traitement. Dans ces derniers cas, cependant, la douleur n'était pas assez aiguë pour nécessiter la division souscutanée des muscles, des ligaments et du fascia en connexion avec la partie inférieure du coccyx, que Simpson a recommandée et pratiquée avec un plein succès. Le but de cette opération est de placer le coccyx dans des conditions de repos parfait ; et, si d'autres moyens échouaient, il faudrait sans aucun doute y avoir recours.

Nous devons dire ici quelques mots de la *masturbation* chez les femmes et de sa guérison *par l'ablation du clitoris*. Il est indubitable que cette mauvaise habitude n'est pas limitée à notre sexe, et que les femmes y sont quelquefois adonnées. Il est arrivé à tous les praticiens de recevoir de douloureuses confidences de femmes qui se sentaient incapables de dominer ce vice, et qui attribuaient à cette habitude contractée dès leur enfance, l'absence de tout plaisir pendant les rapports sexuels. De pareils cas sont rares. Il est douteux que la pratique de la masturbation produise des effets physiques aussi funestes chez les femmes que chez les hommes, quoiqu'il soit impossible d'exagérer la pernicieuse influence qu'elle exerce sur les sentiments moraux et sur le respect de soi-même.

Si cette habitude pouvait être détruite, si l'esprit pouvait être rendu à sa pureté par une mutilation physique, on ne devrait point hésiter à acheter à ce prix un semblable bienfait. Mais la sensibilité sexuelle n'est pas limitée au clitoris ; l'habitude de la masturbation ne produit aucun changement dans cet organe, et ce n'est pas toujours en l'irritant que les femmes arrivent à satisfaire leurs honteuses passions. Ce n'est donc pas en amputant le clitoris qu'on pourrait détruire l'habitude de la masturbation òu les moyens de la satisfaire [1].

Il y a quelques sujets qui, d'un accord unanime, ne sont pas traités par des praticiens honorables. Les guérisseurs de la masturbation et de ses conséquences chez l'homme, en faisant placarder des affiches de leur spécialité au coin des rues, se créent une position morale, semblable à celle des anciens lépreux avec leur manteau rouge ; leur cloche est un cri « *unclean, unclean,* » malpropre, malpropre ; on les voit et on les évite. Le scandale semble avoir pour eux un attrait particulier. On ne contestera pas, je pense, que ces pratiques, en s'adressant à un autre sexe, conserveraient toujours le même caractère.

Je connais une dame, âgée de 53 ans, dont la fille la plus jeune avait plus de 20 ans ; cette dame, souffrait d'une fissure douloureuse à l'anus ; on lui fit l'opération habituelle qui consiste à diviser la muqueuse au niveau de l'ulcération. Le chirurgien qui la pratiqua, sans dire un seul mot à cette dame et à son mari, sans même laisser soupçonner ce qu'il allait faire, coupa le clitoris. Le moignon de l'organe amputé devint le siége, comme après l'ampu-

---

[1] La citation suivante, empruntée à Parent-Duchâtelet, prouve que l'habitude de la masturbation n'entraîne aucun changement dans les organes sexuels : « Tous les jours on reçoit dans la prison des prostituées, quelques-unes de ces filles d'une lasciveté effrénée, ou de ces femmes, plus lascives encore, adonnées au vice honteux dont j'ai parlé ; on examine ces femmes comme les autres, et jamais elles n'ont présenté, dans leur organisation, la moindre chose qui les distinguât du reste des prostituées ou du commun des femmes. » *La Prostitution dans la ville de Paris.* Paris, 1857, 3ᵉ édit., vol. I, p. 111.

(*Note de l'Auteur.*)

tation d'un membre, d'une douleur qui, pendant des mois, causa des angoisses incessantes, et qui ne se calma, sans cesser complétement, qu'au bout de deux ou trois ans. Quand cette dame chercha à savoir pourquoi on avait fait la seconde opération, elle eut l'humiliation d'apprendre, après quelques détours, qu'elle avait été victime d'un pareil outrage, parce que le chirurgien supposait qu'elle était adonnée à un vice dont elle ne connaissait ni le nom, ni la nature.

Notre profession doit être noblement exercée. L'anneau et l'épée, dans quelques universités du continent, symbolisent encore les vœux du candidat lorsqu'il se fait recevoir docteur; ce n'est qu'avec un esprit chevaleresque qu'on peut pratiquer la médecine; si triste qu'elle soit, j'ai raconté cette histoire pour montrer à mes jeunes confrères que, lorsqu'on ne se tient pas sur ses gardes, on peut, « employant les plus nobles choses aux plus vils usages, » pervertir ses talents et se dégrader au point de causer de graves préjudices en exerçant ce pouvoir de guérir qui est presque semblable à celui de Dieu.

M. Huguier a décrit très-minutieusement, dans les *Mémoires de l'Académie de médecine de Paris*[1], les maladies des follicules sébacés et pileux de la vulve. Il parle de l'acné de la vulve qui résulte de l'accumulation, sans cause appréciable, de la matière sébacée dans les follicules. Le nombre des follicules malades est en général peu considérable. Plusieurs follicules peuvent devenir successivement malades, comme dans l'acné de la face. Quelquefois les follicules s'enflamment; il en résulte ce que M. Huguier appelle *la folliculite vulvaire*. Je l'ai observée quelquefois, mais moins souvent que ceux qui sont médecins de l'hôpital de Lourcine. Cette affection qui est commune surtout pendant la grossesse, peut résulter aussi d'un manque de propreté. Elle est caractérisée par la présence, dans le repli des cuisses, à la surface externe et sur le bord libre des lèvres et à la base du prépuce, de petites papilles arrondies et rouges, à peine plus grosses qu'une tête d'épingle. Quelques-unes sont isolées, d'autres forment par leur agglomération des plaques irrégulières. Peu à peu ces follicules, d'abord simplement congestionnés, s'enflamment et une petite goutte de pus apparaît à leur sommet; habituellement ils se rompent et se contractent; mais quelquefois ils se flétrissent sans évacuation préalable de leur contenu.

[1] Vol. XV, p. 527.

Si on ne traite pas cette affection qui est chronique, les follicules malades mettent vingt ou trente jours à parcourir leurs trois stades d'éruption, de suppuration et de dessiccation ; puis d'autres poussées se produisent et font durer la maladie pendant des semaines ou des mois. Un traitement très-simple suffit, en général, pour la guérir ; il faut du repos, des soins de propreté et des astringents doux, tels que des lotions d'acétate de plomb, ou de faibles solutions de nitrate d'argent.

Passons maintenant à l'étude d'autres affections moins superficielles, quoiqu'elles siégent exclusivement dans le tégument et dans le tissu cellulaire sous-jacent. La classification de ces maladies est très-difficile ; quelques-unes sont d'origine syphilitique ; d'autres appartiennent à la classe des lupus, et n'ont aucune teinte vénérienne ; d'autres enfin dégénèrent et prennent tous les caractères du cancer épithélial.

Je ne parlerai que peu de la syphilis des organes externes de la génération. C'est un sujet que je ne connais pas beaucoup. J'ai observé quelquefois des affections qu'on pouvait rapporter à la syphilis tertiaire ; mais elles étaient d'une si longue durée et si réfractaires au traitement, que je me suis demandé s'il ne s'agissait pas plutôt d'une affection maligne.

Tel était le cas d'une malade, âgée de 45 ans, à qui je donnais des soins pour une ulcération des parties externes, durant depuis une année, et n'ayant causé d'autre incommodité qu'un peu d'incontinence d'urine. Sur la surface interne de la lèvre gauche, il existait une ulcération demi-circulaire, s'étendant jusqu'à la nymphe correspondante, à bords irréguliers, indolents et recouverts de granulations de bonne nature. La concavité de cette ulcération était dirigé en haut ; elle commençait à un quart de pouce au-dessous du clitoris et s'étendait à environ un quart de pouce au-dessous de la partie inférieure de la paroi vaginale gauche. Une cicatrice occupait la surface interne de la nymphe droite et le côté droit de l'orifice vaginal ; une petite portion de son bord inférieur n'était pas encore guérie. L'orifice de l'urèthre était rouge, ulcéré et un peu béant. L'utérus était sain ; les glandes de l'aine étaient un peu tuméfiées.

La malade ne présentait aucune autre accident vénérien ; elle racontait qu'elle avait eu, quatre ans auparavant, des ulcérations accompagnées de bubons et de maux de gorge. Le troisième mois la cicatrisation eut lieu sous l'influence de l'iodure de potassium, de lotions noires, et de cautérisations avec le nitrate d'argent. Dans d'autres cas douteux je n'ai constaté aucune trace de syphilis actuelle ni antérieure.

On peut confondre de pareils cas avec certaines formes de cancer épithélial bien plutôt qu'avec le squirrhe. La dureté pierreuse du squirrhe des lèvres ou des nymphes a quelque chose de très-caractéristique, et quand il se forme alors, dès la première période de la maladie, une ulcération sur la muqueuse, c'est plutôt une abrasion superficielle de l'épiderme qu'une perte de substance à bords élevés. Le véritable cancer épithélial, lorsqu'il débute sur les parties externes, à moins de tendance à envahir le canal vaginal, et il montre une préférence moins exclusive pour la surface muqueuse des lèvres. Il est plus difficile de distinguer ces ulcérations de l'*ulcère rongeant* ou du *lupus*. Cependant, dans l'ulcère rongeant, l'induration est plus prononcée et plus étendue, et elle produit dans quelques cas un rétrécissement marqué de l'orifice vulvaire. L'affection occupe rarement la surface interne de la lèvre ; en général, elle siége à la partie postérieure de la lèvre, du vagin et du vestibule ; la surface ulcérée est plus grande que dans la syphilis, et il existe une remarquable tendance à l'hypertrophie des lèvres et des nymphes.

Cette dernière particularité a conduit M. Huguier qui, e premier, a décrit d'une manière détaillée la maladie, à lui donner le nom de *lupus hypertrophique* ; il appelle les autres formes *lupus serpigineux* et *lupus perforant*. Dans la plupart des cas, ces caractères se trouvent réunis, et je ne vois aucun avantage à faire ces subdivisions. Cette ulcération est accompagnée d'une douleur qui siége à la vulve ; elle se cicatrise d'un côté pendant qu'elle s'étend du côté opposé ; ces deux processus simultanés s'effectuent très-lentement ; ses bords sont irréguliers et à pic ; le tissu périphérique est dur et comme cartilagineux. Il existe une disposition à l'hypertrophie dans les parties qui ne sont pas détruites par l'ulcération, comme par exemple les lèvres, les nymphes ; il se forme aussi à l'entrée du vagin et de l'anus des condylomes qui s'ulcèrent. Ce qui caractérise cette affection, c'est que la cicatrisation rétrécit l'orifice de la vulve au moyen d'un tissu ferme et comme cicatriciel, dont l'étendue dépasse celle qu'occupait l'ulcération.

L'essai de M. Huguier contient neuf cas de cette affection ; j'en ai observé 5 cas, en tout 14 cas, survenus chez des femmes qui toutes étaient mariées ou avaient eu des rapports sexuels, sauf une dont M. Huguier ne dit rien dans son rapport. Deux seulement des malades de M. Huguier et 1 des miennes avaient eu des enfants, fait qu'on peut expliquer par la difficulté des rapports sexuels, lorsque la maladie est arrivée à une période avancée.

Le tableau suivant montre quelle est l'influence de l'âge :

Malades soignées à l'âge de	La maladie avait commencé depuis l'âge de
20 ans.	18 ans 6 mois.
21 —	20 — 6 —
22 —	20 — 6 —
24 —	22 — 0 —
26 —	21 — 0 —
26 —	25 — 0 —
30 —	29 — 0 —
32 —	30 — 4 —
32 —	29 — 6 —
32 —	31 — 4 —
33 —	25 — 0 —
38 —	28 — 0 —
47 —	46 — 0 —
52 —	45 — 0 —

En d'autres termes, la maladie commença

A	20 ans	dans 1 cas.
Entre	20 et 25 ans	— 4
—	25 30	— 5
—	30 35	— 2
A	45 »	— 1
—	56 »	— 1
		14

La durée de la maladie, y compris celle du traitement, a été comme l'indique le tableau suivant :

Nombre.	Durée.	Guéris.	Soulagées.	Non soulagées.	Morts.
Dans 1	1 an.	1	»	»	»
— 3	18 mois.	3	»	1	»
— 3	2 ans.	»	2	»	1 [1]
— 1	3 ans.	»	1	»	»
— 1	4 ans.	1	»	»	»
— 4	entre 8 et 9 ans..	»	3	»	1
— 1	10 et 11 ans.	»	»	»	1
14		4	6	1	3

[1] Cette malade mourut par suite de l'administration du chloroforme.

Il est évident qu'il y a des différences essentielles entre le cancer et une affection qui marche si lentement qu'il faut plus de trois ans pour la guérison, et plus de huit mois pour obtenir un peu d'amélioration. En outre, quand elle se termine fatalement, elle ne détruit pas la vie, comme le cancer, en attaquant quelque organe éloigné ou en métamorphosant en sa substance tous les tissus qu'elle envahit. La mort survient par péritonite, résultant d'une communication fistuleuse soit vaginale soit rectale ; ou bien elle est la suite d'un rétrécissement du rectum envahi par la maladie. Le microscope confirme les différences qui existent entre les traits principaux des deux maladies[1].

Il est bon de faire remarquer que, dans 1 cas seulement, d'après M. Huguier, cette affection survint chez un sujet syphilitique ; dans les 13 autres, quoique l'une des femmes fût une prostituée, et que quelques autres se fussent exposées aux dangers de la contagion, il n'existait pas le plus petit symptôme d'affection vénérienne.

L'histoire d'un cas que j'ai traité à St-Bartholomew's Hospital, en juin 1850, montrera bien le caractère général et la marche de la maladie. Cette femme avait 30 ans ; elle était mariée depuis 4 ans ; elle n'avait eu qu'un enfant à terme ; un an avant d'entrer à l'hôpital, elle avait fait au cinquième mois une fausse couche occasionnée par une frayeur. Elle avait toujours joui d'une bonne santé, quoique la menstruation eût été irrégulière jusqu'à son accouchement qui fut très-naturel. Elle sortit trop tôt après ses couches ; c'est à cette imprudence qu'elle attribuait un flux leucorrhéique fréquemment strié de sang, dont elle souffrait depuis cette époque. Ce flux avait augmenté après sa fausse couche ; mais, sauf une légère douleur

---

[1] Mon ami le docteur Paget m'a communiqué le résultat de l'examen qu'il fit, après la mort par le chloroforme, d'une jeune femme chez laquelle une ulcération de cette espèce existait depuis 18 mois : « Dans les matières qu'on enlevait en grattant la surface de l'ulcère, il y avait de si nombreuses cellules épithéliales de diverses formes, avec des noyaux, des nucléoles et des granulations, qu'on pouvait croire d'abord à un cancer épithélial. Mais toutes ces cellules et leurs noyaux étaient petits ; il n'y avait pas de corpuscules épithéliaux laminés, et (ce qui était plus significatif), en examinant la base de la tumeur et les tissus situés immédiatement au-dessous de la surface ulcérée, je ne trouvais que le tissu normal de la muqueuse infiltré de matériaux inflammatoires ou cicatriciels..... En somme, l'examen microscopique montra d'une manière positive que les caractères de ces ulcérations sont ceux des ulcérations ordinaires, et qu'elles ne contenaient aucun élément spécifique... Si on avait examiné pendant la vie les matériaux pris à la surface de la solution de continuité, on aurait diagnostiqué sans doute un cancer épithélial. Je pense qu'il s'agissait simplement de cellules épithéliales malades appartenant à la membrane muqueuse, ou peut-être aux parties cicatrisées. (*Note de l'Auteur.*)

dans le dos, elle n'avait point eu d'autres accidents morbides deux
mois avant de réclamer nos soins. Depuis deux mois elle souffrait
pendant la miction et les rapports sexuels ; l'écoulement était devenu
jaune, épais, fétide et très-abondant. Elle disait qu'elle avait maigri ;
cependant sa santé ne paraissait pas sérieusement atteinte.

Les lèvres et les nymphes étaient très-tuméfiées, mais non malades;
un liquide abondant sale et puriforme s'échappait quand on les
écartait. Une ulcération rouge, granuleuse et saignante, reposant
sur une base indurée, et peu douloureuse au toucher, entourait l'orifice de l'urèthre. En introduisant le doigt dans le vagin, on constatait
que l'induration remontait dans une étendue d'un pouce de largeur sur un pouce et demi de longueur. Cette portion située dans le
vagin n'était pas entièrement ulcérée. Sur la partie postérieure du
vagin, à une petite distance de l'orifice du canal, existait un tubercule dur, gros comme l'extrémité du petit doigt au niveau duquel la muqueuse ne présentait aucune altération.

Six mois après, les parties externes étaient plus tuméfiées; la face
interne des deux cuisses était excoriée par l'écoulement. Le tubercule de la paroi postérieure du vagin n'avait pas changé ; mais l'ulcération avait envahi les deux côtés du vagin. Cinq mois plus tard,
au milieu de mai 1851, la malade devint enceinte et, le 19 février 1852, elle donna le jour à une petite fille après un travail qui
né dura que cinq heures. Pendant la grossesse le tubercule de la
paroi postérieure du vagin avait grossi et le périnée était induré et
épaissi. Il se rompit pendant le passage de la tête ; néanmoins il ne
survint aucun accident pendant la période puerpérale. Le 18 mars
la malade revint à l'hôpital.

Les lèvres étaient le siége d'un gonflement qui ne dépendait ni
d'un œdème, ni de l'inflammation. Leur surface était pâle et ridée
comme la main qui est restée longtemps plongée dans l'eau. Tout le
tégument était épaissi comme dans l'éléphantiasis. Les nymphes
agrandies se projetaient en dehors des lèvres ; mais, sauf l'ulcération
de leur face interne, leur tissu ne paraissait pas très-altéré. En écartant les nymphes on apercevait une ulcération irrégulière entourant
l'urèthre qu'elle paraissait avoir détaché en remontant au-dessous
de la symphyse des pubis. Le clitoris était détruit par cette ulcération qui s'étendait jusqu'à la commissure supérieure des lèvres et
redescendait de là sur la surface interne des nymphes. Des granulations verruqueuses d'un rose pâle, exactement semblables à celles

de l'ulcération entouraient l'orifice de l'urèthre et formaient une
proéminence ayant presque le volume d'une noisette. Les bords de
la déchirure du périnée étaient cicatrisés dans l'étendue d'un tiers
de pouce; le reste de ces bords ainsi que le vagin et la vulve étaient
durs, semi-cartilagineux, d'un rouge pâle, dépourvus d'épithélium,
lisses comme la section d'une masse squirrheuse et le siége d'une
abondante sécrétion séro-purulente. Une ulcération granuleuse
s'étendait d'un demi pouce à un pouce le long des parois vaginales;
celle de la paroi postérieure s'arrêtait à la base du petit tubercule
dont nous avons parlé.

L'ablation des nymphes fut suivie d'une grande amélioration et
d'une cicatrisation partielle de l'ulcère qui entourait l'urèthre. L'excroissance granuleuse de son orifice avait, vers la fin de mai, perdu
sa rougeur anormale et était recouverte comme les condylomes
d'une membrane muqueuse pâle. La surface interne de chaque lèvre
qui ressemblait à la section d'une masse squirrheuse était recouverte
d'une membrane muqueuse saine. Le 8 juillet 1852, juste deux ans
à partir de l'époque où j'avais vu la malade pour la première fois,
il n'existait plus aucune ulcération; mais, sous d'autres rapports, il
n'y avait rien de changé. Une petite excroissance un peu sensible,
d'un rouge vif, grosse comme l'extrémité du petit doigt sortait de
l'orifice uréthral qu'elle remplissait presque complétement.

Depuis cette époque je n'ai pas revu la malade. Quoique incomplète, cette histoire montre les particularités de la maladie, sa
marche et sa guérison partielle. Je désirerais que les résultats du
traitement eussent été plus favorables; quoique la malade eût été
améliorée, elle ne voulut pas rester plus de trois mois à l'hôpital.
Un bon régime, du repos, des soins de propreté, des bains de siége
tièdes, des lotions émollientes modifièrent favorablement les ulcérations. En quelques semaines j'ai habituellement obtenu une amélioration notable, mais pas une guérison complète. Dans le seul cas où
elle a eu lieu, je soumis pendant près de deux mois la malade à un
traitement mercuriel léger et je lui fis prendre un peu d'iodure de
potassium. L'ulcération ne datait que de sept mois; l'épaississement
et l'hypertrophie des nymphes n'étaient pas considérables.

Dans d'autres cas, j'ai employé les préparations de mercure,
d'iode et d'arsenic sans leur reconnaître aucune influence spéciale
sur cette affection. M. Huguier a obtenu des résultats analogues. Il
a conseillé une pratique très-efficace qui consiste à exciser les nym-

phes et les parties adjacentes, si c'est possible, quand les ulcérations dont elles sont le siége n'ont pas de tendance à guérir. Je suis très-partisan de l'excision des nymphes ulcérées et de l'ablation de toutes les excroissances condylomateuses qui entourent la vulve ; je crois que c'est par là qu'il faut commencer le traitement. Les surfaces opposées s'irritent par leur frottement réciproque et empêchent de soigner convenablement l'ulcération du vestibule ; d'un autre côté les excroissances vulvaires s'ulcèrent et préparent la récidive de la maladie. Je ne sais pas jusqu'à quel point les caustiques énergiques, tel que le nitrate acide de mercure, peuvent être utiles lorsque les ulcérations sont indolentes. Je pense, quoique mon expérience à cet égard ne soit pas très-grande, que le cautère actuel modifierait plus efficacement les surfaces malades, que tous les caustiques chimiques.

Les *maladies malignes* des parties externes de la génération appartiennent en général au cancer épithélial ; cependant j'ai observé un cas de squirrhe et un cas de cancer fongoïde de la vulve. Le cancer épithélial débute habituellement par un petit tubercule dur sur la surface externe et près du bord des lèvres ; il n'est pas douloureux ; mais il cause des cuissons et des démangeaisons. Il reste en cet état pendant plusieurs mois ; puis sa surface s'exulcère et il devient le siége d'un écoulement séreux ; lorsque tout l'épithélium est tombé, il se présente sous la forme d'une ulcération circulaire reposant sur une base un peu élevée et dure. L'ulcération, tout en conservant sa forme circulaire, s'étend, et sa base indurée gagne les parties voisines, en dépassant toujours la surface ulcérée. Elle est toujours indolente ; sa surface s'élève un peu au-dessus du niveau des parties voisines. Les granulations, ordinairement si marquées dans le cancer épithélial, se trouvent affaissées par le contact des lèvres ; car, quoique la maladie commence par le bord des lèvres, elle s'étend du côté de la muqueuse et envahit rarement la peau. De la surface interne des lèvres, elle se propage aux nymphes, au prépuce, au clitoris lui-même. Avant de s'ulcérer toutes ces parties sont rouges érodées et finement granuleuses.

Malgré l'ulcération, les glandes inguinales conservent pendant quelque temps leur volume normal et la partie profonde des lèvres n'est pas compromise ; mais peu à peu l'ulcération gagne en profondeur ; ses granulations deviennent plus volumineuses ; les lèvres sont rouges, tuméfiées, indurées, irrégulières et sensibles à la pression.

La maladie détruit quelquefois les lèvres et s'étend à la peau des cuisses sous forme d'un ulcère profondément excavé, à bords irréguliers, sans écoulement, ni douleurs considérables. Quelquefois une des glandes inguinales se gonfle, et augmente rapidement de volume ; la peau qui la recouvre tombe en gangrène et met à nu une large surface cancéreuse ; la malade maigrit ; mais il ne survient point d'hémorrhagie ni de douleurs continuelles, comme dans le cancer utérin, ou bien ces dernières cèdent facilement à un traitement approprié.

J'ai observé un cas de cancer épithélial, non sur la surface cutanée des lèvres, mais sur la surface externe de la nymphe gauche, chez une jeune femme mariée âgée de 31 ans. Il existait là un trou profond, à bords déchiquetés, pouvant contenir une noix ; les bords étaient si rapprochés qu'on ne pouvait voir le fond de l'ulcération ; en essayant de les écarter, on causait une douleur intolérable. Toute la solution de continuité était recouverte de petites granulations rouges, à demi transparentes, du volume d'une tête d'épingle et tout à fait caractéristiques du cancer épithélial. L'affection avait débuté cinq mois auparavant et était survenue à la suite d'une chute sur le bord d'une chaise ; les parties externes de la génération avaient été blessées et il y avait eu une hémorrhagie abondante. La malade ne voulut subir aucune opération ; quand elle revint à l'hôpital un an après, l'ulcération avait détruit les lèvres et avait gagné la cuisse. Cette pauvre femme avait continué à tisser jusqu'au moment de son admission ; elle avait beaucoup souffert et s'était adonnée à l'usage de l'opium pour obtenir quelque soulagement ; on la transporta dans un workhouse ; je ne sais pas à quelle époque elle mourut[1].

Il m'est impossible de déterminer rigoureusement la durée de la maladie. Je crois cependant que le tubercule qui précède l'ulcération carcinomateuse peut persister sans changement pendant une longue période et même pendant plusieurs années. Du moment que l'ulcération s'est établie, la maladie conduit en deux ans à une terminaison fatale.

Dans le traitement du *cancer épithélial* il faut se préoccuper de la

---

[1] J'ai vu, chez une femme âgée de 34 ans, une ulcération maligne des lèvres et des nymphes, coïncidant avec un carcinome épithélial de la peau au-dessus du pubis. La mort eut lieu au bout de 20 mois. Il existait une infiltration cancéreuse du corps de l'utérus ; mais le col était sain, ainsi que tous les autres organes. (*Note de l'Auteur.*)

possibilité de son ablation. Si on l'abandonne à lui-même, il se termine fatalement par la mort. Les moyens locaux qu'on essaye dans les ulcérations d'un caractère équivoque ne sont alors d'aucune efficacité. Mon expérience ne me permet pas de dire dans combien de cas la maladie récidive, ni quelle est la longueur de la période d'immunité après l'extirpation. Tout ce que je sais, c'est que cette opération prolonge la vie et donne à la malade beaucoup de chances d'une guérison durable. Je n'entrerai pas dans les détails d'une opération qui n'est pas de mon domaine ; le seul conseil que je me permettrai de donner, c'est de tout enlever, et de ne pas faire, par crainte d'une plaie trop étendue, des incisions trop rapprochées des tissus malades.

NOTES DU TRADUCTEUR

Note 1. — Sur les affections névralgiques et spasmodiques de l'urèthre, du vagin et de la vulve.

I

Il n'est pas rare d'observer chez les femmes des douleurs uréthrales excessives qui se propagent dans toute la longueur du col, envahissent le vagin et irradient même, sous forme d'élancements névralgiques, jusqu'à l'hypogastre et à la région lombaire. Quelquefois une excroissance du méat est le centre des irradiations douloureuses ; mais d'autres fois la névralgie uréthrale ou uréthro-vaginale est *essentielle*, c'est-à-dire qu'elle *ne paraît* se rattacher à aucune lésion matérielle appréciable.

Ces douleurs sont intolérables et parfois très-rebelles. M. Géry père a raconté devant la *Société de médecine du département de la Seine* (1863) l'histoire d'une jeune femme atteinte d'une pareille affection, contre laquelle vinrent échouer tous les modes de traitement les plus variés. Cette dame s'était livrée pendant deux ans à l'onanisme avec excès, mais elle y avait renoncé depuis quelque temps. La douleur siégeait au méat et remontait dans le canal sous forme d'une sensation de brûlure. —A propos de ce fait, M. Adolphe Richard fit remarquer que chaque fois qu'on ne trouvait pas la raison d'être d'une douleur occupant un canal ou une cavité munis de fibres musculaires, il fallait songer au mode suivant lequel s'accomplissait la contraction du muscle. D'après ce chirurgien, la plupart des douleurs qui se produisent au niveau des orifices sont le résultat d'un état tétanique douloureux des sphincters. Il n'existe pas alors de meilleur traitement que la dilatation forcée. C'est ainsi qu'on peut expliquer les succès obtenus par le passage de gros instruments de lithotritie, chez les personnes qui sont atteintes de névralgie du col de la vessie. Chez un médecin atteint d'affreuses douleurs vésicales et réduit par elles à un état presque désespéré, M. Richard n'hésita pas à pratiquer la lithotomie, et la section du sphincter vésical ainsi obtenue fit cesser les douleurs, les coliques, les spasmes, comme par enchantement. C'est par la dilatation que M. Richard traite les pertes séminales.

II

Je ne veux pas passer en revue toutes les conséquences pratiques qui découlent de cette manière de voir. Mais il me semble nécessaire de faire la critique d'une théorie beaucoup trop absolue. Les contractions douloureuses, les spasmes, le ténesme des anneaux musculaires préposés à l'occlusion de certains orifices sont, dans l'immense majorité des cas, des phénomènes secondaires et consécutifs. Ces phénomènes appartiennent à la grande catégorie des faits pathologiques qui se produisent lorsqu'un trouble est survenu dans l'action du pouvoir excito-moteur de la moelle épinière. Leur cause première paraît être une lésion de la sensibilité. L'impression anormale transmise par les nerfs sensitifs aux cellules grises de la moelle épinière jette la perturbation dans le conflit qui s'accomplit d'habitude normalement entre les cellules de la sensibilité et les cellules du mouvement. Il en résulte qu'à un mode d'impression, de perception et d'élaboration morbides dans le département des centres nerveux affectés à la sensation, correspond un mode de production et de transmission du mouvement également anormal, qui a pour conséquence l'asthénie ou l'hypersthénie morbide de la contraction musculaire, dans une étendue plus ou moins considérable. La douleur précède donc la contraction au début; elle en est la condition première essentielle.

Il arrive quelquefois que l'effet survit à sa cause, c'est-à-dire que le trouble de la contractilité musculaire persiste après que l'altération de la sensibilité qui lui a donné naissance a cessé d'exister. En pareil cas, il est bien évident que l'incision et la dilatation du sphincter contracturé ou tout autre moyen propre à combattre l'état maladif du muscle constituent la principale indication. — Mais tant que la douleur initiale n'a pas cessé, tant qu'il est permis de supposer qu'elle tient sous sa dépendance directe le trouble musculaire, il faut tenter de la faire disparaître avant d'en venir à l'incision ou à la dilatation.

III

L'élément douleur, qui est la cause excitante de la contraction, siége habituellement dans la peau ou la muqueuse qui recouvrent le muscle. Il n'est pas douteux cependant que la sensibilité du muscle lui-même entre en jeu et vient renforcer l'hyperesthésie initiale de la muqueuse ou de la peau. Ce qui prouve bien qu'il en est ainsi, c'est que la douleur disparaît avec une rapidité merveilleuse du moment que, par un moyen physique brutal et violent, comme la dilatation forcée, on a dompté la contraction. Si cette douleur ne dépendait que de l'hyperesthésie cutanée ou muqueuse, croit-on qu'elle ne survivrait pas à la cessation de la contraction ?

Dans les affections douloureuses des orifices sphinctoriaux et des canaux musculaires, il y a donc trois éléments à étudier : 1° la douleur et les autres troubles de la sensibilité qui siégent sur la peau et les muqueuses; 2° la contraction réflexe des muscles sous-jacents; 3° les troubles de la sensibilité musculaire qui se traduisent par une douleur de crampe, de ténesme, commençant avec la contracture et finissant avec elle.

IV

L'hyperesthésie de la muqueuse des conduits et des orifices est toujours causée par une lésion matérielle. Cette lésion, nous pouvons ne pas la voir, mais il faut l'admettre rationnellement. D'ailleurs, dans un grand nombre de cas, on constate sur les parties hyperesthésiées des troubles de la circulation, consistant en une vascularisation morbide générale ou circonscrite. — Quand cette vascularisation se circonscrit, elle produit un développement anormal de l'élément vasculaire des papilles. Telle est l'origine des excroissances dont on vient de lire, dans la leçon XXXII de M. West, une description détaillée. Mais, dans les papilles du derme muqueux, il existe un autre élément anatomique plus important que l'élément vasculaire, au point de vue qui nous occupe. C'est l'élément nerveux distribué avec tant de profusion sur les muqueuses des orifices et des organes spéciaux. Eh bien, c'est l'hypertrophie ou tout autre condition matérielle anormale des nerfs affectés aux papilles qui cause ces troubles de la sensibilité dont le *prurit de la vulve*, le *vaginisme* les douleurs vaginales nous fournissent des exemples si remarquables. Pour être presque imperceptible, la lésion n'en existe pas moins.

Cette surabondance de vie sanguine et nerveuse dans les papilles retentit sur la nutrition de l'épithélium : ses couches superficielles tombent en desquamation et les parties profondes prolifèrent avec une rapidité insolite. D'autant plus vive alors devient l'hyperesthésie, quand les surfaces qu'elle occupe se trouvent ainsi dépouillées d'une partie de leur enduit protecteur. — Leur coloration rouge, leur aspect terne et granuleux, leur consistance comme veloutée, leur humidité, etc., trouvent une explication plausible dans la congestion des papilles, la desquamation et la prolifération de l'épithélium. C'est une erreur de croire que les muqueuses vivement hyperesthésiées présentent des conditions physiques de leur structure normale. Alors même qu'elles ne seraient pas primitivement dans une sorte d'éréthisme nervoso-congestif, elles y arriveraient par le fait seul du trouble qu'entraîne dans la circulation locale un désordre permanent ou paroxystique de la sensibilité.

Parmi les polypes uréthraux, il en est de tellement sensibles que le moindre contact y provoque des douleurs intolérables. Ce sont de vrais *polypes nerveux*. M. Alphonse Guérin en a vu un dont l'hyperesthésie résistait même à l'action du chloroforme. C'était une jeune fille qui était à la veille de se marier; on résolut de lui enlever son polype uréthral. Quelques inspirations de chloroforme éteignirent rapidement la sensibilité de la surface cutanée de tout le corps ; mais la malade poussa un cri dès qu'on toucha le polype. On prolongea inutilement l'action du chloroforme ; le polype conserva toujours sa sensibilité et on fut forcé de l'exciser et d'en pratiquer la cautérisation au milieu des mouvements les plus violents de la malade. (Guérin, *Maladies des organes génitaux externes de la femme*, p. 386.)

V

Les considérations physio-pathologiques qui précèdent s'appliquent à beaucoup d'états morbides, mais elles me paraissent utiles surtout pour comprendre les cas de cette affection singulière que M. le docteur Marion Sims a décrite sous le nom de *vaginisme* et qu'il définit ainsi : hyperesthésie de l'hymen, avec contraction spasmodique du sphincter du vagin. Elle avait été déjà signalée par M. Scanzoni et par M. Simpson, lorsque Debout et Michon en donnèrent une excellente description sous le titre de *Contraction spasmodique du sphincter vaginal*. M. le docteur Charrier en a fait le sujet de sa thèse inaugurale en 1862.

Mais c'est dans le livre de M. Marion Sims (*Chirurgie utérine*) qu'on trouve les détails les plus curieux et les plus pratiques sur le vaginisme, et je ne saurais trop engager à lire tout le chapitre qui lui est consacré.

Voici quel est le traitement compliqué qu'emploie M. Marion Sims pour triompher de cette affection rebelle : 1° retranchement de l'hymen; 2° incision de l'orifice vaginal ; 3° dilatation de cet orifice. Il paraît que, malgré le retranchement de la membrane ou des fragments de la membrane toujours épaissie et douloureuse, en pareil cas, qui constitue l'hymen, la cicatrice qui reste à l'orifice du vagin est excessivement sensible et quelquefois dure et résistante comme si un fil d'archal ou une ficelle resserraient l'entrée du canal. Aussi est-il nécessaire d'inciser profondément l'orifice vaginal de manière à couper une partie ou la totalité du sphincter. Pour achever la guérison, M. Marion Sims fait porter à la malade, pendant quelque temps, un dilatateur en verre qu'il est facile de tenir propre et qui a de plus l'avantage de laisser voir, tout en restant en place, non-seulement les incisions, mais encore tout l'intérieur du vagin. Ce dilatateur porte sur un côté une dépression ou sillon pour laisser place à l'urèthre ou au col de la vessie. L'ouverture de son extrémité extérieure fait que la pression atmosphérique aide à le retenir facilement dans le vagin.—On peut faire aussi des dilatateurs en caoutchouc vulcanisé.

Sur trente-neuf malades atteintes de vaginisme, qu'il a opérées, M. Marion Sims a toujours obtenu un succès complet. Il ne pense pas, comme Churchill, Debout et plusieurs autres, que le vaginisme disparaisse lorsque le mari possède une grande puissance copulative; il a vu plusieurs exemples dans lesquels la virilité du mari était extraordinairement grande, mais néanmoins impuissante à surmonter l'obstacle.

VI

Parmi ces exemples, le suivant me paraît présenter assez d'intérêt pour être cité en entier.

« Une dame, âgée de 30 ans, s'était mariée à 21 ans. Des efforts vigoureux de copulation furent tentés en vain pendant cinq ou six semaines. Le mari et la femme, jeunes tous deux et fort ignorants sur ces matières, ne furent pas surpris au commencement de rencontrer des difficultés ; mais bientôt ils se demandèrent s'ils ne prendraient pas l'avis d'un médecin; la femme, exténuée par les efforts d'un coït infructueux et souvent répété, consentit à une consultation.

« Le médecin de la famille fut appelé ; il supposa qu'il y avait disproportion extraordinaire dans le développement relatif de leurs organes génitaux respectifs et conseilla d'accomplir l'acte sexuel pendant l'état d'éthérisation de la femme, ce qui fut fait sans qu'elle en eût conscience.

« Mais un nouveau rapprochement essayé la nuit suivante fut tout à fait impossible. Après de vaines tentatives pendant une semaine, le médecin fut rappelé, la femme éthérisée de nouveau et le coït effectué avec la plus grande facilité. Il demeura au contraire impossible en l'absence de l'éthérisation. Le mari, de petite taille, de constitution athlétique, musculeuse, non sujet à une éjaculation prématurée, possédait une puissance copulative extraordinaire. De sorte que ce n'était pas sa faute si le vaginisme ne cédait pas aux tentatives de pénétration du membre viril. La suite de cette histoire se rattache encore plus à notre sujet.

« Il suffit de dire que le *médecin dut se rendre régulièrement à la résidence des époux deux ou trois fois par semaine pour éthériser la pauvre femme* qui persévérait dans l'espoir qu'elle deviendrait enceinte et que la délivrance la guérirait. Ces éthérisations continuaient depuis un an quand la conception eut lieu. Pendant toute la période de la gestation, le coït put s'accomplir naturellement. Après la naissance de l'enfant, il y eut encore quelques copulations sans éther, mais elles furent extrêmement pénibles, et bientôt la souffrance devint si grande que le couple fut contraint de nouveau de recourir à l'anesthésie. *Une année de copulations effectuées avec le secours de l'éther* s'était écoulée quand survint une autre conception qui se termina par une fausse couche au troisième mois, et après laquelle *la femme fut encore éthérisée pendant près d'une autre année*, quand, enfin, ne voyant aucun espoir de guérison et s'alarmant de la fréquence de l'éthérisation, les époux finirent par l'abandonner tout à fait. Il y avait trois ou quatre ans qu'ils n'avaient fait aucune tentative de copulation lorsqu'ils vinrent à moi. L'orifice du vagin laissait à peine passer l'index. Le siége de l'hymen était rouge, enflammé, épaissi, durci et très-sensible au plus léger contact du doigt, d'une sonde ou d'une plume... Le périnée avait été déchiré jusqu'aux fibres du muscle sphincter, et un cordon dur, rigide et inodulaire traversait la fourchette et allait se perdre dans le tissu épaissi qui occupait le siége originel de l'hymen. Cet anneau était tout aussi sensible que dans un cas de vaginisme le mieux caractérisé, etc... Il fut retranché, puis j'incisai de chaque côté le septum compris entre la fourchette et le rectum, en descendant à travers les fibres du muscle sphincter et de la fourchette jusqu'au raphé du périnée. L'opération laissa une très-mince cloison entre les deux ouvertures. J'introduisis un dilatateur de verre dans le vagin, où il resta presque constamment, et où il fut remplacé pendant quarante-huit heures par un autre dilatateur plus large. Quinze jours après, l'acte sexuel fut accompli pour la première fois sans aucune difficulté. » (Marion Sims, *Chirurgie utérine;* traduction française de Lhéritier, p. 404.)

Deux ou trois éthérisations par semaine pendant trois ans! c'est-à-dire *une moyenne de quatre cent soixante-huit éthérisations pour obtenir deux grossesses.* Quelle persévérance chez les époux... et chez le médecin!!!

VII

Je crois qu'avant d'en venir à l'opération très-effrayante de M. Marion Sims, il est bon de recourir à d'autres moyens. Il faudrait d'abord traiter la contracture spasmodique du vagin comme on traite avec succès la contracture spasmodique du sphincter de l'anus dans les cas ordinaires, c'est-à-dire recourir à une dilatation forcée brusque, violente, qui rompt quelques faisceaux du muscle contracturé. — Dans les cas les plus légers, on pourrait employer la dilatation progressive au moyen d'une mèche de charpie dont on augmenterait tous les jours le diamètre. C'est un moyen de traitement très-simple et qui a dû venir à l'esprit de tout le monde. M. Gallard prétend qu'il est irrésistible; il conseille d'enduire la mèche de charpie avec de la pommade belladonée.

Le docteur Murray, médecin du grand hôpital du Nord, à Londres, traita de la manière suivante une femme de 32 ans, mariée depuis deux ans, n'ayant point eu d'enfants, qui éprouvait depuis trois ou quatre semaines, sans que la menstruation fût dérangée, d'horribles douleurs dans l'intérieur et au pourtour des organes génitaux, rendant le plus léger frottement insupportable et tout rapprochement sexuel impossible.

La malade fut endormie au moyen du chloroforme. Le spéculum permit alors de constater les lésions suivantes: muqueuse vaginale rouge, sèche, rugueuse, parsemée de papilles proéminentes; lèvres utérines tuméfiées par une inflammation chronique; lèvre postérieure entamée par une large ulcération; orifice cervical obstrué par un mucus glaireux et fétide.

Après avoir nettoyé toutes les parties malades, M. Murray cautérisa vigoureusement toute la surface de l'orifice et du museau de tanche avec le crayon de nitrate d'argent; puis il laissa pendant dix minutes dans le vagin un tampon de charpie imbibé d'une forte solution du même sel.

Ces moyens furent répétés deux fois à quinze jours d'intervalle. Au bout de ce temps, il devint inutile d'endormir la malade. Le traitement fut continué et terminé par des applications de teinture d'iode sur le col utérin. Elle fut parfaitement guérie de son vaginisme au bout de trois mois.

Voy.: *Lancet,* 22 décembre 1866.

VIII

Disons maintenant quelques mots du *prurit de la vulve.* Lorsque j'étais médecin à l'hospice des Ménages, j'en ai observé chez une vieille femme, âgée de 70 ans environ, un cas qui a résisté aux médications les plus variées. J'employai sous toutes les formes, mais inutilement, les calmants et les narcotiques *intus* et *extra.* J'eus recours aux lotions de sublimé, aux cautérisations avec le nitrate d'argent, etc., rien n'y fit. Je n'ai pas pu parvenir à découvrir la cause de ce singulier prurit. Il n'existait point d'affection utérine;

il n y avait pas de vers dans le rectum ; la peau ne présentait aucune manifestation herpétique. La santé générale était excellente, mais elle ne tarda pas à être sérieusement altérée par l'agacement nerveux que causait ce prurit.

Le docteur Scholz, après avoir épuisé inutilement les moyens les plus variés pour guérir certains prurits vulvaires de nature manifestement nerveuse, croit avoir trouvé un remède d'une grande efficacité dans l'emploi à l'intérieur du *caladium seguinum*. Dans deux cas rapportés par l'auteur, la teinture alcoolique de cette plante a donné les plus heureux résultats. Il s'agissait, dans le premier cas, d'une enfant de 4 ans affectée depuis deux mois de prurit et adonnée depuis lors à la masturbation. Des troubles nerveux très-graves en avaient été la conséquence. La teinture de caladium fut administrée à la dose de 6 gouttes dans 100 grammes d'eau, une cuillerée à dessert toutes les trois heures. Il suffit de renouveler deux fois le médicament, et l'enfant, soulagée dès la première dose, fut guérie. — La seconde observation est celle d'une jeune fille de 20 ans qui guérit presque avec la même rapidité sous l'influence du même mode de traitement, bien qu'on eût constaté des vésicules herpétiques comme cause occasionnelle du prurit.

Je crains que l'enthousiasme du docteur Scholz pour le caladium seguinum soit allé trop loin. Je ne sache pas que depuis l'époque où parut la note que je résume (*Zeitsch. f. klinische Med.*, t V. 1853), d'autres observateurs aient obtenu de ce remède des effets aussi évidents et aussi rapides.

Quoi qu'il en soit, voici quelques renseignements sur le *caladium seguinum* : Il croît dans l'Inde ; son suc est âcre et très-irritant. Les naturels du pays s'en servent comme d'un excitant cutané très-actif dans la goutte et le rhumatisme chronique.

Sa propriété la plus curieuse serait d'exercer une action sédative et même dépressive sur les organes génitaux, mais sur ceux de la femme seulement. Aussi les nègres, lorsqu'ils s'absentent, en enduisent-ils les ceintures de corail que portent leurs femmes pour refréner chez elles les appétits vénériens et s'assurer de leur fidélité. Un pareil moyen réussirait-il ailleurs que chez les sauvages ? Il est permis d'en douter. C'est dommage, car il trouverait aussi son application chez les nations civilisées. M. Scholz, qui ne me paraît pas du tout sceptique, a fait quelques expériences dont les résultats concorderaient avec l'observation des nègres. Comme anaphrodisiaque, le caladium serait chez la femme le pendant de ce qu'est la *lupuline* pour l'homme ???

IX

Trousseau a préconisé contre le prurit de la vulve le sublimé corrosif employé de la manière suivante : la malade devait faire des injections vaginales ou des lotions sur les parties génitales externes avec de l'eau très-chaude, à laquelle on ajoutait, pour 500 grammes, une cuillerée à café d'une solution de 10 grammes de sublimé corrosif dans 100 grammes d'alcool.

M. le docteur de Savignac fait promener sur les parties atteintes de prurit une éponge imbibée de la solution suivante froide :

Hydrolat de laurier cerise.	15	grammes.
Carbonate de potasse.	30	—
Eau.	500	—

Quand il existe une dermatose prurigineuse sécrétante, un eczéma vulvaire, il a recours aux badigeonnages avec l'huile de cade. (*Bull. de thérap.*, 1867, t. II, p. 54.)

Le docteur C.-A. Meigs, ci-devant professeur d'accouchement au collége médical de Jefferson, rapporte un cas de prurit de la vulve dans lequel les moyens les plus variés, y compris la cautérisation avec le nitrate d'argent, avaient été employés avec persévérance sans produire le moindre effet. L'examen direct révéla immédiatement à M. Meigs la cause de l'opiniâtre persistance du prurit. Les bords des grandes lèvres étaient garnis de poils volumineux droits et roides, analogues aux cils, et tous dirigés de dehors en dedans, de manière à irriter incessamment la muqueuse vulvaire. C'était le pendant le plus exact du trichiasis. — Une épilation méthodique triompha rapidement de tous ces accidents. (*American Journal of Medical Sciences*, avril 1862.)

M. le docteur Meigs conseille aussi la lotion suivante dans le prurit de la vulve :

> Borate de soude. . . . . 15 gr. »
> Sulfate de morphine.   0   40 c.
> Eau de rose. 200   »

(Faites deux ou trois lotions par jour sur les parties malades qu'on saupoudrera, dans l'intervalle, avec de la poudre de lycopode ou de fécule de pomme de terre.)

X

Je ne veux pas passer sous silence, malgré ce qu'elle a de bizarre et d'incertain, une étiologie du vaginisme donnée par M. le docteur W. Neftel, de New-York. Ce médecin a observé chez trois femmes occupant une bonne position sociale un vaginisme au degré le plus intense, qui coïncidait avec une intoxication saturnine produite par l'usage prolongé d'un cosmétique contenant du plomb. L'intoxication saturnine n'était pas douteuse : elle se manifestait par une paralysie atrophique des extenseurs qui mettait les malades dans l'impossibilité de relever les mains et les doigts et de renverser le pouce, tandis que les muscles supinateurs, ainsi que le deltoïde, le biceps et le triceps étaient à l'état normal. La contractilité électro-musculaire et la sensibilité étaient très-diminuées, sinon entièrement abolies.

Ce qui porterait à croire qu'il y avait quelque rapport entre l'intoxication saturnine et le vaginisme, c'est que cette dernière affection disparut en même temps que la paralysie au moyen de l'électricité, de l'usage de l'iodure de potassium et du soufre à l'intérieur. Une de ces femmes, mariée et restée stérile jusque-là et vue pour ce fait par M. Marion Sims, est devenue mère depuis.

Il faudrait évidemment beaucoup plus de trois cas pour établir un lien de causalité sérieux entre la saturnose et le vaginisme. — Les faits de M. Neftel ne sont peut-être que le résultat du hasard.

Voy. : *Boston Med. and Surg. Journal*, septembre 1868.

Note 2. — Sur quelques affections de la vulve.

I

Des diverses espèces de vulvites. Les inflammations de la vulve, comme celles de toutes les autres parties du corps, peuvent survenir sous l'influence de causes multiples. La différence de leur origine domine toute leur histoire ; c'est donc sur elle qu'on doit se fonder pour établir la classification des diverses espèces de la maladie.

1° *Vulvite inflammatoire commune ou vulvite simple.* Ce sont surtout des violences traumatiques qui la produisent habituellement ou des excitations insolites comme celles qui résultent de la masturbation ou d'une grande disproportion entre les organes de l'homme et ceux de la femme. — Les excès de coït, la malpropreté occupent aussi une large place dans son étiologie. Elle est caractérisée par les phénomènes habituels de l'inflammation vulvaire : rougeur, chaleur, cuisson, hypersécrétion et écoulement de matières purulentes ou muco-purulentes. — Elle s'acompagne, comme la vulvite contagieuse, d'une congestion douloureuse des ganglions inguinaux ; elle se complique quelquefois d'un œdème plus ou moins prononcé des grandes et des petites lèvres, d'une inflammation suppurative des glandes vulvo-vaginales, d'un phlegmon des grandes lèvres, etc., etc. Enfin, elle présente, comme d'autres vulvites d'une toute autre nature, des abrasions de l'épiderme, des exulcérations qu'il est souvent fort difficile de distinguer des mêmes lésions produites par une cause spécifique.

Elle se distingue des espèces que nous étudierons plus tard par les particularités suivantes :

a. Les circonstances qui ont présidé à son apparition;
b. L'absence d'uréthrite;
c. La nature du retentissement sympathique sur les ganglions inguinaux, dont un ou deux seulement sont tuméfiés et douloureux; tandis que, dans la vulvite chancreuse, il existe du côté des aines de grosses pléiades ganglionnaires indolentes la plupart du temps, mais surtout d'une dureté caractéristique;
d. Enfin l'absence de tout antécédent constitutionnel.

L'inflammation simple de la vulve s'observe fréquemment chez les enfants les plus jeunes, quelquefois peu de semaines après la naissance. Elle reconnaît, la plupart du temps, la malpropreté pour cause et elle donne lieu à la leucorrhée si commune chez les petites filles. Il est facile de la faire disparaître à l'aide de lotions d'eau fraîche ou d'une solution légèrement astringente. Il arrive souvent, si on néglige ces lavages, que les lèvres de la vulve se collent. Ce sont des fausses membranes très-minces, transparentes, analogues à celles qu'on rencontre entre le prépuce et le gland chez certains petits garçons atteints de balanite, qui les agglutinent ainsi et font croire quelquefois à une oblitération congénitale du vagin. Il faut opérer le décollement le plutôt possible, pour prévenir des adhérences plus solides et organisées qu'on ne pourrait détruire ensuite que difficilement. Lorsque les lèvres sont écartées, il faut placer entre elles quelques brins de charpie, pour empêcher une nouvelle agglutination.

L'isolement des surfaces malades avec des linges secs ou imbibés de solutions astringentes facilite singulièrement la guérison et trouve son opportunité dans toutes les inflammations de la vulve. Il faut aussi avoir soin de saupoudrer les parties voisines avec de la poudre d'amidon, de riz, ou mieux encore de lycopode pour empêcher l'érythème cutané secondaire qui se produit si facilement au contact de l'écoulement leucorrhéique.

Lorsque l'inflammation se propage aux glandules de la muqueuse, les lèvres, surtout les petites, acquièrent un volume considérable et prennent l'aspect de la peau de chagrin. Ces saillies sont constituées par les glandules du sébum hypertrophiées dont la couleur jaune tranche sur le fond rouge des tissus environnants. Si forte que soit la pression qu'on exerce sur elles, on n'en peut exprimer ni liquide ni matière demi-solide. Cette variété de vulvite a une grande tendance à devenir chronique. M. Alphonse Guérin l'a désignée sous le nom d'*acné granuleuse des petites lèvres*.

2° *Vulvite vermineuse*. Les oxyures vermiculaires du rectum remontent quelquefois vers la vulve et y provoquent l'inflammation de la muqueuse. Cet accident, qui s'observe surtout chez les petites filles, cause de très-vives démangeaisons qui peuvent les porter à la masturbation. Les suppositoires au calomel, les onctions mercurielles, les infusions d'absinthe en lotions, les bains sulfureux, sont les meilleurs moyens à mettre en usage pour détruire ces helminthes et faire disparaître l'irritation phlegmasique qu'ils avaient provoquée.

3° *Vulvite diphthéritique.* C'est une espèce qui s'observe aussi principalement chez les petites filles. Elle se manifeste quelquefois d'emblée; mais, la plupart du temps, les enfants qui en sont atteintes ont déjà de la diphthérite dans d'autres parties du corps le pharynx, le larynx, les bronches, etc. Cette vulvite est caractérisée par des fausses membranes blanches plus ou moins solides, étalées sur la face interne des grandes lèvres, et tout à fait analogues à celles qu'on rencontre sur les amygdales, dans l'affection pseudo-membraneuse véritable. Au-dessous d'elles, la muqueuse est rouge, érodée et saignante. Les ganglions de l'aine sont souvent engorgés. L'état général est plus ou moins languissant; il y a de la fièvre. — Ces fausses membranes ont la plus fâcheuse tendance à se reproduire.

Comme cette affection se rattache à l'intoxication diphthéritique, elle résiste presque toujours aux moyens locaux qui consistent dans l'application du nitrate d'argent, soit en nature, soit en solution. Le jus de citron, les insufflations d'alun et de tannin, le badigeonnage avec une solution de perchlorure de fer, etc., etc., réussissent quelquefois, mais il est indispensable de relever l'ensemble de la constitution à l'aide des moyens toniques et reconstituants habituellement employés en pareil cas.

Consécutivement à l'opération de la fistule vésico-vaginale, on voit quelquefois la diphthérite se développer sur les plaies, et envahir ensuite une partie ou la totalité de la muqueuse génito-urinaire. Il en résulte une vulvite avec des fausses membranes présentant les mêmes caractères que la pourriture d'hôpital. Cette diphthérite secondaire des organes génitaux comprend deux formes principales : 1° la diphthérite simple, caractérisée par une exsudation pseudo-membraneuse qui ne laisse après elle qu'une érosion superficielle de la muqueuse; 2° la diphthérite gangréneuse, dans laquelle, outre l'exsudation pseudo-membraneuse, il se forme aux dépens de la muqueuse et des tissus sous-jacents, un détritus gangréneux dont l'élimination est suivie d'une perte de substance plus ou moins profonde. Ces deux formes ne sont souvent que deux degrés de la même affection. On les trouvera très-bien et très-complétement décrites dans la thèse inaugurale de M. le docteur Blin : *De la diphthérite simple et gangréneuse des organes génito-urinaires de la femme,* observée comme complication de l'autoplastie vésico-vaginale. Paris, 1855. Voy. aussi la thèse de M. le docteur Chavanne, de Lyon : *Relation d'une épidémie de diphthérite gangréneuse des parties génitales,* observée chez les nouvelles accouchées, Paris 1851, n° 130.

4° *Vulvite gangréneuse.* Qu'elle survienne d'emblée ou qu'elle soit consécutive à la diphthérite de la vulve, la vulvite gangréneuse constitue une espèce distincte, à cause de l'intensité des symptômes généraux. Habituellement elle débute par une fièvre intense, de la céphalalgie, de l'agitation et même du délire, des nausées et des vomissements. La prostration et l'adynamie succèdent à l'ataxie. Facies altéré, yeux hagards, pupilles dilatées, langue sèche et fuligineuse, pouls petit, redoublé, d'une grande fréquence, respiration anxieuse, douleurs de ventre, météorisme, diarrhée, vomissements, taches pétéchiales, teinte subictérique, pneumonies, pleurésies ou péritonites purulentes, coma terminal, tel est l'ensemble des principaux accidents qu'elle produit dans les cas les plus graves. On voit qu'ils se rapprochent beaucoup de ceux qui caractérisent le typhus puerpéral.

Les lésions gangréneuses de la vulve ont de la tendance à envahir toute la muqueuse des organes génito-urinaires. On a trouvé des escharres non-seulement dans le col, le corps de l'utérus et les trompes, mais aussi dans les uretères, les bassinets et les reins. Cette affection qui est infectieuse et contagieuse se déclare chez les sujets enfants ou adultes placés dans de mauvaises conditions de santé générale; on l'observe à la suite de fièvres graves, de maladies adynamiques et de certaines scarlatines malignes, etc., etc. La production d'une hémorrhagie considérable à la suite de l'opération de la fistule vésico-vaginale doit être considérée comme une cause puissante du développement de la maladie. Elle lui imprime toujours un haut degré de gravité.

Les toniques, tels que le quinquina, les bouillons de viande, le café, le vin doivent occuper la première place dans le traitement général. — Quelquefois les applications de jus de citron, les poudres de quinquina et de camphre, les lotions vineuses, etc., suffisent comme moyens locaux ; mais, presque toujours, il faut recourir à un traitement topique plus énergique : cautérisations avec le crayon de nitrate d'argent et le nitrate acide de mercure employé par Jobert avec efficacité, cautérisation avec le fer rouge à blanc. Enfin on doit séparer avec le plus grand soin les surfaces malades pour éviter les adhérences.

On trouvera dans les *Bulletins de la société médicale d'observations*, année 1859, une observation très-intéressante de mon ami et collègue M. le docteur Féréol, sur le sujet qui nous occupe ; il s'agit d'eschares survenues à la vulve, au pourtour de l'anus et dans le vagin, pendant le cours d'une fièvre typhoïde grave, et suivies de l'oblitération du vagin et d'une rétention du sang menstruel dans l'utérus.

5° *Vulvite blennorrhagique.* A propos de cette espèce qui est une des plus nettement circonscrites, je renvoie à ma note sur les affections blennorrhagiques chez la femme (p. 788).

6° *Vulvite herpétique.* Je comprends sous ce titre les inflammations de la vulve qui se rattachent d'une manière plus ou moins directe à la diathèse herpétique ou dartreuse. C'est habituellement par un herpès rebelle ou un eczéma ayant de la tendance à devenir chronique, que la diathèse en question se manifeste sur les parties externes de la génération.

La vulvite herpétique est quelquefois difficile à distinguer de certaines vulvites syphilitiques avec érosions chancreuses superficielles, surtout quand toutes les vésicules si éphémères de l'herpès s'étant vidées, il ne reste plus que les abrasions de la muqueuse. Il y aurait beaucoup à dire sur ce diagnostic; qu'il me suffise de signaler un caractère négatif de l'herpès très-important ; je veux parler de l'absence des pléiades ganglionnaires indolentes si constantes dans les accidents primitifs de la syphilis vulvaire. L'herpès ne s'accompagne pas non plus de cette sclérose locale du tissu cellulaire, qu'on observe si fréquemment dans les vulvites syphilitiques.

7° *De la vulvite scrofuleuse.* La scrofule agit sur les parties externes aussi bien que sur les parties internes de la génération. Quand elle n'est pas maligne, comme dans les cas de lupus, d'esthiomène de la vulve, elle produit une inflammation superficielle de la muqueuse vulvaire, caractérisée par un écoulement purulent abondant, l'état granuleux et quelquefois des végétations polypeuses sur le méat urinaire. Cette affection n'est pas rare chez les petites filles scrofuleuses ; elle réclame un traitement local antiscrofuleux, et la plupart des moyens topiques qu'on emploie dans presque toutes les espèces de vulvites.

8° *De la vulvite syphilitique.* Des chancres mous siégeant sur la muqueuse vulvaire peuvent provoquer autour d'eux une inflammation secondaire, avec catarrhe purulent ou muco-purulent. Ce n'est pas là ce qui constitue la vulvite syphilitique, attendu que l'affection reste toujours locale.

La vulvite réellement syphilitique présente la plus grande analogie avec la balano-posthite de même nature qu'il est si commun de rencontrer chez l'homme comme accident primitif de la syphilis. — Quelquefois cette vulvite spécifique est diffuse : alors toutes les parties externes de la génération sont rouges, tuméfiées par un œdème dur, enduites d'une sécrétion plutôt transparente et gommeuse que purulente. Sur le fond d'un rouge sombre de l'inflammation, on voit des parties à vif, granuleuses, saignantes, provenant de la chute de l'épithélium à ce niveau. Ces érosions n'ont aucune tendance à se creuser; au contraire elles proéminent légèrement au-dessus des parties voisines. Quand on les presse entre deux doigts, on sent que leur consistance est plus dure que celle de la muqueuse périphérique; quelquefois même elles deviennent, surtout au bout d'un certain temps, parcheminées, comme cartilagineuses; alors leur diagnostic ne présente aucune difficulté. Mais, au début, quand elles se fondent insensiblement avec la tuméfaction diffuse des différentes parties de la vulve, elles peuvent mettre le médecin dans un grand embarras. Heureusement que l'adénopathie spécifique ne fait presque jamais défaut. Elle peut même devenir énorme et tout aussi accusée que dans le chancre induré le plus circonscrit. — Quand une vulvite s'accompagne de pléiades ganglionnaires dures, indolentes, constituées par des ganglions hypertrophiés mais libres de toute adhérence inflammatoire avec la peau et le tissu cellulaire ambiant, il y a de grandes présomptions pour qu'elle soit d'origine syphilitique, alors même qu'on ne trouverait sur aucun point de la muqueuse ou de la peau des érosions nettement circonscrites par leur induration. En pareil cas, il y a toujours œdème sous-muqueux très-prononcé et hypertrophie congestive du derme. —Ces deux lésions s'élèvent quelquefois à un degré tel qu'elles méritent le nom de *sclérose.* — Cette sclérose syphilitique est ordinairement circonscrite. Elle occupe l'une ou l'autre petite lèvre, ou les deux. On la trouve aussi sur la fourchette ou sur le capuchon du clitoris. Quoique très–inflammatoire dans ses premières phases, elle n'aboutit jamais à la suppuration comme certains processus irritatifs produits par les chancres mous. Le travail pathologique se concentre dans les parties profondes du derme et dans les mailles du tissu cellulaire. Il consiste en une hyperplasie des éléments anatomiques, ne dépassant pas les limites qui rendent la prolifération incompatible avec la vie locale et mettent les tissus atteints dans l'imminence de la nécrobiose. — Cette sclérose augmente et diminue progressivement et avec lenteur. Quelquefois cependant la phase résolutive se précipite et tourne brusquement à l'ulcération, comme si le sang ne suffisait plus à l'activité exubérante que nécessite l'hyperplasie cellulo-dermique.—C'est par ce processus que se produisent les ulcérations secondaires que des médecins, peu versés dans l'étude de la syphilis, prennent invariablement pour le produit d'une nouvelle contagion. Telles sont les particularités que je tenais à signaler à propos des vulvites syphilitiques qu'on pourrait appeler *primitives.* Car il y a des vulvites syphilitiques *secondaires*, qui se produisent lorsque la vulve devient le siége d'une éruption confluente de plaques muqueuses. Ces sortes de vulvites présentent une lésion bien caractéristique, *la plaque muqueuse*; elles sont d'un diagnostic moins difficile que les vulvites primitives diffuses et légèrement érosives.

Les vulvites syphilitiques ne sont pas, en général, difficiles à guérir. Des bains généraux, des lotions fréquentes avec de l'eau alcoolisée ou du vin aromatique, quelques cautérisations très-superficielles avec le crayon de nitrate d'argent ou une solution de ce sel au 30° ; la séparation des surfaces malades avec un linge fin ou de la charpie enduite de pommade au calomel, etc., etc., tels sont les moyens qui réussissent le mieux. J'ai remarqué que le traitement général par le mercure exerçait quelquefois très-rapidement une action résolutive sur l'inflammation spécifique diffuse ou circonscrite. Mais on en peut triompher avec une médication topique, la seule, du reste qu'on doive employer quand on n'a pas la certitude complète que l'affection est de nature syphilitique.

Quand l'inflammation syphilitique se circonscrit aux petites lèvres, on pourrait la confondre au premier abord avec l'*acné granuleuse* de ces mêmes parties. Les glandules hypertrophiées, d'une couleur jaune qui tranche sur le fond rouge des régions environnantes simulent grossièrement, il est vrai, les plaques muqueuses opalines. Il sera facile d'éviter l'erreur, en tenant compte non–seulement des lésions actuelles, mais de leur mode de début, de leur marche, de leur action sur l'appareil ganglionnaire de l'aine, etc., etc.

II

Acnés de la vulve. Il y a deux variétés, on devrait même dire deux espèces d'acné vulvaire : l'*acné simple* et l'*acné varioliforme.*

A. *L'acné simple* apparaît quelquefois à la vulve d'une manière périodique. Ses causes les plus ordinaires sont :

L'excitation fréquente des organes génitaux, l'exagération naturelle du système des glandes sébacées, l'absence de soins, de propreté, etc., etc., en un mot, toutes les causes qui peuvent favoriser l'hypersécrétion du sébum et sa rétention dans la glande et son conduit excréteur.

A sa période d'acuïté, l'acné simple est caractérisée par un petit bouton dur, rouge à sa base et blanc à son sommet, très-peu douloureux et ne causant une sensation de cuisson et de démangeaison que quand l'éruption est confluente.

On pourrait confondre à la rigueur ces boutons d'acné avec les chancres qui se développent sur les régions cutanées de la vulve; on pourrait aussi les confondre, et plus facilement, avec les plaques muqueuses. Mais les plaques muqueuses sont d'un rouge moins net, leur forme n'est pas conique; elles s'étalent et s'aplatissent, etc. — Les soins de propreté, les bains simples, les bains alcalins suffisent quelquefois pour faire disparaître cette affection. Les lotions d'eau aromatisées avec du vinaigre de toilette, l'eau de Cologne, etc., sont d'une grande efficacité. Dans les cas rebelles, on pourrait recourir aux pommades destinées à provoquer la suppuration des follicules sébacés (1 gramme de chloro-iodure d'hydrargyre pour 30 grammes. d'axonge).

B. *L'acné varioliforme* se rencontre très-fréquemment à la vulve et sur la peau des régions voisines. Elle est constituée par l'agglomération et la rétention de la matière sébacée dans les glandes sébacées de la peau. On a constaté dans la matière grasse qui distend les tubes ramifiés de ces glandes l'existence de *spores* apparaissant sous la forme de points *blancs sphériques* ou *ovoïdes* d'un volume variable. Cette affection est donc parasitaire, puisqu'elle contient la spore, organe de reproduction des cryptogames. Elle est aussi contagieuse. M. Cailleux a découvert ou plutôt cru découvrir cette propriété de l'acné varioliforme qui, paraît-il, était connue de Bateman. L'acné varioliforme présente à peu près la même couleur que la peau; quelquefois elle est plus blanche ou légèrement rosée et transparente. C'est une petite saillie qui varie du volume d'une tête d'épingle à celui d'une très-petite lentille. La pression peut en faire sortir de la matière sébacée. Quand l'inflammation s'empare des glandules, elle devient facilement suppurative; alors la peau se crève, la matière sébacée s'écoule, la papule s'affaisse et est bientôt remplacée par une cicatrice étoilée à peine visible à l'œil nu. Quelquefois l'acné atteint un volume considérable avant de se vider. Il en résulte une sorte de poche flasque et pédiculée remplie de sébum. C'est probablement là ce que Bateman à décrit sous le nom de *molluscum contagiosum*. Des médecins ignorants ou inexpérimentés pourraient confondre l'acné varioliforme avec des plaques muqueuses, des chancres, des végétations. Il est inutile d'insister sur ce diagnostic.

L'acné varioliforme est essentiellement chronique et difficile à guérir. M. Cazenave prescrit les lotions ammoniacales et M. Bazin emploie les bains alcalins, des lotions avec eau commune, 500 grammes, carbonate de potasse, 4 grammes, ou des frictions avec une pommade contenant 3 grammes de carbonate de potasse pour 30 grammes d'axonge. M. Huguier, dans son mémoire sur l'*exdermoptosis* conseille d'exciser la peau des boutons d'acné pour extraire leur matière sébacée. Ce moyen est le plus sûr et le plus expéditif. Quand les boutons sont à base large, il ne faut exciser que leur sommet. On presse ensuite sur chacun d'eux pour évacuer la matière qu'il contient. Et, comme cette matière renferme des spores, il serait peut-être prudent de faire suivre l'évacuation du produit morbide de lotions ou de bains alcalins et sulfureux capables de détruire ces germes cryptogamiques.

III

Esthiomène de la région ano-vulvaire. Cette affection dont M. Huguier a donné une excellente description avait été signalée, en 1843, par M. Bazin sous le titre d'*Hypertrophie particulière de la vulve;* pour la guérir, il avait pratiqué l'amputation des petites lèvres. M. Huguier et avec lui M. Alphonse Guérin admettent trois variétés principales pour la vulve comme pour le visage : 1° *Esthiomène qui détruit en surface;* 2° *Esthiomène qui détruit en profondeur;* 3° *Esthiomène hypertrophique.*

A. *L'esthiomène superficiel* qui se développe la plupart du temps sur la face externe des grandes lèvres, dans les plis génito-cruraux, au périnée et sur le mont de Vénus doit être divisée en : *Esthiomène superficiel tuberculeux* et *esthiomène érythémateux* (esthiomène centrifuge de Biett).

B. *L'esthiomène qui détruit en profondeur* ulcère quelquefois la peau et les tissus sous-jacents avec une rapidité qui ne peut être comparée qu'à la destruction produite par les chancres phagédéniques. Il survient primitivement ou comme terminaison de la forme qui pendant longtemps n'a détruit qu'en surface. Au lieu d'avoir une prédilection marqué pour la peau, comme cette dernière variété, il envahit promptement les membranes muqueuses et les parties cachées des organes génitaux externes. On pourrait l'appeler *esthiomène disséquant.*

C. *L'esthiomène avec hypertrophie* se montre sous deux formes : Première forme : tuméfaction et épaississement de la peau et du tissu cellulaire sous-cutané, avec tubercules aussi petits que dans l'esthiomène qui détruit en surface ; deuxième forme : peau molle, flasque, bouffie, violacée, sur laquelle font saillie des mamelons rouges, mous, comme fongueux, gros parfois comme une petite cerise.

Le chancre phagédénique est l'affection qu'on peut confondre le plus facilement avec l'esthiomène ulcéré, surtout si l'ulcération devient serpigineuse. Voici quels sont leurs caractères différentiels :

La peau qui entoure l'esthiomène est violacée ; son fond est rouge et granuleux. — La peau qui circonscrit le chancre phagédénique est à peine changée de couleur ; le fond de l'ulcère est grisâtre et pultacé.

La marche du chancre phagédénique est beaucoup plus rapide que celle de l'esthiomène.

L'ulcération chancreuse détruit plus sans distinction de tissus ; elle envahit aussi bien les parois vaginales et le rectum que le tissu cellulaire interstitiel ; l'esthiomène dissèque les organes avant de les envahir. (Alphonse Guérin.)

Il est rare que l'esthiomène envahisse la vulve sans s'être manifesté à la face. Il ne se développe que chez les femmes dont la constitution est entachée du vice scrofuleux.

Enfin l'inoculation, si ce moyen n'était pas dangereux, pourrait fournir un moyen infaillible de distinguer les deux maladies, puisqu'elle donnerait un résultat positif pour le chancre et négatif pour l'esthiomène.

L'esthiomène superficiel peut être très-facilement pris pour une syphilide tuberculeuse. La teinte est violacée dans la scrofulide et d'une teinte cuivrée dans la syphilide. Les antécédents et les résultats du traitement spécifique pourront être d'un grand secours dans les cas douteux.

La douleur lancinante du cancer, sa marche plus rapide, l'induration plus profonde des tissus envahis serviront à distinguer cette affection de l'esthiomène.

L'esthiomène est une des affections les plus fâcheuses dont la femme puisse être atteinte. Outre qu'il peut causer la mort, il laisse, dans les cas heureux, des cicatrices capables de compromettre les fonctions dévolues au vagin et au rectum.

Traitement local. Dans l'esthiomène commençant, lorsqu'on est bien sûr qu'il ne s'agit pas d'une syphilide tuberculeuse, il faut attaquer les tubercules par un caustique qui pénètre jusqu'aux tissus sains. La pâte de Vienne est un des meilleurs parce que, agissant profondément, elle ne dépasse pas en largeur les surfaces sur lesquelles elle a été appliquée ; la pâte arsenicale et la pâte au chlorure de zinc donnent aussi d'excellents résultats ; l'action de cette dernière est lente, il lui faut un contact de plus d'une heure avant d'avoir produit une cautérisation suffisante. Le nitrate acide de mercure est insuffisant. L'huile animale de Dippel et le nitrate d'argent agissent comme modificateurs de la vitalité plutôt que comme caustiques. — Quelquefois, à l'exemple de M. Huguier, on peut extirper les parties malades à l'aide d'un instrument tranchant.

M. Cazenave a recours, pour le lupus facial, à un agent qui trouverait son application dans l'esthiomène superficiel. Il mêle 15 grammes de biiodure de mercure à 10 grammes d'huile d'amandes douces et à 5 grammes d'axonge, et en fait une pâte à peu près liquide qu'il applique à l'aide d'un pinceau. Les parties badigeonnées rougissent, se tuméfient et restent douloureuses pendant huit ou dix heures. Cet érythème artificiel dure trois ou quatre jours; la matière plastique sécrétée par les surfaces touchées forme une croûte qui tombe du huitième au dixième jour. Les ganglions lymphatiques qui correspondent aux parties cautérisées diminuent de volume, etc.

Traitement général : huile de foie de morue à haute dose, iodure de fer, iodure de potassium, chlorure de calcium, chlorure de baryte, bains de mer, hydrothérapie, etc.

Voy.: Huguier, mémoire sus-indiqué; Alphonse Guérin : *Maladies des organes génitaux externes de la femme,* 24ᵉ leçon, p. 410; Adolphe Richard : *Esthiomène éléphantiasique des nymphes et de l'urèthre;* double opération. A ce propos quelques remarques sur l'appareil génital externe de la femme (*Archives générales de médecine,* 1854, t. I, p. 400).

IV

Végétations. Il y a des végétations qui ne sont pas de nature syphilitique. On les observe fréquemment chez la femme. Leur forme varie à l'infini : arrondies, filiformes, aplaties et dentelées en crête de coq, framboisées, en chou-fleur, isolément implantées sur la peau, ou réunies sur un pédicule commun, elles peuvent acquérir, sur les parties externes de la génération et les régions voisines, des dimensions énormes, former des masses aussi volumineuses qu'une tête d'enfant. On les rencontre à l'anus, à l'orifice de l'urèthre, à la base de la langue, au voile du palais, à la luette, au larynx.

Je ne parle ici que des végétations non syphilitiques. Je m'occuperai des autres plus tard. Les premières proviennent habituellement de l'action irritante d'une sécrétion morbide. Les papilles muqueuses ou cutanées, mises à nu par la chute de l'épiderme consécutive à sa macération, s'hypertrophient. D'après Ollier et Robin, les papilles vasculaires seules seraient susceptibles de subir cette hyperplasie. Toujours est-il qu'elles sont souvent d'une sensibilité exquise.

Parmi les causes des végétations, il faut signaler aussi les congestions habituelles du petit bassin et surtout celle qui dépend de la grossesse.

Les végétations sont habituellement humectées par une sorte de sécrétion gommeuse et sébacée d'une odeur repoussante. Elles peuvent se flétrir et guérir spontanément; elles récidivent avec la plus grande facilité, surtout quand il survient une blennorrhagie. Les végétations ne sont pas plus contagieuses que les verrues.

Traitement : excision, suivie d'une cautérisation au crayon de nitrate d'argent ou au perchlorure de fer; — destruction avec l'écraseur; — cautérisation avec l'acide acétique cristallisable qui a pour effet de dissoudre l'étui épidermique des végétations; cautérisation avec l'acide nitrique anhydre. L'acide chromique cause des douleurs intolérables qui peuvent durer plusieurs jours. M. Alphonse Guérin l'accuse aussi de produire des phénomènes d'intoxication générale caractérisés par des nausées, des vomissements, de la céphalalgie, de la diarrhée, des lipothymies, etc. La sabine et l'alun ont peu d'efficacité.

V

Tumeur mélanosique de la vulve. Une dame âgée de soixante-douze ans, d'un tempérament nerveux, ayant eu quatre enfants bien portants, fortement éprouvée par une attaque rhumatismale violente et de longue durée, s'aperçut par hasard vers la fin de septembre 1867, de l'existence d'une petite tumeur indolente et grosse comme une lentille, située dans l'épaisseur de la petite lèvre droite, à sa partie supérieure et interne près du clitoris. Cette tumeur était légèrement colorée en noir violacé. Quatre mois se passèrent sans qu'il survint aucun changement notable dans cette production morbide qui atteignit au bout de ce temps le volume d'une noisette.

Mais tout à coup, au commencement de mai 1868, l'accroissement jusqu'alors sourd et lent se fit avec une rapidité très-grande. La tumeur s'ulcéra en plusieurs endroits à la fois et laissa écouler une abondante quantité d'un liquide filant blanc, au début, jaune à la fin, formant sur le linge des tâches jaunâtres et comme marbrées. Le clitoris qui n'était pas atteint laissait suinter du sang et était le siége de douleurs lancinantes.

Vers le milieu de mai, cette tumeur obstruait complétement l'orifice vulvaire. Grâce à son mode d'implantation qui la rendait pédiculée, elle pouvait se déplacer facilement. M. Demarquay l'extirpa avec l'écraseur de Chassaignac. Son volume était celui d'un œuf de pigeon ; elle pesait 50 grammes ; elle avait une forme ovoïde. La surface ulcérée sur plusieurs points était lisse, luisante, d'un noir violacé, constituée par un épiderme blanchâtre légèrement transparent, voilant la vraie couleur du parenchyme mélanosique. La coupe laissait apercevoir une substance compacte homogène, présentant la couleur du pigment choroïdien. Son tissu, analysé au microscope par M. Bouchard, était parcouru par des tractus fibreux grisâtres, au milieu desquels se trouvait un nombre considérable de cellules à noyaux ovoïdes contenant un nucléole. Plusieurs de ces cellules contenaient des granulations pigmentaires. Il y avait aussi d'innombrables granulations de pigment brun ou noir, libres et disséminées dans la préparation.

Outre cette tumeur, on découvrit sur les grandes et les petites lèvres des deux côtés des tâches noirâtres analogues sans doute comme structure à la production morbide que nous venons de décrire.

La malade avait perdu ses forces : elle était très-amaigrie.

Ces tumeurs mélanosiques de la vulve sont rares. Il y a lieu de s'en étonner, quand on songe que, normalement, les organes génitaux de la femme ont une richesse en pigment supérieure à celle de presque toutes les parties du corps.

Voyez, au sujet des *Tumeurs mélanosiques*, Billroth, *Pathologie chirurgicale*, p. 803, et Ch. Bailly, *Tumeurs mélanosiques de la vulve*, Gaz. hebd., 1868 p. 740.

Note 3. — De la syphilis chez la femme.

Les grandes maladies constitutionnelles, à manifestations multiples pouvant intéresser tous les tissus et tous les organes de l'économie, présentent à peu de chose près la même physionomie chez la femme que chez l'homme. Tels sont l'arthritis, la scrofule, l'herpétisme. La syphilis ne fait pas exception. Mais il faut reconnaître que la prédominance de certaines formes du tempérament, et, en particulier, du tempérament nerveux, que les conditions inhérentes au genre de vie, au régime, aux habitudes, etc., que la conformation spéciale des organes génitaux exagèrent ou atténuent certaines manifestations de la syphilis. Je vais passer rapidement en revue les particularités les plus intéressantes de cette maladie constitutionnelle chez la femme.

Affections syphilitiques des organes génitaux chez la femme. Il est relativement rare que les organes génitaux de l'homme deviennent le siége d'accidents syphilitiques cutanés ou muqueux. La rareté des syphilides du gland, de la verge, des bourses devient surtout évidente quand on la compare à la fréquence des mêmes lésions sur la vulve. C'est en effet la région où les déterminations locales de la syphilis apparaissent en premier lieu, avant même que l'accident primitif ait disparu ; c'est là qu'elles récidivent avec une opiniâtreté désespérante, et qu'elles se perpétuent indéfiniment. Quand on cherche la cause d'une pareille prédilection, il est facile de la trouver dans l'état presque continuel d'humidité qu'entretiennent, sur la vulve et les régions circonvoisines, les sécrétions vulvo-utéro-vaginales et le sang des époques menstruelles. Qu'on ajoute à ces circonstances étiologiques capitales, la juxtaposition des parties malades, leur frottement, l'insouciance et l'incurie de beaucoup de femmes, la difficulté d'isoler les surfaces et de les maintenir dans un état de propreté et de sécheresse suffisant pour prévenir ou diminuer les causes d'irritation locale, et on aura, dans leur ensemble, les influences topiques qui peuvent rendre compte d'un pareil état de choses. Et la preuve que l'état général ou constitutionnel de l'organisme de la femme ne joue aucun rôle dans la prédominance de ces manifestations syphilitiques sur la vulve, c'est que chez l'homme on les observe quand les mêmes conditions se trouvent réunies. Vers la région anale de certains individus, voués à la malpropreté par leur métier, leurs habitudes, leur caractère, ou leur pauvreté, ne voit-on pas pulluler sous toutes les formes les papules humides? Chez les fumeurs et les individus adonnés aux liqueurs fortes, et nourris d'aliments irritants, les lèvres, les joues, la langue et surtout l'isthme du gosier deviennent le siége d'éruptions interminables de syphilides muqueuses confluentes, absolument comme les organes génitaux externes de la femme.

I

L'accident primitif de la syphilis, le *chancre infectant* est constitué par les mêmes éléments histologiques et présente la même structure et le même processus dans les deux sexes. C'est un fait que le raisonnement devait faire admettre *à priori*. Les tissus, le sang, tous les éléments organiques n'ont-ils pas, en effet, la même composition chimique, le même arrangement chez l'homme et chez la femme? Le mode de réaction de l'organisme contre les causes morbigènes, quelle qu'en soit la nature, n'est-il pas identique dans les deux sexes? Les éruptions rubéoliques, varioliques, scarlatineuses, par exemple, présentent-elles une physionomie essentiellement différente, suivant qu'il s'agit d'un homme ou d'une femme? Non. Eh bien, pourquoi supposer que la manifestation primitive de la syphilis n'est pas la même dans les deux sexes? Une observation inattentive avait cependant conduit quelques observateurs superficiels à donner cette hypothèse comme l'expression de la réalité. On invoquait surtout l'impossibilité fréquente de constater l'induration spécifique du chancre chez les femmes. Mais, quand la syphilis s'introduisait dans l'organisme par d'autres points que les organes génito-urinaires, ne trouvait-on pas, à la face, aux lèvres buccales, aux doigts, etc., etc., la même architecture dans la porte d'entrée? Et si, du côté de la vulve, on observait quelque déviation du type classique, pourquoi lui donner les proportions d'une anomalie radicale, tandis qu'elle n'est qu'un phénomène très-accessoire et facile à expliquer par des raisons qui ne portent aucune atteinte à la parfaite identité de la syphilis dans les deux sexes?

L'induration syphilitique, dont on exagère peut-être un peu la valeur pathognomonique, est fréquente et même ordinaire, aux organes génitaux de la femme, non-seulement quand il s'agit de l'accident primitif, mais encore dans les manifestations plus tardives de la maladie. — La forme *rentrante* de ces organes ne la rend pas aussi accessible à l'exploration que chez l'homme. Les malades, méconnaissant la gravité d'une lésion qui leur paraît insignifiante, parce qu'elle ne les fait pas souffrir, ne viennent consulter le médecin que tardivement, à une époque où l'hyperplasie a disparu ou est en voie de régression. Voilà pourquoi les médecins, même ceux qui s'occupent des maladies de femmes, n'ont qu'assez peu souvent l'occasion d'observer le chancre infectant dans toute la plénitude de son développement.

La conformation de la vulve ne fait que lui imprimer des modifications très-superficielles. Là, comme sur les organes génitaux de l'homme, on le retrouve avec ses principaux caractères qui, du reste, sont infiniment variables. C'est sur les grandes lèvres que se produit habituellement le chancre huntérien typique ; c'est là qu'on voit ces hyperplasies cellulo-dermiques, implantées comme un corps étranger au milieu des tissus, épaisses, circonscrites, profondes, d'une dureté cartilagineuse, pierreuse, ligneuse, etc. Quelquefois l'induration, au lieu d'avoir un contour nettement accusé, se *perd insensiblement* au milieu des tissus voisins qui deviennent le siége d'un *empâtement* tout particulier qu'il importe de bien connaître, car il occupe une large place dans la plupart des lésions primitives ou secondaires de la syphilis. Cet empâtement n'est autre chose qu'un *œdème*, mais un œdème dans lequel la sérosité est remplacée par un liquide plus plastique et moins susceptible qu'elle d'entrer dans le mouvement de la circulation générale, une fois qu'il est sorti des vaisseaux. — Il existe, en outre, dans cet œdème un état subaigu d'irritation nutritive qui épaissit le derme et les mailles du tissu circulaire sous-cutané. Il résulte de tout cela une sorte de *sclérème*, d'éléphantiasis aigu dont l'inflammation des vaisseaux lymphatiques paraît être la cause organique véritable. On voit, en effet, sortir quelquefois des parties qui en sont le siége des cordons noueux, rigides, constitués par de gros lymphatiques, qui viennent se jeter dans les ganglions inguinaux spécifiquement indurés.

Chez la femme comme chez l'homme, l'adénopathie inguinale ne fait presque jamais défaut dans l'accident primitif de la syphilis. Elle présente un développement variable suivant les cas; mais il ne faut pas s'attendre à la trouver dans un rapport constant avec la gravité locale du chancre infectant. Quoi qu'il en soit, l'engorgement dur, non inflammatoire de plusieurs ganglions inguinaux, la *pléiade ganglionnaire*, constitue, je ne saurais trop le répéter, l'élément le plus précieux du diagnostic, lorsque les caractères intrinsèques de la lésion primitive sont insuffisants pour indiquer sa nature.

Le chancre infectant présente rarement sur les petites lèvres la forme d'une masse plus ou moins arrondie ou demi-sphérique. La plupart du temps, il est isolé, parcheminé, foliacé. Quelquefois toute la lèvre est convertie en une sorte de lame rigide, élastique, dure comme un morceau de caoutchouc. A l'orifice de l'urèthre, on trouve des indurations spécifiques aussi prononcées que chez l'homme. D'après M. Clerc, ces chancres du méat urinaire sont même souvent plus épais, plus volumineux, plus indurés chez la femme. — Sur le capuchon et le gland du clitoris l'accident primitif se manifeste tantôt sous forme d'érosion reposant sur un fond induré, étalé en lamelle, tantôt sous forme de bloc irrégulier, chondroïde ou ligneux.

Sur la fourchette, à l'entrée du vagin, dans la fosse naviculaire, au milieu des caroncules de l'hymen, les chancres infectants appartiennent en général à la variété parcheminée ; ils sont petits, très-superficiels, érosifs et non ulcérés ; de plus, la disposition des parties ne permet pas de les explorer aussi facilement que ceux de la vulve et du clitoris. Est-il étonnant qu'ils échappent à une observateur qui ne se tient pas sur ses gardes? Eh bien, en pareil cas, qu'arrive-t-il? Les accidents constitutionnels de la syphilis se manifestent; on cherche leur point de départ dans les organes génitaux ; il a déjà disparu ou il s'est tellement atténué qu'on ne parvient pas à le découvrir ; et on dit alors que la syphilis ne débute pas toujours chez la femme, comme chez l'homme, par un chancre induré.

L'ulcération n'est pas le caractère le plus commun ni le plus important du chancre syphilitique. Elle est souvent *tardive ;* elle ne survient que comme le dernier terme d'un processus exagéré d'hyperplasie, aboutissant à la phase nécrobiotique par l'excès même de la polifération des éléments. — Dans les chancres mous, non infectants, les tissus au contraire, sont détruits presque aussitôt qu'attaqués; l'ulcération se produit d'emblée et s'agrandit vite en surface et en profondeur. Il en résulte une perte de substance à bords irréguliers, déchiquetés, taillés à pic, décollés, entourés d'une auréole rouge inflammatoire, à fond pultacé, grisâtre, sécrétant une quantité considérable de pus, etc. Quand les ganglions se prennent, ils deviennent très-douloureux, s'entourent d'une gangue inflammatoire, adhèrent à la peau, suppurent, se convertissent en ulcérations chancreuses, etc. Tous ces caractères sur lesquels je ne veux pas insister et beaucoup d'autres s'observent aussi bien chez la femme que chez l'homme. Les chancres mous n'infectent pas plus l'organisme de la femme que celui de l'homme. Ces accidents restent locaux et ne vont pas au delà des ganglions qui reçoivent les lymphatiques des parties atteintes.

Le diagnostic des lésions chancreuses infectantes ou non infectantes est en général assez facile, quand elles siégent sur des parties accessibles à l'exploration comme la vulve. Mais quand elles s'implantent sur le col ou dans les culs-de-sac vaginaux, il n'en est plus de même. — Le chancre syphilitique du col utérin est sans doute habituellement induré, comme celui de toutes les autres parties du corps, ou du moins il repose sur cette sorte d'infiltration œdémato-plastique qui lui constitue une base épaissie, un peu saillante et diffuse. Chez une femme affectée de prolapsus utérin, M. Ricord a eu l'occasion de constater sur le col qu'on pouvait saisir entre les doigts et explorer aussi facilement que le clitoris ou les petites lèvres, un chancre syphilitique caractérisé par une induration chondroïde, tranchant très-nettement sur la rénitence du col. — Néanmoins, il faut bien le reconnaître, le chancre syphilitique du col utérin est peu connu. Il est très-facile de le confondre avec des érosions simples, surtout avec les érosions herpétiformes. Quant aux plaques muqueuses du col, elles présentent avec lui la plus grande analogie.

Mon collègue et ami, M. le docteur Armand Després, chirurgien de l'hôpital de Lourcine, qui vient de publier tout récemment (avril 1870), un *Traité iconographique de l'ulcération et des ulcères du col de l'utérus*, ne croit pas qu'il y ait sur le col des chancres indurés, comme on en voit sur la peau ou sur les muqueuses des orifices naturels. D'après lui, les chancres infectants du col ne diffèrent par des chancres mous. Je ne puis partager cette manière de voir. Par leurs caractères, par leur aptitude à s'inoculer indéfiniment sur la malade, par leur innocuité au point de vue de l'infection générale, les chancres mous du col, comme ceux de toutes les autres parties du corps, diffèrent essentiellement des chancres syphilitiques. Ce n'est pas telle ou telle région qui peut faire qu'une ulcération vénérienne sera ou ne sera pas infectante, généralisera au localisera son action, etc.

Les chancres mous du col présentent une physionomie beaucoup plus tranchée que les chancres syphilitiques : ils ont un fond jaune grisâtre, des bords irréguliers et taillés à pic avec une légère auréole inflammatoire périphérique. Presque toujours ils sont multiples et, assez souvent, ils finissent par se réunir en une seule ulcération. Parmi eux, il y a aussi la variété phagédénique ou diphthéritique, qui dévore les tissus avec une grande rapidité. M. Armand Després en a observé sept cas. Les chancres mous du col, surtout les chancres phagédéniques, dont la force de propagation est si active, peuvent-ils envahir la cavité cervicale et la cavité utérine ? La chose est probable ; elle est même démontrée pour le col. Il arrive quelquefois qu'un chancre mou, guéri sur la surface externe ou vaginale du col, est, dans la cavité cervicale, en pleine activité de développement. Il ne se manifeste alors que par un écoulement visqueux, strié de pus, par ces sortes de mèches muco-purulentes qu'on observe dans toutes les métrites du col. Comment le diagnostiquerez-vous, si vous n'avez pas suivi sa marche serpigineuse de l'extérieur à l'intérieur ? Les caractères du catarrhe sont un élément insuffisant de diagnostic. L'inflammation secondaire du col et même de l'utérus ne diffère pas sensiblement des inflammations qui se rattachent à une tout autre cause ; les ganglions inguinaux ne peuvent pas vous éclairer, puisque le mal n'est point situé dans la sphère de leurs vaisseaux afférents. Quelle est donc la circonstance qui vous éclairera sur l'existence du *chancre utérin larvé* ? Une seule, la contagion. Le pus qui s'écoule par l'orifice du col peut parfaitement donner un chancre mou. L'homme qui l'a contracté accuse la femme et la fait examiner au spéculum. On ne trouve qu'un catarrhe utéro-cervical, avec rougeur générale ou partielle et boursouflement du col... Mais, poussant plus loin l'examen, explorez l'intérieur de la cavité du col avec un spéculum spécial ; ou mieux, dilatez l'orifice avec un morceau d'éponge préparée, et vous arriverez peut-être à découvrir la lésion. Un autre moyen de diagnostic, ce serait l'inoculation. Si elle donnait un résultat positif, on pourrait affirmer l'existence d'un chancre utérin larvé ; si elle donnait un résultat négatif, on resterait dans le doute, car il se pourrait qu'on n'eût inoculé que le liquide de la sécrétion catarrhale et non le pus chancreux lui-même dont la quantité est relativement très-minime en pareil cas.

La coexistence d'un chancre mou, d'un chancre infectant, d'une blennorrhagie n'est pas plus impossible chez la femme que chez l'homme. Ces trois affections, quoique très-différentes ne s'excluent nullement ; elles vivent même en très-bonne intelligence, au grand détriment des malades. Eh bien, supposez qu'une femme soit affectée d'une érosion chancreuse du col, d'un chancre mou intra-utérin, d'un catarrhe blennorrhagique des culs-de-sac vaginaux et du col. La première explosion des phénomènes inflammatoires étant passée elle soufflira peu ou point; rien ne l'empêchera d'avoir des rapports sexuels, si le désir ou le besoin l'y poussent. Jugez du nombre d'individus qu'elle pourra infecter ! Et quelle difficulté pour remonter à la source de cette contagion multiple ! Personne n'y échappera, sans avoir le rare privilége d'une triple immunité. Les moins fortunés contracteront avec la même femme les trois affections vénériennes. J'en ai vu quelques-uns, à ma consultation de l'hôpital du Midi, qui avaient eu à la suite d'un seul coït : 1° une blennorrhagie au bout de un ou deux jours ; 2° un chancre mou au bout de trois ou quatre jours ; 3° un chancre infectant au bout de quinze, vingt et vingt-cinq jours. Ce chancre infectant résultait de la transformation du chancre mou en chancre induré. Les deux virus déposés sur le même lieu n'avaient pas produit leur effet en même temps; l'incubation du chancre mou n'était que de un, deux, trois ou quatre jours, celles du chancre syphilitique au contraire pouvait se prolonger depuis quinze et vingt jours, jusqu'à quatre, six et huit semaines.

La plupart des chancres mous de la vulve se compliquent de bubons inflammatoires qui suppurent, s'ouvrent et se convertissent en ulcérations chancreuses. Je suis étonné que les chancres mous des parties profondes du vagin, que ceux du col et des cavités utérines ne retentissent pas de la même manière sur les ganglions qui reçoivent les vaisseaux lymphatiques de ces régions. Si ces ganglions étaient atteints, n'observerait-on pas les accidents les plus graves. Des *bubons intra-pelviens*, semblables aux bubons inguinaux, suppurant comme eux, s'ouvrant fatalement, et déversant leur pus dans le péritoine, puisqu'ils sont sous-péritonéaux, ne produiraient-ils par des pelvi-péritonites et même des péritonites effroyables. Je ne sache pas cependant qu'on les ait signalées comme complication des chancres mous du col. Il y a là un point obscur dans l'histoire de cette ulcération vénérienne. — Une autre particularité du chancre mou utérin, qui m'étonne, c'est que, inoculable comme il l'est, il ne fasse pas naître des chancres sur tous les points du vagin et de la vulve, puisque le pus qu'il sécrète est forcément mis en contact avec tous les points de la muqueuse vulvo-vaginale, pendant son trajet de l'intérieur à l'extérieur.

(On trouvera dans le livre de M. Armand Desprès, que j'ai cité [plus haut, d'excellentes planches sur les chancres mous simples et les chancres mous phagédéniques du col de l'utérus.)

I

Dans ces généralités sur la syphilis chez la femme, je viens de parler assez longuement des chancres mous. Je ne les range point cependant dans la classe des affections syphilitiques. Ils forment une catégorie à part des maladies vénériennes. Je n'aurai plus à m'en occuper qu'accessoirement.

Parmi les manifestations les plus précoces et les plus fréquentes de l'empoisonnement syphilitique, les syphilides de la vulve tiennent la première place. Elles se divisent naturellement en *syphilides hypertrophiques et syphilides ulcéreuses*. Sous le rapport de leur structure anatomique et de leur évolution, elles offrent la plus grande analogie avec les syphilides cutanées. Le processus fondamental est le même; les variétés et les différences proviennent surtout du mode de desquamation et de l'état de l'épithélium muqueux ou cutané. Quant aux *syphilides gommeuses*, qui appartiennent à la période tertiaire de la maladie, elles se distinguent des syphilides hypertrophiques et ulcéreuses par des conditions anatomo-pathologiques dont je parlerai plus tard.

Les syphilides hypertrophiques et les syphilides ulcéreuses de la vulve correspondent, les premières aux formes sèches, les secondes aux formes ulcératives des syphilides cutanées.

A. *Syphilides hypertrophiques de la vulve;—plaques muqueuses;—papules plates;
— papules hypertrophiques — plaques muqueuses végétantes.*

Le processus qui donne lieu à ces lésions varie depuis la simple hypérémie jusqu'à ces
néoformations exubérantes qui donnent lieu à des végétations énormes, aux sclérèmes
localisés, aux éléphantiasis spécifiques d'une ou de plusieurs des parties constituantes de
la vulve.

Dans l'hypérémie locale simple, qui produit la plaque muqueuse la plus élémentaire, il
existe un gonflement partiel de toute l'épaisseur du derme ou de ses couches les plus superficielles. Il en résulte une tache érythémateuse d'un rouge foncé, légèrement saillante
au-dessus des parties voisines. A ce niveau, l'épithélium ne se trouvant plus dans ses conditions normales de nutrition s'altère et tombe, laissant à nu le derme dont les papilles
très-petites et à peine tuméfiées forment un couche homogène à peine veloutée.

Lorsque le processus devient plus intense, soit spontanément, ce qui est rare, soit par le
fait d'une irritation locale persistante, la tuméfaction arrondie et aplatie fait une saillie plus
considérable et les papilles augmentent de volume. Si la prolifération redouble d'activité dans
le tissu connectif du derme et dans celui des papilles, la petite tumeur s'accroît en tous
sens et elle se hérisse de saillies muriformes, framboisées. Dès lors le tubercule plat, le condylome syphilitique, la papule hypertrophique est constitué. Virchow fait remarquer avec
raison que ce tubercule muqueux n'est autre chose qu'une tumeur gommeuse peu développée. Il en diffère surtout par son mode d'involution qui s'effectue généralement suivant
le mode de résorption progressive des produits morbides. Le tubercule se *résout* tandis
que la gomme se ramollit habituellement et s'ulcère.

Les papules muqueuses sécrètent un liquide séreux, séro-purulent ou tout à fait purulent. Ce liquide qui ne peut pas s'inoculer au sujet qui porte les lésions, est éminemment
contagieux.

a. Plaques muqueuses hypérémiques. Le gonflement hypérémique qu'elles présentent
au début est en général fugace ; dès que l'épithélium est tombé, ces plaques muqueuses se
trouvent presque de niveau avec les parties voisines dont elles ne se distinguent que par
une rougeur foncée, irisée, quelquefois ecchymotique au centre, se détachant sur la coloration rosée de la muqueuse saine. Elles se couvrent aussi parfois d'une sorte d'exsudation
blanche opaline, qui les rend parfaitement semblables aux plaques opalines de la bouche. —
Leur forme est arrondie ; leur diamètre varie de celui d'une lentille à celui d'une pièce
de un franc. Elles sécrètent une sérosité gommeuse qui vernit leur surface. Leur apparí-
tion est très-précoce ; on les voit survenir souvent avant la guérison de l'accident primitif.

Il est très-difficile de les distinguer de l'herpès. Sans doute l'herpès, au lieu d'être indolent comme la plaque muqueuse érosive, s'accompagne de prurit et d'une sensation
d'ardeur quelquefois insupportable ; il produit aussi une inflammation périphérique
plus vive, plus diffuse ; de plus il débute par des vésicules arrondies, régulières,
isolées, qui se réunissent quelquefois de manière à constituer de larges exulcérations
à contour festonné par des arcs de cercle, etc., etc., mais ces différences sont superficielles et fugaces. Ce qui distingue surtout l'érosion syphilitique de l'herpès c'est
l'épaississement du derme muqueux, s'élevant jusqu'à un léger degré d'induration, au
niveau de la plaque muqueuse. C'est aussi l'état des ganglions inguinaux presque toujours
hypertrophiés, indurés et indolents à cette phase de la syphilis.

Certains chancres syphilitiques ressemblent tellement aux plaques muqueuses érosives
qu'il est presque impossible de trouver des caractères différentiels entre eux. Cependant
le chancre est généralement plus induré que la plaque muqueuse. Je ne parle, bien entendu, que des petits chancres infectants, lamineux, foliacés, parcheminés. Dans les indurations primitives en bloc, en grosses masses, chondroïdes, l'erreur n'est pas possible.

b. Plaques muqueuses papuleuses. Elles se montrent d'emblée ou succèdent à la plaque muqueuse érythémateuse. Elle sont constituées par une saillie du derme dépouillé
de son épithélium. Leur surface est tantôt plane ou convexe, tantôt légèrement concave,

avec un bord blanchâtre nettement limité. Ces disques sécrètent un liquide purulent ou séro-purulent d'une odeur infecte ; quelquefois ils se couvrent d'une *exsudation diphthéroïde.* — Quand ils sont confluents, leurs bords en contact se confondent et circonscrivent une large élevure cerclée, à surface irrégulière, sur laquelle se dessinent vaguement les circonscriptions primitives de chacune des plaques. Leur exsudat peut se concréter sous forme d'une croûte peu adhérente, d'un jaune grisâtre, quelquefois mélangée de sang. — Ces croûtes se forment dès que la plaque muqueuse n'est plus en contact avec les parties voisines et se trouve à l'abri des liquides qui en lavent et en macèrent incessamment la surface. Il n'est pas rare de voir des papules muqueuses sur des points symétriques. Ce n'est pas par inoculation qu'un pareil fait se produit, comme quand il s'agit des chancres mous ; c'est par l'irritation locale que fait naître la plaque muqueuse sur les parties appliquées contre elle. Cette pullulation symétrique des papules muqueuses s'observe sur les grandes et sur les petites lèvres, à l'anus, dans les plis périnéo et vulvo-fémoraux, etc. Le simple isolement des surfaces malades suffit pour l'arrêter.

    c. Plaques condylomateuses. — *Papules muqueuses végétantes ou hypertrophiques.* Si la plaque papuleuse, au lieu de faire une saillie de 2 ou 3 millimètres au-dessus des parties voisines, en fait une de 1 ou 2 centimètres et même plus ; si elle s'étale en largeur, et si sa surface se couvre d'élevures pressées les unes contre les autres et constituées par l'hypertrophie des papilles, on a *le condylome syphilitique, la papule hypertrophique ou végétante.*

Ces sortes de papules peuvent acquérir un développement énorme. Arrondies et circulaires, renflées en forme de demi-sphère, elles se réunissent quelquefois en masses tubéreuses, mamelonnées, couvrant toute la région vulvo-anale et poussant des ramifications vers la peau de la partie supérieure et interne des cuisses. Une sensation prurigineuse, quelques élancements, tels sont les phénomènes peu douloureux qu'accusent les malades ; mais, quand les parties voisines de ces végétations s'enflamment, s'excorient, deviennent tuméfiées par un œdème érysipélateux, comme cela arrive assez fréquemment, le prurit s'échange en une cuisson très-vive, intolérable pendant la marche, et les malades ne trouvent quelque soulagement que dans une immobilité complète.

La vulvite, les abcès de la grande lèvre ou des glandes vulvo-vaginales, l'intertrigo, l'érysipèle œdémateux, les lymphangites, les hypertrophies éléphantiasiques des grandes et des petites lèvres, telles sont les principales complications que font naître fréquemment ces papules végétantes.

Leur diagnostic est presque toujours facile. On ne pourrait guère les confondre qu'avec les végétations simples. Or, dans ces dernières, chaque masse végétante est formée par l'agglomération de papilles hypertrophiées, *très-longuement pédiculées et séparées des papilles voisines par un sillon profond.* — Dans le condylome syphilitique, la surface est *mamelonnée* plutôt que *fissurée,* ce qui provient de ce que les papilles se sont hypertrophiées dans tous les sens, en largeur aussi bien qu'en longueur. — Les végétations non syphilitiques ne disparaissent que si on les détruit avec des caustiques ou si on les excise ; au contraire, si monstrueuses qu'elles soient, les papules syphilitiques végétantes se réduisent à vue d'œil sous l'influence d'un traitement approprié.

Ce traitement n'est pas très-compliqué, et il est tout local. Des bains, des ablutions fréquentes avec de l'eau chlorurée, du vin aromatique, de l'eau alcoolisée, des soins minutieux de propreté, la séparation des surfaces malades avec de la charpie ou du coton, l'emploi de poudres isolantes, telles que l'oxyde de zinc, le calomel, le sous-nitrate de bismuth, etc., des cautérisations superficielles avec le crayon de nitrate d'argent, tels sont les moyens les plus simples et les plus efficaces pour dessécher et flétrir ces énormes papules qui disparaissent quelquefois presque complétement dans l'espace de cinq ou six jours.

B. *Syphilides ulcéreuses de la vulve.* Elles sont les analogues des syphilides ulcéreuses de la gorge, et des syphilides cutanées ecthymateuses, croûteuses et papulo-crustacées. Elles se distinguent essentiellement des syphilides hypertrophiques par le processus qui les produit. De prime abord, ce processus devient nécrobiotique sans passer par la phase hy-

perplasique. Leur forme, leur étendue, leur profondeur varient à l'infini, depuis l'exulcération étalée en nappe jusqu'à l'ulcère profond, taillé à pic, déchiqueté, qui détruit tout le
derme et les tissus sous-jacents. Elles se rattachent plus directement que les papules
muqueuses à l'intoxication générale; l'incurie, la malpropreté, les irritations locales ont
une influence beaucoup moins grande dans leur production. Elles sont souvent l'expression
d'une forme grave et même maligne de la syphilis. Aussi leur pronostic est-il beaucoup
plus sérieux que celui des lésions précédentes. Elles sont très-rebelles au traitement général et aux médications locales. Elles peuvent facilement en imposer pour des chancres
simples. — Mais ceux-ci sont habituellement multiples; ils se compliquent souvent de
bubons suppurés; leur base est toujours molle, enfin ils peuvent s'inoculer indéfiniment à
la malade qui en est atteinte.

Le traitement local consiste en pansements, plusieurs fois répétés par jour, avec de la
charpie imbibée d'alcool camphré, de vin aromatique, d'une solution au 50e ou au 60e de
nitrate d'argent; en badigeonnages de teinture d'iode, en application de pommades et de
poudres médicamenteuses variées. Parmi ces poudres, l'iodoforme mérite une mention
spéciale; il n'a qu'un inconvénient, c'est son odeur désagréable.

De toutes les préparations hydrargyriques, celle que je préfère c'est le sirop de Gibert.
Je combine le traitement spécifique avec l'emploi d'une médication tonique et reconsti-
tuante.

III

Gommes de la vulve. En général, on ne les observe qu'à une période tardive de la syphilis acquise. Dans la syphilis héréditaire, au contraire, leur apparition est plus précoce.
Elles surviennent sans excitation locale et sous la seule influence de la syphilis constitutionnelle. Leur développement présente deux phases : une première phase constituée par
la prolifération du tissu conjonctif ou d'un tissu analogue; une seconde phase dans laquelle les cellules nouvellement formées se multiplient, se pressent, s'étouffent, subissent
la dégénérescence graisseuse et tombent en déliquescence. Il y a donc pour la gomme
comme pour le tubercule et le cancer une période de crudité et une période de ramollissement ou d'ulcération. Cette dernière peut être très-courte et évoluer avec une
effroyable rapidité.

Le fond de l'ulcère qui résulte de la fonte d'une gomme présente des saillies mamelonnées résultant d'une désagrégation inégale des nodules caséeux. Ces nodules caséeux appartiennent à la gomme en voie d'évolution; ils ont chacun une vie propre et un petit
appareil vasculaire qui leur est destiné; les éléments cellulaires qui les composent sont
toujours plus jeunes à la périphérie qu'au centre où ils tombent en détritus moléculaire;
ils se fondent et disparaissent isolément. C'est sans doute cette particularité qui explique
pourquoi le fond des ulcérations gommeuses au lieu d'être formé par un plancher unique,
est quelquefois étagé, ainsi que l'a fait remarquer M. Bazin. Les matériaux sécrétés par la
gomme dans sa phase d'involution, qui forment un liquide épais, opaque, puriforme,
chargé de détritus granulo-graisseux, se concrètent à la surface de la plaie en une pseudo-
membrane jaunâtre, lardacée, quelquefois putrilagineuse et comme gangréneuse. M. Bazin
voit dans cette pseudo-membrane un signe positif de la nature syphilitique de l'ulcération.

Quoi qu'il en soit, les désordres résultant de la fonte des gommes se réparent très-vite
sous l'influence de l'iodure de potassium. L'action merveilleusement curative de ce médicament indique mieux que tous les autres caractères, dans les cas douteux, l'origine spécifique de la lésion.

La gomme de la vulve, à la période d'ulcération, pourrait être confondue avec le chancre
simple et l'ulcère scrofuleux ou esthiomène.

Le chancre simple est habituellement multiple. Il ne repose pas sur une base indurée;
il est inoculable au porteur de l'accident; enfin il se complique souvent de bubons suppurés et chancreux.

Quant à l'esthiomène, il peut simuler si parfaitement la syphilide gommeuse de la vulve, qu'on ne trouve alors d'éléments sérieux de diagnostic que dans les commémoratifs et l'action de l'iodure de potassium. — Qu'on n'oublie pas que ce sel doit être administré à forte dose pour être efficace 2, 3, 4, 5 et 6 grammes.

Voy. sur la syphilis chez la femme :
L'excellente thèse du docteur Paul Spillmann : *Des syphilides vulvaires*. Paris, 1869.
Armand Desprès : *Traité iconographique de l'ulcération et des ulcères du col de l'utérus*. Paris, 1870.
A. Fournier : *De l'induration chancreuse chez la femme (Annales de Dermatologie et de syphiligraphie*, année 1870).

IV

Les divers processus de la syphilis, envisagés dans le cycle complet de leur évolution, ne présentent pas, soit comme diffusion, soit comme profondeur, de notables différences chez l'homme et chez la femme. Cependant l'organisme féminin est impressionné, dès le début, d'une façon plus brusque et plus vive que celui de l'homme, par le nouveau mode de vie morbide que lui inflige le virus. Si on veut se rendre compte de cette particularité digne à tous les points de vue de l'attention du médecin et du physiologiste, il ne faut pas perdre de vue certaines conditions organiques et fonctionnelles inhérentes à la constitution de la femme.

Il y a chez elle une prédominance remarquable du système nerveux, prédominance originelle ou acquise, primitive ou secondaire, peu importe. Qu'en résulte-t-il? D'abord une aptitude plus grande à subir l'action des causes morbigènes, et puis un mode de réaction dans lequel l'élément névropathique, occupant le premier plan, masque, exagère ou pervertit les phénomènes fondamentaux de la maladie principale.

C'est ce qu'on observe à un haut degré pendant les premières phases de la syphilis chez la femme. Ainsi au lieu de s'insinuer lentement dans l'économie et de rester latente, du moins quant aux phénomènes subjectifs, comme il arrive pour beaucoup d'hommes, cette maladie constitutionnelle fait une irruption violente chez la femme et manifeste ses premiers effets toxiques par une *explosion des phénomènes nerveux*, les plus variés. Et ce qu'il y a de bien remarquable, c'est que très-souvent aucun autre accident tangible, visible, matériel, en un mot objectif, ne s'est encore produit. Cependant j'ai constaté, dans un assez grand nombre de cas, en même temps que ces névropathies multiples, une adénopathie généralisée.

En quoi consistent ces *névropathies ?* Ce sont presque toujours des douleurs disséminées dans diverses parties du corps, mais affectant néanmoins une prédilection marquée pour les nerfs de la face et ceux des membres supérieurs. Ces algies s'élèvent à un degré de violence vraiment incroyable. Une dame à qui je donnais des soins fut prise, avant qu'aucun accident syphilitique cutané ou muqueux se fût manifesté, d'une atroce névralgie cervico-brachiale droite, accompagnée d'une demi-paralysie qui la mettait dans l'impossibilité absolue de se servir du bras malade. Au bout d'une quinzaine de jours, survint une céphalalgie avec irradiations excessivement douloureuses dans les nerfs de la face et du crâne. L'exacerbation vespérale et nocturne habituelle en pareil cas était tellement vive que la malade avait du délire, du trismus et une sorte de contracture tétanique dans les muscles de la nuque. En voyant un pareil début, on aurait pu croire que la syphilis serait grave ou maligne. Eh bien, pas du tout. Les phénomènes nerveux cédèrent rapidement dès que la roséole qui fut érythémateuse et légère eut fait son apparition, environ deux mois après l'accident primitif. Aujourd'hui la maladie date de deux ans, elle est à peu près guérie, et n'a donné lieu qu'à des éruptions cutanées ou muqueuses très-superficielles. Ne trouvez-vous pas, entre ce début et celui de quelques fièvres éruptives, la plus grande analogie?

J'ai observé plusieurs cas semblables au précédent; ce qui me conduit à dire que la forme de la syphilis est essentiellement nerveuse chez les femmes, du moins dans la première phase des accidents constitutionnels. A cet ensemble de phénomènes nerveux dont le type rémittent est quotidien, vespéral et nocturne, s'ajoute habituellement une fièvre rémittente également quotidienne et vespérale, avec sueurs profuses pendant la nuit.

Ces accidents névropathiques, si terribles en apparence, n'ont aucune signification grave au point de vue du pronostic de la maladie considérée dans ses phases ultérieures. Fortement ébranlé par l'intoxication syphilitique, l'organisme féminin se remet vite de ce premier choc.

Une autre particularité de la syphilis chez la femme, c'est la prédominance de la *chloroanémie*. Ce fait n'a rien d'étonnant puisqu'il se rencontre chez elle dans toutes les maladies constitutionnelles qui portent une atteinte directe aux fonctions élémentaires de la vie plastique. La composition du sang est moins fixe, l'équilibre organique est plus instable, les sources où s'élaborent les globules rouges, s'épuisent et se tarissent plus vite chez elle que chez l'homme. La défibrination du sang s'ajoute aussi quelquefois à l'hypoglobulisation. Il en peut résulter des règles surabondantes qui se convertissent facilement en ménorrhagies. Aussi est-il nécessaire de ne donner les mercuriaux qu'à petites doses et de leur associer les toniques et les reconstituants.

Le docteur A. Fournier a signalé récemment l'*analgésie* de la peau et spécialement celle de la face dorsale du métacarpe, comme un phénomène assez fréquent dans la syphilis secondaire. Quelquefois ce phénomène se combine avec l'*anesthésie*. Il ne présente aucune importance au point de vue du diagnostic, du pronostic et des indications thérapeutiques et rentre dans la catégorie des troubles névropathiques que j'ai indiqués plus haut. (A. Fournier : *De l'analgésie syphilitique secondaire*, Annales de Dermatologie et de syphiligraphie, tome II.)

Une femme atteinte de syphilis donne fatalement naissance à des enfants syphilitiques, du moins pendant la manifestation des premiers accidents et surtout quand elle n'a été soumise à aucun traitement. Mais en est-il de même, lorsqu'elle est guérie, et qu'il n'existe plus chez elle aucun symptôme appréciable de la maladie constitutionnelle? Au bout de combien de temps une femme syphilitique peut-elle procréer des enfants sains? Il est fort difficile de répondre à ces questions ; nous manquons d'observations précises pour éclaircir ces points obscurs de la pathologie syphilitique. Il n'est pas douteux toutefois qu'un traitement bien institué et suivi avec persévérance puisse exercer la plus salutaire influence sur la santé de l'enfant. En voici une preuve : M. le docteur Simonet me racontait récemment qu'il avait gardé dans son service, lorsqu'il était attaché à l'hôpital de Lourcine, et soigné pendant seize mois consécutifs une jeune fille syphilitique. Elle avait eu des plaques muqueuses et des éruptions cutanées superficielles. Six mois après sa sortie de l'hôpital, cette jeune fille se maria et donna naissance, au bout d'un an, à un enfant très-bien portant qui jusqu'à l'âge de quinze mois, époque à laquelle M. Simonet l'examina avec la plus grande attention, n'avait présenté aucun accident de nature syphilitique. Un pareil fait est malheureusement exceptionnel. Combien de femmes, même celles qui paraissent guéries de la syphilis, avortent ou procréent des enfants syphilitiques !

(Notes du Trad.)

TABLE DES MATIÈRES

Revue des sujets déjà étudiés dans les leçons sur les accouchements. — Raisons qui m'ont fait ajourner l'étude des maladies des femmes. — Nécessité pour leur étude d'une double connaissance. — Dangers et erreurs qui en résulteraient si on ne la possédait pas. — Exemples. — Symptômes de ces maladies provenant des troubles fonctionnels, des altérations de la sensibilité et des changements de structure.

Les symptômes des maladies des organes sexuels fournis par les changements de volume, de texture et de fonction ne peuvent être constatés que par un examen direct. — Remarques générales sur ce sujet. — Examen soit par le toucher, soit par les instruments. — Palpation de l'abdomen; toucher vaginal et toucher rectal. — Exploration à l'aide d'instruments; sonde utérine. — Description de cet instrument; comment il faut l'introduire. — Examen avec le spéculum. — Variétés de cet instrument; règles qui président à son introduction. — Sa valeur comme moyen d'exploration.

Importance des troubles de la menstruation; leurs trois variétés; — rapports entre une puberté tardive et les troubles menstruels. — *Aménorrhée*, provenant de causes locales : absence congénitale ou vice de conformation des organes sexuels; rétention des règles se rattachant à des obstacles matériels qui s'opposent à leur écoulement. — Aménorrhée provenant de causes constitutionnelles : développement tardif, maladies antérieures. — Symptômes; — chlorose comme cause d'aménorrhée. — Conséquence de l'aménorrhée. — Traitement. Règles qui doivent le diriger. Tenir compte de la santé générale et des fonctions utérines. — Hémorrhagies supplémentaires; leur importance. — Conduite à tenir à leur égard. — Importance de l'habitude dans les désordres de la menstruation.

Inflammation des annexes de l'utérus : — Du tissu cellulaire. — Cas exceptionnels provenant d'une péritonite, sans désordre spécial de l'utérus ; leur importance peut être méconnue. — Traitement dans l'état aigu ; soins à donner pendant la convalescence ; traitement dans l'état chronique. — Ponction : on peut en général l'ajourner. — Traitement des suites. — *Hémorrhagie péri-utérine ou hématocèle utérine.* — Siége et causes de l'extravasation du sang. — Symptômes et marche ; changements que subit le sang épanché. — Observations. — Diagnostic de cette affection d'avec la grossesse extra-utérine, la rétroversion de l'utérus, les abcès pelviens, les tumeurs fibreuses de l'utérus. — Pronostic et causes de la mort. — Traitement : comparaison entre l'intervention et l'expectation.

Inflammation des annexes de l'utérus : — Des ovaires. — Inflammation des ovaires ; état imparfait de nos connaissances. — Anatomie pathologique : l'inflammation de leur surface péritonéale est fréquente ; celle de leur substance propre est rare. — Changements produits par l'inflammation dans les vésicules de Graaf ; suppuration et abcès des ovaires. — Symptômes de l'inflammation ovarique ; de la forme aiguë des abcès de l'ovaire. — Observations. — Inflammation chronique de l'ovaire : sa fréquence a été exagérée ; caractère névralgique des phénomènes qu'on lui attribue. — Ovarite subaiguë ; ses rapports avec ce qu'on appelle le déplacement de l'ovaire. — Note sur une hernie de l'ovaire et sur les kystes séreux de l'utérus.

Prédisposition spéciale de l'ovaire aux tumeurs kystiques. — Variétés de ces kystes : — *Kystes simples :* kystes du corps de Wolff ; kystes véritablement ovariques ; leurs rapports avec l'hydropisie des vésicules de Graaf ; leur structure et leur contenu. — Modifications de leurs formes lorsqu'ils sont multiples. — De leur cause. — *Kystes composés et prolifères.* — Ils peuvent provenir d'un kyste simple. — Structure et contenu des kystes composés et des excroissances *kysto-sarcomateuses.* — *Tumeur colloïde ou alvéolaire de l'ovaire.* — *Kystes cutanés ou graisseux.* — Particularités de leur structure et de leur contenu. — Fréquence comparative de l'affection de l'un ou des deux ovaires. — Des différentes formes de tumeurs ovariques.

Marche générale de l'affection : caractère exceptionnel des kystes du corps de Wolff. — Leur tendance à rester stationnaires. — L'arrêt des kystes simples est ordinairement temporaire et leur complète disparition très-rare. — Les kystes évacuent quelquefois leur contenu dans les trompes de Fallope, le vagin, l'intestin et le péritoine. — *Changements dans les kystes :* leur ramollissement progressif. — Inflammation des kystes. Désordres de la santé résultant de la pression des kystes sur les viscères ; cachexie accompagnant l'augmentation de volume des kystes. — Modes variés de la mort. — *Causes* prédisposant à l'hydropisie ovarique ; influence de l'âge, du mariage et de la grossesse. — Causes occasionnelles de la maladie.

Les symptômes de la maladie manquent en général dans la première période ; on peut les rapporter à cinq chefs : désordres fonctionnels des ovaires, douleurs, effets de la pression, symptômes cachectiques, symptômes consécutifs à l'intervention médicale. — *Diagnostic* : ses difficultés. Diagnostic avec l'inflammation du ligament large, les tumeurs fibreuses de l'utérus, le déplacement de l'utérus, l'ascite, la distension de la vessie, la grossesse, les tumeurs de la rate et du foie, etc. — Note sur les *tumeurs flottantes de l'abdomen.*

Traitement : difficulté d'apprécier ses résultats. — Durée de la vie dans l'hydropisie ovarique. — Les cas peuvent être divisés en trois classes : quelques-uns doivent être abandonnés à eux-mêmes ; quelques autres le peuvent ; d'autres, enfin, doivent être traités. — *Mesures prophylactiques* et agents médicamenteux. — *Procédés opératoires :* Ponction, lorsqu'elle est absolument nécessaire. — Opinions relatives à ces dangers. — Statistiques sur ce sujet. — Les insuccès ont peut-être été exagérés. — Circonstances dans lesquelles la ponction peut être pratiquée de bonne heure. — Manière de pratiquer l'opération. — Danger de l'épuisement et de l'inflammation kystiques. — Symptômes et traitement de l'inflammation kystique.

Continuation du traitement : Mesures proposées pour la cure radicale de l'hydropisie ovarique. — Paracentèse et compression. — Ponction sous-cutanée du kyste. — Ponction par le vagin. — Ponction avec tentative de maintenir la plaie ouverte d'une manière permanente. — Ponction suivie d'injection iodée : ses avantages et ses dangers. Enumération de quelques autres points concernant le traitement.

Continuation du traitement. — Extirpation des ovaires malades. — Histoire de l'opération : ses deux variétés, la grande et la petite. — Résultats généraux de l'opération. — Mortalité : date et causes de la mort. — Circonstances qui modifient les résultats : existence d'adhésions, âge de la malade, étendue de l'incision, caractères de la tumeur. — Jugement défavorable sur l'opération, déjà exprimé. Sa justification. Comparaison entre cette opération et l'opération césarienne. — Mais il faut la juger en elle-même et non point par comparaison. — Raisons de cette manière de voir. — Quelles sont les conditions dans lesquelles l'ovariotomie est applicable.

Inflammation de la vessie. — Forme aiguë et subaiguë ; la dernière est la plus fréquente ; elle se rattache quelquefois à la maladie tuberculeuse du rein et à la néphrite chronique. — Cystite chronique. — Traitement des différentes formes de la maladie. — *Fistule vésico-vaginale.* — Remarques sur les moyens de la prévenir et sur le traitement qu'il faut instituer avant de l'opérer. — *Fistule* vésico-intestinale. — Maladies malignes de la vessie.

Maladies de l'urèthre : Congestion de l'urèthre ; elle est très-pénible comme souffrance chronique ; ses symptômes et son traitement — Tumeurs vasculaires de l'orifice uréthral, leur siége, leur nature, leurs symptômes et leur traitement. — Ulcération de l'urèthre ; doutes relativement à sa nature syphilitique. — *Maladies du vagin :* Vaginite aiguë ; caractère de l'écoulement ; comment on peut le distinguer de la leucorrhée utérine ; son traitement. — Vaginite chronique. — Vaginite granuleuse : sa nature. — Kystes du vagin. — Tumeurs fibreuses et cellulo-fibreuses du vagin — Cancer du vagin.

Affections inflammatoires : Inflammation des lèvres ; ses rapports avec l'oblitération des conduits des glandes de Cooper. — Description de la glande. — Mode suivant lequel l'inflammation s'y produit. — Inflammation furonculeuse. — *Eczéma.* — *Prurigo ;* sa rareté. — *Prurit* indépendant de l'eczéma ; ses causes et son traitement. — Inflammation des *follicules* de la vulve. — *Hyperesthésie des organes externes :* Spasme vaginal ou *vaginisme.* — *Coccygodynie* ou douleur vers le coccyx. — Remarques sur la *masturbation* et sa cure par l'excision du clitoris. — *Affections ulcéreuses :* Syphilis tertiaire ; difficultés de son diagnostic. — *Lupus :* ses caractères, ses relations avec le cancer épithélial ; cas à l'appui. — Traitement. — *Maladies malignes :* Elles prennent en général la forme du cancer épithélial, symptômes et marche. — Nécessité de les enlever de bonne heure.

TABLE ALPHABÉTIQUE

A

C

D

E

P

R

S

T

U

V

TABLE ALPHABÉTIQUE

DES PRINCIPALES NOTES DU TRADUCTEUR

F. SAVY, LIBRAIRE-ÉDITEUR
24, rue Hautefeuille, à Paris

TRAITÉ COMPLET

D'ACCOUCHEMENTS

PAR

LE DR JOULIN

PROFESSEUR AGRÉGÉ A LA FACULTÉ DE MÉDECINE DE PARIS
LAURÉAT DE L'ACADÉMIE IMPÉRIALE DE MÉDECINE

UN VOLUME GRAND IN-8 DE 1,240 PAGES

AVEC 143 FIGURES INTERCALÉES DANS LE TEXTE

Prix : 16 francs

Le titre donné par M. Joulin à son livre indique nettement le but qu'il s'est proposé ; il a voulu écrire un traité didactique sur les accouchements. Dans les travaux de cette nature, les auteurs se bornent en général à rassembler les matériaux épars dans la science. Mais M. Joulin ne s'est pas borné seulement, dans son livre, à rééditer les travaux anciens, en les critiquant au point de vue des idées modernes ; çà et là il a émis des opinions personnelles et nouvelles sur divers points qu'il avait plus particulièrement étudiés.

Comme dans tous les traités d'accouchements, des prolégomènes d'anatomie et de physiologie servent d'introduction.

A la description du squelette succède celle des parties molles. L'auteur a mis à profit les recherches de Guyon sur la cavité utérine, de Rouget sur l'appareil érectile de l'utérus et de ses annexes. L'anatomie de l'ovaire est faite avec des matériaux empruntés à Otto, Schröne et à Sappey.

La physiologie de la menstruation devait nécessairement profiter des conquêtes récentes de l'anatomie. L'auteur expose, d'après les idées modernes, le mécanisme de l'adaptation de la trompe à l'ovaire au moment de la chute de l'ovule, et rappelle que Sue avait déjà entrevu l'importance de l'appareil musculaire périutérin au moment de la fécondation.

Le développement de l'œuf humain est suivi avec beaucoup de soin ; les modifications qu'il subit en passant par les différentes phases embryonnaires sont minutieusement étudiées. Parmi les enveloppes fœtales, l'auteur a signalé l'existence d'un feuillet spécial, qu'il a appelé *membrane lamineuse*, et qu'il regarde comme un reste de l'allantoïde.

Les fonctions du fœtus sont toutes l'objet de remarques intéressantes. L'auteur, à propos du placenta, insiste sur les fonctions glycogéniques, que cet organe remplit provisoirement pendant la vie embryonnaire.

Le livre III est relatif à la grossesse. Une question de structure a depuis longtemps passionné les anatomistes et les accoucheurs. M. Joulin a étudié ce point d'anatomie avec prédilection ; il adopte, comme formule définitive de la structure de l'utérus en gestation, les descriptions fournies par Hélie et Chenantais.

Nous arrivons à l'accouchement proprement dit. Pour exposer le mécanisme de l'accouchement, il adopte la formule de Pajot, il montre que, dans toutes les positions, les temps doivent être les mêmes et peuvent être désignés sous les mêmes noms. Il est bien entendu que l'auteur ne se dispense pas pour cela d'exposer en détail le mécanisme de l'expulsion du fœtus pour chaque position.

Après avoir épuisé tout ce qui se rattache de près ou de loin à l'accouchement naturel, M. Joulin aborde la grande et délicate question de la dystocie. Il donne à ce mot une extension plus grande que celle qu'on lui accorde d'habitude. « La dystocie doit comprendre toutes les circonstances qui s'écartent de l'accouchement naturel et normal, tout ce qui diminue les chances de vie de la mère et de l'enfant. »

Nous mentionnerons seulement les chapitres consacrés à l'accouchement prématuré ou retardé, à l'avortement, à la pathologie du fœtus et de ses annexes, aux rétrécissements du bassin, aux ruptures de l'utérus, aux hémorrhagies utérines, aux grossesses extra-utérines, aux affections de l'utérus et autres organes qui peuvent apporter obstacle à l'accouchement. Toutes les conditions de dystocie créées par le fœtus sont minutieusement étudiées dans le chapitre suivant, résumé d'un travail plus long publié antérieurement à l'occasion d'un concours.

Après avoir fait connaître aussi bien que possible toutes les causes de dystocie; après avoir montré quels dangers elles constituaient pour la mère et l'enfant, l'auteur aborde la question des opérations obstétricales. Les longues et consciencieuses recherches, les expériences multiples qui préoccupent M. Joulin depuis plusieurs années, lui ont permis d'exposer, avec des vues toutes nouvelles, ce qui est relatif à cette partie de notre art.

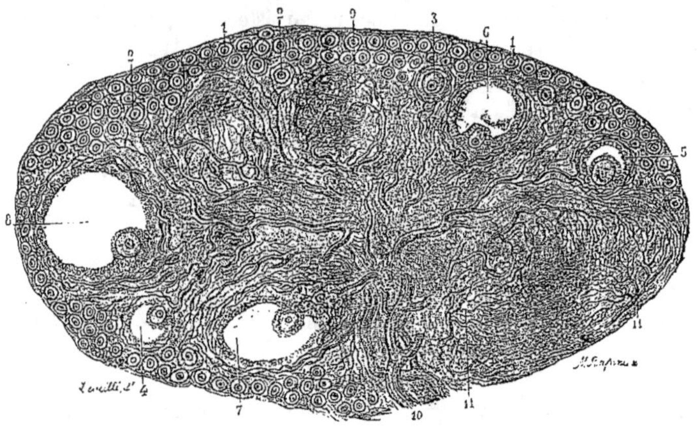

La version est exposée avec la plus grande netteté; ses indication et contre-indications formulées avec le plus grand soin; une appréciation des plus sages des résultats donnés par cette opération termine le chapitre.

Pour M. Joulin, la version est une opération de nécessité ayant des indications nettement définies; elle doit, en thèse générale, céder le pas au forceps, dont la sphère d'application est augmentée par l'emploi de l'aide-forceps. M. Joulin reprend à ce propos, dans une des meilleures pages de son livre, cette question si souvent controversée depuis Simpson et Lachapelle « du parallèle entre la version et le forceps. » M. Joulin tranche nettement en faveur de l'instrument. Son jugement est dicté par la critique judicieuse des textes mêmes fournis par les prôneurs de la version, par les résultats d'expériences nouvelles.

Suivent d'autres pages sur la crâniotomie, l'embryotomie et leurs divers moyens d'exécution. Un bon chapitre sur l'opération césarienne, condamnée au nom de la saine pratique, termine la liste des méthodes chirurgicales qui interviennent lors des cas de dystocie. L'auteur expose dans les pages suivantes, avec la même clarté, tout ce qui est relatif à l'accouchement prématuré artificiel. Enfin la dernière partie du livre est consacrée à l'exposition des maladies créées par la grossesse et l'accouchement. Tout ce qui est relatif aux affections puerpérales est très-nettement exposé avec le même bonheur.

Le *Traité d'accouchements* de M. Joulin veut être lu et peut être lu par toutes les classes de lecteurs qui s'occupent d'accouchements ; c'est un traité complet sur la matière, magistralement pensé, magistralement écrit. La pratique n'y est pas pour cela sacrifiée à la science ; pour avoir exposé savamment tout ce qui avait trait au côté scientifique de la question, M. Joulin ne s'est pas cru dispensé de mentionner les détails utiles au praticien ou même à l'humble sage-femme.

M. Joulin a écrit un traité d'accouchements aussi complet que possible ; les matériaux de son livre, puisés aux meilleures sources, n'ont été acceptés qu'après une critique aussi impartiale que judicieuse ; l'auteur, après s'être approprié tous ces éléments, les a fort habilement mis en œuvre et fondus ensemble de la façon la plus heureuse. Le livre du savant agrégé de la Faculté de Paris n'est point une simple œuvre de vulgarisation, et la personnalité de l'auteur s'affirme d'une façon originale dans maint chapitre important.

Les lecteurs soucieux d'approfondir un point spécial et obstétrique trouveront à la fin de chaque chapitre un résumé bibliographique des plus complets. Nous n'avons point à féliciter M. Joulin de la forme agréable dont il a su revêtir ses idées ; la lecture du *Traité d'accouchements* rappelle qu'il s'est essayé avec succès dans un autre genre de littérature.

Un grand nombre de gravures intercalées dans le texte, exécutées avec un soin peu ordinaire dans les traités d'accouchements publiés jusqu'à ce jour, en rendent l'intelligence facile.

PARIS. — IMP. SIMON RAÇON ET COMP., RUE D'ERFURTH, 1.

F. SAVY, LIBRAIRE-ÉDITEUR

24, rue Hautefeuille, à PARIS

PETIT ATLAS

COMPLET

D'ANATOMIE

DESCRIPTIVE

DU CORPS HUMAIN

PAR J.-N. MASSÉ

DOCTEUR EN MÉDECINE, PROFESSEUR D'ANATOMIE

Ouvrage adopté par le Conseil impérial de l'Instruction publique

NOUVELLE ÉDITION

AUGMENTÉE DE TABLEAUX SYNOPTIQUES D'ANATOMIE DESCRIPTIVE DU MÊME AUTEUR

1 VOLUME IN—18 DEMI—RELIURE CHAGRIN

Composé de 113 planches dessinées d'après nature par LÉVEILLÉ
et gravées sur acier.

PRIX :

Avec planches noires. . . . . **20** fr.
Avec planches coloriées. . . . . **36** fr
Avec planches coloriées montées sur onglets et tranches dorées. **40** fr.

Personne n'a jamais révoqué en doute la haute importance de l'anatomie ; et, pour faciliter l'étude de cette science et en rendre les souvenirs présents à l'esprit, de tout temps on a senti la nécessité d'éclairer les descriptions toujours arides et rebutantes par le secours des planches qui semblent mettre les objets mêmes sous les yeux.

Il nous a paru qu'un atlas trop volumineux servait assez peu les besoins réels des praticiens, et bien moins encore ceux des élèves. Ceux-ci, tant qu'ils fréquentent les écoles, se trouvent à la source de la véritable anatomie, celle qui s'apprend à l'aide du scalpel et sur le cadavre : des figures d'anatomie doivent avoir essentiellement pour objet de les aider dans leurs dissections, en leur permettant de voir par avance représentés d'une manière fidèle les organes qu'ils ont à découvrir.

Pour le praticien, la gêne est tout autre : s'il veut se remettre en mémoire les divers éléments d'une région, il faut qu'il ouvre un volume pour les os, un autre volume pour les muscles, un troisième et un quatrième pour les nerfs et les vaisseaux ; encore de l'un à l'autre l'attention s'épuise, les détails sont mal saisis ; et nous avons entendu plus d'une fois les plaintes des médecins sur l'inconvénient de ces ouvrages, dont le principal objet devrait être la commodité du lecteur.

Ce sont précisément ces plaintes répétées qui ont suggéré l'idée d'un Atlas portatif. Il fallait donner aux médecins un livre qui ne dépassât pas les limites d'un ouvrage élémentaire, facile à consulter, ou même à parcourir tout entier en peu de temps. Nous avons réduit nos planches de manière à les réunir dans un volume format in-18.

Lorsque le sujet n'est point *sous les yeux*, il est difficile de relire dans un ouvrage une description longue, compliquée et aride. L'étude sera facile en présence d'un dessin dont on aura constaté l'exactitude.

Cet Atlas est cependant bien complet et il ne laisse rien à désirer pour l'exactitude des recherches. Il contient 113 planches, qui comprennent de 5 à 600 figures ; et non-seulement tous les organes y auront leur représentation fidèle, mais plusieurs planches sont consacrées à des coupes d'anatomie chirurgicale qui ne se rencontrent même pas dans les collections les plus volumineuses et les plus récemment publiées. Un sommaire précis, mais exact, accompagne chaque planche ; et, grâce au caractère compacte que nous avons choisi, toute planche a son explication complète en regard, sans jamais obliger à tourner la page.

Ces avantages purement matériels n'ont de prix qu'à la condition de venir en aide à d'autres éléments bien supérieurs, la vérité dans les objets et la netteté dans les dessins. Pour obtenir l'une et l'autre, on n'a reculé devant aucun sacrifice, et il n'est pas une seule de nos planches qui n'ait été faite d'après nature. Avec les réductions qui devenaient indispensables, la lithographie n'aurait pu donner une assez juste idée des objets. Nous avons donc employé la gravure, devant laquelle les plus grandes iconographies ont reculé.

Nos 113 planches avec 113 pages de texte sont reliées en un seul volume.

PARIS. — IMP. SIMON RAÇON ET COMP., RUE D'ERFURTH, 1.

BULLETIN DE SOUSCRIPTION

Le Petit atlas complet d'Anatomie descriptive du corps humain comprend 230 pages de texte et 113 planches colo-riées.

Les exemplaires avec les planches coloriées sont vendus avec une demi-reliure en maroquin, 36 francs.

Le prix de la demi-reliure, avec planches montées sur onglets et tranche supérieure dorée, est de 4 francs en sus, soit 40 francs.

Les exemplaires avec les planches noires sont vendus avec une demi-reliure en maroquin, 20 francs.

M. .F. Savy *expédie l'ouvrage* rendu franco *et soigneusement emballé, dans toute la France* sans augmentation de prix.

Pour faciliter à tout praticien l'acquisition de ce livre utile, il offre, en outre, de faire pour le payement, deux mandats de chacun la moitié du prix, l'un à trois mois, l'autre à six mois du jour de l'expédition.

Pour jouir de ces avantages, renvoyer le présent bulletin en indiquant bien lisiblement son nom, son adresse et ses qualités.

Avoir soin de spécifier si l'on choisit l'exemplaire :

Noir avec reliure demi-maroquin. . . . . 20 fr.
Colorié avec reliure de luxe, planches montées sur onglets. 40 fr.
— avec reliure demi-maroquin. . . . . 36 fr.

SIGNATURE :

Monsieur

F. SAVY, Libraire-Éditeur

24, rue Hautefeuille,

PARIS

CATALOGUE

DE

F. SAVY

ÉDITEUR

MÉDECINE — CHIRURGIE — PHARMACIE
CHIMIE — PHYSIQUE — MATHÉMATIQUES — GÉOLOGIE
MINÉRALOGIE — PALÉONTOLOGIE — BOTANIQUE — AGRICULTURE
HORTICULTURE — ÉCONOMIE RURALE
ART VÉTÉRINAIRE
ARTS INDUSTRIELS — LITTÉRATURE SCIENTIFIQUE

**Tous les ouvrages de ce Catalogue sont expédiés
par la poste en France et en Algérie FRANCO et sans augmentation
sur les prix désignés**

Joindre à la demande des timbres-poste ou un mandat sur Paris

**On peut se procurer également ces ouvrages
par l'intermédiaire de tous les libraires de la France et de l'étranger.**

PARIS

24, RUE HAUTEFEUILLE, 24

PRÈS LE BOULEVARD SAINT-GERMAIN

1ᵉʳ JANVIER 1870

La Librairie F. SAVY se charge de procurer tous les ouvrages publiés à l'Étranger, principalement en Allemagne et en Angleterre.

Elle se charge également de faire les Commissions qui lui sont adressées de France et de l'Étranger.

EN DISTRIBUTION :

Histoire naturelle générale (6 pages).

Géologie, minéralogie, paléontologie (40 pages).

Botanique (40 pages).

Zoologie (40 pages).

Ces Catalogues spéciaux seront envoyés *franco* à toute personne qui en fera la demande par lettre affranchie.

Prix du Catalogue complet (un volume in-8 de 130 pages) : **1 fr.**

ACHAT AU COMPTANT

DE

LIVRES ANCIENS DE SCIENCES NATURELLES

TABLE DES MATIÈRES

MÉDECINE — CHIRURGIE — PHARMACIE

ANNUAIRE des eaux minérales et des bains de mer de la France et de l'étranger, publié par la *Gazette des eaux*. 11e année, 1869. 1 joli vol. in-18 de 300 p., paraissant chaque année depuis 1859. 1 fr. 50
  Cartonné en toile anglaise. . . . . 2 fr.
  Ce volume renferme :
  Une *nomenclature générale des stations d'eaux minérales* en France, indiquant leur situation, la nature des sources, leur température, leurs propriétés médicales les noms des médecins inspecteurs, inspecteurs adjoints et médecins exerçant auprès de chacune d'elles, et *les moyens de communication* qui y conduisent;
  Une nomenclature semblable pour les eaux minérales les plus importantes de l'étranger ;
  Le classement des sources minérales selon leur nature et selon les maladies qui s'y adressent;
  Une liste des établissements de bains de mer et des principaux établissements hydrothérapiques en France.

ANCELET (E.). Études sur les maladies du pancréas. Paris, 1866. In-8 de 160 pages. . . . . 2 fr. 50

BAILLON (H.). Programme du Cours d'histoire naturelle médicale, professé à la Faculté de médecine de Paris. Ire partie, **Zoologie médicale.** Paris, 1868. 1 vol. in-18 de 72 pages. 1 fr. 25
—— IIe partie, **Botanique médicale.** Paris, 1869. 1 vol. in-18 de 72 pages. . . . . 1 fr. 25

BARBASTE. De l'état des forces dans les maladies, et des indications qui s'y rapportent. Paris, 1851. 1 vol. in-8. . . . . . . 2 fr.
—— **De l'homicide et de l'anthropophagie.** Paris, 1856. 1 volume in-8. (7 50). . . . . 3 fr. 50

BAUDOT (E.), Voies d'introduction des médicaments. Applications thérapeutiques. Paris, 1866. 1 vol. in-8. . . . . 5 fr.

—— **Traité des affections de la peau,** d'après les doctrines de M. Bazin, médecin de l'hôpital Saint-Louis. Paris, 1869. 1 vol. in-8. 7 fr.

  Depuis 1850, M. Bazin a successivement enrichi la littérature dermatologique de traités sur les affections artificielles, parasitaires, scrofuleuses, arthritiques, herpétiques, syphilitiques, génériques de la peau; et aujourd'hui le médecin ou l'élève qui désire connaître ses doctrines est obligé de parcourir huit volumes. Or l'un et l'autre reculent souvent devant une pareille tâche et devant la dépense.
  L'auteur a pensé rendre service en résumant en un seul volume dégagé de la masse des observations cliniques, les doctrines de M. Bazin et en permettant ainsi au praticien occupé et à l'élève de les connaître en peu de temps et à peu de frais.
  Ancien interne de M. Bazin, il s'est pour ainsi dire identifié avec les doctrines de son maître, qui a du reste approuvé et encouragé la publication de ce volume.

BAUMÈS, ancien chirurgien en chef de l'Antiquaille. **Précis historique et pratique sur les diathèses.** Paris, 1853. 1 vol. in-8. (5). 2 fr.
—— **Précis théorique et pratique des maladies vénériennes.** Paris, 1840. 2 vol. in-8. (12). . . . . 6 fr.

BERTHIER (P.), médecin de l'hospice de Bicêtre. **Excursions scientifiques dans les asiles d'aliénés.** — Première série, comprenant les asiles d'Auxerre, de Lyon, de Grenoble, de Dôle, de Chambéry, de Saint-Dizier, de Moulins, de Montpellier, de Dijon, de Rodez, de Caen, d'Avignon, etc. Paris, 1862. 1 vol. in-8. . . . . 2 fr. 50

—— Deuxième série comprenant les asiles de Rouen, de Montauban, de Bonneval, de Toulouse, de la Charité, de Marseille, de Châlons-sur-Marne, de Privas, de Limoges, de Bourges, d'Auch, d'Orléans, d'Albi, de Blois, de Clermont-Ferrand, de Cadillac, de Bordeaux, etc. Paris, 1864. in-8 avec une carte itinéraire des asiles d'aliénés de la France.. . . . . 2 fr. 50

—— Troisième série comprenant les asiles de Clermont-sur-Oise, du Mans. d'Alençon, d'Angers, de Nantes, de Pont-l'Abbé-Picauville, de Pau, de Saint-Venant, de Strasbourg, de Rennes, de Lille, de Leyme, de Niort, de Mayenne, d'Armentières, de Nancy, du Puy, de Napoléon-Vendée, de Bourg. Paris, 1865, 1 vol. in-8. . . . . 2 fr. 50

—— Quatrième série comprenant les asiles de Quimper, Aurillac, Saint-Alban, Morlaix, Saint-Brieuc, Tours, Limoux, Poitiers, Saint-Lô, Lafond, la Rochelle, Pontorson, Dinan, Évreux, Saint-Dizier, Angoulême, Aix, Charenton, Sainte-Anne et suivie d'une table analytique générale des matières contenues dans les quatre séries. Paris, 1867, 1 vol. in-8. . . . . . 2 fr. 50

—— **Médecine mentale.**
   PREMIÈRE ÉTUDE. — De l'isolement. 1857. Broch. in-8. . . . 1 fr. 50
   DEUXIÈME ÉTUDE. — Des causes. Paris, 1860. 1 vol. in-8. . . . 4 fr.

—— **De la folie diathésique.** Paris, 1859. In-8. . . . . 1 fr. 50

—— **De l'imitation,** au point de vue médico-philosophique. Paris, 1861. 1 vol. in-8.. . . . . 75 c.

—— **Erreurs relatives à la folie.** Paris, 1863. In-8. . . . . . 75 c.

BONNET (A.). Des moyens de prévenir la récidive du cancer du sein après son extirpation. Lyon, 1847. In-8 de 24 pages. 75 c.

—— **Du soulèvement et de la cautérisation profonde du cul-de-sac rétro-utérin dans les rétroversions de la matrice.** Lyon, 1858, in-8 de 32 pages. . . . . 75 c.

—— **De l'éducation du médecin.** Lyon, 1852. In-8 de 55 p. . 75 c.

BOSSU (A.). Traité des plantes médicinales indigènes, précédé d'un Cours de botanique. 2ᵉ édition, Paris, 1862. 2 vol. in-8, avec 60 pl. gravées, représentant les organes des végétaux, les caractères des familles, etc.. . . . . 13 fr.
   — Le même ouvrage, figures coloriées... . . . . 22 fr.

—— **Anthropologie** ou étude des organes, fonctions, maladies de l'homme et de la femme, comprenant l'anatomie, la physiologie, l'hygiène, la pathologie, la thérapeutique et la médecine légale. 5ᵉ édition. Paris, 1859. 2 v. in-8, avec atlas de 20 planches. . . . . 15 fr.
   — Le même ouvrage, figures coloriées. . . . . 22 fr.

BOUCHARD, professeur agrégé à la Faculté de médecine de Paris. **Recherches nouvelles sur la pellagre.** Paris, 1862. 1 vol. in-8 de 400 pages. . . . . 6 fr.
   Ouvrage couronné par les Sociétés de médecine de Lyon et Strasbourg (prix de 500 fr.), et honoré d'un encouragement de 1,000 fr. par l'Institut (Académie des sciences).

—— **De la pathogénie des hémorrhagies** Paris, 1869. 1 vol. in-8 avec fig. . . . . 3 fr. 50

—— **Études expérimentales sur l'identité de l'herpès circiné et de l'herpès tonsurant.** 1861. Brochure in-8. . . . . 75 c.

BRACHET. Recherches expérimentales sur les fonctions du système nerveux ganglionnaire et sur leur application à la pathologie. 2ᵉ édition. Paris, 1837. 1 vol. in-8(7). . . . . 3 fr
   Ouvrage couronné par l'Institut.

COULON (A.), professeur à l'École de médecine d'Amiens, chevalier de la Légion d'honneur. **Traité clinique et pratique des fractures chez les enfants,** revue et précédé d'une lettre par le docteur Marjolin, chirurgien de l'hôpital Sainte-Eugénie (Enfants malades), membre de la Société de chirurgie, etc. Paris, 1861. 1 vol. in-8 . . . . 4 fr.
Ouvrage couronné par la Société de médecine de Lille.

—— **De l'angine couenneuse** et du croup considérés au point de vue du diagnostic et du traitement. 2ᵉ édition. Paris, 1867. 1 volume in-8 de 100 pages.. . . . . 2 fr.

—— **De l'ophthalmie purulente chez les enfants.** 1863. in-8 de 24 p. . . . . 1 fr.

—— **De la fièvre typhoïde dans la première enfance.** 1863. In-8. . . . . 1 fr.

DELACROIX (ÉMILE) et ROBERT (AIMÉ). Les eaux. Étude hygiénique et médicale sur l'origine, la nature et les divers emplois des eaux, tant ordinaires que médicinales, suivie d'un tableau général indicateur des sources minérales et stations balnéaires de la France et de l'étranger. Paris, 1865. 1 vol. in-18. . . . . 2 fr. 50

DESPINES (Prosper). Psychologie naturelle. Étude sur les facultés intellectuelles et morales dans leur état normal et dans leurs manifestations anomales chez les aliénés et chez les criminels.
Tome I contenant une étude sur les facultés intellectuelles et morales, sur la raison, sur le libre arbitre et sur les actes automatiques.
Tome II contenant une étude psychologique sur les aliénés et sur les criminels. Paricides-homicides.
Tome III contenant une étude psychologique sur les criminels (*suite et fin*). Infanticide. — Suicides. — Incendiaires. — Voleurs. — Prostituées. — Bases du traitement moral auquel doivent être soumis les criminels et les délinquants. Paris, 1869. 5 vol. in-8 de 800 pages chacun. . . . . 21 fr.

DESPLATS (V.) et GARIEL, professeurs agrégés à la Faculté de médecine de Paris. **Nouveaux éléments de physique médicale.** Paris, 1870. 1 vol. petit in-8 avec 400 figures dans le texte. . . . 7 fr.

DESSAIX (J.-M.). De la médecine conjecturale, soi-disant rationnelle, et **de la médecine positive,** coup d'œil d'un homœopathe. Lyon, 1843. In-8 de 190 p. . . . . 75 c.

DES VAULX (J.-P.). Guide pour le traitement des maladies vénériennes, à l'usage des gens du monde, avec 4 planches coloriees, dessinées par le docteur Claparède. Paris, 1862. 1 vol. in-32, de 192 pages. . . . . 1 fr.

DEVAY (F.). De la médecine morale. Paris, 1861. Br. in-8. 2 fr. 50

—— **et GUILLIERMOND. Recherches nouvelles sur le principe de la ciguë (conicine),** et de son mode d'application aux maladies cancéreuses et aux engorgements de la matrice et du sein. 2ᵉ édition. Paris, 1853. In-8 (4). 2 fr.

DRUIT. Nouveau compendium de chirurgie, revu et précédé d'une introduction par Dolbeau, professeur à la Faculté de médecine de Paris, chirurgien des hôpitaux, etc., traduit de l'anglais sur la 10ᵉ édition, par P. Labarthe. Paris, 1870. 1 vol. petit in-8 avec 360 gravures dans le texte.. (*Sous presse.*)

DUBRUEIL, professeur agrégé de la Faculté de médecine de Paris, chirurgien des hôpitaux. **Manuel d'opérations chirurgicales.** Paris, 1870. 1 vol. in-18 avec 28 planches coloriées. . . . . 9 fr.

1er fascicule : Opérations qui se pratiquent sur l'appareil circulatoire (Artères), avec 8 pl. col.

2e fascicule : Opérations qui se pratiquent sur l'appareil circulatoire (Veines), avec 4 pl. col.

3e fascicule : Opérations qui se pratiquent sur l'appareil locomoteur (Amputation, Désarticulations), avec 4 pl. col.

4e fascicule : Opérations qui se pratiquent sur l'appareil locomoteur (Amputations, Désarticulations), avec 4 pl. col.

5e fascicule : Opérations qui se pratiquent sur l'appareil locomoteur (Amputations, Désarticulations), avec 4 pl. col.

6e facicule : Opérations qui se pratiquent sur l'appareil locomoteur (Amputations, Désarticulations), avec 4 pl. col.

Prix du fascicule. . . . . 1 fr. 50

—— **De l'amputation intra-deltoïdienne.** Paris, 1866. In-8. 75 c.

—— **Note sur la cicatrisation des os et des nerfs.** Paris, 1867. In-8. . . . . 50 c.

—— **Des indications qui représentent les luxations de l'astragale.** Paris. 1864. In-4 de 41 pages et planches. . . . . . . 2 fr.

—— **De l'iridectomie.** Paris, 1866. In-8 de 90 pages. . . . . . 2 fr.

—— **Recherches** sur l'action physiologique du sulfocyanure de potassium (eu collaboration avec M. Legros). In-8 de 4 pages. . . . . 50 c.

—— **Des diverses méthodes du traitement des plaies.** Paris, 1869. In 8 de 95 p. . . . . 2 fr.

DURAND (de Lunel). Théorie électrique du froid, de la chaleur et de la lumière, doctrine de l'unité des forces physiques, avec un avant-propos sur l'action physiologique de l'électricité. Paris, 1863 In-8 de 36 pages. . . . . 1 fr. 50

—— **Traité dogmatique et pratique des fièvres intermittentes,** suivi d'une Notice sur le mode d'action des eaux de Vichy dans le traitement des affections consécutives à ces maladies. Paris, 1862. 1 vol. in-8. . . . . 6 fr. 50

—— **Nouvelle théorie de l'action nerveuse** et des principaux phénomènes de la vie. Paris, 1863. 1 vol. in-8. . . . . 7 fr. 50

—— **Des incidents du traitement thermo-minéral de Vichy.** Paris, 1864, in-8°. . . . . 1 fr. 50

DUVAL (Émile). De la chorée, sa définition ; de ses différents traitements et spécialement de sa cure par l'hydrothérapie. Paris, 1866. In-8 de 32 pages. . . . . 1 fr.

ÉBRARD. Hygiène des habitants de la campagne, cultivateurs, jardiniers, instituteurs, suivi d'un Essai sur la salubrité publique dans les communes rurales. 1865. 1 vol. in-8. . . . . 2 fr.

—— **Le livre des garde-malades et des mères de famille.** Instructions sur les soins à donner aux malades et aux enfants. 6e édition. Paris, 1867. 1 vol. in-18. . . . . 2 fr.

FAUCONNET. Du choléra asiatique comme conséquence d'un élément morbide de nature organisée. Étude déposée à l'Académie des sciences comme pièce de concours pour le prix Bréant, le 6 décembre 1865. Paris, 1866. 1 vol. in-8 de 64 pages. . . . . 2 fr.

—— **Guérison du chancre, des bubons et de quelques syphilides.** Paris, 1867, in-8 de 58 pages. . . . . 75 c.

FERRAND, ancien chef de clinique de la Faculté. **De la médication anti-pyrétique.** Paris, 1869. 1 vol. in-8. . . . . 2 fr. 50

FLORET (P.). Documents chirurgicaux, principalement sur les maladies de l'utérus. Paris, 1862. 1 vol. in-8, avec pl. .   4 fr.

FREY (H.), professeur à l'Université de Zurich. **Traité d'histologie et d'histochimie,** traduit de l'allemand sur la 2ᵉ édition, par le Dʳ P. SPILLMANN annoté par M. RANVIER, préparateur du cours de médecine expérimentale au Collége de France et revu par l'auteur. Paris, 1870. 1 fort volume in-8, avec 530 gravures dans le texte.. . . . . 15 fr.

—— **Le microscope, manuel à l'usage des étudiants,** traduit de l'allemand sur la 2ᵉ édition, par SPILLMANN. Paris, 1867. 1 vol. in-18, avec 62 figures dans le texte et une note sur l'emploi des objectifs à correction et à immersion. 4 fr.

GARIEL (C. M.), professeur agrégé à la Faculté de médecine de Paris. **De l'ophthalmoscope.** Paris, 1869. In-8 de 48 p.. . . . . 1 fr. 50

GONTIER DE CHABANNE. Le médecin, le chirurgien et le pharmacien à la maison, ou le meuble indispensable des familles, contenant : 1° instruction détaillée sur les récoltes des plantes médicinales usuelles ; 2° les meilleurs remèdes, les plus simples et les moins chers ; 3° la chirurgie populaire, ou instruction très-détaillée pour le pansement des maladies externes ; 4° la pharmacie des ménages ou manière de composer soi-même toute sorte de médicaments ; 5° l'herboristerie des familles, indication des plantes médicinales et leur emploi pour chaque maladie. 4ᵉ édition. 1868. 1 vol. in-8°. . . . . 5 fr.

HUBERT RODRIGUE (D.). Clinique médicale de Montpellier. Constitutions médicales et épidémiques. — Climat de Montpellier. Paris, 1855. 1 vol. in-8. . . . . 2 fr.

JANTET (Charles et Hector), docteurs en médecine. **De la vie** et de son interprétation dans les différents âges de l'humanité. Paris, 1860. 1 vol. in-8.. . . . . 5 fr.
—— **Doctrine médicale matérialiste.** Paris, 1866. 1 vol. in-8.   6 fr.

JOULIN (D.), professeur agrégé à la Faculté de médecine de Paris. **Traité complet théorique et pratique des accouchements.** Paris, 1867. 1 fort volume grand in-8, de 1,200 pages avec 150 figures dans le texte. . . . . 16 fr.

M. Joulin a écrit un traité d'accouchements aussi complet que possible ; les matériaux de son livre, puisés aux meilleures sources, n'ont été acceptés qu'après une critique aussi impartiale que judicieuse ; l'auteur, après s'être approprié tous ces éléments, les a fort habilement mis en œuvre et fondus ensemble de la façon la plus heureuse. Le livre du savant agrégé de la Faculté de Paris n'est point une simple œuvre de vulgarisation, et la personnalité de l'auteur s'affirme d'une façon originale dans maint chapitre important.

Une innovation excellente est d'avoir placé à la fin de chaque chapitre un résumé en une ligne au plus de tout un paragraphe, ce qui fait de ce traité un excellent memento pour repasser à la veille d'un examen.

Les lecteurs soucieux d'approfondir un point spécial d'obstétrique trouveront à fin de chaque chapitre un résumé bibliographique des plus complets.

Un grand nombre de gravures intercalées dans le texte, exécutées avec un soin peu ordinaire dans les traités d'accouchements publiés jusqu'à ce jour, en rendent l'intelligence facile.

—— **Des cas de dystocie appartenant au fœtus.** Paris, 1863, in-8. . . . . 3 fr.

——**Du forceps et de la version dans les cas de rétrécissement du bassin.** Paris, 1865. 1 vol. in-8.. . . . . 2 fr. 50
Prix Capuron. Mémoire couronné par l'Académie de médecine.

LADREY, professeur à l'École de médecine de Dijon. **Programme d'un cours de pharmacie.** Paris, 1868. 1 vol. in-18. . . . 1 fr. 25
—— **Les établissements industriels et l'hygiène publique.** Paris, 1867. 1 vol. in-8. 2 fr. 50

LANGLEBERT (Edmond). Traité théorique et pratique des maladies vénériennes, ou leçons cliniques sur les affections blennorrhagiques, le chancre et la syphilis, recueillies par M. EVARISTE MICHEL, revues et publiées par le professeur. Paris, 1864. 1 vol. in-8 de 700 pages, avec une bibliographie complète des ouvrages publiés jusqu'à ce jour sur la syphilis. . . . . 8 fr.

Les discussions doctrinales n'ont point fait oublier à l'auteur que la médecine est avant tout l'art de guérir : *Primo sanare, deinde philosophari.* Aussi M. Langlebert a apporté le plus grand soin à l'étude du diagnostic et du traitement et il a fait tous ses efforts pour que son livre offrît aux jeunes médecins, non-seulement le tableau fidèle de l'état actuel de la science, mais encore un guide qui leur aplanit les difficultés de la pratique. La blennorrhagie et toutes ses complications chez l'homme et chez la femme, le chancre, les accidents secondaires et tertiaires de la syphilis constitutionnelle, la syphilis infantile, les questions d'hygiène sociale et de médecine légale qui s'y rattachent, y sont séparément décrits et exposés avec soin.

LEE (Henry), membre honoraire du Collége du Roi, à Londres. **Leçons sur la syphilis.** De l'inoculation syphilitique et de ses rapports avec la vaccination; leçons professées à l'hôpital Saint-Geôrges, traduites de l'anglais par le docteur EDMOND BAUDOT, interne lauréat des hôpitaux de Paris. Paris, 1865. In-8 de 120 pages. . . . . 2 fr. 50

LEGRAND DU SAULLE, médecin de l'hospice de Bicêtre, etc. **La folie devant les tribunaux.** Paris, 1864. 1 vol. in-8 de 600 pages. 8 fr.
Ouvrage couronné par l'Institut de France.
—— **Étude médico-légale sur la séparation de corps.** Leçons professées à l'Ecole pratique en février 1866. In-8 de 34 pages. 1 fr. 25
—— **Étude médico-légale sur la paralysie générale** (folie paralytique), leçons professées à l'École pratique en 1866. In-8 de 32 p. 1 fr. 25
—— **Étude médico-légale sur les assurances sur la vie.** Leçons professées à l'Ecole pratique. Paris, 1867. In-8 de 48 pages. 1 fr. 59
—— **Pronostic et traitement de l'épilepsie.** Succès remarquables obtenus par l'emploi du bromure de potassium à haute dose. Paris, 1869. In-8 de 29 pages. . . . . 1 fr. 50

LEMARCHAND, médecin aux bains de mer du Tréport. **Des bains de mer sur les plages du Nord.** Conseils aux baigneurs. Paris, 1868. 1 vol. in-18. . . . . 1 fr.

LERICHE (Dr). De la surdité et de quelques nouveaux moyens pour constater et guérir cette affection. Paris, 1867. In-8 de 75 pages. . . . . 1 fr. 50

LEROY (Camille). Considérations sur les affections fébriles ou maladies aiguës. Paris, 1846. 1 vol. in-8. . . . . 2 fr.

LOISEAU (de Montmartre). **Traitement préventif du croup par le tannage.** Paris, 1862. In-8. . . . . 75 c.

LOUMAIGNE (L.). De la hernie de l'ovaire. Paris, 1869. In-8 de 48 pages. . . . . 1 fr. 50

LUCAS (Louis), auteur de la *Chimie nouvelle*, etc. **La médecine nouvelle**, basée sur des principes de physique et de chimie transcendantales, comprenant les principes de médecine, la physiologie (système nerveux, circulation et respiration), la pathologie. Paris, 1862-1863. 2 vol. in-18 formant ensemble 650 pages. . . . . 8 fr.

LUNIER (L.), inspecteur général du service des aliénés, et du service sanitaire des prisons de France. **Études sur les maladies mentales et sur les asiles d'aliénés.** De l'aliénation mentale et du crétinisme en Suisse, étudiés au point de vue de la législation, de la statistique du traitement et de l'assistance. Paris, 1868. 1 vol. in-8. . . . . . 5 fr.

—— **Des placements volontaires dans les asiles d'aliénés.** Études sur les législations françaises et étrangères. Paris, 1868. Brochure in-8. . . . . 1 fr. 50

—— **Des aliénés dangereux**, étudiés au triple point de vue clinique, administratif et médicolégal. Paris, 1869. In-8 de 30 p. . . . . 1 fr. 25

MAISONNEUVE (J. G.), chirurgien de l'Hôtel-Dieu de Paris. **Clinique chirurgicale.** Paris, 1863-1864. 2 volumes grand in-8, formant ensemble 1500 pages, avec figures dans le texte. . . . . 24 fr.
Le tome second, contenant les Affections cancéreuses, la Ligature extemporanée, les Tumeurs de la langue, les Maladies de l'ovaire, les Hernies, etc., se vend séparément.. . . . . 12 fr.

—— **Leçons cliniques sur les affections cancéreuses**, professées à l'hôpital Cochin, recueillies et publiées par le docteur Alexis Favrot.
Ire PARTIE, comprenant les Affections cancéreuses en général. In-8 avec planches lithographiées. Paris, 1852. In-8. . . . . 2 fr. 50.
IIe PARTIE, comprend les Affections cancéreuses du sein. 1854. In-8. 2 fr. 50

—— **Le périoste et ses maladies.** Paris, 1839. In-8. . . . 2 fr. 50

—— **Mémoire sur la désarticulation totale de la mâchoire inférieure.** Paris, 1859. In-4, avec planches noires. . . . . . . 6 fr.
Avec planches coloriées. . . . . 12 fr.

—— **De la ligature extemporanée** et de sa supériorité sur l'instrument tranchant pour l'extirpation de toutes les tumeurs pédiculées ou pédiculables, avec description des instruments nouveaux destinés à son exécution. 1860. 1 vol. in-4 avec planches. . . . . 6 fr.

MANGIN (Arthur). De la liberté de la pharmacie. Paris, 1864. In-8 de 48 p. . . . . 1 fr.

MASSE (J. N.), professeur d'anatomie. **Petit atlas complet d'anatomie descriptive du corps humain.** *Ouvrage adopté par le conseil impérial de l'instruction publique.* Nouvelle édition augmentée des tableaux synoptiques d'anatomie descriptive. Paris, 1869. 1 vol in-18 relié, de 113 planches gravées en taille-douce, avec texte en regard. . . . 20 fr.
—— Le même ouvrage avec les planches coloriées. . . . . . . 36 fr.
Plus de quarante mille exemplaires vendus depuis son apparition, des traductions dans toutes les langues attestent suffisamment l'accueil qui a été fait à cette utile publication. L'Atlas d'anatomie de Masse est devenu le *vade-mecum* de l'amphithéâtre

—— **Anatomie synoptique**, ou résumé complet d'anatomie descriptive du corps humain. Paris, 1867. 1 vol. in-18 de 116 pages. 2 fr.
Ces tableaux synoptiques sont extraits de la nouvelle édition du Petit Atlas d'Anatomie descriptive. On a fort approuvé l'idée qui a présidé à ce travail qui, sous une forme concise, est très-utile pour revoir rapidement les articulations, les insertions musculaires, l'angéiologie, la névrologie.

MAURIN (A.). Étude historique et clinique sur les eaux minérales de Néris. Paris, 1858. 1 vol. in-18. (3 fr. 50). . . . . . 50 c.

MAYGRIER (A). Les remèdes contre la rage, aperçu critique, historique et bibliographique depuis le seizième siècle jusqu'à nos jours. Paris, 1866. In-8 de 16 pages. . . . . 50 c.

MILLET (Auguste), professeur à l'École de médecine de Tours, médecin de la colonie pénitentiaire de Mettray, lauréat de l'Académie impériale de médecine (grand prix de 1852). **Traité complet de la diphthérie.** Paris, 1863. 1 vol. in-8.. . . . . 6 fr.
Ouvrage couronné par la Société des sciences médicales et naturelles de Bruxelles.

MILLET (Auguste). De la diphthérie du pharynx. Paris, 1862.
In-8. . . . . 2 fr. 25
   Mémoire couronné (médaille d'or) par la Société centrale de médecine du département du Nord.
—— **De l'emploi thérapeutique des préparations arsenicales.** 2° édition entièrement refondue. Paris, 1865. 1 vol. in-8. . 4 fr.
   Mémoire couronné par la Société centrale de médecine du département du Nord.
MOISY (D.). Les eaux de Paris ; bains, lavoirs. Paris, 1869.
1 vol. in-18 de 214 p. . . . . 2 fr.
MOREAU (F.). De la liqueur d'absinthe et de ses effets. Paris, 1863.
Brochure in-8. . . . . 1 fr.
NAQUET (A.), professeur agrégé à la Faculté de médecine de Paris.
Cours de chimie pratique, d'après les théories modernes, à l'usage des médecins, pharmaciens, étudiants en médecine, chimistes, et en pharmacie, par W. Odling. Traduit de l'anglais sur la 3e édition par A. Naquet. Paris, 1869. 1 vol. in-18 avec 71 figures dans le texte. . . . . . 4 fr. 50
   Depuis plusieurs années déjà, les étudiants sont exercés aux manipulations chimiques, et ces manipulations paraissent même devoir prendre une extension considérable. En présence de ce fait nouveau dans l'enseignement, nous avons pensé qu'un livre renfermant tout ce que les étudiants ont besoin d'apprendre dans leurs manipulations et rien de plus ; qu'un livre capable de servir de guide de laboratoire répondait à un besoin réel. Nous ne pouvions mieux faire que de traduire en français, pour cet usage, le *Cours de chimie pratique* de M. Odling. L'auteur possède en effet une clarté, une méthode que l'on pourrait peut-être atteindre, mais que certainement on ne saurait dépasser.
   (Voy. page 14, *Principes de Chimie.*)
NEUBAUER (Dr), professeur de chimie et de pharmacie au laboratoire de chimie de Wiesbaden, et **VOGEL (Dr),** directeur, professeur de médecine à l'Institut pathologique de Halle. **De l'urine et des sédiments urinaires.** Propriétés et caractères chimiques et microscopiques des éléments normaux et anormaux de l'urine, analyse qualitative et quantitative de cette sécrétion. Description et valeur séméiologique de ses altérations pathologiques, etc.; précédé d'une introduction par R. Fresenius, traduit de l'allemand sur la 5e édition, par le docteur L.-A. Gautier. Paris, 1870. 1 vol. gr. in-8, avec 4 planches col. et 31 figures dans le texte. . . . . 10 fr.
   L'ouvrage de MM. Neubauer et Vogel est un livre essentiellement pratique, dont l'utilité est éloquemment démontrée par l'empressement avec lequel il a été accueilli à l'étranger. L'urine est, au point de vue physiologique, la sécrétion la plus importante de l'organisme, et sous l'influence des maladies elle subit des modifications dont la connaissance offre au médecin praticien de précieuses ressources pour le diagnostic et le traitement d'un grand nombre d'affections.
ODEPH (A.). Traité complet de la culture de l'opium indigène, précédé de la possibilité pratique de l'obtenir en France, suivi de la fabrication de l'huile d'œillettes. 1865. In- 18. . . . . 2 fr.
PASSOT (Ph.). Études et observations obstétricales. 1 vol.
in-8. . . . . 2 fr.
PERROUD, médecin de l'Hôtel-Dieu de Lyon. **De la tuberculose, ou de la phthisie pulmonaire** et des autres maladies dites scrofuleuses et tuberculeuses, étudiées spécialement sous le double point de vue de la nature et de la prophylaxie. Paris, 1861. 1 vol. in-8. . . . 5 fr.
   Ouvrage couronné par la Société de médecine de Bordeaux.
PERROUD. De l'état charbonneux du poumon à propos de quelques faits graves d'anthracosis. 1862. In-8. . . . . 75 c.
—— **Influence des pyrexies sur les principaux phénomènes de la menstruation.** In-8 de 30 p. . . . . 75 c.
—— **Note sur l'albuminurie.** In-8. . . . . 75 c.

PHILIPEAUX (**R.**), lauréat de l'Académie des sciences, de l'Académie de médecine, correspondant de la Société impériale de chirurgie, etc. **Traité de thérapeutique de la coxalgie**, suivi de la description de **l'appareil inamovible**, pour le traitement des coxalgies, par le professeur VERNEUIL. Paris, 1867. 1 vol. in-8 avec figures intercalées dans le texte. . . . . 8 fr.

PLANCHON (**G.**), professeur à l'École supérieure de pharmacie de Paris. **Guide pratique** pour la détermination des drogues simples et usuelles. Paris, 1870. 1 vol. petit in-8 avec figures dans le texte (*sous presse*).
—— **Des quinquinas.** Paris, 1866. 1 volume in-8 . . . . . 3 fr. 50
　Pour les autres publications de M. Planchon, voy. nos Catalogues d'histoire naturelle.

POTTON. De la goutte et du danger des traitements empiriques qui lui sont opposés; de son traitement rationnel. Paris, 1860. 1 vol. in-8. 2 fr.

PRAVAZ (**Ch. G.**). **Traité théorique et pratique des luxations congénitales du fémur,** suivi d'un appendice sur la prophylaxie des luxations spontanées. Paris, 1847. 1 vol. in-4 avec 10 pl. (20). . . . . 12 fr.

PUECH (**A.**). **De l'atrésie des voies génitales de la femme.** Paris, 1864. In-4. . . . . 5 fr.
—— **De l'hématocèle péri-utérine.** Paris, 1861. In-8. . . 1 fr. 50
—— **De l'hématocèle péri-utérine** et de ses sources. Paris, 1858. 1 vol. in-8. . . . . 3 fr.
—— **De l'apoplexie des ovaires.** Paris, 1858. Brochure in-8. 1 fr.

QUANTIN (**Émile**). **Prostitution et syphilis.** Paris, 1863. 1 vol. in-18. . . . . 1 fr. 25
—— **De la chorée.** Dijon, 1859. 1 vol. in-18. . . . . 5 fr.

RAPOU (**A.**). **Histoire de la doctrine médicale homœopathique;** son état actuel dans les principales contrées de l'Europe. Application pratique des principes et des moyens de cette doctrine au traitement des malades. Lyon, 1847. 2 volumes in-8 avec un portrait gravé de Hahnemann. . . . . 15 fr.

REAU (**G.**). **Des amauroses** en général et de quelques **amblyopies toxiques** en particulier. Paris, 1868. In-8 de 70 p. . . . . 2 fr.

REBOLD (**E.**). **L'électricité**, moteur de tous les rouages de la vie. Paris, 1869. 1 vol. in-8 avec 6 pl. . . . . 6 fr.

RICHARD (DE NANCY). **Traité de l'éducation physique des enfants.** 3ᵉ édition, augmentée. Paris, 1861. 1 vol. in-18. . . . . . . 4 fr.
—— **Commentaire physiologique sur la personne d'Horace.** Paris, 1863. 1 vol. in-18. 3 fr. 50

RIOUX (**J.**), **La médecine des familles** ou Traité des propriétés médicinales, des plantes indigènes et de celles qui sont généralement cultivées en France; contenant, pour chaque espèce : sa description botanique ; ses propriétés alimentaires et médicinales; l'indication de la manière dont on doit l'employer; les soins à prendre pour la récolter, la sécher et la conserver; le traitement de l'empoisonnement par celles qui sont vénéneuses. Paris, 1862. 1 volume in-18. . . . . 1 fr.

SABATIER (**A.**), professeur agrégé à la Faculté de médecine de Montpellier. **Recherches anatomiques et physiologiques** sur les appareils musculaires correspondants à la vessie et à la prostate dans les deux sexes. Paris, 1864, in-8 avec 4 pl. . . . . 3 fr. 50
—— **Réflexions sur un cas rare de transposition générale des viscères,** avec conservation de la direction normale du cœur. Paris, 1865. 1 vol. in-8 avec pl. . . . . 2 fr.
—— **De l'absorption.** Paris, 1866, in-8. . . . . 3 fr. 50

ROBERT (A.). Guide du médecin et du touriste aux bains de la vallée du Rhin, de la Forêt-Noire et des Vosges. 2ᵉ édition. Paris, 1869. 1 vol. in-18. . . . . 6 fr.

ROCHEBRUNE (A. T. DE). Sur un fœtus humain, appartenant à la famille des anencéphaliens. Paris, 1869. In-8 de 50 p. et pl. 1 fr. 50

SALES-GIRONS, médecin inspecteur de l'établissement de Pierrefonds. **Traitement de la phthisie pulmonaire** par l'inhalation des liquides pulvérisés et par les fumigations de goudron. Paris, 1860. 1 vol. in-8 de 600 pages. . . . . 5 fr.

SAPPEY (Ph. C.), professeur d'anatomie à la Faculté de médecine de Paris. **Recherches sur l'appareil respiratoire des oiseaux.** Paris, 1847. 1 vol. in-4 de 100 pages avec 4 planches. (9). . . . 1 fr. 50

SÉMANAS. Doctrine pathogénique fondée sur le digénisme phlegmasi-toxique et ses composés morbides. Paris, 1858. 1 vol. in-8. (4 fr. 50). . . . . 2 fr.

—— **Traité des frictions quiniques chez les enfants.** Paris, 1859. 1 vol. in-8. (4 fr. 50). . . . . 2 fr.

SERAINE (Dʳ Louis). De la santé des gens mariés, ou physiologie de la génération de l'homme et hygiène philosophique du mariage. 2ᵉ édition. Paris, 1866. 1 beau vol. in-18 de 400 p. . . . . 3 fr.

SOMMAIRE DES PRINCIPAUX CHAPITRES DE LA TABLE DES MATIÈRES.

I. Du sens génésique. — II. Des organes reproducteurs. — III. Limite de la puissance sexuelle. — IV. Du mariage et de la maternité. — V. Du célibat et de ses inconvénients. — VI. Conformation vicieuse des organes reproducteurs. — VII. Syncope génitale. — VIII. Atonie des organes. — IX. Perversion nerveuse. — X. Absence ou vice de composition des germes. — XI. Hérédité de structure. — XII. Hérédité physiologique. — XIII. Hérédité de quelques diathèses. — XIV. Hérédité de quelques névropathies. — XV. Hérédité morale.

Depuis longtemps il nous semblait regrettable qu'il n'existât pas sur ces questions un livre sérieux et honnête écrit au nom de la science, dans un style simple et chaste, où les personnes mariées pussent étudier sans rougir ce sujet qui les intéresse si fort dans leur personne et leur postérité. Nous nous sommes efforcé de combler cette lacune.   L. SERAINE.

—— **De la santé des petits enfants,** ou conseils aux mères sur la conservation des enfants pendant la grossesse, sur leur éducation physique depuis la naissance jusqu'à l'âge de sept ans, et sur leurs principales maladies. 2ᵉ édition, Paris, 1864. 1 vol. in-32 de 192 pages. . 1 fr.
LE MÊME OUVRAGE, papier vergé, tiré à petit nombre. . . . . 3 fr.

Petit ouvrage plein de charme et de la plus haute moralité. Il devrait se trouver dans toutes les corbeilles de mariage.

SÉRULLAZ, lauréat de l'Académie de médecine de Paris. **Mémoire sur le traitement du croup** par la cautérisation laryngée. Nouveau procédé. Paris, 1863. Brochure in-8. . . . . 1 fr.

SERVE. Mémoire sur les flueurs blanches et leur traitement par l'iodure de potassium et les injections de coloquinte. Paris, 1843. In-8. 2 fr.

SICARD (H.), professeur agrégé à la Faculté de médecine de Montpellier. **Des organes de la respiration** dans la série animale. Paris, in-8 de 85 pages. . . . . 2 fr.

SZAFKOWSKI (L. R.). Recherches sur les hallucinations au point de vue de la psychologie, de l'histoire et de la médecine légale. Paris, 1849. In-8 (5). . . . . 2 fr.

TRIQUET. Leçons cliniques sur les maladies de l'oreille, ou thérapeutique des affections aiguës et chroniques de l'appareil auditif, Paris, 1863. 1 vol. in-8 avec fig. dans le texte. . . . . 5 fr.

VACHER (L.). **Étude médicale et statistique** sur la mortalité à Paris, à Londres, à Vienne et à New-York en 1865, d'après les documents officiels, avec une carte météorologique et mortuaire. Paris, 1866. 1 vol. in-8. . . . . 6 fr.

— **Des maladies populaires** et de la mortalité à Paris, à Londres. à Vienne, à Bruxelles, à Berlin, à Rockaden et à Turin, en 1866, avec une étude médico-hygiénique sur les consommations dans ces villes. 2ᵉ année. Paris, 1867. In-8. . . . . 3 fr.

—— **Carte présentant l'état météorologique et la mortalité à Paris en 1865.** 1 gr. feuille jésus. . . . . 2 fr.
    Cette carte donne le tracé graphique et jour par jour de toutes les circonstances météorologiques et de la mortalité, ainsi que la mortalité relative pour chacun des 20 arrondissements, des détails sur la mortalité à Paris à différentes époques, etc.

—— **Statistique du choléra de 1865 à 1867 en Europe.** In-8 de 14 pages. . . . . 1 fr. 50.

VAN HOLSBEEK. Le médecin de la famille. Paris, 1861. 1 vol. in-18, avec pl. col. . . . . 4 fr.

VERRIER (E.). Manuel pratique de l'art des accouchements, précédé d'une préface par PAJOT, professeur à la Faculté de médecine de Paris. Paris, 1867. 1 vol. in-18 de 700 p. avec 87 gr. dans le texte. 6 fr.
    Ce manuel est le *vade-mecum* de l'étudiant et du praticien ; il a pour parrain un des hommes les plus populaires de la Faculté de Paris, le professeur Pajot, qui en a écrit la préface.

—— **Des positions inclinées, et du nouveau traitement des affections puerpérales.** Paris, 1869. In-8 de 18 p. . . . . . . 1 fr.

WEST (Charles), membre du Collége royal des médecins, examinateur d'accouchements à l'Université de Londres, médecin de l'hôpital des enfants, et premier accoucheur des hôpitaux de Saint-Barthélemy et de Middlesex. **Leçons sur les maladies des femmes,** traduit de l'anglais sur la 3ᵉ édition et considérablement annoté par MAURIAC, médecin des hôpitaux. Paris, 1870. 1 fort vol. in-8 de 800 p. . . . . . . 12 fr.

WUNDT. Professeur à l'université d'Heidelberg. **Nouveaux éléments de physiologie humaine.** Traduit de l'allemand et augmenté de notes par le Dʳ BOUCHARD, professeur agrégé à la Faculté de médecine de Strasbourg. Paris, 1870. 1 vol. grand in-8 avec 200 figures dans le texte. (*Sous presse.*)

CHIMIE — PHYSIQUE — MATHÉMATIQUES

BOLLEY (Al.), professeur de chimie industrielle, à l'École polytechnique de Zurich. **Manuel pratique d'essais et de recherches chimiques appliqués aux arts et à l'industrie.** Guide pour l'essai et la détermination de la valeur des substances naturelles ou artificielles employées dans les arts, l'industrie, etc., traduit de l'allemand sur la 3ᵉ édition, par le Dʳ L. Gautier. Paris, 1869. 1 vol. in-18, de 700 pages avec 98 figures dans le texte. . . . . 7 fr. 50
    Ce livre intéresse toutes les personnes qui sont dans le cas d'avoir à faire des essais de matières premières ou de produits manufacturés. Trois éditions attestent éloquemment l'accueil dont il a été l'objet en Allemagne.

BOURGOIN (Edme), pharmacien en chef de l'hôpital du Midi. **De l'isomérie.** Paris, 1866. In-8 de 135 pages. . . . . 2 fr. 50

DELESCHAMPS (Albert). Étude physique des sons de la parole. Paris, 1869. In-8 de 107 pages, avec 18 fig. dans le texte. 2 fr. 50

DESPLATS (V.), professeur agrégé à la Faculté de médecine de Paris. **Lois générales de la production et de la propagation du courant électrique.** Paris, 1863. 1 vol. in-8. . . . . . .   1 fr. 50

—— et **GARIEL (C. M.)**, préparateur de physique à la Faculté de médecine de Paris. **Nouveaux éléments de physique médicale.** Paris, 1870. 1 vol petit in-8 avec 400 figures dans le texte. . . . .   7 fr.

FRESENIUS (Remigius), professeur de chimie à l'université de Wiesbaden. **Traité d'analyse chimique qualitative,** des opérations chimiques, des réactifs et de leur action sur les corps les plus répandus, essais au chalumeau, analyse des eaux potables, des eaux minérales, du sol, des engrais, etc. Recherches chimico-légales, analyse spectrale, traduit sur la 11ᵉ édition allemande, par Forthomme, agrégé, docteur ès sciences, professeur de physique et de chimie au lycée de Nancy. Paris, 1866. 1 vol. grand in-18 avec fig. dans le texte, et un spectre solaire colorié. .   6 fr.

Je regarde ce précieux ouvrage comme très-utile pour l'enseignement dans les diverses Facultés, pour les médecins et les pharmaciens. Je recommande ce livre à tous, étudiants et chimistes, même à ceux qui possèdent déjà des traités plus complets d'analyses. J. Liebig.

—— **Traité d'analyse quantitative.** Traité du dosage et de la séparation des corps simples et composés les plus usités en pharmacie, dans les arts et en agriculture, analyse par les liqueurs titrées, analyse des eaux minérales, des cendres végétales, des sols, des engrais, des minerais métalliques, des fontes, dosage des sucres, alcalimétrie, chlorométrie, etc., traduit sur la 5ᵉ édition allemande, par M. Forthomme, agrégé, docteur ès sciences, professeur de physique et de chimie au lycée de Nancy. Paris, 1867. 1 vol. grand in-18, avec 190 fig. dans le texte. . . . . .   12 fr.

GARIEL (C.-M.)., professeur agrégé et préparateur de physique à la Faculté de médecine de Paris. **Des phénomènes physiques de l'audition.** Paris, 1869. In-8 de 109 pages. . . . .   2 fr. 50

GAUTIER (A.), professeur agrégé à la Faculté de médecine de Paris, etc. **Étude sur les fermentations proprement dites et les fermentations physiologiques et pathologiques.** Paris, 1869. In-8 de 123 pages. . . . .   3 fr.

GIRARDON (D.), directeur de l'École centrale lyonnaise, professeur à la Martinière. **Cours élémentaire de perspective linéaire,** à l'usage des écoles des beaux-arts, de dessin, des artistes, architectes, etc. Paris, 1859. 2 vol. in-8, avec un atlas de 28 pl. gravées. .   . . .   6 fr.

GRIMAUX (Édouard), professeur agrégé à la Faculté de médecine de Paris. **Équivalents, atomes, molécules.** Paris, 1866. 1 vol. in-8 de 110 pages. . . . .   2 fr.

—— **Du haschich** ou chanvre indien. Paris, 1866. In-8. . . .   1 fr. 50

LADREY, professeur à l'École de médecine et de pharmacie de Dijon. **Étude sur le phosphore.** Paris, 1868. 1 vol in-8 de 102 pages.   2 fr.

LE ROUX, professeur de géométrie à l'École du Conservatoire des arts et métiers. **Cours de géométrie élémentaire** (Géométrie plane et Géométrie dans l'espace). Paris, 1864. 1 v. in-18 de 500 pages avec 500 gr. dans le texte.   6 fr.

Séparément le tome II, comprenant la Géométrie de l'espace. . . . . .   2 fr.

MORIN (Ed.). Lois générales de la chaleur rayonnante. Paris, 1863. In-8 de 81 pages. . . . .   1 fr. 50

NAQUET (J. A.), professeur agrégé à la Faculté de médecine de Paris. **Principes de chimie** fondée sur les théories modernes. 2ᵉ édition,

revue et considérablement augmentée. Paris, 1867. 2 vol. in-18, de 1,100 p.
avec fig. dans le texte. . . . . 10 fr.

Une première édition épuisée en dix-huit mois, des traductions en anglais, en allemand témoignent de l'opportunité du livre de M. Naquet et de la faveur avec laquelle il a été accueilli.

—— **Cours de chimie pratique**, d'après les théories modernes, à l'usage des médecins, pharmaciens, étudiants en medecine et en pharmacie, chimistes, par W. Odling. Traduit de l'anglais sur la 3ᵉ édition, par A. Naquet. Paris, 1869. 1 vol. in-18 avec 71 figures dans le texte.   4 fr. 50

Depuis plusieurs années déjà, les étudiants sont exercés aux manipulations chimiques, et ces manipulations paraissent même devoir prendre une extension considérable. En présence de ce fait nouveau dans l'enseignement, nous avons pensé qu'un livre renfermant tout ce que les étudiants ont besoin d'apprendre dans leurs manipulations et rien de plus; qu'un livre capable de servir de guide de laboratoire répondait à un besoin réel. Nous ne pouvons mieux faire que de traduire en français pour cet usage, le *Cours de chimie pratique* de M. Odling. L'auteur possède en effet une clarté, une méthode que l'on pourrait peut-être atteindre, mais que certainement on ne pourrait dépasser.

—— **Des sucres.** Paris, 1863. 1 vol. in-8. . . . . 1 fr. 50
—— **De l'allotropie et de l'isomérie.** Paris, 1860. Gr. in-8.   2 fr. 50
—— **De l'atomicité.** Paris, 1868. Brochure grand in-8. . . . . . . 1 fr.

NEUBAUER (Dr), professeur de chimie et de pharmacie au laboratoire de chimie de Wiesbaden, et **VOGEL (Dr)**, directeur professeur de médecine à l'Institut pathologique de Halle. **De l'urine et des dépôts urinaires**. Propriétés et caractères chimiques et microscopiques des éléments normaux et anormaux de l'urine, analyse qualitative et quantitative de cette sécrétion. Description et valeur séméiologique de ses altérations pathologiques, etc.; précédé d'une introduction par R. Fresenius, traduit de l'allemand sur la 5ᵉ édition, par le docteur L.-A. Gautier. Paris, 1870. 1 vol. gr. in-8, avec 4 planches col. et 31 fig. dans le texte. . . . 10 fr.

ROLLET (S.), ancien élève de l'École des mines. **Cours élémentaire et pratique du chauffage,** de l'entretien et de la conduite des chaudières à vapeur, fixes, locomobiles, locomotives et de bateaux à vapeur. Paris, 1857. 1 vol. in-4, avec planches. . . . . 6 fr.

ROSELEUR (A.). Manipulations hydroplastiques. Guide pratique du doreur de l'argenteur et du galvanoplaste. 2ᵉ édition. Paris, 1866. 1 vol. in-8 avec 200 gravures. . . . . 15 fr.

ROTTGER (R.), ancien professeur de l'académie du génie au service d'Autriche. **La force des forces.** La pression atmosphérique, force motrice gratis à la disposition du génie humain. Paris, 1869. In-18 de 36 pages   1 fr.

ROUSSE, professeur de physique et de chimie au lycée impérial de Saint-Étienne. Tableau présentant la marche à suivre et les expériences à faire pour reconnaître la nature d'un gaz. 2 feuilles in-folio. . . . . . . 5 fr.

SECCHI (R. P.), directeur de l'Observatoire de Rome, membre correspondant de l'Institut de France, etc. **L'unité des forces physiques.** Essai de philosophie naturelle, traduit de l'italien sous les yeux de l'auteur, par le docteur Deleschamps. Paris, 1869. 1 fort vol. in-18 avec 55 figures dans le texte. . . . . 7 fr. 50

Pour entreprendre une œuvre de cette portée et l'exécuter, il fallait joindre à une connaissance peu commune de tous les détails des sciences naturelles une rare hauteur de vues et une éminente faculté de généralisation. Or il est impossible de ne pas reconnaître que l'auteur de *l'Unité des forces physiques* réunit ces deux conditions à un degré tout à fait exceptionnel. Le livre du P. Secchi est une étude du plus haut intérêt, qui ne peut manquer de faire faire à la science un pas immense vers son but définitif.

TOURNIER (Émile). Nouveau Manuel de chimie simplifiée pratique et expérimentale sans laboratoire, manipulations, préparations, analyses contenant : 1° des ustensiles, appareils et procédés d'opérations les plus faciles ; 2° principes de la chimie, préparation, étude et usage des corps minéraux et organiques avec les noms anciens et nouveaux, expériences, procédés, recettes d'économie domestique et industrielle, etc.; 3° précis d'analyse, essais, recherche des falsifications. Paris, 1867. 1 vol. in-18 avec 500 figures dans le texte. . . . . 2 fr. 50

WALKOFF (L.). Guide du fabricant de sucre et du raffineur, à l'usage des fabricants de sucre, directeurs de sucreries, contre-maîtres mécaniciens, ingénieurs, constructeurs d'appareils pour sucrerie, cultivateurs chimistes, etc. 4ᵉ édition originale, traduction française, publiée par les soins de M. Ménjot, ancien élève de l'Ecole polytechnique, ingénieur des manufactures de l'Etat. Paris, 1870. 2 v. in-8, avec 200 grav. dans le texte. 30 fr.

GÉOLOGIE — MINÉRALOGIE — PALÉONTOLOGIE

AGASSIZ. Recherches sur les poissons fossiles, comprenant la description de 500 espèces qui n'existent plus, l'exposition des lois de la succession et des développements organiques des poissons durant toutes les métamorphoses du globe terrestre; une nouvelle classification de ces animaux, exprimant leurs rapports avec la série des formations; enfin des considérations géologiques générales tirées de l'étude de ces fossiles. Neufchâtel, 1833-1843. 5 vol. in-4 et atlas de 400 pl. in-fol. publiées en 18 livraisons. . . . . 648 fr.

—— **Monographie des poissons fossiles** du vieux grès rouge ou système dévonien des Iles-Britanniques et de la Russie. Soleure, 1844. 3 liv. in-4 avec 41 pl. in-folio color. . . . . 100 fr.

—— **Monographie d'échinodermes vivants et fossiles,** devant former une histoire complète de cette classe d'animaux. Neufchâtel, 1832-1842.

   1ʳᵉ livraison, contenant les **Salénies.** In-4, avec 5 pl. . . . . 10 fr.
   2ᵉ livraison, contenant les **Scutelles.** In-4, avec 27 pl. . . . 40 fr.
   3ᵉ livraison, contenant les **Galérites** et les **Dysasters,** par E. Desor. In-4, avec 17 planches. . . . . 24 fr.
   4ᵉ livraison, contenant l'anatomie du genre **Echinus,** par Valentin. In-4 et atlas de 9 pl., grand in-folio. . . . . 24 fr.

—— **Description des échinodermes fossiles de la Suisse.** Neufchâtel, 1839.

   1ʳᵉ partie : **Spatangoïdes** et **Clypéastroïdes.** In-4, 14 pl. 15 fr.
   2ᵉ partie : les **Cidarides.** In-4, avec 10 pl. . . . . 15 fr.

—— **Études critiques sur les Mollusques fossiles.**

   1ʳᵉ livraison, contenant les **Trigonies.** 1840. In-4, avec 11 pl. 12 fr.
   2ᵉ livraison, contenant les **Myes.** 1842. In-4, avec 48 pl. . . . 48 fr.
   3ᵉ livraison, contenant les **Myes du Jura et de la craie suisse.** 1842, avec 27 pl. . . . . 28 fr.
   4ᵉ livraison, **Myes du Jura.** 1845. In-4, avec 19 pl. . . . . 24 fr.

—— **Iconographie des coquilles tertiaires.** Neufchâtel, 1845. In-4, avec 14 pl. . . . . 15 fr.

—— **Mémoire sur les moules de mollusques vivants et fossiles.** Première partie, seule publiée. Moules d'acéphales vivants. Neufchâtel, 1839. In-4, avec 9 pl. 12 fr.

—— **Nomenclator zoologicus,** continens nomina systematica generum animalium, tam viventium quam fossilium, secundum ordinem alphabeticum disposita, adjectis auctoribus, libris in quibus reperiuntur, annus editionis, etymologia et familiæ ad quas pertinent in variis classibus. Soleure, 1842-1847 2 vol. gr. in-4. . . . . 80 fr.

ARCHIAC (D'). **Introduction à l'étude de la paléontologie stratigraphique**. Cours de paléontologie, professé au Muséum d'histoire naturelle. Paris, 1862-1864. 2 vol. in-8 de 500 p., avec figures dans le texte et cartes coloriées. . . . . 16 fr.

Le Ier volume renferme l'*Histoire de la paléontologie stratigraphique*.

Le tome II traite des *Connaissances générales qui doivent précéder l'étude de la paléontologie stratigraphique et des phénomènes organiques de l'époque actuelle qui s'y rattachent*. — Origine des êtres; De l'espèce; M. Darwin; Iles et récifs de polypiers; Preuves de l'existence de l'homme; Restes d'industrie humaine; Habitations lacustres; Ouvrages en terre de l'Amérique du Nord; Fossilisation. . . . . . 8 fr. 50

Les matières traitées par M. d'Archiac n'ont donc été publiées jusqu'à ce jour dans aucun ouvrage de paléontologie. Cet ouvrage peut donc être considéré comme le complément de tous les traités de paléontologie; il se rattache en outre par la méthode à l'*Histoire des progrès de la géologie*, du même auteur.

—— **Histoire des progrès de la géologie de 1834 à 1860**, publiée par la Société géologique de France, sous les auspices de M. le ministre de l'instruction publique. Paris, 1847-1860. 8 vol. grand in-8, en 9 parties.

Tome I.	Cosmogonie et Géogénie. — Physique du globe. — Géographie physique. — Terrain moderne.	» »
Tome II.	*Première partie.* — Terrain quaternaire ou diluvien. . .	» »
Tome II.	*Deuxième partie.* — Terrain tertiaire.	»
Tome III.	Formation nummulitique. — Roches ignées ou pyrogènes des époques quaternaire et tertiaire.	» »

Voy. D'ARCHIAC et HAIME : *Description des animaux fossiles du groupe nummulitique de l'Inde.*

Tome IV.	Formation crétacée, *première partie*, avec pl.	8 »
Tome V.	Formation crétacée, *deuxième partie*.	8 »
Tome VI.	Formation jurassique, *première partie*, avec pl.	10 »
Tome VII.	Formation jurassique, *deuxième partie*, avec pl.	8 »
Tome VIII.	Formation triasique.	8 »

—— **Géologie et paléontologie.** Ire partie. Histoire comparée. IIe partie. Science moderne. Paris, 1867. 1 fort vol. in-8. . . 7 fr. 50

—— **et Jules HAIME. Description des animaux fossiles du groupe nummulitique de l'Inde**, précédée d'un résumé géologique et d'une monographie des nummulites. Paris, 1853-1854. 2 vol. in-4 avec 56 planches de fossiles. . . . . 60 fr.

Le tome II se vend séparément. . . . . 30 fr.

L'ouvrage de MM. d'Archiac et Jules Haime forme le complément nécessaire du tome III de l'*Histoire des progrès de la géologie*.

Le tome I comprend la Monographie des Nummulites avec la description des Polypiers et des Echinodermes de l'Inde.

Le tome II, les Mollusques Bryozoaires, Acéphales, Gastéropodes, Céphalopodes, Annélides et Crustacés.

BAYLE, professeur de minéralogie et de géologie à l'École des ponts et chaussées. **Cours de minéralogie et de géologie.** Paris, 1871. 2 vol. in-4, publiés en 6 fascicules, avec 2,000 gravures dans le texte.

En vente les fascicules I et II.

Prix de chaque fascicule. 7 fr. 50

BOUÉ (A.). Guide du géologue voyageur. Paris, 1836. 2 vol. in-18. . . . . 8 fr.

BROSSARD (E.). Essai sur la constitution physique et géologique des régions méridionales de la subdivision de Sétif (Algérie). Paris, 1866. 1 v. in-4 avec coupe et carte géol. col. 11 fr.

BURAT (Amédée). Description des terrains volcaniques de la France centrale. Paris, 1833. 1 v. in-8 avec 10 pl. . . . . . 7 f. 50

BURMEISTER, directeur du musée de Buenos-Ayres, etc. **Histoire de la création**, traduit de l'allemand par B. MAUPAS, revue par GIEBEL. Paris, 1870. 1 vol. gr. in-8, avec gravures dans le texte.. . . . . 10 fr.

L'*Histoire de la Création* de Burmeister est placé en Allemagne au même rang que le *Cosmos* de Humboldt. Huit éditions n'ont pas épuisé le succès de ce livre original, qui embrasse les questions les plus importantes et les plus attrayantes du monde physique. Une exposition magistrale et des explications libres de tout préjugé, sont à la hauteur de ces problèmes difficiles qui embrassent la physique du globe, la météorologie, la géologie, paléontologie, anthropologie, zoologie, botanique. Deux célèbres savants se sont réunis pour traiter dans ce livre le domaine entier des sciences. De nombreuses gravures aident à l'intelligence du texte. Cet ouvrage n'est point seulement un livre traitant de questions générales, comme son titre pourrait le donner à penser, mais il renferme nombre de faits, disait un savant professeur de la Faculté des sciences, que l'on ne pourrait trouver nulle part ailleurs.

CARTES GÉOLOGIQUES DE TOUS LES DÉPARTEMENTS français, d'Angleterre, de Belgique, d'Allemagne, de Suisse, de l'Espagne, d'Italie.

COLLOMB (**Édouard**), membre de la Société géologique de France. **Carte géologique des environs de Paris,** d'après les travaux de MM. Cuvier et Brongniart, Omalius d'Halloy, Dufrénoy et Elie de Beaumont, d'Archiac, Raulin, de Sénarmont, Delesse, Deshayes, Desnoyers, Goubert, Hébert, Lambert, Lartet, Meugy, d'Orbigny, Michelot, Triger, Verneuil. Paris, 1866. 1 feuille imprimée en couleur au $\frac{1}{320000}$. . . 10 fr.
LA MÊME, sur toile, dans un étui. . . . . 12 fr. 50

COTTEAU (**G.**). **Échinides fossiles des Pyrénées.** Paris, 1863. 1 vol. in-8 de 160 pages, avec 9 pl. représentant 119 sujets. . . 8 fr.
Pour les autres publications de M. Cotteau, voy. nos Catalogues d'Histoire naturelle.

DEFRANCE. Tableau des corps organisés fossiles, précédé de remarques sur leur pétrification. Paris, 1824. In-8.. . . . . 3 fr.

DELESSE, ingénieur des mines, professeur à l'École normale et des mines, membre des Sociétés géologiques de France et de Londres, etc. **Carte géologique du département de la Seine**, publiée d'après les ordres de M. le préfet de la Seine. Paris, 1866. 4 feuilles imprimées en chromolithographie, avec légende explicative. . . . . 20 fr.

La carte géologique du département de la Seine résume tous les résultats donnés par les travaux souterrains: elle permet d'indiquer à l'avance la nature et même la cote des différents terrains qui seraient rencontrés en un point quelconque. Elle sera donc fort utile, non-seulement aux personnes qui s'occupent de géologie, mais encore aux ingénieurs, aux architectes, aux constructeurs et à tous ceux qui ont besoin de connaître le sous-sol parisien.

—— **Procédé mécanique pour déterminer la composition des roches.** 2ᵉ édition. Paris, 1862. Brochure in-8.. . . . . 1 fr. 25
—— **Recherches sur l'origine des roches.** 2ᵉ édition. Paris, 1865. In-8 de 80 pages. . . . . 2 fr. 50
—— **Études sur le métamorphisme des roches.** Paris, 1869. In-8 de 100 pages. . . . . 2 fr. 50

DOLLFUS-AUSSET. Matériaux pour l'étude des glaciers. Paris, 1863-1870. 11 vol. grand in-8 et atlas in-folio.

T. Iᵉʳ — Iʳᵉ partie. — Auteurs qui ont traité des hautes régions des Alpes et des glaciers, et sur quelques questions qui s'y rattachent. . . . . 20 fr.
T. Iᵉʳ. — IIᵉ partie. — Auteurs, etc., etc. . . . . 20 fr.
T. Iᵉʳ. — IIIᵉ partie. — Auteurs, etc., etc. . . . . 20 fr.
T. II. — Hautes régions des Alpes; Géologie; Météorologie; Physique du globe. . . . . 20 fr.
T. III. — Phénomènes erratiques. . . . . 20 fr.
T. IV. — Ascensions. . . . . 20 fr.
T. V.} — Glaciers en activité. — Iʳᵉ partie. . . . . 20 fr.

T. VI. — Glaciers en activité. — *IIe partie.* . . . . 20 fr.
T. VI. — IIe partie. — Glaciers en activité. — *IIIe partie. (Sous presse.)*
T. VII. — Tableaux météorologiques. . . . . 20 fr.
T. VIII. — Observations météorologiques et glaciaires à la station Dollfus-Ausset, au col du Saint-Théodule (3,350 m. alt.), du 1er août 1865 au 1er août 1866. . . . . 20 fr.
T. VIII. — IIe partie. — Observations, etc., etc. . . . . 20 fr.
T. IX. — Monographie des glaciers. *(Sous presse.)*
T. X. — Atlas de 80 planches. *(Sous presse.)*

DOLLFUS (Aug.), **Protogea Gallica.** La Faune kimméridienne du cap de la Hève. Paris, 1863. 1 vol. in-4, avec 18 pl. sur papier de Chine. 20 fr.

—— Et de **MONT-SERRAT (E.)** Voyage géologique dans les républiques de Guatemala et de Salvador. (Missions scientifiques au Mexique et dans l'Amérique centrale.) Paris, 1868, 1 vol. grand in-4 avec 18 planches teintées et carte géolog. (50) . . . . 35 fr.
Publié par ordre de S. M. l'Empereur et par les soins du Ministre de l'instruction publique.

D'ORBIGNY (CH.). Tableau chronologique des divers terrains, ou systèmes de couches connues de l'écorce terrestre, présentant, d'une manière synoptique les principaux êtres organisés qui ont vécu aux diverses époques géologiques, et indiquant l'âge relatif aux différents systèmes de montagnes, établis par M. Elie de Beaumont. 1 feuille jésus coloriée . . . . 2 fr.
—— Le même collé sur toile, vernissé et monté sur gorge et rouleau (*propre à l'enseignement*) . . . . 5 fr.
—— **Coupe figurative de la structure de l'écorce terrestre** avec indication et figures des principaux fossiles caractéristiques des divers étages. 1 feuille grand-aigle, avec 182 figures de fossiles dessinées par Léger et coloriées. . . . . 6 fr.
—— Le même collé sur toile, vernissé et monté sur gorge et rouleau (*propre à l'enseignement*) . . . . 12 fr.
—— **Description des roches composant l'écorce terrestre et des terrains cristallins constituant le sol primitif,** avec indication des diverses applications des roches aux arts et à l'industrie; ouvrage rédigé d'après la classification, les manuscrits inédits et les leçons publiques de feu M. Cordier. Paris, 1868. 1 fort vol. in-8 . . . . . 10 fr.

DUFRÉNOY et ÉLIE DE BEAUMONT. Carte géologique de la France, publiée par ordre du ministre des travaux publics. 6 feuilles grand-aigle coloriées, sur toile et pliées. In-4 . . . . 167 fr. 50
—— **Explication de la carte géologique de la France.** *En vente,* les tomes I et II. . . . . 53 fr. 75
Le tome Ier contient la Carte réduite en une feuille.
—— **Carte géologique de la France,** imprimée en couleur (réduction de la grande carte en 6 feuilles). 1 feuille avec le réseau pentagonal. 5 fr.
— La même, collée sur toile. . . . . 7 fr.

DUMORTIER (Eug.), membre de la Société géologique de France. **Etudes paléontologiques sur les dépôts jurassiques du bassin du Rhône.** 1re partie, Infralias. Paris, 1864. 1 vol. gr. in-8°. avec 30 pl. de fossiles. . . . . 20 fr.
—— IIe partie, Lias inférieur. Paris, 1867. 1 vol. gr. in-8 avec 50 pl. de fossiles. . . . . 30 fr.
—— IIIe partie, Lias moyen. Paris, 1869. 1 vol gr. in-8 avec 45 pl. . 30 fr.

FOURNET (J.). Géologie lyonnaise. Paris, 1862. 1 très-fort vol. grand in-8 de 800 pages. (24) . . . . 20 fr.

FROMENTEL (E. de), membre de la Société géologique de France. **Introduction à l'étude des polypiers fossiles**, comprenant leur histoire, leur anatomie, leur mode de production et de reproduction, leurs habitudes extérieures, leur classification d'après la méthode dichotomique, la description des ordres, des familles, des genres et la description de toutes les espèces connues. Paris, 1858-61. 1 vol. in-8. .   5 fr.
Pour les autres publications de M. E. DE FROMENTEL, voy. nos Catal. d'Hist. nat.

GAUDRY (Albert), professeur à la Faculté des sciences de Paris. **Animaux fossiles et géologie de l'Attique**, d'après les recherches faites en 1855-56 et en 1860 sous les auspices de l'Académie des sciences. Paris, 1862-68. 1 fort vol. in-4 de texte avec 5 planches de fossiles, cartes et coupes géologiques coloriées.. . . . . 120 fr.

—— **Considérations générales sur les animaux fossiles de Pikermi.** Paris, 1861. 1 vol. in-8 . . . . 2 fr.

—— **Des lumières que la géologie** peut jeter sur quelques points de l'histoire ancienne des Athéniens. Paris, 1867. In-8 de 32 pages. 1 fr. 50

—— **Cours annexe de paléontologie** à la Faculté des sciences de Paris. Leçon d'ouverture. Paris, 1688. In-8 de 20 pages. . . . . 1 fr.

—— **Description géologique de l'île de Chypre.** Paris, 1862. 1 vol. in-4, avec carte géologique coloriée et 75 fig. dans le texte. 15 fr.
Pour les autres publications de M. GAUDRY, voy. nos Catalogues d'Histoire naturelle.

GRAS (Scipion), ingénieur en chef des mines. **Description géologique du département de Vaucluse.** Paris, 1862. 1 vol. in-8, avec coupes géologiques coloriées. . . . . 8 fr.

—— **Carte géologique du département de Vaucluse.** 1 feuille coloriée. . . . . 7 fr.
Pour les autres publications de M. S. GRAS, voy. nos Catalogues d'Histoire nat.

HÉBERT (Paul). Théorie chimique de la formation des silex et des meulières. Paris, 1864. In-8 de 16 p.. . . . . 1 fr.

LAMBERT. L'homme primitif et la Bible. Paris, 1869. In-8 de 67 pages. . . . . 1 fr. 50
(Voy. *Nouveaux Éléments d'histoire naturelle.*)

LORIOL (P. DE) et PELLAT (E.). Monographie paléontologique et géologique de l'étage portlandien des environs de Boulogne-sur-Mer. 1 vol. in-4, avec 10 pl. de fossiles. . 20 fr.

—— **et COTTEAU (G.). Monographie paléontologique et géologique de l'étage portlandien du département de l'Yonne.** Paris, 1868. 1 vol. in-4 avec 15 pl. de fossiles.. . . . . 22 fr. 50

MALINOWSKI (D.). De l'exploitation du charbon de terre dans le bassin houiller du Gard. Paris, 1869. In-8 de 65 pages, avec carte du bassin houiller du Gard.. . . . . 5 fr. 50

MARTIN (Jules), Paléontologie stratigraphique de l'infralias de la Côte-d'Or. Paris, 1860. 1 volume in-4 avec 8 planches.. 8 fr.

MICHELIN (Hardouin). Monographie des clypéastres fossiles. Paris, 1861. 1 vol. in-4 avec 28 planches.. . . . . 13 fr.

NOUVEAUX ÉLÉMENTS D'HISTOIRE NATURELLE, à l'usage des lycées, des candidats au baccalauréat ès sciences, etc., par M. E. LAMBERT. 3 vol. in-18 avec 440 gr. dans le texte. . . .   . . . 7 fr. 50

—— **Géologie.** 2e édition. Paris, 1867. 1 v. in-18 de 240 p. avec 142 grav. dans le texte.

—— **Botanique.** Paris, 1864. 1 vol. in-18 avec 202 gravures dans le texte.

—— **Zoologie**. Paris, 1865. 1 vol. in-8 avec 100 gravures dans le texte.
Chaque volume se vend séparément.. . . . . 2 fr. 50
Ces *Nouveaux Éléments d'histoire naturelle* ont été rédigés dans le but d'offrir
aux jeunes gens un cours clair et méthodique, pouvant leur servir de préparation
immédiate aux examens du baccalauréat ès sciences et aux écoles du gouvernement.
Plus de six cents figures enrichissent ces trois volumes, qui sont imprimés sur beau
papier ; c'est assez dire que nous n'avons rien négligé pour que l'exécution matérielle
soit irréprochable.
Nous avons fait précéder chacun des trois volumes de l'histoire abrégée de la science
qu'il traite. N'est-il pas naturel, en effet, en étudiant une science, de chercher à connaître son origine, ses progrès ou le développement de l'esprit humain ? Nous pensons que l'on nous saura gré de cette innovation.

OMALIUS D'HALLOY. Abrégé de géologie. 8ᵉ édition. Paris, 1868.
1 vol. in-8 avec figures dans le texte. . . . . 10 fr.

—— **Des races humaines** ou Éléments d'ethnographie. 5ᵉ édition,
augmentée d'une Classification des connaissances humaines et d'une Notice
sur l'espèce. Paris, 1869. 1 vol. in-8 de 151 pages avec planches col. 3 fr.

PICTET (F.-J.), professeur à l'Académie de Genève. **Matériaux pour
la paléontologie suisse.** Genève, 1854-1869, 1ʳᵉ série, 4 parties publiées en 11 livraisons, avec 64 planches lithographiées, in-4 relié en
toile. . . . . 95 fr.
2ᵉ série, 2 parties publiées en 12 livraisons formant 2 vol. in-4, avec
55 planches, 4 coupes géologiques et atlas de 7 planches in-fol. 125 fr.
3ᵉ série, 2 parties publiées en 16 livraisons.. . . . . 130 fr.
4ᵉ série, 2 parties publiées en 11 livraisons. . . . . 97 »
5ᵉ série, publiée en 5 livraisons. 42 50

—— **Mélanges paléontologiques.** Genève, 1867-1869. 4 livraisons
in-4, avec 44 pl. . . . . 58 fr.

RAMES (S.-B.). Étude sur les volcans. Paris, 1866. 1 volume
in-32. . . . . 1 fr. 25

—— **La création d'après la géologie et la philosophie naturelle.** Iʳᵉ partie. Paris, 1869. 1 vol. in-18 de 184 pages. . . . . . 3 fr.

ROLLAND DU ROQUAN. Description des coquilles fossile,
de la famille des rudistes, qui se trouvent dans le terrain crétacé de Cor-
bières (Aude). Carcassonne, 1841. Avec 8 pl. (9 fr.). . . . . . . 3 fr.

**SAPORTA (Comte G. de). Prodrome d'une flore fossile des
travertins anciens de Sézanne.** Paris, 1868. 1 vol. in-4 avec
15 planches. . . . . 17 fr.

TERQUEM et PIETTE. Le lias inférieur de l'est de la France.
Paris, 1865. In-4 de 176 p. avec 18 pl. de fossiles. . . . . 15 fr.

VERNEUIL (E. de) ET COLLOMB (E) Membres de la Société géologique de France. **Carte géologique de l'Espagne et du Portugal,**
d'après leurs propres observations faites de 1844 à 1862, celles de M. C. de
Prado, Botella, Schulz, A. Maestre, Aranzazu, Bauza, J. de Vilanova, E. Fau-
chez, F. de Lujan, de Lorière, Dufrénoy et Elie de Beaumont, Le Play, Jac-
quet, Vezian pour l'Espagne et celles de MM. C. Ribeiro et Sharpe pour le
Portugal. Paris, 1869. Une feuille col. avec un texte explicatif. . . 15 fr.

VÉZIAN (Alexandre), professeur à la Faculté des sciences de Besançon.
Prodrome de géologie. Paris, 1863-1866. 3 vol. in-8, publiés en
10 livr. Ouvrage complet. . . . . 25 fr.
Constitution physique du globe au point de vue géologique. — Origine, du mode
d'accroissement et de la structure générale de l'écorce terrestre. — Phénomènes géo-

logiques qui ont leur siége à la surface des continents et sur le sol émergé. — Des phénomènes géologiques qui s'accomplissent au sein des eaux et sur le sol immergé· — Phénomènes géologiques dont le siége est dans l'intérieur de l'écorce terrestre· — Phénomènes dont le siége est dans l'intérieur de l'écorce terrestre, action geysérienne, métamorphisme. — Actions dynamiques qui s'exercent sur l'écorce terrestre; stratigraphie générale.— Stratigraphie systématique; systèmes de montagnes.— Structure intérieure et configuration générale de l'écorce terrestre. — Intervention de l'organisme dans les phénomènes géologiques. — Révolutions de la surface du globe. — Classification et description des terrains de la série paléozoïque. — Classification et description des terrains de la série mésozoïque. — Classification et description des terrains de la série néozoïque.

Pour les autres publications de M. Vézian, voy. nos Catalogues d'Histoire naturelle.

WOODWARD, A. L. S. Manuel des mollusques. Traité des coquilles vivantes et fossiles. 2ᵉ édition, mise au courant de la science conchyliologique, par R. TATE, R. F. S. Traduit de l'anglais par HUMBERT, conservateur du musée de Genève. Paris, 1870. 1 vol. petit in-8 cart. en toile anglaise, avec 600 gravures. . . . . 12 fr.

Il n'existait jusqu'à présent, en France, pour ceux qui se livrent à l'étude des mollusques, que des compilations sans aucune valeur scientifique. il manquait un livre offrant les garanties que peuvent seules donner des études spéciales.

Le *Manuel de Conchyliologie* de Woodward était considéré par tous les malacologistes comme un petit chef-d'œuvre en son genre. MM. les professeurs Deshayes, Gervais, Gratiolet, etc., le recommandaient à tous ceux de leurs élèves qui lisaient l'anglais.

Nous avons pensé bien faire en offrant au public une édition française de cet excellent ouvrage.

BOTANIQUE

ANSBERQUE (Edme), vétérinaire au train des équipages militaires. **Flore fourragère de la France**, reproduite par la méthode de compression dite phytoxygraphique. Lyon, 1866. 1 vol. in-fol. avec 270 planches. . . . . 40 fr.

—— **et CUSIN**, aide naturaliste au jardin botanique de la ville de Lyon. **Herbier de la flore française,** publié sous le patronage du service des parcs et jardins de la ville da Lyon par le procédé de reproduction dit de phytoxygraphie. Lyon, 1867, tome Iᵉʳ, in-fol. avec 195 planches représentant les Renonculacées, les Berbéridées, les Nymphéacées, les Papavéracées, les Fumariacées. . . . . 50 fr.
Tome 2ᵉ (1868). In-folio avec 255 planches représentent les Cruoifères. 50 fr.
Tome 3ᵉ (1869). In-folio avec 125 planches, comprenant les Capparidées, les Cistacées, les Violacées, les Résédacées, les Polygalées, les Droséracées, les Frankéniacées. . . . . 30 fr.
Tome 4ᵉ (1869). In-folio avec 206 planches, contenant les Silénées, les Alsinées. . . . . 30 fr.

Cet ouvrage, qui formera 25 volumes in-folio, sera publié en huit années. Il peut servir d'illustration à la *Flore de France* de Grenier et Godron.

BAILLON (H.), professeur de botanique à la Faculté de médecine de Paris. **Botanique cryptogamique.** (Voy. PAYER.)

—— **Programme du Cours d'histoire naturelle médicale**, professé à la Faculté de médecine de Paris. IIᵉ partie, **Botanique médicale.** Paris, 1869. 1 vol. in-18 de 72 pages. . . . . 1 fr. 50

DEBAT (L.). Flore analytique des genres et espèces appartenant à l'ordre des mousses, pour servir à leur détermination dans les départements du Rhône, de la Loire, de Saône-et-Loire, de l'Ain, de l'Isère, de l'Ardèche, de la Drôme et de la Savoie. Paris, 1867. Gr. in-8 de 200 pages. . . . . 5 fr.

DELILE. Flore d'Égypte. 1 atlas grand in-folio de 62 pl. avec texte (150). . . . . 25 fr.

DULAC (Abbé J.). Flore du département des Hautes-Pyrénées. Paris, 1867. 1 vol. in-18 avec gravures dans le texte, extraites de la *Botanique* de Richard. . . . . 10 fr

DUPUY. Mémoires d'un botaniste, accompagnés de la Florule des stations du chemins de fer du Midi dans le Gers. Paris, 1868. 1 volume in-18, avec figures dans le texte. . . . . 3 fr. 50

FÉE, professeur à la Faculté de médecine de Strasbourg. **Flore de Théocrite et des autres bucoliques grecs.** Paris, 1832. In-8. 2 fr.

GENEVIER (Gaston), membre de la Société botanique de France. **Essai monographique sur les rubus du bassin de la Loire.** Angers, 1869. 1 vol. in-8 de 346 p. . . . . 6 fr.
Cet ouvrage, contenant la description de 203 espèces, dont plusieurs inédites, est accompagné d'une clef analytique pour en faciliter la détermination.

GRENIER et GODRON, doyen de la Faculté des sciences de Nancy. **Flore de France**, ou description des plantes qui croissent naturellement en France. Paris, 1848-1856. 3 vol. in-8 de 800 p. . . . . 30 fr.
Une nouvelle Flore de France, disposée d'après la méthode naturelle, plus complète que les précédentes et mise au niveau des découvertes de la science moderne, était un besoin vivement senti. MM. Grenier et Godron, dont les travaux antérieurs sont une suffisante recommandation, ont entrepris de remplir cette tâche laborieuse. Profitant amplement des travaux des botanistes allemands, italiens et français, aidés des conseils bienveillants d'hommes qui font autorité dans la science, entourés de matériaux considérables amassés depuis longues années et qui se sont accrus de tous ceux qui ont été mis généreusement à leur disposition, ils espèrent pouvoir offrir au public un livre utile, fruit de leurs travaux persévérants et consciencieux.

GRENIER, professeur à la Faculté des sciences de Besançon. **Flore jurassique.** Paris, 1865. 2 vol. in-8 de 1,000 pages. . . . . 11 fr.

JORDAN (Alexis). Diagnoses d'espèces nouvelles et méconnues pour servir de matériaux à une Flore réformée de la France et des contrées voisines. Tome I, Iʳᵉ partie. Paris, 1864. Gr. in-8 de 356 p.   9 fr. 50

—— **et FOURREAU (Julio). Breviarium plantarum novarum** sive specierum in horti plerumque cultura recognitarum descriptio contracta, ulterius amplianda. Fasciculus I. Parisiis, 1866. In-8 de 60 p. 3 fr. Fasciculus II. Parisiis, 1868. In-8 de 137 p. . . . . 6 fr.

—— **Icones ad floram Europæ**, novo fundamento instaurandam, spectantes.
Cet ouvrage se publie en 5 volumes de chacun 40 fascicules in-folio de 5 pl. gravées et coloriées avec soin et texte. Il comprendra environ 1,000 pl. Depuis le mois de novembre 1866, il paraît deux fascicules par mois. Prix de chacun. . 9 fr.
En vente les fascicules I à XL formant le tome Iᵉʳ. Prix. . . . . 360 fr.
Ouvrage honoré de souscriptions du Ministère de l'instruction publique.

KLEINHANS (R.). Album des mousses des environs de Paris. Paris, 1863-1869. 1 vol. in-folio cartonné en toile, avec 30 planches lithographiées représentant 270 figures et un texte explicatif.. . . . 25 fr.

LAGASCA (M.). Genera et species plantarum, quæ aut novæ sunt, aut nondum recte cognoscuntur. Matriti, 1816. In-4 de 35 p. et 2 pl.. . . 1 fr.

NOUVEAUX ÉLÉMENTS D'HISTOIRE NATURELLE, à l'usage des lycées, des candidats au baccalauréat ès sciences, etc., par M. E. Lambert. 3 vol. in-18 avec 440 gravures dans le texte. . . . . 7 fr. 50
—— **Géologie.** 2ᵉ édition. Paris, 1867. 1 vol. in-18 de 240 pages, avec 242 gravures dans le texte·
— **Botanique.** Paris, 1864. 1 vol. in-18 avec 202 gravures dans le texte.
— **Zoologie.** Paris, 1865. 1 vol. in-8 avec 100 gravures dans le texte.
Chaque volume se vend séparément. . . . . 2 fr. 50
Nous avons fait précéder chacun des trois volumes de l'histoire abrégée de la science qu'il traite. N'est-il pas naturel, en effet, en étudiant une science, de chercher

à connaître son origine, ses progrès ou le développement de l'esprit humain? Nous pensons que l'on nous saura gré de cette innovation.

Plus de quatre cents figures enrichissent ces trois volumes, imprimés sur beau papier; nous n'avons rien négligé pour que l'exécution matérielle soit irréprochable.

PARLATORE (Ph.). Plantæ novæ vel minus notæ opusculis diversis olim descriptæ. Parisiis, 1842. In-8 de 87 p. . . . . 50 c.

PAYER (J.-B.), membre de l'Institut. **Botanique cryptogamique,** ou histoire naturelle des familles de plantes inférieures. 2ᵉ édition, revue et augmentée de notes par BAILLON, professeur de botanique à la Faculté de médecine de Paris. Paris, 1868. 1 vol. gr. in-8, avec 1110 figures dans le texte. . . . . 15 fr.

Avant la publication du livre que nous annonçons, on était fort embarrassé pour commencer l'étude de la cryptogamie. On trouvait bien quelques mémoires sur les algues, les champignons, les mousses, les lichens, etc.; mais comment supposer qu'un élève puisse lire avec fruit ces différents travaux, les apprécier, en extraire ce qu'il lui est utile de savoir et laisser le reste de côté, en un mot n'attacher à chaque chose que son importance réelle dans l'ensemble des découvertes de la science? comment ne pas craindre qu'il ne s'égare au milieu de ces détails dans lesquels se complaît parfois l'auteur d'un mémoire spécial, et que, découragé dès l'abord, il n'abandonne pour toujours l'étude d'une science cependant si attrayante? Non, il faut un guide à tout homme qui entre dans une voie nouvelle; il lui faut un ouvrage qui recueille toutes ces richesses scientifiques disséminées dans tous ces mémoires et les coordonne de façon à faire ressortir tout ce qui est saillant : tel est le but que l'auteur de la *Botanique cryptogamique* s'était proposé. Disons tout de suite qu'il l'a complétement atteint. Le suffrage du public lui a répondu, et son livre est devenu classique. Épuisé au bout de quelques années, il était devenu fort rare et se vendait très-cher dans les ventes publiques.

M. Baillon, professeur de botanique à la Faculté de médecine de Paris, a bien voulu se charger de répondre au vœu du public, en publiant une nouvelle édition augmentée de notes, et mise au courant des progrès de la science. Plus de onze cents figures, intercalées dans le texte, en facilitent l'intelligence.

PERREYMOND. Plantes phanérogames qui croissent aux environs de Fréjus, avec leur habitat et l'époque de leur floraison. Paris, 1833. In-8 de 92 pages. 1 fr.

RICHARD (Achille) et MARTINS (Charles). Nouveaux Éléments de botanique contenant l'organographie, l'anatomie et la physiologie végétales, les caractères de toutes les familles naturelles, par ACHILLE RICHARD, 10ᵉ édit., augmentée de notes additionnelles par CHARLES MARTINS, professeur de botanique à la Faculté de médecine de Montpellier, directeur du Jardin des plantes de la même ville, correspondant de l'Institut de France et de l'Académie de médecine de Paris; et pour la partie cryptogamique, par J. de SEYNES, professeur agrégé à la Faculté de médecine de Paris. Paris, 1870. 1 vol. petit in-8 avec 500 fig. dans le texte. . . 6 fr.

Peu d'ouvrages classiques ont eu la fortune des *Éléments de botanique* de Richard, mais la fortune en ce cas n'a pas été aveugle; et la faveur dont jouit ce livre dans les générations d'étudiants qui se succèdent depuis trente ans se justifie par l'ingéniosité de sa méthode, la lucidité de son exposition et l'attrait de son style. Aucun écrivain n'a exposé la botanique avec cette simplicité qui caractérisait son enseignement oral.

Le lecteur s'assurera en parcourant ce livre de l'importance des additions dont le professeur Martins a enrichi cette édition nouvelle. Il s'est évidemment proposé de remplacer Richard, et ce but, il l'a complétement atteint. Parmi les articles additionnels, nous indiquerons les méats intercellulaires, les vaisseaux du latex, la structure du bois, la respiration végétale, la formation de l'embryon, la parthénogénèse, la fécondation entre espèces différentes et la géographie botanique. En ce qui concerne les familles, le professeur Martins, laissant intacte cette partie de l'ouvrage de Richard, s'est contenté d'y ajouter la liste des familles rangées suivant la méthode de de Candolle. Il justifie cette addition par l'extrême facilité que cette classification offre aux commençants.

Cette dernière édition, avec les compléments dont l'a enrichie le professeur Martins, est le tableau extrêmement fidèle de l'état de la science botanique.

SCHACHT (H). Le microscope et son application spéciale à l'étude de l'anatomie végétale, traduit de l'allemand sur la troisième édition, par Paul Dalimier. Paris, 1865. 1 vol. in-8 avec 110 fig. dans le texte et 2 pl.   8 fr.

WAGNER (H.). Phanerogamen Herbarium. Bielefield, 1858. Petit in-folio, de 8 livraisons, contenues dans un carton en toile anglaise renfermant 200 échantillons collés et étiquetés avec soin. . . . .   20 fr.
Liv. I, Ranunculaceen, Cruciferen.— II, Cruciferen, Lineen. — III, Lineen Papilionaceen. — IV. Papilionaceen-Grossuiaricen. — V. Saxifrageen Stellaten. — VI. Rubiaceen-Oleineen. — VII. Asclepiadeen-Primulaceen. — VIII. Oleraceæ Liliaceæ.

——— **Cryptogamen Herbarium.** Bielefield, 1860. In-8 de 9 livraisons contenues dans un carton en toile anglaise renfermant 200 échantillons collés et étiquetés avec soin. . .   12 fr.
Liv. I à III, Laubmoose. — IV et V, Lebermoose. — VI et VII, Flechten. — VIII, Algen. — IX. Pilze und Gefass-Cryptogamen.

——— **Gras Herbarium.** Bielefield. Petit in-folio de 8 livraisons contenues dans un carton en toile anglaise renfermant 200 échantillons collés et étiquetés avec soin. . . . .   20 fr.
Liv. I à III, Juncaceen. — IV, V. — Cyperaceen. — VI, VIII, Gramineceæ.

——— **Herbarium medicinalis.** Bielefield, 1861. Petit in-folio de 4 livraisons contenues dans un carton en toile anglaise formant 100 échantillons collés et étiquetés avec soin. . . . .   10 fr.

WALPERS (G. G.). Repertorium botanices systematicæ Lipsiæ, 1842-1848. 6 vol. in-8.   140 fr·
——— **Annales botanices systematicæ,** Synopsis plantarum phanerogamicarum novarum omnium (continuation de Walpers par Karl Müller) Lipsiæ, 1848-1868. 7 vol. in-8. . . . .   180 fr·

ZOOLOGIE

AGASSIZ. Histoire naturelle des poissons d'eau douce de l'Europe centrale. Neufchâtel, 1859. Première livraison, in-folio, ave 27 planches coloriées. . . . .   75 fr.
——— 2ᵉ livraison, **Embryologie des salmones,** par C. Vogt. 1842. In-folio. de 14 pl., avec texte gr. in-8 de 328 p. . . . .   36 fr.

BAILLON (H.), professeur de botanique à la Faculté de médecine de Paris. **Programme du cours d'histoire naturelle médicale,** professé à la Faculté de médecine de Paris. Iʳᵉ partie. **Zoologie médicale.** Paris, 1868. 1 vol. in-18 de 72 pages. . . . .   1 fr. 25

BOURGUIGNAT (S.-R.). Malacologie de la Grande-Chartreuse. Paris, 1864. 1 beau vol. grand in-8, avec 9 pl. de vues pittoresques, 8 pl. de moll. en double, noir et color . . . .   50 fr.
——— **Mollusques nouveaux litigieux ou peu commus,** publié par fascicules, in-8 de 24 pages avec 4 pl. Prix de chaque fascicule contenant chacun dix espèces (décades). . . . .   4 fr.
Dix décades forment une centurie ou un volume.
En vente le premier volume contenant 325 p. et 45 pl. (Fascic. I à X).   40 fr.
——— **Monographie du nouveau genre Moitessieria.** Paris, 1863. 1 vol. in-8, avec 2 planches. . . . .   4 fr.
Ce mémoire renferme la description de ce nouveau genre et les diagnoses de trois espèces nouvelles.
——— **Monographie du nouveau genre français Paladilha.** Paris, 1865, grand in-8 de 16 p. avec pl . . . .   4 fr.
——— **Malacologie d'Aix-les-Bains.** Paris, 1864. 1 v. in-8 av. 3 pl.   10 fr.
Toutes les publications de M. Bourguignat sont imprimées à 100 exemplaires.

CHAPUIS (F.). Le pigeon voyageur belge. Verviers, 1865. 1 vol.
in-18 . . . . 2 fr.
—— **De son instinct d'orientation** et des moyens de le perfectionner
Verviers, 1868. In-8 de 42 p. . . . . 1 fr.
COMTE (Achille). Introduction à toutes les zoologies. Paris, 1835.
In-4 avec 150 fig. dans le texte. (2 fr. 50). . . . . 75 c.
DUPUY (D.). Histoire des mollusques terrestres et d'eau douce qui
vivent en France. Paris, 1848-1851. 6 fascicules in-4° avec 36 pl. 60 fr.
LEFÈVRE. De la chasse et de la préparation des papillons.
Paris, 1863. In-8 avec pl. . . . . 1 fr. 25
LEMAIRE. De la chasse et de la préparation des oiseaux.
Paris, 1863. In-8 avec pl. . . . . 1 fr. 25
LUCAS (H.), aide-naturaliste au Muséum d'histoire naturelle. **Histoire
naturelle des lépidoptères d'Europe,** suivie des instructions sur
la chasse, la préparation, la conservation des papillons, et sur la manière
de choisir et d'élever les chenilles. 2e édition revue et mise au courant de
la science. Paris, 1864. 1 beau vol. grand in-8; cartonné en toile anglaise,
non rogné, avec 80 planches coloriées représentant plus de 400 sujets.   25 fr.
—— Le même ouvrage, demi-rel. chagrin, non rogné. . . . . 30 fr.
*Dans cette 2e édition, la classification ayant été mise au courant de la science, nous
avons changé la lettre et les légendes de toutes les planches pour les mettre en harmonie avec le texte réimprimé et augmenté.*
—— **Histoire naturelle des lépidoptères exotiques.** Paris, 1864.
1 beau vol. gr. in-8, cartonné en toile anglaise, non rogné, avec 80 pl.
coloriées, représentant près de 400 sujets. . . . . 25 fr.
—— Le même ouvrage, demi-rel. chagrin, non rogné. . . . . 30 fr.
Voy. Prévost (Florent).
—— **Des papillons.** Vade-mecum du lépidoptérologiste, contenant
l'histoire naturelle des insectes qui composent l'ordre des lépidoptères,
leurs mœurs, la manière d'en faire la chasse, de les élever et de les conserver dans les collections. Paris, 1838. In-8 de 182 pages avec 5
planches gravées et coloriées. . . . . 2 fr. 50
MARCHAND (Léon), professeur agrégé à l'École de pharmacie. **De la
reproduction des animaux infusoires.** Étude médico-zoologique.
Paris, 1869. In-8 de 90 p. et 2 pl. . . . . 3 fr.
MULSANT (E.). Professeur d'histoire naturelle au lycée impérial de Lyon.
—— **Histoire naturelle des coléoptères de France.**
    — **Térédiles.** Paris, 1864. 1 vol. in-8 avec 10 pl. . . 14   »
    — **Vésiculifères.** Paris, 1867. 1 vol. in-8 avec 7 pl. 11   »
    — **Scuticolles.** Paris, 1867. 1 vol. in-8 avec 2 pl.   6   »
—— **Monographie des Coccinellides.** Première partie : **Cocci-
nelliens.** Paris, 1866. 1 vol. gr. in-8 de 300 p. . . . . 8 fr.
—— et **VERREAUX (J. E.). Essai d'une classification méthodique des trochilidées ou oiseaux-mouches.** Paris, 1867.
1 vol. in-8 . . . . 2 fr. 50

NOUVEAUX ÉLÉMENTS D'HISTOIRE NATURELLE, à l'usage
des lycées, des candidats au baccalauréat ès sciences, etc., par M. E.
Lambert. 3 vol. in-18 avec 440 gr. dans le texte. . . . . 7 fr. 50
—— **Géologie.** 2e édition. Paris, 1867. 1 v. in-18 de 240 p. avec 142 grav.
dans le texte.
—— **Botanique.** Paris, 1864. 1 vol. in-18 avec 202 gravures dans le texte.
—— **Zoologie.** Paris, 1865. 1 vol. in-8 avec 100 gravures dans le texte,
Chaque volume se vend séparément. . . . . 2 fr. 50
Ces Nouveaux Éléments d'histoire naturelle ont été rédigés dans le but d'offrir aux

jeunes gens un cours clair et méthodique, pouvant leur servir de préparation immédiate aux examens du baccalauréat ès sciences et aux écoles du gouvernement.

Plus de six cents figures enrichissent ces trois volumes, qui sont imprimés sur beau
papier; c'est assez dire que nous n'avons rien négligé pour que 'exécution matérielle soit irréprochable.

Nous avons fait précéder chacun des trois volumes de l'histoire abrégée de la
science qu'il traite. N'est-il pas naturel, en effet, en étudiant une science, de chercher
à connaître son origine, ses progrès ou le développement de l'esprit humain? Nous
pensons que l'on nous saura gré de cette innovation.

PRÉVOST (Florent), aide-naturaliste de zoologie au Muséum d'histoire
naturelle, et **C. LEMAIRE**, docteur en médecine. **Histoire naturelle des oiseaux d'Europe**. Paris, 1864. 1 beau vol. gr. in-8, cartonné en toile anglaise, non rogné, avec 80 planches gravées en taille-
douce et coloriées avec soin, représentant 200 sujets. . . . .   25 fr.

—— Le même ouvrage, demi-reliure chagrin, non rogné. . . . . .   **30 fr**

—— **Histoire naturelle des oiseaux exotiques**. Paris, 1864. 1 beau
vol. gr. in-8, cartonné en toile anglaise, avec 80 pl. gr. en taille-douce et
col. avec soin, représentant 200 sujets. . . . .   25 fr.

—— Le même ouvrage, demi-reliure chagrin, non rogné. . . . . .   **30 fr**

Il n'est rien de plus attrayant, pour les personnes qui ont le goût de l'histoire naturelle, que l'étude des oiseaux et des papillons. Les quatre volumes que nous annonçons (H. Lucas, Florent Prévost et Lemaire) se recommandent aux gens du monde
par la netteté des descriptions et la clarté du classement des espèces. Les noms
des auteurs sont en outre une garantie de leur valeur scientifique. Le coloris des
planches, gravées en taille-douce avec le plus grand soin, a été exécuté d'après les
aquarelles des voyageurs et des artistes les plus distingués.

Un traité pour l'empaillage et la chasse des oiseaux, ainsi que pour la préparation et
la conservation des papillons et des insectes, accompagne chaque traité.

Voy. Lucas.

—— **Des animaux d'appartements et de jardins** : oiseaux, poissons, chiens, chats. Paris, 1861. 1 vol. in-32 de 192 pages, avec 46 gravures
dans le texte. . . . .   1 fr.   »

Le même ouvrage, figures coloriées. . . . .   2 fr. 50

La Société protectrice des animaux a décerné à ce volume une mention honorable.

**PETIT DE LA SAUSSAYE. Catalogue des mollusques testacés
des mers d'Europe**. Paris, 1869. 1 vol. grand in-8. . . .   7 fr. 50

SAPPEY (Ch.-C.), professeur d'anatomie à la Faculté de médecine de
Paris. **Recherches sur l'appareil respiratoire des oiseaux**.
Paris, 1847. 1 vol. in-4 de 100 pages avec 4 planches. (9). . . .   1 fr. 50

SICHEL. Études hyménoptérologiques. 1er fascicule, avec 2 pl.
coloriées. . . . .   5 fr.

—— et **SAUSSURE (H. de), Catalogus specierum generis scolia** (sensu latiori), continens specierum diagnoses, descriptiones synonymiamque, etc. Paris, 1864, 1 vol. in 8, avec 2 planches coloriées. .   8 fr.

—— **Considérations pratiques** sur la fixation des limites entre l'espèce et la variété. Bone, 1868, in-8 de 25 p. . . . .   1 fr. 50

**WOODWARD, A. L. S. Manuel des mollusques. Traité des
coquilles vivantes et fossiles**. 2e édition, mise au courant de la
science conchyliologique, par R. Tate R. F. S. Traduit de l'anglais par
Humbert, conservateur du musée de Genève. Paris, 1870. 1 vol. petit in-8
cart. en toile anglaise, avec 600 gravures. . . . .   12 fr.

Il n'existait jusqu'à présent, en France, pour ceux qui se livrent à l'étude des
mollusques, que des compilations sans aucune valeur scientifique. Il manquait un
livre offrant les garanties que peuvent seules donner des études spéciales.

Le *Manuel de Conchyliologie* de Woodward était considéré par tous les malacologistes comme un petit chef-d'œuvre en son genre. MM. les professeurs Deshayes, Gervais,
Gratiolet, etc., le recommandaient à tous ceux de leurs élèves qui lisaient l'anglais.

Nous avons pensé bien faire en offrant au public une édition française de cet
excellent ouvrage.

AGRICULTURE — HORTICULTURE — ÉCONOMIE RURALE
ART VÉTÉRINAIRE

BRUNO (E.-J.). Manuel d'agriculture, par demandes et par réponses, à l'usage des écoles primaires et des propriétaires ruraux. 3e édition. Paris, 1844. In-32 de 108 pages. . . . . 40 c.

CARRIÉ (Abbé). Hydroscopographie et métalloscopographie, ou art de découvrir les eaux souterraines et les gisements métallifères au moyen de l'électro-magnétisme. 1863. 1 vol. in-8° . . . . 5 fr.

CLÉMENT. Manuel forestier. 1 vol. in-18. . . . . 30 c.

COURTOIS-GÉRARD. De la culture des fleurs dans les petits jardins, sur les fenêtres et dans les appartements 4e édition. Paris, 1864. 1 vol. in-32 de 192 pages, avec 15 gravures. . . . . 1 fr.
La Société centrale d'horticulture a décerné une médaille à cet ouvrage.

—— **De la culture maraîchère** dans les petits jardins, publié sous le patronage de la Société impériale et centrale d'horticulture. 4e édition. Paris, 1861. 1 vol. in-32 de 192 p., avec 15 grav. . . . . 1 fr.
La Société impériale et centrale d'horticulture a décerné une médaille de vermeil à cet ouvrage, et il a été honoré d'une souscription du ministre de l'agriculture.

GROGNIER. Cours de zoologie vétérinaire. In-8. . . . . 3 fr.

GROMIER (E). Examen critique des idées nouvelles de M. G. Ville sur les engrais chimiques. Paris, 1868. Grand in-8. . . . . 2 fr.

INSTRUMENTS D'AGRICULTURE (Les) à l'Exposition universelle de Londres. 1 vol. in-18. . . . . 55 c.

KOLTZ (J.-P.-J.), agent des eaux et forêts. **Traitement du chêne** en taillis à écorces. 1859. 1 vol. in-18, avec 30 gravures. . . . . . 75 c.

LADREY, professeur à la Faculté des sciences de Dijon. **Art de faire le vin.** 2e édition. Paris, 1865. 1 vol. in-18. . . . . 3 fr.
SOMMAIRE DES CHAPITRES DE LA TABLE DES MATIÈRES
Caractères généraux de la fermentation : I. Fermentation alcoolique. — II. Fermentation du moût de raisin. — III. Etude des substances produites pendant la fermentation. — IV. Préparation du vin, division et classification des opérations. — V. Vendange, récolte et triage du raisin. — VI. Foulage et égrappage. — VII. Disposition des cuves pendant la fermentation. — VIII. Hygiène des cuveries. — IX. Etat actuel de la chimie du vin. — X. Durée de la fermentation, décuvage, pressurage. — XI. Mise en tonneau, remplissage. — XII. Soutirage. — XIII. Collage. — XIV. Soufrage. — XV. Mise en bouteilles. — XVI. Vinification. — XVII. Modifications apportées à la marche de la vinification dans certaines circonstances.

LAUJOULET, professeur d'arboriculture. **Taille et culture des arbres fruitiers.** Paris, 1865. 1 vol. in-18 avec pl. . . . . 4 fr.
Ce livre a été accueilli avec la plus grande faveur par les principaux organes de la presse parisienne. (*Moniteur universel,* avril 1865. — *Presse,* — *Patrie,* — *Journal de la ferme,* etc.)

—— **Taille et culture de la vigne.** Conduite perfectionnée du vignoble et de la treille, à l'usage des écoles normales primaires, des écoles communales, des instituteurs, propriétaires et vignerons. Paris, 1866. 1 vol. in-18 avec figures dans le texte. . . . . 2 fr. 50

MARÈS (H.), membre correspondant de l'Institut. **Manuel pour le soufrage des vignes malades.** Emploi du soufre, ses effets. 3ᵉ édition, avec figures, augmentée d'un chapitre sur les soufres. Montpellier, 1857. In-18. . . . . 1 fr.

ODEPH (A.). Traité complet de la culture de l'opium indigène, précédé de la possibilité pratique de l'obtenir en France, suivi de la fabrication de l'huile d'œillette. 1865. In-18. . . . . 2 fr.

PEERS (Baron E.). De la culture perfectionnée du froment, traduit de l'anglais sur la 14ᵉ édition. 1856. 1 vol. in-18. . . . . . 40 c.

PEYRON. Le parfait maître de chais, ou Guide complet à l'usage des propriétaires de caves, des commerçants de liquides et de toutes les personnes qui ont des vins et eaux-de-vie à soigner et à manipuler, donnant sans aucun calcul le titre réel des alcools contenus dans chaque qualité de vin, orné de 10 grandes planches contenant ensemble 28 fig., représentant les alcoolomètres Gay-Lussac, Baumé, Cartier, Gilbert, le thermomètre Gay-Lussac, de Réaumur et de Fahrenheit, l'alambic Salleron, les 6 couleurs types des eaux-de-vie, l'appareil à filtrer les eaux-de-vie et les esprits. 1865. 1 vol. in-8°. 5 fr.

REY (A.), professeur de jurisprudence, de clinique et de maréchalerie à l'École impériale vétérinaire de Lyon. **Traité de jurisprudence vétérinaire,** contenant la législation sur les vices rédhibitoires et la garantie dans les ventes d'animaux domestiques, suivi d'un **Traité de médecine légale** sur les blessures et les accidents qui peuvent survenir en chemin de fer. Paris, 1865. 1 vol. in-8 de 600 p. . . . . 7 fr. 50

——— **Traité de maréchalerie vétérinaire,** comprenant l'étude de la ferrure du cheval et des autres animaux domestiques, sous le rapport des défauts d'aplomb, des défectuosités et des maladies du pied. 2ᵉ édition, augmentée. Paris, 1865. 1 vol. in-8, avec 174 fig. dans le texte.. . 9 fr.

ROUX. Traité pratique de l'éducation des abeilles. Paris, 1856. 1 vol. in-18, avec figures dans le texte . . . . 2 fr.

SAINT-CYR, professeur à l'École vétérinaire de Lyon. **Recherches anatomiques, physiologiques et cliniques, sur la pleurésie du cheval.** Paris, 1860. 1 vol. in-12. . . . . 2 fr. 50

SCHNEYDER (J.). De la culture de la vigne et des arbres fruitiers chez les Romains, traduit de l'allemand par le docteur Manhane. Dijon, 1869. In-8 de 57 pages. . . . . 2 fr. 50

SERINGE (N. C.). Description et culture des mûriers, leurs espèces et leurs variétés. Paris, 1855. 1 vol. grand in-8, avec figures dans le texte, accompagné d'un atlas in-4 de 27 planches. . . . . 9 fr.

STENFORT (F.), ancien sous-directeur de l'École normale primaire de Rennes, ancien notaire. **Des conditions des baux ruraux.** Entretiens entre un propriétaire et son fermier sur la pratique de l'agriculture Lectures à l'usage des écoles primaires rurales et des écoles normales. Paris, 1869. 1 vol. in-18 avec 24 gravures dans le texte. . . . 1 fr. 25

Ce petit ouvrage a obtenu de la Société d'agriculture de Brest une médaille d'argent et de bronze pour la formule du bail, de la Société d'agriculture de l'Ain une mention très-honorable.

Les Sociétés d'agriculture pourront donner en prime dans leur concours ce petit Code des conventions entre propriétaires et fermiers.

Le plus grand nombre des questions posées par le nouveau programme de l'enseignement agricole pour les écoles primaires rurales et les écoles normales, se trouve agité entre le propriétaire et le fermier. La table alphabétique peut servir de questionnaire après la lecture des entretiens dans les écoles.

TISSERANT (E.), professeur à l'Ecole vétérinaire de Lyon. **Guide des propriétaires et des cultivateurs** dans le choix, l'entretien et la multiplication des vaches laitières. 2e édition. Paris, 1861. 1 vol. in-12, avec gravures. . . . . 4 fr.

VAN DEN BROEK (Victor). Catéchisme agricole. Notions très-élémentaires des sciences naturelles considérées dans leurs rapports avec l'agriculture; ouvrage spécialement destiné aux écoles rurales. 1855, 1 vol. in-18.. . . . . 75 c.

VIN SANS RAISIN (Le), ou manière de fabriquer soi-même toute espèces de vins et boissons économiques à l'usage des ménages depuis 5 centimes le litre. 2e édition, 1856. 1 vol. in-18. . . . . 1 fr.

ARTS INDUSTRIELS — LITTÉRATURE SCIENTIFIQUE

BONNET. Influence des lettres et des sciences sur l'éducation. Lyon, 1855. In-8 de 52 p. . . . . 1 fr.

— De l'oisiveté de la jeunesse dans les classes riches. Lyon, 1858. In-8 de 48 pages.. . . . . 1 fr.

CHEVALIER. L'immense trésor des sciences et des arts, ou les secrets de l'industrie dévoilés, contenant 840 recettes et procédés nouveaux inédits. 11e édition, 1863. 1 vol. in-8°. . . . . 5 fr.

DOLLFUS-AUSSET, manufacturier à Mulhouse, ancien préparateur de M. Chevreul. **Matériaux pour la coloration des étoffes**. Paris, 1865. 2 vol. grand in-8.. . . . . 20 fr.

GANTILLON (C.-E.). Traité complet sur la fabrication des étoffes de soie. Paris, 1859. 1 vol. in-4 (10). . . . . 6 fr.

PARVILLE (Henri de). Découvertes et inventions modernes. Poudre à tirer. — Pyrotechnie. — Machines à vapeur. — Bateaux à vapeur. — Chemins de fer. — Télégraphie électrique. Paris, 1866. 1 vol. in-18 avec 160 gravures dans le texte.. . . . . 1 fr. 50

— Causeries scientifiques, découvertes et inventions, progrès de la science et de l'industrie. **Première année**, 1861. 1 vol. in-18 avec 22 gravures dans le texte. (3 fr. 50). . . . . 1 fr. 50

Télégraphie transatlantique.—Les eaux de Paris. — Construction du nouvel Opéra. —Eclairage et ventilation des théâtres. — Moteur Lenoir. — Gaz Chandor. — Concile de juin 1861. — Fabrication industrielle de la glace. — Câble sous-marin de la Méditerranée. — Recherches de M. Fremy sur l'acier.—Puits artésien de Passy. —Canot inchavirable de M. Mouë. — Analyse spectrale.—Travaux de MM. Bunsen et Kirchhoff. — Construction du pont de Kehl.—Chauffage des wagons, etc., etc.

— Deuxième année, 1862. 1 vol. in-18 avec 30 gravures et un spectre solaire colorié.

Ce volume ne se vend qu'avec la collection des six années des Causeries qui reprennent alors leur ancien prix de 3 fr. 50, soit pour les 6 années 21 fr.

Structure de la terre. — Photographie microscopique. Vaisseaux cuirassés. — La lune rousse. — Chemin de fer hydraulique glissant. — Nœud vital. — Exposition de Londres. — Analyse spectrale. — Le stéréoscope.—Dernières études de M. Fremy. — Les aciers français. —Le mal de mer. — Tunnel des Alpes. —Vitesse de la lumière. — Les comètes de 1862. — Pierres précieuses artificielles, etc., etc.

—— **Troisième année**, 1863. 1 vol. in-18 jésus, avec 38 grav.   1 fr. 50

Alimentation publique. — Physique attrayante. — Les spectres. — Fantasmagorie. — L'homme fossile. — Transmission électrique des sons. — Les comètes de 1863. — Photo-sculpture. — Panté-légraphe Caselli. — Agrandissements photographiques. — Succédanés du coton. — L'aérothé-rapie. — Piqûres de mouche. — Direction des ballons. — Aéro-nef. — Ballons chemins de fer. — Nouveaux procédés de gravure Dulos. — Éclairage. — Les huiles de pétrole. — Production artificielle des perles fines. — Au bord de la mer. — Marées. — Mascaret. — Prédiction du temps, etc., etc.

—— **Quatrième année**, 1864. 1 vol. in-18 jésus avec 34 grav.   1 fr. 50

Science et poésie. — Histoire d'une goutte d'eau. — Transfusion du sang. — La dialyse à propos du procès La Pommerais. — Mouches à feu. — Chemin de fer laminoir. — Trains de plaisir aériens. — La vérité sur l'aviation et le plus lourd que l'air. — Association scientifique. — Bateau plongeur. — L'électricité chirurgien. — La grippe. — Jecture des nerfs. — Transformation de l'homme. — Machine à faire les cartes de visite. — Sommeil léthargique. — Inhalation de l'oxy-gène. — Serre-frein électrique Achard. — Virus vaccin. — Discussion sur les générations spon-tanées. — Enseignement libre. — Physiologie végétale. — Conférences de la Sorbonne. — Loco-motive électro-magnétique. — Montage hydraulique des matériaux de construction. — Les eaux de Marly et de Versailles, etc.

—— **Cinquième année**, 1865. 1 vol. in-18 jésus avec 22 grav.   1 fr. 50

Dans le soleil. — Les merveilles du monde végétal. — La lumière au magnésium. — Poissons Tyndall. — Le rhume de cerveau. — Nouvelle machine électrique de Holz. — — L'absinthe. — Le choléra en 1865. — Discussions académiques. — Bateaux. — Chars. — Chemins de fer du mont Cenis. — Le nitro-glycérine. — Poudre à canon explosive ou inexplosive à volonté. — Pluralité des mondes. — A travers l'espace. — Le gaz aux pommes. — Les mines d'or et d'argent de la Californie. — Conservation des vins. — Plongeur Rouquayrol. — Maladie des vers à soie. — Bouées électriques. — Photographies vitrifiées. — Les bains. — Assainissement de l'air. — Ovariotomie. — Hygiène, etc., etc.

—— **Sixième année**, 1866. 1 vol. in-18 jésus avec 47 grav.   1 fr. 50

Le câble transatlantique. — L'éruption de Santorin. — Les fusils à aiguille. — Les trichines. — Le palais de l'Exposition universelle. — Les étoiles périodiques. — Conférences sous le pa-tronage de l'Impératrice. — Tremblement de terre. — La gaieté en bouteilles. — Rupture des essieux de chemins de fer. — Pluie d'étoiles filantes. — Sur le ballast. — L'invasion des sau-terelles. — Un nouveau monde. — La pieuvre. — Curiosités de l'année. — Nivellement sans in-struments. — Plus d'aveugles. — Les nouveau-nés. — Antiseptique végétal. — Maladie des vers à soie. — Les phares électriques. — Nouvelles substances explosibles, etc., etc.

PASSOT (Ph.). Leçons d'un instituteur, pour disposer les enfants aux bons traitements envers les animaux. Paris, 1862. 1 vol. in-32 de 192 pages. . . . . 1 fr.

SERAINE (L.). Les préceptes du mariage, suivis d'un essai sur l'idéal de l'amour, du mariage et de la famille. 3ᵉ édition. Paris, 1861. 1 vol. in-32 de 192 pages. 4 fr.

Le même ouvrage, papier vergé, tiré à petit nombre. . . . . 5 fr.

Petit ouvrage plein de charme et de la plus haute moralité. Il devrait se trouver dans toutes les corbeilles de mariage.

WALKOFF (L.). Guide du fabricant de sucre et du raffineur, à l'usage des fabricants de sucre, directeurs de sucrerie, contre-maîtres, mécaniciens, ingénieurs, constructeurs d'appareils pour sucrerie, cultiva-teurs, chimistes, etc. 4ᵉ édition originale, traduction française, publiée par les soins de M. Mérijot, ancien élève de l'École polytechnique, ingénieur des manu-factures de l'État. Paris 1870, 2 vol. in-8, avec 200 grav. dans le texte. 30 fr.

Le peu d'ouvrages publiés sur le sucre de betteraves en France remonte déjà à une date éloignée et, malgré des qualités réelles, n'est plus à la hauteur d'une industrie sans cesse en progrès. Quelques autres ouvrages, écrits à des points de vue spé-ciaux, ne fournissent au fabricant que des données insuffisantes sur les questions du travail journalier de l'usine.

Pour quiconque s'est occupé de l'industrie du sucre, le nom seul de l'auteur est un sûr garant de la valeur de son œuvre. L'ouvrage de M. Walkhoff est considéré, en Allemagne, comme le traité le plus complet et le plus autorisé publié sur la fabrica-tion. Trois éditions ont été épuisées en quelques années, et bien que la dernière ne date que de deux ans, une nouvelle édition est devenue nécessaire.

PUBLICATIONS PÉRIODIQUES

ADANSONIA. Recueil périodique d'observations botaniques, rédigé par H. Baillon, professeur d'histoire naturelle à la Faculté de médecine de Paris, publié mensuellement par livraisons gr. in-8 avec planches gravées.
Prix de l'abonnement au tome IX. . . . . 15 fr. »
Prix des tomes I à V réunis, au lieu de 75 fr. . . . . 62 fr. 50
Prix des tomes VI, VII, VIII, chacun. . . . . 15 fr. »

BULLETIN DE LA SOCIÉTÉ GÉOLOGIQUE DE FRANCE.
Première série, 14 volumes in-8, avec planches. — Deuxième série, 25 vol. in-8, avec planches. Les deux séries. (1170). . . . . 450 fr.
L'année 1869, correspondant au tome XXVI. Prix de l'abonnement. 30 fr.

BULLETIN DE LA SOCIÉTÉ LINNÉENNE DE NORMANDIE, publié depuis 1855. 12 volumes in-8, avec planches. . . . . 54 fr.

BULLETIN DE LA SOCIÉTÉ PHILOMATHIQUE DE PARIS.
Se publie par cahiers trimestriels in-8, depuis le mois de mai 1864. Prix de l'abonnement. . . . . 5 fr.

GAZETTE DES EAUX. Revue hebdomadaire des eaux minérales, des bains de mer et de l'hydrothérapie, publié le jeudi depuis le premier mai 1859, par M. Germond de Lavigne.
Pour la France, prix de l'abonnement, un an. . . . . 15 fr.
—   6 mois. . . . . 9 fr.
Pour l'étranger suivant les tarifs.
Prix de la collection, 10 volumes grand in-4. Tomes II à XII, le premier est épuisé. . . . . 70 fr.

JOURNAL DE CONCHYLIOLOGIE, comprenant l'étude des mollusques vivants et fossiles, publié trimestriellement sous la direction de MM. Crosse et P. Fischer. Prix de l'abonnement pour la France. . . . . . . 15 fr.
Pour l'étranger. . . . . 18 fr.
Pour les pays d'outre-mer. . . . . 20 fr.
Prix de la collection, 17 vol. in-8, avec pl. noires et coloriées. 238 fr.

MÉMOIRES DE LA SOCIÉTÉ GÉOLOGIQUE DE FRANCE.
Première série. 5 volumes en 10 parties, in-4, avec planches. . . 100 fr.
Deuxième série. 8 volumes en 18 parties, in-4, avec planches. . . 205 fr.

MÉMOIRES DE LA SOCIÉTÉ LINNÉENNE DE NORMANDIE, publié depuis 1824. 14 volumes in-4 avec planches. . . . . 250 fr.
Cette collection renferme de nombreux travaux de MM. Eudes et Eugène Deslongchamps, de Fromentel, de Ferry, Fauvel, etc.

REVUE D'HYDROLOGIE MÉDICALE française et étrangère, et clinique des maladies chroniques, publié mensuellement l'hiver et bimensuellement l'été, par MM. Delacroix, Eugel, Hugueny, Jaquemin, Meder, Morpain, Ritter, Robert, Willemin. Prix de l'abonnement. . . . . 10 fr.
Pour l'étranger. . . . . 12 fr.

REVUE DES JARDINS ET DES CHAMPS. Bulletin mensuel d'horticulture, publié par Guénon depuis 1860. Prix de l'abonnement. . 7 fr. 50
Prix de la collection, 10 vol. in-8. . . . . 75 fr.

PARIS. — IMP. SIMON RAÇON ET COMP., RUE D'ERFURTH, 1.